生殖微循环学

主审 徐福松
　　 黄宇烽

主编 金保方

全国百佳图书出版单位
中国中医药出版社
·北京·

图书在版编目（CIP）数据

生殖微循环学 / 金保方主编 . —北京：中国中医
药出版社，2022.10
ISBN 978-7-5132-7729-7

Ⅰ . ①生… Ⅱ . ①金… Ⅲ . ①生殖医学—微循环（生
理）Ⅳ . ① R331.3

中国版本图书馆 CIP 数据核字（2022）第 142423 号

中国中医药出版社出版

北京经济技术开发区科创十三街 31 号院二区 8 号楼
邮政编码　100176
传真　010-64405721
山东临沂新华印刷物流集团有限责任公司印刷
各地新华书店经销

开本 787×1092　1/16　印张 54　彩插 1　字数 866 千字
2022 年 10 月第 1 版　2022 年 10 月第 1 次印刷
书号　ISBN 978 - 7 - 5132 - 7729 - 7

定价　385.00 元
网址　www.cptcm.com

服 务 热 线　010-64405510
购 书 热 线　010-89535836
维 权 打 假　010-64405753

微信服务号　zgzyycbs
微商城网址　https://kdt.im/LIdUGr
官 方 微 博　http://e.weibo.com/cptcm
天猫旗舰店网址　https://zgzyycbs.tmall.com

如有印装质量问题请与本社出版部联系（010-64405510）

　　生殖微循环学是生殖医学和微循环学交叉的一门新兴学科。本书系"七步堂医书系列"之一，共分17章，系统介绍生殖微循环的形态结构、生理功能及病理机制；重点介绍微循环障碍导致的常见男女生殖系统疾病的诊断及治疗方法，以及中医药通过改善微循环对辅助生殖技术的干预；列举了大量临床案例，包括历代大医及近现代名医的案例分析，特别是金保方团队近些年来关于生殖微循环的临床、科研的积累与思考；选取近年来生殖微循环的研究热点加以综述，以及改善微循环的代表药物胰激肽原酶、低分子肝素和补肾活血中药（养精胶囊）的研究进展。

　　本书首次提出"生殖微循环学"概念，属原创性中西医结合专著。内容新颖，资料翔实，重点突出，理论联系实际，临床实用性强，可作为生殖医学科医师、中西医男科医师、中西医妇科医师及在校研究生学习的参考资料。

自 序

关于生殖微循环的思考在我心头萦绕多年了，也困惑和折磨了我多年。

最早考虑这个问题还是从男科疾病开始的。

1998 年，万艾可问世，2000 年进入中国大陆，到 2003 年春天我开始接触男科时，西地那非还没有在中国临床得到普遍认可。至 2005 年后，磷酸二酯酶 5 型抑制剂（PDE5i）接连更新换代，伐地那非和他达拉非相继问世，其蛮不讲理、不问青红皂白的良好的临床疗效，对有几千年积累的中医补肾壮阳是一种摧枯拉朽般的冲击。其由心血管用药转为治疗阴茎勃起功能障碍（ED）研发过程的趣闻趣事，我也了解不少，感触良多。此时，我已经对男科临床，特别是 ED 的治疗有了一定的认识，并开始了一些思考。现代药理学已经证实，中药补肾壮阳剂可以作用于下丘脑 – 垂体 – 睾丸性腺轴，调节内分泌，当然也可以调节雄激素的分泌。淫羊藿等补肾药含有雄激素这个说法显然是错误的，因为淫羊藿可以作用于男性性腺轴，刺激雄激素的分泌；同样也可以作用于女性性腺轴，健黄体，促进孕酮的分泌。所以，说淫羊藿等补肾壮阳之品对男人有 "雄激素样" 作用则比较贴切，这也能够解释补肾壮阳药为何可以治疗部分 ED，但其疗效跟 PDE5i 比较起来，相去甚远。PDE5i 可谓标本兼治，治标可以很快使阴茎海绵体充分充血，治本指的是它可以修复阴茎血管内皮细胞，类似于中医的理气活血之品。也就是说，起码在 ED 的治疗上，改善微循环明显比补肾壮阳占了上风，而且是碾压式的。

1992 年，二代试管即单精子卵泡浆注射（ICSI）技术诞生，试管婴儿的适应证大大扩展，部分非梗阻性无精子症患者通过睾丸穿刺（TESA）得到精子，并通过 ICSI 拥有自己的后代。TESA 发现了无精子症患者睾丸少量的生精功能并不是均匀分布，而是呈现出明显的局灶性。进一步研究发现，在血管分布丰富的区域穿刺，得精率及合格精子率更高，这就是所谓的"精岛效应"。近几年开始广泛使用的显微外科取精术（MESE）也证实了这一客观存在，说明睾丸生精功能与微循环也是息息相关的。

基于这一认识，我在使用中医药治疗男性不育症时，在传统补肾药物的基础上，增加了活血通络之品，其疗效远胜于单纯的补肾药。根据临床积累及反复筛选，我的经验方养精胶囊获得专利，并在南京军区南京总医院（现东部战区总医院）获得院内制剂资质。养精胶囊即是在补肾药物的基础上结合改善微循环的理念，加入养血活血、理气通络之品。在取得良好临床疗效的同时，争取到了 10 余项国家自然科学基金资助。在徐福松教授、黄宇烽教授的指导下，进行了大量的基础研究，证实了补肾活血之养精胶囊除了传统的补肾之品具有的促进精原干细胞增殖、抑制生精细胞凋亡、调节生殖内分泌功效得到加强之外，还可以提高微血管密度，改变血液流变学，改善微循环，更好地提高精子参数。

与此同时，我在治疗慢性前列腺炎时，在清热利湿剂中加入水蛭、王不留行、三棱、莪术等破血活血之品，疗效得以明显提高。说明无论是细菌性感染，还是无菌性炎症，通过改善微循环，提高血液流变，增加血液代谢，可以减少炎性因子及其代谢毒素的沉积，更有利于炎症的康复。

此时，男科疾病与微循环的关系，逐渐在我心中清晰起来。

2004年，我开始接触现代生殖医学，在刘嘉茵教授的指导下，从事辅助生殖技术的中医药干预临床和科研，尤其是对多次试管婴儿反复种植不成功的女性患者，开始考量"子宫内膜容受性"这一概念和内涵，围绕这个概念结合临床所见做了进一步的思考。胚胎植入的种植窗口期子宫内膜应该在 8 ～ 12mm，低于 8mm 很难成功。有人就是因为子宫内膜过薄，放着优质胚胎冷冻而无法移植。大剂量使用雌激素，子宫内膜终于超过了 8mm，结果移植还是失败了。为什么呢？因为对于子宫内膜而言，仅仅有厚度还不够，还要有营养，要有血供。农民种地播种前要耕地、耙地，让土地松软。但是仅仅松软还远远不够，还要有水分，要有营养。戈壁滩上的土壤够松软，但是不长植被，因为缺乏水分，即使偶尔有植物冒芽，一阵风来，即可随风而去。而黑龙江的黑土地上，当地人夸张地说"插根筷子都能发芽"。为什么？土地肥沃，营养充分。因此，子宫内膜过薄既是不着床的原因，也是生化妊娠或胚停的重要因素。

雌激素刺激后的子宫内膜即使厚度够了，但是血管网的建立不是一朝一夕之功，微循环障碍，不能提供足够的营养。这是沙漠，不是黑土地，所以，仍然没有理想的收成。

中医学对微循环关注已久，创立了与之相应的气血学说。认为气血与女性孕育存在必然的关系，并以月经的期、量、色、质为考量，作为不孕症判断、治疗和疗效评定的重要指标。

中医学认为，妇人一生经、孕、产、乳的生理活动，均以血为本，又需耗血，故妇人之病，气常有余、血常不足为之特点。医家李时珍云："妇人，阴类也，以血主，其上应太阴，下应海潮，月有盈亏，潮有朝夕，月事一月一行，与之相符。"此说揭示了妇人以血为本之论，妇人血虚常致冲任不足，而经、孕、产、乳诸疾生也。《景岳全书·妇人规》云："妇人所重者在血，血能构精，胎孕乃成。欲察其病，惟以经候见之，欲治其病，惟以阴分调之。"强调妇科病，需时时顾护阴血。治疗之时，常以血药为主，直接养血补血。此论道出了妇科病从生理、病理、诊断、治疗，都需重视妇人以血为本的原则。然妇人之血，宜盛不宜衰，宜活不宜瘀，宜通不宜塞，宜平和不宜寒热，宜调养不宜克伐。这一切均为诊治妇科疾病的法则。

然而遗憾的是，西医学至今仍没有重视月经与孕育的关系，对不孕症患者的常规检查项目仍局限于生殖内分泌、卵泡监测、子宫输卵管造影。其实，对于不孕症和多次试管失败的患者来说，排除胚胎原因，很多患者有个共性表现——经量少，经色暗。那么月经量为何少？月经颜色为何暗？这显然跟子宫的血供有关。月经量少，说明子宫内膜的血管网分布不足，或血管充盈度不够；月经颜色暗，说明动静脉血的比例失调，动脉血供减少，而静脉血代谢不足。这种微循环状况不仅使得子宫内膜营养不够，同时导致毒素沉积。如果不改变，那么在此基础上该月经周期重新建立的子宫内膜依然得不到改善，优质胚胎也不会着床，或即使着床，也不会有完美的结局。一个简单的道理，再好的种子，在贫瘠的土地上是不会有好收成的。所以在移植周期，我特别注重增加月经量，调理月经颜色，并把这两个因子作为考量子宫内膜容受性的重要指征，以及该周期能否移植的绝对依据，大大提高了试管婴儿种植成功率、妊娠率及活产率。

其后，进一步将微循环的理念运用到卵巢早衰、慢性盆腔炎、子宫内膜异位症、多囊卵巢综合征、早期流产等疾病的判断与处理上，均取得了很好的临床疗效。

于是乎，生殖微循环这一概念在我脑海中逐渐形成。

中医学是一门实践性学科，同时也是一门古老的哲学。与西医学截然不同之处是，西医学讲究的是病因治疗，她起源于实验室，必须有充足的实验数据，才能投之临床。这从科学的态度而言，是严谨的，甚至是苛刻的。因此，对时间和空间的要求很高。所以有时候面对疾病，显得很无奈，要么姑息，比如止痛药、退热药的使用，要么束手无策，坐以待毙。而中医学的黑箱理论，貌似某些不确定性，但却为我们插上想象的翅膀，运用古代哲学的思维模式推演判断，只要能想到，就能够做到。望闻问切，四诊合参，辨证论治。只要有症状，就可以审证求因，理法方药环环相扣，条理分明。并且可以通过临床的检验，是对是错，很快就可见分晓。疗效就是硬道理！所以，从这个角度而言，我一直认为，中医不是落后，而是超前——思维超前，疗法超前，疗效评价超前。

就微循环的概念而言，西医学直到1954年才出现。至于微循环的确切定义和认识已是20世纪90年代的事了。尽管说，早在20世纪60年代，就有前苏联专家把人类疾病分为精神、肿瘤和微循环障碍三大类，但响应者寥寥，关注者寥寥。进入21世纪后，微循环才逐渐受到重视，心脑血管病不必多说，在肾病、肝病、肺结节病、皮肤病、代谢性疾病、炎性疾病及器官移植、重症医学等系统或病种研究领域也日益受到关注和重视，成绩斐然，但在生殖医学领域却迟迟少人问津。虽然近几年有许多学者在不知不觉中有所涉猎，并开始思考，如输卵管切除后的同侧卵巢早衰、子宫血供彩色多普勒的检测、早期流产对"易栓症"或"血栓前状态"的重视和研究、肝素的过分依赖甚至过度使用，都或多或少地体现出生殖微循环的雏形。

相对于西医学而言，中医对微循环的认识，亦即气血学说可以追溯到秦汉时期，至《黄帝内经》对循环和微循环都有了深刻的认识。"经络之相贯，如环无端""夫脉者，血之府也"，此微循环之解剖学也；"诸血者皆属于心……故人卧血归于肝，肝受血而能视，足受血而能步，掌受血而能握，指受血而能摄"，这是对微循环生理功能的描述；而"血气不和，百病乃变化而生"就是微循环之病理总结了。

近年来，随着西医学研究的深入，逐渐加深了微循环与脏器功能、结构和代谢密切关系的认识，发现微循环在各种疾病病理过程中的作用，也认识到了微循环障碍可能是"百病之源"和多种疾病的共性表现，有些专科已经著书立说。但微循环在生殖系统中仅存在一些散在的研究和认识，尚未受到足够重视。基于此，本人蠢蠢欲动，欲合零为整，集腋成裘。但此念虽久，却蹉跎复蹉跎，耽搁多年。然行则步履维艰，停则念念不忘，真可谓一种相思，两处闲愁；此情无计可消除，才下眉头，却上心头；早知如此绊人心，何如当初莫相识。但男大当婚，女大当嫁，丑媳妇迟早要见公婆。于是乎，本着"西医不足中医凑，理论不足案例凑"的原则，促成此书，仅作一家之言吧。如能引起生殖医学同道对生殖微循环的临床重视和系统研究，吾愿足矣。

丹心未泯创新愿，白发犹残求是辉。这是苏步青先生的诗句，以此自勉吧。

文章结尾，想到唐代朱庆馀的诗：

洞房昨夜停红烛，

待晓堂前拜舅姑，

妆罢低声问夫婿，

画眉深浅入时无。

新娘一脸娇羞：老公，我的妆化得潮吗？你喜欢吗？

不行，我改。

堂主老脸皮厚，假装娇羞：各位，《生殖微循环学》初来乍到，能入您法眼吗？

不足，我改。

壬寅金保方于金陵七步堂

目 录

第一章　微循环学概论

　　微循环学是一门既古老又年轻的学科。微循环是循环系统中最基层的结构和功能单位。生物体的各个组织器官、终末细胞均由微循环系统提供氧、养料，传递能量，交流信息，排出二氧化碳及代谢废物。

　　微循环无处不在！

　　医学已经证明，人体的衰老、肿瘤、高血压、糖尿病及心脑血管疾病均与微循环障碍有关。据统计，大约有 400 种疾病与微循环障碍密切相关，可以认为微循环是百病之源！

　　微循环学的研究，可以分为心脑系统微循环、消化系统微循环、呼吸系统微循环、内分泌系统微循环、皮肤微循环及生殖系统微循环等。目前，微循环学的研究仍然不够详细和深入，还没有形成完整的学科概念，亟待我们进一步探索和完善。

第一节　微循环的基本概念

　　微循环是循环系统的基础，它的基本功能就是直接参与细胞与组织间的物质交换，包括血液循环、组织液循环、淋巴液循环三种。

　　微循环是直接参与细胞、组织物质交换的体液（血液、淋巴液、组织液）循环，微循环的定义是随着医学生理学的发展而逐步充实完善的。

　　1929 年，Krogh A 在《毛细血管的解剖和生理》中明确指出了毛细血管是血液和组织间物质交换的器官，他虽然没有使用微循环一词，但他的理论为微循环学科的发展奠定了基础。1961 年，Zweifach Bw 指出微循环具有自我高度分化的复杂的生理功能，但没有给出明确的定义。1974 年，Weideman Mp 在专著中提出，微循环是表示通过毛细血管水平的小血管血流。1975 年，Hephyx AM 指出微循环概念应包含发生在最小血管和淋巴管的多种过程，并进行物质交换以保证生命所必需的内环境稳定。1980 年，我国著名微循环学家田牛指出微循环是直接参与组织细胞物质交换的体液循环动态，脊椎动物（闭锁循环）的体液包括血流、组织液、淋巴液三种。1991 年，土屋雅春提出微循环是指围绕组织细胞间的体液流动，由血液微循环和淋巴液微循环两部分组成。从以上描述可以看出微循环定义的发展和完善过程。

从国内的情况来看，尽管 1954 年就出现了"微循环"一词，但 20 世纪 60 年代尚无微循环的明确定义；70 年代限定在毛细血管范畴内的血液循环；80 年代以后关于微循环的定义仍不完善，只有微循环的外延划分，或虽有微循环本质属性的描述，但没有从更高的角度全面概括微循环的本质属性，因而还是不够确切。

随着对微循环本质属性的深入认识，1993 年田牛提出了更为确切的微循环定义：直接参与组织、细胞的物质、信息、能量传递的血液、淋巴液、组织液的流动，称为"微循环"。

有机体的生命过程始终贯穿着物质、信息和能量有组织、有秩序的传递活动，具体表现在生物个体和环境间，生物个体内各器官、组织、细胞之间。这种传递活动的方式和部位，因不同生物而有明显的差别。单细胞生物可以通过细胞膜直接和外界进行物质、信息和能量传递。生物进化至节肢动物，内脏的细胞、组织（皮肤、口腔黏膜除外）已经不能同外界直接接触，它们不再能直接同外界进行物质、信息和能量的传递，而和组织间隙中的血和淋巴进行传递。血和淋巴由两端开放的血管驱动，缓慢流动于细胞、组织之间，故称"开放性循环"。脊椎动物如鱼、蛙、鸟、鼠、狗及人类，机体各器官已经分化形成，其功能代谢已经定向，其形态、位置已经相对稳定，这样才能高效率地完成各种精密的功能。而依靠血、淋巴缓慢流动于细胞、组织间隙的开放性循环已不能满足这种高效、精确的物质、信息和能量传递的需要，这阶段循环系统已经由开放性循环进化为闭锁循环，血液能够在心、血管系统内以相对高的速度进行循环。从进化树来看，从进化至蛙类开始，毛细淋巴管已经形成，淋巴液得以通过初始淋巴管进入淋巴管，开始淋巴流动。流动于组织间隙中的液体不再是血、淋巴，而是没有血细胞的组织液。闭锁性循环系统的基本功能是保证组织、细胞的物质、信息和能量的传递，其各部分如心脏、动脉、微血管、静脉、淋巴管是统一整体，不同部分各有精细分工。只有微血管（细动脉、毛细血管、细静脉）和初始淋巴管及组织间隙中的血液、淋巴液和组织液才直接参与组织、细胞的物质、信息和能量的传递。

一、物质交换

从宏观（机体器官）角度看，机体和环境间气态物质主要在肺，液态、固态物质主要在胃肠系统进行交换。从微观（组织细胞水平）看，机体和环境间、器官间的物质交换（如 O_2、CO_2、单糖、多糖、氨基酸、蛋白质、脂肪酸、脂类）则是在实质细胞（如肺泡上皮细胞、肠上皮细胞、肝细胞等）和血液之间通过组织液进行交换。细胞的裂解物、大分子代谢产物以及某些废物进入初始淋巴管经淋巴排除。

二、信息传递

从宏观看，机体通过感官接受环境中的信息，传至中枢神经系统处理。体内信息可分为5类：①神经电信号；②神经介质；③激素；④活性物质（如前列腺素、内皮素、缓激肽等）；⑤免疫活性细胞等。它们在体内各器官间传递交换，以统一协调各种反应和活动。从微观看，神经信息是沿神经细胞→突起→突触→突起→神经细胞途径传递。神经介质、激素、活性物质及免疫活性细胞都要经过微血管→组织间隙→实质细胞途径传递和交换，初始淋巴管也参与上述传递过程。

三、能量传递

从宏观看动物进食植物和动物，从环境获取化学能。从微观看，机体内器官间主要以高能物质如三磷酸腺苷（adenosine triphosphate，ATP）和磷酸肌酸的形式通过微血管、组织间隙进行能量传递。器官（如心肌、肌肉等）细胞内线粒体可以产生 ATP 供应自身的需要。肝脏是体内 ATP 的生产基地，ATP 通过血液供应全身需要。

微循环是相对于大循环（体循环）和小循环（肺循环）而言的，是显微镜下可见的循环。大循环主要包括心脏和大血管，负责将血液运送到身体各部，包括肢端和脏器；

小循环是指肺循环，主要负责气体交换；微循环则主要指小血管、淋巴管，负责细胞、组织的物质交换。微循环、大小循环对机体来讲是一个相互联系且不可缺少的整体，它们有着密切的不可分割的关系。没有大循环及小循环，微循环也无从立足；而没有微循环，大、小循环则失去了其存在的意义。大、小循环与微循环有联系但也有明确的分工。大循环负责将养料和废弃代谢产物通过血液向肢体、脏器运送与回收，小循环负责气体交换，而微循环则负责物质交换。在大、小循环有障碍时，微循环自然也会发生一些障碍。比如在休克发展的进程中，在缺血期、淤血期和凝血期等各时段微循环障碍逐渐加重，微动脉等先收缩后舒张，动静脉短路进一步开放，发生流态异常、流速变慢或停滞，微小血栓形成等各种改变。心力衰竭时大循环发生问题，微循环也会发生流速、管径等方面改变；小循环发生故障时，发生缺氧或 CO_2 代谢产物的堆集，微循环也会发生相应改变。而微循环发生障碍时，如果不是全身普遍发生的，一般不影响或轻微影响大、小循环。但反过来则不然，大循环已在正常运行时微循环可能仍存在问题。例如重休克患者，在抢救中血压恢复了原来水平，但弥散性血管内凝血（disseminated intravascular coagulation，DIC）可能仍在进行，凝血缺陷也似乎得到了纠正，但患者很可能死亡。

第二节 微循环的形态结构

一、微血管分类

微循环是循环系统的末梢部分，具有脉管结构的共性。微血管可以分为细动脉、分支毛细血管、网状毛细血管、集合毛细血管、细静脉、毛细淋巴管。这些血管相连接，其管径、走向、形状各不相同，共同组成连续管道。微循环各区段在形态和结构方面的表现均有不同。

（一）细动脉

一般多和细静脉并行，管径一般为并行细静脉的 1/3～1/2，15～30μm。管壁由内皮细胞、基膜、一层平滑肌细胞组成。管壁较厚，走行较直，分支较少，血流速度快，为线流。

（二）毛细血管

毛细血管是最细的连络成网的血管，是真正实现血液与组织细胞间物质交换的主要场所。管径一般为 5 ～ 15μm，管壁由内皮细胞、基底膜及外周细胞突起构成。毛细血管互相交织成网状，走行弯曲、柔软、圆滑。血流慢，呈粒流，其流速及流向时有改变。

1. 分支毛细血管

位于网状毛细血管上游，管径细，走行较直，分支成网状毛细血管，血流呈线流，较快。

2. 网状毛细血管

微血管中管径细，2 ～ 8μm，互相吻合成网，走行弯曲，血流慢，呈粒流。

3. 集合毛细血管

由数个网状毛细血管汇集而成，管径较网状毛细血管粗，一般 8 ～ 20μm，走行弯曲，分支多，途径较短，血流速度较慢，为线粒流，注入细静脉。

（三）细静脉

分段汇集多个集合毛细血管，管径较粗，一般为 15 ～ 50μm，管径较薄，走行略有弯曲，血流速度明显快于集合毛细血管，一般为线粒流。

（四）动静脉短路支

动脉血不流经网状毛细血管，通过直通毛细血管直接注入细静脉或小静脉，这种直通血管称为"动静脉短路支"。机体几乎所有脏器都有动静脉短路支，但其数量和形态因部位不同而各异。

（五）毛细淋巴管

毛细淋巴管以盲端起源于组织间隙，收集组织间液汇入淋巴管，最后经淋巴管汇入静脉系。一般活体观察或动脉灌注墨汁、明胶色素、塑料标本是看不到淋巴管的。小鼠耳郭微循环活体观察，在微血管通透性亢进的情况下，可以看到边缘清晰、外形不规则、管径为毛细血管 4 ～ 6 倍的透明区，即为毛细淋巴管。

二、微血管壁的形态结构

构成微血管壁的基本成分：内皮细胞、基底膜、外周细胞和平滑肌细胞。

（一）内皮细胞

1. 内皮细胞的结构

网状毛细血管最少可由 1～2 个内皮细胞组成，细静脉可由 8～14 个内皮细胞组成。内皮细胞一般为扁平形，核呈椭圆形，胞浆菲薄。高尔基体一般不发达，线粒体数一般不多，粗面内质网短少。根据不同部位和功能形态，小饮泡数目多少不等。

微血管的内皮细胞可分三类：①连续内皮细胞，内皮细胞连续完整，如脑、肌肉、肺泡、睾丸的毛细血管；②有窗内皮细胞，内皮细胞浆局部菲薄，内外两层胞膜融合成一层膜样结构，称为"窗"，如肾小球、肠绒毛及一般内分泌腺的毛细血管；③有洞内皮细胞，即内皮细胞有洞隙，如肝窦、骨髓血窦等。

内皮细胞有三个侧面，即腔侧面、间侧面和外侧面。内皮细胞腔侧面直接面对血流，并与血液各种成分接触。其表面被覆一层糖蛋白复合物，称为"糖皮层"。这些糖蛋白复合物可用凝集素结合的方法加以显示，并且具有种属、器官和血管间的差异性。内皮细胞表面有多种黏附分子，各种因素导致内皮细胞损伤时，黏附分子的表达发生变化，可导致白细胞、血小板的贴壁黏附现象。微血管、毛细淋巴管内皮细胞间侧面相互连接，有三种方式：一般连接、部分紧密连接和紧密连接。微血管内皮细胞外侧面由基底膜包围。毛细血管基底膜之外有外周细胞胞浆突起，细静脉、细动脉则为平滑肌细胞。外周细胞、平滑肌细胞以及内皮细胞都可伸出突起，穿过基底膜，互相直接接触。基底膜、外周细胞、平滑肌细胞以及成纤维细胞、胶原纤维、基质对维持微血管结构和功能的完整非常重要。

内皮细胞间的连接（也称"侧向连接"）是指细胞间从管腔面到基底面的连接，主要有黏附连接（adherens juntions，AJs）、紧密连接（tight junctions，TJs）和缝隙连接（gap junctions，GJs）组成。AJs 以跨膜分子钙依赖性黏附素为中心，钙依赖性黏附素与胞浆中的连环蛋白（α-catenins，β-catenins）连接。钙依赖性黏附素只参与细胞与细胞间的黏附。AJs 蛋白是内皮细胞间连接的主要成分，也是影响血管通透性的关键因素之一，主要包括血管内皮钙粘连蛋白（VE-cadherin）、β-catenins 和 p120。TJs 是由多种跨膜蛋白紧密连接膜周边蛋白、扣带蛋白和连接黏附分子等组成的复合物，这些分子都直接和间接地与多种细胞内蛋白，特别是骨架蛋白连接。TJs虽然只占内皮细胞间连接的1/5，但是他们对血管屏障的完整性起着不可替代的作用，包含有咬合蛋白（occludin）、封闭蛋白（cladudin）、闭锁蛋白（zonula occludens protein）。TJs有两个主要功能：一是作为选择性的细胞间屏障，调节各种分子和离子在细胞旁的扩散；二是作为双侧浆膜蛋白的栅栏使细胞顶部和基底膜部的蛋白及脂类物质不至于相互混杂。缝隙连接是细胞间的通道连接，方便相邻细胞离子和小分子物质的直接交换，由间隙连接蛋白组成。各种蛋白的正常表达是维持血管通透性的必要因素。

2. 内皮细胞的功能

微血管内皮细胞衬附于血管内壁，在动物体内居于"战略性"的解剖位置，构成了微血管通透性的主要物理屏障，从而保证微血管内、外正常的物质交换，其间的各种连接方式的动态变化构成了微血管通透性调控的基础。研究表明，不同部位的内皮细胞在形态、特性上表现出显著的异质性。动脉内皮细胞不同于静脉内皮细胞，微血管内皮细胞不同于大血管内皮细胞，甚至不同组织和器官中的微血管内皮细胞之间在形态、表型、功能上都不尽相同，表现出组织器官的特异性。

微血管内皮细胞是一种多功能的分泌细胞，能够分泌或表达数十种局部激素和细胞因子，这些激素或者细胞因子在调控细胞微环境方面有重要的作用。例如，白细胞介素（interleukin，IL）-1和IL-6能够影响T淋巴细胞和B淋巴细胞的增殖和活性，诱导急性期蛋白释放，参与特异性免疫应答；IL-8、单核细胞趋化蛋白-1（monocyte chemoattractant protein-1，MCP-1）、前列腺素等具有化学趋化作用，导致中性粒细胞的聚集等。因此，微血管内皮细胞在调节正常的血液循环、维持细胞微环境的稳定方面具有十分重要的意义。值得注意的是，微血管内皮细胞分泌的活性物质按其功能都可分为彼此对立的两大类，即缩血管类和舒血管类、凝血类和抗凝血类、致炎类和抗炎类、纤溶类和抗纤溶类及促进血管壁细胞生长类和抑制血管壁细胞生长类等，这些特性与中医学中的"双向调节""阴阳平衡"观点极其相似。

（1）摄取和灭活功能：微血管内皮细胞是一个功能强大的代谢器官，能摄取、灭活多种活性物质，从而维持其在机体内一定的浓度比，进而精确地调节细胞内环境的稳定，维持生命活动的正常进行。微血管内皮细胞灭活的活性物质主要包括胺类、脂类和肽类。

（2）舒张和收缩功能：微血管内皮细胞能合成并释放多种舒张因子和收缩因子，这些因子与神经递质以及血液循环中的其他活性物质共同作用，调控血管平滑肌细胞的舒张与收缩，以维持正常的血管紧张度，调节各组织、器官的血流量，从而保证各种组织器官的正常功能。舒血管物质包括前列环素（prostacyclin，PGI_2）、内皮源性舒张因子（endothelium derived relaxing factor，EDRF）、内皮源性超极化因子（endothelium-derived hyperpolarizing factor，EDHF）等。缩血管物质包括内皮素、环氧合酶内皮依赖性收缩因子以及血管紧张素 II 等。

（3）凝血与抗凝血功能：微血管内皮细胞不仅为血液在血管中的正常流动提供了光滑的内腔表面，还通过合成、释放多种促凝血因子和抗凝血因子，在调节凝血与抗凝血机制的动态平衡和维持正常的血液流动状态方面起十分重要的作用。促凝血因子包括组织因子（tissue factor，TF）、冯威勒布兰特因子（Von Willebrandt factor，VWF）、血小板活化因子（platelet activating factor，PAF）、纤溶酶原激活物抑制剂（plasminogen activator inhibitor，PAI）等；抗凝血因子包括凝血酶调节蛋白（thrombomodulin，TM）、抗凝血酶 III（antithrombin-III，AT-III）、纤溶酶原激活物（plasminogen activator，PA）等。

（4）促进与抑制细胞生长因子功能：微血管内皮细胞可分泌细胞因子来影响微血管内皮细胞生长。如微血管内皮细胞分泌的血小板生长因子（platelet derived growth factor，PDGF）、转化生长因子（transforming growth factor，TGF）可以促进平滑肌细胞的生长，分泌的成纤维细胞生长因子（fibroblast growth factor，FGF）是结缔组织细胞的促生长因子，而其分泌的内皮素、血管紧张素 II、神经肽（neuropeptide，NPY）除了具有强烈的微血管收缩功能外，还具有促进平滑肌生长和增殖的功能。抑制微血管平滑肌生长的细胞因子，如肝素类蛋白聚糖、PGI_2 等可强烈舒张微血管平滑肌细胞进而扩张微血管，同时还可以抑制微血管平滑肌的生长和增殖。

（5）炎症反应中的作用：微血管内皮细胞不仅是被动的靶细胞，同时也是一种效应细胞，通过其屏障和分泌功能，影响着炎症反应的发生、发展。白细胞黏附于毛细血管后静脉内皮细胞是炎症反应的关键步骤，也是炎性反应及炎性损伤开始的第一步，其在炎症过程中的重要作用已得到公认。研究表明，白细胞与内皮细胞的黏附主要在于其细胞膜表面多种黏附蛋白的表达，一些刺激因素如内毒素、化学介质以及多种细胞因子，可通过诱导两细胞，尤其是微血管内皮细胞膜表面黏附分子的表达，促进白细胞着边、滚动和移动，增强白细胞与内皮细胞的黏附，从而达到致炎及调控炎性过程的作用。在静息状态下，微血管内皮细胞仅表达少量白细胞的黏附蛋白；在炎症、休克等病理情况下，单核吞噬细胞分泌的肿瘤坏死因子α（tumor necrosis factor-α，TNF-α）、IL-1等细胞因子增多，作用于微血管内皮细胞可引起黏附蛋白的大量表达，使白细胞膜上的黏附蛋白（受体）和微血管内皮细胞表面相对应的黏附蛋白（配体）相互作用形成黏着和嵌塞，其结果将造成微循环障碍，导致局部组织细胞缺血、缺氧、自由基氧化、炎症介质损伤等一系列变化。

（6）免疫应答中的作用：微血管内皮细胞除了表达多种黏附蛋白作用于炎症反应的始终，还通过多种途径参与调节机体的免疫应答。一方面，微血管内皮细胞能以主要组织相容性复合体Ⅱ类分子限制性方式提呈抗原，并通过B7/IL-28、IL-40/IL-40L等途径向T细胞提供活化所必需的共刺激信号；另一方面，微血管内皮细胞能表达多种细胞因子和炎性介质，在机体的免疫应答中发挥重要的作用。

（二）基底膜

基底膜是围绕血管内皮细胞的、电子密度较高、由黏多糖类物质构成的细微结构，厚30～50nm。在支持和保证毛细血管完整性方面具有重要意义，是维持组织形态必须的结构。

1. 基底膜的结构

基底膜是由宽约4nm的微纤维不规则地排列在微细颗粒状的基质中构成的。分为三层，从内皮细胞侧起依次为透明层、致密层、网状层。透明层和网状层电子密度低，而致密层电子密度高。从微细方面观察，细动脉、毛细血管、细静脉的内皮细胞有一定差别，但它们的基底膜的结构尚未发现明显不同。基底膜的主要成分是Ⅳ型胶原和层黏蛋白。

新生血管一般没有基底膜，但随其生长、成熟，微血管逐渐形成基底膜，故认为基底膜是微血管成熟的标志。因脏器功能、代谢特点的不同，脏器微血管基底膜存在的形式也不同。例如小肠、脑微血管内皮细胞周围有连续完整的基底膜，肾上腺皮质和脾窦内皮细胞外有厚的但不连续的基底膜，骨髓血窦、肝窦及毛细淋巴管内皮细胞外无基底膜。因此，不能把微血管基底膜看作一成不变的结构。

2. 基底膜的功能

（1）支持作用：基底膜是维持微血管组织形态的重要结构，在支持和保证毛细血管完整性方面具有重要意义。基底膜和组织细胞接触才能发挥作用，这种接触需要细胞表面的糖蛋白、钙离子和镁离子。坏血病时，基底膜形成障碍，内皮细胞失去有力支持而不稳定，易发生出血。

（2）屏蔽和过滤：基底膜作为一种屏障组织，分割血液和血管外的结缔组织，防止它们直接接触，同时又要保证血液和组织细胞间必要而充分的物质交换，基底膜又要作为滤膜和分子筛而起到过滤作用。基底膜有两种过滤形式：机械过滤和电过滤。机械过滤是指相对分子质量在 4 万以下的物质可以通过基底膜上直径 2 ～ 4nm 的小孔；电过滤是指基底膜中的糖蛋白质 GAC 负电荷可起到电过滤作用，可阻碍带负电荷的物质通过。

（3）调控再生功能：基底膜和细胞再生有密切关系，根据基底膜的状态，破坏组织的再生可分为两类。第一种再生，取决于基底膜的破坏程度，基底膜没有破坏，细胞沿基底膜生长，可完全修复；若基底膜的连续性被破坏，则不能完全再生修复，导致瘢痕形成，肺上皮细胞及其毛细血管的再生属于这一类。第二类是先形成新的基底膜，然后细胞沿之再生，肾、神经及肌肉毛细血管的再生属于此种类型。

（三）外周细胞

毛细血管的外侧一般都有一种细胞附着，被包围在基底膜之中，这种细胞称为"外周细胞"。外周细胞的形态结构与成纤维细胞类似，胞浆突起不全包围毛细血管壁，在分支毛细血管和集合毛细血管外周细胞突起包围管腔的面积增大。外周细胞可能是具有多向分化潜能的细胞，可以向平滑肌细胞分化。

外周细胞的功能主要是生成基底膜、胶原纤维，支持微血管，防止血管闭合，限制血液中物质过多的外流，吞噬异物。外周细胞突起可以穿过基底膜与内皮细胞直接接触，进而传递信息和物质，这在调节微血管功能方面具有重要意义。

（四）平滑肌细胞

细动脉、细静脉及小动脉、小静脉的管壁有平滑肌细胞。细动脉的平滑肌细胞多为一层，位于基底膜之外，而小动脉的平滑肌细胞呈多层排列，位于内弹力板之外。血管平滑肌因部位不同（大动脉、肠系膜动脉、门静脉等）而有很大区别。血管平滑肌细胞一般呈长梭形，其大小因功能状态而不同。细胞核呈长梭形，核两侧细胞器较多，可见高尔基体、小的线粒体、少数粗面内质网及糖原颗粒。平滑肌细胞与横纹肌一样，胞浆中也有细肌丝肌动蛋白和粗肌丝肌凝蛋白。细动脉平滑肌细胞部分胞体可直接与内皮细胞接触。

血管平滑肌的主要功能是保持血管的紧张性，以及收缩和舒张功能。平滑肌细胞内有收缩蛋白，包括肌动蛋白与肌凝蛋白、钙调蛋白、原肌凝蛋白、类肌钙蛋白和膜系统，其中类肌钙蛋白是平滑肌中与钙调蛋白、肌动蛋白和原肌凝蛋白结合的主要蛋白，通过磷酸化和去磷酸化调节平滑肌的收缩。

三、微血管构型

微血管构型是指微血管分布排列样式所构成的立体形态。在机体的进化过程中，脏器微血管及其实质细胞形成密切协调、高度适应的立体结构。脏器微血管构型可以归纳为六类。

（一）发夹型

由一个细动脉分出数个毛细血管，每个毛细血管在中途急剧回转，管径变粗，形成毛细血管的输出端，汇合注入细静脉。发卡型是最简单的微血管构型。皮肤（甲皱）、口唇黏膜、齿龈黏膜等体表可见黏膜部位的微血管都是发卡型。这种构型除保证局部物质交换外，还用于体温调节。

（二）树枝型

微血管排列呈树枝状，管径较细，互相间距离较大。球结膜、肠系膜、肌肉、大脑、食管、膀胱黏膜的微血管都属树枝型。这种构型主要是保证局部的物质交换。

（三）网囊型

毛细血管缠络呈密网状，管径较细，网眼较小，细动脉、细静脉居中，毛细血管网围绕周围，形成囊状。小肠黏膜绒毛、甲状腺滤泡的微血管是网囊型。这种构型的特点，是细动脉、细静脉所属的毛细血管表面积特大，适宜发挥吸收、分泌的功能。

（四）丝球型

微血管排列如菜花状或互相缠络呈丝球状。丝球的境界清楚，微血管疏密程度不等。细动脉或其分支多由一侧进入丝球体，微血管管径因脏器不同而粗细不等。肾小球、脾小体、淋巴结初级相次级小体以及胰腺的胰岛微血管都属于丝球型。这种构型最适宜过滤和分泌。

（五）密网型

毛细血管管径粗，缠络紧密，形如密网，细动脉和细静脉分布于两侧。肺脏、肝脏的微血管是密网型。密网型的微血管表面积特大，毛细血管缠络紧密，细动脉、细静脉分布于两侧，血液弥漫性流动。这种构型最适宜大量气体和物质交换。

（六）珊瑚型

集合毛细血管、细静脉部分膨大迂曲，互相缠络，毛细血管、细动脉数量少，静脉系统的容积明显大于毛细血管、动脉系统的容积。骨髓的红髓和脾脏髓质的微血管属于这种构型。珊瑚型微血管构型与储血、造血及血细胞的破坏功能相适应。

以上六种构型远不能概括全身所有微血管的立体形态，并且同一构型内各脏器间差别很大。同一脏器不同部位，如小肠绒毛与基层、皮肤乳头层与汗腺周围的微血管构型就完全不同。

一个脏器的微血管构型，只是在脏器分化成熟时才形成的，随脏器功能状态的不同，微血管构型也有相应的变化。如骨髓的血窦、淋巴结次级小体的微血管和脏器的其他组织的微血管都随脏器功能的亢进和减退而发生变化。

第三节　微循环的功能及调节

一、微循环的功能

整个循环系统是供给机体组织氧气、营养必需物质及其相应量血液的传送装置。微循环是组织器官内微动脉与微静脉之间的血液循环。它和微淋巴管一起组成微循环功能单元，承担血液与组织液之间氧气、营养必需物质和代谢产物的交换，能量、信息传输，承担血液流通、分配、组织灌注以及一系列反馈调节、内环境稳定机制。因此，微循环不仅是整体循环系统的末梢部分，也是许多器官中独立的功能单位。它在保持人体正常生理功能，以及各种疾病的发生、发展和药物作用机制中均占有突出地位。

（一）微循环的作用

1. 输送血液，排出废物

微血管是血液输送最末梢的通道，分布在组织和所有器官中，为组织和器官输送血液及营养物质，同时将细胞代谢产物带出，以维持组织细胞的生存环境。

2. 进行物质交换

微循环的根本功能是保证器官、组织、细胞的物质、能量、信息能够充分、及时、有效的传递。血液中的各种营养成分只有在微血管内与组织、细胞进行物质交换，使组织和细胞有足够的养分，才能进行新陈代谢。

3. 调节微血管的功能

微血管内皮细胞与血管、心脏共同组成心血管的内分泌器官。内皮细胞的代谢极为活跃，有多种生理功能，如自分泌、合成、释放多种细胞因子和生长因子等血管活性物质，调节微血管的功能。

（二）微循环的功能单位

由于各组织、器官的功能和形态不同，其微循环的组成单位也不相同。典型的微循环一般由微动脉、后微动脉、毛细血管前括约肌、真毛细血管、通血毛细血管（或称直捷通路）、动－静脉吻合支和微静脉等部分组成。微动脉与微静脉之间的血管通道，组成了微循环的功能单位。

1. 微血管的功能分类

根据微血管各部位的功能不同，可分为阻力微血管和交换微血管两类。

（1）阻力微血管：阻力微血管是指发挥阻力的微血管，主要包括微动脉和毛细血管前细动脉。微动脉具有完整的平滑肌层，有一定的肌源性紧张度以维持血管壁的张力。

交感神经的冲动可引起微动脉的收缩，管径变小，血流阻力增加，血流量减少。毛细血管前细动脉壁有不完整的平滑肌纤维，尤其是和毛细血管交界部位，平滑肌增多，收缩功能增强，称为"前毛细血管括约肌"。这些不完整的平滑肌纤维可因化学物质的作用而表现一定程度的收缩，控制着流入毛细血管网的血流量。当前毛细血管括约肌收缩时，管腔缩小甚至关闭，相应的毛细血管血流不通。

（2）物质交换微血管：物质交换微血管是指用于物质交换的微血管，主要包括动脉毛细血管（直通毛细血管）、网状毛细血管和静脉毛细血管。其中，网状毛细血管最具代表性，具有血管管壁薄、通透性大、与组织细胞的直接接触面积大、血流缓慢等特点，适合血液与组织细胞进行物质交换。

影响物质交换的三个主要因素是交换面积、交换时间和交换速度。循环血液、淋巴液和组织细胞的交换面积主要取决于微血管、毛细淋巴管管径和单位组织内的微血管密度。凡是改变微血管管径及其密度的因素都可直接影响交换面积，进而影响组织、细胞的物质交换。单位容积血液、淋巴液和组织细胞的交换时间长短，直接影响物质交换的效果。交换时间主要决定于局部组织血液灌流量、血流速度、毛细血管前阻力和毛细血管后阻力之比，以及局部的血流状态。交换速度是指单位时间内单位血液、淋巴液和组织物质交换数量，主要取决于微血管的通透性、血液状态以及交换物质的性质。

（三）微循环中血流途径

1. 迂回通路

血液经细动脉、末梢细动脉、毛细血管前括约肌区、网状毛细血管、毛细血管后细静脉、集合细静脉而汇入肌性细静脉。这条通路又叫"营养通路"。在安静时大约只有20%的网状毛细血管处于开放状态，其余大部分前毛细血管括约肌紧张性收缩，无血流或仅有少量血流。

2. 直捷通路

血液从细动脉、末梢细动脉、直通毛细血管而回到细静脉。这条通路血流速度较快，与组织细胞进行物质交换很少，主要功能为促使一部分血液能迅速通过微循环而由静脉回流入心脏，安静时大部分血液通过此路回流。

3. 动静脉短路

血液从细动脉经动 – 静脉吻合支直接回流到细静脉。这条通路管壁厚，血流迅速，不进行物质交换，又称为"非营养通路"。

二、微循环的调节

完善的微循环功能可以维持与保证机体正常的生命活动，但由于内外环境不断变动，微循环也必须适应机体需要，维持生命重要脏器相应的灌注与物质交换。正常情况下，微循环的运行与大循环一样，受多种因素调节。具体地说，微循环的调节可分神经调节、体液调节、代谢调节、肌原调节和化学调节五种。

（一）神经调节

调节微循环的神经信号起源于中枢神经系统，作用于微血管，以维持体循环的稳定性以及应激状态下心血管整合反应。

1. 交感缩血管神经

支配细动脉和细静脉的交感神经，主要为缩血管神经。交感缩血管神经节后纤维释放去甲肾上腺素，与血管平滑肌的 α 受体或 β 受体相结合，前者产生缩血管效应，而后者产生舒血管效应。由于血管平滑肌 β 受体较少，故主要表现为缩血管效应。

2. 交感舒血管神经

交感舒血管神经属于胆碱能纤维，其中枢在大脑皮层，经下丘脑、中脑及延髓下降至脊髓侧角，换神经元后，分配到骨骼肌微血管的毛细血管前阻力区。交感舒血管神经兴奋则扩张细动脉，开放非营养通路，使骨骼肌血流增多。

3. 副交感舒血管神经

副交感舒血管神经末梢释放乙酰胆碱，局限作用于部分器官的血管，如脑血管、肝血管及外生殖器血管等。副交感舒血管纤维的作用是舒张血管，但对脑血管的作用仍不明确。

4. 非肾上腺素能和非胆碱能物质

近年来，已经发现自主神经系统内的非肾上腺素能和非胆碱能物质，特别是荧光免疫组化方法定位单胺和多肽方法的发展，现已确认血管的神经调节有 12 种以上的神经递质，分别为肽能神经、嘌呤能神经、5-羟色胺能神经和多巴胺能神经等。

（二）内分泌调节

1. 儿茶酚胺

儿茶酚胺是一种含有儿茶酚和胺基的神经类物质，主要包括去甲肾上腺素、肾上腺素和多巴胺。肾上腺素既能激活 α 受体，又能激活 β 受体。α 受体兴奋，血管平滑肌收缩；β 受体兴奋，则血管平滑肌舒张。对微血管的效应，取决于血管平滑肌上的优势受体。去甲肾上腺素主要是激活 α 受体，对 β 受体的作用较小。微循环中的儿茶酚胺敏感梯度为：中间细动脉＞前毛细血管括约肌＞末梢细动脉＞肌性细静脉＞集合细静脉。

2. 血管紧张素

血管紧张素是细动脉和毛细血管前细动脉的强力收缩剂，对较大的动脉也有强的收缩作用。除门静脉外，多数静脉对血管紧张素不起反应。肾脏血液灌流量不足或血浆钠浓度降低时，肾素释放增多，催化血管紧张素的生成。血管紧张素对动脉平滑肌作用强度为：血管紧张素Ⅱ＞血管紧张素Ⅲ＞血管紧张素Ⅰ。血管紧张素除直接收缩血管平滑肌外，还有以下间接调节作用：①提高血管平滑肌对交感神经兴奋的反应性；②促进交感神经节后纤维释放去甲肾上腺素；③抑制交感神经末梢摄取已释放的去甲肾上腺素；④刺激血管内皮细胞和血管平滑肌合成类似前列腺素样物质。

3. 加压素

加压素又名"抗利尿素"，由脑垂体后叶释放，对微血管有强烈的收缩作用。虽然同一种属不同部位的血管平滑肌对加压素的反应不尽相同，但一般情况下血管愈小愈敏感。微循环血管中以肌性细静脉最敏感。加压素的释放，受容量感受器和渗透压感受器传入冲动的调节，参与血容量减少时的机体调节反应。

（三）代谢性调节

代谢性调节是指微血管周围环境如氧分压、二氧化碳分压、氢离子浓度及其他代谢产物如腺苷、核苷酸等，直接调节血管的功能。据报道，在微循环的局部调节中，有75%是通过代谢性调节完成的，一般是多种代谢产物相互协同而发挥强大的舒血管作用。

微血管平滑肌对氧分压非常敏感，组织中氧分压降低，细动脉和前毛细血管括约肌舒张，开放的毛细血管数增多，血流量增加，交换面积和交换时间增加。相反，氧分压升高，毛细血管关闭，血流量减少。氧分压不仅影响微血管平均直径，同时也影响周期性血管运动的收缩频率。动脉血中 CO_2 分压升高，引起细动脉舒张，血流量增加，较小的细动脉更为明显。脑微循环对 CO_2 张力十分敏感。CO_2 对微血管的作用，取决于细胞外液氢离子浓度。动脉血 CO_2 张力以及脑脊液中碳酸盐离子大的变动并不影响软脑膜细动脉口径，除非发生 pH 值的变动。细胞外液中氢离子浓度取决于细胞外液中碳酸根离子浓度和血液 CO_2 分压的高低。代谢所产生的 CO_2 以及动脉 CO_2 的分压变动都直接影响细胞外液氢离子浓度。腺苷和核苷酸对微血管具有明显的舒张作用，其作用强度为腺苷＞ AMP ＞ ATP ＞ ADP。其舒张的幅度取决于血管平滑肌的张力水平和遵循对细动脉＞前毛细血管括约肌＞细静脉的顺序，当动脉低氧血症、缺血或代谢活动增强时，组织内腺苷浓度升高，引起局部细动脉和毛细血管舒张。当局部代谢增强时，细胞外液中钾离子浓度升高，引起局部细动脉舒张。

自由基及过氧化物在休克、炎症、肿瘤、溃疡病、心脏骤停所引起的组织损伤，再灌流的组织损伤，移植反应和某些化学中毒的发病机制中有重要作用。体内自由基的产生与清除平衡维持着生理状态，主要有经酶促反应途径与非酶反应途径。体内的超氧化物歧化酶、过氧化氢酶、谷胱甘肽过氧酶等可分别将氧自由基、过氧化氢及脂质过氧化物转变为低活性物质，维生素 E、维生素 C、还原型谷胱甘肽、微量元素硒等可与活性氧起反应而保护机体。自由基对微循环有不良影响，如损伤内皮细胞、增加血管通透性、增加血小板血栓素（thromboxane，TXA_2）的产量等。

（四）肌源性调节

牵张血管平滑肌引起肌张力增加，会导致内源性收缩活动的频率增加。这种特性使微血管平滑肌对跨壁压力（血管内外压力差）主动起反应，这种反应称为"肌源性调节"。这一反应不依赖神经和体液因素，是平滑肌对牵张的直接反应，属于自动调节。关于肌源性反应的机制目前有两种看法：一种认为是肌肉的被动性反应，即跨壁压力增加使血管平滑肌拉长，收缩频率增加。另一种则认为平滑肌是一种张力感受器，当跨壁压力增加时，血管壁张力增加，加速平滑肌细胞去极化而导致收缩。

跨壁压力对微循环的血流和血压均有负反馈性调节作用，是器官血流自动调节的机制之一。当微血管血流量增多，血压升高时，直接牵张细动脉和毛细血管前括约肌，使血管平滑肌收缩，血管内压回降，血流量减少；反之，当跨壁压力降低时，血管平滑肌舒张，血管内压回升，血流量增多。这就形成负反馈，使跨壁压变动过大时，器官血流量不至于随之波动过大而维持相对稳定。另一方面，跨壁压力降低引起细动脉和前毛细血管括约肌舒张，血流量增加，毛细血管内压回升。

代谢性调节和肌源性调节在器官和组织血流量的调节中有重要作用，二者之间相互制约，使器官血流量维持生理水平。

第四节 微循环的病理

微循环是输送血液、营养、体液因子等与组织细胞进行物质交换、信息传递的重要场所，对内在或外来的各种致病因素，如毒性物质、化学、物理及生物刺激都十分敏感。在致病因素作用下，可以出现局部或全身性微循环的病理变化。微循环改变是出现较早的病理改变，各种典型的病理过程，如炎症、水肿、创伤、休克、肿瘤等都会包含微循环的改变。微循环障碍有共同的病理，如血管口径、走形、血管通透性、血液成分、血流速度等发生变化，但在具体疾病过程中的各指标变化又有所不同，表现在质量、先后次序排列等方面。引起微循环障碍的原因，可以是调节失控（或不平衡），可以是血液流变学异常（血液黏度、血球变应性等），也可以是血管壁（内皮、基底膜、肌层等）发生病变而引起的。

一、管径及形态变化

微血管的收缩与舒张是常见的一种反应，短期的一过性收缩或舒张都是生理性变化，而持续性的收缩或舒张则多为病理性改变。

（一）收缩

微血管对各种刺激的反应有时相性。初期的反应主要是微血管的收缩，其后往往继之以舒张。炎症初期，微血管的反应以收缩为主，局部组织血液灌流量减少，组织出现苍白。

（二）舒张

病变的急性期多以细动脉舒张为主，病变的中期、晚期或慢性病变则细静脉舒张明显。微血管的舒张一般出现在收缩之后。微血管收缩后的舒张，局部血流量增多，血流加快，使局部组织发红，局部温度升高。血管舒张的机制有来自神经的反射调节，还有来自组织胺、前列腺素、PGI$_2$以及激素的作用等。静脉持续舒张，可出现淤血；血管通透性增加，可引起局部组织水肿。

（三）血管的运动性

微血管管径出现收缩、舒张的交替变化，其频率与呼吸、心率无关。血管运动性，主要出现在小动脉、细动脉或分支毛细血管，可以疏通脉管，调节局部组织血流量，有利于血液的输送。血管紧张性增高或血管壁呈麻痹性舒张时，血管运动性减少。

（四）管径局部缩小或增宽

微血管局部呈收缩性管径缩小，或呈动脉瘤状膨大，局部管壁一侧陷入，或单侧膨出，亦有局部管径缩小、增宽交替犹如串珠状者。这些都是异常改变，该处血流状态多有改变。集合毛细血管、细静脉局部膨大，容易产生管壁破裂，常常继以出血。

（五）迂曲

在微血管舒张，血流加快的基础上，常常出现微血管迂曲，犹如蛇行，以细动脉、细静脉比较多见。毛细血管不仅可以出现迂曲，严重者可见毛细血管回旋，绕成小环状或成线团状，再沿原方向前进。血管走行迂曲，局部可出现涡流，内皮细胞容易受损伤。

二、血管构型及数量变化

器官或组织中的微血管构型相对固定，当血管受到侵害或损失时，其构型和数量均会发生改变，可以表现为微血管数量增多、分布及走行变化等。

三、流速变化

常见的流速改变主要是血流减缓，这时应注意鉴别是全身性或是局部性的血流速度改变。

（一）细动脉流速减慢

细动脉血流速度较快，一般呈线流，没有颗粒感。如细动脉、小动脉血流呈线粒流状，表明血流速度已经轻度减慢。如细动脉血流呈粒线流、粒流，说明血流明显减慢，可能是局部因素引起的，也可能是全身性循环障碍的一种表现。如多数部位细动脉血流为粒摆流、粒缓流或更慢，则是全身性严重的循环障碍，表明预后不良。

（二）毛细血管流速减慢

毛细血管流速减慢可以继发于细动脉血流速度减慢和静脉血流受阻，但最常见的还是局部因素引起的毛细血管血流速度减慢。若多数毛细血管、集合毛细血管呈粒缓流、粒摆流或血流停滞，则为病理改变。毛细血管血流明显减慢，必然导致组织内物质交换障碍，加重实质细胞的损伤。持续的血流停滞，可引起血管内皮损伤、坏死，以及血管的闭锁和消失。

（三）细静脉流速减慢

细静脉血流呈粒线流是轻度减慢的征象；粒流标志细静脉血流明显减慢；粒缓流、粒摆流是细静脉血流速度严重减慢的现象。细静脉血流减慢，多伴有管径舒张、红细胞聚集和通透性增高。当细静脉血流减慢见于全身性衰竭时，更多的是由于局部因素引起。

（四）血流停滞

这是严重的微循环改变，最常见于毛细血管和细静脉。血流停滞区的细胞及组织氧的供应和物质交换基本停止，组织、细胞的功能受到很大的影响。局部短时的血流停滞是可逆性变化，较长时间的血流停滞可导致血管内皮细胞变性、坏死，以及血管闭锁、血管吸收和组织坏死萎缩。

四、血细胞聚集

血液属于非牛顿性液体，其黏度随切变速率和管径大小而变化，同时也取决于血液中悬浮的血细胞（主要为红细胞、白细胞）的数量、大小、形状、分布（分散或聚集），表面分子结构和内部理化状态，趋向性与变形性，以及细胞之间、细胞与血浆和血管之间的相互作用等。上述各项变化均可影响和调整血液的黏滞度，从而改变血液的流速和流量，影响器官的血液供给。

（一）红细胞聚集

感染、代谢异常、外伤、烧伤、休克等均可出现红细胞聚集，红细胞密集成团块是微循环障碍较常见的病理改变。目前认为，红细胞聚集与血管壁损伤、血流缓慢和血浆成分改变有关。红细胞聚集可使微循环的阻力增加，加重缺氧和损伤内皮细胞。

（二）白细胞贴壁

正常情况下，白细胞比红细胞重而在血管轴心中流动。当红细胞聚集时，其团块体积大于白细胞，故白细胞不能在轴心中流动而靠近血管壁，白细胞贴壁可影响微血流，贴壁的白细胞如破裂也可释放活性物质，对血管壁起收缩损伤作用。

（三）血小板聚集和微小血栓形成

在微血管内皮损伤时，可黏附和聚集血小板，形成壁栓。如壁栓自表面脱落，可在血流中形成大小不等的白色微小血栓，其中也混有部分白细胞。广泛大量的微小血栓形成，循环血液中的血小板和纤维蛋白原明显减少，纤溶系统活性增强，往往是 DIC 的前奏。

五、渗出和出血

（一）渗出

渗出是指血管内血浆成分过量，通过微血管壁，并积存于微血管周围的一种现象。最常见出现部位是微静脉、集合毛细血管和毛细血管。机体受到组织胺、5-羟色胺、缓激肽、组织破坏产物、抗原抗体复合物、内毒素、钙缺乏、pH 值低下、维生素缺乏以及性激素、胞浆素等因素的变化和刺激影响时，都可引起或促进血管通透性增高，白细胞游出或渗出。渗出的血浆，会压迫周围组织，阻碍物质交换，影响代谢功能。发生渗出时，可观察到：①甲皱管袢周围间隙明显扩大；②微血管边缘不清，渗出严重，微血管模糊，看不清血流；③血管至皮肤表面的距离增大。

（二）出血

出血是指漏出性出血，为严重的微循环改变。在管壁没有外伤、破损的条件下，红细胞游出至血管外为漏出性出血，最常见的部位是毛细血管、微静脉及其汇合处。发生机理比较复杂，有血管外因素、血管壁因素和血管内因素。微血管壁损伤，主要由于感染、过敏、中毒、血液病、休克、缺氧等引起。漏出性出血之前或出血过程中，常伴有毛细血管、细静脉的舒张和血流减慢、出血区的细动脉常呈收缩状态。少数甲皱管壁轻微漏出性出血可以自行恢复。在没有局部因素如炎症、烧伤的条件下，多数反复的漏出性出血，常表示体内有严重的出血因素，必须给予及时恰当的治疗。

六、微血管壁的形态改变

微血管是由微动脉、微静脉、毛细血管及动静脉通路组成。微血管壁的管壁较薄，是由一层被基底膜包绕的内皮细胞构成。

（一）内皮细胞改变

血管内皮是维持血管完整性，保证血液流通及物质交换的主要细胞层。微血管内皮极易受到血管内或外界各种致病因素刺激而改变。

1. 内皮水肿

病理状态下，微血管内皮水肿，组织间隙增大，通透性增加，引发血浆外渗或漏出性出血，血管壁的损伤会加重器官组织的损伤，造成严重的微循环障碍，影响组织的血液供应，造成脏器组织的缺血缺氧。

2. 内皮大空泡形成

细动脉内皮损伤时，血管内皮有空泡形成，直径 $10 \sim 30\mu m$，比白细胞大 $2 \sim 3$ 倍，表面光滑，空泡与内皮连为一体，突入管腔。血液流经大空泡时，出现明显流线方向的改变，并有红细胞流过被阻拦或血小板黏着的现象，大空泡不随血液流动，有的受血液冲击而变形。空泡破裂时，泡体消失。

（二）基底膜改变

机体的急性和慢性病变，经常引起微血管基底膜的改变。当微血管通透性增加，血浆渗出时，基底膜的微细颗粒，微纤维所组成的规则线条状结构区域增宽，排列紊乱。严重时，基底膜区域可被渗出的血浆完全代替。此外，致病因素还可以导致基底膜的微细颗粒聚合成粗大的颗粒状结构。基底膜聚合、增厚，不利于物质交换，影响微血管的舒缩功能，加剧实质细胞退变。基底膜聚合、增厚，常伴有血流动态及微血管周围组织的病理改变。

（三）管腔病理改变

由于内皮细胞的收缩，胞体突向血管腔内，严重时管腔基本被阻塞，仅余有小缝隙。

此外，纤维素性壁栓都可以引起管腔狭窄。当红细胞强行通过狭窄部位时，可被破坏而发生微血管障碍性溶血性贫血。当局部压力低于"临界闭锁压"时或上游血流停滞，毛细血管微静脉、微动脉都可以闭合，局部血液灌流停止，组织因缺血缺氧而退变坏死。长期缺氧缺血，可以造成内皮细胞的退变萎缩，管腔闭合，血管被破坏而消失，微血管数量减少，微血管结构被破坏，实质细胞逐渐失去微血管支撑，发生退变坏死，造成组织脏器的严重病理改变。

（四）微血管的再生与修复

机体各部位的微循环是与全身、特别是局部的功能状态密切相适应的，微血管的功能结构随局部组织的变动而出现相应的变化。成年动物微血管内皮细胞增殖更新较慢，但在急性组织损伤或恶性肿瘤增生时，可以出现"血管增生因子"，刺激内皮细胞生长，其更新时间明显缩短，增殖加快，以形成新的微血管。微血管将为组织细胞血液供应、损伤组织的修复和肿瘤的快速增殖提供先决条件。各个脏器组织结构不同，再生与修复功能也不同。有完整基底膜的肠、胃、脑、肺、睾丸、肾上腺、皮肤组织的修复再生快，而有不连续基底膜的脾窦组织的修复与再生能力差。无基底膜的骨髓、肝窦、血窦及毛细淋巴管、内皮细胞的增生及形成新的微血管的过程则更慢。

【参考文献】

［1］金惠铭.生理和病理情况下微循环的特殊调节及其临床意义［J］.中国病理生理杂志，1987，3（1）：43-46.

［2］修瑞娟.微循环-微妙的生命泉源［J］.微循环学杂志，1997，7（1）：5-7.

［3］叶望云.血液流变学与微循环［J］.微循环学杂志，2000，10（1）：19-22.

［4］钱畅.脑微血管铸型［J］.国外医学（脑血管疾病分册），1997，5（6）：341-344.

［5］王田福，岳少英.循环系统解剖生理［J］.护士进修杂志，1986（9）：42.

［6］徐敏源，俞道义，许湘筠，等.微血管铸型的扫描电镜技术［J］.电子显微学报，1984（3）：128.

［7］真炳攸.微循环血管构筑简介［J］.生物学通报，1988（4）：49.

［8］陈成伟，曾民德.肝脏微循环及其调节［J］.国外医学（消化系疾病分册），1988，8（2）：68-72.

［9］崔金凤，刘广华.微循环的调节及临床意义分析［J］.实用医技，2001，8（10）：827-828.

［10］崔忠敏.一氧化氮对胃黏膜微循环调节作用的研究［J］.胃肠病学，2000,5（3）：186-187.

［11］柯家祥，张庆富，王青.化学因素对脑微循环调节研究的若干进展［J］.中国微循环，2005，9（4）：288-291.

［12］康立生，邱学才.一氧化氮在大脑微循环调节中具有重要作用［J］.生理科学进展，1994，25（1）：16.

［13］Johnson P C.微循环血流调节［J］.生理科学进展，1986，17（1）：87-89.

［14］金惠铭，刘清行，曹翔，等.TNF-α引起的微血管内皮细胞功能障碍及其细胞分子机制［J］.微循环学杂志，2000，10（3）：5-6.

［15］李萍.血管内皮细胞病理生理作用的研究进展［J］.微循环学杂志,2014,24(4)：1-7.

［16］李彤，田牛，罗毅.组织通道研究［J］.微循环学杂志，2012，22（2）：1-5.

［17］闻名，蔡定芳.急性脑缺血损伤的微循环障碍机制［J］.国外医学（脑血管疾病分册），2004，12（4）：289-291.

［18］周凤鑫.组织血液灌注与微循环的病理生理（3）-血液流变性障碍［J］.外科理论与实践，2008，13（1）：93-100.

［19］曾昭炜.微血管内红细胞聚集与临床［J］.微循环学杂志，2008，18（3）：1-6.

［20］张鑫月，贾振华，袁国强.微循环理论应用研究进展［J］.辽宁中医杂志，2013，40（9）：1940-1942.

第二章 生殖系统的血液循环

两性（男/女）生殖系统均由内生殖器官、外生殖器官和相关附属结构组成。生殖器官尤其是内生殖腺（睾丸和卵巢）是新陈代谢和细胞增殖非常活跃的器官，比如精子发生和卵泡发育，需要大量氧气、营养和能量供应，以及代谢废物的排出。这决定了生殖系统需要充沛的血液供应，丰富而复杂的血管网络，以及与之相适应的解剖结构及功能特点。

第一节 生殖系统的解剖结构

一、概述

男性和女性的生殖系统均是由生殖腺、生殖管道和外生殖器官三部分组成的，各自承担生殖活动中不同的功能部分。女性内生殖器主要位于盆腔内，生殖腺为卵巢，生殖管道为输卵管、子宫、阴道，附属腺体为前庭大腺。临床上通常把输卵管和卵巢合称为"子宫附件"。女性外生殖器位于两股内侧间，前为耻骨联合，后为会阴，两侧为隆起的皮肤皱褶构成的大小阴唇。男性的生殖腺为睾丸，输精管道包括附睾、输精管、射精管和男性尿道，附属腺包括精囊腺、前列腺和尿道球腺。

二、女性生殖系统的解剖结构

（一）女性外生殖器官

女性外生殖器包括阴阜、大阴唇、小阴唇、阴蒂和阴道前庭，统称为"外阴"。

1. 阴阜

此为耻骨联合前上方的皮肤隆起，由皮下脂肪和结缔组织构成。青春期和育龄期女性的阴阜皮肤上可有呈倒三角形分布的阴毛。

2. 大阴唇

此为两股内侧一对纵行隆起的皮肤皱襞，自阴阜向后延伸至会阴，含丰富血管、淋巴管和神经，外伤后易形成血肿。

3. 小阴唇

这是位于左右大阴唇内侧的一对较薄的皮肤黏膜皱襞，前端包绕阴蒂形成阴蒂包皮和阴蒂系带，后端也彼此会合形成阴唇系带。小阴唇内富含神经末梢，非常敏感。

4. 阴蒂

这与男性阴茎海绵体同源，由两个阴蒂海绵体组成的可勃起结构。阴蒂两侧脚分别附着于耻骨下支和坐骨支，并向前与对侧汇合形成阴蒂体，表面盖以阴蒂包皮。阴蒂头露于表面，富有神经末梢，感觉敏锐。

5. 阴道前庭

这是两侧小阴唇间形成的菱形区，前以阴蒂为起点，后以阴唇系带为边界，其内有前庭球、前庭大腺、尿道外口、阴道口及处女膜。阴道口与阴唇系带之间有一浅窝称"舟状窝"，又称"阴道前庭窝"，经产妇受分娩影响，此窝常消失。

（1）前庭球：前庭球是男性尿道海绵体的同源体，由具有勃起功能的静脉丛构成，位于阴道两侧的大阴唇皮下。两侧前端狭窄并相连，位于尿道外口与阴蒂体之间的皮下；后端膨大，与前庭大腺相邻。

（2）前庭大腺：前庭大腺又称为"巴多林腺"，位于大阴唇后部，被球海绵体肌覆盖，如黄豆大，左右各一。正常情况下不能触及此腺，若腺管口闭塞，可形成前庭大腺囊肿或前庭大腺脓肿。

（3）尿道外口：尿道外口位于阴蒂头后下方，后壁上有一对并列腺体，称为"尿道旁腺"。

（4）阴道口及处女膜：阴道口位于尿道外口后方的前庭后部，其周缘覆有一层较薄的黏膜皱襞，称为"处女膜"，内含结缔组织、血管及神经末梢。

（二）女性内生殖器官

1. 卵巢

卵巢是成对的扁卵圆形实质性器官，外观略带灰白色，是卵子产生和雌性类固醇激素合成的性器官。卵巢左右各一，位于盆腔髂内外动脉分叉处的卵巢窝内，通过系膜与子宫阔韧带相连，血管、淋巴管和神经由卵巢门进出卵巢。育龄期女性卵巢大小约4cm×3cm×1cm，重5～6g。幼女的卵巢较小，表面光滑；性成熟期卵巢最大，以后由于多次排卵，可在卵巢表面出现结缔组织瘢痕，致使其表面凹凸不平。女性35岁后卵巢体积逐渐缩小，50岁左右绝经后，卵巢约缩至原体积的1/2。在一般情况下，卵巢大小与卵巢功能及女性的生育能力成正比。

根据卵巢的临近脏器关系分内侧面、外侧面，前缘、后缘和上端、下端等几个解剖标志线。卵巢内侧面朝向盆腔，与小肠相邻；外侧面紧贴着骨盆侧壁的卵巢窝内。卵巢上端紧靠输卵管末端，下端由卵巢固有韧带连接子宫底的左右两侧。卵巢后缘为独立缘，前缘借卵巢系膜连于阔韧带的后层，称"卵巢系膜缘"，其内的中央部有血管、神经等出入，称"卵巢门"。卵巢在盆腔内的位置主要靠两条韧带来悬挂维持。卵巢悬韧带起自骨盆侧壁，又称"卵巢漏斗韧带"，向内、向下与卵巢上端的腹膜皱襞相连接，其内含卵巢血管、淋巴管、神经丛和结缔组织等，可以作为寻找卵巢血管的重要标志。卵巢固有韧带由结缔组织和平滑肌纤维构成，表面覆以腹膜，自卵巢下端连于输卵管与子宫结合处的后下方。此外，子宫阔韧带的后层覆盖卵巢和卵巢固有韧带，也有固定卵巢的作用。

2. 输卵管

输卵管左、右各一，长8～14cm，是卵子运输的肌性管道，也是卵子受精场所。输卵管走行于卵巢上端，位于子宫阔韧带上缘内，连于子宫底的两侧。输卵管由内向外可分4部：①间质部：是位于子宫壁内的一段，直径最细，约1mm；输卵管子宫口与子宫腔相通。②峡部：内端续于子宫部，短而直，壁厚腔窄，血管分布少，是输卵管结扎术的部位。③壶腹部：续于峡部，粗而长，约占输卵管全长的2/3，壁薄腔大，内腔面有许多皱襞，血供丰富，行程弯曲，向外移行为漏斗部，是卵子受精的部位。④漏斗部：是输卵管的末端，末端膨大呈漏斗状。漏斗部有输卵管腹腔口，开口于腹膜腔，在输卵管腹腔口的边缘有许多细长突起，称"输卵管伞"，盖在卵巢的表面，其中较长的一条称"卵巢伞"。输卵管伞具有拾卵功能，卵巢排出的卵子由此进入输卵管。卵子在输卵管内受精后，进入子宫内并着床。若受精卵停留在输卵管内发育，称"输卵管妊娠"，是异位妊娠中最常见的一种。女性做节育手术常结扎输卵管，使精子和卵子不能相遇而达到节育的目的。

3. 子宫

子宫是壁厚腔小的空腔器官，是孕育胎儿和产生月经的肌性器官。子宫的大小随年龄的变化而改变。新生儿的子宫颈较子宫体长而粗。性成熟期，子宫颈与体的长度几乎相等。经产妇的子宫，除各径和内腔均增大外，重量可增加1倍。绝经期后，子宫萎缩变小，壁也变薄。

（1）子宫的形态：子宫的形态、大小随年龄和功能状况而变化。成年未孕子宫，前后稍扁，呈倒置的梨形，长7～8cm，宽4～5cm，厚2～3cm，可分子宫底、体、颈3部分。宫体底部隆起朝上，平行于输卵管子宫口水平，称为"子宫底"；下端狭窄呈圆柱状，称为"子宫颈"。子宫颈的下部突入阴道内，称"子宫颈阴道部"；相应的在阴道以上的部分，称"子宫颈阴道上部"。子宫体与子宫颈之间形成最狭窄的部分，称为"子宫峡部"，在非孕期长约1cm；在妊娠12周后逐渐扩展，成为宫腔的一部分，至妊娠末期逐渐被拉长，形成子宫下段。临产后的规律宫缩能进一步拉长子宫下段达7～10cm，肌壁变薄，成为软产道的一部分。产科常在此处进行剖宫产术，可避免进入腹膜腔，减少感染的机会。子宫内腔也相应分两部分，即在子宫体内的称"子宫腔"，在子宫颈内的称"子宫颈管"。子宫腔呈倒三角形，上端两侧角与输卵管相通，尖端向下与子宫颈管相通。子宫颈管呈梭形，上口通子宫腔，下口通阴道，称"子宫口"。未经分娩的子宫口多为圆形，边缘光滑整齐；分娩后变成横裂状，横裂的前、后缘分别称"前唇"和"后唇"。

（2）子宫的位置：子宫位于小骨盆中央，前为膀胱，后为直肠，下端接阴道，两侧有输卵管和卵巢。膀胱、直肠的充盈程度对子宫的位置有一定的影响。未受孕时，子宫底位于骨盆入口平面以下，子宫颈外口位于坐骨棘平面稍上方。当膀胱空虚时，成年女性的子宫呈轻度的前倾前屈位。

（3）子宫的固定装置：子宫主要靠韧带、盆膈和尿生殖膈的承托，以及周围结缔组织的牵拉等共同作用，以维持轻度前倾前屈位。如果这些结构薄弱或受损，就可导致子宫位置异常，或形成不同程度的子宫脱垂。

（4）维持子宫正常位置的主要韧带：①子宫阔韧带：盆腔腹膜是覆盖子宫前后壁，并自子宫侧缘向两侧延伸至盆侧壁和盆底，形成冠状位的双层腹膜皱襞，称为"子宫阔韧带"。其上缘游离，包裹输卵管，外侧1/3为卵巢悬韧带。子宫阔韧带根据附着部位的不同，可分为上方的输卵管系膜、后方的卵巢系膜以及下方的子宫系膜三部分。子宫阔韧带的主要功能是限制子宫向两侧移动。②子宫圆韧带：子宫圆韧带是由平滑肌和结缔组织构成的呈圆索状组织，起于子宫体前面的上外侧，输卵管子宫口的下方。圆韧带在阔韧带前叶的覆盖下向前向外侧弯行，穿过腹股沟管，止于大阴唇前端。子宫圆韧带是维持子宫前倾的主要结构。③子宫主韧带：子宫主韧带也称"子宫旁组织"，由阔韧带下部两层之间的结缔组织和平滑肌纤维构成，横行于宫颈阴道上部与子宫体下部侧缘，侧向达盆壁，以维持子宫在盆腔正中的位置。其主要作用是维持子宫颈的正常空间位置，防止子宫脱垂。子宫血管与输尿管穿越此韧带。④子宫骶韧带：由平滑肌和结缔组织构成的扁索状韧带，自子宫颈后面的上外侧起（相当于子宫峡部水平）向后绕过直肠的两侧，止于第2、第3骶椎前面的筋膜。其表面覆盖腹膜，形成弧形的直肠子宫襞。此韧带向后上牵引子宫颈，协同子宫圆韧带维持子宫的前屈、前倾位。除上述韧带外，盆底肌和周围结缔组织对子宫正常位置也起到承托和固定的作用。

4. 阴道

阴道是连接子宫和外生殖器的肌性管道，富有伸展性，是性交器官，也是导入精液、排出月经和娩出胎儿的通路。阴道位于真骨盆下部中央，呈上宽下窄的管道，前壁长7～9cm，与膀胱和尿道相邻，后壁长10～12cm，与直肠贴近。上端包绕宫颈，下端开口于阴道前庭后部。阴道上端宽阔，包绕子宫颈阴道部形成环状凹陷，称"阴道穹隆"。阴道穹隆可分前部、后部和侧部，以后部最深。阴道穹隆后部与后上方腹膜腔的直肠子宫陷凹紧密相邻，仅隔阴道壁和一层腹膜。直肠子宫陷凹内如有积液，可经阴道穹隆后部穿刺或引流。阴道前壁与膀胱、尿道间，阴道后壁与直肠间，均有结缔组织相隔。上述部位若受到损伤，相邻器官间可发生瘘管，致使尿液或粪便进入阴道。阴道壁极富静脉丛，受创伤后易出血或形成血肿。阴道位于小骨盆中央，下部穿经尿生殖膈，膈内的尿道阴道括约肌和肛提肌的内侧肌纤维对阴道均有闭合括约作用。

三、男性生殖系统的解剖结构

（一）男性生殖腺

睾丸是男性的生殖腺，位于阴囊内，呈卵圆形，左右各一，是男性重要的生殖器官和内分泌器官。睾丸正常体积在 12 ～ 30cm³，平均体积约 18cm³。如果双侧睾丸的体积之和在 15mL 以下，则可能会出现生育障碍。正常情况下双侧睾丸的位置会一高一低，绝大多数情况下左侧睾丸偏低，这与双侧睾丸血管来源不同有关。新生儿的睾丸体积相对较大，出生后至性成熟期后，睾丸体积增长较慢；性成熟期，睾丸迅速发育、长大和成熟；老年时，逐渐萎缩变小。睾丸的大小有明显的种属差异和个体差异，其体积的大小取决于生精小管的长度和数量的差异。正常情况下，睾丸体积的大小与所产生的精子数密切相关，与性交频率也有一定的关系。

腹壁的肌层和筋膜向下延伸形成阴囊（不含脂肪组织），包裹睾丸、附睾及部分精索组织。阴囊肌肉层可通过血流调节阴囊内温度，通过提睾肌的运动调节睾丸的升降，使睾丸温度维持在 34.4℃ 的水平，而超过 36.7℃ 就会对睾丸的生精功能产生不利影响。

（二）男性输精管道

1. 附睾

附睾是一个新月状器官，紧贴睾丸后壁，表面为一层较薄的结缔组织包膜，含有较丰富的血流，内由附睾小管折叠盘曲走形而成，在睾丸后上缘与睾丸的输出小管相通，并汇合成一根附睾小管。附睾是精子储存和成熟的重要场所。

2. 输精管

输精管长约 50cm，肌层较厚而坚韧，管腔较细。依据输精管的走行部位，可分为睾丸部（附睾末端折行向上至睾丸后上缘，进入精索）、精索部（睾丸上缘至腹股沟皮下环的精索内部）、腹股沟部（腹股沟皮下环至盆腔入口）、盆部（盆壁侧缘下行至膀胱底后方，远端膨大呈纺锤状，称为"输精管壶腹部"。近端逐渐变细，与精囊出口汇合形成射精管）。输精管是精子输送的主要通道，承接附睾管的自然延伸部分。

3. 射精管

射精管是由输精管末端和精囊出口汇合形成。走行于前列腺实质内，开口于尿道（前列腺部）。管壁覆盖平滑肌纤维，射精时产生收缩力，帮助精液排出。

（三）男性附属性腺

1. 精囊腺

精囊是一对扁长形腺体，位于膀胱底、输精管壶腹部外侧。精囊腺分泌的精囊液，是精液的主要成分。

2. 前列腺

前列腺是男性体内最大的性腺，由腺组织和平滑肌组织构成的栗子状实质性器官，位于膀胱下方，质地较坚实，重 8 ～ 20g。前列腺上端宽而大，为前列腺底；下端尖细，为前列腺尖；底与尖之间，为前列腺体。体部的后方平坦，中间有 1 条纵行浅沟，称"前列腺沟"。前列腺位于直肠前方，通过直肠指检可触摸到前列腺的形状、大小和质地，以及前列腺沟。前列腺和精囊的输出管均开口于尿道前列腺部，前列腺液和精囊液是精液的主要组成部分，有稀释精液、利于精子活动的作用。前列腺一般分为前叶、中叶、后叶和左、右 2 个侧叶，共 5 个叶。前叶较小，位于尿道前方和左、右侧叶之间；中叶呈楔形，位于尿道和射精管之间；左、右侧叶，分别位于尿道、中叶和前叶两侧；后叶位于中叶和侧叶的后方，是前列腺肿瘤的好发部位。前列腺在青春期前较小，青春期后迅速生长发育成熟，中年以后腺体逐渐萎缩，伴结缔组织增生，多形成老年性前列腺增生。前列腺增生多发生在中叶和侧叶，常可压迫尿道，导致排尿困难。

3. 尿道球腺

尿道球腺是藏于会阴深横肌内的一对豌豆大小的球形腺体，腺体的排泄管开口于尿道球部。尿道球腺的分泌物参与精液的组成。

（四）男性外生殖器官

1. 阴囊

阴囊是位于阴茎根部后方下垂的皮肤囊袋，内部有睾丸、附睾和输精管起始部等组织器官。阴囊壁由皮肤和肉膜组成，是腹壁皮肤及浅筋膜的自然延续。阴囊表面皮肤薄而柔软，有色素沉着，含少量的皮脂腺、汗腺等结构，成年人可有少量的阴毛。肉膜为阴囊的浅筋膜，其内含有平滑肌纤维。该平滑肌随外界温度变化可产生反射性舒缩活动，以调节阴囊内的温度，有利于精子的发育和生存。肉膜在阴囊正中线上向深部发出阴囊中隔，将阴囊分成左、右两半。肉膜深面包绕睾丸和精索的组织为被膜。被膜分内外两层，外层又分为三层结构：最外层为精索外筋膜（腹外斜肌腱膜的延续），中层为提睾肌（腹内斜肌和腹横肌下端的肌纤维束），内层是精索内筋膜（腹横筋膜的延续）。被膜的最内层为睾丸鞘膜，分为壁层和脏层。脏层紧贴睾丸和附睾的表面，壁层衬于精索内筋膜的内面，二者在睾丸后缘互相返折移行，两者间形成的一个密闭的腔隙为鞘膜腔，内含少量液体。在病理情况下，腔内液体大量增多，称"睾丸鞘膜腔积液"。

2. 阴茎

阴茎为男性的性交器官，可分为头、体、根三部分。阴茎头为膨大呈蘑菇状的尿道海绵体组织，尖端有尿道外口，阴茎头后方狭窄处称"阴茎颈"。阴茎体呈圆柱形，由背侧两根阴茎海绵体和腹侧的一根尿道海绵体构成。阴茎海绵体的前端嵌入阴茎头后面的凹陷内，后端分离为阴茎脚，分别附着于两侧的坐骨支和耻骨下支。尿道海绵体后端扩大为尿道球，位于两侧的阴茎脚之间，由球海绵体肌包绕，固定于尿生殖膈的下面。

海绵体内部由许多海绵体小梁和与血管相通的血管窦组成，当腔隙充血时，阴茎即变硬、变粗而勃起。阴茎海绵体外包裹有深、浅筋膜和皮肤。深筋膜在阴茎前端逐渐变薄而消失，在阴茎根处形成阴茎悬韧带，富含弹性纤维，将阴茎悬吊于耻骨联合前。浅筋膜是疏松的无脂肪组织，其深面为阴茎背静脉、阴茎背动脉和阴茎背神经等结构。阴茎的皮肤薄弱柔软，富于伸展性。皮肤从阴茎颈开始游离向前延伸，反折形成双层皮肤皱襞，称"阴茎包皮"。小儿时期包皮包裹阴茎头，成年后阴茎头外露。成年后，包皮仍包被阴茎头，但可上翻露出阴茎头者，称为"包皮过长"；若包皮不能上翻露出阴茎头，则称"包茎"。包皮内层与阴茎头皮肤之间的裂隙空间称为"包皮腔"，腔内常有包皮垢，易引起包皮炎，甚至可诱发阴茎癌。在阴茎头的腹侧中线上，包皮与尿道外口相连处有1条纵行的小皱襞，称"包皮系带"。行包皮环切手术时，需注意勿损伤包皮系带。

3. 尿道

尿道走行于尿道海绵体内的空性管道，有排尿和排精功能。尿道起自膀胱的尿道内口，终于阴茎的尿道外口，全长 16～22cm，分为前列腺部、膜部和海绵体部。前列腺部长约 3cm，后壁上有一纵行隆起，称"尿道嵴"。嵴中部隆起，称为"精阜"。在精阜两侧各有一细小的射精管口，两侧的尿道黏膜上还有许多细小的前列腺输出管开口。膜部为尿道穿过尿生殖膈的部分，长 1.5cm，是尿道全程中最短的部分。膜部周围有尿道外括约肌（横纹肌）环绕，此肌能控制尿液的排出。膜部位置比较固定，骨盆骨折时易在此部位损伤。临床上将尿道前列腺部和膜部合称为"后尿道"。海绵体部为尿道穿过尿道海绵体的部分，长 12～17cm，临床上称为"前尿道"。其起始部膨大称"尿道球部"，为尿道管腔最宽处，尿道球腺开口于此。阴茎头内的尿道扩大成尿道舟状窝。男性尿道全长有 3 个狭窄、3 个膨大和 2 个弯曲。3 个狭窄，分别位于尿道内口、尿道膜部和尿道外口。其中外口最窄，呈矢状裂隙。3 个膨大，分别位于尿道前列腺部、尿道球部和尿道舟状窝。2 个弯曲，分别是耻骨下弯和耻骨前弯。耻骨下弯位于耻骨联合下方 2cm 处，凸向后下方，包括尿道前列腺部、膜部和海绵体部起始段，位置恒定不改变。耻骨前弯位于耻骨联合的前下方、阴茎根与阴茎体之间，凸向前上方，可以纠正。阴茎勃起或将阴茎上提时，耻骨前弯可变直而消失，仅留下耻骨下弯。临床上行膀胱镜检查或导尿时，应注意尿道的这些解剖特点，慎防损伤尿道。

第二节　生殖系统的血管

一、女性生殖系统的血管

（一）动脉系统

1. 卵巢动脉

卵巢动脉自腹主动脉分出，沿腰大肌前在腹膜后下行至骨盆腔，跨过输尿管与髂总动脉的下段，于骨盆漏斗韧带向内横行，经卵巢系膜进入卵巢门。卵巢动脉在进入卵巢门前分出若干支供应输卵管，在宫角附近与子宫动脉上行的卵巢支相吻合。

2. 子宫动脉

子宫动脉为髂内动脉前干分支，沿骨盆侧壁向下向前行，穿过阔韧带基底部、宫旁组织到达子宫外侧，在相当于宫颈内口水平约 2cm 处横跨输尿管至子宫侧缘，此后分为上、下两支：上支较粗，沿子宫侧缘纡曲上行称"宫体支"，至宫角处又分为宫底支（分布于宫底）、卵巢支（与卵巢动脉末梢吻合）及输卵管支（分布于输卵管）；下支较细，分布于宫颈及阴道上段，称"宫颈 – 阴道支"。

3. 阴道动脉

阴道动脉为髂内动脉前干分支，进一步分出许多小分支分布于阴道中下段的前后面及膀胱顶、膀胱颈。阴道动脉与子宫动脉阴道支和阴部内动脉分支相吻合。阴道上段由子宫动脉宫颈 – 阴道支供应，中段由阴道动脉供应，下段主要由阴部内动脉和痔中动脉供应。

4. 阴部内动脉

阴部内动脉为髂内动脉前干终支，经坐骨大孔部位的梨状肌下孔穿出骨盆腔，绕过坐骨棘背面，再经坐骨小孔到达坐骨肛门窝，并分出 4 支：①痔下动脉：分布于直肠下段及肛门部；②会阴动脉：分布于会阴浅部；③阴唇动脉：分布于大、小阴唇；④阴蒂动脉：分布于阴蒂及前庭球。

（二）静脉系统

盆腔静脉均与同名动脉伴行，并在相应器官及其周围形成静脉丛，互相吻合，故盆腔静脉感染容易蔓延。卵巢静脉出卵巢门后形成静脉丛，与同名动脉伴行，右侧汇入下腔静脉，左侧汇入左肾静脉，故左侧盆腔静脉曲张较多见。

二、男性生殖系统的血管

（一）动脉系统

1. 睾丸 – 附睾动脉系统

睾丸 – 附睾动脉系统，主要包括精索内动脉（睾丸动脉）、精索外动脉（提睾肌动脉）和输精管动脉三个部分。

（1）精索内动脉（睾丸动脉）：是睾丸的主要营养动脉，起自腹主动脉前壁、肾动脉稍下方，偶有起始其他动脉如肾动脉、肠系膜上动脉者，穿过腹股沟管后在精索内走形，发出一分支至附睾头，然后穿过睾丸纵隔，分成许多小支进入睾丸。睾丸动脉可在多个水平分出 1 ～ 3 个分支，形成包膜下动脉和睾丸内动脉。

（2）精索外动脉（提睾肌动脉）：是髂外动脉的分支，在外环水平与输精管动脉吻合，主要营养提睾肌及其筋膜，并提供睾丸下部及附睾尾的部分血液供应。

（3）输精管动脉：发自腹壁下动脉，伴随输精管走行，进入附睾，主要营养输精管、附睾尾体、睾丸下部以及睾丸鞘膜。输精管动脉亦可在较高水平发出小的分支加入睾丸动脉和附睾后动脉，形成附睾 – 输精管环路。如果睾丸动脉被高位结扎，其血供可能会经过远端睾丸动脉与此环路间的交通提供。

2. 阴茎动脉

阴茎动脉主要有来自阴茎背浅动脉（来自阴部外浅动脉）、阴茎背动脉（来源阴部内动脉）及阴茎背深动脉（海绵体动脉）。阴茎背浅动脉沿阴茎背侧两边上行至阴茎头，分布于阴茎皮肤；阴茎背动脉越过耻骨联合下缘，在白膜和 Buck 筋膜间前行，至冠状沟处转向外侧，成为龟头动脉，途中发出 3 ～ 7 根回旋支，到达尿道面供应尿道海绵体血液。阴茎背深动脉在阴茎脚的内侧背面贯穿白膜，进入阴茎海绵体，构成海绵体动脉。

3. 尿道球动脉

尿道球动脉是阴茎动脉进入会阴深部后发出的分支，自尿道生殖三角后缘斜向内侧，进入尿道球部，深入尿道海绵体。

阴茎血流有时会来自髂外动脉、闭孔动脉、膀胱动脉、股动脉等。

（二）静脉系统

1. 阴茎的静脉

阴茎的静脉分深、浅两部分。浅表的包皮静脉在阴茎根部汇集成阴茎浅静脉，最后引流至阴部外静脉。深部静脉引流龟头和中远段阴茎海绵体的血流，在冠状沟处汇集成阴茎背深静脉，在 Buck 筋膜和白膜间走向耻骨联合后方，引流至前列腺周围的静脉丛。近段的海绵体静脉分别以海绵体静脉和阴茎脚静脉、尿道静脉、球静脉等方式汇入前列腺静脉丛。

2. 引流睾丸、附睾和输精管的静脉丛

引流睾丸、附睾和输精管的静脉丛的数目和分布区域有很大的变异性，由表浅静脉系统和深静脉系统两部分构成，两个静脉丛间具有广泛的交通支。

（1）浅静脉丛：引流睾丸被膜和阴囊来源的静脉，经阴部外静脉汇入隐静脉，或经会阴浅静脉回流入阴部内静脉。提睾肌静脉通过浅静脉丛连接精索静脉丛和腹壁下静脉。

（2）深静脉丛：有前、中、后3个组成部分。

①前组：由来自睾丸和附睾前方的静脉相互吻合，形成10余条的静脉支并进一步细分为网状的蔓状静脉丛，伴随睾丸动脉走行于精索内，向上逐步汇合成单一的睾丸静脉，伴随睾丸动脉和输尿管，沿盆腔侧前壁上升，左侧呈直角汇入左肾静脉，右侧在肾静脉下方斜行汇入下腔静脉，约10%汇入肾静脉。

②中组：由引流附睾尾部的静脉和输精管静脉组成。附睾尾部的索状静脉引流入腹壁下静脉和髂外静脉；输精管静脉部分进入膀胱前列腺静脉丛，并进一步汇入髂内静脉；部分伴随输精管汇入精索内静脉，并进一步回流入肾静脉和下腔静脉。

③后组：由提睾肌静脉组成，于外环处与精索分开，注入腹壁下静脉。

蔓状静脉丛具有缓冲睾丸的静脉流体静压和逆向热交换、降低睾丸动脉温度的作用。正常情况下，睾丸内部温度可比直肠温度低3～4℃。

（三）淋巴系统

1. 阴茎淋巴管分深、浅两组

来自皮肤和皮下组织、筋膜的淋巴汇集成2～5根浅部淋巴管，经耻骨联合和皮下环，注入腹股沟淋巴结。深部淋巴管收集来自海绵体和阴茎头的淋巴，注入腹股沟深淋巴结，再经股管注入髂外淋巴结。

2. 睾丸和附睾的淋巴管分深、浅两丛

浅淋巴管丛位于睾丸鞘膜脏层的内面，深丛位于睾丸和附睾的实质内，共汇集成4～6条淋巴管，在精索与血管伴行，通过腹股沟管进入腹膜后间隙上行，在肾动脉起始平面汇入主动脉旁淋巴结和主动脉前淋巴结，两侧淋巴管间吻合丰富。左侧睾丸淋巴管三分之二流入主动脉旁淋巴结，三分之一流入主动脉前淋巴结；右睾丸淋巴管通过腔静脉前淋巴结或主动脉前淋巴结而汇入主动脉淋巴结。

第三节　生殖系统的微循环

一、女性生殖系统的微循环

（一）子宫－卵巢微血管网

子宫和卵巢是女性生殖系统中最重要的两个器官，二者的血液供应也是吻合相通的。子宫动脉抵达宫旁后，在相当于宫颈内口水平的位置沿子宫壁侧缘迂曲下行和上行，分别分为膀胱支、宫颈－阴道支和宫体支。宫体支动脉相当粗大，分支成 8～10 条弓形动脉，深入子宫肌层，形成弓状动脉，并进一步分化为螺旋动脉，直达宫腔内膜的基底层，在宫角处分出宫底支、输卵管支和卵巢支，分别营养相应的部位，并在卵巢内形成丰富的血管网。宫底支和卵巢支与卵巢动脉在输卵管周围形成密集的吻合网，提供卵巢的大部分血供，因此输卵管切除术可明显降低卵巢的血液供应。宫颈－阴道支主要提供宫颈和阴道上段的血液供应。膀胱支动脉细小，终止于膀胱。子宫动脉的分布是以中轴线为对称，两侧存在细小密集的交通支，左右相互吻合。

（二）宫颈微血管网

子宫动脉的宫颈－阴道支在相当于宫颈内口水平下行，沿宫颈两侧的浆膜下走行，向颈管的纵轴垂直方向分布，呈"阶梯状"或"H 型"分出小分支，并最终形成毛细血管抵达宫颈黏膜。在宫颈阴道上部从冠状横切面看，自浆膜层至黏膜层可将血管分为四个区域：最外层为包含大动脉和静脉的结缔组织外部区；内侧为质地松散不规则的肌层间的小动脉和小静脉区；第三层为结构致密的颈部黏膜毛细血管区；最内层为包含小静脉和毛细血管的导管周围区。在宫颈阴道部的颈管横切面看，颈管的血管自外向内依次为（相对）大动脉和静脉区，倾斜或垂直的小动脉和静脉区，黏膜下毛细血管区。

宫颈血液的回流存在两套系统：除了遵循静脉－毛细血管的经典途径之外，小动脉和小静脉之间有直接的桥相连，存在血液逆向流转的可能，这可能与分娩的启动有关。

（三）女性生殖系统的血管生成

女性生殖器官的血液循环系统具有与其他身体器官极不相同的生理特性，即非损伤情况下的微血管调控性生长，表现为子宫、卵巢中的微血管在月经期、妊娠期、产褥期等不同生命活动周期中反复地生长和萎缩的特性，并与生殖活动密切相关，表现出独一无二的微循环特性。

血管生成是指新血管的形成或血管化，是组织生长发育的重要组成部分。血管生成过程始于毛细血管增殖，并最终形成一个由小动脉、毛细血管和小静脉组成的新的微循环血管床。毛细血管增殖至少包括三个过程：①现有血管的基底层碎裂；②内皮细胞（包括毛细血管的主要细胞类型）从现有血管向即将发生血管生成的部位迁移；③内皮细胞增殖。新生血管的形成是通过毛细血管管腔的形成和一些新形成的毛细血管向小动脉和小静脉的分化来完成的。在大多数成人组织中，毛细血管生成很少，血管内皮细胞是一个非常稳定的细胞群，有丝分裂率很低。因此，血管生成被认为是由促血管生成和抗血管生成因子调节的。

经典的卵巢形态学研究表明，排卵前卵泡的毛细血管网络比其他时期卵泡的毛细血管网络更为广泛。静脉注射放射标记后的促性腺激素（gonadotropic hormone，GTH），发现只有优势卵泡才会被标记。这种选择性的体内 GTH 的摄取与优势卵泡上血管的增加有关。已证实优势卵泡的血管性增加，而妊娠期卵泡的血管性降低。卵泡内皮细胞 DNA 合成的减少与卵泡血管的减少有关，可能会限制营养物质、基质和 GTH 等进入闭锁滤泡，从而使这些卵泡保持闭锁状态，这是最早出现闭锁的迹象之一。排卵后黄体的发育是伴随着血管的生成，黄体生成激素具有调节黄体血管生成的作用。大约 50% 的成熟黄体细胞是由内皮细胞、实质细胞（类固醇生成细胞）与相邻的一个或多个毛细血管组成。由于黄体接受大部分的卵巢血供，卵巢血流量及卵巢微血管通透性的改变与孕酮分泌高度相关，降低卵巢血流则可能起到促使黄体退化的作用。血管生成因子常被用来评估影响新生血管形成的能力，影响着整个血管生成过程。颗粒细胞产生的血管生成因子有助于维持排卵前卵泡血管系统的正常发育，而卵泡膜细胞产生的肝素结合 FGF，包括 aFGF 与 bFGF 则是有效的血管生成因子。黄体细胞在黄体发育的所有阶段都产生血管生成因子。

血管生成因子可能不仅要参与黄体发育过程中的血管生长，还要参与黄体血管床的成熟。VEGF 是最重要的控制卵巢血管生成的限速因子。血管生成素（Ang-1 和 Ang-2）已被鉴定为内皮受体酪氨酸激酶 TIE-2 的功能性配体。Ang-1 介导的激活 TIE-2 调节内皮细胞存活和血管成熟，而 Ang-2 主要作为 Ang-1/TIE-2 的功能性拮抗剂存在，过度表达可以导致周细胞覆盖的微血管失稳、萎缩或消失，或小动脉逐渐动脉化，导致血管收缩性闭塞，从而关闭循环，表现为女性生殖系统特有的血管"生理回归"现象。

子宫内皮细胞增殖有明显的周期循环特点。子宫内膜的生长开始于卵泡增殖阶段，并在黄体期持续存在，与此相关的是血管内皮细胞 DNA 合成的增加。在整个月经周期中，不仅子宫内膜经历生长和退化的循环周期，而且子宫肌层内的血流速度也呈现有规律地变化。当全身雌激素水平最高时（排卵时或排卵前），血流速度最大；而在孕酮水平最高时（黄体期），血流速度最小。卵巢类固醇可能具有调节血管生长和子宫组织发育的作用。胎盘血管发育在支持胎儿生长和发育方面极为重要，胎盘血管生长开始于妊娠早期，并持续到整个妊娠期，伴随着子宫和脐带血流量的持续和显著增加。胎盘血管发育不充分，可能是胚胎丢失和出生体重下降的主要原因。

胎盘的形成是胎儿滋养层细胞通过侵袭进入母体子宫内膜的过程。胎儿滋养层细胞实际上部分位于母体螺旋动脉的管腔内，导致螺旋动脉转变为低阻力高容量系统。成熟人的胎盘内母体血液可直接围绕胎儿绒毛。为了保证母胎之间高效的物质交换，绒毛毛细血管化程度很高，形成连续的、无孔的、紧密连接的单层网络。血管内皮生长因子相关分子 - 胎盘生长因子（placental growth factor，PLGF）不仅影响胎盘内皮细胞，而且还影响胎盘滋养层行为。

（四）子宫 - 卵巢供血的周期调节

子宫和卵巢的动脉血供是相通的，两者在输卵管周围形成很多的交通支。随着卵巢功能的变化，输卵管血供的来源也发生周期性的循环变化。在卵泡期，吻合区主要由卵巢动脉供应，而在黄体期则改为子宫动脉供给，但目前还不清楚这种血流调整的具体生理意义是什么。根据临床观察，有学者推测这种变化可能与及时"传播"卵巢分泌的性激素，保证生殖激素的"子宫首过效应"，以及"诱导"精子以最短路径运动等生理活动有关。

二、男性生殖系统的微循环

（一）睾丸微循环

睾丸动脉在蔓状静脉丛的包绕下循着精索内部下行，至睾丸门附近时，一些分支直接穿入附睾，成为附睾动脉；另一些分支在白膜下沿睾丸实质表面走行，称为"白膜下微动脉"。白膜下微动脉沿白膜下走行，经过 2～3 次分支后，发出垂直分支，称为"向心动脉"，进入睾丸小叶形成独立的微循环单位。相邻小叶之间较少有血管联系。向心动脉在行程中继续分出更小的向心小动脉和走向睾丸表面的离心动脉。向心小动脉和离心动脉的细小分支及末梢可达曲细精管周围，形成管间动脉，并发出毛细血管包绕管壁，称为"管周毛细血管"，并相互联合形成管周毛细血管丛。但相邻的生精小管间并不共用管周毛细血管，每根生精小管都有独立的管周毛细血管。管周毛细血管丛分为内、外两层。外层毛细血管细而稠密，交织成网，位于生精小管周围的结缔组织内，与睾丸的管间静脉系统相通；内层毛细血管较粗，呈环形配布，位于生精小管上皮下固有膜内。

睾丸实质内的静脉始于管周毛细血管丛的外层，经管间静脉，汇入睾丸间质内的小静脉，最后汇入睾丸纵隔内的向心静脉或离心静脉，最终汇入蔓状静脉丛。睾丸表面的静脉间借交通支相连，形成包绕睾丸的血管网，最后流入精索蔓状静脉丛。

（二）附睾微循环

附睾和睾丸有共同的动脉来源。附睾表面被覆一层较厚的血管密集的结缔组织鞘，鞘中含有一个由与附睾管本身相同的总动脉供应的血管网络。小动脉或毛细血管层的交叉连接相对较少。由附睾动脉、输精管动脉在睾丸-附睾连接形成的动脉弓，发出数条分支分布于附睾的每个节段，沿着结缔组织隔膜渗透到附睾小管之间，形成中隔动脉，分隔各个部分。结缔组织间隔内的穿透动脉显示出广泛的螺旋状退行变，一般在青年阶段（19 岁）出现并随年龄增长而显著增加。中隔动脉的盘绕段在其终末进入细微血管床前，只发出很少的分支。在分支点处，动脉卷曲消失，形成一条相对较直的小血管通路。

附睾本身的静脉基本遵循与动脉相同的小叶系统，但没有卷曲。附睾静脉充盈不良且不均匀。尽管附睾体和尾部各节的组织结构显著不同，但这些节段的微血管排列基本相似。毛细血管床在结构上致密且组织良好。较大的血管位于小管间结缔组织内，不呈管状。在附睾尾端的微血管床，形成两个独立的网络，外层位于结缔组织内，包裹着肌层，小动脉穿过整个肌层，形成致密的上皮下毛细血管网络。上层的上皮形成折叠和手指状突起，其中含有丰富的毛细血管。微血管造影显示，这些褶皱间质中的毛细血管明显扩张，并流向静脉系统。

附睾各段微血管构筑无明显差别，微动脉和微静脉走行于附睾管之间，由微动脉发出分支，进而形成附睾管毛细血管网。其特点是毛细血管较细，网眼比较大。蔓状静脉起于睾丸后上区，收集睾丸和附睾的小静脉，可见到明显的静脉瓣压迹。蔓状静脉丛起始段的结构复杂，静脉管径不一，广泛吻合，一些较细的血管直接注入粗大静脉中，注入前常有明显的环形缩窄，较大的静脉壁上也有毛细血管分布。

（三）睾丸微循环调控的血管机制

睾丸的微血管系统与其他器官一样，也是由小动脉、微动脉、毛细血管网和小静脉构成。既往研究发现，小鼠睾丸血供呈"绳梯"样并联结构，曾认为人类的睾丸血供也是如此。近年来利用连续切片病理技术和计算机三维成像技术，证实人类睾丸的微血管系统是以串联的方式将间质细胞群与相邻的生精小管相连。这种节段性血管组织的形成基础，是节段性动脉的存在。睾丸动脉大约每300μm发出一支，以垂直方式抵达生精小管周围，并包裹生精小管和周围的间质组织，这就可以解释睾丸内部出现局部组织萎缩的情况。起源于间质的小动脉，反复分支成多个间质毛细血管，以管周包绕的方式蔓延前行，主要分布于间质细胞之间，然后发出分支，渗透到生精小管的固有层，经过长距离穿行后再次传出生精小管，并被间质细胞包围，终止于间质小静脉或小叶内小静脉。在这样一个组织段内，毛细血管与睾丸间质细胞和生精小管密切联系。这也意味着，人类睾丸中的间质细胞和生精小管是相连的，血流通过微血管系统的顺序，依次是间质细胞－生精小管－间质细胞。人类生精小管固有层毛细血管化的原因可能在于固有层有多层结构，需要专有的血液供应模式。这种毛细血管化的组织结构有利于激素和其他因子在间质和生精小管之间进行分布和运输，其结构的形成可能与人类睾丸中淋巴网络发育不良有关。毛细血管通路有传入和传出两部分，在毛细血管通路的动脉侧和静脉侧均存在间质细胞簇，通过血管活性物质影响毛细血管功能，从而在调节睾丸微循环中发挥关键作用。毛细血管的通透性，对于睾丸组织和血液进行物质交换至关重要。

睾丸不同部位的毛细血管具有不同的内皮结构：一种是动脉侧的毛细血管被间质细胞包围，并排出一个连续的内皮层和基底层，其中包括周细胞，属于A-1-A型毛细血管。电镜放大显示，内皮两侧有许多大小不同的细胞内囊泡，这些囊泡指向毛细血管腔和基底层。壁内毛细血管在固有层内，被肌成纤维细胞的突起包围，与一般的毛细血管内皮超微结构有显著差异；另一种是具有开孔内皮层段和具有连续的基底层，其中包括周细胞，属于A-2-A型。内皮的开窗侧通常是朝向生发上皮，电子显微镜下可见这种毛细血管的窗孔被典型的横膈膜封闭，只有少数细胞浆内小泡可以在内皮的对侧无孔段观察到，无孔节段内的碱性磷酸酶阳性的区域可观察到紧密连接。静脉侧的毛细血管均具有连续的非发生性内皮和连续的基底层（A-L-A型），但也有报告可见大量被双膜包围的细胞浆内小泡。

人睾丸内毛细血管通路有无孔部分和有孔部分两种区域组成，与生精小管的固有层和血流有关。毛细血管壁的开窗侧始终朝向生精上皮，具有重要意义，可能是负责加强物质的选择性交换，这种交换的选择性可能取决于内皮横膈膜的蛋白多糖组成成分。壁内毛细血管的开窗段在动脉－间质细胞－毛细血管－静脉－间质细胞－毛细血管中，建立了一个封闭的内皮环路。这些区域的毛细血管段含有更多的细胞外小泡和通道，表现出不同的跨细胞活性，这可能在各种溶质和特定物质的渗透性中起到关键作用。大量的细胞外通道反映了受体介导的蛋白质转运。睾丸毛细血管中的大量细胞外结构反映了间质细胞、生精小管周围和血液循环之间的活跃交换能力。

（四）睾丸血管的调控

睾丸发育涉及细胞分化和复杂的血管形成。睾丸脱离肾血管丛后，在血管内皮生长因子的影响下，迁移的内皮细胞重新排列，形成主要的睾丸动脉与体腔内皮交界，并进一步引发睾丸实质的分支，促进器官的形态发生和模式化改变。静脉发育主要遵循动脉走行定位，淋巴管生成则在后期完成。内皮细胞迁移和睾丸索形成是相互依存、相互促进的过程，涉及从肾血管丛迁移内皮细胞的重排过程。因此，刺激血管生成可能是治疗睾丸发育不良的可行方案。

睾丸血管或管周细胞上，存在着雄激素受体、内皮素受体、血管内皮生长因子受体等多种血管调节因子受体。雄激素受体在睾丸血管表达，对睾丸的血流具有局部调节作用，其缺乏或不敏感可损害睾丸内微血管的舒缩功能。LH和绒毛膜促性腺激素，可扩张毛细血管括约肌，增大微血管通透性，增加组织液的交换和流动。内皮素在睾丸间质细胞和支持细胞内表达，具有调节睾丸微循环血量的作用。血管内皮生长因子能促进睾丸内皮细胞的显著增殖，但不影响睾丸的血流。NPY受体可见于睾丸内细动脉内，具有收缩平滑肌，减少睾丸血供的作用。此外，老年男性的睾丸微血管PO_2下降，睾丸血供减少，运动或抗氧化治疗则可改善睾丸的血供。

【参考文献】

［1］Girling J E, Rogers P A W. Recent advances in endometrial angiogenesis research［J］. Angiogenesis，2005，8（2）：89-99.

［2］Construction and Clinical Significance of Normal Uterine Arterial Vascular Network Models［J］. Gynecologic and Obstetric Investigation，2010，69（1）：14-19.

［3］Suzuki T，Sasano H，Takaya R，et al. Cyclic changes of vasculature and vascular phenotypes in normal human ovaries［J］. Human Reproduction，1998，13（4）：953-959.

［4］Fraser H M, Lunn S F. Angiogenesis and its control in the female reproductive system［J］. British Medical Bulletin，2000，56（3）：787-797.

［5］Mirca M，Irene R，Daniele G，et al. Reappraising the microscopic anatomy of humantestis: identification of telocyte networks in the peritubular and intertubular stromal space［J］. Sci Rep，2018，8（1）：14780

［6］Desjardins C. The Microcirculation of the Testis［J］. Annals of the New York Academy of Sciences，2010，564（1）：243-249.

［7］Kormano M，Reijonen K. Microvascular structure of the human epididymis［J］. Am J Anat，1976，145（1）：23-31.

［8］Dominguez J M，Davis R T，Mccullough DJ，et al. Aging and exercise training reduce testes microvascular PO2 and alter vasoconstrictor responsiveness in testicular arterioles［J］. Am J Physiol Regul Integr Comp Physio，2011，301（3）：R801-R810.

第三章 生殖微循环的生理功能

生殖微循环，即生殖系统及相关组织器官的微循环，主要包括下丘脑 – 垂体生殖内分泌轴、卵巢 / 睾丸微循环及子宫内膜微循环等。近年来，生殖系统微循环备受重视，许多重要生殖现象，如精子发生、卵子成熟与排卵、性功能等均与微循环有关，但相关研究仍然不够深入，生殖微循环研究方兴未艾。

第一节 微循环与生殖内分泌

一、生殖内分泌基础

生殖内分泌的核心是下丘脑 – 垂体 – 性腺（睾丸、卵巢）轴，是男女两性生殖功能的基础。下丘脑、垂体对生殖微循环的影响主要是通过促性腺激素释放激素（gonadotropin releasing hormone，GnRH）影响促性腺激素（gonadotropin hormone，GTH），GTH 影响生殖激素，生殖激素的波动变化与生殖微循环密切联系。

（一）下丘脑

下丘脑既是中枢神经系统的组成部分，与内分泌关系密切。其位于间脑的腹面，被第三脑室分为左右对称的两半。下丘脑主要的神经核团，包括视上核、室旁核、视前核、背内侧核、腹内侧核、后核、乳头前核、乳头上核等。这些神经核团的神经元，兼有神经细胞和内分泌细胞的特性，既对高级神经中枢的神经冲动和神经递质起反应，同时又可合成与分泌多种调节垂体前、后叶活动的活性肽。

与生殖内分泌直接相关的细胞是 GnRH 神经元，GnRH 细胞主要存在于丘脑前方的中视前区及终末间质核，以及下丘脑漏斗区的弓状核与室旁核。GnRH 神经纤维以正中隆起最为密集，第三脑室的室周区，尤其下部，可见明显的 GnRH 纤维。GnRH 纤维通路，主要有视前终板束、隔视前漏斗束和结节漏斗束三条。

（二）垂体

垂体是人体中重要的内分泌腺体，呈卵圆形，位于蝶骨的垂体窝中，包括前叶、中叶和后叶 3 个部分。前叶是典型的内分泌腺，故称为"腺垂体"；后叶与神经组织相连，故称为"神经垂体"；垂体中叶从胚胎发生、解剖结构和功能特点上看，属于腺垂体，故将其归入腺垂体。腺垂体内的细胞都含有颗粒，根据颗粒的染色反应，分为嗜酸性细胞、嗜碱性细胞和嫌色细胞三种。嗜酸性细胞主要分泌生长激素（growth hormone，GH）和泌乳素（prolactin，PRL）。嗜碱性细胞是促甲状腺激素（thyroid stimulating hormone，TSH）、促肾上腺皮质激素（adrenocorticotropic hormone，ACTH）、GTH 和促脂激素的细胞源。GTH 细胞能分泌卵泡刺激素（folliclestimulating hormone，FSH）和黄体生成素（luteinizing hormone，LH）两种激素。腺垂体分泌的 GTH 作用于外周的性腺 - 睾丸和卵巢神经内分泌调控。嫌色细胞不分泌任何激素，一般认为是未分化的储备细胞。

（三）下丘脑 - 垂体 - 性腺轴的调控

下丘脑 - 垂体 - 性腺轴可以分为两类调控：一是开放式调控，系统外的各种刺激因素和抑制因素同时并存，协调下丘脑 - 垂体 - 性腺轴的活动；二是封闭式调控，外周性腺或垂体前叶本身可抑制垂体或下丘脑的分泌活动。这样，既有自上而下的控制调节，也有自下而上的反馈调控，从而形成长、短两路封闭式调控系统，通过相互间的作用和反作用，使各自的分泌活动维持于相对稳定的状态。

1. 下丘脑和垂体激素的调节

下丘脑 GnRH 刺激垂体释放 GTH。GnRH 释放是约 1000 个神经末梢同步化释放，每 30 ～ 120 分钟形成一个脉冲。每个 GnRH 脉冲刺激形成 1 个 LH 脉冲，但 FSH 脉冲较少。性腺合成与分泌抑制 FSH 释放的抑制素（inhibin）和刺激 FSH 释放的 FSH 释放肽（FRP），提示性腺从抑制与刺激两个方面参与 FSH 的调节。此外，LH 的储存和释放更大程度上依赖于 GnRH，而 FSH 倾向于持续地分泌，其分泌更大地依赖于生物合成。垂体前叶激素包括 LH 和 FSH，也反馈性抑制 GnRH，而 PRL 可能直接抑制 GnRH 释放。这一反馈途径，称为"短反馈调节"。

2. 性腺激素的反馈作用

睾丸和卵巢是垂体的靶腺，垂体 GTH 促进睾丸和卵巢合成与分泌相应的激素，后者反过来对下丘脑和垂体又产生反馈作用，使下丘脑及垂体分泌减少。这一反馈调节途径称为"长反馈调节"。负反馈作用的部位有二：一是经血流作用于下丘脑，使下丘脑神经分泌细胞受抑制，从而进一步使垂体前叶腺细胞促激素分泌减少；二是经血液流入垂体时，直接抑制垂体细胞的分泌。

下丘脑和垂体均有丰富的雄激素、孕激素和雌激素的受体。通过与受体结合，雌激素可以调节垂体 GTH 细胞对 GnRH 的敏感性，改变 GTH 细胞膜上 GnRH 受体的含量，控制 GTH 的分泌。当暴露于高水平雌激素环境下，垂体 GTH 细胞对 GnRH 的反应会增强；若处于低雌激素水平，GTH 细胞反应迟钝。将 E_2 直接注入第三脑室后证实，雌激素可直接抑制 GnRH 神经元的分泌。除负反馈作用外，雌激素还存在正反馈作用。随着卵泡逐渐发育，分泌的雌激素也逐渐增多，当雌激素的分泌达到 200pg/mL 并持续 48 小时以上时，可正反馈作用于垂体 GTH 细胞，使其突然分泌大量 LH，使血液中 LH 水平在雌激素高峰后 16～18 小时陡然升高，形成 LH 高峰。孕激素和睾酮同样可在下丘脑和垂体水平调节 GnRH 和 GTH 分泌，但 T 负反馈作用部位主要是在下丘脑，而且睾酮并非单独作用，而是与其转化产物雌二醇共同行使负反馈的作用。

（四）GnRH

GnRH 又称"促黄体生成素释放激素"（luteinizing hormone releasing hormone，LHRH），是由 9 种不同的氨基酸残基组成的 10 肽。生理剂量的 GnRH 可以引起血浆中 LH 的明显升高和 FSH 的轻度升高，从而促使卵巢的卵细胞成熟而排卵，或促使睾丸发育及精子形成。除对垂体 LH、FSH 分泌有强大的调控作用外，GnRH 具有自我激发作用，提高垂体 GTH 细胞对 GnRH 的反应性。GnRH 还参与性腺和胎盘的生殖功能调节，睾丸、卵巢、肝、肾上腺皮质、肺、心脏等组织都存在 GnRH 的低亲和力受体，GnRH 可以直接对这些组织发挥作用。

（五）GTH

垂体 GTH 在下丘脑 GnRH 刺激下，合成和释放 FSH 和 LH。垂体 GTH 呈脉冲释放。在男女两性中，GTH 调节性腺分化、生长和内分泌功能。

垂体前叶 GTH 细胞产生 LH 和 FSH，胎盘产生 hCG。垂体 GTH 呈脉冲式分泌，不是垂体内在的自发活动，而是受下丘脑 GnRH 的控制。因为 GnRH 脉冲式释放，故垂体 GTH 细胞也呈脉冲分泌 LH 与 FSH，进而调节性腺功能。性腺激素对 GTH 有正反馈和负反馈调节作用。

GTH 分泌具有睡 – 醒的节律：LH 的分泌在儿童期很少，睡眠时略增加；青春期时，睡眠中 LH 的分泌显著增加；成年以后，则不再见到睡眠中 LH 增加现象。所以睡眠中 LH 增加是青春期的特点，对于性成熟起着重大作用。成年妇女在月经周期中，LH 和 FSH 有特殊的规律。在卵泡期早期，LH 水平较低，但仍然是脉冲式分泌，与青春期那种睡眠时增高的表现相反，入睡后的 LH 反而降低；排卵期，LH 基础水平上升，又出现反复大量的 LH 分泌脉冲，在睡眠快要结束之前出现。反复大量的 LH 分泌脉冲，形成排卵前的 LH 峰。FSH 没有 LH 那样强烈的波动性，但也有类似的升降节律。

FSH 的作用：男女两性的 FSH 在化学性质上是完全相同的，但靶组织不同。在女性，FSH 作用于卵巢的卵泡；在男性，FSH 作用于睾丸的生精小管上皮。睾丸中 FSH 受体主要在 Sertoli 细胞表达，发育前 FSH 刺激 Sertoli 细胞增生，因此直接决定了成年睾丸的大小，因为一个 Sertoli 细胞所能支持的生精细胞数量是恒定的。此外，FSH 对精原细胞成熟的第一阶段有特殊的刺激作用，增加了精子产生的数量。在卵巢中，FSH 受体仅在颗粒细胞表达，介导 FSH 的多重作用，包括促进滤泡生长、排卵前滤泡选择、通过囊膜细胞来源雄激素的芳香化作用刺激雌激素生成、颗粒细胞黄体化并诱导 LH 受体。

LH 的作用：男女两性 LH 在化学性质上也完全相同。在女性作用于卵泡以及黄体，在男性作用于睾丸间质细胞，故 LH 在男性又称"间质细胞刺激素"（interstitial cell-stimulating hormone，ICSH）。睾丸中 LH 受体在 Leydig 细胞表达，介导 LH 对睾酮生成的刺激作用；而 T 对男性的作用十分重要，即起始和维持精子发生、介导外生殖器分化、第二性征发育、代谢作用。在卵巢中，LH 受体表达于内膜细胞、颗粒层细胞和黄体细胞。

在内膜细胞，LH 刺激，可芳香化地生成雄激素，后者被转化为雌激素；而在成熟的排卵前滤泡，LH 通过诱导滤泡壁破裂，促发排卵。排卵之后，LH 刺激黄体分泌孕酮。如果受孕，hCG（作用胜过 LH）避免了黄体退化，刺激孕期黄体产生孕酮。LH 对生殖微循环的影响，是可扩张毛细血管括约肌，增加微血管通透性。

（六）PRL

垂体前叶主要分泌六种激素：LH、FSH、TSH、ACTH、GH 和 PRL。前四种激素均有各自特异的靶腺 – 性腺、甲状腺或肾上腺，故为促激素（trophic hormone）。PRL、GH 及胎盘催乳素组成的激素家族，可能来源于一个原始基因的复制，在结构和功能上有很大的相似性，它们在体内都有广泛的靶细胞。垂体 PRL 通过经典的途径发挥作用，首先腺体分泌，由循环系统运输，通过细胞膜上的特异受体介导发挥作用。

除妊娠及哺乳期外，垂体 PRL 的含量极少。女性月经周期中，血 PRL 浓度在月经中期和黄体期有上升趋势，但变化不明显，说明 PRL 与黄体的关系不大。PRL 分泌具有节律性，晚上入睡后 PRL 分泌上升，早 7 时达最高值，然后急剧减少，上午 10 时左右最低。许多应激刺激如外科手术、麻醉、低血糖等，都能刺激 PRL 分泌。某些疾病如甲状腺功能低下和肾功能衰竭，也常伴有血清 PRL 升高。

PRL 的作用极为广泛，主要包括：①促进乳腺的生长发育，启动并维持泌乳；②促进孕酮生成，刺激 LH 受体的生成；③参与调节水、电解质平衡；④调节机体的免疫功能；⑤应激反应。

（七）性类固醇激素

性类固醇激素对人类生殖是非常关键的。在 GTH 作用下，性腺（睾丸、卵巢）、肾上腺、胎盘及许多其他组织和细胞，以胆固醇为共同原料，合成与转化为性类固醇激素。按其作用分为三大类：雄激素、雌激素和孕激素。

各种类固醇激素的前身都是胆固醇。类固醇合成细胞能从乙酸合成少量胆固醇，但绝大部分胆固醇来源于血浆低密度脂蛋白，为食物来源的胆固醇。胆固醇首先衍化为孕烯醇酮，在不同组织经过进一步转化为皮质激素、雄激素、孕激素、雌激素。性类固醇激素主要通过血循环运送，有时也经淋巴运送。97% ～ 99% 性类固醇激素以结合形式存在，有生物活性的、游离状态的性类固醇激素只占极少量。性激素结合球蛋白（sex hormone binding globulin，SHBG）特异性地与性激素相结合，参与其转运，并调控血液中生物活性性激素的浓度。

1. 雄激素

雄激素在男性个体发生、生长、发育和生殖功能的各方面都起着必不可少的作用，诸如诱导性分化、第二性征的形成和维持、精子发生的起始和维持、垂体激素分泌的反馈调节等。

雄激素对生殖微循环的影响：睾丸血管或管周细胞上广泛分布着雄激素受体，提示血管可能是雄激素的靶器官。研究也表明，雄激素可增加内皮细胞一氧化氮（nitric oxide，NO）释放，表现出扩张血管的作用，雄激素受体缺乏或不敏感可影响睾丸内微血管的舒缩功能。

2. 雌激素

卵巢颗粒细胞及卵泡细胞合成雌激素，而其本身也是雌激素的靶细胞。女性青春期发育过程中，第二性征和内外生殖器官发育及其乳房发育均依赖雌激素的作用。卵巢各期卵泡的发育、卵子发育及排卵都需要雌激素的作用。在月经周期过程中，随着雌孕激素的变化，子宫内膜增生、分泌、剥脱形成月经。在中枢神经系统内，小量雌激素增加垂体 GTH 细胞内 GnRH 受体量，增加垂体对它的敏感性和 GTH 合成及贮存。大量雌激素通过正反馈作用促进 LH 分泌形成高峰，后者促进排卵。

雌激素对生殖微循环的影响：雌激素通过多种机制使血管舒张。雌激素可增加血管内皮舒张因子的活性，阻断钙离子通道，抑制血管平滑肌细胞对 α-肾上腺素的反应，增加前列腺素的合成，改善血管基质的形成，降低血管的脆性。当血中雌激素浓度下降时，雌激素对微循环的这种调节作用减弱。

3. 孕激素

对女性而言，孕激素与雌激素起同等重要的作用。在乳房组织中，孕酮、雌激素及催乳素协同作用促进乳腺腺泡发育、成熟，调节生乳过程。在月经周期中，孕酮使在雌激素作用下的增殖期子宫内膜转化成分泌期。排卵前小剂量孕酮协同雌二醇诱发排卵前

LH 高峰出现，排卵后大剂量孕酮对下丘脑垂体起负反馈调节作用。孕酮兴奋下丘脑体温调节中枢，使体温升高，临床测定基础体温可以监测排卵。

孕酮对代谢和水盐平衡的作用表现为：促进蛋白分解，促进肝内酶合成，促进肾脏排钠排氯。

二、睾丸微循环与生殖内分泌

睾丸的血供主要来源于腹主动脉分出的睾丸动脉，在肾动脉下方 2.5～5cm 水平的腹主动脉左右两侧各发出一支，在腹膜后沿腰大肌表面斜向外下，经腹股沟管降入阴囊，参与组成精索。睾丸动脉的精索内动脉这一段行程长而弯曲，血流的速度缓慢，由于该动脉与蔓状静脉丛关系密切，所以当血流通过精索动脉时，发生逆行性热交换，使动脉血温度在到达睾丸时已明显降低。睾丸血管和阴囊结构的这些特点，使阴囊温度比体温低 3℃多，睾丸温度也明显低于体温，这是保证精子发生的重要条件。

睾丸动脉在睾丸后缘上端分两支，一支沿睾丸内侧面下降，穿过睾丸白膜分别走向睾丸的前缘和上、下极，构成包膜动脉；另一支（为主干支）向下行至睾丸纵隔后进入睾丸实质内，横穿睾丸实质至对侧边缘（前缘）后，再向一侧或两侧分支形成睾丸包膜动脉。包膜动脉向睾丸实质发出向心动脉，这些向心动脉有的迂曲，有的较直，发出朝向睾丸表面行走的离心动脉（直径 50～75μm）和朝向睾丸网行走的向心小动脉（直径 50～75μm）。离心动脉和向心小动脉进入睾丸小叶，它们本身或其分支行于生精小管之间，形成管间动脉（直径 40～60μm）。管间动脉行程迂曲，在其迂曲处及附近发出管周毛细血管，部分管周毛细血管从管间动脉的一侧发出后，在生精小管间的间质内盘曲到其另一侧，然后分布到生精小管，参与形成包绕小管的管周毛细血管丛。管周毛细血管丛由两层毛细血管构成。外层毛细血管细而稠密，交织成网，位于生精小管周围的结缔组织内。内层毛细血管较粗，呈环形配布，位于生精小管上皮下固有膜内。管周毛细血管丛汇入管间静脉，然后汇入睾丸间质内的小静脉，最后汇入睾丸小隔内的向心静脉或离心静脉。向心静脉朝向睾丸网行走而最终汇入蔓状静脉丛，离心静脉汇入睾丸表面的较大静脉。

睾丸和附睾的静脉均起自睾丸实质内的管周毛细血管网，逐级汇合，最后在睾丸和附睾头的上方形成蔓状静脉丛，该静脉丛向上逐渐汇合至腹股沟管皮下环处，形成 3～4 条静脉，在腹股沟内环处并成两条睾丸静脉。在腹膜后与睾丸动脉并行向上，经腰大肌和输尿管的腹侧，合并成一条单一的睾丸静脉，又称"精索内静脉"，右侧睾丸静脉以锐角直接注入下腔静脉，左侧睾丸静脉略成直角注入左肾静脉。与动脉伴行的睾丸静脉形成发达的蔓状静脉丛，位于阴囊皮下，因此返回的静脉血温度接近阴囊表面的温度。

睾丸微循环系统是一个复杂的网络，为睾丸提供氧、微量元素、营养物质等，清除和带走二氧化碳等代谢产物。睾丸微循环系统对睾丸功能的正常发挥不可或缺，它传递 GTH 到睾丸，也把睾丸产生的睾酮运输到靶器官。睾丸微循环的体系还有利于睾丸生殖内分泌功能的发挥，如维持睾酮的生成、促进精子的生长成熟、维持雄性特征等。目前认为，睾丸微循环促进睾丸生殖内分泌功能的实现，体现在以下几个方面：①有利于雄激素的产生和运输：丰富的睾丸微循环系统，为睾丸间质细胞提供了必需的物质基础，从而有利于睾酮的产生；管周毛细血管网作为连接睾丸间质与生精小管的桥梁，间质产生的雄激素很可能通过此通道运达生精小管，作用于支持细胞及上皮，维持精子发生，并通过局部微循环注入全身循环系统。②有利于精子产生：丰富的微循环为生精细胞的增殖分化提供了充足的营养、雄性激素、GTH 等。管周毛细血管丛的内层毛细血管较粗，深入生精小管上皮下的固有膜内，围绕小管呈环状分布，生精上皮旺盛的代谢产生所需要的各种营养物质，因此需要有丰富的微循环来匹配。③有利于调控温度：睾丸内存在迂曲行走的管间动、静脉系统，在管周毛细血管丛处交汇连接，这种结构可以减少血压波动，降低血流速度，增大血液扩散面积，使血液流经生精小管时，从睾丸带走更多热量。从这三个方面可以看出，睾丸微循环系统对于睾丸生殖内分泌功能极为重要。

三、卵巢微循环与生殖内分泌

卵巢是由卵巢动脉和子宫动脉的卵巢支进行血液供应。卵巢动脉是腹主动脉在肾动脉下的分支，沿着骨盆漏斗韧带由卵巢系膜进入卵巢门，并在输卵管系膜内分出若干支供应输卵管，其末端在子宫角附近与子宫动脉上行的卵巢支吻合。子宫动脉通过输卵管支、卵巢支与卵巢动脉互相吻合，给一部分卵巢提供血液供应。卵巢动脉和子宫动脉的卵巢支，从卵巢门进入髓质，呈辐射状伸入皮质，在卵泡膜和黄体内形成毛细血管网，再由毛细血管网集合形成微静脉，之后在髓质内汇成小静脉，经卵巢门离开。小静脉在卵巢系膜内构成卵巢静脉丛，之后汇集成卵巢静脉，与同名动脉伴行。左侧卵巢静脉注入左肾静脉，右侧卵巢静脉直接注入下腔静脉。当子宫或者输卵管切除时，若切断源自子宫动脉的血液供应，减少卵巢血液供应，将会降低卵巢的储备功能，使发育及成熟的卵泡减少，甚至直接造成卵巢体积缩小。

青春期以后，原始卵泡开始发育，起初小卵泡周围没有血管，随着卵泡直径渐渐增长，微血管开始出现在窦前卵泡的卵泡膜层，每个卵泡可以独立调节血管的生长。卵泡周围的血管分支逐渐增多，用来供给卵泡发育所需的养分也增加。卵泡建立丰富的血管网，可获得充分的营养及足量的激素（如 GTH）供应，从而进一步促进卵泡发育。血管网的丰富程度决定优势卵泡的选择、成熟及排卵；相反，如果血管网发育不足，将限制卵泡的进一步发育，导致退化和闭锁。这说明卵泡发育与卵巢微循环密切相关。血管内皮细胞减少能够导致卵泡颗粒细胞凋亡，进而导致卵泡闭锁。卵泡闭锁在卵泡发育的早期启动，并且贯穿于整个卵泡发育过程。若卵泡闭锁增多，可能造成青春期后卵巢储备减少甚至早衰。在排卵前，卵泡膜层已形成巨大的微血管网，排卵后不久，血管形成更加明显，由于颗粒细胞层与卵泡内膜细胞之间的去聚合作用，血液涌入卵泡腔，形成极早期黄体，伴随有血管发芽。排卵后 1～2 天，黄体继续发育成熟，外观呈红色，反映了卵巢密集的微血管网。若卵泡未排卵，则形成闭锁卵泡，闭锁卵泡的血管形成明显减少，其微血管密度和非优势卵泡相似，但大部分已形成的血管网仍存在。

总之，卵泡的生长及黄体的形成是依赖新生血管形成的，血管形成对维持正常的卵巢生理起重要作用。

卵巢是个血供丰富的器官，和子宫、输卵管一样，卵巢的血流量有明显的周期性波动，血流量的多寡与其生理机能状态和性激素的变化有关。正常育龄妇女卵巢动脉血流参数的周期性变化反映了性激素水平周期性变化，与其功能状态密切相关：正常人卵巢动脉血流与排卵周期有同步、相应的变化；黄体期血流丰富且出现动静脉分流，有黄体存在的卵巢血流量是无黄体卵巢血流量的 4～6 倍，而黄体的血流量占卵巢总流量的80%，黄体（功能）退化时，卵巢和黄体的血流量都急剧减少；优势卵泡达 10mm 时，周边出现血流。至更年期绝经后，随着卵巢功能的下降，性激素生成减少，尤其是雌激素下降，影响卵巢动脉血供，卵巢动脉血管阻力增高。通过检查卵巢血流速度，可以预测卵巢反应能力。因此，监测子宫和卵巢随卵巢功能周期变化而出现的血流及血流阻力变化情况，可了解女性生殖内分泌生理和病理变化。

第二节　微循环与睾丸功能

睾丸是男性生殖的动力源泉，能产生精子和雄激素。睾丸在男性性分化、青春期发育、启动和维持生育能力、保持性功能等方面均具有不可或缺的作用。近年来，更多的研究发现，睾丸微循环是维持睾丸功能的重要因素之一。

一、睾丸的组织结构与功能

睾丸表面由被膜覆盖。睾丸被膜由三层膜结构组成：鞘膜、白膜和血管膜。①最外层的睾丸鞘膜，是由浆膜组成，与铺衬在阴囊内表面的鞘膜围成一很窄的鞘膜腔，前者又称为"鞘膜脏层"，后者称为"鞘膜壁层"。鞘膜腔内含有少量液体，有润滑作用，能减少睾丸活动时两层鞘膜间的摩擦。②白膜为中间一层厚约 0.5mm 的致密、坚韧的白色纤维膜，白膜内含有大量的胶原纤维和成纤维细胞。在睾丸的后缘，白膜局部增厚，形成睾丸纵隔（mediastinum testis）。③白膜内侧的血管膜为一稍薄的疏松结缔组织层，是睾丸内脉管的主要通路。该膜与睾丸实质紧密相连，并深入到生精小管间，难以分离。睾丸被膜有支持和容纳睾丸实质的作用。睾丸被膜的收缩和舒张对睾丸实质起一种按摩或泵的作用，使睾丸内压增加，促进睾丸内的精子向附睾排放。

睾丸的纵切面呈微红黄色，其实质柔软。由睾丸纵隔发出一系列睾丸小隔（septulum testis）。睾丸小隔将睾丸实质分隔成为 200～300 个睾丸小叶（lobulitestis）。睾丸小叶呈长锥体形，底朝向外周的白膜，顶端指向睾丸纵隔，而且大小不等，形状也因邻接小叶互相拥挤而不规则。睾丸中的生精小管的管径为 180～250μm，长短不一，最长可达 150cm，每个睾丸中含 400～600 条生精小管，总长度超过 250m，最长可达 550m，平均约 100cm 长的生精小管仅仅容纳在 3cm 长的睾丸小叶内，使得生精小管曲折蜿蜒而拥

第三章　生殖微循环的生理功能

053

挤。生精小管的起始端大致位于睾丸小叶的底部，逐渐向睾丸纵隔方向前进，中途可分支，或互相吻合。

生精小管由界膜和特殊的生精上皮所组成，生精上皮中包含有两类形态结构和功能均不相同的细胞：生精细胞和Sertoli细胞。生精小管的界膜分为内、中、外三层，内层为基膜，紧贴在Sertoli细胞和精原细胞的基底面；中层为能收缩的类肌细胞；外层是具有再生能力的成纤维细胞，对界膜起修复作用。界膜内有肥大细胞，肥大细胞释放组胺和5-羟色胺，可刺激类肌细胞的收缩，使生精小管维持一定的压力，促使精子向附睾方向输送。界膜对生精小管和间质之间的物质交换起重要的作用。间质中的营养物质进入生精小管，以及生精小管中的代谢产物进入间质均要通过界膜，界膜的内外细胞层均具有物质运输作用。生精小管界膜对物质的通透有一定的选择性，水、类固醇激素、FSH、LH和葡萄糖等易于通过，肌醇、菊酚、氨基酸、蔗糖通过较慢，而有的物质则不能通过。因此，界膜被认为是血-睾屏障的组成部分。

生精上皮由处于不同发育阶段的各级生精细胞组成，包括精原细胞、初级精母细胞、次级精母细胞、精子细胞和精子。精原细胞经历了有丝分裂增殖阶段；精母细胞经历了减数分裂阶段；精子细胞经历了变形阶段。

睾丸Sertoli细胞是一种呈不规则的高锥体形细胞，细胞基部附着在基膜上，顶部伸至曲精小管腔面。支持细胞伸出一些细长的突起，包围着各级生精细胞，所以对生精细胞起着一种机械支持、保护和运营作用。支持细胞有如下功能：①形成血-睾屏障，在电子显微镜下观察到，相邻两个支持细胞在靠近基底部为紧密连接，基底部又与曲细精管的基膜相贴，是构成血-睾屏障的主要结构基础；②分泌介质，促进精子产生和成熟；③合成和分泌雄激素结合蛋白（androgen binding protein，ABP）；④分泌抑制素，抑制垂体FSH释放；⑤吞噬发育不良的精子；⑥分泌睾丸液，促进精子的排出。

生精小管接近睾丸纵隔时，互相合并，成为单一的、短的直管进入纵隔，该管称为"直细精管"（straight seminiferous tubule）。直细精管的管径小于生精小管，全长约1cm，其进入睾丸纵隔后反复分支、吻合，形成大小不等的网状管道，称之为"睾丸网"。由睾丸网的后上部又发出12～15条细管，离开睾丸进入附睾头，这些细管被称为"输出小管"（ductulus efferens）。

生精小管之间的结构为睾丸间质，由疏松结缔组织组成，内含睾丸间质细胞，具有分泌雄激素的功能。

二、睾丸的血管、淋巴管

睾丸的血供主要来自腹主动脉前部的睾丸动脉。在肾动脉下方 2.5 ～ 5cm 水平的腹主动脉左右两侧各发出一支，在腹膜后沿腰大肌表面斜向外下，平第 4 腰椎高度跨输尿管前面，经腹股沟管降入阴囊，参与组成精索。其在睾丸后缘上端分两支：一支沿睾丸内侧面下降，穿过睾丸白膜分别直向睾丸的前缘和上、下极，构成包膜动脉；另一支（主干）向下行至睾丸纵隔后，进入睾丸实质内，横穿睾丸实质至对侧边缘（前缘）后，再向一侧或两侧分支形成睾丸包膜动脉。该包膜动脉向睾丸实质发出向心动脉，呈放射状朝向睾丸纵隔，向心动脉达睾丸纵隔后分出离心小动脉背向睾丸纵隔，在其附近进入睾丸实质。形成睾丸动脉的精索内动脉的行程长而弯曲，血流的速度缓慢，由于该动脉与蔓状静脉丛关系密切，血流通过精索动脉时发生逆行性热交换，使动脉血温度在到达睾丸时已明显降低。睾丸血管和阴囊结构的这些特点，使阴囊温度比体温低 3℃多，睾丸温度也明显低于体温，这是保证精子发生的重要条件。

睾丸和附睾的静脉均起自实质内的管周毛细血管网，然后逐级汇合，最后在睾丸和附睾头的上头形成蔓状静脉丛，该静脉丛向上逐渐汇合，至腹股沟管皮下环处汇成 3 ～ 4 条静脉，在腹股沟内环处并成两条睾丸静脉，在腹膜后与睾丸动脉并行上行，经腰大肌和输尿管的腹侧，合并成 1 条单一的睾丸静脉，又称"精索内静脉"，右侧睾丸静脉以锐角直接注入下腔静脉，左侧睾丸静脉略成直角注入左肾静脉。与动脉伴行的睾丸静脉形成发达的蔓状静脉丛，位于阴囊皮下，因此返回的静脉血温度接近阴囊表面的温度。

睾丸和附睾的淋巴输出管经精索流入髂淋巴结及腰淋巴结，左侧睾丸和附睾的集合淋巴管主要注入左腰淋巴结的主动脉外侧淋巴结，右侧睾丸和附睾的集合淋巴管主要注入右腰淋巴结的腔静脉前、后淋巴结和腔静脉外侧淋巴结。左右睾丸的一部分集合淋巴管可汇入中间腰淋巴结和主动脉前淋巴结，也可汇入左右髂总淋巴结。睾丸的淋巴管可在小骨盆中与膀胱底、前列腺的淋巴管相通，两侧的睾丸淋巴管与输精管壶腹淋巴管相交通。

睾丸淋巴管作为睾丸循环中的辅助系统，也起着重要作用。金昱等对睾丸淋巴管进行了形态学分析，发现睾丸淋巴管存在于睾丸白膜、睾丸小叶间结缔组织及睾丸纵隔内，睾丸小叶内没有发现淋巴管及毛细淋巴管，睾丸输出小管间存在淋巴管，睾丸和附睾淋巴管大部分汇入腰淋巴结。此后，高洁、刘桂香等的研究结果与此基本一致。为了证实淋巴循环在睾丸中的作用，学者们陆续做了一系列的睾丸淋巴阻断实验，发现淋巴管阻断后，睾丸生精上皮的结构改变明显，生精细胞脱落严重，生精小管的体积减小，睾丸间质增生明显，出现炎症反应。在睾丸局部，淋巴液能够迅速地与血管内液体或细胞内液体进行交换并取得平衡，其在维持睾丸局部生精微环境方面有重要作用，结扎淋巴管除了影响到睾丸淋巴循环外，会打破睾丸内体液的交换平衡，进而影响睾丸血管、间质、小管等不同组织的功能。同样，若睾丸的血液循环受损，一定也会影响到睾丸的生精环境。淋巴循环与血液循环都是睾丸微循环的重要组成部分，两者相互协调，共同维护睾丸生精环境的稳定。

三、睾丸微循环

从 20 世纪 40 年代开始，有关睾丸微循环的研究开始出现。直至 80 年代，Heesl、Ontsukal、韩云明等通过血管铸型扫描电镜，对人和一些实验动物的睾丸内部微血管立体构筑做出了较为详尽的描述。

睾丸的微血管常见有以下几种类型：

（一）睾丸表面的网格状构型

睾丸表面微血管以行走于生精小管之间的动脉为中心，两侧为相邻生精小管间的微静脉，微静脉之间是横跨生精小管表面的毛细血管网，三者共同构成了睾丸特有的网格状微血管构型。该构型的网状毛细血管很短，长度不足一个曲精小管周长的 1/2，由微动脉直接发出，很少迂曲，很快汇入邻近微静脉，使得睾丸微静脉与毛细血管网拥有快于一般器官微循环的血流速度，这种独特的网格状微血管构型和较快的血流速度有利于睾丸不同部位得到较均衡且充足的激素及营养物质供应，以保障睾丸的正常功能。

（二）睾丸实质内的绳梯状毛细血管网

走行于间质组织内的毛细血管被称为"管间毛细血管"，在其迂曲处或附近发出环绕生精小管的管周毛细血管。管间毛细血管与相邻的管间毛细血管连接，形成绳梯状毛细血管网。Murakami 研究表明，间质细胞分泌的雄性激素，经过毛细血管血流运输至生精小管内，促进生精上皮发育成熟及其生精功能。Suzuki 等发现相邻生精小管共用一层管周毛细血管网，比其他器官的血管构型更经济，既能有效缩小毛细血管床，减少循环阻力，又能同时为两个生精小管供应血液。

（三）睾丸门附近的蔓状静脉丛

睾丸静脉在睾丸门附近汇成发达的睾丸门静脉网，一部分直接进入精索，一部分汇成包绕精索下段睾丸动脉的蔓状静脉丛。供应睾丸的动脉血穿过蔓状静脉丛形成逆流热交换系统，降低进入睾丸的动脉血温度。而且蔓状静脉丛从起始端存在广泛的血管吻合，吻合处明显缩窄，以调节血流，调节散热。

四、血 – 睾屏障

血 – 睾屏障是睾丸的微循环中的一种极为重要的结构，它是以相邻支持细胞紧密连接为基础，由生精小管基膜、血管内皮基膜、结缔组织和相邻支持细胞基底部紧密连接组成。不同于血脑屏障，血 – 睾屏障可根据睾丸的功能状态而变化，但这种屏障功能并非一出生即具备，而需要出生后完善。研究表明，大鼠出生后 15～25 天，支持细胞间紧密连接形成的血 – 睾屏障才具有成熟的屏障功能，为精子的发生、发育创造一个稳定的微环境。

血 – 睾屏障将生精上皮分为基底室和近腔室，精原细胞于基底室内发育为前细线期精母细胞，而后穿过血 – 睾屏障进入近腔室，于近腔室内进一步发育成精子，释放入生精小管腔内。

血 – 睾屏障具有调节物质运输作用，阻止外界的溶质、离子及其他分子直接进入近腔室，保证近腔室内精母细胞成熟与精子发育拥有相对稳定的微环境。此外，发育中的生精细胞具有特异的自身抗原，血 – 睾屏障能够阻止精子抗原逸出到生精小管外而引发自身免疫反应。无论同种或异种移植物，在睾丸内均不会发生免疫排斥反应。

五、微循环与睾丸功能

睾丸微循环承担着睾丸内雄激素、氧和营养物质等的运输以及代谢产物的交换释放，微血管内皮细胞是睾丸微循环的结构基础，完整的微血管内皮细胞对维持睾丸微循环的功能至关重要。睾丸内血流的变化与精子发生紧密相关，睾丸微循环障碍可降低睾丸微血管灌注水平，致睾丸组织缺氧，严重者可使睾丸局部组织梗死并最终造成雄性不育。血–睾屏障是睾丸毛细血管和生精小管之间的一种功能性结构，睾丸微血管是血–睾屏障的重要组成部分。血–睾屏障可保护生精细胞免受血源性毒素以及生精上皮自体免疫反应的侵害，使正常精子发生过程得以顺利进行。

睾丸微循环的体系有利于睾丸功能的发挥，目前认为，体现在以下几个方面：①有利于雄激素运输：管周毛细血管网作为连接睾丸间质与生精小管的桥梁，间质产生的雄激素很可能是通过此通道运达生精小管，作用于支持细胞及上皮，维持精子发生，并通过局部微循环进入全身循环系统。②有利于新陈代谢：管周毛细血管丛的内层毛细血管较粗，深入生精小管上皮下的固有膜内，围绕小管呈环状分布，生精上皮旺盛的代谢需要各种的营养物质，因此需要有丰富的微循环来匹配。③有利于调控温度：睾丸内存在迂曲行走的管间动脉和与之伴行的管间静脉，动静脉在管周毛细血管丛处交汇连接，此种结构可以减少血压波动，降低血流速度，增大血液扩散面积，使血液流经生精小管时，从睾丸带走更多热量。这三点对于睾丸生精功能，缺一不可。由此可见，睾丸微循环对于精子发生的重要性。通过动物研究发现，睾丸微血管的分布及数量随大鼠月龄增加而变化显著，与睾丸的衰老有密切关系。

六、睾丸微循环的调节因子

睾丸微循环的调节极为复杂，包括神经调节、体液调节、代谢性调节和自身调节等诸多方面，涉及各级血管。雄激素、雄激素受体（androgen receptor，AR）、内皮素受体、NO、VEGF 等多种血管调节因子在其中发挥重要作用，它们彼此协同变化，保持动态平衡，以保障睾丸微循环的正常进行。

（一）雄激素

雄激素受体在睾丸表达于小动脉平滑肌细胞中，但在动脉内皮细胞、小静脉和毛细血管没有发现雄激素受体的表达。雄激素受体也并非在所有器官的小动脉平滑肌细胞中表达（如肾脏），因此这可能暗示雄激素受体在睾丸血管中存在局部调节作用。

雄激素在哺乳动物体内表现出扩张血管的作用，但机制尚不明确。一般认为与其可增加内皮细胞 NO 释放或激活 K^+ 通道直接作用于平滑肌细胞有关，其特点是作用迅速而且可逆。雄激素受体广泛存在于睾丸内微血管管壁肌层，睾丸内雄激素浓度远高于血清（啮齿动物是 40 倍，人类则为 200 倍），推测其对睾丸微血管的调节机制可能有别于体循环。

用戊烷二甲基磺酸盐特异性破坏大鼠睾丸的 Leydig 细胞后，动脉雄激素受体消失，发现睾丸、前列腺血流降低，睾丸血管壁分叶粒细胞数减少、血管运动性消失，但补充雄激素后，上述改变都恢复正常。注射雄激素可使睾丸、前列腺血流恢复正常，但对血管运动性的影响不一，说明雄激素在睾丸微循环的生理调节方面起作用。Welsh 等生产了特异性血管平滑肌细胞雄激素受体基因敲除（ARKO）小鼠，发现 ARKO 小鼠的生殖器官发育正常，但成年小鼠的睾丸质量较对照组偏小。对成年 ARKO 小鼠睾丸进行解剖发现，生精小管内腔体积减少而间质体积增加，这可能是代偿性增加雄激素生成的结果。成年 ARKO 小鼠血管舒缩功能受损，每个睾丸的整体血管容积有所增加，但整体睾丸血流量正常。这些结果表明，沉默动脉血管平滑肌雄激素受体不会严重改变精子质量或影响雄性的生育能力，但却可能间接地损害睾丸 Leydig 细胞的功能和睾丸内血液、淋巴液间的交换。这种损害，可能是由于睾丸内微血管的舒缩调节而得到改善。

（二）LH

LH 和 hCG 能够引起睾丸毛细血管前后括约肌弛缓、血流增大、血管舒缩异常，睾丸细静脉内皮细胞之间出现孔隙。Bergh 等还发现，hCG 和 LH 可引起睾丸微血管的白细胞积聚，提示睾丸受激素刺激后可能对外分泌一种白细胞趋向性因子。给予动物 LHRH 激动剂，引起包括睾丸微血管的运动型消失、出现分叶核粒细胞积聚、细静脉通透性增加等一系列改变，这种变化可能是由于对 LH 的调节所引起。

（三）内皮素（ET）

ET 在睾丸 Leydig 细胞和支持细胞内呈阳性表达。ET 受体 A（ET-A）和内皮素受体 B（ET-B）定位于睾丸间质细胞，而支持细胞仅表达 ET-A，睾丸血管和管周细胞仅表达 ET-B。睾丸间质细胞和支持细胞可能通过释放强有力的血管收缩剂 ET-1 影响血液流动。外源注射 ET-1 引起睾丸血流剂量依赖性地急剧减少，用 ET-A 拮抗剂可阻断此作用。注射 ET-1 后 2 小时，睾丸细静脉出现粒细胞聚集。用人绒毛膜促性腺激素（human chorionic gonadotropin，hCG）刺激可使睾丸 ET-1 含量增加 2 倍。但局部注射 ET-1 拮抗剂，则不影响 hCG 处理的大鼠睾丸血流。为了解 ET-1 在生物体内的功能，Lo 等使用 Cre/loxP 重组系统，产生组织特异性过表达 ET-1 的转基因小鼠。过表达 ET-1 的小鼠显示有正常的生育能力，并且没有明显的睾丸形态学改变，但与对照组相比，其睾丸血液流动明显减少，提示 ET-1 在睾丸微循环的调节中有一定作用。

（四）NO

NO 是一种重要的生物信使分子，由于其半衰期极短，很多关于 NO 的研究都通过对 NOS 来完成。NOS 定位表达于睾丸间质细胞、初级精母细胞、精子细胞血管内皮细胞和管周肌样细胞，其合成的 NO 对睾丸生精功能具有双重影响：低浓度时可舒张血管，刺激雄激素分泌，维持正常生精功能，提高精子活动度；高浓度时则相反。Sabanegh 等对大鼠睾丸小动脉使用 NOS 抑制剂 N 硝基 -1- 精氨酸后，睾丸小动脉舒张频率在 34℃～ 37℃时失去温度依赖性，血管舒缩幅度变大，说明 NO 具有维持睾丸小动脉紧张性，使其适应不同温度的作用。

（五）血管内皮生长因子（vascular endothelia growth factor，VEGF）

睾丸间质细胞分泌 VEGF，其受体 VEGF-R1 和 VEGF-R2 在睾丸血管表达。hCG 可使 VEGF、VEGF-R1 和 VEGF-R2 在 mRNA 及蛋白水平的表达增加。注射 100ng 重组人 VEGF165 到大鼠睾丸引起内皮细胞的增殖明显增多，睾丸间质液轻微增加，但睾丸血流量未见明显改变。在基础生理条件下，VEGF 对于睾丸血管通透性仅有微弱的影响，但在 hCG 的刺激下，则大大增强了睾丸血管的通透性。与整体 hCG 刺激大鼠相比，睾丸局部注射 VEGF 并没有使睾丸血管通透性增强。但是，如果在 hCG 预处理 4 或 8 小时的大鼠睾丸局部注射 VEGF，其睾丸静脉通透性较单纯 hCG 处理的大鼠明显增强，这提示 VEGF 可能通过与 hCG 协同作用的方式调节睾丸血管的通透性。用一种特殊的 VEGF-R2 酪氨酸激酶抑制剂处理大鼠，阻断了 hCG 诱导的睾丸血管内皮细胞增殖，但没有影响 hCG 诱导的多形核白细胞在睾丸血管的积累和睾丸间质空间的增加。目前的研究表明，睾丸间质细胞产生的激素可以刺激睾丸 VEGF 分泌增加，并且在大鼠睾丸内，VEGF 是通过 VEGF-R2 介导内皮细胞增殖。VEGF 对于睾丸的整体血流量似乎没有调节作用，并且它不参与 hCG 诱导的睾丸微血管的炎症样反应。

VEGF 能够调节睾丸微循环的通透性和刺激睾丸上皮细胞增殖。NO 可以上调 VEGF 的表达，参与血管重建。Murohara 等研究发现，VEGF 能促进血管内皮细胞 NO 与前列腺素的合成，并以此为介质诱导血管通透性。马莉等采用免疫组化方法检测大鼠睾丸血管内皮，发现 VEGF-R2 表达，而未发现 VEGF 的表达；而在睾丸间质细胞、支持细胞内，均发现 NO 及其受体的双重表达。推测 VEGF 可能通过旁分泌方式调控睾丸的血管构筑，调节睾丸微循环。此外，艾燕庆等发现 VC 小鼠睾丸中 VEGF 及其受体 Flt-1 蛋白表达均呈上调状态，可能作为一种保护因子改善睾丸组织的血供和营养。

（六）NPY

NPY 受体见于睾丸内细动脉。睾丸内注射 NPY，用激光多普勒血流仪测睾丸微循环，发现 NPY 可引起睾丸血流量明显减少。NPY 可能作用于睾丸内细动脉 NPY-Y1 受体，而使血管收缩。Kopp 等利用正常大鼠、垂体切除 12 天的大鼠和垂体切除 12 天但用睾酮替代治疗的大鼠，观察 NPY-Y1 受体在睾丸微血管内的表达及改变。结果发现，在正常大鼠和睾酮替代治疗的大鼠，原位杂交和免疫组化显示其睾丸血管平滑肌有较强的 NPY-Y1 受体表达，而在垂体切除没有睾酮替代治疗的大鼠中，则没有显示出 NPY-Y1 受体的表达。与此同时，睾丸内注射 NPY-Y1 受体激动剂，正常大鼠和睾酮补充治疗大鼠显示睾丸内血流明显减少，并且此减少效应可被睾丸静脉注射 NPY-Y1 受体拮抗剂所完全阻断。在垂体切除无睾酮替代治疗大鼠中，注射 NPY-Y1 受体激动剂对睾丸的血流无明显影响。这些结果表明，在睾丸中，高浓度的 NPY-Y1 受体表达介导睾丸血管的收缩功能，而睾丸激素可能调节 NPY-Y1 受体表达。

第三节 微循环与卵巢功能

卵巢是女性的性腺和生殖能力的源泉，女性生殖活动的每个过程都与卵巢功能密切相关。女性的衰老也起始于卵巢功能的退化。因此，维持卵巢的正常生理功能是生殖医学的重要课题之一。近年来认为，卵巢微循环以及由其决定的卵巢微环境是卵巢功能的重要决定因素。

一、卵巢的组织结构与功能特点

卵巢表面被覆有单层上皮，其与腹膜脏层的间皮相延续。上皮下方为薄层致密结缔组织，称为"白膜"。卵巢的实质分为浅层的皮质和深层的髓质，皮质较厚，含有不同发育阶段的卵泡、黄体和闭锁卵泡等结构，卵泡间的基质含大量梭形的基质细胞；髓质范围较小，由疏松结缔组织构成，富含血管。

卵巢主要有两大功能，即产生女性配子（卵细胞）的生殖功能和分泌性激素的内分泌功能。卵细胞是由卵泡发育而产生的，卵泡发育从胚胎时期已经开始。5个月的胎儿，其双侧卵巢有原始卵泡600万～700万个，以后逐渐减少，出生时尚有200万个，青春期时约有30万个，女性一生中一般只有400～500个卵泡发育成熟并排卵，仅占总数的0.1%左右。

卵泡的生长发育分为四个时期：原始卵泡、初级卵泡、次级卵泡、成熟卵泡，共需85天时间，跨越3个月经周期。随着卵泡的发育，卵泡颗粒细胞之间出现腔隙，内含卵泡液，称为"窦卵泡"。至次级卵泡阶段，卵泡膜逐渐分化为两层：内层毛细血管丰富，基质细胞分化为多边形或梭形的内膜细胞，具有分泌类固醇激素细胞的特点；外层结缔组织较致密，有环形排列的胶原纤维和平滑肌纤维。当窦卵泡发育到直径2～8mm时，可以通过阴道超声进行监测，临床上又称为"窦状卵泡"或"基础卵泡"。窦状卵泡计数是评估卵巢储备状况和卵巢功能的重要参数。

卵泡生长的最后阶段需15天左右，即月经周期的卵泡期。在排卵前，卵泡膜内层毛细血管内皮细胞间隙增大，血管基膜断裂，颗粒层外周基膜也变成不连续状，血浆及一些血细胞渗出进入卵泡。卵泡逐渐向卵巢表面突出，由于卵泡壁局部变薄和缺血，形成透明状的卵泡小斑，小斑区血流慢，继而血流中断，小斑破裂，卵细胞随着卵泡液排出。

二、卵巢的血供

卵巢是由卵巢动脉和子宫动脉的卵巢支供血。卵巢动脉经骨盆漏斗韧带由卵巢系膜进入卵巢门，并在输卵管系膜内分出若干支供应输卵管，其末梢在子宫角附近与子宫动脉上行的卵巢支吻合。子宫动脉通过输卵管支、卵巢支与卵巢动脉互相吻合，供应一部分卵巢。卵巢动脉和子宫动脉的卵巢支，从卵巢门进入髓质，形成螺旋状分支，并呈辐射状伸入皮质，在卵泡膜和黄体内形成毛细血管网，再由毛细血管网集合形成微静脉，然后在髓质内汇成小静脉，经卵巢门离开。小静脉在卵巢系膜内构成卵巢静脉丛，最后汇集成卵巢静脉，与同名动脉伴行。当子宫或者输卵管切除时，若切断源自子宫动脉的血液供应，将会减少卵巢的血液供应，可能会降低卵巢的储备功能，使发育及成熟的卵泡减少，甚至直接造成卵巢体积缩小。

卵巢皮质内有丰富的淋巴管互相连接成网。淋巴毛细管围绕在卵泡的外膜和黄体的周围，内膜和颗粒层往往缺乏。在髓质内，淋巴毛细管集合成较大的淋巴管出卵巢门，注入腰淋巴结。

三、卵泡发育与微血管再生

卵泡发育是卵巢的主要生理活动之一，这一过程与微血管再生密切相关。青春期前，卵巢主要是由始基卵泡及原始卵泡构成，它们没有独立的血管网，主要依靠间质血管供血，这些小血管在原始卵泡附近散在性分布，在整个月经周期无明显变化。青春期以后，原始卵泡开始发育，微血管开始出现在窦前卵泡的卵泡膜层，间质的微血管密度增加。每个卵泡可以独立调节血管的生长。小卵泡周围没有血管，随着卵泡直径的增长，卵泡周围的血管分支逐渐增多，用来供给卵泡发育所需的养分。血管内皮细胞减少，能够导致卵泡颗粒细胞凋亡，进而导致卵泡闭锁。卵泡闭锁在卵泡发育的早期启动，并且贯穿于整个卵泡发育过程。若卵泡闭锁增多，可能造成青春期后卵巢储备减少甚至早衰。

当窦前卵泡向窦状卵泡发育时，卵泡基膜（固有膜）出现血管网，包括卵泡内膜和外膜两组毛细血管网。血管形成持续整个卵泡期，微血管密度逐渐增加，卵泡建立丰富的血管网，可获得充足的营养及足量的激素供应（如 GTH），此为卵泡最终获得发育所必需。血管网的丰富程度决定优势卵泡的选择、成熟及排卵；相反，如果血管网发育不足，将限制卵泡的进一步发育，导致退化和闭锁，这说明卵泡发育与卵巢微血管的变化密切相关。

在排卵前，卵泡膜层已形成巨大的微血管网，血管形成与卵泡的生长有关。排卵后不久，血管形成更加明显，由于颗粒细胞层与卵泡内膜细胞之间的去聚合作用，血液涌入卵泡腔，形成极早期黄体，伴随有血管发芽。排卵后 1～2 天，黄体继续发育成熟，外观呈红色，反映了卵巢密集的微血管网。若卵泡未排卵，则形成闭锁卵泡，闭锁卵泡的血管形成明显减少，其微血管密度和非优势卵泡相似，但大部分已形成的血管网仍存在。人类卵泡闭锁是一个漫长的过程，血管网的持续存在，在卵泡闭锁中扮演一定的角色。总之，卵泡的生长及黄体的形成是依赖新生血管形成的，血管形成对维持正常的卵巢生理起重要作用。

四、卵巢微循环与卵巢功能

卵巢是个血供丰富的器官，和子宫、输卵管一样，卵巢的血流量有明显的周期性波动，血流量的多寡与其生理机能状态和性激素的变化有关。正常育龄妇女卵巢动脉血流参数的周期性变化反映了性激素水平的周期性变化，与其功能状态密切相关：①正常卵巢动脉血流与排卵周期有同步、相应的变化，血管阻力指数（resistance index，RI）在排卵时达最低点，在卵泡前期为最高点。②黄体期血流丰富且出现动静脉分流。当功能性黄体存在时，有黄体存在的卵巢血流量是无黄体卵巢血流量的 4～6 倍，而黄体的血流量占卵巢总流量的 80%；黄体（功能）退化时，卵巢和黄体的血流量均急剧减少。③卵泡直径达 10mm 时，周边出现血流，卵巢动脉的血流还受卵泡的生长和黄体形成的影响。至更年期绝经后，随着卵巢功能的下降，性激素生成减少，尤其是雌激素下降，影响卵巢动脉血供，引起卵巢动脉血管阻力增高。通过对卵巢进行血流速度检查，可以预测卵巢反应能力和体外受精成功率。卵巢及输卵管手术均影响卵巢功能，减少卵巢储备能力，手术范围越大，损伤越大。监测子宫和卵巢随卵巢功能周期变化而出现的血流及血流阻力变化情况，可以了解女性生殖内分泌的病理和生理变化。

血管新生是哺乳动物具有周期性生理变化器官的特殊现象，卵巢作为周期性变化特征明显的器官，其卵泡发育与闭锁、黄体的形成与退化均具有明显的血管周期性变化。动物实验表明，在动情前期，卵泡的血管及雌激素水平随着卵泡的发育而增长，雌激素逐渐增加，诱发 LH 峰，在雌激素和 LH 峰的双重作用下，卵巢血流量明显增加。至动情后期，黄体形成，黄体的分泌功能旺盛。在高水平孕激素和 LH 的作用下，卵巢血流量进一步增加。同时，垂体分泌的 FSH 在促进卵泡发育的同时，也能促进一些血管生长因子的表达，外源性注射 FSH，使得卵泡血管发育更好，为卵泡的发育奠定物质基础。

进一步的研究发现，在卵巢的周期性血管变化过程中，VEGF、血管生成素（angiogenin，ANG）和结缔组织生长因子（connective tissue growth factors，CTGF）等血管活性因子起着重要的调控作用，它们表达的时空特性与血管的周期性变化密切相关。VEGF 通过旁分泌的形式刺激卵泡膜内皮细胞增生，促进血管生成，可能参与卵泡发生和黄体的形成。VEGF 的合成和分泌对于维持卵巢正常生殖功能至关重要，血管生成异常可引起卵巢功能的紊乱，包括排卵障碍、不孕、流产、卵巢过度刺激和卵巢肿瘤等。性未成熟的大鼠，在性激素诱发排卵前 4～6 小时注射 VEGF 可溶性受体 sFLT-1，阻断 VEGF 信号通路，则卵巢重量明显减轻。病理结果显示，这些小卵巢主要由窦状卵泡以及少许无血管的黄体形成。CD34 显示，对照组微血管密度增加，而阻断组几乎无血管热区，说明可溶性的 VEGF 受体抑制新生血管形成，但不影响已形成的血管。血液中 VEGF 的浓度可以预测卵巢反应能力，尤其是在体外受精助孕技术中能更加准确地预测卵巢过度刺激的发生，优于血 E_2 水平测定和基础卵泡计数。

ANG 在血管生成和血管稳定性的维持中起着重要作用。人间充质干细胞卵巢移植研究发现，干细胞来源的 ANG 有助于原始卵泡的存活和卵巢血管的再生。CTGF 是一种富含半胱氨酸的内皮细胞丝裂原，主要表达于颗粒细胞及外卵泡膜细胞，随着窦前卵泡向窦状卵泡的发育，CTGF 表达逐渐增加，在中等大小的窦状卵泡达高峰。因此，CTGF 参与了快速生长的窦状卵泡阶段的血管形成。排卵后，CTGF 表达于各种黄体细胞，在黄体早期呈强阳性，与内皮细胞的增生、游走相一致。

小鼠卵巢自体异位移植实验表明，只有在移植部位血管重建和微血管密度丰富的情况下，移植的卵巢组织才能存活，以及拥有更多的卵泡数量和恢复卵巢功能。

综上所述，卵巢微循环与卵巢功能关系密切，正常的卵巢微循环状态是卵泡发育、成熟及排卵所必需，多种血管生成因子参与卵巢微循环调控，微循环（血管）因素在卵巢功能中的作用，应该越来越被重视。

第四节 微循环与子宫内膜容受性

子宫内膜起始于原始间胚叶，自宫颈组织学内口覆盖整个子宫腔。子宫内膜分为两层：基底层和功能层，功能层占内膜厚度的 2/3。在激素的调控下，功能层发生周期性变化。子宫内膜富含血管，尤其是在黄体中后期，内膜基质内腺体高度盘旋，分泌大量糖原，螺旋血管高度卷曲，组织高度水肿，血管渗透性增强，血液充盈、营养丰富，为胚胎的黏附和种植做好准备。

一、子宫内膜容受性及其临床意义

子宫内膜容受性是指子宫内膜对胚胎的接受能力，即子宫内膜处于接受囊胚植入时所具有的特殊状态，这一状态受到严格的时空限制。处于这一特殊状态的内膜，才允许胚胎黏附、侵入并诱导内膜间质发生一系列变化，最终使得胚胎能够植入。子宫内膜容受性的形成，一般发生在正常月经周期的第 20 天至第 24 天或排卵后 5 ～ 7 天，这一时期又被称为"着床窗口期"。在此极短暂的时间内才允许胚胎着床，之后立刻关闭，不再接受胚胎的植入。同时，子宫内膜与胚胎发育的同步化是胚胎着床的关键。自然条件下，约有 2/3 胚胎因不能植入而被淘汰。

子宫内膜容受性与着床是否成功密切相关，而胚胎成功着床又是妊娠的基础。因此，不孕的发生与子宫内膜容受性关系密切。许多疾病可以影响子宫内膜容受性的建立，如黄体功能不足、子宫内膜异位症、多囊卵巢综合征、内膜息肉、子宫内膜损伤性疾病以及部分不明原因的不孕妇女，因体内缺乏内膜容受性相关分子而无法孕育。

体外受精胚胎移植（in vitro fertilization–embryo transfer，IVF–ET）是目前治疗不孕症的重要技术之一，随着辅助生殖技术的发展，胚胎质量现已明显提升。辅助生殖能否成功妊娠，在很大程度上取决于子宫内膜容受性的高低。目前多项研究表明，2/3 反复种植失败患者的原因是子宫内膜容受性不足，胚胎因素仅占其中的 1/3。因此，子宫内膜容受性的监测对不孕症的诊断和治疗具有重要意义。在 IVF 过程中，通过检测子宫内膜厚度、容积、血流及子宫内膜组织形态、局部分子变化和基因表达等方法，有助于准确评估患者的子宫内膜容受性，确定种植胚胎的最佳时机，提高着床成功率。

二、子宫内膜容受性调节机制及相关因素

子宫内膜容受性建立的机制非常复杂，许多因素参与其中，主要包括三类：卵巢内分泌因素、胚胎及胚胎源性因素以及子宫内膜局部分子等。卵巢分泌的雌孕激素在子宫内膜容受性形成方面发挥重要作用，是子宫内膜容受性的宏观调控因素。在其周期性分泌调节下，子宫内膜表达容受性相关分子。在着床窗口期，雌孕激素共同达到分泌高峰，雌孕激素的合适比例和孕激素持续作用的时间是子宫内膜容受性建立的关键。此外，子宫内膜雌激素受体（estrogen receptor，ER）、孕激素受体（progesterone receptor，PR）含量及比例也影响其容受性，当子宫内膜 ER 降低，ER/PR 比值失调时，即使雌、孕激素水平正常，仍将导致内膜容受性缺陷。

在雌孕激素的调节下，子宫内膜局部产生许多容受性相关因子，包括细胞因子、生长因子、黏附分子、糖蛋白复合物等。同时，着床窗口期伴随着许多基因表达量的变化以及表观遗传的改变，这些变化直接影响胚胎着床，可作为预测子宫内膜容受性的标志物。

（一）细胞因子

细胞因子主要是调控细胞生长发育凋亡、黏附因子表达以及调节局部免疫等。目前，比较明确的参与调控内膜容受性的细胞因子主要有 IL-1、IL-6、白血病抑制因子（leukemia inhibitory factor，LIF）及集落细胞刺激因子（colony-stimulating factor，CSF）等。一般认为，IL-1 系统在着床窗口期是胚胎和内膜相互对话的重要分子，着床由此而启动。LIF 是 IL-6 家族成员之一，是胚胎着床的必需因子，是影响子宫内膜容受性最为关键的细胞因子之一。研究发现，着床时 LIFmRNA 及蛋白表达是增殖期的 4～6 倍。因此，围着床期 LIF 的表达是判断子宫内膜容受性的重要标志之一。

（二）细胞黏附分子（cell adhesion molecule，CAM）

CAM 包括许多家族成员。黏附分子的主要功能是介导细胞之间或者细胞与基质之间的黏附及信号传导。与子宫内膜容受性相关的黏附分子有整合素家族 αVβ3、α1β1、α4β1 及选择素家族的 E- 选择素、P- 选择素等，这些分子在内膜上的充分表达与着床窗口期相一致，有着高度的时间和组织特异性，调节着子宫内膜的形态结构和黏附能力，

使子宫内膜的容受性最佳。

（三）血管活性因子

多种血管活性因子参与子宫内膜容受性的调控，主要包括 VEGF、PGI_2 等。VEGF 能促进血管内皮细胞的分裂、增殖、迁移及促进血管生成。VEGF 在分泌中期子宫内膜中高表达，提示 VEGF 有促进子宫内膜血管新生的作用。当 VEGF 表达不足时，着床部位血管生成减少，导致早期绒毛生成不良，子宫内膜容受性下降。PGE 是一种促血管生成因子，PGI_2 通过诱导组织生成 VEGF，促进毛细血管新生，可能参与子宫内膜容受性调控。

（四）免疫因素

胚胎植入是一个免疫豁免过程，多种免疫细胞参与内膜容受性调控。自然杀伤（NK）细胞、T 淋巴细胞、巨噬细胞及其分泌的多种细胞因子在子宫内膜分化以及内膜对胚胎的容受性过程中发挥重要作用。在胚胎植入部位有大量免疫细胞聚集，包括子宫特异性自然杀伤（uNK）细胞、巨噬细胞和树突状细胞等，其中 uNK 占大多数。多数学者认为，uNK 细胞是母胎界面最重要的免疫调节细胞，其分泌的 IFN-γ 在子宫螺旋动脉血管的构建与重塑、蜕膜的完整性方面扮演着重要角色，而且 uNK 的功能受多种细胞因子的调控，比如 IL-2、IL-12、IL-15 等，而这些因子与子宫内膜容受性有密切的关系。研究发现，子宫腺肌病患者子宫内膜局部巨噬细胞密度增加，活性增强，影响胚胎着床，从而导致子宫腺肌病患者妊娠率降低。粒细胞—巨噬细胞集落刺激因子（granulocyte macrophage-colony stimulating factor，GM-CSF）mRNA 在黄体中期的人类子宫内膜表达水平达到最高，且可以促进胚胎滋养细胞的增殖，有利于囊胚的形成与种植，且呈浓度依赖性。蜕膜组织中的巨噬细胞和树突状细胞的活性高低直接影响着胚胎能否成功种植。

（五）基因表达调控

研究表明，排卵前后子宫内膜差异表达的基因有 400 多种，这些基因表达的变化与子宫内膜的容受性相关。HOXA10 是一种同源框转录调节因子，在调节胚胎着床过程中起重要作用。黄体中期的 HOXA10 呈高表达，特异性表达于子宫内膜腔上皮细胞和基质细胞，且受雌、孕激素调控，这与人类的植入窗开放同步。HOXA10 通过与 NDA 结合，激活或抑制目的基因，调控胚胎发育和调节子宫内膜容受性。不明原因不孕妇女的子宫内膜中 HOXA10 mRNA 表达量明显降低。

三、子宫内膜容受性的检测方法

子宫内膜容受性是胚胎着床的必要条件，了解子宫内膜容受性对于治疗不孕症及提高辅助生殖技术成功率都有重要意义。目前缺乏评价子宫内膜容受性的可靠标准，一般认为多指标综合评价是有必要的。

（一）超声检查

通过经阴道 B 超，观察子宫内膜厚度及形态变化，是评估子宫内膜容受性的常用检查手段。子宫内膜受雌、孕激素的调控，其厚度、形态及分泌功能等呈周期性变化。B 超可以通过内膜厚度或者体积、回声强弱等参数，反映子宫内膜的形态学状况及功能，从而推测子宫内膜容受性。通常当子宫内膜厚度为 10 ～ 14mm 时，子宫内膜容受性好，胚胎容易着床；而当子宫内膜厚度＜ 10mm 或＞ 14mm 时，胚胎着床率偏低；子宫内膜厚度＜ 6mm 者，则很少受孕。

子宫内膜形态分类目前尚无统一标准，通常分为三型：A 型即三线型，外层和中央为强回声线，外层与宫腔中线之间为低回声区或暗区，宫腔中线明显；B 型为中部孤立强回声，宫腔中线回声不明显；C 型为均质强回声，无宫腔中线回声。一般认为，A 型内膜的容受性明显高于 B 型与 C 型。

子宫动脉血流阻力可预测子宫内膜容受性。在排卵前，若子宫动脉血流呈现高阻力则提示内膜容受性差。在子宫内膜分泌中期，血流阻力低，血供充足，内膜容受性好，适合胚胎着床。血流阻力与妊娠率之间呈负相关。子宫血流灌注也有助于评价内膜容受性，但其精确性目前还不稳定。

经阴道超声具有快速、非侵入性、分辨率高、方便、实用及可重复性等特点，已为临床广泛采用。

（二）磁共振成像

磁共振（MRI）检查能清晰地显示子宫内膜厚度和宫腔容量，了解子宫内膜容受性，预测种植结局。磁共振灌注加权成像能够定量反映子宫内膜及内膜下的血流灌注状态，且内膜厚度与血容量之间存在一定相关性，对不孕患者子宫内膜容受性的评估有一定价值。MRI 是评价子宫内膜容受性的有效方法之一，但价格昂贵，临床较少应用。

（三）内膜活检

正常月经周期中，排卵后子宫内膜在雌、孕激素的共同作用下，腺体和间质逐步发育成熟，表现为子宫内膜腺体粗大、弯曲，腺上皮呈假复层，间质细胞增生、核仁明显，间质疏松血管丰富，腺体与间质同步发育，为胚胎植入做准备，通过内膜活检组织病理学检查，可以评估内膜的容受性。

在月经周期第 20～24 天，取子宫内膜，通过扫描电镜观察子宫内膜超微结构，通过分析微绒毛形态和胞饮突丰度，可以评价内膜的容受性。胞饮突是着床窗口期子宫内膜上皮细胞顶端出现的大而平滑的胞质凸起，为绒毛状上皮细胞微绒毛短暂融合而形成的单个花状膜样突出物。扫描电镜对正常子宫内膜连续监测显示：自然周期中胞饮突于月经第 18～19 天开始出现，成熟时间于月经第 20～21 天，持续时间 ≤ 48 小时，与子宫内膜最大容受性出现的时间一致。胞饮突是子宫内膜容受性建立和植入窗开放的重要形态学指标，标志着子宫内膜处于最佳状态。胞饮突的丰富程度与胚泡着床率呈正相关，因此胞饮突被认为是子宫内膜容受性的形态学标志。

四、子宫微循环与内膜容受性

子宫的血流主要来自子宫动脉，子宫动脉进入子宫壁后，分支行走在肌层的中间层，由此发出许多与子宫腔面垂直的放射状小动脉，在进入内膜前，每条小动脉分为两支：短而直的分支，营养基底层，不受性激素的影响，称之为"基底动脉"；其主支称为"螺旋动脉"，螺旋动脉再分支成微动脉，微动脉与分布在内膜表面的毛细血管床相连接，至功能层表层时，形成毛细血管网和窦状毛细血管，然后汇入小静脉，经肌层会合为子宫静脉。螺旋动脉对卵巢激素反应迅速，在孕激素作用下生长更快，血管变长而粗，并更弯曲。子宫微循环结构有别于其他脏器，通常状态下，子宫体微血管排列呈树枝状，管径较细，微血管之间的间距较大（有利于局部组织的物质交换），子宫毛细血管与静脉之间并不是直接连接，其间有一个窦状隙结构，壁上的纤维网眼像海绵一样。血液经过窦状隙时，血浆向整个组织内渗透，进行物质交换后再回到静脉中。此外，子宫为肌性器官，微动脉有完整的平滑肌，神经、体液等因素调节均能改变血管的舒缩状态，调控微循环血流量。而在月经周期子宫微循环结构因子宫内膜组织的周期性变化而不同。增殖期：在卵巢分泌的雌激素作用下，螺旋小动脉向子宫内膜表面生长，逐渐卷曲呈螺旋状；分泌期：在雌激素及孕激素作用下，内膜继续增厚，小动脉增生，螺旋弯曲度增加，在内膜层成团聚集，内膜表面可见由很多扩张的微血管形成的小血窦；月经期：排卵后若未受孕，黄体退化，雌、孕激素水平下降，螺旋小动脉节律性收缩与舒张甚至痉挛，微血管及静脉窦扩张，内膜组织缺血、坏死、脱落，月经来潮；再生期：子宫内膜脱落后，螺旋小动脉回到内膜层的深部。

正常子宫血流主要靠子宫动脉的升支供应，测定其血流动力学指标，可以反映子宫微循环状态；神经、体液调节能改变血管的舒缩状态，调控微循环的血流量。子宫动脉及分支的血流动力学参数会随着月经周期发生变化，如在子宫内膜增生期，螺旋动脉的血流参数，包括子宫动脉血流峰值比（A/B）、RI、搏动指数（pulsatility index，PI）均明显高于分泌期。子宫螺旋动脉作为营养子宫内膜的主要血管，对性激素有高度的敏感性，随着月经周期的进行，子宫螺旋动脉血流的变化非常显著，通过测定螺旋动脉 RI 值，可预测月经周期。

微循环系统可以根据机体组织、器官的不同功能和代谢的需要，及时地改变其管径、血流速度、血流量、血压、血液分配等。子宫微循环的影响因素较多，主要包括以下几方面：①温度：温度升高可使红细胞膜脂质液晶态增多，流动性增强，同时也使膜蛋白损伤，导致红细胞变形能力降低。而红细胞变形在子宫血液循环及组织代谢中有很重要的作用，尤其在微循环系统中，红细胞的自由变形能使其容易通过比自身直径小的微血管，从而保证正常的物质代谢。使用发热贴温暖子宫治疗痛经的研究表明，发热能促进子宫微血管扩张，减轻子宫平滑肌痉挛，改善局部微循环障碍。②血管活性因子：血管内皮细胞可以释放一系列血管活性物质，如 EDRF、PGI_2、EDHF 以及缩血管物质 ET 等来调节血管紧张性，维持血液流动性，影响血管通透性，控制血流量及血管生长。子宫微循环紊乱的一个重要特征是内皮通透性增高，内皮细胞出现较大间隔，不仅出现超滤现象，使低分子量的血浆蛋白透过血管壁，而且使高分子量物质，如纤维蛋白原等在血液中的浓度升高，引起血黏度上升。③ Ca^{2+} 调控：细胞内游离 Ca^{2+} 是决定血管收缩的重要因素，能调节全身微血管。平滑肌细胞内有两种收缩蛋白（即肌动蛋白与肌凝蛋白）和 Ca^{2+} 调节蛋白。平滑肌的活动水平取决于细胞内游离 Ca^{2+}，血管平滑肌的舒缩运动可调节血流的组织灌注，子宫为肌性器官，更易受到平滑肌的影响。④神经调节：神经系统对调节微血管收缩和舒张及局部血流量有重要意义。子宫体神经调节来源于交感神经和中枢神经两个系统，分布于整个子宫肌层及子宫内膜螺旋动脉周围，直接影响子宫微循环状态。子宫血管接受交感及副交感神经支配，子宫血管上有多种受体，其中以 α、β 及 γ 受体最为重要。α 受体接受交感神经性血管收缩信号，在肾上腺素作用下，血管发生收缩；β 受体对肾上腺素及异丙肾上腺素敏感，使血管扩张；γ 受体受交感神经胆碱能纤维支配，在乙酰胆碱作用下，舒张血管。⑤体液调节：参与微循环调节的体液因素较多，大部分都能影响血管平滑肌的作用，如神经介质（肾上腺素、乙酰胆碱）、血管活性物质（组织胺、5- 羟色胺、缓激肽）、前列腺素（前列腺素 EA、前列腺素 I2、血栓烷 A2）等。研究发现，对子宫影响较大的是前列腺素。非妊娠子宫内膜主要合成前列腺素 E_2 和 F2α，两者有相互拮抗的作用，前列腺素 E_2 可以抑制子宫平滑肌的自发活动，而前列腺素 F2α 则促使子宫平滑肌收缩。

子宫内膜血流灌注情况与子宫内膜容受性息息相关。彩色及三维能量多普勒超声成像技术的发展与应用，为子宫内膜血流动力学的观察开辟了广阔前景，通过观察子宫位置、子宫内膜形态及厚度、子宫内膜下血流分型、子宫动脉及子宫螺旋动脉血流参数、子宫内膜蠕动方式等，可初步评估个体的子宫内膜容受性，从而指导临床工作。

五、中医药改善子宫内膜容受性

中医药在改善子宫内膜容受性方面具有一定的优势。补肾中药具有内分泌激素样作用，促进内膜发育，增加内膜厚度，提高内膜容受性。中药药理研究发现，许多补肾中药，比如淫羊藿、葛根、补骨脂、菟丝子等有明显的雌激素样作用。菟丝子、补骨脂等能直接与 ER 结合，具有独特的靶向治疗作用。活血中药可以降低子宫动脉阻力，改善子宫内膜血流，增加内膜容受性，如当归、丹参等通过上调 ER 的表达而发挥作用。

临床研究及动物实验均表明，补肾活血中药能显著提高子宫内膜容受性，增加胞饮突的数量，改善种植窗期胞饮突的发育，调节子宫内膜 ER 和 PR 含量。近来的研究发现，补肾活血中药能促进子宫内膜 VEGF 的表达，其效果与剂量成正相关，提示补肾活血中药可以通过调节子宫内膜血流改善子宫内膜容受性。补肾活血中药还可增加激素受体的亲和力，上调子宫内膜容受性分子标志物整合素 β3、LIF 等的表达，促使胚胎着床。

【参考文献】

［1］张大伟，李翠萍，黄霞，等.补肾调周法对卵巢早衰模型大鼠血清 INHB、VEGF 的影响［J］.中国实验方剂学杂志，2011，17（12）：213-216.

［2］张丽娜，郑锦，刘特，等.补肾活血方对卵巢早衰模型大鼠性激素水平及颗粒细胞凋亡调控相关因子的影响［J］.上海中医药杂志，2015，49（7）：72-76.

［3］刘鸽，赵萍，田媛媛.二甲双胍对多囊卵巢综合征胰岛素抵抗患者卵巢间质血流影响的三维超声表现［J］.广东医学，2015，36（23）：3701-3702.

［4］邝妲，黎小斌，骆赞韵.多囊卵巢综合征胰岛素抵抗的研究进展［J］.广东医学，2014，35（15）：246l-2464.

［5］Agrawal R，Jacobs H，Payne N，et al. Concentration of vascular endothelial growth factor released by cultured human luteinized granulosa cells is higher in women with polycystic ovaries than in women with normal ovaries［J］. Fertil Steril，2002，78（6）：1164-1169.

［6］赵军招，叶碧绿，林金菊，等.二甲双胍在多囊卵巢综合征促排卵治疗中的作用［J］.中华妇产科杂志，2003，38（9）：545-548.

［7］Diamanti-Kandarakis E，Alexandraki K，Protogerou A，et al. Metformin administration improves endothelial function in women with polycystic ovary syndrome［J］.Eur J Endocrinol，2005，152（5）：749-756.

［8］真炳攸，张云鹏.成人睾丸和附睾微血管研究［J］.南京军医学院学报，1994，16（4）：257-259.

［9］吴莜芳，闻晋平.大鼠睾丸微循环的观察［J］.山西临床医药，1996，5（1）：50-51.

［10］Ohsuka A. Microvascular architecture of the pampiniform plexus-testicular artery system in the rat: a scanning electron microscope study of corrosion casts [J]. Am Anat, 1984, 169 (3): 285–294.

[11] Erguen S, Davidoff M, Holstein A F. Capillaries in the laminapropria of human seminiferous tubules are partly fenestrated [J].Cell Tissue Res, 1996, 286 (1): 93–99.

[12] Cheng C Y, Mruk D D. A local autocrine axis in the testes that regulates spermatogenesis [J]. Nature Rev Endocrinol, 2010, 6 (7): 380–395.

[13] Mok K W, Mruk D D, Lee W M, et al. A study to assess the assembly of a functional blood-testis barrier in developing rat testes [J]. Spermatogenesis, 2011, 1 (3): 270–280.

[14] Waites G M, Setchell B P. Changes in blood flow and vascular permeability of the testis, epididymis and accessory reproductive organs of the rat after the administration of cadmium chloride [J].J Endocrinol, 1966, 34 (3): 329–342.

[15] 康友敏, 张健, 段相林. 大鼠睾丸微血管变化的定量研究 [J]. 中国老年学杂志, 2003 (4): 252–254.

[16] 金昱, 赵集中, 杨镇洙. 睾丸和附睾内淋巴管及其淋巴流向 [J]. 延边医学院学报, 1989 (4): 225–227.

[17] 高洁, 申立山, 韩秀婕. 睾丸间质细胞及淋巴管的超微结构 [J]. 解剖科学进展, 2000 (3): 252–253.

[18] 刘桂香, 李振中, 刘希伟. 大鼠睾丸淋巴管追踪及观察 [J]. 滨州医学院学报, 1998 (5): 3–5.

[19] 刘桂香, 李振中, 王洪德, 等. 淋巴管阻断对大鼠睾丸间质的影响 [J]. 滨州医学院学报, 1997 (3): 6–7+107–108.

[20] 刘桂香, 李振中, 栾铭箴. 淋巴管阻断对大鼠睾丸生精上皮的影响 [J]. 解剖学杂志, 1997 (2): 170–173.

[21] 刘花香, 李振中, 尹群生, 等. 淋巴管阻断对大鼠睾丸结构构筑影响的体视学分析 [J].山东大学学报（医学版）, 2004 (1): 46–49.

［22］Svartberg J. Epidemiology: testosterone and the metabolic syndrome［J］. Int J Impot Res, 2007, 19（2）: 124−128.

［23］Unemoto T, Matsushita M, Tamura K, et al. Role of BK channels in testosterone-induced relaxtion of the aorta in spontaneously hypertensive rats［J］. Biol Pharm Bull, 2007, 30（8）: 1477−1480.

［24］Jones R D, English K M, Jones T H, et al. Testosterone-inducedcoronary vasodilataion occurs via a non-genomic mechanism: evidence of a direct calcium antagonism action［J］. Clin Sci（Lond）, 2004, 107（2）: 149−158.

［25］Ding A Q, Stallone J N. Testosterone-induced relaxation of rat aorta is androgen structure specific and involves K⁺ channel actvation［J］. J Appl Physiol, 2001, 91（6）: 2742−2750.

［26］周萍, 周秀英. 长期内源性睾酮缺失对老龄雄性大鼠血管舒缩反应的影响及雄激素的干预作用［J］. 中国老年学杂志, 2013, 33（2）: 358−361.

［27］Ishikawa T, Fujioka H, Ishimura T, et al. Ghrelin expression in human testis and serum testosterone level［J］. J Androl, 2002, 28（2）: 320−324.

［28］Bergh A, Damber J E. Immunohistochemical demonstration of androgen receptors on testicular blood vessels［J］. Int J Androl, 1992, 15（5）: 425−434.

［29］Damber J E, Maddocks S, Widmark A, et al. Testicular blood flow and vasomotion can be maintained by testosterone in Leydig cell-depleted rats［J］. Int J Androl, 1992, 15（5）: 385−393.

［30］Welsh M, Sharpe R M, Moffat L, et al. Androgen action via testicular arteriole smooth muscle cells is important for Leydig cell function, vasomotion and testicular fluid dynamics［J］. PLoS One, 2010, 5（10）: e13632.

［31］Bergh A, Damber J E, Hjertkvist M. Human chorionic gonadotrophin-induced testicular inflammation may be related to increased sensitivity to interleukin-1［J］. Int J Androl, 1996, 19（4）: 229−236.

［32］Gonzalvo V，Navalón P，Lloris J M. Effect of LHRH agonists on testicular microcirculation with Doppler laser flowmetry［J］. ActasUrol Esp，1996，20（9）：772-782.

［33］Nussdorfer G G，Rossi G P，Malendowicz LK，et al. Autocrine-paracrine endothelin system in the physiology and pathology of steroid-secreting tissues［J］. Pharmacol Rev，1999，51（3）：403-438.

［34］Collin O，Zupp J L，Setchell B P. Testicular vasomotion in different mammals［J］. Asian J Androl，2000，2（4）：297-300.

［35］Lo A C，Fung M K，Au C L，et al. Transgenic mice over-expressing endothelin-1 in testis transactivated by a Cre/loxP system showed decreased testicular capillary blood flow［J］. Transgenic Res，2004，13（2）：119-134.

［36］Rudolfsson S H，Wikström P，Jonsson A，et al. Hormonal regulation and functional role of vascular endothelial growth factor a in the rat testis［J］. Biol Reprod，2004，70（2）：340-347.

［37］Kopp J，Collin O，Villar M，et al. Regulation of neuropeptide Y Y1 receptors by testosterone in vascular smooth muscle cells in rat testis［J］. Neuroendocrinology，2008，88（3）：216-226.

［38］王健，沈茜. 共刺激分子的新成员－ICOS 的研究近况［J］. 国外医学·免疫学分册，2004，27（1）：28-31.

［39］Kim H C，Byun J S，Lee T K，et al. Expression of nitric oxide synthase isoforms in the testes of pigs［J］. Anat Histol Embryo，2007，36（2）：135-138.

［40］阮衍泰，郜亮，徐元诚，等. 精索静脉曲张致男性不育的机制研究［J］. 中国男科学杂志，2010，24（12）：66-69.

［41］Sabanegh E，Dewire D，Inman S，et al. The effect of nitric oxide blocked on rat testicular microcirculation［J］. Fertil Steril，1994，62（59）：1-17.

［42］刘孝东，杨宇如. 血管内皮生长因子与男性生殖系统带的血管生成［J］. 中华男科学，2004，10（1）：49-51.

［43］Murohara T，Horowitz J R，Silver M，et al. Vacular endothelial growth factor vascular permeability factor enhances vascularpermeability via Nitric Oxide and prostacydin［J］. Circulation，1998，97（1）：99－107.

［44］马莉，田宏，张洁，等. VEGF/VEGFR2 在青春期大鼠睾丸、附睾及附睾精子上的表达［J］. 中国组织化学与细胞化学杂志，2010，19（2）：147-151.

［45］艾庆燕，田宏，马莉，等. 实验性精索经脉曲张对大鼠睾丸和附睾中血管内皮生长因子及其受体 1 表达的影响［J］. 中华男科学杂志，2009，15（6）：488-492.

［46］周萍，周秀英. 长期内源性睾酮缺失对老龄雄性大鼠血管舒缩反应的影响及雄激素的干预作用［J］. 中国老年学杂志，2013，33（2）：358-361.

［47］Taniguchi F，Kaponis A，Izawa M，et al. Apoptosis and endometriosis［J］. Front Biosci（Elite ED），2011，3（1）：648-666.

［48］侯文彬. 精索静脉曲张与男性不育［J］. 中国医学工程，2014，22（2）：195-196.

［49］Dada T，Salha O，Allgar V，et al. Utero-ovarian blood flow characteristics of pituitary desensitization［J］. Hum Reprod，2001，16（8）：1663-1670.

［50］吴素英，张珉，朱宝倩，等. 大鼠动情周期中生殖轴系微循环血量的变化［J］. 生理学报，1990（5）：509-513.

［51］张卫红. 子宫切除术中子宫动脉处理差异对卵巢功能的影响［J］. 中国妇幼健康研究，2015，26（4）：777-779.

［52］王茂强，刘凤永，段峰，等. 卵巢动脉参与盆腔病变供血的介入诊疗研究［J］. 中华放射学杂志，2006，40（11）：1190-1194.

［53］吴献青，林秋华，张志胜. 卵巢血管形成与卵巢生理［J］. 国际生殖健康／计划生育杂志，2002，21（2）：94-97.

［54］Gutman G，Barak V，Maslovitz S，et al. Regulation of vascular endothelial growth factor-A and its soluble receptor sFlt-1 by luteinizing hormone in vivo：implication for ovarian follicle angiogenesis［J］. Fertil Steril，2008，89（4）：922-926.

［55］Tal R, Seifer D B, Grazi R V, et al. Follicular fluid placental growth factor is increased in polycystic ovarian syndrome: correlation with ovarian stimulation ［J］. Reprod Biol Endocrinol, 2014, 12（1）: 1-7.

［56］Nejabati H R, Mota A, Farzadi L, et al. Follicular fluid PlGF/sFlt－1 ratio and soluble receptor for advanced glycation end－products correlate with ovarian sensitivity index in women undergoing ART ［J］. J Endocrinol Invest, 2017, 40（2）: 207-215.

［57］Zhang Y, Xia X, Yan J, et al. Mesenchymal stem cell-derived angiogenin promotes primodial follicle survival and angiogenesis in transplanted human ovarian tissue ［J］. Reprod Biol Endocrinol, 2017, 15（1）: 18.

［58］Cavallo I K, Dela C C, Oliveira M L, et al. Angiotensin-（1-7）in human follicular fluid correlates with oocyte maturation ［J］. Hum Reprod, 2017, 32（6）: 1.

［59］Nagashima T, Kim J, Li Q, et al. Connective tissue growth factor is required for normal follicle development and ovulation ［J］. Mol Endocrinol, 2011, 25（10）: 1740-1759.

［60］裴承斌, 俞晓丽, 马建军, 等. 小鼠卵巢异体不同部位无血管吻合移植后的血管重建及对促性腺激素的反应 ［J］. 宁夏医科大学学报, 2017, 39（6）: 616-620.

［61］Achache H, Revel A. Endometrial receptivity markers, the journey to successful embryo implantation ［J］. Hum Reprod Update, 2006, 12（6）: 731-746.

［62］Gong X, Tong Q, Chen Z, et al. Microvascular density and vascular endothelial growth factor and osteopontin expression during the implantation window in a controlled ovarian hyperstimulation rat model ［J］. Exp Ther Med, 2015, 9（3）: 773-779.

［63］Huang C, Jiang Y, Zhou J, et al. Increased Krüppel-like factor 12 in recurrent implantation failure impairs endometrial decidualization by repressing Nur77 expression ［J］. Reprod Biol Endocrinol, 2017, 15（1）: 25.

［64］Dosiou C, Giudice L C. Natural killer cells in pregnancy and recurrent pregnancy loss: endocrine and immunologic perspectives ［J］. Endocr Rev, 2005, 26（1）: 44.

[65] Tremellen K P, Russell P. The distribution of immune cells and macrophages in the endometrium of women with recurrent reproductive failure II: adenomyosis and macrophages[J]. J Reprod Immunol, 2012, 93 (1): 58-63.

[66] Würfel W. Treatment with granulocyte colony-stimulating factor in patients with repetitive implantation failures and/or recurrent spontaneous abortions [J]. J Reprod Immunol, 2015, 108: 123-135.

[67] Kodaman P H, Taylor H S. Hormonal regulation of implantation [J]. Obstet Gynecol Clin North Am, 2004, 31 (4): 745-766.

[68] Jiang R, Ding L, Zhou J, et al. Enhanced HOXA10 sumoylation inhibits embryo implantation in women with recurrent implantation failure [J]. Cell Death Discov, 2017 (3): 17057.

[69] Rakhila H, Bourcier N, Akoum A, et al. Abnormal Expression of Prostaglandins E$_2$ and F2α Receptors and Transporters in Patients with Endometriosis [J]. Biomed Res Int, 2015, 2014 (2): 808146.

[70] Demir M, Ince O, Ozkan B, et al. Endometrial flushing αVβ3 integrin, glycodelin and PGF2α levels for evaluating endometrial receptivity in women with polycystic ovary syndrome, myoma uteri and endometrioma [J]. Gynecol Endocrinol, 2017, 33 (9):1.

[71] 辛明蔚, 何军琴, 武颖, 等. 基于 VEGF/KDR 通路探讨温肾养血方提高子宫内膜容受性的研究 [J]. 中华中医药杂志, 2018, 33 (6): 2386-2389.

第四章　生殖微循环障碍的病因及发病机制

生殖系统疾病的发生、发展、预后以及治疗均与生殖微循环密切相关。造成生殖系统微循环障碍的原因有很多，主要包括先天因素（主要指导致生殖系统结构/功能异常的先天缺陷）、感染、手术外伤以及环境和理化因素，其中以感染及手术因素最为常见，近年来，药物因素也呈增加趋势。

第一节　先天因素

当今社会，生育问题日益突出，人类整体生育能力有下降的趋势。生育能力受诸多因素的影响，其中，先天因素不容忽视。而先天因素又往往伴随有生殖微循环的异常，提示两者可能存在一定的联系。

一、Klinefelter 综合征

Klinefelter 综合征是由 Klinefelter 于 1942 年首先发现并命名，又称"先天性睾丸发育不全""曲细精管发育不全症"，是最常见的男性染色体数目异常而引起多种表型异常的综合征。该病属于性染色体异常疾病，在男性中的患病率大约为 1/600，其原因是配子发生时，在减数分裂过程中，X 染色体不分离，结果精子和卵子结合成 XXY 受精卵。多数患者核型为 47，XXY，约占 80%。其他核型有 47，XXY/46，XY；47，XXY/46，XY/45，X0；47，XXY/48，XXXY；48，XXXY；48，XXYY；等等。

该病以睾丸发育不良、无精子症、不育为主要特征。睾丸出现退化，生精小管透明样变性，除间质细胞增生外，支持细胞及其他生殖细胞皆缺乏。最近有多项研究表

明，Klinefelter 综合征患者的睾丸伴有微循环障碍。Tuttelmann 等人对 Klinefelter 征小鼠睾丸切片进行研究，发现血管密度与睾丸表面积比值明显小于正常小鼠睾丸，这提示 Klinefelter 征患者睾丸血管床面积减少，由于血管减少，激素弥散障碍，睾丸产生的雄激素释放入血减少，最终引起血清雄激素浓度下降。患者可表现为血清雄激素降低，但睾丸内的雄激素浓度不但不降低，反而有所升高。此外，研究发现 Klinefelter 征患者动脉直径小于正常对照组，并且患者具有静脉血栓栓塞的倾向。Klinefelter 征患者常伴有腹部肥胖、代谢综合征、糖尿病和系统性红斑狼疮，上述这些都可能增加静脉血栓栓塞的风险。总之，Klinefelter 征患者往往出现血液循环指标异常以及睾丸微循环障碍。

二、Turner 综合征

Turner 综合征（Turner syndrome，TS）是由 Turner 于 1938 年首先发现，又称"先天性卵巢发育不全综合征"或"女性性腺发育不全综合征"，是一种较为常见的性染色体异常综合征。TS 发病率为 1/2000，其典型核型为 45，XO，发生率约为 55%。其他核型如 45，X，或 46，XX，或 46，X，del（X）等，占 45%。主要临床表现为身材矮小、原发闭经、性腺功能衰竭、颈蹼和肘外翻和先天性淋巴水肿等。本病常伴有先天性或后天性心血管疾病，其中主动脉夹层是最严重的并发症。

妇科超声常见子宫明显缩小、条索状卵巢或子宫卵巢缺如、始基子宫等。在组织学上，于胚胎发育后期，可见卵巢严重的纤维化。VEGF 是重要的微循环调控因子，对血管内皮细胞具有高度特异性，能增加血管通透性，促进内皮细胞的增殖。卵巢是人在成年后仍具有 VEGF 活性的少数组织之一，含有丰富的 VEGF 受体，过高水平的 VEGF-A 与 VEGFR-2 结合，可最终导致组织纤维化。因此，TS 患者卵巢纤维化，可能与卵巢过高表达 VEGF 有关。

三、隐睾

隐睾是指婴儿出生时，一侧或双侧睾丸未降入阴囊，停留在睾丸下降途径中的某一个部位。隐睾首先是由 John Hunter 在 1786 年报道，是婴幼儿的常见病之一，其发病率足月儿为 3.4%，早产儿可高达 30%；左侧隐睾的发生率为 30%，右侧为 50%，双侧为 20%。研究显示，隐睾的生精环境发生改变，生精细胞凋亡，睾丸纤维化，严重时可出现睾丸钙化等退行性改变，最终可引起男性生育能力减低甚至丧失。此外，隐睾恶变为肿瘤的机会明显增加，约是正常位置睾丸的 40 倍。

正常情况下，睾丸下降分为腹内段及腹股沟段。腹内段下降时，睾丸引带及生殖腹股沟韧带发挥重要作用。雄激素使睾丸悬韧带退化，控制睾丸两阶段下降，hCG 是间接作用。引带的发育依赖间质细胞表达的胰岛素样因子 –3（insulin-like factor-3，Insl-3），Insl-3 使睾丸引带增大增粗，后者将睾丸牵引至腹股沟区。胚胎在 7～8 周时，睾丸开始分化，形成鞘状突；12 周时，睾丸经腹下降至腹股沟内环；26～28 周时，睾丸引带膨胀，形成腹股沟管，睾丸逐渐从腹股沟管内环经腹股沟管出外环进入阴囊。抗缪勒激素（anti-Mullerian hormone，AMH）调控睾丸腹内段的下降，生殖股神经释放的降钙素基因相关肽（calcitonin generelated peptide，CGRP）与睾丸引带上的 CGRP 受体紧密结合，引导睾丸引带移向阴囊。在下降过程中，任何环节的障碍都有可能导致隐睾的发生。

隐睾的发病机制目前尚且不清，可能与遗传、内分泌、解剖等因素相关。首先，隐睾具有遗传倾向性，家族中发病率接近 14%，文献报道了许多与隐睾发生有相关性的基因，包括 Insl-3、Tsg23、B 细胞白血病因子（B cell leukemia-2 gene，Bcl-2）、AR 基因、GnRHR、iNOS、SRD5A2、miR-210、转录因子同源盒 A、热休克蛋白 70-2（Hsp70-2）基因、雌激素和 ER 基因等。其次，在内分泌方面，下丘脑 – 垂体 – 睾丸轴失衡，导致隐睾患者睾酮水平低于正常，以及 AMH 分泌不足等皆可导致隐睾的发生，这种情况所致的隐睾多为双侧。

动物实验发现，隐睾侧睾丸毛细血管发生退行性改变，血管内皮层增厚，与间质的物质交换受到阻碍。有学者对牦牛隐睾进行观察，发现隐睾内胶原纤维增生，被膜内血管减少，管壁皱缩，管腔缩小，仅可见微血管。这表明隐睾存在微循环异常。

临床亦发现，在小儿隐睾手术前的血液中，微循环因子 VEGF 明显高于正常儿童；手术后 3 个月，VEGF 方可恢复正常。可能是因为隐睾手术导致机体处于炎症、缺血、缺氧状态，刺激微循环因子 VEGF 大量分泌。经手术治疗后 3 个月，由于炎症、缺血、缺氧状态得到进一步的改善，改变了血管通透性的作用，内皮细胞的增殖得到了明显的抑制，细胞免疫功能状态也得到了明显的提高，睾丸明显得到了恢复。

四、精索静脉曲张（varicocele，VC）

VC 是一种血管病变，指精索内蔓状静脉丛的异常扩张、伸长和迂曲，可导致疼痛不适及进行性睾丸功能减退，是男性不育的常见原因之一。VC 在一般成年男性人群中的发病率为 15%，在男性原发性不育人群中的发病率为 35% ～ 44%，在男性继发性不育中则达到了 45% ～ 81%。睾丸及附睾静脉汇集成蔓状静脉丛，经三条径路回流：①在腹股沟管内汇成精索内静脉，沿腹膜后上行，左侧精索内静脉呈直角汇入左肾静脉，右侧精索内静脉在右肾静脉下方约 5cm 处呈锐角汇入下腔静脉，直接汇入右肾静脉者约为 5% ～ 10%；②经输精管静脉汇入髂内静脉；③经提睾肌静脉至腹壁下静脉，汇入髂外静脉。

先天性 VC 较为常见，发生与下列因素有关：①静脉瓣有防止静脉血返流的作用，当精索静脉瓣缺如或功能不良时可导致血液返流。②精索静脉壁及其周围结缔组织薄弱或提睾肌发育不全。③人的直立姿势影响精索静脉回流。左侧精索静脉曲张较右侧常见，可能原因为：①左侧精索内静脉行程长，呈直角汇入左肾静脉，静脉压力较大；②左肾静脉在肠系膜上动脉与腹主动脉之间受压，影响左侧精索内静脉回流甚至导致返流（称为"胡桃夹"现象）；③精索内静脉瓣缺如更常见于左侧（左侧约 40%，右侧约 23%）。

继发性 VC 较少见，可见于左肾静脉或腔静脉瘤栓阻塞、肾肿瘤、腹膜后肿瘤、盆腔肿瘤、巨大肾积水或肾囊肿、异位血管压迫等。

第二节　感染因素

一、概念

炎症（inflammation）是机体在致炎因子的作用下发生的一种以防御为主的局部组织反应。感染（infection）指由病毒、细菌、立克次体、原虫、真菌、螺旋体和寄生虫等病原微生物所引起的炎症。临床上发生炎症时，除了局部出现红、肿、热、痛及功能障碍外，还可有不同程度的全身反应，如发热、白细胞增多、单核 - 吞噬细胞系统增生及功能增强等表现。在炎症过程中，一方面，损伤因子可直接或间接损伤机体的组织和细胞；

另一方面，机体通过一系列血管反应、液体渗出、白细胞渗出及活化，稀释、中和、杀伤和包围损伤因子；同时，通过实质和间质细胞的再生使受损伤的组织得以修复和愈合。可以说，炎症是损伤、抗损伤和修复的统一过程。

二、基本病理变化

感染引起的炎症与其他原因所引起炎症的病理变化一样，包括局部组织的变质、渗出和增生。

（一）变质

炎症局部组织发生的变性和坏死，统称为"变质"。变质可以发生于实质细胞及间质细胞。实质细胞主要表现为细胞水肿、脂肪变性、细胞凝固性坏死和液化性坏死等，间质细胞主要表现为黏液样变性和纤维素样坏死等。变质可以由致病因子直接作用所致，也可以由血液循环障碍和炎症反应产物的间接作用引起。变质反应的轻重，不但取决于致病因子的性质和强度，还取决于机体的反应情况。

（二）渗出

炎症局部组织血管内的液体成分、纤维素等蛋白质和各种炎细胞通过血管壁进入组织间隙、体腔、体表和黏膜表面的过程叫渗出，所渗出的液体和细胞成分总称为"渗出物"或"渗出液"。渗出液的产生是由于血管通透性增高和白细胞主动游出血管所致。若渗出液积聚在组织间隙内，称为"炎性水肿"；若渗出液积聚于浆膜腔，则称为"炎性浆膜腔积液"。通常情况下，渗出液对机体具有积极意义：①稀释和中和毒素，减轻毒素对局部组织的损伤作用；②为局部浸润的白细胞带来营养物质和运走代谢产物；③渗出液中所含的抗体和补体有利于消灭病原体；④渗出液中的纤维素交织成网，不仅可限制病原微生物的扩散，还有利于白细胞吞噬消灭病原体，在炎症后期的纤维素网架可成为修复的支架，并有利于成纤维细胞产生胶原纤维；⑤渗出液中的白细胞吞噬和杀灭病原微生物，清除坏死组织；⑥炎症局部的病原微生物和毒素随渗出液的淋巴回流而到达局部淋巴结，刺激细胞免疫和体液免疫的产生。

然而，渗出液过多有压迫和阻塞周围组织的不良作用。此外，渗出物中的纤维素吸收不良可发生机化，造成组织功能障碍。

（三）增生

在致炎因子的作用下，炎症局部的实质细胞和间质细胞可发生增生。其中，间质细胞的增生包括巨噬细胞、内皮细胞和成纤维细胞的增生。增生是相应的生长因子刺激的结果，炎症性增生具有限制炎症扩散和修复损伤组织的功能。

虽然炎症对机体和组织具有十分重要的积极意义，但在一定情况下，炎症对机体具有危害性：①当炎症引起重要器官的组织和细胞发生比较严重的变性和坏死时，可以影响受累组织和器官的功能；②当炎症伴发的大量炎性渗出物累及重要器官时，可以造成严重后果甚至威胁患者生命；③炎症引起的增生性反应，有时也可以造成严重影响，例如生殖系统炎症造成组织粘连、微循环障碍。

三、生殖系统感染与微循环

近年来的许多研究表明，生殖系统感染造成炎症时，组织中 NO、VEGF 及促炎因子等微循环因子显著高于正常组，而通过活血化瘀、清热解毒中药的干预，可以显著减低 NO、VEGF 及促炎因子含量，进而减缓局部过度的炎症反应，降低血管通透性，从而减少纤维蛋白原渗出、沉积，促进纤维蛋白溶解与合成的平衡，减少细胞外基质的沉积，减少和抑制粘连发生，促进损伤组织的修复。可见，中医药在调节炎症部位微循环异常及抑制炎症因子等方面具有独特的作用。

第三节　手术、外伤

一、手术引起的生殖微循环障碍

（一）卵巢手术引起的卵巢储备功能下降

卵巢肿瘤手术是妇科最常见的手术，根据病情不同，可分为卵巢切除术、卵巢肿瘤挖除术、卵巢肿瘤蒂扭转手术、卵巢恶性肿瘤减灭术等。

近年来，关于手术对卵巢储备功能的影响备受关注。其原因可能包括：手术导致部分卵巢组织丢失；手术引起局部的炎症反应，电凝止血引起卵巢热损伤，以及局部血管破坏导致卵巢有效血供减少。

（二）输卵管手术导致卵巢储备下降

针对输卵管的手术，如输卵管结扎术、输卵管造口术、输卵管切除术，可能通过影响卵巢的血供，进而影响卵巢的储备功能。

卵巢的血液供应主要来自卵巢动脉。卵巢动脉的分支与子宫动脉的卵巢支互相吻合，共同营养卵巢；输卵管血液供应起源于卵巢动脉及子宫动脉，子宫动脉自子宫角发出的输卵管支及卵巢支，在输卵管系膜内分出若干支，共同营养输卵管。两者血液供应在解剖上相邻近，在此区域内进行手术操作，可能影响卵巢血供，导致卵巢储备功能下降，甚至导致卵巢早衰。

输卵管切除术对卵巢功能的影响，仍存在争议。有研究结果显示，输卵管切除术后减少了卵巢的血流和窦卵泡计数（antral follicle counting，AFC），在一定程度上可降低卵巢的储备功能。但 Strandell 等认为，输卵管切除术对患者卵巢反应性无损害，双侧输卵管切除术后的获卵数、卵裂率及胚胎的形态学评分均不受影响。因此，Gelbaya 等认为，输卵管切除术对卵巢的储备功能有负面影响，但不影响最终的妊娠结局。

输卵管结扎术及造口术相较于输卵管切除术，对卵巢的血运影响较小。周灿权回顾性分析研究显示，输卵管伞端造口术基本不影响卵巢的血供，引流有害的输卵管积水的同时，又保留了自然妊娠的可能，避免对局部血运和神经造成明显影响，保护了卵巢对促排卵药物的反应性。然而保留输卵管，可能会存在输卵管积水复发及增加输卵管妊娠的风险。

（三）子宫动脉栓塞术对卵巢功能的影响

从解剖上来说，子宫动脉卵巢支也参与了卵巢的血供，完全阻断子宫动脉有可能对卵巢功能造成影响。有研究对 1201 例子宫动脉栓塞术并发症的分析发现，子宫动脉栓塞术后有 0.92% 患者出现卵巢功能减退表现，如月经稀发、闭经，查基础性激素水平示 FSH、LH 升高；0.09% 的患者出现卵巢早衰。Machael Mara 等人对 121 名有生育需求的子宫肌瘤患者行随机对照试验，发现手术治疗和子宫动脉栓塞术治疗在成功率、症状改善、术后 FSH 水平、复发及再发上均无明显差异，但手术组患者在术后 2 年内有更高的受孕率。相对于子宫动脉栓塞治疗而言，手术对卵巢血供的影响相对较小。因此，卵巢微循环对生育能力有一定的影响。

（四）人工流产术对子宫血流的影响

子宫血流主要来自子宫动脉，子宫动脉的终末支位于功能层，呈螺旋状走行，称为"子宫螺旋动脉"，为子宫内膜供血的主要血管，其对雌孕激素变化呈高度敏感性，随月经周期变化而呈周期性改变。人工流产术使子宫内膜受到损伤，子宫内膜不能正常生长，内膜微循环异常。厉进等通过经阴道彩色多普勒超声，研究了人工流产后子宫内膜修复与子宫、卵巢血流动力学改变的关系。将人工流产术后月经失调的患者设为月经不调组，人工流产术后 30 天左右月经恢复正常者作为对照组，观察子宫卵巢声像图并测量子宫、卵巢动脉的 RI、PI 值。结果发现，人工流产术后月经不调组子宫、卵巢的 RI、PI 值高于对照组，子宫内膜修复缓慢。

（五）外科手术对阴茎勃起功能的影响

腹盆腔手术可能影响阴茎的血液供应，造成血管性勃起功能障碍。最常见的是主动脉 – 髂动脉手术，阴茎动脉来源于髂内动脉。髂内动脉结扎术后，阴茎海绵体中神经元型一氧化氮合酶（neuronal nitric oxide synthase，nNOS）、内皮型一氧化氮合酶（eEndothelial nitric oxide synthase，eNOS）表达下降，引发动脉性勃起功能障碍（erectile dysfunction，ED）。提高手术技巧，可降低这类 ED 的发病率。动脉瘤及其手术，可使粥样硬化斑块和血栓进入盆腔血管而导致 ED。慢性肾功能衰竭患者可继发 ED，肾移植可以改善患者的勃起功能。如果反复移植或利用双侧髂内动脉进行肾移植，由于髂内动脉远端结扎、慢性肾功能衰竭、患者血液透析等多因素也可致 ED 发生。对尿道狭窄的患者进行多次尿道切开术，可使阴茎海绵体和尿道海绵体之间产生异常静脉通道，导致静脉性 ED 的发生。根治性前列腺切除术是治疗局限性前列腺癌最有效的方法，手术后存在一定比例的术后 ED，前列腺癌根治术后发生 ED 的原因，可能是手术造成的神经与血管损伤导致海绵体平滑肌氧合作用下降，从而引起勃起功能的减退或丧失，甚至造成海绵体纤维化和静脉关闭障碍。

（六）外科手术对睾丸血流的影响

在显微男科手术未普及之前，对无精子症患者，开放式睾丸活检术被认为是获取睾丸组织，评价精子发生的重要手段，但该手术容易引发潜在的血行阻断，影响睾丸血液的供应。VC 是青壮年男性的常见疾病，也是导致男性不育的常见因素之一，部分患者需要通过精索静脉结扎手术治疗，而精索动脉误扎是该手术的风险之一。有研究发现，误扎精索内动脉发生睾丸萎缩的概率尽管不高（约为 1.2%），但可损害生精过程，对于大多数想通过手术来改善精子质量和治疗不育的患者来讲是非常不利的。保护睾丸动脉，对于维持正常的生精功能具有重要作用。

二、外伤引起的生殖微循环障碍

（一）阔韧带损伤

女性盆腔静脉淤血可导致生殖器官病理性改变，如子宫内膜间质水肿、血管充盈、卵巢水肿样变，长期淤血者往往导致经前期下腹胀痛不适及月经量增多。有学者认为，阔韧带底部筋膜裂伤，是部分女性盆腔淤血症的唯一重要原因。由于盆腔静脉构造上薄弱，缺乏弹性，缺乏固有血管外鞘的支持，而阔韧带筋膜裂伤，使得盆腔静脉更加失去支持，从而形成静脉曲张，还使子宫后位。手术中发现：阔韧带基底部裂伤可累及阔韧带前面或后面，并向两侧延伸；有时浆膜的裂口清晰可见，但有时裂口甚小，似小的糜烂、擦伤一样，并有液体渗出；而在修补阔韧带及其基底部筋膜裂伤后，不仅使子宫后位得到有效的矫正，阔韧带静脉曲张及盆腔淤血症状也随之消失。此外，早婚、早育及孕产频繁者也易于产生盆腔静脉淤血。

（二）睾丸损伤

常见的睾丸损伤，包括闭合性损伤（如踢伤、挤压伤、骑跨伤、交通事故等）、开放性损伤（如刀刺伤、子弹及弹片伤、动物咬伤等）、医源性损伤（如行睾丸穿刺、睾丸活检、阴囊内手术等）。

体格检查时，睾丸挫伤可见阴囊肿大、皮下出血，睾丸肿胀有压痛，可触及坚硬的睾丸。睾丸破裂可见阴囊淤血斑、睾丸肿大，有明显的触痛，睾丸轮廓不清。睾丸扭转，可见局部肿胀，有明显压痛，能触及睾丸状肿物。

睾丸损伤后，若得到及时有效治疗，一般无明显后遗症。损伤后，若未得到及时治疗，由于睾丸白膜内出血或者阴囊内大出血，会产生局部高压，使睾丸微循环障碍，发生萎缩，导致不育和性功能下降。

（三）睾丸扭转

睾丸扭转是泌尿外科相对少见的急症，好发人群为幼儿及青少年，左侧较右侧常见。睾丸组织对缺血耐受差，因此早期诊断及处理十分重要。彩色多普勒超声血流显像检查，是目前早期诊断睾丸扭转的主要方法。睾丸缺血梗死的发生，取决于扭转程度及扭转持续时间。以往实验发现，大鼠睾丸扭转 90°、180°、360°、720°，睾丸坏死所需要的时间分别为 7 天、3～4 天、12～24 小时、2 小时。当睾丸扭转时间长于 24 小时，睾丸组织会形成不可逆性损害。睾丸扭转需与急性睾丸炎鉴别：睾丸扭转时，患侧睾丸呈进行性肿大，彩色多普勒检查无明显血流信号或较健侧明显减少，流速曲线为高阻型；急性睾丸炎时，彩色多普勒检查可发现患侧血流信号丰富或较健侧增多，流速曲线为低阻型。睾丸扭转一旦确诊，常需急诊手术，故应注意两者区别，以免贻误治疗。一侧睾丸扭转，可通过不同机制影响双侧睾丸血供，进而抑制精子发生过程。

Vigueras 等认为，发生睾丸扭转的人群往往存在先天生殖系统发育的异常，在胚胎期睾丸下降过程中，睾丸反复扭转缺血造成睾丸损伤，而不是单一的一侧睾丸扭转造成的。Otcu 等认为，一侧睾丸扭转缺血后造成血 - 睾屏障受损，诱发自身免疫机制损伤双侧睾丸，切除扭转睾丸并不能停止损伤进程。多数学者认为，一侧睾丸损伤后，反射性双侧血管收缩导致双侧睾丸血供不足，共同导致了精子发生过程受损。

（四）精索扭转

精索扭转可引起静脉阻塞，继发性引起精索下部组织淤血、出血和水肿。严重扭转可引起精索内动、静脉都阻塞，导致精索坏死。

（五）外伤对血管性 ED 的影响

骨盆骨折和会阴部闭合伤所出现的阴茎动脉损伤，可致 ED。骨盆骨折既可损伤血管，还可损伤海绵体神经，对具体患者而言，或是神经性 ED 为主，或是动脉性 ED 为主，或两者兼而有之。

第四节 理化因素

一、高温

温度升高可使红细胞膜脂质液晶态增多，流动性增强，同时膜蛋白因受热而损伤，结果导致红细胞的变形能力降低。而红细胞变形性对血液循环及器官组织代谢有很重要的作用，尤其是在微循环系统中，红细胞的自由变形能使其容易通过比它直径小的微血管，从而保证血液的流动性。寒冷能引起外周微循环障碍，微循环血管口径缩小，血流缓慢，血细胞聚集。任传成等发现，气象因素对微循环有一定的影响，低温、高压可使微血管收缩、毛细血管开放减少，而高温高湿则相反，表现为微血管扩张、毛细血管大量开放、血液淤滞、血流缓慢、血管周围有渗出。

睾丸温度升高可能会影响精子损伤的发生，成年人睾丸长期温度升高将导致不可逆的生精损伤。高温将导致有丝分裂原激活蛋白激酶 -13（mitogen-activated protein kinase，MAPK-13）和 MAPK-14 持续处于激活状态，睾丸溶解产物中胞质和线粒体碎片中凋亡因子水平升高，可导致细胞色素 C 释放，介导细胞凋亡。

二、力学因素

不同力学因素能够影响盆腔血管的流速，从而改变局部血管的压力，其中盆腔静脉更易受影响。

①站立：长期站立之人，盆腔静脉压力持续增高，易于形成盆腔淤血症，久立后下腹痛、腰痛加重，白带量及月经量增加。对男性而言，长时间站立，容易使睾丸静脉血回流不好，滞留在血管中，还可能产生坠胀疼痛等不适症状。

②子宫后位：虽然子宫后位不一定都产生盆腔淤血症，但常常是引起盆腔淤血的重要因素。临床上盆腔淤血症患者的子宫多数是后位肥大的，当用子宫托使后位的子宫维持在前位时，腰痛就明显减轻。有人用子宫碘油造影证明：后位肥大淤血的子宫经悬吊后，子宫体积明显缩小。子宫后位时，子宫卵巢血管丛随子宫体下降屈曲在骶凹两侧，使静脉压增高，回流受影响，以致静脉处于淤血状态。

③便秘：便秘影响直肠的静脉回流，而直肠和子宫引导静脉互相吻合，痔丛静脉充血必然引起子宫阴道丛充血，故习惯性便秘常常导致盆腔淤血症。

三、药物因素

毛新良等研究发现，具有睾丸毒理作用的增产菊胺酯可降低睾丸间质细胞内 NOS 活性，并使睾酮分泌减少。目前过量维生素 B_6（盐酸吡哆醇，PN）已用于治疗某些职业人群及某些神经精神疾病等，但过量摄入 PN 可对人和动物的睾丸造成损害。腹腔注射 PN，7 天后睾丸间质细胞的 NOS 反应强度明显增加，NOS 阳性细胞数也明显增多，推测睾丸间质细胞 NOS 活性的增强可能是大剂量 PN 诱导生精细胞发生凋亡的重要机制之一。NOS 和 NO 对雄性生殖功能的调节具有重要的作用，它能调节睾丸的血液供应、激素的分泌、精子的正常发生及活能，并影响精子的质量，从而影响生殖能力。有研究发现，NO 能够调节睾丸微循环的血流动力学，从而影响睾丸的血液供应。

四、微波因素

微波作为一种非电离辐射，在一定的强度下可损伤睾丸功能，睾丸是微波作用的靶器官之一。刘卫等研究了微波辐射对小鼠睾丸间质细胞 NOS 的影响，发现睾丸内 NOS 阳性细胞微波辐射 21 天后，NOS 阳性细胞减少不明显，但染色略变淡；辐射 42 天后，NOS 阳性睾丸间质细胞明显减少，染色也变淡。微波慢性辐射可导致睾丸超微结构异常，可使血清睾酮的水平下降，对睾丸间质细胞具有损害作用，影响睾丸间质细胞 NOS 活性。NOS 活性改变是微波损伤睾丸间质细胞的一个敏感指标，而 NO 活性改变机制可能是微波对生精过程影响的机制。

五、重金属因素

铅、镉是对睾丸有毒理作用的重金属元素，不但可使 NO 阳性的睾丸间质细胞减少，NO 活性也明显降低。给小鼠铅、镉 1 周后，NOS 阳性细胞数量明显减少，并随着时间的延长而加剧，NOS 活性逐渐降低。铅和镉除直接影响生精功能外，还可通过 NO 机制明显降低间质细胞功能，进一步影响睾酮的分泌能力，这也可能是铅、镉储积后导致性功能低下的原因之一。

【参考文献】

［1］Glueck Charles J, Jetty Vybhav, Goldenberg Naila, et al. Thrombophilia in Klinefelter Syndrome With Deep Venous Thrombosis, Pulmonary Embolism, and Mesenteric Artery Thrombosis on Testosterone Therapy: A Pilot Study［J］. Clin Appl ThrombHemost, 2007, 23（8）: 973-979.

［2］赵连明, 姜辉, 洪锴, 等. 非嵌合型克氏综合征患者显微取精成功3例报告［J］. 北京大学学报（医学版）, 2012, 44（4）: 547-550.

［3］Tuttelmann F, Damm O S, Luetjens C M, et al. Intratesticular testosterone is increased in men with Klinefelter syndrome and may not be released into the bloodstream owing to altered testicular vascularization-a preliminary report［J］. Andrology, 2014, 2（2）: 275-281.

［4］Foresta C, Caretta N, Palego P, et al. Reduced artery diameters in Klinefelter syndrome［J］. International Journal of Andrology, 2012, 35（5）: 720-725.

［5］何啸, 齐雯丽, 鲁华. 隐睾发病成因的研究现状［J］. 巴楚医学, 2019, 2（3）: 111-115.

［6］Pinart E, Bonet S, Briz M D et al. Morphologic and histochemical study of blood capillaries in boar testes: effects of abdominal cryptorchidism［J］. Teratology, 2001, 63（1）: 42-51.

［7］陈国娟, 袁莉刚, 李聪, 等. 高原牦牛隐睾组织结构特征［J］. 畜牧兽医学报, 2015, 46（12）: 2282-2290.

［8］周克文, 郑新民. 单侧隐睾对侧睾丸损害与HIF-1a和VEGF的关系［J］. 医学新知杂志, 2006, 16（5）: 283-285.

［9］李延林, 朱洪波, 苗祥, 等. 小儿隐睾症患者手术后血清IL-6、IL-8和VEGF检测及其临床意义［J］. 放射免疫学杂志, 2012, 25（6）: 615-616.

［10］孙德霞. 小儿隐睾症手术治疗前后VEGF检测的临床意义［J］. 放射免疫学杂志, 2005, 18（6）: 509-510.

［11］逯莉，王相东．坤复康胶囊对慢性盆腔炎大鼠VEGF、NO的影响［J］．陕西中医，2015，36（8）：1099-1100.

［12］李伟诗，付开强，吕晓珮，等．LPS诱导小鼠子宫内膜炎模型的建立［J］．中国兽医杂志，2005，51（9）：96-98+52.

［13］朱迎萍，吴燕平．自拟宫颈方对宫颈炎模型大鼠宫颈组织VEGF-A、NF-KB表达的影响［J］．浙江中西医结合杂志，2017，27（9）：752-755+833.

［14］谢知慧，包红桃，董娟娟，等．桂枝茯苓丸对盆腔炎性疾病模型大鼠子宫、卵巢组织中VEGF表达的影响［J］．中国妇幼保健，2018，33（11）：2565-2568.

［15］齐惠莉，王烈宏．活血化瘀方对盆腔炎性疾病大鼠血管内皮因子及免疫因子的影响［J］．陕西中医，2018，39（8）：1004-1007.

［16］陈杰，张志丽，许维国，等．流行性腮腺炎合并睾丸炎的血清细胞因子水平分析［J］．传染病信息，2014，27（1）：41-42+48.

［17］陈瑞明，刘巍，张晓彬，等．前列舒通胶囊对大鼠前列腺炎的治疗作用［J］．西北药学杂志，2009，24（5）：378-380.

［18］陈志强，吴清和，王树声，等．前列清抑菌、抗炎和改善微循环作用的实验研究［J］．广州中医药大学学报，2000（2）：147-151+191.

［19］Strandell A，Lindhard A. Why does hydrosalpinx reduce fertility? The importance of hydrosalpinx fluid［J］．Human Reproduction，2002，17（5）：1141-1145.

［20］Gelbaya T A，Nardo L G，Fitzgerald CT，et al. Ovarian response to gonadotropins after laparoscopic salpingectomy or the division of fallopian tubes for hydrosalpinges［J］．Fertility and Sterility，2006，85（5）：1464-1468.

［21］周灿权，钟依平，庄广伦，等．体外受精与胚胎移植前输卵管积水的处理［J］．中国实用妇科与产科杂志，2005，21（3）：155-157.

［22］杨梦佳．1201例子宫动脉栓塞术并发症分析［D］．杭州：浙江大学，2016.

［23］Michal Mara J M，Zuzana Fucikova，David Kuzel，et al. Midterm clinical and first reproductive results of a ramdomized controlled trial comparing uterine fibroid embolization and myomectomy [J]. CardiovascInterventRadiol, 2008, 31 (1): 73-75.

[24] 厉进, 黄毅斌, 张晖, 等. 阴道彩超对人流后子宫内膜修复及血流动力学评价 [J]. 郧阳医学院学报, 2006 (4): 226-227.

[25] Vigueras R M, Reyes G, Rojas-Castaneda J, et al. Testicular torsion and its effects on the spermatogenic cycle in the contralateral testis of the rat [J]. Lab Anim, 2004, 38 (3): 313-320.

[26] Otcu S, Durakogugil M, Orer H S, et al. Contralateral genitofemoral sympathetic nerve discharge increases following ipsilateral testicular torsion [J]. Urological Research, 2002, 30 (5): 324-328.

[27] Karaguzel G, Gungor F, GulayKaraguzel, et al. Unilateral spermatic cord torsion without ipsilateral spermatogenetic material: effects on testicular blood flow and fertility potential [J]. Urological Research, 2004, 32 (1): 51-54.

[28] 任传成, 刘久波, 叶天雄, 等. 气象因素对微循环的影响 [J]. 微循环学杂志, 1999, 9 (3): 12-13.

[29] 毛新良, 徐以平, 宋瑞琨, 等. 增产菊胺酯对雄性小鼠生殖细胞能量代谢的影响 [J]. 同济医科大学学报, 2000 (3): 215-216+285.

[30] 刘卫, 周广平, 邵新玺, 等. 微波辐射对睾丸间质细胞一氧化氮合成酶 (NOS) 的影响 [J]. 现代中西医结合杂志, 2000 (13): 1206-1207.

[31] Sepaniak S, Forges T, Gerard H, et al. The influence of cigarette smoking on human sperm quality and DNA fragmentation [J]. Toxicology, 2006, 223 (1-2): 54-60.

第五章　生殖微循环障碍的检测

　　微循环是循环系统的基础，包括血液循环、组织液循环、淋巴液循环三种，其基本功能是直接参与细胞与组织间的物质交换。由于组织液与淋巴液微循环无色，观察困难，故目前所称微循环实际是指能直接观察到的血液微循环，包括微动脉与微静脉间的血管内血液循环。微循环在属性、形态、功能调节方面具有一般循环系统的共性，但又有脏器组织的特殊性，各脏器组织的微循环结构有所不同，但其基本功能是相同的，即保障人体各组织细胞的物质交换，这对维持正常生理功能具有非常重要的意义。采用各种方法检测微循环的改变，可直接了解微循环的功能，有利于进一步阐明微循环的生理机制与各种疾病的发病机制，为疾病的防治奠定基础。

第一节　外周微循环观察

　　临床上微循环观察主要是观察血液循环，它可以在生物显微镜下直接观察显示。目前微循环常用检测方法主要包括直接活体观察法和间接状态测定法，观察微循环的部位有十几个，如甲皱（nail fold）、眼球结膜、舌尖、口唇、局部皮肤等，但常用且能代表全身微循环状态的主要是甲皱、眼球结膜两个部位，其中甲皱是观察人体微循环的最好窗口。

一、检测方法

（一）直接活体观察法

利用各种微循环显微镜，如激光多普勒显微镜（Laser Doppler microscopy）、实体显

095

微镜（stereomicroscopy）、电视显微镜（television microscopy）、荧光显微镜（fluorescence microscopy）、图像切割技术（image splitting technique）、图像分析仪（texture analyzer system，TAS）直接在活体上观察表浅的微血管。如甲皱、眼结膜、唇、舌等处，可以见到微血管的形态、血液流动状态、出血渗血、对刺激的反应等，连接电视录像装置，加上自动测定口径和流速，则可做定量研究，也可注射绿色荧光蛋白（green fluorescence protein，GFP）显影进行显微镜形态学观察。

（二）间接测定法

间接测定微循环的方法比较多，包括以下几类。

1. 皮肤温度测定

一般认为，皮肤温度反映血流速度，故可测定皮温作为判断微循环的指标，脚趾温度的连续测定也可用于临床诊断。如休克时，可以出现四肢冰凉，中药方剂如四逆散可以改善微循环。有人发现，开胸做心脏手术后，外周的血管剧烈收缩，脚趾温度下降，过一定时间后收缩减轻，皮肤表面温度回升，如脚趾温度复原时间比对照值延长，即提示微循环障碍。

2. 热图术测定（thermography technique）

热图术是根据红外辐射能的照相原理，利用红外扫描精确测定体表温度的细微差别。将含有对热敏感的液晶柔软橡皮片口袋贴放在病变区，橡皮片液晶的色标尺上可以辨明由棕色（冷）到蓝色（热）的转变过程，将热点和冷点通过电子仪器转换成黑白或彩色影像，用胶片或录像显示，即可显示图形，但检查时要注意停用对体温有影响的药物。

3. 微电极测定（micro-electrode detection）

微电极是指工作面积很小的电极，它融合了化学反应和电信号两个方面，是研究细胞的重要工具。氧电极或经皮测定氧电极，可判断组织氧含量，从而反映微循环状态。近来研制成乙酰胆碱离子敏感微电极，直径可小到 $0.1 \sim 1\mu m$，可测出 $10^{-5}M$ 的乙酰胆碱浓度，并可研究微循环的调节因子，这对中西医结合研究具有重要意义。

4. 激光多普勒测定（Laser Doppler microscopy）

其原理是主机发出激光束，通过光纤探头，广泛入射到运动微粒上，其反射或散射光要发生频移，偏离入射光的频率，波长发生改变，即光学多普勒效应，频移量的大小可精确反映运动微粒如血细胞的数量和运动的速度。用激光混频法测量单支血管流速，或用激光混频技术加多普勒效应原理测定组织表面微区中微循环的红细胞灌注流量。

5. 标记物廓清速度测定

可反映皮肤或肌肉的血流量。皮肤或肌肉注入能释放 γ 射线的惰性物质，测定被廓清的速度，其被清除速度与局部组织的血流量成正比。常用的是皮内注射标记蛋白，测定其清除速度可反映皮肤微循环的变化。

二、甲皱微循环观察

甲皱微循环检查是目前临床上最常用的、可以了解微循环状态的方法，已经成为中医评价血瘀证的重要指标之一。手指是机体的暴露部位，既容易固定又容易转动，检查符合生理条件，一般选择无名指、小手指甲皱为宜。甲皱是指覆盖指甲根部的皮肤皱褶，其表面被鳞状上皮覆盖，其中有真皮突形成的乳头，每个乳头内有一支到几支毛细血管袢，其微血管较为丰富，对各种刺激的反应比较敏感。因此，甲皱微循环观察在临床上应用广泛。正常微循环的微动脉中不应出现白细胞，毛细血管内可以看到白细胞变形，闪烁而过，微静脉中偶见白细胞贴壁翻滚而过，不应有多数白细胞贴壁翻滚现象，不应有细胞聚集现象。正常微循环不应有白色微小血栓及红栓，不应有局部渗出或出血现象。正常微循环（甲皱）乳头下静脉丛隐约可见，不应淤滞增粗，不应有明显的汗腺管及汗滴。

（一）甲皱微循环血管和血液循环通路

甲皱血液循环存在三种短路：①短路支－交通支：在毛细血管交通支管袢的中、下部输入支和输出支之间。②动、静脉短路支：在乳头下微动脉和微静脉或小动脉和小静脉间存在较细的单纯管状短路支，在调节局部循环及血液分布方面意义较大。③球状动、静脉短路支：对神经、体液变动十分敏感，能调节局部微循环以适应功能、代谢的需要。

甲皱血液循环，一般沿小动脉→微动脉→毛细血管输入支→毛细血管输出支→微静脉→静脉方向流动（附彩图 5-1）。

（二）观察方法及指标

1. 常规操作步骤

检查左手指有无局部损伤，并在甲皱处涂上油。让被检查者安静休息 30 分钟，记录室温，测定左手无名指甲皱皮温，低倍镜下观察甲皱全貌，定标志血管，然后启用高倍镜检查，按表格项目逐条填写。外形、张力、祥顶淤血、出血等指标，必须对 10 ～ 20 支管祥做分类计算，流速宜测定 3 支管祥。微血流中的成分，按每 1mm 血管内的量定级：轻、中、重管祥数。

2. 血色改变与观察指标

血色与血氧饱和度有一定关系。如健康人为鲜红色，贫血或血液稀释时为淡红色，当缺氧、淤血、DIC 时为暗红色。

（1）毛细血管形态学观察

清晰度：正常毛细血管祥轮廓清晰，一排血管排列整齐。健康人多数毛细血管呈发卡形，观察时，以标志血管算起，标出发卡形管祥与其他异形的百分比，对 20 根毛细血管祥外形进行分类计数。正常情况下，异形管祥数为 30% 以下。病理情况下，毛细血管弯曲、扩张或畸形，液体渗出使轮廓模糊甚至消失。若皮肤角化过度，微血管轮廓也模糊，可因血管挛缩或形态异常而排列紊乱或不规则。

乳头下静脉丛：健康人甲皱真皮乳头比较整齐，呈弧形波浪状，多由微静脉组成。其管壁薄，血流在此汇集，易扩张。可见情况与年龄有关，儿童较明显，青中年少见，老年人也较易见。健康人毛细血管祥有一定张力，以血柱形态可以推断出，其粗细均匀，走向柔顺，管壁光滑。某些疾病情况下，管壁张力减弱，管壁呈锯齿状，如系统性红斑狼疮（systemic lupus erythematosus，SLE）。管壁张力也可异常增强，呈僵直状态，如高血压、动脉硬化。若在皮肤萎缩、皮肌炎、SLE 时，乳头数目减少。临床常将其分为四类：①初期：未见乳头下静脉；②轻度：乳头下静脉可见，细而断续；③中度：乳头下静脉丛明显可见，互相连接成网；④重度：乳头下静脉丛粗大、明显、瘀滞，血流缓慢，血细胞明显聚集，血呈暗灰色。

数目：正常毛细血管管祥数为每毫米 6 ～ 12 支，管祥长 0.12 ～ 0.29mm。测量方法可用参数测量仪，亦可用目镜直接观察第一排管袢测微尺 1mm 中的管袢数，取连续 2～3 视野中平均值。

管径：用放大 150 倍显微镜测定时，输入支与输出支口径分别为 9.16±0.95μm，12.40±1.59μm，动静脉比为 1∶1.3。另有用电视管径扫描定量方法测量，放大 100～180 倍，动静脉比为 1∶1.5～2。袢顶宽度为 43～47μm，当组织水肿或淤血时加宽，痉挛时变窄，切线至顶部为高度。

（2）毛细血管袢内微血流动态：健康人正常血流态呈连续、均匀、光滑、线状。病理状态下，根据红细胞聚集程度可分为：红细胞轻度聚集，呈泥沙状；红细胞中度聚集，呈颗粒状，有时呈虚线状或断线状；红细胞重度聚集，呈絮状，并有血细胞和血浆分离现象。红细胞聚集多见于休克、动脉硬化、高脂血症、糖尿病、肺心病等。

微血栓为血小板聚集团块、血细胞聚集团块、脱落的上皮细胞和肿瘤细胞等形成的团块，即白色微小血栓，常见于 DIC、心脑血管疾患等。

（3）毛细血管袢周围的变化：健康者毛细血管袢周围无渗出。当毛细血管管道的透性增高时，其周围尤其是顶部，有一个边缘清晰的透亮区，乃渗出液积聚所致，常伴有毛细血管管袢数目减少及模糊。在毛细血管袢顶上部或侧面可见出血点，在袢顶呈半月表帽状或串珠状，新鲜出血色鲜红，随着时间推移，血红蛋白中的血红素将形成含铁血黄素，颜色变为紫红色及黄褐色。须注意与外伤出血相鉴别，其特点为形态不规则。部分形态不定，与毛细血管管袢无关，毛细血管管袢出血多见于血液病、SLE、血栓闭塞性脉管炎、硬皮病、皮肌炎等免疫性疾病。

（4）毛细血管袢刺激试验

①针刺试验：标定血管后，在显微镜下用针灸针刺管袢，健康人出现收缩反应，但恢复迅速；病理情况下出现异常反应或恢复延迟，为毛细血管管袢麻痹。

②冷刺激试验：标定血管后，将无名指放在冰块上 1 分钟，健康人甲皱毛细血管袢挛缩反应不明显；而对冷刺激敏感性提高者，则毛细血管管袢变细，血流变慢或停滞，属于冷刺激试验阳性。

③热刺激试验：标定血管后，将无名指放入 40℃热水中 1 分钟，健康人出现毛细血

管扩张反应；而反应迟钝或无反应者，属热刺激试验阴性。

（5）毛细血管袢功能试验

①微血管运动计数：选管袢清晰的视野，观察1分钟内毛细血管袢产生的自发性口径粗细变化和血流快慢变化的次数，健康人为每分钟0～6次。在情绪紧张、高血压病、糖尿病、SLE病情活动时，次数增加。

②微血管压力测定：健康人5.33kPa（40mmHg）左右，操作较简单，主要是指动脉收缩压。可采用指套法，将合适的气包带与血压计相连套在左手无名指第二节，在显微镜下看清管袢血流，然后加压，使水银柱升到16.0kPa（120mmHg）左右，此时管袢血流完全停止，然后一边慢慢放气，一边观察，从停止到开始流动的瞬间血压数值称作"手指微血管压力"。

③毛细血管脆性试验：当毛细血管受损时，管壁脆性增加，易破损出血，常用测压法。

正压法（束带法）：方法是将血压计袖带放在上臂，充气后使压力保持在收缩压与舒张压之间，经8分钟后放气，再过5分钟后，检查上臂在袖带4cm处，直径在2.5cm的范围内的出血点数。参考范围：健康男性0～5个，女性0～10个。出血点11～20个为可疑阳性，21个以上为阳性。

负压法：方法是用直径3cm的负压杯，紧扣在被检者上臂屈侧，杯内负压10.7kPa（80mmHg）持续2～3分钟后，检查上臂的杯迹内出血点数。正常时，出血点应在50个以下。

（三）甲皱微循环障碍的分型

甲皱微循环可以代表皮肤微循环，多种疾病的外周微循环都有不同程度的障碍，并且与ECG、CT、脑血流、免疫功能、血流变等临床资料以及脏器损伤程度相平行，有的病例微循环障碍早于临床资料而与症状相一致。常见分型如下。

1. 正常型

排列整齐，清晰，光滑，呈发卡状。每毫升5～13支。口径A：V＝1∶（1.2～1.5）（A1–3 RBC、V1–5 RBC），张力好。乳头下静脉丛不显。流态：均线流或粒线流。流速：

平均 1.1 ～ 2.0mm/s。长度：平均 119.7 ～ 367.29μm。毛细血管管袢周围无出血及渗血。袢顶无淤血，无血细胞聚集现象。

2. 痉挛型

长度变短，时隐时现。毛细血管管袢清晰度降低，呈毛玻璃状。毛细血管管袢变形，血管收缩，阻力增大，扭曲数增加。血流态不均，多为粒状和粒絮状。血流速度稍减慢，间质大多数模糊。口径变小，动脉臂 < 9.34 ～ 2.45μm（正常 1 ～ 3 RBC），静脉臂 < 15.63 ～ 3.48μm（正常 1 ～ 5 RBC）。

3. 瘀滞型

毛细血管口径大于正常，静脉臂增宽尤为显著。长度可正常，多数延长，血流速度缓慢。血流态不均匀，血细胞聚集明显，呈团块状、粒絮状、絮状、血流呈瘀滞状。管袢反光度增强（色变深），乳头下静脉丛易见、迂曲、增宽。见于慢性疾病患者或疾病的晚期。

4. 过渡型

除具备瘀滞型的特点外，有时可见微动脉臂仍处于痉挛状态时，而静脉臂已经明显增宽，二者之比可达 2 倍以上。

5. 麻痹型

麻痹型见于结缔组织病、休克晚期及心功能不全等，其特点为毛细血管口径增宽或正常。长度一般明显增加，甚至达正常 2 倍以上。乳头下静脉丛呈瘀滞状，毛细血管管袢外可见渗出和出血。血流态一般均匀，偶有聚集。

6. 闭塞型

闭塞型多见于急性脉管炎、严重感染、血液病、DIC、动脉硬化和糖尿病有严重合并症者，其特点为毛细血管管袢数明显减少。管程变短，扭曲，变形。毛细血管腔内出血或管腔萎缩，无血流或血流极慢。

三、眼球结膜微循环的观察

眼球结膜微循环作为外围微循环观察的一个部位，具有以下特点：微血管表浅，清晰度高，不必透过皮肤及黏膜；能观察到较长一段血管，同一视野中可见微动脉、微静脉及毛细血管，球结膜微循环反映着颅内血管的状态；球结膜底色较白，微血管中红细胞与底色间反差较好。其静脉系统的血管分布与动脉平行。一般来说，上述血管中睫状前动（静）脉位置较深，结膜前、后动（静）脉位置较浅。球结膜表面有各种分泌液，不仅能起调节作用，而且还可移除因光照而产生的微热眼球结膜血管结构。当淋巴回流障碍时，可见结膜上出现透明的小水泡样隆起物。

（一）观察方法

人体眼结膜位置表浅，表面有不少微血管分布，因此眼球微循环观察在临床上应用较广。眼球结膜微循环的活体显微摄影比甲皱及舌尖困难，如用普通裂隙灯显微镜上的光源进行拍摄曝光时间需 0.5 ～ 1 秒，且易因眼球移动而成像模糊，如有条件可使用同步闪光装置，曝光时间可控制在 1/1000 秒左右。人体眼球结膜微血管的观察，可分坐位与卧位两种。坐位时，可用眼科裂隙灯显微镜观察，但放大倍数最好在 30 倍以上；若重危患者必须采取卧位时，则采取改装的生物显微镜，将其安装于一个特制的支架上，并配好光源（同甲皱微循环检查）。观察球结膜微循环时，首先应全面观察球结膜各部位微循环变化（上下左右象限），然后在一具体部位观察测定。常规观察部位是固定的，每次测定均选择左眼鼻侧球结膜，观察视野应选择深层血管与浅层血管不重叠处。另外，固定患者眼球位置也是十分重要的。通常可模仿裂隙灯显微镜上的装置，在患者仰卧的左侧面备一小孔灯或孔点，让卧位患者注视该处，这样球结膜较易观察。观察时间较长时，中间应让患者适当休息。

（二）观察指标及临床意义

球结膜微循环要从微血管形态学、流态、微血管周围三个方面进行观察。

正常人球结膜在上下左右各分布 1 ～ 2 根小动静脉，肉眼可见。正常人眼球结膜微血管交叉成网，微动脉与微静脉平行，血流方向相反，微动脉中流速较快，微静脉略慢；前者血管走向比较刚直，后者略有波浪，但是一般呈角度较大的波浪形。病理情况下，可以出现微血管的明显扭曲甚至打结现象。前者主要是血管弯曲度缩小，有时近似直角。

微循环口径的观察测定，正常范围在 1 ～ 2.5mm 以内。高血压、动脉硬化等情况下，动脉可缩小。长期持久的高血糖（糖尿病）或 SLE 时，常可见微血管明显囊状扩张。

实际上，眼球结膜微血管与甲皱一样，血管壁的轮廓在光学显微镜下是看不清楚的，能看到的，实际上是流动的血柱，它的宽度实际上比血管内径略小，因为正常时微血管周边尚有血浆层存在。测定内径的方法，除在照片上进行外，为方便起见，有时还可选一段微动脉、微静脉平行的，边界清晰的血管，用目测法测定动静脉比例。

微血管瘤可见于动脉粥样硬化，主动脉和大动脉的进行性疾病，无内膜病变的小动脉纤维化、高血压、糖尿病、高血脂和全身感染性疾病等，随着年龄增长，到了中老年（40 岁以上）则发生率增加，而且往往是多发的。正常眼球结膜微血管光滑，血管分支由粗到细，但是病理情况可出现微血管瘤，它可发生在微静脉，形成局部膨大，也可局限于微动脉或毛细血管，呈菱形或三角形膨大，可以是孤立的，也可以在某一区域散在"岛"状分布，这就形成微血管瘤。微血管瘤是微血管病的一种常见的表现，是视网膜和球结膜的一种退行性血管疾病，其发生原因与高血压、缺氧、内毒素和其他一些有毒物质的作用有关。

四、舌微循环的观察

舌微循环观察属于无损伤检查，舌背面有菌状乳头、丝状乳头、轮廓乳头与叶状乳头。可观察舌微循环的形态、动态及其病理改变，又可探索上皮细胞的改变；直接检测舌局部变化，可推测全身微循环状态。舌是一个消化器官，舌黏膜上血管丰富，它位于口腔内，温度恒定，伸缩自如，因此可以在一定装置下，透过舌黏膜观察舌微循环。研究发现，在不同疾病中舌尖乳头的大小、多少、血管丛的形态、数目以及血管袢内血液的流速、流态等都会有不同程度的改变，这种改变不仅与舌质、舌苔的异常间存在某些规律性联系，而且在治疗过程中还会出现一些有意义的相应变化。虽然舌尖微循环观察不如甲皱方便，而且重症患者无法进行，但因观察舌尖微循环的同时，还有舌质、舌苔的相应变化可见，因此它在研究、整理中医学"舌诊"时（舌诊是望诊最重要的一环），将会成为一个重要的中西合璧研究的工具（附彩图 5-2）。

（一）舌血液循环通路与舌微循环

左、右舌动脉是颈外动脉的八分支之一，于舌根部前内方进入舌体后分支为舌深动脉，平行向舌尖走行过程中分支，进入舌背肌层，在肌层和黏膜固有层之间，形成乳头下动脉丛，由此再分出细动脉，再灌注黏膜乳头，形成乳头微血管丛。流经黏膜的血液经细静脉，注入乳头下静脉丛，再汇入静脉。舌背面黏膜固有层和肌层交界处有管腔巨大、管壁较薄的静脉。舌乳头内前淋巴管、毛细淋巴管丰富，借此排出大分子及细胞裂解产物。舌微血管周围、固有膜下神经末梢丰富。

（二）观察方法与指标

舌微循环观察可采用四种显微镜，即普通生物显微镜、裂隙灯显微镜、实体显微镜与微循环专用显微镜。

1. 方法

微循环专用显微镜有下颌托架，受检者将下颌靠在支架上，两唇自然分开，并贴住玻片，然后将舌尖水平伸出，轻轻贴住玻片的圆形片凹，使舌尖与玻片接触，形成一个面积（大小）合适的观察表面。先在显微镜低倍镜下计数舌乳头，再换用高倍镜观察微循环，目镜内放置经矫正的测和同器，目镜上连接摄影装置。观察结果在专用表格上用文字或数字记录，并做草图描绘和典型视野的显微摄影。

2. 观察舌尖微循环的指标

一般可以从以下几个层次进行，其中以第三组指标为重点。

（1）肉眼观察：即中医望诊，包括舌苔、舌质、舌纹、舌形、舌态、舌神。

（2）放大镜观察：使用 5 倍手持放大镜，观察舌尖乳头分布、形态、乳头下血供和颜色。

（3）显微镜下观察：基本方法同甲皱微循环，具体指标包括以下几项。

①血色：微血管袢中血色可分为鲜红、淡红、苍白和暗红等，血色暗红或者苍白均属异常现象，说明存在淤血和贫血等。

②微血管袢形态与张力：计数 10 根管袢中张力好的"发卡"样管袢与张力差的扭曲管袢的百分比。

③舌乳头内微血管丛形态：根据其不同形态，分为树网形、花瓣形、丝网形、菜花形、栏棚形等，每例分类计数 10 个血管丛。微血管袢的清晰度、渗血及出血，正常人多为树网形。毛细血管开通或增生可形成丝网形，微血管水肿可形成菜花型等。

④舌乳头横径：即测定舌黏膜的上皮层。用目镜测和同器重取与血管丛垂直的乳头最大径。舌乳头微血管丛数和丛中管袢数，计数各个显微视野（30×）里舌乳头内血管丛数目。计算三个视野，取平均值。同时选择微血管袢清晰可见的血管丛（菌状、丝状乳头各3个）计算每个舌乳头血管丛中管袢数。

⑤微血管袢顶淤血百分比和扩张微血管袢的百分比：首先可以肉眼观测患者舌根部血管，判断淤血状态。

微血管袢内血液流动状态（简称"流态"）：正常快速流动时呈线流，线粒流和粒线流，病理情况下可呈虚线状、断线状、粒状、絮状等，并且可见白细胞增多。

微血管袢内血流速度：分为快速流动、慢速移动和瘀滞不动。

微血管袢的动、静脉（臂）比例：以平行通过微血管袢的红细胞数作观察单位。

（三）舌尖微循环观察

中医认为，舌尖代表心肺的功能区，故其研究具有重大意义。放大镜观察舌尖表面布满乳头，舌尖乳头分丝状和菌状两种：丝状乳头呈圆锥形，尖端向后，放大镜下呈细粒状，表面常有角化，形成舌苔，菌状乳头呈钝圆状；放大镜下呈粗颗粒形，夹杂排列在丝状乳头之间，色泽较红，菌状乳头上皮虽不角化，但随年龄增大，舌尖菌状乳头数目可减少。在低倍视野下显微镜观察，可见许多圆形、椭圆形或佛手样舌乳头。

健康人舌尖微循环在显微镜下观察的各项指标变化情况：

1. 血色

健康人中微血管袢内的血色均呈现鲜红色。微血管袢的形态：健康人，张力好的"发卡"样管袢占70%以上；袢顶的微血管袢不超过30%；扩张的微血管袢不大于30%。

2. 舌乳头横径

健康人菌状乳头横径在0.21～0.33mm，平均为0.2mm。可计算并分析舌乳头内微血管丛数和丛中管袢数。舌乳头内微血管丛形态：分类计数1000个微血管丛的形态（每例计数10个），健康人舌乳头血管丛形态中树枝形及花瓣形应占50%以上，分析肉眼所见舌质与显微镜下看到的微血管丛形态间的关系。

3. 微血管袢清晰度、渗血及出血淤血

健康人舌乳头血管丛中的微血管袢 99% 皆清晰。

4. 微血管形内血液流速

85% 受检的舌尖乳头微血管丛中，微血管袢内血液呈快速流动，10% 健康人血流观察不清，另有 5% 血流缓慢移动。

5. 微血管袢的动静脉（臂）比例

微血管袢的动静脉（臂）比例为 1:2（用红细胞作单位），最多占管袢总数的 30.75%；其次为 2:3，1:1，1:3，其中 1:2 与 1:3 者占大多数（91.50%）。

舌诊的理论和实际都可以用舌微循环观察进行研究，如菌状乳头、丝状乳头的相互转化，角化层多少、上皮层的厚薄、乳头内微血管的多少、三种微血管构型的相互转变等。舌微循环观察和中医舌诊相结合，对中医临床具有重大意义。舌微循环观察可以获得甲襞、球结膜微循环观察不能发现的一些重要信息：舌黏膜上皮的改变；菌状乳头中 3 种微血管构型在病理和生理（老化）过程中的相互转变；菌状乳头中的分离现象；紫褐色素沉着。乳头内微血管景象模糊、渗出、出血等在某些重要疾病如胃溃疡、冠心病、心力衰竭、血液病等出现的时机和概率比甲襞、球结膜微循环异常要早且多。舌微循环的血液动态改变、囊状扩张、微血管瘤、缺血区等比甲襞微循环的同类改变具有更重要的临床意义，应加强这方面的中西合璧研究。

五、口唇微循环的观察

口唇内侧面的黏膜下微血管丰富，色泽红润，也是一个可以进行微循环观察的部位。口唇黏膜下的微血管是颜面动脉的分支，此分支从黏膜下组织穿过黏膜肌层，上升到黏膜基底部的过程中分出毛细血管。做微循环检查时，观察部位可取上或下唇黏膜，但上、下唇黏膜不同部位，微血管不同。一般来说近中线处黏膜血管较少且较短，黏膜下的动、静脉较易看到，其他各处相同血管袢较长。

观察口唇黏膜微循环时，一般可使用观察舌尖微循环所用的全套装置，也可用眼科裂隙灯进行观察，黏膜粘住玻片时，注意不要留气泡。另外通过规定接触面积（接触面积局限于组织培养用玻片上的一圈内）控制压力，观察时显微镜放大 30～60 倍。正常人下唇黏膜微血管呈管袢状，与甲皱毛细血管袢形状类似。牙龈是口腔黏膜的一部分，由上皮层与固有层组成。牙龈微循环与全身疾病有关，糖尿病牙龈炎与疾病的轻重密切相关。

第二节　影像学检查

一、超声检查

（一）超声检查优势

超声波发射到人体后，两种相邻组织存在声阻抗差异，在分界面上产生反射强弱不同，依赖反射多少，超声仪器采用灰阶明暗模式显示。超声波属于机械波，无放射性损伤，因此超声检查非常安全。超声检查可以实时动态观察器官的运动以及血流状况，是一种非常适用于生殖系统疾病检查的影像学方法。目前超声频率达到20MHz的超声探头已应用于临床，侧向分辨率达到200μm，轴向分辨率达到40μm，非常适合检查位置表浅的男性输精管及附睾等结构。

（二）超声血流显像

1. 彩色多普勒超声

彩色多普勒血流成像技术是采用彩色模式显示血流信号。伪彩色编码由红、蓝、绿三种基本颜色组成，朝向探头的血流用红色表示，背离探头的血流用蓝色表示。血流速度与彩色辉度呈正相关。速度越高，彩色亮度越强；速度越低，彩色亮度越弱。彩色多普勒血流显像具有直观、形象及快速检测等优点，准确性和灵敏性较高。但彩色多普勒血流显像也有其局限性，它更多地作为定性的检查手段，而对血流动力学的定量分析还需借助多普勒超声检查。

2. 多普勒超声

利用多普勒效应原理，可对运动脏器的速度进行检测。依据超声源在时域的工作状态，可以将多普勒超声分为连续和脉冲波多普勒。通过发射与接收连续多普勒信号，来获得运动目标的信息。利用连续超声多普勒血流计，可以检测血流速度的大小与方向，尤其是在测量高速血流时，连续超声多普勒血流计有其独特的优势。通常超声测量血流流向血管方向与取样线夹角≤60°，收缩期和舒张期至少有 3 个波形显示。脉冲多普勒具有距离分辨能力，可以测定血管内某处的瞬时血流频谱，显示该处血流速度、方向和血流性质。

能量多普勒超声是近年来发展起来的一种超声新技术，与多普勒效应无关。它是一种高敏感度的多普勒超声，以多普勒能量积分为基础，这种彩色编码只反映细胞数量的多少，不受细胞运动方向的限制，可实现微小血管显像，有助于器官组织血流灌注情况的成像。

3. 超声造影

超声造影（ultrasonic contrast）是利用造影剂，使后背向散射回声增强，能明显提高超声诊断的分辨力、敏感性和特异性的技术，从而反映组织内的微循环灌注情况。超声造影剂是一种含有直径为几微米气泡的液体，利用含有气泡的液体对超声波有强散射的特性，临床将超声造影剂注射到人体血管中来增强血流的超声多普勒信号，提高超声图像的清晰度和分辨率。超声造影剂是可通过肺循环的微气泡混悬液，当人体血液中注入了微气泡后，血流信号得以明显增强，从而显著改善小血管和低流速的显示，为诊断提供丰富的血流信息（附彩图 5-3），医生能够实时、动态地观察脏器或病灶的血流灌注情况，提高超声诊断的特异性和敏感性。目前国内使用的注射用六氟化硫微泡造影剂是一种非常安全的微泡悬浮液制剂，微气泡的平均直径小于红细胞，通过呼吸排出体外，不经过肝肾代谢。由于该产品所有成分均是无毒的，所以不良反应发生率极低，无肾毒性和心脏毒性，因此，超声造影检查是一种十分重要和有临床应用前景且安全可靠的临床诊断技术。

（三）男性生殖系统超声检查方式

男性生殖系统主要依赖两种超声检查方式：阴囊超声检查（scrotal ultrasonography）和经直肠超声检查（transrectal ultrasonography，TRUS）。

1. 阴囊超声检查

检查部位包括睾丸、附睾、阴茎、阴囊壁、输精管睾丸部及精索部、精索等。通常采用高分辨率线阵超声探头、频率 7.5 ～ 18MHz 进行检查，对于阴茎内血管检查，可选用 20MHz 以上的超声探头进行检查，20MHz 以上的超声探头还可清晰显示附睾内病变如纤维囊性发育不良的附睾头内小囊肿。临床上经常需要对具备生育能力的男性进行阴囊超声检查，主要检查内容包括睾丸体积测量、是否隐匿性睾丸、是否存在恶性肿瘤或其他阴囊肿瘤；检查附睾时，主要观察附睾是否存在炎性改变、附睾网扩张、附睾体尾部是否缺如；检查输精管，主要观察输精管是否缺如、是否扩张等。

（1）阴囊：阴囊壁厚度 2 ～ 8mm，由皱褶皮肤、肉膜层、精索外筋膜、提睾肌、精索内筋膜及鞘膜组成（附彩图 5-4）。

（2）阴茎：由 3 个圆柱形结构组成，2 个位于背侧的阴茎海绵体和 1 个位于腹侧的尿道海绵体。海绵体表面均覆盖非常薄而坚韧的白膜。阴茎的血供来自髂内动脉的分支 - 阴部内动脉，阴茎背动脉供应龟头阴茎，海绵体动脉供应阴茎海绵体，尿道球动脉供应尿道球部。导静脉穿入白膜引流至回旋静脉，海绵状静脉引流至背深静脉。

阴茎超声检查，最好选择小型的 12 ～ 18MHz 线阵超声探头，这种超声探头与阴茎接触面小、易于操作。阴茎检查需要将超声探头置于阴茎背侧面及腹侧面进行横断面及纵切面扫查。超声可识别 2 个阴茎海绵体、1 个尿道海绵体、海绵体动脉及白膜（附彩图 5-5）。阴茎海绵体回声均匀一致，呈低回声，高回声白膜（厚度通常＜ 2mm）包绕海绵体。阴茎根部很容易识别海绵体动脉。

男性 ED 临床上较常见，影响 2000 万～ 3000 万美国男性，病因范围广泛，但经常需要排除阴茎动脉或静脉原因。彩色多普勒超声是理想和无创的影像学检查方法，可用于观察阴茎血管变化。初步的临床诊断中，采用西地那非进行评估，当无反应时，则需要采用多普勒超声做进一步评估。

在临床前期评估后，临床医生会对患者进行海绵体内药物注射评估勃起障碍的程度，并告知患者持续勃起的危害风险。药理学诱导勃起，常使用一种或几种药物组合。通常先给与 10μg 前列腺素 E1，当临床效果不佳时，则在 15 分钟后再次给与 10μg。前列腺素 E1 使用总剂量最高可达 20mg，但会发生微小的副反应，阶梯使用可减少阴茎异常勃起的风险。超声检查通常需要高频超声探头，小巧的探头更容易操作，检查时需要在阴茎横截面及长轴进行观察。最大剂量药物刺激下，通过超声诊断阴茎异常勃起的发病率可高达11%。海绵体动脉舒张期血流消失或RI大于1.00已被证明预测ED具有高度特异性。需要注意的是，海绵体动脉增粗超过原有内径的2倍后，收缩期峰值血流流速（peak systolic velocity，PSV）或勃起功能障碍分级并不与内径呈直线相关。血管变异是ED较常见的病因，可在一侧阴茎海绵体内发现2根海绵体动脉，或左右侧海绵体动脉之间形成交通支。狭窄处出现射流血流信号。正常PSV不低于25～35cm/s，当药物刺激后PSV＞35cm/s、舒张期血流速度（end diastolic velocity，EDV）＜5cm/s时，提示海绵体动脉供血不足；PSV＜25cm/s时，提示海绵体动脉功能不全。

（3）睾丸：大小和形态随年龄发生变化，婴儿出生至5个月内，在GTH的影响下，睾丸体积明显增大；5个月以后，睾丸体积增大趋势逐渐减缓；9个月至青春期，睾丸体积大小变化很小。成年男性睾丸长度4～5cm、宽度3cm、前后径2～3cm，体积20～30mL，睾丸发育不良时睾丸体积偏小（附彩图5-6）。睾丸动脉位于睾丸中央，静脉位于睾丸最前方。

正常睾丸超声声像图表现为中等均匀回声，血流较丰富，但流速偏低（附彩图5-7），睾丸内白膜下动脉PSV5～14cm/s，EDV2～3cm/s，RI＜0.6。睾丸周边为致密的纤维白膜包绕，白膜超声显示为薄的线状高回声。每个睾丸大概有200～300个锥形小叶，每个锥形小叶至少包含1个精曲小管，锥形小叶由伸入睾丸实质内的白膜即睾丸纵隔分开。超声声像图上，睾丸锥形小叶呈放射状，从睾丸纵隔发出。18%的正常男性可见回声增强的睾丸网，位于睾丸纵隔旁，但睾丸网扩张多提示睾丸输精受到梗阻（附彩图5-8），应查看附睾或输精管是否发生梗阻。睾丸纵隔为高回声、线状、乏血管结构。

睾丸微石症超声表现为睾丸内多发点状钙化，呈散在分布（附彩图5-9）。据报道，多达20%的不育患者与睾丸微石症有关。以往认为，该病与睾丸癌有关，而目前的证据表明该病不是癌前病变。

（4）附睾：长度6～7cm，附睾头10～12mm，体部厚度2～4mm，尾部2～5mm。附睾头部呈三角形，回声与睾丸类似。附睾体部可见高回声结构，包括多回声的线状结构，代表卷曲的附睾小管，沿睾丸长轴走行。附睾呈细小网状扩张，常提示附睾淤精

（附彩图 5-10），长期淤精可导致附睾内微结石形成（附彩图 5-11）。纤维囊性发育不良的患者附睾头呈囊状或管状扩张，常合并附睾体尾部缺如（附彩图 5-12）。不育患者还可发现附睾尾部慢性炎性结节形成，导致附睾与输精管连接处梗阻（附彩图 5-13）。

（5）输精管阴囊部及精索部：输精管全程分为阴囊部、精索部及盆部，高频超声可显示输精管阴囊部及精索部，检查时最好采用 20MHz 超高频超声探头，从附睾尾部开始检查输精管阴囊部，然后向腹股沟方向检查。通常在阴茎根部测量输精管外径，横截面上正常输精管外径 < 2mm。管腔不扩张时，内径难以测量，通过彩色多普勒超声鉴别输精管与血管，正常输精管呈厚壁的低回声圆形结构，中央无血流，管壁及周边可有血流显示（附彩图 5-14）。输精管扩张时，管腔内径可显示并测量（附彩图 5-15）。输精管缺如时，可通过彩色多普勒超声将血管与输精管进行鉴别（附彩图 5-16）。

（6）精索：由输精管、精索内动脉、蔓状静脉丛、淋巴管组织、神经和包绕其周的精索被膜等组成，临床常见精索血管病变为 VC，包括蔓状静脉丛（含精索内静脉）、阴部外静脉、提睾肌静脉及输精管静脉增粗。VC 为精索静脉淤滞、扩张，有时呈蔓延迂曲的状态，VC 发病率高达 95%，一般见于左侧或双侧，仅右侧发病少，这是由于右侧精索静脉可直接汇入下腔静脉，而左侧精索静脉呈 90°回流至左肾静脉，由于回流阻力大，容易造成静脉曲张。一般无明显症状，通常表现为患侧阴囊胀痛，可触及蚯蚓状增厚区。临床上将未触及、仅超声检查发现的 VC，称为"亚临床 VC"，未发现对男性生育有显著影响。

超声表现为精索、附睾上方出现迂曲的管状结构，横切呈蜂窝状改变，静脉管腔内径增宽，可超过 2mm（正常平均范围 0.5 ～ 1.5mm），Valsalva 试验反流超过 1 秒，直立或做乏氏试验后，管径可达 5mm（附彩图 5-17）。VC 的彩色多普勒超声分级如下。

0 级：Valsalva 试验蔓状静脉丛血流反流时间小于 1 秒，蔓状静脉丛静脉内径小于 1.5mm。

Ⅰ级：仅 Valsalva 试验反流阳性，蔓状静脉丛最大内径大于 1.5mm。

Ⅱ级：深呼吸反流阳性，Valsalva 试验反流加重，蔓状静脉丛迂曲扩张。

Ⅲ级：平静呼吸反流阳性，Valsalva 试验反流加重，蔓状静脉丛明显扩张。

2. TRUS

TRUS 的检查部位，包括盆腔内的前列腺、精囊腺、输精管盆部、前列腺周围静脉丛等。前列腺解剖位置较深，位于耻骨联合后、直肠前、尿生殖膈之上，常规经腹部超声检查，影响图像质量的因素较多。检查前需充盈膀胱，如果患者膀胱充盈欠佳或肥胖，则图像质量差，影响诊断结果的准确性。TRUS 将超声探头直接贴在紧邻前列腺的直肠壁上，探头距离前列腺非常近，超声分辨率高、图像清晰，可以显示前列腺的内部回声变化及其周边脏器精囊腺、输精管壶腹部等结构。精囊增大（外径＞1.5cm）、输精管壶腹部扩张（外径＞5mm）、射精管增粗（外径＞2mm）和 / 或前列腺中线囊性结构，均提示完全或部分射精管梗阻。无精症患者输精管缺如常合并精囊缺如，双侧缺如多于一侧缺如。

（1）前列腺：前列腺呈板栗形，回声偏低，周边可见高回声的假包膜。前列腺左右径约 4cm，上下径约 3cm，前后径约 2cm。前列腺的动脉供应源自膀胱下动脉，膀胱下动脉的分支分别供应精囊的下后方、膀胱底部及前列腺。供应前列腺的动脉分别止于前列腺的两大血管组，即包膜组及前列腺血管尿道组。包膜组血管于盆侧筋膜内沿盆壁下行，经过前列腺的后侧壁并发出分支至前列腺的腹侧及背侧，主要供应前列腺的外周部分。尿道组血管于膀胱前列腺结合部后外侧进入前列腺，主要供应膀胱颈及前列腺的尿道周围腺体（附彩图 5-18）。前列腺发育不良时，可表现为体积偏小，形态不规则（附彩图 5-19）。

（2）精囊：精囊腺外径 1.0～1.5cm，长径 3～5cm，超声声像图表现呈丝瓜形，内可见多个皱褶（附彩图 5-20）。TRUS 主要是考虑当精液是无精子症或少精子症患者持续低容量精液，伴有或不伴有酸性 pH 值，精索静脉正常或增粗，而睾丸大小正常。超声可发现精囊偏小，皱褶少，呈囊状扩张（附彩图 5-21），甚至精囊缺如。

（3）输精管盆腔部：输精管盆腔部入前列腺部位稍增粗，称为"输精管壶腹部"，输精管壶腹部外径 3.6±0.09mm，通常小于 5mm。输精管壶腹部与精囊相汇合后再入射精管（附彩图 5-22），输精管发育不良或缺如可并发精囊发育不良或缺如（附彩图 5-23）。

（4）射精管：射精管呈低回声的线状结构，开口于前列腺精阜部位，通常外径< 1.5mm。射精管常采用前列腺矢状面检查，该切面常可发现射精管动脉（附彩图5-24）。射精管开口部位狭窄可导致射精管扩张（附彩图5-25），射精管开口精阜部位的结石可导致无精症（附彩图5-26），巨大的射精管囊肿也可压迫射精管导致无精症（附彩图5-27）。

（四）女性生殖系统超声检查方式

女性生殖系统主要有三种超声检查方式：盆腔超声检查（pelvic ultrasound）、经阴道超声检查（transvaginal ultrasound，TVUS）和TRUS。

成年女性子宫长度7～8cm。子宫的超声评估包括子宫肌层、宫颈、峡部及子宫内膜等部位。子宫内膜厚度在1～16mm之间变化，绝经后子宫内膜厚度1～5mm，子宫内膜和肌层厚度随着女性生理周期变化差异较大。成年女性卵巢体积一般小于$10cm^3$，卵巢的超声评估包括卵巢大小、卵泡个数及卵泡大小，卵巢内卵泡直径在2～9mm之间、卵泡个数≥12个、卵巢体积≥$10cm^3$，需要考虑到多囊卵巢的可能性。

1. 经盆腔超声检查

盆腔超声检查是最常用的检查方法，检查较方便，但患者检查前需要适度充盈膀胱，充盈不佳及充盈过度时，子宫及附件显示欠佳，一般以膀胱充盈能充分显示宫底部即可。通常选择1～6MHz的凸阵超声探头，对于小儿也可选用8～11MHz的线阵超声探头。由于小儿双侧卵巢位于盆腔内，有时候选择线阵探头图像显示更佳（附彩图5-28）。

彩色多普勒超声可显示子宫及卵巢内血流情况，正常卵巢及周边血供较丰富（附彩图5-29），如卵巢发生扭转（附彩图5-30）或嵌顿（附彩图5-31）时，卵巢内血流明显减少或消失，彩色多普勒超声难以显示卵巢内部血流。

右输卵管及右卵巢不完全性嵌顿，输卵管内可见血流信号，而卵巢内未显示血流信号

2. TVUS

TVUS也是临床上最常用的检查方法。经盆腔超声检查子宫及附件距离超声探头较远，而TVUS超声探头紧贴子宫及卵巢，图像显示较经盆腔超声清晰（附彩图5-32）。

彩色多普勒超声，可显示子宫肌层、内膜内血流；子宫内膜增厚或癌变时，血流信

号增多（附彩图 5-33）。TVUS 卵巢内部及周边血流显示较盆腔超声清晰。正常卵巢内血流情况，TVUS 可显示卵巢内表现为少许血流信号（附彩图 5-34）。当卵巢体积增大、边界不清及卵巢内血流信号增多，需要考虑卵巢炎症及癌变的可能性（附彩图 5-35）。

3. TRUS

对于青少年或未婚的年轻女性，可采用 TRUS。TRUS 可显示子宫后壁病变，如子宫后壁浆膜下肌瘤等显示较清晰。此外，子宫直肠凹内积液或子宫直肠凹的子宫内膜异位结节，也首选 TRUS。

二、血管造影检查

（一）检查技术

1. 数字减影血管造影（digital subtraction angiography，DSA）

DSA 是将注入造影剂前后拍摄的两帧 X 线图像经数字化输入图像计算机，通过减影、增强和再成像过程来获得清晰的纯血管影像，同时实时地显现血管影。DSA 具有对比度分辨率高、检查时间短、造影剂用量少、浓度低、患者 X 线吸收量明显降低以及节省胶片等优点，在血管疾患的临床诊断中具有十分重要的意义。DSA 属于有创检查，可能对血管造成医源性损伤，还容易出现对造影剂过敏现象。

2. CT 血管造影（CT angiography，CTA）

CTA 是经外周静脉注入碘试剂，在靶血管对比剂充盈的高峰期，用螺旋 CT 对其进行快速数据采集，由此获得的图像再经计算机各种后处理技术重建成三维血管影像。其三维重建结果可提供立体、直观、可靠的三维血管视觉，是在体研究血管形态学特点的重要工具之一。CTA 属于非创伤性血管成像技术，可清楚显示较大动脉的主干和分支；清晰地显示动脉与肿瘤的关系，从不同角度观察动脉瘤的形态、大小以及位置的情况。在缺点方面，CTA 和 DSA 一样均有 X 线辐射，所用碘对比剂亦常有肾毒性，用量较大，容易对患者产生一定影响。

3. 磁共振血管造影（magnetic resonance angiography，MRA）

MRA 是一种无创伤性、不需用插管及对比造影剂的血管成像方法，目前已广泛应用于临床。MRA 血管成像数据采集技术，目前主要有时间飞越技术和相位对比技术两种。

MRA 相对 DSA 和 CTA 具有一些独特的优势，主要包括：①无电离辐射，无放射性损伤。②无需依赖造影剂，其非侵入性的特点减少了不必要的血管内损伤；无需碘对比剂，则避免了许多相关的并发症。③这是一种灵活的显像模式，能明确血管解剖和结构以及组织组成特点，具有很高的立体与瞬时清晰度。MRA 主要缺点是远端小血管容易饱和，从而导致末梢小血管的缺失，对观察结果产生影响，此外，还有背景抑制的效果较差等。

（二）女性生殖系统血管造影

女性生殖系统包括内、外生殖器官及其相关组织。女性内生殖器，包括阴道、子宫、输卵管及卵巢。女性外生殖器是指生殖器官的外露部分，又称"外阴"，包括阴阜、大阴唇、小阴唇、阴蒂、阴道前庭。

1. 卵巢

（1）卵巢的血供：卵巢的血液供应来自由腹主动脉发出的卵巢动脉和由髂内动脉发出的子宫动脉的卵巢支；静脉与动脉基本伴行，左侧汇入左肾静脉，右侧汇入下腔静脉。

（2）卵巢疾病的血管造影表现

①卵巢早衰：卵巢周围血供明显减少，卵巢供血血管管径纤细、杂乱，不能明确判断子宫动脉与卵巢动脉的吻合支。各种因素所致的血管狭窄使卵巢血供减少，影响卵巢正常周期性变化所需的激素及营养物质的运输，从而影响卵泡发育及卵巢功能。此外，卵巢早衰患者的雌激素水平明显降低，卵巢缺血、缺氧，导致卵巢间质血管网生成减少，纤维组织增生；雌孕激素还对血管平滑肌有舒张作用，其分泌不足，致使管壁顺应性降低，血管阻力增高，血流灌注不足。

②卵巢肿瘤：盆腔血流丰富，卵巢周围的动脉明显增粗，并与子宫动脉的吻合支交错复杂。瘤体较大时，供血动脉明显增粗并沿肿瘤边缘区走行，沿途发出分支供血肿瘤，部分可见粗大间隔，供血动脉沿粗大间隔分支，呈杂乱无章的网状。瘤体较小时，供血动脉之间于瘤体区分支供血。

2. 子宫

（1）子宫的血供：子宫的血液供应主要来自子宫动脉，并与卵巢动脉有吻合。子宫动脉发自髂内动脉，由盆侧壁进入阔韧带内，在子宫颈外侧约 2cm 处越过输尿管的前上方，至子宫颈，并发出阴道支至阴道。主干沿子宫颈两侧迂曲上行，在子宫体上端处分为输卵管支和卵巢支，后者与卵巢动脉吻合。子宫的静脉丛经子宫静脉汇流入髂内静脉。

（2）子宫疾病的血管造影表现

①子宫肌瘤：子宫肌瘤血供丰富，子宫动脉明显增粗迂曲并以肌瘤为中心发出很多肌瘤血管。子宫肌瘤的血管网分两层，称为"外层血管网"和"内层血管网"。外层较为粗大的血管网位于肌瘤假包膜，此假包膜是子宫肌瘤膨胀生长将周围的正常子宫平滑肌压缩所致，该血管网由子宫动脉的分支所构成（在子宫体部的肌瘤由子宫动脉上行支构成），特点是血管较为粗大，交织成网状。子宫肌瘤的内层血管网是外层血管网向肌瘤的实质部分发出的细小动脉，在DSA影像学上表现为致密的、细小的血管丛，这是子宫肌瘤的生命之源。

不同子宫肌瘤在血管造影上显示的形态是不同的，总结如下：一是肌壁间子宫肌瘤：较小的肌壁间肌瘤表现为子宫体局部造影剂浓集，可清楚地显示出肌瘤的轮廓。较大的肌壁间肌瘤将正常的子宫肌层压向一侧成为附属品，而肌瘤占据主要位置。二是浆膜下子宫肌瘤：肌瘤呈半球形突出于子宫体，或以一细小的蒂与子宫体相连，可清楚地显示肌瘤的形态及大小，肌瘤染色明显。三是黏膜下子宫肌瘤：肌瘤位于子宫造影视野的中央，肌瘤染色明显，呈规则的球形，周边染色较淡的为正常子宫肌层，两者之间具有明显的界限。

②子宫腺肌病：子宫腺肌病的血管网可分为内外两层。外层血管网主要存在于子宫肌层及子宫腺肌病病灶的表面，子宫肌层与子宫腺肌病病灶的血管网分界不清。外层血管网细小，无粗大的血管网架。内层血管网存在于子宫腺肌病病灶的内部，内层血管网细小、致密、分布弥散，呈絮状、片状或网状分布，为子宫腺肌病病灶的新生血管。

（三）男性生殖系统血管造影

男性生殖系统，包括内生殖器和外生殖器两个部分。内生殖器由生殖腺（睾丸）、输精管道（附睾、输精管、射精管和尿道）和附属腺（精囊腺、前列腺、尿道球腺）组成。外生殖器包括阴囊和阴茎。

1. 睾丸

（1）睾丸的血供：睾丸动脉起自腹主动脉，伴随精索降至阴囊，分布于睾丸和附睾。睾丸和附睾的静脉汇合成蔓状静脉丛，经精索进入盆腔后，汇合为睾丸静脉，左侧以直角汇入左肾静脉，右侧以锐角汇入下腔静脉。

（2）睾丸疾病的血管造影表现：精原细胞瘤，由睾丸动脉供血，供血动脉增粗、扩大、增多。供血动脉主干或分支进入瘤体内，呈网状或树枝状分布，环绕肿瘤边缘走行的部分，与肿瘤形态一致。

2. 前列腺

（1）前列腺的血供：前列腺表面与前列腺鞘之间有动脉、静脉丛和神经等。前列腺动脉供应为多源性，有阴部内动脉、膀胱下动脉和直肠下动脉的分支分布；前列腺静脉丛经膀胱下静脉汇入髂内静脉。

（2）前列腺疾病的血管造影表现：前列腺增生，动脉显著增粗，尿道前列腺动脉血流速度增快，内径增宽，前列腺的微小动脉呈螺旋样增粗。

3. 阴茎

（1）阴茎的血供：起源于髂内动脉的阴部内动脉主干进入会阴深间隙延续为阴茎动脉，三支阴茎的供血动脉分别为阴茎背动脉、球尿道动脉和海绵体动脉。海绵体动脉主要作用于阴茎使其膨胀，阴茎背动脉则负责勃起时龟头的充血，球尿道动脉则为球部和尿道海绵体供血。海绵体动脉在阴茎的蒂部进入海绵体，具体位置在两个阴茎脚汇合处。在远端，这三支动脉在龟头附近汇合成血管环。紧贴白膜下的外周窦状隙汇合的小静脉最后汇总产生了三支海绵体的引流静脉。这些小静脉在白膜和周围窦之间的微静脉之间穿行，直到形成白膜下小静脉网，并汇总成导静脉。

（2）阴茎疾病的血管造影表现

静脉性 ED：静脉期可见不同程度的引流静脉显影，阴茎静脉漏分类如下：①背浅静脉漏：阴茎背浅静脉异常显示，并可追踪显示阴部外浅静脉、股内侧浅静脉等大隐静脉属支。②背深静脉漏：阴茎海绵体背侧白膜表面静脉可显影，动态追踪，可依次显示前列腺周围静脉丛、膀胱下静脉丛及髂内静脉。③脚静脉漏：两侧阴茎角部位见异常脚静脉显影，并流向阴部内静脉。④海绵体静脉漏：在正常显影的阴茎海绵体后下方显示一延续的异常静脉。⑤间静脉漏：为阴茎海绵体与尿道海绵体之间异常显示的静脉漏。⑥混合静脉漏：为上述任意 2 种或以上静脉漏同时显影。

动脉性 ED：阴部内动脉出现不同程度狭窄，阴茎背动脉、球尿道动脉和海绵体动脉出现显影不全，或者显影细短，并且呈螺旋状。

第三节　血液学指标检测

目前常用的用于评估微循环改变的血液学指标，包括血液流变学检测、血小板检测、凝血因子检测、抗凝物质检测、纤溶系统检测等。

一、血液流变学

血液流变学（hemorheology，HR）是流变学的一个重要分支，是研究血液及其有形成分流动性与形变规律的科学。这是生物、数学、化学及物理等学科交叉发展的边缘科学，研究全血在各切变率下的表现黏度称为"宏观流变学"，而研究血液有形成分的流变学特性，如红细胞的变形、聚集、表面电荷等，称为"血细胞流变学"（cellular hemorheology）。近年来已经发展到从分子水平研究血液成分的流变特性，如红细胞膜中骨架蛋白、膜磷脂对红细胞流变性的影响，血浆分子成分对血浆黏度的影响等，这些属于分子血液流变学（molecullarhemorheology）。

（一）血液流变学的病理生理

血液流变学的研究对象、内容及范围极为广泛，如血管的流变性、血液的流动性、黏滞性、变形性及凝固性等。了解这些变化的病理生理意义，有利于疾病的诊断、治疗和预防。

1. 微血流的异常

微血流的异常包括红细胞的聚集，白细胞的贴壁，血小板的聚集，微小血栓的形成和血液黏滞度等。

（1）红细胞聚集：感染、代谢异常、外伤、烧伤、休克等均可出现红细胞聚集，红细胞密集成团块，轻中度时是可逆的。目前认为，红细胞聚集与血管壁损伤，血流缓慢和血浆成分改变有关。红细胞聚集可使微循环的阻力增加，加重缺氧和内皮细胞损伤。

（2）白细胞贴壁：正常情况下，白细胞比红细胞重而在血管轴心流动。当红细胞聚集时，其团块体积大于白细胞，故白细胞不能在轴心流动而靠近血管壁，白细胞贴壁也可影响微血流，贴壁的白细胞如破裂可释放活性物质，对血管壁产生收缩损伤作用。

（3）血小板聚集和微小血栓形成：在微血管内皮损伤时，可黏附和聚集血小板形成壁栓，如自表面脱落可在血流中形成大小不等的白色微小血栓，其中也混有部分白细胞，广泛大量的微小血栓形成，循环血液中的血小板和纤维蛋白原明显减少，纤溶系统活性增强，往往是 DIC 的前奏。

（4）全血或血浆黏滞性增高：因为血液在管道中流动与黏度成反比，所以黏度增加使血流减慢，流量减少，影响组织的灌注。

2. 血液成分及性质的变化

血液属于非牛顿性液体，其黏度随切变速率和管径大小而变化，同时也取决于血液中悬浮的血细胞（主要是 RBC、WBC）的数量、大小、形状、分布（分散或聚集），表面分子结构和内部理化状态，趋向性与变形性，以及细胞之间，细胞与血浆和血管之间的相互作用等。上述各项变化均可影响血液的黏滞度，从而改变血液的流速和流量，影响器官的血液供给。

（1）血细胞数量：血液黏度与血细胞数量密切相关。细胞数量越多，血液黏滞度越高；反之，血液黏滞度越低。如在红细胞增多症，患者的血液黏度可比正常人高 5～8 倍。慢性白血病及淋巴细胞增多症时，血液黏度也可增高；可引起机体缺氧的疾病（如高山病、肺心病、先天性心脏病、慢性肺部疾病）以及烧伤、脱水等均使血液浓缩，血液黏滞度增高。

（2）血细胞聚集：血细胞在有些情况下出现聚集，使血液黏度增加。红细胞的聚集与分散同灌流压或切变应力大小有关，也与红细胞、血小板表面电荷有关，还与血浆或血清纤维蛋白原，球蛋白和白蛋白含量、分子量、分子对称性有密切关系。如在心肌梗死、冠心病时，红细胞及血小板聚集性增加，血液黏度可高于正常人 5～6 倍。检查血液黏度对冠心病及心肌梗死患者有预测意义。在脑梗死、糖尿病、血栓性闭塞性脉管炎、深部静脉血栓、肺栓塞、视网膜静脉栓塞和雷诺病时，均有血液黏滞性增高。由于血浆成分以及血细胞本身变异，在血流中可出现红细胞聚集、白细胞及血小板聚集。红细胞聚集可发生在传染性疾病、糖尿病、高脂血症、外伤、烧伤、过敏性休克、心血管疾病患者，病变出现主要原因为血浆中某些成分如血浆蛋白异常。红细胞聚集可使血流不畅，组织营养障碍，聚集的红细胞可被吞噬细胞（如脾脏网状细胞所吞噬）破坏，严重时可致贫血等症状出现。白细胞及血小板聚集可发生在创伤、感染时，白细胞及血小板黏附在纤维素上形成白色血栓。局限性的白色血栓形成多在局部微血管破坏之后，而泛发性白色血栓形成可以是弥漫性血管内凝血的前奏。必须注意，广泛性血栓形成可使血小板、纤维蛋白原减少，但可激活纤溶系统，从而引起严重出血。因此，如发现有广泛性白色血栓形成时，说明病情已十分严重。在局限性微循环障碍时，有时亦可在眼结膜或甲襞微血管中发现有微小白色血栓流过。

（3）血细胞变应能力：红细胞的变应能力取决于红细胞的液体流动性或内黏度，红细胞细胞膜的性质取决于红细胞的体积与表面积的比值。一般认为红细胞变应性强时，通过细小血管时较为顺利，且血液黏度较低，反之越高。如正常红细胞经甲醛、高渗或低渗液处理后，其应变能力降低或丧失，血液的黏滞性明显升高。在镰刀状血红蛋白病、Heinz 氏小体疾病、遗传性球形红细胞增多症以及微血管溶血性贫血等疾病的情况下，血液黏度较高，变形能力较差，变应力低。在镰刀状血红蛋白症时，红细胞内血红蛋白形成一种平行排列的细丝组成的黏性半固态凝胶，结果导致红细胞之间黏度增高以致红细胞变应力降低。含血红蛋白 C（hemoglobin C，HbC）的红细胞，变应能力亦降低，可能与其在细胞内呈结晶状存在有关。

（4）血浆或血清黏滞度：血浆或血清内含有蛋白、脂质、糖类，其中纤维蛋白含量影响血黏度最明显。纤维蛋白具有"交联剂"的作用，可使红细胞相互聚合成串，常见于巨球蛋白症、多发性骨髓瘤（如 IgM、IgA 增高性巨球蛋白血症）、高脂血症、球蛋白增多症（慢性炎症、肝硬化、肺心病）等。在各种贫血、尿毒症、肝硬化腹水、急性白血病时，由于慢性消耗，血液黏度异常降低，但这些疾病可能不表现为出血。而另一些疾病如出血性脑中风、上消化道出血、鼻出血、功能性子宫出血时，血黏度降低，可伴有出血（病理性出血）。

3. 血流速度的变化

细动脉血流在正常情况下呈线流，毛细血管中可呈线粒流，有时亦可呈粒流，很少出现停滞。在受到外界刺激或病理因素影响下，毛细血管内可出现摆流或停滞，在粒流情况下即可见细胞贴壁等现象。由于局部内皮细胞损伤或者周围病灶存在，会出现白细胞贴壁。白细胞受趋化因子作用，先行贴壁，然后游出。红细胞在停滞或停滞前（摆流时）可形成串钱状聚集，这种聚集是可逆的，在血压增高后可冲开，并参与血液循环。

（二）血液流变学的检测方法及原理

1. 全血黏度检测

血液黏度主要由血细胞比容、血浆黏度、红细胞聚集性和变形性等内在因素决定。血液黏度是衡量血液流动性的指标，黏度愈高流动性愈小，反之越大。由于血液中的红细胞具有变形性、聚集性和黏附性，而且这些特性又具有切变依赖性，因而血液具有非牛顿流动特性。血液黏度除由血液的内在因素决定外，还与测量条件有关，温度、标本存放时间、抗凝剂及采用的仪器不同等都可能影响测量结果，因此测量方法和仪器必须规范化。目前国内外用于血液黏度测量的仪器主要分两大类：旋转式黏度计和毛细管黏度计。血液属于非牛顿型流体，黏度随切变率升高而降低，最好采用切变率范围较宽的旋转式黏度计。而血浆一般认为是牛顿型液体，其黏度与切变率无关，两种黏度计均可采用。

原理：在样品槽中有一个同轴的椎体，当样品槽旋转时，血样越黏，通过血样传入到椎体的扭矩越大，故检测椎体受力的大小可得出样品的黏度。血液黏度是血浆黏度、血细胞比容、红细胞的聚集性和变形性、血小板及白细胞等这些内在因素在一定测量条件下的宏观表现，而这些因素又在一定范围内波动，因此，血液黏度也有一定波动范围。在病理状态下，血液流变性会发生复杂变化。不同地区的人群生活水平和习惯不同，对血液黏度也有影响。因此，没有普遍适用的正常值，不同地区和实验室应具有自己的参考范围。

2. 血浆黏度检测（plasma viscosity detection）

原理：通过一定体积的受检血浆流经一定半径和一定程度的毛细管所需的时间与该管两端压力差计算出血浆黏度值。参考范围：（1.64 ± 0.05）mPa·s。正常值随所用仪器的不同而异，应建立所用仪器和本实验室的正常参考范围。

3. 血液黏弹性检测（blood viscoelasticity detection）

原理：当试样杯做震荡或者周期性运动时，试样发生应变，便产生切应力作用于内圆筒或弹簧片，并将此应力传递至测力传感器，将机械能转变成电能，该信号经放大器、相位检波器和运算系统，将应力分解为弹性和黏性分量。最后，由记录器描记出表征液体的弹性和黏性性质随时间的变化曲线。参考范围：男性 1.06 ± 0.19；女性 0.96 ± 0.21。

4. 红细胞电泳检测（erythrocyte electrophoresis detection）

原理：红细胞表面带负电荷，在电场中向正极移动，即红细胞电泳。按 SPM=U/E 公式计算出红细胞电泳率，式中 E 为电泳强度（V/cm），U 为电泳速度（μm/s）。参考范围：红细胞自身血浆电泳时间为 16.5 ± 0.85 秒。

5. 红细胞变形能力测定（erythrocyte deformation detection）

红细胞变形能力是指红细胞在流动过程中利用自身的变形通过狭窄的血管的能力。目前常用激光衍射法测定红细胞变形能力。

原理：根据红细胞具有在血流中受不同程度的切应力作用而保持相应形状的特点，红细胞在流动场中受到一定作用力后发生变形，并取向于流动方向。若让激光光束通过红细胞悬液，则产生衍射图。在正常状态下，红细胞很容易通过比自身直径小的孔道，在病理状态下由于变形能力下降，其通过微细孔道的阻力增加。用缓冲液将受检血液配制成一定容积的 10% 红细胞悬液，检测通过 5μm 核孔膜所需的时间，与对比液通过的时间比较，计算出红细胞滤过指数，即红细胞变形性。红细胞滤过指数愈高，变形性愈差。参考范围：红细胞滤过指数为 0.29 ± 0.10。还有其他测定方法可用于检测红细胞变形能力，如黏度法、离心群集法、电导法、微管吸入法等。

二、血小板检测

血小板可以用多种方法计数，其中流式细胞仪免疫计数法是血小板计数的参考方法，而最常用的是血细胞分析仪计数。血小板检验的常见试验，包括血小板黏附试验、血小板聚集试验、血块收缩试验、血浆 β 血小板球蛋白和血小板第 4 因子测定、血栓素 B2 检测、血小板相关抗体（PAIgG、PAIgA、PAIgM）测定。

1. 血小板计数（platelet count，PC）

原理：血小板是血液中最小的细胞碎片，由巨核细胞产生，其功能是可保护毛细血管的完整性。血小板计数是指单位体积血液中所含的血小板数目，正常人血液中的血小板数量会维持在一定的范围内。参考范围：$(100 \sim 300) \times 10^9/L$。

2. 血小板黏附试验（platelet adhensiontes，PAdT）

血小板黏附试验常用玻球法、玻璃滤器法和玻珠柱法。下面介绍玻珠柱法。

原理：受检血液以一定速度通过一定量玻璃珠的塑料管，检测通过玻璃珠柱前后血液中血小板数的差，此为黏着于玻珠和塑料管的血小板数，由此可计算出血小板黏附率（%）。参考范围：62.5%±8.6%。

3. 血小板聚集试验（platelet aggregation test，PAgT）

原理：在特定的连续搅拌条件下，于富含血小板血浆（PRP）中加入诱导剂，血小板激活后 GPⅡb–Ⅲa 复合物暴露出纤维蛋白原的受体并与其结合而导致血小板聚集，PRP 浊度变小，光电管将浊度变化转变成电讯号并在记录仪上描记出聚集曲线，由此可计算出血小板聚集的程度和速度。参考范围需各实验室自建。

4. 血块收缩试验（clot retraction test，CRT）

血块收缩试验，可分血浆法和定量法。

原理：在 PRP 中加入钙和凝血酶，使血液凝固形成凝块，血小板收缩蛋白使血小板伸出伪足，伪足前端连接到纤维蛋白束上。当伪足向心性收缩，使纤维蛋白网眼缩小，检测析出血清的体积可反映血小板血块收缩的能力。参考范围：血块收缩率 56%±14%。

5. 血浆 β 血小板球蛋白和血小板第 4 因子（anti-βTG and anti-PF4）测定

原理：用抗 βTG 或抗 PF4 抗体包被于酶标板上，样品中的 βTG 或 PF4 与其结合，再加酶标抗体，加底物显色。显色的深浅与标本中 βTG 或 PF4 含量成正比。参考范围：anti-βTG：$(25.3 \pm 3.0)\ \mu g/L$，anti-PF4：$(3.2 \pm 0.8)\ \mu g/L$。

6. 血栓素 B2（thromboxane B2，TXB2）检测

血栓素 B2 检测选用 ELISA 法。

原理：用血栓素 B2 牛血清白蛋白包被酶标反应板，加入待检血浆或 TXB2 标准品，再加入抗 TXB2 抗体。包被的 TXB2 与待检血浆或标准品中的 TXB2 竞争性与抗 TXB2 抗体结合，包被的 TXB2 与抗体结合的量与待检血浆或标准品中 TXB2 的含量呈负相关，加入酶标记第二抗体及底物，根据显色程度推算出样品中的 TXB2 含量。参考范围：127 ± 48ng/L。

7. 血小板相关抗体测定（PAIgG、PAIgA and PAIgM）

血小板相关抗体的测定选用 ELISA 法。

原理：抗血小板抗体与血小板相关抗原结合，形成抗原抗体复合物，血小板破碎后此复合物存在于上清液成分中。将该上清液加至抗人 IgG、抗人 IgM 或抗人 IgA 包被的微孔反应板中，再加入酶标记的抗人 IgG、抗人 IgM 或抗人 IgA 后加底物显色。参考范围：PAIgG（$0 \sim 78.8$）ng/10^7 血小板；PAIgA（$0 \sim 2.0$）ng/10^7 血小板；PAIgM（$0 \sim 7.0$）ng/10^7 血小板。

三、凝血因子检测

凝血因子检验包括全血凝固时间检测、激活的凝血时间检测、活化部分凝血活酶时间检测、血浆凝血酶原时间检测、血浆纤维蛋白原含量检测 Clauss 法、凝血酶法、血浆因子 Ⅱ、Ⅴ、Ⅶ和 Ⅹ 的促凝活性检测、血浆因子 Ⅷ、Ⅸ、Ⅺ和Ⅻ的促凝活性检测。

1. 全血凝固时间（clotting time，CT）检测

原理：离体静脉血与普通玻璃试管接触后，因子Ⅻ和内源性凝血系统被激活，最后生成纤维蛋白使血液凝固，此即全血凝固时间。这是内源性凝血系统的一种筛选试验。参考范围：普通玻璃试管法 $5 \sim 12$ 分钟。

2. 激活凝血时间（activated clotting time，ACT）检测

原理：同试管法全血凝固时间检测。试管中加入白陶土脑磷脂的混悬液以充分激活凝血因子Ⅻ、因子Ⅺ，并为凝血反应提供充分的催化表面，以提高本试验的敏感性。这是内源性凝血系统敏感的筛选试验之一。参考范围：（2.8 ± 0.5）分钟。

3. 活化部分凝血活酶时间（activated partial thromboplastin time，APTT）检测

原理：在 37℃下，以白陶土（激活剂）激活因子Ⅶ和Ⅺ，以脑磷脂（部分凝血活酶）

代替血小板提供凝血的催化表面，在因子Ⅳ的参与下，观察乏血小板血浆凝固所需要的时间。活化部分凝血激酶时间检测是内源性凝血系统较为敏感、简便和常用的筛选试验。参考范围：男性（37±3.3）秒；女性（37.5±2.8）秒。

4. 血浆凝血酶原时间（plasma prothrombin time，PT）检测

原理：在受检血浆中加入过量的组织因子（兔脑等）浸出液和Ca^{2+}使凝血因子Ⅱ转变为凝血酶，后者使纤维蛋白原转变为纤维蛋白，观察血浆凝固所需要的时间。这是外源凝血系统常用筛选试验之一。参考范围：（12±1）秒

5. 血浆纤维蛋白原（fibrinogen，Fg）含量检测（凝血酶法）

原理：根据纤维蛋白原与凝血酶作用最终形成纤维蛋白的原理，以国际标准品为参比血浆制作标准曲线，用凝血酶来检测血浆凝固时间，所得凝固时间与血浆中纤维蛋白原浓度呈负相关，从而得出纤维蛋白原的含量。参考范围：2～4g/L。

6. 血浆因子Ⅱ、Ⅴ、Ⅶ和Ⅹ的促凝活性检测

原理（一期法）：在受检血浆中分别加入乏FⅡ、FⅤ、FⅦ和FⅩ的基质血浆、脑组织浸出液和钙溶液，分别记录开始出现纤维蛋白丝所需的时间，从各自标准曲线中分别计算出受检血浆中FⅡ：C、FⅤ：C、FⅦ：C和FⅩ：C相当于正常人的百分率（%）。参考范围：FⅡ：C 97.7%±16.7%；FⅤ：C102.4%±30.9%；FⅦ：C103%±17.3%；FⅩ：C103%±19.0%。

7. 血浆因子Ⅷ、Ⅸ、Ⅺ和Ⅻ的促凝活性检测

原理（一期法）：稀释受检血浆中分别加入乏FⅧ、FⅨ、FⅪ和FⅫ的基质血浆、白陶土脑磷脂悬液和钙溶液，分别记录开始出现纤维蛋白丝所需的时间，从各自的标准曲线中分别计算出受检血浆中FⅧ:C、FⅨ:C、FⅪ:C和FⅫ:C相当于正常人的百分率（%）。参考范围：FⅧ：C 103%±25.7%；FⅨ：C 98.1%±30.4%；FⅪ：C 100%±18.4%；FⅫ：C 92.4%±20.7%。

四、抗凝物质检测

抗凝物质的检验，包括抗凝血酶抗原检测、抗凝血酶活性检测、蛋白C活性检测、蛋白C抗原检测、复钙交叉试验。

1. 抗凝血酶抗原（anti-thrombin antigen，ATAg）检测

原理（双抗体夹心法）：将抗 AT 抗体包被在固相板上，标本中的 AT 与固相的抗 AT 抗体相结合，再加入酶标的抗 AT 抗体，则形成 AgAb 酶标抗体的复合物，加入显色基质后，根据发色的深浅多少来判断标本中的 AT 含量。参考范围：290±30.2g/L。

2. 抗凝血酶活性（anti-thrombin activity，ATA）检测

原理：在待测血浆中加入过量的凝血酶，凝血酶与血浆中的 AT 形成 1∶1 的复合物，剩余的凝血酶作用于显色肽 S2238，裂解出显色基团对硝基苯胺（PNA），显色程度与剩余凝血酶的量呈正相关，而与血浆 ATA 呈负相关。参考范围：108.5%±5.3%。

3. 蛋白 C 活性（protein C activity，PCA）检测

原理：Protac（由蛇毒中提取）为蛋白 C 特异激活剂，可使蛋白 C 转化为活化蛋白 C（APC）。APC 作用于发色底物（Chromozym PCA）释放出发色基团（PNA），PNA 显色深浅与 APC 呈线形关系。参考范围：64% ～ 147%（发色底物法）。

4. 复钙交叉试验（cross recalcification test，CRT）

原理：延长的复钙时间，如果能被 1/10 量的正常血浆所纠正，则表示受检血浆中缺乏凝血因子；如果不能被等量的正常血浆所纠正，提示受检血浆中有抗凝物质。参考范围：若第三管的复钙时间不能恢复到参考值（2min 18s ～ 4min 17s）提示受检血浆中有抗凝物质

五、纤溶系统的检测

纤维蛋白溶解系统的检验常见试验包括血浆硫酸鱼精蛋白副凝固试验、血清纤维蛋白（原）降解产物定性试验、凝血酶时间测定、凝血酶时间纠正试验、D 二聚体定量测定、组织型纤溶酶原激活剂活性测定、组织型纤溶酶原激活剂抗原测定、纤溶酶原活性测定、纤溶酶原抗原测定。

1. 血浆硫酸鱼精蛋白副凝固试验（plasma protamineparacoagulatintest，3P）

原理：在凝血酶作用下，纤维蛋白原释出肽 A、肽 B 后转变为纤维蛋白单体（FM），纤维蛋白在纤维蛋白溶解酶降解下产生纤维蛋白降解产物（fibrinogen degradation production，FDP）。FM 与 FDP 形成可溶性复合物，硫酸鱼精蛋白可使该复合物中 FM 游

离，后者又自行聚合呈肉眼可见的纤维状、絮状或胶冻状，反映 FDP 尤其是碎片 X 的存在。参考范围：正常人为阴性。

2. FDP 定性试验

原理：用抗 FDP 抗体包被的胶乳颗粒与 FDP 形成肉眼可见的凝集物。参考范围：< 5mg/L。

3. 凝血酶时间（thrombintest，TT）测定

原理：在凝血过程中，纤维蛋白原在凝血酶的作用下转变为纤维蛋白。在待测血浆中加入标准化凝血酶，开始计时，记录到血浆开始凝固所需要的时间即为凝血酶时间。参考范围：16 ～ 18 秒，超过对照值 3 秒以上为异常。

4. 凝血酶时间纠正试验

原理：甲苯胺蓝可中和血浆中的类肝素物质或肝素，若在凝血酶时间检测中加入甲苯胺蓝，使延长的凝血酶时间缩短或恢复正常，则说明待测标本中存在过多的类肝素物质或肝素；若加入甲苯胺蓝后对凝血酶时间检测无影响，则说明是纤维蛋白原缺陷或存在其他类抗凝物质。参考范围：最短的凝固时间小于 15 秒。

5. D- 二聚体（D-Dimer）定性试验（胶乳凝集法）

原理：D- 二聚体是交联纤维蛋白降解的产物之一，为继发性纤溶之特有代谢物。抗 D- 二聚体单克隆抗体包被于胶乳颗粒上，受检血浆中如果存在 D- 二聚体，将产生抗原抗体反应。参考范围：正常人为阴性。

6. D-Dimer 定量测定（ELISA 法）

原理：双抗体夹心法。一种单抗包被于聚苯乙烯塑料板上，另一种辣根过氧化物酶标记单抗，加入样本后在孔内形成特异抗体抗原抗体复合物，可使底物显色，颜色深浅与标本中 D- 二聚体含量呈正比。参考范围：0 ～ 0.256mg/L。

7. 组织型纤溶酶原激活剂活性（tissue plasminogen activator activity，tPA：A）测定

原理：在组织型纤溶酶原激活物（tPA）和共价物作用下，纤溶酶原转变为纤溶酶，后者使发色底物 S2251 释放出发色基团 pNA，显色的深浅与 tPA：A 呈正比关系。参考范围：0.3 ～ 0.6U/mL。

8. 组织型纤溶酶原激活剂抗原（tPAAg）测定（ELISA 法）

原理：根据双抗体夹心法原理，将纯化的 tPA 单克隆抗体包被在固相载体上，然后加含有抗原的标本。标本中的 tPA 抗原与固相载体的抗体形成复合物。此复合物与辣根过氧化物酶标记的 tPA 单克隆抗体起反应，形成双抗体夹心免疫复合物，其中辣根过氧化物酶可使邻苯二胺底物液呈棕色反应，其反应颜色深浅与标本中的 tPA 含量呈正比关系。参考范围：1 ~ 12μg/L。

9. 纤溶酶原活性测定

原理：纤溶酶原在过量链激酶的作用下转变为纤溶酶，纤溶酶作用于发色底物 S2251 的酰胺键，使发色底物释放出对硝基苯胺（PNA）而显色，颜色的深浅与纤溶酶的量呈正相关。参考范围：85.55%±27.83%。

【参考文献】

［1］Fernandes M A V, de Souza L R M F, Cartafina L P. Ultrasound evaluation of the penis［J］. Radiol Bras, 2018, 51（4）: 257-261.

［2］Chung E, Yan H, De Young L, et al. Penile Doppler sonographic and clinical characteristics in Peyronie's disease and/or erectile dysfunction: an analysis of 1500 men with male sexual dysfunction［J］. BJU Int, 2012, 110（8）: 1201-1205.

［3］Wilkins C J, Sriprasad S, Sidhu P S. Colour Doppler ultrasound of the penis［J］. Clin Radiol, 2003, 58（7）: 514-523.

［4］Golijanin D, Singer E, Davis R, et al. Doppler evaluation of erectile dysfunction - part 2［J］. Int J Impot Res, 2007, 19（1）: 43-48.

［5］Liu J, Wang Z, Li M, et al. Differential Diagnostic Value of Obstructive and Nonobstructive Azoospermia by Scrotal Ultrasound［J］. Ultrasound Q, 2017, 33（4）: 272-275.

［6］Liu J, Wang Z, Zhou M, et al. Scrotal Ultrasonic Features of Congenital Bilateral Absence of Vas Deferens［J］. Ultrasound Q, 2017, 33（2）: 153-156.

　［7］Bachanek M, Abdalla N, Cendrowski K, et al. Value of ultrasonography in the diagnosis of polycystic ovary syndrome - literature review ［J］. J Ultrason, 2015, 15（63）: 410-422.

　［8］操焱焱, 熊付, 熊斌, 等. 动脉性勃起功能障碍介入治疗［J］. 介入放射学杂志, 2019, 28（2）: 192-197.

　［9］任志豪, 丁前江, 汪建华, 等. 256层螺旋CT血管造影对腹内未降睾丸巨大精原细胞瘤的诊断价值［J］. 中华泌尿外科杂志, 2018, 39（2）: 144-145.

　［10］Li S, Kim J, Wang Z, et al. A Dual-Frequency Colinear Array for Acoustic Angiography in Prostate Cancer Evaluation ［J］. IEEE Trans Ultrason Ferroelectr Freq Control, 2018, 65（12）: 2418-2428.

　［11］Dirajlal P A, Jambon E, Albat-Esquirou A, et al. T2 Star-weighted Angiography（SWAN）Allows to Concomitantly Assess the Prostate Contour While Detecting Fiducials Before MR-based Intensity-modulated Radiation Therapy in Prostate Carcinoma ［J］. Acad Radiol, 2018, 25（1）: 95-101.

　［12］田宇, 原标, 田龙. 介入治疗动脉性勃起功能障碍［J］. 中华男科学杂志, 2017, 23（10）: 946-950.

　［13］Xu CC, Ruan XZ, Tang YF, et al. Diagnostic value of four-dimensional CT angiography in arterial erectile dysfunction using 320-detector row dynamic volume CT ［J］. Biosci Rep, 2017, 37（4）: BSR20170200.

　［14］王国耀, 徐诚成, 吴科荣, 等. 320排动态容积CT阴茎海绵体造影诊断静脉性ED的应用价值［J］. 中华男科学杂志, 2016, 22（7）: 635-640.

　［15］申佳, 程涛. 增生前列腺的血供变化及其临床意义［J］. 上海交通大学学报（医学版）, 2015, 35（3）: 414-417.

　［16］Kim ED, Owen RC, White GS, et al. Endovascular treatment of vasculogenic erectile dysfunction ［J］. Asian J Androl, 2015, 17（1）: 40-43.

　［17］易颂平, 何援利, 王雪峰, 等. 64排螺旋CT血管造影三维重建卵巢早衰患者

卵巢供血血管形态学的变化 [J].广东医学，2014, 35（6）：857-859.

[18] 刘自力，桑强章，刘红霞.128 层螺旋 CT 血管造影（MSCTA）对子宫动脉的研究 [J].罕少疾病杂志，2014, 21（1）：13-15.

[19] 陆笑非，兰永树.血管性阴茎勃起功能障碍血流动力学检查运用及研究进展 [J].医学影像学杂志，2014, 24（10）：1842-1844.

[20] 张国栋，王茂强，段峰，等.良性前列腺增生症患者的前列腺动脉解剖特点 [J].中华放射学杂志，2014, 48（8）：678-681.

[21] Philip F, Shishehbor M H. Current state of endovascular treatment for vasculogenic erectile dysfunction [J].Curr Cardiol Rep, 2013, 15（5）：360.

[22] Chen C L, Xu Y J, Liu P, et al. Characteristics of vascular supply to uterine leiomyoma：an analysis of digital subtraction angiography imaging in 518 cases [J].Eur Radiol, 2013, 23（3）：774-779.

[23] 张应和，范真真，潘小舟，等.卵巢肿瘤供血动脉的多层螺旋 CT 血管成像研究 [J].医学影像学杂志，2012, 22（4）：648-651.

[24] 兰永树，姜隽，姜睿.阴部内动脉的多层螺旋 CT 血管造影成像及价值 [J].中华男科学杂志，2012, 18（4）：296-301.

[25] 潘小舟，张应和，甘艺平，等.睾丸动脉解剖的 MSCTA 成像研究 [J].临床泌尿外科杂志，2010, 25（7）：527-529.

[26] 王茂强，刘凤永，段峰，等.中国人卵巢动脉的血管造影研究 [J].临床放射学杂志，2007, 26（3）：283-287.

[27] Kroencke TJ, Scheurig C, Kluner C, et al. Uterine fibroids：contrast-enhanced MR angiography to predict ovarian artery supply——initial experience [J].Radiology, 2006, 241（1）：181-189.

[28] 梁志会，崔进国，潘新元，等.子宫动脉造影解剖分析及对栓塞治疗子宫肌瘤的指导意义 [J].介入放射学杂志，2005, 14（1）：51-53.

[29] 曾北蓝，陈春林，余莉萍，等.子宫肌瘤动脉内数字减影血管造影影像学特点及临床意义 [J].中国实用妇科与产科杂志，2002, 18（5）：40-42.

第六章　生殖微循环障碍的治疗

微循环障碍的治疗方法众多，主要包括药物治疗、介入治疗及物理治疗等。微循环是人体最基础的结构功能单位，用于微循环治疗的药物具有普遍性，比如肝素、胰激肽原酶等不仅仅作用于生殖系统微循环，对全身微循环均有益处。微循环障碍与中医学里"血瘀证"的内涵一致，因此，活血化瘀类中药及方剂对改善微循环大有裨益，但目前仍然缺乏明确客观的评价指标。

第一节　药物治疗

微循环障碍一方面与微血管本身的功能变化有关，另一方面又与血中有形成分及无形成分性质的变化有关。这些变化多种多样，彼此又相互影响，限于实验方法，尚无法准确评判。很多西药的作用机制也不十分清楚，且中西药物的联合应用是个难点，现仅就部分比较成熟的内容加以探讨。可喜的是，传统医药在此方面具有伟大的成就，此处仅做概述。

一、抗血小板药

影响血小板功能的药物，统称为"抗血小板药"。由于血小板具有聚集、释放反应及黏着等特性，其除了有血液凝固（止血）作用外，还与炎症反应、免疫引起的组织损伤、动脉硬化血管损伤及糖尿病等都关系密切，故抗血小板药的应用范围很广，其种类有很多。

（一）阿司匹林（acetylsalicylic acid，ASA）

1967 年，Weiss 及 Aledort 首先提出阿司匹林有抗血小板聚集作用。在目前非甾体类抗炎药中，ASA 的抗血小板作用最强。它能抑制血小板的聚集、黏着及释放反应，抑制肾上腺素、凝血酶及二磷酸腺苷引起的血小板聚集。抑制作用主要在第二时相，而对第一时相无作用。ASA 抑制血小板聚集的作用很强，血液透析患者动静脉分流时使用 ASA 后，血栓发生率为 32%，对照组则高达 72%，证明 ASA 有较好的防止血栓形成作用。

ASA 抑制血小板聚集的作用时间很长，一般剂量（300 ～ 600mg）可持续 2 ～ 7 天，与血小板的生命周期相同。ASA 的血浆半衰期仅有 20 分钟，停药数日后，血中有效浓度早已不复存在，故这种现象并非由于其本身，实则由于其抑制血小板聚集为不可逆性所决定。虽然如此，但其在应用过程中，对出血时间并无影响，可能系骨髓每日可新生成相当于总量 10% 的新血小板，它们不受原使用 ASA 的影响而足以维持血液的正常凝固能力。如果每日连续用药，则新生血小板难免受到影响，出血的倾向必然增加。人类血小板对 ASA 无不应期，较长时间应用，效力不减，这种特点为临床应用提供了方便。

对于 ASA 的作用机制问题，一般认为 ASA 抑制血小板释放反应，由于它对血小板膜的乙酰化，从而影响血小板代谢。Both 在 1975 年提出，ASA 可使环氧化酶（cyclooxygenase，COX）乙酰化，阻止前列腺素（prostaglandin，PG）G2 的合成，从而抑制血小板的聚集及释放反应。人血小板与 ^{3}H-ASA 培养，试验液内三种血小板蛋白中，只有分子量为 85000 者，20 分钟后可完全乙酰化，并持续 12 天。ASA 抑制血小板聚集的作用，是通过抑制血小板微粒体中的 COX，致使花生四烯酸不能变成 PG 内过氧化物（PGG2、PGH2），终致 TXA_2 无法生成，从而避免了血小板的聚集及血管的收缩。ASA 的这种作用很强，人类用 325mg 即可抑制血栓素 A2（thromboxane A_2，TXA_2）作用的 89%；300 ～ 600mg 可抑制 24 小时。但应用较大剂量 ASA 时，由于其抑制了 PGI_2 的合成，从而削弱 ASA 的抗血栓形成作用。为了避免这种作用，现在主张服用 ASA 的剂量要小，并要间歇地使用，使血中浓度仅足以影响循环中的血小板，而不影响 PGI_2 的合成。ASA 在微循环障碍方面的应用范围很广，但很多问题尚未完全明了，现就比较重要者加以讨论。

有微循环障碍疾病的人及动物试验均证明，广义的微血管疾病，都与血小板纤维栓塞有关。肾功能障碍、移植排斥、心肌梗死等都属这个范畴。ASA 对恶性或骨髓增生引起的血小板增多症有一定疗效，可解除指及趾的剧烈疼痛，还能降低血栓性血小板减少性紫癜的死亡率。ASA 剂量现在多主张每次 25mg，一日 3 次，口服，也有人主张每日用 300 ～ 1500 mg，使选择范围更大一些。总之，剂量宜小不宜大，以防对 PGI_2 的抑制，减弱其抗 TXA_2 的作用。ASA 抑制 COX 的作用为不可逆性的，而且时间很长，所以每日仅有相当于血小板总量 1/10 的新生血小板能形成 TSA2，故现在多主张 ASA 不宜每天使用，隔日或每三日使用一次即可。ASA 并非最理想的抗血小板药，所以现多主张与其他抗血小板药合用，以增强疗效，减少不良反应。

（二）苯磺唑酮（sulfinpyrazone）

此药系吡唑酮类化合物，与保泰松相似，用作尿酸排泄药，治疗痛风。体外及整体动物试验证明，苯磺唑酮能抑制 ADP、肾上腺素、抗原抗体复合物引起的血小板聚集、黏着及释放反应。以抑制血小板 – 胶原反应的剂量注射于家兔，可抑制截断的肠系膜血管远端的止血栓子形成。该药能抑制猪血浆加胶原的血小板聚集反应。抑制凝血酶引起的释放反应较弱，只在低浓度时有效。

该药抑制血小板聚集的机制大致与 ASA 相同，即抑制 COX 活性，阻碍 PG 及 TXA_2 的形成。人类用药超过 5 周后，血小板的存活时间延长。家兔实验中，血小板的存活时间与对照相比，可增加 2 倍，血小板的转化率可降低 50%。这种作用对肾血管血栓的治疗有利。但血栓阻塞过久，则力量不足，只有纤维溶解药可能有效。本品预防静脉血栓形成的作用甚好。

（三）PG

1. PGE1

PGE1 在体内、体外都有抗血小板作用。体外试验能抑制大鼠、猪及人类血小板由 ADP 引起的聚集，也能对抗肾上腺素、5– 羟色胺、垂体后叶素、凝血酶、胶原、花生四烯酸、抗原抗体复合物等引起的血小板聚集。动物试验显示，本品有较好的抗血栓形成作用。局部应用 5 ～ 10μg/mL 及静脉注射 1.6μg/（kg·min）或 3μg/（kg·min），均可抑制用镊子损伤的家兔大脑皮层血管白色血栓的形成。大鼠皮下、腹腔或肌肉注射，能抑制血循环中血小板的聚集。家兔灌注后，截断的肠系膜血管易出血，血液凝固性欠佳，止血不完全。Boullin 等 1972 年报告，本品抗血小板作用，与其对抗血小板与 ADP 的结合和提高细胞内环磷酸腺苷（cyclic adenosine monophosphate，cAMP）的含量有关。PGE1 不浓缩于血小板，其抑制血小板聚集的作用在移出血小板悬浮液后即消失，故推测其作用不直接在血小板，而可能是干扰了位于血小板外膜上与 ADP 结合的受体。cAMP 增高，一方面可由腺苷酸环化酶的兴奋引起，另一方面可由于对磷酸二酯酶的抑制所引起，PGE1 对前者的作用甚强，3μmol 时，兴奋程度可高达 18 倍。

人动脉注射 PGE1，肢体血流大为增加。Colson 等 1973 年报告，用 PGE1 股动脉灌注，治疗 4 例严重末梢血管病，每次灌注 10 分钟，历时 1～3 天。3 例患者的疼痛于第一次灌注后即完全消失，1 例效果不确实，无一例需要截肢。4 例患者安静时疼痛均有改善，1 例治愈，1 例开始好转。PGE1 对人及动物均有一定不良作用，主要是颜面潮红、头痛、腹部间歇性痉挛、胸部紧迫感等。

2. PGI$_2$

PGI$_2$ 的主要作用是抗血小板聚集及扩张血管，前一种作用很强，为目前抗血小板作用药之最强者，可减弱 ADP 引起的聚集作用的 50%～80%。该药对聚集的血小板有溶解作用。动脉血中浓度高于静脉血，外源性 PGI$_2$ 之作用也是动脉用药强于静脉用药。Walker 等在 1981 年报告，48 例心肺分流患者，用 PGI$_2$ 灌流（开始每分钟 10pg/kg，建立分流后，加至每分钟 20pg/kg），分流完成，灌流停止后，血小板数目增加，活性降低。对照组的 β - 血栓球蛋白（β-thromoboglobulin）及血小板因子 IV 均增加。患者的血栓素 B2（thromoboxane B2）一般无变化，故此作用与 TXA$_2$ 无关。至于血小板数之增加，则可能与出血有关。较大剂量的 PGI$_2$ 可抑制血小板黏着作用。现在认为 PGI$_2$ 的作用是兴奋腺苷酸环化酶，使 cAMP 增加而产生的。

（四）肝素（heparin）

肝素对血小板的聚集、黏着、释放反应，存活时间及转化等方面有一定抑制作用。一般剂量时，抑制凝血酶引起的聚集；浓度高时，抑制胶原及肾上腺素引起的聚集。在家兔，高浓度肝素还能抑制胶原、凝血酶及 ADP 引起的聚集。过大剂量对胶原、凝血酶及 ADP 引起的血小板聚集反而无抑制作用，但剂量很小时，肝素又可促进血小板聚集，故临床应用需注意用量。

高浓度肝素抑制由胶原、抗原 – 抗体复合物及 γ 球蛋白表面物等引起的血小板释放反应。肝素能延长血小板存活期。Rowsell 在 1967 年报告，犬用 90U/kg 肝素，血小板存活期显著延长；但用 220U/kg 时，存活期反而缩短，故大剂量不一定有好的抗凝血作用。大剂量肝素呈相反作用的机制不明，可能与静脉注射引起的血小板减少有关，但它对一些血小板不减少的动物也有这种现象，推测它可能是破坏了血循环中的血小板而引起了血小板的新生所致。肝素血浆半衰期仅 1 ~ 2 小时，剂量增加虽可延长，但终不如滴注效果好。人类对肝素的个体差异性极大，故应根据患者的反应情况调节用量，而不是一成不变。

（五）潘生丁（persantin）

潘生丁又称"双嘧达莫"，为扩张冠状动脉药。Emmons 等 1965 年提出其抗血栓作用。另外潘生丁能抑制由肾上腺素、ADP、胶原等引起的人血小板聚集。潘生丁的抗血栓作用很强，家兔静脉注射，能阻止皮层血管严重损伤时血管内白色血栓的形成；局部应用，能阻止轻微损伤时血管内白色血栓之形成。潘生丁的抗血栓作用与 PGI_2 的存在有关，在无 PGI_2 的体外实验条件下，很大剂量也无抗血栓作用，而体内使用抗血栓作用很好，二者呈协同作用。潘生丁抗血小板聚集的作用机制与 PGI_2 相同，即提高血小板 cAMP 含量，但它主要是抑制磷酸二酯酶，减少 cAMP 的破坏，对腺苷酸环化酶则无影响。潘生丁口服易吸收，血浆半衰期 2 ~ 3 小时。其抗血小板聚集作用为可逆的，并与血中浓度关系很大，故用药次数要多，以延长作用时间。一般一次 100mg，一日 4 次，多与阿司匹林合用。

（六）维拉帕米（verapamil）

维拉帕米为罂粟碱衍生物，原用作抗心律不齐药，后来发现有抗血小板聚集作用。体外试验中，可对抗犬、大鼠血浆加 ADP 引起的血小板聚集，作用强度次于罂粟碱，强于阿司匹林。亦能对抗人血浆由 ADP、肾上腺素及胶原引起的血小板聚集。健康人口服一般剂量异搏定（盐酸维拉帕米）2 小时后，可见对血小板聚集的抑制作用。异搏定的抗血小板作用与其对血小板 Ca^{2+} 的作用有关，因人类及猪血浆 ADP 引起的血小板聚集，需 Ca^{2+} 参与。一些抗血小板聚集药的作用与其扩张冠状动脉的作用大致平行，当然也有例外的。

（七）维生素 C

1982 年 Cordova 等称，在体外试验中维生素 C 能对抗 ADP、花生四烯酸及胶原引起的血小板聚集。在体试验中，静脉注射维生素 C，亦能对抗 ADP、花生四烯酸引起的血小板聚集作用。维生素 C 干扰血小板内的过氧化物代谢，血中由凝血酶引起的丙二醛含量降低。

二、α 肾上腺素受体阻断药

α 肾上腺素受体，特别是肾上腺素能神经突触后膜的 M 受体过度兴奋时，可致小动脉及细动脉痉挛性收缩，微循环血流不畅，供血不足，组织缺氧，终致效应器功能障碍而发病。受体阻断药能缓解微循环血管之过度收缩，改善微循环，调整器官功能，从而达到治疗目的。

（一）哌唑嗪（prazosin）

哌唑嗪为喹唑啉衍生物，可选择性地阻断肾上腺素能神经突触后膜 α 受体。对 α1 受体的阻断作用有很高的选择性，为酚妥拉明的 10000 ～ 100000 倍，对 α2 受体基本无影响。哌唑嗪对 α1 受体有阻断作用，故能解除外周血管之痉挛，增加血流量，但临床报告的结果很不一致。哌唑嗪对冷刺激诱发的外周血管痉挛有一定缓解作用，个别患者的手指血压可增高，血流增加，但有些患者则反应不佳，有的甚至恶化。

哌唑嗪是通过阻断突触后膜 α 受体而使血管扩张，Greif 等在 1980 年报告，哌唑嗪能对抗去甲肾上腺素引起的家兔肺动脉环的收缩作用，曲线平行右移，作用强度不减，故系竞争性对抗。哌唑嗪的一般用量为 1mg，一日 2 ～ 3 次。一般情况，首次用 0.5mg；需要时，每日可用 20 ～ 40mg，分次服用。一般常用的维持量为每日 6 ～ 15mg，分次服用。与利尿药或其他降压药合用时，剂量宜减至每次 1 ～ 2mg，每日 2 次。老年人的压力感受器敏感性降低，对哌唑嗪的降压作用更敏感，宜慎用。

（二）莨菪类药物

莨菪类药物临床常用的有阿托品、东莨菪碱、山莨菪碱和樟柳碱，这组药物均可从莨菪植物中提取，是莨菪烷族颠茄生物碱的一种，亦称"dL-天仙胺"。消旋体同L体共同存于茄科植物，特别是Atropa belladonna、莨菪和颠茄等的根、叶中，故可从此类植物的根、叶中提取。后两种是由我国首先分离并应用于临床的，这组药物已能人工合成。它可以显著改善微循环，适用于感染中毒性休克，如爆发型流行性脑脊髓膜炎、中毒性痢疾等；也适用于血管性疾患，如脑血栓、脑栓塞、脑血管痉挛、血管神经性头痛、血栓闭塞性脉管炎等；各种神经痛，如三叉神经痛、坐骨神经痛等；平滑肌痉挛，如胃、十二指肠溃疡，胆道痉挛等；眩晕病；眼底疾患，如中心性视网膜炎、视网膜色素变性、视网膜动脉血栓等；突发性耳聋（如配合新针疗法可治疗其他耳聋）。

三、华法林

双香豆素衍生物，化学结构为3-（α-苯基丙酮）-4-羟基香豆素。在试管内无抗凝血作用，即不参与体外抗凝血，主要在肝脏微粒体内抑制维生素K依赖性凝血因子Ⅱ、Ⅶ、Ⅸ、Ⅹ的合成，但作用发生缓慢，最大效应在3～5天内产生。维生素K能促使维生素K依赖性凝血因子Ⅱ、Ⅶ、Ⅸ、Ⅹ的氨基末端谷氨酸羧基化转变成γ-羧基谷氨酸，羧基化能够促进维生素K依赖性凝血因子结合到磷脂表面，因此可以加速血液凝固。

γ-羧基化需要还原型维生素K（维生素KH2）的参与。双香豆素通过抑制维生素K环氧化物还原酶的活性从而阻断维生素KH2的生成，进而抑制维生素K依赖性凝血因子的γ-羧基化作用。此外，维生素K拮抗剂可以抑制抗凝蛋白C和S的羧基化。华法林的抗凝效应能被小剂量维生素K1所拮抗，大剂量维生素K1（通常大于5mg）可以抵抗华法林的作用达1周以上，因为聚集在肝脏的维生素K1可以通过旁路而被维生素K环氧化物还原酶所催化。华法林也可以干扰在骨中合成的γ-羧基谷氨酸蛋白的羧基化。孕期妇女接受华法林治疗后，可导致胎儿严重的骨骼发育异常，但尚无证据表明成人或儿童应用华法林会直接影响骨代谢。

四、血液流变学指导"血瘀证"的中医中药治疗

对于"血瘀证"的治疗，中医主张用"活血化瘀"法，但目前对疗效的评价，仍然

缺乏明确的客观指标，仅限于临床症状／体征及患者的感官体验，没有具体的量度数值。血液流变学检测各项指标可以为活血化瘀疗法提供客观指标，科学地进行判断，从而精确地了解各种活血化瘀中药的疗效，并探讨其作用机制。

（一）按现代中药药理分类

1. 改善红细胞（RBC）变形能力，如当归、川芎、红花、五灵脂、桂枝、茯苓、山药。

2. 改善 RBC 变形性、微循环、血液黏度、血流动力学等，综合分析，红花和川芎最强，当归、五灵脂、延胡索、赤芍、桃仁、牡丹皮、没药等其次。

3. 改善 RBC 电泳，如丹参、赤芍、川芎、水蛭。

4. 降低 RBC 聚集性，如益母草、红花、桃仁、郁金、丹参、当归、川芎、延胡索、三棱、刘寄奴。

5. 降低血液黏滞性，如乳香、没药、三棱、莪术、桃仁、山楂、郁金、刘寄奴作用较强。其他有活血化瘀药，如红花、川芎、五灵脂、牡丹皮、益母草；散血活血药，如丹参、赤芍、鸡血藤、当归；化瘀散血药，如大黄、延胡索、苏木等。

6. 降低全血黏度，如益母草、郁金、桃仁、牛膝、红花、川芎、三棱、当归、延胡索、泽泻、丹参、赤芍、川芎、人参、桂枝、茯苓、乳香、没药。

7. 降低血小板聚集性，如当归、川芎、丹参、赤芍、人参、黄芪、刘寄奴、红花、三棱、独活、蒲黄、吴茱萸、大蒜、洋葱、郁金、木耳、生姜、葛根、三七、鸡血藤、血竭、毛冬青。

8. 降低血小板黏附性，如川芎、红花、赤芍、五灵脂、蒲黄。

9. 抗血栓，如赤芍、川芎、红花、益母草、郁金、刘寄奴、丹参、血竭、独活、苎麻根、炙甘草、木通、苏木、三棱、莪术、当归、鬼箭羽、山楂、泽泻、大蒜、洋葱、急性子、吴茱萸、菖蒲。

10. 溶栓，如川芎、益母草。

11. 改善微循环，如红花、莪术、刘寄奴、延胡索、五灵脂、川芎、益母草、牡丹皮、蒲黄、山楂、苏木、当归、乳香、葛根、三七、水蛭。

12. 降低纤维蛋白原，如红花、当归、五灵脂、赤芍、丹参、甘草、木香、青皮、厚朴。

13. 降低血脂，如丹参、赤芍、蒲黄、山楂、大黄。

（二）按中医病机分类

1. 散寒化瘀药

寒凝血瘀是"血瘀证"的常见病机之一，中医取"寒者热之""血得温则行"之义，采用辛温药配合活血化瘀药治疗，以温经通络、散寒化瘀，驱散阴寒凝滞之邪，使经脉舒通，血活瘀化。寒为阴邪，最能收引经脉，凝滞气血而导致气血瘀滞。寒凝有两种情况：一是外寒客络，阳气受困；一是脾肾阳虚，阴寒内生。在临床应用散寒活血化瘀治疗时，应当区分温经通阳、活血通脉与补阳益火、活血化瘀之别。

温经通阳药，如桂枝、附子、肉桂、吴茱萸、细辛、炮姜等；补阳壮火药，如淫羊藿、巴戟天、杜仲、胡芦巴、仙茅等；活血化瘀类常选性温的药，如川芎、当归、红花、乳香、五灵脂、骨碎补、天仙藤、急性子、川续断等。代表方剂如当归四逆汤、阳和汤、右归饮合桃红四物汤等。

温经通阳合活血化瘀法可用于外寒客于脉络之血瘀证。本证除血瘀表现外，兼见局部皮肤苍白、发凉，疼痛得热则缓，舌淡或紫，苔白润，脉沉细或沉紧，常见于动脉的闭塞、狭窄或痉挛性疾病的早期。补阳益火合活血化瘀法运用于除有上述表现外，尚有腹胀便溏、腰膝发冷、小便频数或不利、阳痿遗精、脉沉细等阳虚症状，常见于动脉的狭窄或闭塞性疾病的后期。由于内外之寒常互为因果，临床表现错杂，治疗应分清主次，辨证论治，酌情配伍用药。

2. 祛湿化瘀药

对于"湿瘀互结"型，可用燥湿或渗湿药，配合活血化瘀药，以祛除湿邪，促使血活瘀化。湿为阴邪，其性黏滞，易阻气机而致脉络阻滞而血瘀。湿邪有外侵或内生之分，病理过程中又有寒化和热化之别，且与脾之运化、肾之温煦有密切的关系。从四肢血管性疾病的特性来看，外湿多从热化，所以具体应用祛湿活血化瘀时，又要区分清热利湿及健脾温肾利湿，同时活血化瘀。

清热利湿药，如赤茯苓、车前子、淡竹叶、汉防己、泽泻等；健脾利湿药，如茯苓、薏苡仁、苍术、白术等；温肾化湿，如益智仁、肉桂、桂枝、乌药、威灵仙、木瓜等；活血化瘀兼渗利水湿药，性寒凉者，如益母草、马鞭草、虎杖、半枝莲、穿山龙、木通、落得打等；性偏温者，如泽兰、天仙藤等；性平者，如刘寄奴、王不留行等。方剂如五神汤、三妙丸、五苓散、苓桂术甘汤等。

清热利湿、活血化瘀法适用于湿热瘀证，主要表现为除有血瘀证表现外，兼见患部肤红灼热、水肿或疮面湿烂、舌红、苔黄腻、脉滑数等，常见于下肢深静脉血栓形成急性期、急性丹毒、血栓性浅静脉炎等疾病。健脾利湿、活血化瘀法适用于脾虚湿瘀证，主要表现为下肢水肿、全身倦怠、脘腹胀满、大便溏稀、舌苔白腻、脉濡缓等，常见于下肢静脉瓣膜功能不全、静脉血栓形成恢复期。温肾利湿、活血化瘀法适用于肾虚湿瘀证，主要表现为患肢水肿、肤冷、全身畏寒、舌淡、苔白润或白腻、脉沉弱等，常见疾病如糖尿病血管病变中、晚期，血栓闭塞性脉管炎后期以及下肢静脉性疾病后期。由于内外湿互结，湿性重着，缠绵难祛，临床要辨清主次，慎重配伍。湿聚火煎可以成痰，痰湿同类而有异，治疗上还应选用祛痰之品，如温化寒痰的白芥子、半夏、白附子等；清化热痰的贝母、瓜蒌、瓦楞子、猫爪草、海藻、昆布，以及行气消痰的莱菔子、薤白、橘红、陈皮等配伍应用，以增加疗效。

3. 理气化瘀药

气滞血瘀型则重用理气药，调畅气机，气行则血行，使血活瘀化。气之为患，不外乎气滞、气虚、气逆三个方面，而四肢血管病症又以气滞、气虚多见。气为血帅，是血液运行的动力，气机不畅，郁滞不行则血行亦为之涩，导致血瘀；气虚不能推动血液运行，血行缓慢而成瘀。反之，血为气母，气赖血载，血瘀既成又致气滞，在病机上互为因果，相互影响，气血密切相关，这决定了理气法在血管病症中的重要性和普遍性。此外，肝主疏泄，调畅气机，又主藏血，所以疏肝行气在四肢血管病症的治疗中也有重要意义。

在具体应用时，还须分辨行气化瘀和益气活血化瘀二法之不同。疏肝行气药中性偏凉者，如柴胡、川楝子、郁金等；性偏温者，如佛手、青皮、枳壳等；性平者，如香附、香橼等。益气药，如黄芪、党参、太子参、白术、山药、炙甘草等。方剂如血府逐瘀汤、补阳还五汤等。

薛立斋曰："血崩兼心痛者，心主血，去血过多，心无所养以致作痛也，宜十全汤倍参术多服；如瘀血不行者，失笑散；阴血耗散者，乌贼丸敛之。然崩为急症，漏为缓症；崩必大怒伤肝，冲动血海，或火盛之极，血热沸腾也；漏则房劳过度，伤损冲任二脉，气虚不能约制经血，或其人平素多火，血不能安，故不时漏泄；崩宜理气降火升提，漏宜滋阴补气养血；或兼制火也。崩漏不止之症，先因心火亢甚，于是血脉泛溢，以致肝实而不能纳血，出纳之用遂废。《经》曰：子能令母实。是以肝肾之相火，上夹心火之势，从而相扇，至令月水错经妄行，无时泛溢。若不早治，变为血枯发热痨怯矣。"

疏肝行气、活血化瘀适用于肝郁气滞血瘀证，凡四肢血管病症皆可酌情使用，尤宜于病情随情志刺激而变化，或患者忧郁不安者。益气活血化瘀适用于气虚血瘀证，主要表现除有血瘀征象外，尚可见病久体倦、纳差、气短、心悸舌淡、苔白、脉虚无力等症，常见于动脉狭窄、闭塞性病症和深静脉血栓形成及血栓性深静脉炎的后期。同时必须注意，行气太过易耗气，温燥之品能伤阴，临床应用宜慎重。

4. 清热化瘀药

对于兼有热相的瘀血证，应"热者寒之"之义，需用寒凉的药物配合活血化瘀药物，清解热邪，以使络宁、血活、瘀化。"夫脉者，血之府也"，所以热邪侵入脉络多入血分；又有热之甚即为毒，热邪灼津伤阴，虚热内生。"血受热则煎熬成块"，阻滞脉道而成血瘀。由此可见，具体应用清热活血化瘀法时，首先应分清虚实，次别在气在血，从而推演出清热凉血、清热解毒和养阴清热活血化瘀三法。

临床上，尤要区分初感寒邪，入里化热之特殊情形。《女科精要》云：《玉机》曰：寒则凝而不行。既行而紫黑，故知非寒也。且妇人性多忿郁，嗜欲倍加，脏腑厥阳之火，无日不有，非热而何，当以脉辨之而自见矣。凡寒冷外邪初感，入经必痛，久则郁而为热。且血寒则凝，既行而虽紫黑，乃非寒也。如伤寒而为病热也明矣。有经行前脐腹绞痛如刺，寒热交作，下如黑豆汁，两尺沉涩，余皆弦急，此由下焦寒湿之邪，搏于冲任，痛极则热，热则流通，因寒湿生浊，故下如豆汁也。宜治下焦，以辛散苦寒及血药治之。

亦有血虚血涩者，以养血药佐以顺气。"

清热凉血药：水牛角、赤芍、牡丹皮、紫草、生地黄、玄参、大青叶等；清热解毒药：金银花、连翘、紫花地丁、蒲公英、千里光、土茯苓等；养阴清热药：生地黄、玄参、天花粉、白芍、麦冬、沙参、地骨皮、知母、黄柏等；活血化瘀兼清热凉血药：牡丹皮、紫草、丹参、赤芍、郁金、凌霄花、鬼箭羽等；活血化瘀兼清热解毒药：红藤、虎杖、败酱草、金荞麦、落得打等。方剂如五味消毒饮合清营汤、四妙勇安汤等。

清热凉血、活血化瘀法，适用于血热血瘀证。此证除有血瘀表现外，可见皮肤发红、灼热、瘀斑色红或紫、舌红绛、脉数等，常见于急性血栓性静脉炎、浅静脉炎、复发性丹毒、红斑性肢痛症等。清热解毒、活血化瘀法，适用于热毒瘀滞证，除主要表现前述症状（除舌脉）外，还可伴溃疡、苔黄厚、脉弦滑而数等，常见于动脉狭窄、闭塞性疾病坏疽早期或合并感染时。养阴清热、活血化瘀法，适用于阴虚血瘀证，除有血瘀证主要表现外，还有病程较长，局部发热，恶凉恶热，或伴五心烦热，咽干口燥，舌红少苔，脉细数等特征，常见于动脉狭窄、闭塞性疾病后期。从周围血管疾病的临床来看，清热活血之法常因病情中实热与虚热难分，热邪与热毒没有明显的界线而三法相合而用，但又必须辨清主次轻重，相应而用。

5. 补血滋阴化瘀药

"血虚血瘀证"宜用补血滋阴药物配合活血化瘀药物，以增加血液使其充盈脉道，血活瘀化。血液在脉道中流行，血量充沛则脉道充盈；血液虚少，阴津不足则脉道萎闭，继而成瘀。治宜补血滋阴，增液盈脉，活血化瘀。

补血滋阴药，如生地黄、熟地黄、阿胶、首乌、枸杞子、龙眼肉等；活血兼补血者，如鸡血藤、当归等。方剂如四物汤等。

《女科精要》云："血枯血隔皆经闭不通之候，然枯之与隔，有如水炭。枯者竭也，血虚极矣；隔者，隔阻也，血本不虚，而或气、或寒、或积，有所逆也。隔者，病发于暂，其症或痛或实，通之则行而愈。若枯者，其来有渐，冲任内竭，其证无形。夫既枯矣，大宜补养阴气，未至枯竭者，气血或可渐充，如用通经峻削，枯者愈枯，毙可立待。血滞经闭宜破者，原因饮食毒热，或暴怒凝瘀积痰，直须大黄、干漆之类推陈致新，俾旧血消而新血生也。若气旺血枯，起于劳役忧思，自宜温和滋补。或兼有痰火湿热，尤宜清之凉之，每以肉桂为佐者。热则血行也，但不可纯用峻药以亏阴道，惟宜补益荣卫，调和饮食，自然血气流通。苟不以根本为事，惟图峻药攻之，是求千金于乞丐矣。"

血虚血瘀证，主要症状除血瘀征象外，多为久病体弱，并见头晕、面色萎黄或苍白、唇爪色淡、心悸、舌淡、脉细等，常见于动脉狭窄，闭塞性疾病的早期或后期。

6. 平肝潜阳化瘀药

"阳亢瘀血证"宜用平肝潜阳药物配合活血化瘀药物，以使阳潜血和，络通血活，而达到瘀化之目的。肝阳升发太过，血随气逆，并走于上，脉络壅塞，可致血瘀。故应平肝潜阳，解除壅阻，以化血瘀。

平肝潜阳药物，如钩藤、代赭石、生龙骨、生牡蛎、鳖甲、刺蒺藜、天麻、石决明等。活血化瘀药宜选用性偏凉润者，如丹参、牡丹皮、玄参、赤芍、牛膝、郁金、凌霄花等。方剂如镇肝息风汤。

《女科精要》云：经水者，阴血也，阴必从阳，故其色红，上应于月，月满则亏，月亏则盈，其行有常，故名月经。为气之配，随气而行，气热则热，气寒则寒，气滞则滞。成块者，气之凝也；将行而痛者，气之滞也；行后作痛者，气血虚也；错经妄行者，气之乱也；色淡者，虚而有水混之也；紫者，气之热也；黑者，热甚也。今人一见紫黑成块作痛，率指为风冷乘之，用温热之剂，祸不旋踵。经曰：亢则害，承乃制。热甚则兼水化，所以热则紫，甚则黑也。

阳亢血瘀证，主要表现除有血瘀征象外，还可见头胀痛、眩晕、眼花、耳鸣、情绪易激动，并见腰酸足软、脉弦紧等。常见于多发性大动脉炎（胸腹主动脉型）及闭塞性动脉硬化症伴脑动脉硬化者。

第二节 介入治疗

生殖系统疾病的介入治疗已普遍开展，因其操作简便、创伤小、效果显著的特点，愈来愈受到临床大夫和患者的欢迎。生殖系统疾病的介入治疗，可分为血管内介入和血管外介入，如前列腺增生、子宫肌瘤、产后出血、子宫功能性出血和输卵管梗阻性不孕等疾病的介入治疗都取得了令人满意的疗效。血管外介入及某些利用栓塞技术导致微循环障碍的介入治疗这里不再赘述，仅就通过改善微循环达到治疗目的的精索静脉曲张和ED 的介入治疗简述如下。

一、精索静脉曲张的介入治疗

（一）术前准备

1. 对患者做好解释以取得良好配合。

2. 术前半小时给以镇静剂。

3. 检查出凝血时间及碘过敏试验。

4. 穿刺部位消毒备皮。

（二）手术设备

1. Seldinger 血管穿刺器械。

2. 9F 自封式导管鞘。

3. 7F、8F 塑性导管及导丝。

4. 7.3F、9F 薄壁平头导丝引丝。

5. 1mL 和 2mL 直径可脱囊球导管。

6. 1.14mm 导丝等。

（三）介入方法

VC 的介入治疗可以选用经股静脉或经颈内静脉穿刺路径。

1. 经股静脉穿刺路径

患者取仰卧位，常规消毒铺单，2% 利多卡因局部浸润麻醉；超声定位右侧股静脉，以 Seldinger 技术穿刺右股静脉，将 9F 自封式导管鞘插入股静脉，然后将 7F 塑性导管经导管鞘插入下腔静脉，沿下腔静脉上行使其进入左侧肾静脉，并使导管头端尽量靠近肾脏，然后透视下缓缓将导管回抽，在回抽过程中以手推注射 10 ～ 20mL 造影剂，同时使患者做 Valsalva 试验，可见造影剂逆流入精索内静脉，将导管头端置于开口以下 2 ～ 3cm处注入造影剂 10mL，使精索内静脉显影。造影可显示精索内静脉的口径、走行以及侧枝血管的位置、血流方向等，从而选择释放球囊的位置。双侧精索静脉曲张先做左侧，然后再以同样的方法从右侧股静脉插管进行右侧肾静脉及精索内静脉造影。

2. 经颈内静脉穿刺路径

患者取仰卧位，头部向左偏，充分显露右颈部。常规消毒铺单，2% 利多卡因局部浸润麻醉；超声定位右侧颈内静脉，取右胸锁乳突肌骨头、胸骨头与锁骨所形成的三角顶点为穿刺点，以 Seldinger 技术穿刺右颈静脉，将 5F 自封式导管鞘插入颈内静脉，随后置入短导丝并使用肝素盐水冲洗自封式导管鞘。然后使用 150cm 泥鳅导丝配合单弯导管将导管送至下腔静脉远端，连接高压注射器造影示下腔静脉管壁光滑、管腔通畅，并进一步明确肾静脉开口位置。将导管送入左侧精索静脉，可见左侧精索静脉开口于左肾静脉下壁，然后透视下缓缓将导管回抽，在回抽过程中以手推注射 10 ～ 20mL 造影剂，同时使患者做 Valsalva 试验，可见造影剂逆流入精索内静脉，将导管头端置于开口以下 2 ～ 3cm 处注入造影剂 10mL，使精索内静脉显影。造影可显示精索内静脉的口径、走行以及侧枝血管的位置、血流方向等，从而选择释放球囊的位置。

3. 精索内静脉可脱球囊栓塞术

根据精索内静脉所见，选择合适的可脱球囊导管及恰当的释放部位。精索内静脉直径在 4mm 以下时，选用 1mm 可脱球囊导管。先将造影导管抽出，沿导丝将 7.3F 平头引导管送入精索内静脉开口下 2 ～ 3cm 处，然后将可脱囊球经导引导管送至欲栓塞部位。用等渗稀释造影剂约 0.2mL，使球囊膨胀，但暂不使球囊脱离，复查造影观察效果。如效果不佳，可抽空球囊变换位置，直至效果满意后才可使球囊脱离。退出导管，穿刺部位加压 15 分钟后包扎。

4. 注意事项

（1）插管操作轻柔，勿损伤静脉内膜或造成穿孔。

（2）注意患者睾丸不能接受过量 X 线照射，适当穿防护服遮挡。

（3）膨胀球囊应使用等渗造影剂，例如膨胀 1mm 球囊用 0.2mL，膨胀 2mm 用 0.4mL，以此类推。

（4）过于粗大的精索内静脉不适宜栓塞，应行手术高位结扎。

（5）双侧 VC 应同时行双侧栓塞，以提高疗效。

二、ED 的介入治疗

对于口服药物无效或者服药有效停药即发的 ED 患者，可选择血管腔内去交感神经术治疗。该技术通过去神经术抑制交感神经缩血管作用，使受损血管部分再通；同时促进侧支建立，改善血管舒缩功能，从而改善阴茎血管充血状态，达到治疗 ED 的目的。该技术属国际首创，为东南大学附属中大医院介入放射科与中西医结合男科联合开展的一项介入技术，无创、无痛、无副作用，疗效较好，是治疗 ED 的一种新选择。

（一）术前准备

1. 提前与患者进行详细沟通，让患者尽量保持情绪稳定，并嘱咐患者手术前一周保持饮食清淡，手术当天早晨保持空腹。

2. 手术之前进行血常规、尿常规、血压、心电图、凝血功能、碘过敏试验等常规检查。

3. 术前半小时给以镇静剂。

4. 穿刺部位消毒备皮。

（二）手术设备

1. Seldinger 血管穿刺器械。

2. 5F J 型导管及导丝。

3. 5F Cobra 导管及导丝。

4. 消融鞘管、消融电极、射频系统。

（三）介入方法

1. 介入路径

患者仰卧于手术台上，局麻满意后，常规无菌操作，取右腹股沟皱褶中点下方为穿刺点，行右侧股动脉 Seldinger 法穿刺，成功后置入 8F 导管鞘。后经鞘引入 5F J 型导管，将导管头置于第 3 腰椎行腹主动脉造影以明确两侧髂动脉分支及其走行。撤出 J 型导管，后经鞘引入 5F Cobra 导管并将导管超选至左侧髂内动脉行 DSA，以明确髂内动脉分支及其走行。撤出 Cobra 导管，引入消融鞘管并经其引入消融电极于左侧髂内动脉起始端，连接射频系统分别行 6 个电极依次消融治疗 120 秒，然后后撤导管至髂内和髂外动脉分叉处，6 个电极依次消融治疗 120 秒。撤出射频消融导管，引入 Cobra 导管至左侧髂内动脉造影，观察左侧髂内动脉是否有异常。最后使用血管缝合器封闭股动脉穿刺点（附彩图 6-36）。

2. 注意事项

手术可能有如下并发症：①造影剂过敏性反应，造影剂肾功能损害；②动脉穿刺损伤血管；③导管在血管内打结、断裂；④术后穿刺点出血、血肿；⑤术后胸部腹部和盆腔胀痛及烧灼痛持续 30 分钟，以及钝性疼痛持续 48 小时；⑥直立性低血压，交感神经张力减低，内脏血管扩张，回心血液减少；⑦腹泻，可能与肠道交感神经传出受阻断、副交感神经兴奋缺乏抑制有关；⑧血管内行射频消融时，温度控制在 60℃以内，有可能出现局部血管内膜的点状破损，多数会在后期修复，极个别者因局部有溃疡或者动脉粥样硬化斑块，有出现动脉夹层、动脉瘤甚至穿孔，以及动脉狭窄、血栓栓塞的风险；⑨术后阴茎勃起功能障碍状况改善不明显，仍需要服用药物治疗，具体情况依据术中造影及术后随访复查。

第三节　胰激肽原酶在男性生殖领域的研究进展

生殖系统微循环障碍不仅影响患者精子质量，而且与 ED 密切相关。目前，改善微循环已成为治疗男性生殖系统疾病的共识。胰激肽原酶（pancreatic kininogenase，PK）具有扩张血管，改善微循环；激活纤溶酶，降低血黏度；激活磷脂酶 A2（phospholipase A2，PLA2），防止血小板聚集及血栓形成等作用。近年来 PK 被广泛应用于糖尿病微血管并发症及心、脑血管疾病的治疗，但对于男性生殖领域的相关研究报道较少。本文主要从激肽释放酶 - 激肽系统（kallikrein-kinin system，KKS）及 PK 提高精子质量、促进精液液化、改善勃起功能等方面探讨其作用机制，为 PK 治疗男性生殖系统疾病提供参考。

一、KKS 概述

KKS 是一种内源性多蛋白级联反应系统，主要包括激肽原（底物）、激肽原酶（蛋白水解酶）、激肽（特异性效应物）、激肽受体以及降解激肽的激肽酶，以上成分均可在男性生殖器分泌物中观察到。其中，激肽原酶又被称为"激肽释放酶"（kallikrein，KLK），包括血浆激肽释放酶和组织激肽释放酶，后者主要存在于颌下腺、胰腺、尿液及精液中，以胰腺中含量最高。PK 最先是从猪的胰腺中提取出来的一种蛋白水解酶，由 18 种氨基酸和 4 种糖所组成，分子量为 26800；通过水解激肽原释放缓激肽（bradykinin，BK）或胰激肽，进而作用于激肽受体，启动细胞内复杂的信号传导通路，参与体内多种病理生理过程。激肽是 KKS 中的一种血管活性多肽，具有多种生物学效应，在血浆中，主要以 BK 的形式存在；而在肾、唾液腺、胰腺、汗腺以及胃肠道黏膜等组织中，则以胰激肽的形式存在；胰激肽在氨基肽酶的作用下失去赖氨酸，可以转变为 BK。BK 可激活两种受体与 G 蛋白发生偶联，分别称为"B1 受体"（bradykinin B1receptor，B1R）和"B2 受体"（bradykinin B2Receptor，B2R），进而发挥其生物学效应。目前，国内外研究正在逐步阐释 PK 通过水解激肽原释放 BK，进而改善微循环的相关机制。比如，有文献报道 BK 可通过 B1R 上调碱性成纤维细胞生长因子（basic fibroblast growth factor，bFGF）或通过 B2R 刺激血管内皮生长因子（vascular endothelial growth factor，VEGF）形成来促进血管生成。董伟航等则进一步认为，VEGF/VEGFR2 可能通过 PI3K/AKT 通路与 SRC 因子两条支线作用于 eNOS。Kuhr 等提出 BK 与 B2R 结合后，可以激活细胞内 NO-cGMP 和 PGI$_2$-cAMP 两条信号通路，进而促进血管生成；并认为 NO 的释放亦与 iNOS 有关，具体表现为 B2R-eNOS 通路释放的 NO 含量低、持续时间短，而 B1R-iNOS 通路释放的 NO 含量高、持续时间长。由此得知，KKS 最终可能是通过活化 eNOS 及 iNOS，进而释放 NO 来发挥扩张血管、改善微循环的作用。

二、PK 在男性生殖领域中的应用

从 20 世纪 70 年代开始，PK 就被应用于特发性少精子症的治疗。此后，国内外进行了大量研究，陆续拓宽了其在男性生殖领域的治疗范围，包括精液参数异常的弱、畸精子症，其病因大多与染色体、内分泌、免疫及输精管道异常有关，而生殖道感染、精索静脉曲张亦是目前比较明确的病因。有文献报道，PK 联合用药可以显著改善精索静脉曲张患者的精液参数，进而增加受孕率。然而，仍有 30% 以上患者的精液参数异常无法明确原因，称为"特发性少、弱、畸精子症"，三者可单独亦或合并存在。本文主要从 PK 提高精子质量、促进精液液化、改善勃起功能等三个方面探讨其作用机制。

（一）提高精子质量

1. 少精子症

近年来，大量临床研究证实 PK 联合用药能显著提高精子浓度，并推测其机制可能与扩张血管，进而改善睾丸微循环有关；而睾丸微循环与生精功能密切相关。有趣的是，以上研究对照组药物均为来自不同药品生产企业的维生素 E，且 PK 生产企业及使用剂量亦不甚统一，然而疗效是一致的。另有文献报道，PK 可通过调节下丘脑 – 垂体 – 睾丸轴的内分泌功能、改善精子生成的微环境及生殖器官的血液循环，进而提高精子浓度；并认为精子浓度的提升，在短期内可能与改善睾丸血流灌注有关；而在治疗 3 个月以后，可能与增强生殖系统细胞增殖与分化作用有关。目前，PK 治疗特发性少精子症虽已在业内达成共识，近期文献还有报道中药补肾活血汤组或中药联合 PK 组比 PK 对照组治疗少精子症疗效更好。然而，大多数研究并未随访观察 PK 停用后，其作用持续时间以及其疗效与少精子症患者精子浓度初始值之间的关系。因此，PK 治疗少精子症的具体机制及用药方法仍值得进一步探索。

2. 弱精子症

高正洪基于精子发生、成熟及受精等多个环节影响精子质量的机理，使用 PK 联合用药治疗弱精子症后，观察到患者的精子总活率及 a 级精子百分率均明显提高，同时伴随 a 级精子总数显著增加。张靖等通过 PK 联合蚕蛹补肾胶囊组与单用 PK 对照组对比，观察到二者均可明显提高精子前向运动率，且联合用药组疗效翻倍。管凤刚等推测到，PK 联合用药改善精子活力的机制，可能与其增加精浆 SOD 水平、降低生精环境中的氧化应激损伤有关。张明亮等同样认为，PK 可以减轻氧化应激损伤，通过改善睾丸、附睾微循环，进而促进精子成熟与释放，最终增强精子活力。徐则乔等则认为，PK 能够促进睾丸组织吸收葡萄糖，增加 ATP 酶活性，进而提高精子活力。Lee 等进一步得出结论认为，PK 可能通过参与激肽原的酶促活化，刺激精子代谢，进而提高精子活力。也有研究表明，精浆及精子头部 PLA2 的不同亚型在弱精子症患者与正常人的表达和分布存在显著差异，而 PLA2 与精子活力密切相关。笔者推测，PK 激活 PLA2 可能是其治疗弱精子症有效的机制之一，但需要进一步的基础研究证实。

3. 畸形精子症

畸形精子症是指精子的畸形率增高，主要表现为精子头、颈、尾部的形态异常，继而影响精卵结合，导致受精率、生育力降低，并可影响体外受精结局。有文献报道，精子 DFI 与精子头部畸形率呈正相关，而前者升高会降低体外受精成功率及囊胚形成率。同时，临床研究表明 PK 联合二仙膏可以显著降低 DFI，但该研究未观察记录精子正常形态的变化。杨光等设置 PK（120 单位／次、3 次／日）为对照组，可使正常形态精子百分率提高 5% 左右。相反地，张靖等同样设置 PK 为对照组，且单次使用剂量翻倍，患者精子正常形态率却无明显提高。笔者推测二者结果不同的原因，在于患者基础精子畸形率不同。换而言之，PK 是否能够改善精子形态及其改善程度，可能与患者精子畸形率初始值及 PK 的使用剂量有关。

（二）促进精液液化

精液不液化是指精液的凝固液化过程失衡，导致液化时间超过 1 小时仍不液化或液化不完全，是引起男性不育的常见原因之一。精液的凝固液化过程与精囊腺和前列腺的分泌物均有关，具体表现为精囊分泌精液凝固蛋白和纤维连接蛋白，而前列腺分泌 PSA；PSA 属组织型的一种 KLK，与 PK 具有同源性，主要与精液液化有关。目前发现，人类 KLK 基因家族中至少包括 15 个串联在 19q13.4 染色体上的基因，分别称为"KLK1 ～ KLK15"。苗陈岿等回顾并推测，KLK 亚型可能参与调控精液的凝固和液化。Guo 等则进一步总结认为，KLK2、KLK3、KLK4 及 KLK11 参与精液液化过程。也有研究表明，KLK14 亦参与精液液化过程，且其效应与剂量显著相关。另有文献报道，PK 联合用药可以明显促进精液液化，缩短用药周期。以上研究表明，PK 作为一种组织型的 KLK，具有一定的基础与临床潜力应用于精液不液化所致男性不育的治疗，但仍需要不断探索。

（三）改善勃起功能

ED 是指男性不能持续获得和维持足够的阴茎勃起，以完成满意的性生活。阴茎勃起的前提是拥有充足的动脉血流灌注，一方面给海绵体提供恒定的氧来源，另一方面提供足够的 NOS 来生成 NO，后者通过促进 cGMP 的生成进而发挥作用。此外，海绵体静脉血液流出减少亦有助于维持勃起。换言之，阴茎勃起与动、静脉血流量均有关。邓伟民等回顾并提出，NO 主要作用于血管平滑肌细胞，PGEI 主要作用于海绵体小梁平滑肌细胞，二者分别增加 cGMP、cAMP 活性，进而降低细胞内 Ca^{2+} 浓度，使血管与海绵体的平滑肌均处于舒张状态，从而有利于勃起。此外，随着 cGMP 和 cAMP 代谢，NO 和 PGEI 诱导的平滑肌舒张作用消失时，阴茎勃起消退；而海绵体内的 5 型磷酸二酯酶（phosphodiesterase type 5，PDE5）发挥降解 cGMP、cAMP 的作用。目前广泛用于治疗 ED 的 PDE5 抑制剂，就是通过竞争性地抑制 PDE5 来增加勃起次数并维持勃起。然而 ED 具有多种致病机制，部分患者对 PDE5 抑制剂反应不佳，尤其是糖尿病 ED 患者。因此，许多研究人员试图寻找新的治疗药物。PK 因其具有改善微循环的作用，近年来逐步被应用于治疗糖尿病 ED。

国外研究表明，糖尿病 ED 大鼠阴茎的内皮、平滑肌含量降低。国内研究团队陆续得出结论认为，KKS 不仅存在于大鼠阴茎海绵体内，而且 KLK 可同时通过 cGMP、cAMP 调节海绵体张力；其中，KLK1 和 B2R 的表达随着年龄增加而减少。Cui 等进一步提出，大鼠海绵体内的相关信号通路表达下调，并推测与 KLK1 机制相关的 DDAH/ADMA/NOS/cGMP 和 COX-2/PTGIS/cAMP 途径可能增加 cGMP、cAMP 水平。随后，Tang 等研究则表明，KLK1 通过增强自噬水平可部分恢复老年转基因大鼠的勃起功能，且该过程可能受到 PI3K/AKT/mTOR 信号通路的负调控。此外，大量的临床研究证实，不同剂型的 PK 单用或联合用药，均可改善糖尿病 ED。李富东等认为，PK 联合西地那非治疗糖尿病 ED 较单一西地那非效佳。Chen 等用 PK 和 PDE5 抑制剂治疗糖尿病 ED 大鼠后，观察到大鼠阴茎海绵体内皮和平滑肌含量增加及勃起功能明显改善，并且同时使用两种药物比任一单药使用疗效更佳；进而推测 PK 可以升高 cGMP 水平，而西地那非可使 cGMP 降解降低，即两种药物作用于同一通路的不同位点。王天宇等同样证实，ED 大鼠模型中 KLK1 表达显著降低，与此前的研究结果一致。最近的体内、外研究表明，KLK1 可以通过抑制过量的氧化应激和细胞凋亡、纠正海绵体组织学异常以及激活 PI3K/AKT/eNOS 信号传导，进而产生更多的 cGMP 来维持糖尿病大鼠的勃起功能。

综上所述，PK 改善精液参数、促进精液液化及改善勃起功能均具有广泛的应用前景。虽然以上研究大多关注于 PK 改善精子质量、治疗糖尿病 ED，但根据其广泛的促进血管生成、调控内分泌激素水平以及抑制氧化应激等作用，笔者推测其应用于非糖尿病 ED、慢性前列腺炎或慢性盆腔疼痛综合征，以及男性更年期综合征的治疗亦可获效。然而，以上均需要大样本的基础与临床研究证实。

第四节　低分子肝素在生殖微循环中的作用

低分子肝素（low molecular weight heparin，LMWH）是由普通肝素经酶或化学解聚而得到的平均分子量为 4000 ～ 5000D 的片段，因其与蛋白质及细胞的结合减少，故而具有生物利用度高、抗凝作用持续时间较长、无须实验室频繁监测、肝素诱导的血小板减少症风险及骨质疏松发生率较低等优势，被广泛应用于心脑血管疾病、肝肾疾病、骨外科手术后、下肢深静脉血栓、肺栓塞及肿瘤等领域；加之其皮下给药便于门诊治疗且不通过胎盘，亦不分泌于乳汁中，近年来在生殖领域中的应用日益增多。LMWH 可通过改善生殖系统微循环，在复发性流产（recurrent spontaneous abortion，RSA）、反复种植失败（recurrent implantation failure，RIF）和卵巢过度刺激综合征（ovarian hyperstimulation syndrome，OHSS）等生殖系统疾病中发挥重要作用。

一、LMWH 的药理作用

（一）抗凝、抗血栓

LMWH 的主要生物学作用是调节凝血系统。LMWH 通过其独特的戊糖序列与丝氨酸蛋白酶抑制剂抗凝血酶Ⅲ（antithrombin Ⅲ，AT-Ⅲ）结合，继而使 AT-Ⅲ发生构象改变，导致 AT-Ⅲ由凝血因子Ⅱa（又称"凝血酶"）和凝血因子Ⅹa 的慢速灭活剂变为快速灭活剂，最终增强 AT-Ⅲ的抗凝活性。然而，凝血酶失活需要分子链长度至少为 18 个糖单位的肝素、AT-Ⅲ和凝血酶形成三元复合物，而 LMWH 分子链很少能达到以上长度，因而对凝血酶的活性降低，即抗凝血因子Ⅹa/ 抗Ⅱa 比值约为 4，使其在保持抗凝作用的同时降低了出血风险。此外，LMWH 亦可促进纤溶酶原向纤溶酶转化，阻断纤维蛋白原转变成纤维蛋白，进而起到抗血栓作用并降低 HIT 发生的风险。

（二）抗炎

20 世纪 60 年代，国外学者就提出了肝素可能具有抗炎的作用，随后一系列研究逐渐证实了这一观点。Poterucha 等认为，炎症参与血栓形成，主要是通过破坏内皮功能、局部招募白细胞和促进促凝环境实现的，且肝素作为炎症的调节剂有其特定生物学基础，可能通过多个水平发挥抗炎作用，具体表现为：①抑制中性粒细胞活化和功能；②与血管内皮相互作用，进而阻止激活固有免疫系统的炎症介质的表达；③抑制血管平滑肌细胞增殖；④通过抗凝作用抑制炎症。值得注意的是，LMWH 抗炎的作用并不弱于普通肝素。此外，有学者提出 LMWH 亦可能通过免疫途径，进而抑制炎症。比如，Sheikhansari 等推测 LMWH 可能是通过结合选择素、整合素后阻止白细胞黏附，抑制补体活化，进而发挥抗炎作用的。

（三）免疫调节

LMWH 的免疫调节作用，主要是通过免疫细胞及细胞因子发挥的。比如，Hao 等提出肝素通常储存于肥大细胞颗粒中，而肥大细胞脱颗粒与血管通透性增加引起过敏反应有关。此外，有文献报道 LMWH 可以抑制抗磷脂抗体（antiphospholipid antibody，aPL）产生的免疫反应，促进滋养细胞的增殖、侵袭及分化，抑制滋养细胞凋亡，保护血管内皮，促进胎盘形成。随后，有学者进一步推测，LMWH 可能通过下调炎症因子及抑制补体活化经典途径而减轻炎症反应，干扰抗 β2- 糖蛋白 -1 与磷脂结合，继而降低 aPL 活性。

（四）其他

研究表明，LMWH 还有抗肿瘤和降血脂等功效。LMWH 可以与多种介质（如生长因子、黏附分子和酶）相互作用，通过抑制血管和淋巴管生成、促进肿瘤细胞凋亡和调节肿瘤细胞功能等多种机制干扰肿瘤的生物学过程。LMWH 还可通过其戊糖结构与胆固醇、胆酸形成复合物，继而抑制脂肪吸收、促进脂肪降解及排泄来降低血脂。

二、LMWH 在改善生殖微循环方面的临床应用

LMWH 因其良好的抗凝、抗炎及免疫调节等功效，在改善微循环方面作用显著，且

不良反应小、安全性高，目前已被广泛运用于 RSA、RIF 以及 OHSS 等生殖系统疾病的治疗中，并获得了较好的临床疗效。

（一）LMWH 在 RSA 中的作用

RSA 在国际上的定义尚未统一，在我国指自然流产 2 次及以上、妊娠 28 周前的胎儿丢失，发生率为 1%～5%。RSA 病因复杂，涉及遗传、解剖、内分泌、免疫、PTS、感染及环境等多种因素。对于因免疫异常和 PTS 导致 RSA 的患者，LMWH 能明显改善其妊娠结局。

1. 治疗 PTS

PTS 是指凝血、抗凝和纤溶系统功能失调所导致的一种病理性高凝状态，可造成子宫局部及胎盘形成微血栓及梗死灶，降低胎盘的血流灌注，影响母胎间血液及营养的供应，从而导致流产的发生。PTS 引起 RSA 的证据等级为 Ⅰ 级。PTS 主要分为遗传性和获得性两大类，前者与凝血及纤溶相关基因突变有关，后者主要包括抗磷脂综合征（antiphospholipid syndrome，APS）、获得性高半胱氨酸血症以及其他引起血液高凝状态的疾病。专家共识指出，对于合并 PTS 的 RSA 患者，应首选 LMWH 抗凝治疗，能显著提高再次妊娠的活产率，有效改善妊娠结局。一方面，LMWH 具有良好的抗凝效果，能有效降低血液的病理性高凝状态，减少和预防血栓的形成，改善微循环，从而增强子宫和胎盘的血液灌注；另一方面，LMWH 可以干扰 aPL 和磷脂的结合过程，增强滋养细胞增殖和侵袭的能力，还能阻碍 aPL 抑制血管生成的作用，保护血管内皮，改善子宫内膜的血供。

2. 纠正免疫异常

免疫因素也是导致 RSA 的一个重要病因，约半数以上的 RSA 与免疫系统功能异常有关，包括自身免疫型和同种免疫型。

（1）自身免疫型 RSA：最主要的是由 APS 导致的 RSA。APS 是一种非炎症性的自身免疫性疾病，以体内产生大量的 aPL 为特征，临床表现包括动静脉血栓形成、病理妊娠和血小板计数减少等，有原发性和继发性两种，还有专家提出非典型 APS 的说法。调查研究发现，5%～20% 的 RSA 患者体内可检出 aPL，若不经治疗，再次妊娠的活产率仅

10%。APS 导致不良妊娠的主要机制是造成母-胎界面血栓形成，因此抗凝、抗血小板治疗是最有效的手段，而 LMWH 是公认的治疗自身免疫型 RSA 的首选药物。大量研究表明，LMWH 能纠正 APS 导致的血流动力学异常，提高血液灌注，从而改善妊娠结局。

（2）同种免疫型 RSA：同种免疫型 RSA 目前尚处于研究阶段，也称为"不明原因复发性流产"（unexplained recurrent spontaneous abortion，URSA），占 RSA 的 30% ～ 40%，可能与免疫功能异常和胎盘血供障碍等有关。胎盘血管增生异常造成胎盘血供不足是导致 URSA 的一个重要因素，血管内皮生长因子（vascular endothelial factor，VEGF）是调节血管和淋巴管生成的重要因子。有研究表明，URSA 患者体内的 VEGF 呈低表达，尤其是 VEGF-A 和 VEGF-C。LMWH 可以有效促进胚胎生长发育，提高 URSA 患者的妊娠成功率并减少并发症的发生。近来的 Meta 分析显示，LMWH 联合阿司匹林治疗，提高 URSA 患者活产率的机制可能为 LMWH 能保护血管内皮细胞，调节细胞增殖，降低血液黏度，最终改善子宫胎盘微循环。

生化妊娠（biochemical pregnancy，BP）是一种特殊的妊娠类型，指发生在妊娠 5 周以内、血或尿中 HCG 阳性而超声检查宫内未见孕囊的早期流产，连续发生的生化妊娠（repeated biochemical pregnancy，RBP）≥ 2 次。RBP 和 RSA 在病因方面有高度的相似性，因此治疗上等同于 RSA。有研究报道，对于合并 aPL 阳性的 RBP 患者，在低剂量阿司匹林的基础上联合运用 LMWH 抗凝治疗，能有效提高活产率。

（二）LMWH 在 RIF 中的作用

随着人类辅助生殖技术（human assisted reproductive technology，ART）的广泛应用，RIF 目前已成为限制其发展的热点与难点问题。RIF 通常被定义为移植 ≥ 3 个周期或移植 ≥ 4 个高质量胚胎后，仍未能实现临床妊娠，其患病率为 10% ～ 15%。LMWH 可以通过调节免疫和改善子宫内膜容受性（endometrial receptivity，ER）以提高胚胎种植率，降低 RIF 的发生率。

1. 调节免疫

胚胎作为半同种异体移植物，种植是否成功与母胎界面免疫调节密切相关。有学者提出，胚胎成功种植的免疫机制包括：①胚胎滋养细胞、胎盘膜能保护胚胎不受母体免疫细胞的攻击；②绒毛外滋养细胞中人类白细胞抗原（human leukocyte antigen，HLA）I类分子表达的改变，能够调节母胎界面母体成分中的自然杀伤细胞、巨噬细胞和辅助T淋巴细胞的功能；③各种细胞因子和补体在母胎界面的免疫调节中发挥关键作用。研究显示，LMWH可通过多种途径调节免疫，促进滋养细胞的增殖和分化，提高RIF患者的着床率、妊娠率和活产率。

2. 提高 ER

ER通常是指子宫内膜在激素调控下、月经周期的第20～24天（种植窗）内处于允许胚胎着床的接受状态。ER与子宫局部血液循环灌注密切相关，循环灌注好，对胚胎的接受能力就强。ER的超声学评估指标主要包括：子宫内膜厚度、形态类型及血流动力学参数，且三者综合评价ER时效果较可靠。研究表明，集落细胞刺激因子（granulocyte colony stimulating factor，G-CSF）联合LMWH能明显改善薄型子宫内膜（厚度≤7mm）RIF患者的胚胎种植率及临床妊娠率。还有文献报道，LMWH可降低RIF患者子宫动脉的血流RI和血流速度峰谷比（S/D），增加胚胎种植时子宫动脉的血供，提高ER，进而改善种植结局。有研究发现，LMWH能提高超重的RIF患者再次移植的妊娠成功率，其作用机制可能与LMWH能降低血脂代谢异常患者的血液黏稠度，减少血脂沉积对血管内皮的损伤，从而改善血液循环有关。除了改善子宫局部微循环以外，LMWH还可以通过促进子宫内膜基质细胞的分化来改善ER，从而提高胚胎种植率。亦有学者通过在基因水平上寻找ER的标记物，来探究LMWH提高ER的相关机制。牛凯迪等研究证实，LMWH可通过WNT通路提高ER，其作用机制可能与血小板内皮细胞黏附分子相关。

近年来，有关RIF与PTS的研究越来越多。不少研究发现，RIF患者中PTS的检出率较高，认为PTS也是导致RIF的重要因素之一，建议对RIF患者预防性使用LMWH，从而提高妊娠率，但目前尚未达成共识。

（三）LMWH 在 OHSS 中的作用

OHSS是接受ART治疗中的常见并发症。根据其严重程度，可将其分为轻度OHSS、中度OHSS和重度OHSS，其中重度OHSS的发生率为0.5%～5%。OHSS的病理特征为全身毛细血管通透性增加，血液浓缩，有效血容量降低，血液黏稠度增加，以及凝血功能异常。有研究表明，OHSS 患者因雌激素水平高、抗凝因子水平下降等因素，在后续妊娠过程中发生静脉血栓栓塞的风险可增加 5 ～ 10 倍。研究表明，对于 OHSS 并发静脉血栓的治疗，虽然 LMWH 无法完全避免血栓的形成，但对于已发生的血栓治疗效果较好，是抗凝治疗的首选。也有学者建议，对于 OHSS 患者在早期妊娠时，可预防性使用 LMWH，但缺乏大规模的临床试验来证实。

三、小结

LMWH 是一种呈酸性带负电荷的聚合物，具有与多种蛋白质结合的非特异性潜能。其目前所知的药理作用亦可归因于与各种蛋白质的结合能力，如 AT-Ⅲ、细胞黏附分子、生长因子等。LMWH 因其良好的抗凝、抗血栓及抗炎等药理作用，能通过多种途径来改善微循环，从而在防治 RSA、RIF 及 OHSS 等生殖系统疾病中扮演着重要的角色。但其疗效及发挥作用的具体机制仍存在一定的争议，亟需多中心、规范化的临床随机对照试验以进一步明确。此外，虽然 LMWH 的安全性较高，但在使用 LMWH 治疗前，仍应充分评估患者，根据患者具体情况及其各项检查、化验指标等，决定是否使用 LMWH 并制定个体化的用药方案。同时监测相关指标，尽量避免 LMWH 使用不当造成的出血、过敏等不良反应的发生。

【参考文献】

［1］姜辉，戴继灿，李宏军 . 胰激肽原酶在男性不育中的临床应用专家共识（2018版）［J］. 中国男科学杂志，2018，32（3）：59-63.

［2］李亮，朱恬仪，刘向东，等 . 硬化剂介入治疗精索静脉曲张外科术后复发的临床效果［J］. 中国误诊学杂志，2019，14（7）：289-293.

［3］刘佳豪，苏旭东，续慧民，等 . 经颈静脉介入弹簧圈栓塞治疗精索静脉曲张的效果观察［J］. 中国血管外科杂志（电子版），2020，12（1）：51-52.

［4］王丽，张欣，罗迪，等 . 经皮经导管射频消融去肾交感神经术治疗难治性高血压［J］. 中华高血压杂志，2013，21（5）：436-440.

［5］张弘，李凌燕，吕天娇，等 . 5F 微孔灌注导管在经皮肾动脉去交感神经消融术

治疗顽固性高血压中的临床观察［J］.第二军医大学学报, 2019, 40（11）: 1263-1269.

［6］胡忠洲, 陈忠, 刘晖, 等. 髂动脉分叉支架重建髂内动脉疗效分析［J］.心肺血管病杂志, 2021, 40（7）: 711-715.

［7］Karakosta T D, Soosaipillai A, Diamandis EP, et al. Quantification of Human Kallikrein-Related Peptidases in Biological Fluids by Multiplatform Targeted Mass Spectrometry Assays［J］.Mol Cell Proteomics, 2016, 15（9）: 2863-2876.

［8］Pathak M, Wong S S, Dreveny I, et al. Structure of plasma and tissue kallikreins［J］.Thromb Haemost, 2013, 110（3）: 423-433.

［9］Schmaier A H. The contact activation and kallikrein/kinin systems: pathophysiologic and physiologic activities［J］.J Thromb Haemost, 2016, 14（1）: 28-39.

［10］Colman R W. Regulation of angiogenesis by the kallikrein-kinin system［J］.Curr Pharm Des, 2006, 12（21）: 2599-2607.

［11］Kuhr F, Lowry J, Zhang Y, et al. Differential regulation of inducible and endothelial nitric oxide synthase by kinin B1 and B2 receptors［J］.Neuropeptides, 2010, 44（2）: 145-154.

［12］张丛珊.左卡尼汀联合胰激肽原酶治疗男性精索静脉曲张性不育临床研究［D］.青岛: 青岛大学, 2019.

［13］董建军, 朱光丽, 赵芳, 等. 他莫昔芬联合胰激肽原酶对少弱精子症患者精液质量的影响［J］.淮海医药, 2018, 36（5）: 534-536.

［14］殷金龙, 陈晓华, 江岳方. 他莫西芬联合胰激肽原酶治疗少、弱精子症的疗效观察［J］.中国性科学, 2014, 23（11）: 17-19.

［15］陈朋飞.补肾益精汤联合胰激肽原酶治疗肾精亏虚证少精子症临床研究［J］.新中医, 2020, 52（15）: 109-112.

［16］张靖, 孙大林. 蚕蛹补肾胶囊联合胰激肽原酶对少弱精子症患者精子质量的改善作用观察［J］.中国中医药科技, 2020, 27（4）: 579-581.

［17］张明亮, 郑小挺, 张端军, 等. 中西医联合治疗特发性少弱精子症的疗效观察

［J］. 现代诊断与治疗，2018，29（5）：697-698.

［18］Lee S H，Lee S. Genetic association study of a single nucleotide polymorphism of kallikrein-related peptidase 2 with male infertility［J］. Clin Exp Reprod Med，2011，38（1）：6-9.

［19］Anfuso C D，Olivieri M，Bellanca S，et al. Asthenozoospermia and membrane remodeling enzymes：a new role for phospholipase A2［J］. Andrology，2015，3（6）：1173-1182.

［20］石亮，张春华，戴玉田. 1197例男性不育症患者精子DNA结构完整性的研究［J］. 江苏医药，2015，41（23）：2805-2808+2931.

［21］梁晓东，莫淦文，纪鹏，等. 精子DNA碎片指数（DFI）与体外受精结局的多因素Logistic回归分析［J］. 现代检验医学杂志，2019，34（5）：59-63.

［22］梁晓东，段如冰，莫淦文，等. 精子DNA碎片对IVF和ICSI中囊胚形成的影响［J］. 检验医学与临床，2020，17（1·）：43-45+50.

［23］Gupta N，Sudhakar D V S，Gangwar PK，et al. Mutations in the prostate specific antigen（PSA/KLK3）correlate with male infertility［J］. Sci Rep，2017，7（1）：11225.

［24］Yarovaya G A，Neshkova E A. Past and Present Research on the KallikreinKinin System（On the 90th Anniversary of the Discovery of the System）［J］. Bioorg Khim，2015，41（3）：275-291.

［25］苗陈岿，徐爱明，张建中，等. 精液液化机制及其影响因素的研究进展［J］. 现代泌尿外科杂志，2016，21（12）：970-973.

［26］Guo S，Briza P，Magdolen V，et al. Activation and activity of glycosylated KLKs 3，4 and 11［J］. Biol Chem，2018，399（9）：1009-1022.

［27］Emami N，Deperthes D，Malm J，et al. Major role of human KLK14 in seminal clot liquefaction［J］. J Biol Chem，2008，283（28）：19561-19569.

［28］吴正沐，范国华，尹峰华，等. 前列倍喜胶囊联合胰激肽原酶片治疗精液不液化的临床研究［J］. 中国男科学杂志，2014，28（11）：48-50.

［29］朱纪伟，丘勇超．萆薢分清饮联合胰激肽酶原片治疗精液不液化疗效观察［J］.新中医，2016，48（6）：91-92.

［30］杨小刚，李荣欣，丁永强，等．5型磷酸二酯酶抑制剂对精液质量影响的研究进展［J］.中国性科学，2020，29（1）：13-17.

［31］Shamloul R，Ghanem H．Erectile dysfunction［J］.Lancet，2013，381（9861）：153-165.

［32］De Young L X，Domes T，Lim K，et al．Endothelial rehabilitation：the impact of chronic PDE5 inhibitors on erectile function and protein alterations in cavernous tissue of diabetic rats［J］.Eur Urol，2008，54（1）：213-220.

［33］王涛，刘继红，陈俊，等．激肽释放酶激肽系统在大鼠阴茎海绵体表达的研究［J］.中华男科学杂志，2005，11（4）：278-280.

［34］王涛，刘继红，刘波，等．组织激肽释放酶对大鼠阴茎海绵体平滑肌 cAMP 和 cGMP 影响的研究［J］.中国男科学杂志，2005，19（3）：22-24+27.

［35］Wang T，Wan Z H，Liu J H，et al．Age-related changes in kallikreins-kinins system in rat corpus cavernosum［J］.Int J Androl，2011，34（1）：33-40.

［36］Cui K，Luan Y，Tang Z，et al．Involvement of DDAH/ADMA/NOS/cGMP and COX-2/PTGIS/cAMP Pathways in Human Tissue Kallikrein 1 Protecting Erectile Function in Aged Rats［J］.PLoS One，2017，12（1）：e0170427.

［37］Tang Z，Cui K，Luan Y，et al．Human tissue kallikrein 1 ameliorates erectile function via modulation of macroautophagy in aged transgenic rats［J］.Andrology，2018，6（5）：766-774.

［38］鲁丽君．注射用胰激肽原酶治疗糖尿病性勃起功能障碍的疗效观察［J］.实用糖尿病杂志，2016，12（3）：21-22.

［39］高金保．前列地尔联合胰激肽原酶肠溶片治疗糖尿病勃起功能障碍［J］.中国医药指南，2016，14（15）：168-169.

［40］李富东，张斌，王养民．高海拔地区2型糖尿病合并勃起功能障碍患者的临床

治疗探索［J］.中华男科学杂志，2017，23（10）：878-882.

［41］Chen G T，Yang B B，Chen J H，et al. Pancreatic kininogenase improves erectile function in streptozotocin-induced type 2 diabetic rats with erectile dysfunction［J］. Asian journal of andrology，2018，20（5）：448-453.

［42］王天宇，斯依提·阿木提，马文静，等.激肽系统在ED大鼠模型阴茎组织中的表达变化研究［J］.中国男科学杂志，2018，32（6）：3-7.

［43］Luan Y，Cui K，Tang Z，et al. Human Tissue Kallikrein 1 Improves Erectile Dysfunction of Streptozotocin-Induced Diabetic Rats by Inhibition of Excessive Oxidative Stress and Activation of the PI3K/AKT/eNOS Pathway［J］. Oxid Med Cell Longev，2020，2020：6834236.

［44］Zhang K，Wang E，Li Y，et al. Role of low-molecular-weight heparin in altering uterine artery blood flow in recurrent spontaneous abortion：a prospective study［J］. J Int Med Res，2020，48（8）：1410564699.

［45］Hao C，Xu H，Yu L，et al. Heparin：An essential drug for modern medicine［J］. Prog Mol Biol Transl Sci，2019，163：1-19.

［46］Mulloy B，Hogwood J，Gray E，et al. Pharmacology of Heparin and Related Drugs［J］. Pharmacol Rev，2015，68（1）：76-141.

［47］Poterucha T J，Libby P，Goldhaber S Z. More than an anticoagulant：Do heparins have direct anti-inflammatory effects?［J］. Thromb Haemost，2017，117（3）：437-444.

［48］Sheikhansari G，Pourmoghadam Z，Danaii S，et al. Etiology and management of recurrent implantation failure：A focus on intra-uterine PBMC-therapy for RIF［J］. J Reprod Immunol，2020，139：103121.

［49］低分子肝素防治自然流产中国专家共识编写组.低分子肝素防治自然流产中国专家共识［J］.中华生殖与避孕杂志，2018，38（9）：701-708.

［50］曹向一，于月新.低分子肝素在生殖领域的临床应用［J］.实用妇产科杂志，2019，35（8）：584-587.

［51］Li J, Gao Y H, Xu L, et al. Meta - analysis of heparin combined with aspirin versus aspirin alone for unexplained recurrent spontaneous abortion［J］. Int J Gynecol Obstet, 2020, 151（1）: 23–32.

［52］Xu G L, Hu X F, Han Y M, et al. Clinical Efficacy of Low Molecular Heparin on Unexplained Recurrent Spontaneous Abortion［J］. Clin Lab, 2018, 64（6）: 1037–1040.

［53］Cimadomo D, Craciunas L, Vermeulen N, et al. Definition, diagnostic and therapeutic options in recurrent implantation failure: an international survey of clinicians and embryologists［J］. Hum Reprod, 2021, 36（2）: 305–317.

［54］Beksac M S, Tanacan A, Ozten G, et al. Low-dose low-molecular-weight heparin prophylaxis against obstetrical complications in pregnancies with metabolic and immunological disorder-associated placental inflammation［J］. The journal of maternal-fetal & neonatal medicine, 2020: 1–8.

［55］朱丹, 阮加里, 李阳阳, 等. 低分子肝素在反复生化妊娠合并抗磷脂抗体阳性患者中的队列研究［J］. 现代妇产科进展, 2019, 28（1）: 13–16+21.

［56］刘克锋, 张莹莹, 杨丽, 等. 低分子肝素联合黄体酮治疗胚胎移植患者反复种植失败的有效性和安全性的 Meta 分析［J］. 中国药房, 2020, 31（23）: 2895–2901.

［57］谭小方, 许健, 戴小颖, 等. 低分子肝素对胚胎反复种植失败患者子宫动脉血流的影响［J］. 中国妇幼保健, 2019, 34（13）: 3034–3036.

［58］土增荣, 王丽媛, 段瑞云, 等. 宫腔内灌注粒细胞集落刺激因子加注射低分子肝素钙在薄型子宫内膜反复种植失败不孕症中应用研究［J］. 中国药物与临床, 2020, 20（9）: 1435–1438.

［59］齐政梅, 毕慧霞, 康荣彦, 等. 低分子肝素在体外受精-胚胎移植反复胚胎种植失败患者中的应用研究［J］. 山西医药杂志, 2018, 47（22）: 2719–2721.

［60］牛凯迪, 王春雪, 于月新. 低分子肝素对子宫内膜容受性的作用及其机制研究［J］. 中国西医学杂志, 2021, 31（18）: 39–43.

第七章 中医药改善生殖微循环的研究

微循环与中医学之气血、津液、经络等相关理论异曲同工。中医药在改善人体微循环方面积累了丰富且宝贵的诊疗经验，总结出大量治疗血瘀证的药物和方剂。中医学认为，五脏均与血液运行有关，其中尤其与心、肝、脾及三焦密切相关。

中医近西医家对气血循环理论多有阐发。唐容川首创"血证论"；王清任自创"五个逐瘀汤"分治上、中、下不同脏腑的血瘀证，开风气之先河；颜德馨创立了活血化瘀理论，倡导"久病必有瘀""怪病必有瘀"，提出"衡法"治则；夏桂成的"调周法"首重滋养阴血以助卵泡发育；金保方总结前人经验，根据"精血同源"理论，提出睾丸微循环障碍是男性精子异常的病理基础，并开发相应的治疗药物，同时他认为微循环是维持卵巢功能和子宫内膜容受性的重要物质基础。这些中医学者的共同努力，推动了生殖微循环的临床应用和基础理论研究。

第一节 中医学对微循环的认识

"微循环"一词是在1954年第一届美国微循环会议上才正式提出，经过不断研究，现逐渐扩展了它的内涵。中医学虽无微循环一词，但历代医家通过长期的临床实践，总结了用气、血、津液的形成、输布及功能，经络的存在、循行途径、结构功能及脏腑的功能等，来阐明复杂的人体的生理、病理过程，其中的一些认识与西医学微循环的理论内涵相似。

一、气、血、津液与微循环

气、血、津液是构成人体的基本元素，是维持人体生命活动不可缺少的物质。人体的生命活动，依赖脏腑的功能活动，脏腑以气、血、津液作为物质基础。气、血、津液通过经络输布全身，同时经络也需要气、血、津液的滋养。因此，气血津液、脏腑、经络之间有着互相依存、互相影响的密切关系。

（一）气

中医学里的"气"包括元气、宗气、营气、卫气，具有推动、温煦、防御、固摄、气化的作用，能调节机体的升降出入平衡，维持血的运行、津液的输布，以及水道的通畅、汗液和尿液的排泄。《灵枢·脉度》谓："气之不得无行也，如水之流、如日月之行不休，故阴脉荣其脏，阳脉荣其腑，如环之无端，莫如其纪，终而复始，其流溢之气，内灌脏腑，外濡腠理。"气运行机体内外表里，相互贯通，像圆环一样，周而复始地循环着，以供给人体脏腑组织活动的动力。

从西医学角度看，完成气的功能要具备必不可少的两个条件：①能量：只有充分的能量供给（传递），机体、器官、组织和细胞才能完成各种功能；②信息：只有准确、及时的信息传递，机体、器官、组织和细胞才能保证执行正确、适时的功能。而能量和信息的传递，正是微循环的三大功能中的两项内容。因此，气与微循环存在密切的关系。

（二）血

血的生成过程与五脏功能有关，"血者，水谷之精也，源源而来，实生化于脾，总统于心，宣布于肺，施泄于肾，而灌溉一身"（《景岳全书·血证》）。

血的运行"由脏而经，由经而络，由络而播宣皮腠，熏肤充身泽毛""阴性亲内，自皮而络，自络而经，自经而归趋脏腑"（《素灵微蕴》）。也就是说，血液从心脏排出，经过经脉到络脉，反复分支逐渐变细为最细的孙络，疏布于全身组织，在组织细胞完成物质交换后，带着废物再由孙络到络脉，由络脉会合到经脉，最后返回心脏的过程。

"人身之血，内行于经络，外充于皮毛，渗透肌肉，滋养筋骨，故百体和平，运动无障。"明代张介宾也对血的生理功能做了较全面的论述："故凡为七窍之灵，为四肢之用，为筋骨之和柔，为肌肉之丰盛，以至滋脏腑、安神魂、润颜色、充营卫，津液得以通，二阴得以通畅，凡形质之所在，无非血之用也。是以人有此形，唯赖此血。"即血液循行于脉管中，内至五脏六腑，外达皮肉筋骨，循环无端，运行不息，滋养全身各脏腑组织。比如五脏外华，可视为微循环之表征。心华在面者，凡心血充足，则面部光泽红润。心血不足，则面色淡白而无华；血运阻滞，则面色、唇舌青紫，脉细涩或结代。均是微循环障碍的表现。"肾华在发"，指头发依赖肾精的充养；又"发为血之余"，说明头发依靠血的濡养，才能生长得有光泽。肝血、心血不足，则头发黄而欠光泽，甚至脱落，而直接濡养头发的是微循环。又如五官、九窍与内脏的关系，"心开窍于舌""舌者，心之苗"，说明了内脏与舌的关系。心主血脉，与舌的色泽有关，心的功能正常，则舌质红润、舌体柔软而灵活；心血不足，可见舌质少华；血瘀则舌质青紫夹斑；心火上亢，则舌质燥红。这些都与舌部的微循环状态有关。脾开窍于口，脾为气血化生之源，脾运强健，则口唇色泽红润，食欲良好；脾不健运，则口唇萎黄无泽。"肝开窍于目""肝受血而能视"，说明肝藏血与视觉功能密切相关。肝阴血不足，则双眼干涩，视物模糊；肝郁化火，则目赤肿痛。

综上所述，中医所说的血包括了西医有形的血液，以及无形的"血液功能"（物质交换等）。血能濡养组织器官，维持人体正常的生理功能，与微循环保证物质交换的作用是分不开的。

（三）津液

津液是机体一切正常水液的总称，包括各脏腑形体官窍的内在液体及其分泌的液体。津液的生成、转输、排泄以及动态平衡，依赖于肺、脾、肾和三焦等脏腑生理功能。津液通过中焦的运化，可转化为血液；通过五脏的布施，可转化为汗、涕、泪、涎、唾等五液。人体内在脏腑，外在肌肤、七窍、关节等，无不依靠着津液来维持正常功能状态。

津液是津和液的总称，两者在性状、分布和功能上有所不同，应从概念上加以区别。《灵枢·决气》说："腠理发泄，汗出溱溱，是谓津……谷入气满，淖泽注于骨，骨属屈伸，泄泽补益脑髓，皮肤润泽，是谓液。"《灵枢·五癃津液别》又说："津液各走其道，故三焦出气，以温肌肉，充皮肤，为其津；其流而不行者，为液。"因此，津液中质地较清稀，流动性较大，布散于体表皮肤、肌肉和孔窍，并能渗入血脉之内，起滋润作用的，称为"津";质地较浓稠,流动性较小,灌注于骨节、脏腑、脑、髓等,起濡养作用的,称为"液"。

概括来讲,津液有四个特征:①津液与血液有关,但非血液;②津液分布各处,无所不在;③脏腑、肌肤、七窍、关节等都依靠津液维持正常状态;④可转化为尿、汗、涕、泪、涎、唾液等。从西医学微循环学的观点来看,符合津液这四项特征的,近似西医学中的组织液和淋巴液。具体来看,津接近于组织液,液接近于淋巴液。

(四)气、血、津液之间的关系

气、血、津液之间相互依存,相互资生,"血载气而行,血至则气至,无血则无气""气行则血行,气滞则血瘀"。"气"为五脏、六腑、五官、四肢百骸、皮毛等一切生命活动的动力。凡是脏腑经脉瘀阻,血液不达或血流不畅,则气不达,气不达,则脏腑四肢皮毛就失去正常功能。人的形体、气色及精神状态的实质是血液循行,微循环充盈的表现。如果血液充盈,则神采奕奕,颜面光泽红润;血液衰少,则神萎不用,颜面苍白无华,唇色淡红;血液耗竭,则神散而亡;血液阻滞(即血瘀证),则面色晦暗,舌青紫或有瘀点、脉细涩。

津血同源,密不可分。血和津液都是来源于脾胃所化生的水谷精微,二者可相互转化,相互为用。血液循行于经脉,在一定条件下,血液中的水液可渗于脉外,与脉外的津液化合,成为津液的一部分,从而濡润皮肤、肌肉等,故血可化生为津液。同样,津液在必要时亦可转化为血液。《灵枢·邪客》说:"营气者,泌其津液,注之于脉,化而为血。"存在于脉外的津液,渗入于脉中,加入血液的运行,补充了血液,构成血液的一部分。病理上血与津液亦相互影响,如《灵枢·百病始生》云:"凝血蕴里而不散,津液涩渗,着而不去,而积皆成已矣。"这是对津血同病(血水同病)最早的病理认识。张仲景则进一步论述了血水同病的辨治,《金匮要略》云:"经为血,血不利则为水,名曰血分。"又云:"经水前断,后病水,名曰血分,此病难治;先病水,后经水断,名曰水分,此病易治。"《诸病源候论·诸痰候》曰:"诸痰者,此由血脉壅塞,饮水结聚而不消散,故成痰也。"血液不畅与饮水结聚均可成痰,痰的生成与血水代谢障碍有关。

二、经络（络脉）与微循环

经络在结构上来说，是一个布满全身的脉络系统。《灵枢·经脉》说："经脉十二者，伏行分肉之间，深而不见……诸脉之浮而常见者，皆络脉也。"《灵枢集注·脉度》云："支而横者，络脉、孙络也，夫经脉内营于脏腑，外络于形身，浮而见于皮部者，皆孙络也。"张介宾注《类经·经络类》卷七："经脉直行深状，故裹而难见，经脉支横而浅，故在表而易见。络之别者为孙，孙者言其小也，愈小愈多矣，凡人遍体细脉，即皆肤腠之孙络也。"清代喻嘉言《医门法律·络脉论》中言："十二经生十二络，十二络生一百八十系络，系络分支为一百八十缠络，缠络分支连系三万四千孙络，孙络之间有缠绊。"可见，络脉在分布、走行、吻合等特点上与微循环的结构有相似之处。

从功能上讲，《灵枢·本脏》篇指出："经脉者，所以行气血而营阴阳，濡筋骨，利关节者也。""是故血和则经脉流行，此人之常平也。"《灵枢·小针解》说："节之交三百六十五会者，络脉之渗灌诸节者也。"经脉是循行于肢体的主干，主要起运行气血作用；络脉直接布散筋骨，肌肤之间，尤其孙络（或称"孙脉""细络""浮络"）不计其数，逐渐由曲线状延伸扩大为面状弥散，这可加强经脉气血和躯体各部组织的密切联系，起到渗灌气血、濡养肌体的作用。可见，络脉在结构和功能上非常类似微循环。

营、血、津液都是人体的精微物质，共同担负着濡养和滋润作用。《灵枢·邪客》说："营气者，泌其津液，注之于脉，化以为血。"《灵枢·痈疽》说："中焦出气如露，上注溪谷，而渗孙脉，津液和调，变化而赤为血。"可见，此三者可以互相渗透，互相转化，这种互渗互化是通过络脉的作用实现的。微循环的生理功能与络脉的渗灌气血、濡养组织以及营、血、津液的互渗互化作用相似。因此，多数学者认为中医学的经络，尤其是络脉系统在结构和功能上与微循环相近。

三、脏腑与微循环

（一）肝与微循环

中医学的肝与微循环关系密切。中医学认为，肝脏的主要功能为调畅全身气机，贮藏血液和调节血量。血液的运行有赖于气的推动，肝疏泄功能正常，则气血流通无阻。肝之疏泄与血液循环密切相关，就是说血的运行不仅需要心肺之气的推动和脾气的统摄，而且还需要肝疏泄功能的协助。《血证论》说："肝属木，木气冲和条达，不致遏郁，则血脉得畅。"若肝郁气滞，气机不畅，会影响气血运行，形成血瘀证。从肝郁与血瘀的病理联系可见，血瘀是肝郁的病理产物，肝郁为本，血瘀为标。虽然中医对肝郁与血瘀的关系早有论述，但缺乏本质的认识。近年来运用现代科学方法，采用客观化指标来进一步揭示"肝"与微循环的关系，取得了一定进展。

人体微循环受神经－体液的支配调节。临床观察和实验数据表明，"肝"的病证，尤其是肝郁证，常常造成神经、体液参数发生异常变化，导致不同程度的微循环障碍。国内对肝郁气滞证患者微循环的改变，做了大量的客观化研究。湖南医学院对300多例肝郁脾虚证患者观察，发现大多数患者伴有植物神经功能紊乱，其特征是交感、副交感神经功能亢进，血液流变学表现为血黏度增高、红细胞电泳时间延长、血浆环核苷酸平衡失调。肝郁脾虚证患者，脉象以弦脉为主，说明其本证与神经、体液及气血运行障碍有关。崔向阳等测定40例肝郁气滞证患者的血液流变学特征，结果发现：全血比黏度、全血还原黏度及血沉方程K值都明显高于正常值，揭示肝郁气滞可以导致血瘀。张向渠等对35例高血压病肝郁气滞证患者采用疏肝理气法治疗，结果发现：治疗后全血5－羟色胺含量接近正常值，血小板微结构、血小板凝集率以及甲皱微循环等参数均有改善和提高，表明疏肝理气药有诱导血小板解聚及改善微循环的作用。李爱中等对60例肝郁气滞证患者进行观察，结果发现：患者均不同程度地存在甲皱微循环障碍，其程度与病情相一致。徐淑文等对肝郁气滞证患者进行了血浆前列腺素含量测定，发现血栓素A2和PGI_2的代谢产物的含量及比值均高于正常人，说明肝郁气滞证患者有血小板聚集和血管收缩现象。须惠仁等观察"怒伤肝致血瘀"动物模型，结果发现：模型动物的全血黏度、血浆黏度、血浆比黏度、热沉淀蛋白含量均显著增高，扩大型血小板数量明显增多，血小板聚集率增高，血液存在明显的黏、稠、凝、聚倾向。血小板超微结构观察表明，血小板由正常的光滑流线型呈分离状态，变成明显的黏性变态（趋于黏附聚集），与肝郁证患者血小板特点几乎完全一致。马雪柏等采用甲皱微循环检查方法对136例肝阴虚证患者进行了分析与研究，结果发现：患者存在微循环障碍征象，全血比黏度、血浆比黏度、红细胞硬化指数增高，血沉增快；甲皱微循环血色呈暗色，襻顶有扩张，红细胞聚集，血流缓慢瘀滞，甲皱微循环形态积分值、流态积分值、袢周状态积分值及总积分值均增高。

临床和动物实验均表明，肝郁证及肝阴虚证都伴有微循环障碍，尤其以血小板聚集率增高为甚，其实质是"肝"的病证引起了神经、体液因素的异常，进而影响微循环。这在一定程度上揭示了"肝"与微循环的关系，为从肝论治血瘀证提供了科学依据。

（二）脾与微循环

中医学的脾是一个功能概念，其主运化的功能，与西医学微循环的机能极其相似，脾－络脉（血络）－微循环具有同一性。对于脾功能的认识，来源于古人对饮食物的摄入、消化、吸收、转化、营养、代谢过程中的病理生理现象的观察与总结，其内涵是全身各组织、器官、系统对于水谷精微的化生与转输。脾发挥这些功能的物质载体是血络或西医学的微循环。从络脉角度看，络脉犹如一巨型网络，无处不到，并随其循行部位，成为脏腑、组织、器官的有机组成部分。在功能上，络脉向其所在的脏腑、组织、器官输送、渗灌水谷精微及其化生的各种营养物质，并与各组织器官进行津血互渗。从微循环的角度看，微循环是指微动脉与微静脉之间的血液循环，它既是循环通路，也是物质交换的场所，保证着全身营养物质的吸收、输送和废物的代谢。毋庸赘言，这与中医的血络和脾在功能上具有同一性，承担物质的吸收、输送功能，实质上也是中医血络和脾的功能。分布于各组织、器官的微循环，即相当于络脉。它所执行的功能，便是脾分布于各组织、器官、系统中关于水谷精微的化生和转输功能。所以说，微循环是中医脾的功能通道，是中医脾主运化的解剖及生理基础。

（三）三焦与微循环

三焦为六腑之一，是上、中、下三焦的合称。对三焦解剖形态的认识，历史上存在"有名无形"和"有名有形"之争。即使是有形论者，对三焦实质的争论，至今也尚未统一。但目前对三焦生理功能的认识，基本上还是一致的。

《灵兰秘典论》云："三焦者，决渎之官，水道出焉。"表明三焦是一种内含液体的管腔状结构单元。《难经》云："三焦者，原气之别使也，主通行三气，经历五脏六腑。""三焦者，气之所始终也。"明确三焦的功能是将"气"输布脏腑，充沛到周身以进行代谢交换。从气和液的关系言，液体自然也通过三焦输布和代谢。《调经论》云："阳受气于上焦，以温皮肤分肉之间。"描述了呼吸气体在三焦代谢形成宗气及温养机体的功能。《决气》云："中焦受气取汁，变化而赤是谓血。"《邪客》云："营气者，泌其津液，注之于肺，以化营血，以营四末，内注五脏六腑。"描述了三焦吸收水谷津气，化生营血并营养机体的功能。《营卫生会》云："卫出下焦……渗而俱下，济泌别汁，循下焦而入膀胱。"描述了三焦产生尿液及将糟粕随尿排出的功能。

将三焦的特征与西医学相关理论进行比较，发现只有微循环系统可以从解剖、生理和病理等诸方面与三焦相呼应。形态上，微循环同三焦一样，是指遍布于机体各组织、器官内的管腔或空隙状单位的集合，它们通过大血管或大淋巴管（水道）联系成一个整体。生理功能上，微循环同三焦一样，都直接参与物质代谢交换的体液循环动态，都可以通过自身功能（微血管的自律运动或作为原气的别使等）带着内在的、源源不断的能量完成代谢交换活动，同时又完善了其所处器官的功能状态。病理上，微循环系统同三焦都可因各种致病因素，导致它们直接参与的体液循环动态出现障碍，从而影响体液及其所含物质按常态进行循环和代谢，病理产物留滞局部或全身而为病。治疗上，无论是微循环还是三焦为病，都可采用活血化瘀、利尿甚至泻下通便等方法，以恢复体液循环常态和相应器官的功能。因此，《内经》中有关三焦的记载与西医学的微循环理论相似，两者具有相关性。

（四）肾与微循环

中医认为肾主封藏，主藏精，主骨生髓。如《素问·六节藏象论》云："肾者，主蛰，封藏之本，精之处也。"《素问·五运行大论》曰："咸生肾，肾生骨髓，髓生肝。"中医学认为"精血同源"，精血可以互化。如明代孙一奎在《赤水玄珠·调经门》中提及："夫血者，水谷之精气也，和调五脏，洒陈六腑，男子化而为精，女人上为乳汁，下为经水。"清代医家张璐在《张氏医通·诸血门》中明确提出："气不耗，归精于肾而为精；精不泄，归精于肝而为清血。"清代唐容川指出："男子以气为主，故血入丹田亦从水化而变为水，以其内为血所化，故非清血，而极浓极稠，是谓之肾精。"以上记载充分说明精血同源，相互资生转化。

中医"精血互化"的理论，与西医学血液生成机理是有相通之处的。西医学认为人体主要的造血器官是骨髓，骨髓可以制造红细胞、血小板、白细胞、淋巴细胞与单核细胞等。"精血互化"的理论也为现代血液病的治疗提供了新思路，如再生障碍性贫血（aplastic anemia，AA）。俞氏研究了不同中医证型"再障"患者甲皱微循环的改变，发现肾阴虚患者指标异常最重。针对"再障"的治疗，20世纪60年代以补气生血为主，有效率不足50%，70年代以补肾为主治疗，有效率提高到70%左右。王再生对68例慢性再障患者进行分组观察，其中肾虚组51例，脾虚组17例，分别以补肾法和补脾法治疗，结果肾虚组有效率为84.3%，脾虚组则为58.9%，补肾显著优于补脾。另有研究发现，肾虚患者红细胞变形能力严重受损。西医学认为，红细胞变形能力不仅决定血液的流动速度以保障微循环，调节血液黏度，还决定红细胞的寿命。此外，还影响红细胞从骨髓到循环血的释放，以及红细胞从循环血中的清除。正常的红细胞变形能力有利于维持微循环血流态正常，保证微循环的正常灌注，达到滋润、濡养、温煦、气化全身的作用。

四、血瘀证与微循环障碍

中医学里的血瘀证是指瘀血内阻，以疼痛、肿块、出血、舌紫、脉涩等为主要表现的证候。中医对血瘀证早有记载，如《黄帝内经》用"血脉凝泣""脉不通""留血""恶血""凝血"等描述血瘀证，并在治疗上提出了"疏其血气，令其调达""血实宜决之""寒则泣不能流，温则消而去之"等治则。《金匮要略》中首次明确提出"血瘀"。《金匮要略·惊悸吐衄下血胸满瘀血病脉证治》云："病人胸满，唇萎，舌青……为有血瘀。"张仲景创制了多首活血化瘀方剂，代表性的有大黄䗪虫丸、桂枝茯苓丸、枳实芍药散、当归芍药散、桃核承气汤等。隋唐巢元方在《诸病源候论》中将"月经痞涩不通""产后余血未尽"作为瘀血的表现。清代叶天士、王清任进一步发展了血瘀证理论。叶天士首创卫气营血辨证，提出："入营尤可透热转气，入血就恐耗血动血，直须凉血散血。"同时，在其所著《临证指南医案》中提出"久病入络"的理论。王清任著《医林改错》，从理论到临床，从解剖到生理、病理，对血瘀证及活血化瘀疗法，进行系统且深入的实践，形成了一套相对成熟、完整的诊疗体系，创制以活血为主的方剂30余首，主治各类血瘀病证50余种。此外，王清任还提出了"气虚血瘀"的理论，据此创制了"补阳还五汤"补气温阳以化瘀。这些理论认识及方剂运用于临床，都取得了较好的疗效。唐容川《血证论》中称"离经之道，与好血不相合，是谓瘀血"，进一步明确了概念。近现代，陈可冀院士进一步丰富了血瘀证的辨治方法。注重气血辨证，提出十纲辨证；主张病证结合，以病统证；强调宏观与微观相结合；提出"十瘀论""瘀毒致变"理论等。基础研究方面，开展了"血瘀证与活血化瘀研究"，发展和创新了气血理论，在血瘀证诊断标准的建立、血瘀证现代分类、活血化瘀中药分类、活血化瘀方药作用机理和临床应用方面，以及血瘀证的病理生理等基础研究方面，皆取得重要进展。国医大师颜德馨提出"气为百病之长，血为百病之胎""久病必有瘀，怪病必有瘀"的学术观点，以及调气活血为主的"衡法"治则，创新了血瘀理论，从症状、体征、实验室检查、病史、适应证等方面对化瘀法进行了拓展。

血瘀证临床表现，主要为疼痛如针刺，痛点固定、拒按，夜间加重；体表肿块青紫，腹内肿块坚硬而推之不移，出血紫暗或夹有血块，大便色黑如柏油状；面色黧黑，唇甲青紫，眼下紫斑，肌肤甲错，腹部青筋显露，皮肤出现丝状红缕；妇女经闭，或为崩漏。舌质紫暗、紫斑、紫点，舌下脉络曲张，或舌边有青紫色条状线，脉涩或结代或无脉等。西医认为各种病因引起的局部或全身性血液循环障碍（包括微循环障碍）所致的血液淤积现象，便是血瘀，如微血管扩张、充血、血管内栓塞、血管破裂、血液外溢、血块未被吸收等。在致病因素作用下，出现全身或局部性的微循环灌流与组织需要不相适应。若灌流量明显降低，则组织缺血、缺氧，组织代谢障碍，进一步将出现组织变性坏死、功能衰竭等一系列变化。西医学从血液流变学、血管内皮细胞功能、血液有形成分的改变等多个角度进行分析，认为血液的高凝状态是血瘀证发生的重要环节。

近年来中医对血瘀证的临床观察资料也表明，血瘀证是一个与微循环障碍联系十分密切的病理过程，表现为微血管形态、功能状态、血液流变性发生改变、组织代谢障碍等。如从甲襞、球结膜、口唇、舌尖部位的微循环对多种临床疾病如心、脑及周围血管病、糖尿病、妇科痛经及老年性疾病等进行观察，均发现不同程度的微血管紊乱、畸形管袢增加、微血管扭曲瘤样改变、血液缓慢、管袢及微血管丛淤血、红细胞聚集、白细胞贴壁滚动及袢顶淤血或微血管周围渗液、出血等微循环障碍改变，且这些改变可以反映血瘀的性质和程度。就动物实验而言，血瘀证的主要表现有：①微血管畸形，管径比例失常；②血细胞聚集，红细胞变形能力降低；③血黏度增加，血色暗红；④微血管周围渗出或出血，组织水肿；⑤微血管狭窄、血栓或闭塞等。

基于西医学对中医血瘀证的大量研究，可以发现血瘀证与西医学微循环障碍密切相关，而且中医活血化瘀疗法对微循环障碍的疗效确切。因此，可推测血瘀证的主要病理基础是微循环障碍。

五、总结

中医学虽无微循环一词，但中医的相关理论，包括气血津液、经络学说、三焦学说，以及与气血津液、代谢有关的脏腑结构和功能的描述，与西医学微循环的内容高度重叠。依据这些理论指导临床治疗，也取得了较好的临床疗效。因此，将中医学的认识与微循环理论相互借鉴，既可以促进中医学的发展，也可以利用西医学研究微循环的技术方法进一步揭示相关中医理论的科学内涵，为中医治疗相关疾病提供新的诊疗思路，进一步提高临床疗效。

第二节 生殖微循环障碍的辨证施治

中医学认为，引起气、血、津液代谢障碍的常见因素，有寒冷刺激、热邪、气滞、气虚、血虚、痰凝和外伤等病因。考虑到气、血、津液的形成、输布及功能与微循环的功能相类似，而气、血、津液代谢障碍与西医学中微循环障碍的临床症状一致，本节主要从气、血、津液角度总结生殖微循环障碍的病因病机和常见证型。

一、微循环障碍的病因病机

（一）寒凝血滞，血寒致微循环障碍

骤受寒邪，经脉凝泣，血滞于络，则络痹不通，微循环功能障碍。《素问·举痛论》曰："经脉流行不止，环周不休，寒气入经而稽迟，泣而不行，客于脉外则血少，客于脉中则气不通，故卒然而痛。"从西医学视角来看，长期的寒冷刺激，致使血管收缩，局部血流量减少，微小动脉及毛细血管的异常收缩，易引起血管内皮损伤；血小板活化，聚

集功能亢进，使血液呈高凝状态；血细胞聚集明显，血色暗红，则可见血管颜色变暗；微血管的退行性变，内皮细胞的水肿、空泡形成、核质凝集、坏死脱落、管径缩小、管腔闭锁，毛细血管断裂，血流停滞，出血；最后毛细血管吸收消失，出现缺血区。

（二）外感火热邪毒，侵迫血分，血热致微循环障碍

外感火热邪毒，火热内炽，侵迫血分，血热而使血行壅聚或血受煎熬，血液浓缩黏滞，致使脉道瘀塞，血热迫血妄行，可见出血。"热入血室，其血必结""热毒入深，结于五脏，内有瘀积，故吐血""蓄血在内，随经瘀热在里，血为热所搏结而不行……""血受热则煎熬成块"。火热邪毒相当于细菌侵袭所致的传染性疾病，其造成微循环障碍机制在于：细菌产生大量的内毒素，致使机体免疫功能下降，交感神经兴奋，分泌大量儿茶酚胺，血管收缩，血流缓慢，组织灌注不足。内脏血管收缩，超过一定时限必然影响网状内皮系统的功能。若细菌产生外毒素，则可引起溶血、白细胞溶解、血小板凝集，其分泌的凝固酶有凝血酶样作用，最终出现微循环障碍。除了细菌，其他如病毒、寄生虫等感染性疾病等在一定条件下均可导致微循环障碍的发生。

（三）肝气不舒，气郁致微循环障碍

平素情绪抑郁不畅，肝气郁滞，经气不行，络血滞缓，久则气滞血瘀发生微循环障碍。《临床指南·胁痛》："经主气，络主血……肝火抑郁，火瘀者络百燥。"

西医学认为，高血压的发生与忧郁、恐惧、悲伤等不良情绪有关。其机制在于，负面情绪兴奋下丘脑神经内分泌中枢，使交感神经系统兴奋，儿茶酚胺释放增多，引起小动脉收缩，血压升高，同时因血管半径缩小，微循环灌流减少，导致微循环障碍。

（四）气虚血滞，络虚致微循环障碍

载气者为血，运血者为气。气引血行，气虚血无力，血行迟滞成瘀，或气虚不能摄血，血溢脉外为瘀，均可造成微循环障碍。《医林改错》："元气既虚，不能达于血管，血管无气，必停留而瘀。"西医学认为，血流缓慢、血黏度升高，血小板聚集异常，容易形成血栓性疾病，甚至危及生命。

（五）饮食生痰，痰饮阻络致微循环障碍

素嗜酒酪肥甘，脾湿内生，停为痰饮，络脉空虚，逆攻于络，滞而不化则形成络痹，

久则发生微循环障碍。叶天士谓之："络空饮气逆攻于络。"西医学研究发现，动脉粥样硬化的特点是受累动脉从内膜开始，先后有多种病变合并存在，包括局部脂质和复合糖类积聚，纤维组织增生和钙质沉着，并有动脉中层的逐渐退变，病程日久则继发粥样斑块内出血，斑块破裂及局部血栓形成，最后导致微循环灌流量减少。

（六）跌仆闪挫，脉络受损致微循环障碍

外伤损及经脉血络，气血瘀滞不行，着于络脉，痹而不通，导致微循环功能障碍。《圣济总录·伤折门》："若因伤折，内伤经络，血行之道不得宣通，瘀积不散则为肿为痛。"西医学认为，组织损伤后，局部出现创伤性炎症，花生四烯酸系统可引起血管反应，微血管发生短暂的收缩，继而扩张充血，血管通透性增高，水分、电解质和血浆蛋白渗入组织间隙。同时中性粒细胞和单核细胞先后从血管逸出，进入组织间隙，局部组织内张力升高，可引起血循环障碍；渗出过多，则引起血容量减少，血黏度增高；加之不同程度的失血，有效灌注减少，可进一步造成组织缺血缺氧性损伤。

（七）内虚外毒，邪毒积聚致微循环障碍

《素问·举痛论》曰："寒气客于小肠膜原之间，络血之中，血泣不得入于大经，血气稽留不得行，故宿昔而成积矣。"《血证论》曰："瘀血在经络脏腑之间，则结为癥。"《医林改错》记载："气无形不能结块，结块者有形之血也。血受寒则凝结成块，血受热则干涸成块。"现代研究发现，七情内伤、饮食不节可导致气血紊乱、脏腑功能失调，在此"内虚"的基础上，致癌因素乘虚而入，内外合邪，气滞血瘀，痰凝毒结，形成癌瘤。癌瘤占位，正常组织受挤压，加重微循环障碍，以致"内虚"更重，邪毒更甚，直至器官破坏。

二、生殖微循环障碍的常见证治

生殖微循环是人体微循环的一部分，生殖微循环障碍的主要临床证型是血瘀证。治疗上，寒凝血瘀者，治以温经活血；瘀热者，治以凉血化瘀；气滞者，行气活血；血虚者，补血养血；气虚者，补气活血；痰瘀互结者，化痰行瘀；湿热瘀阻者，清利湿热化瘀；精血同病者，多见肾虚血瘀，以益肾活血为治；血水同病者，行血利水。根据病因病机，辨证施治，可以改善和消除生殖微循环障碍，从而达到治疗男、女生殖系统疾病的目的。

（一）血瘀证

【临床表现】疼痛如针刺，痛点固定、拒按，夜间加重。体表肿块青紫，腹内肿块坚硬而推之不移。出血紫暗或夹有血块，大便色黑如柏油状。面色黧黑，唇甲青紫，眼下紫斑，肌肤甲错，腹部青筋显露，皮肤出现丝状红缕。妇女常见经闭，痛经或崩漏，或宿有癥块，或产后恶露不尽。舌质紫暗、紫斑、紫点，舌下脉络曲张，或舌边有青紫色条状线；脉涩，或结代，或无脉。

【微循环表现】出血暗红，管袢扩张，口径增宽，管袢变长，畸形管袢增多，且多为扭曲或呈花瓣状，袢顶淤血明显，血流减慢，流态呈粒线流、粒流、粒缓流、红细胞聚集，血管内瘀滞甚至血栓，微血管周围渗血、出血、水肿，可见乳头下静脉丛。

【证候分析】气血运行受阻，不通则痛，故刺痛、痛点固定；因为淤血是有形之邪，所以患者拒按；夜间血行缓慢，瘀阻加重，故夜间疼痛加重；瘀积不散而凝结体表，故肿块青紫、腹内肿块坚硬不移；瘀血阻塞脉络，使血液不能循经运行，溢出脉外故出血紫暗，或夹有血块；瘀血阻络，血行障碍，全身得不到气血的温煦濡养，故面色黧黑及口唇、舌体、指甲青紫色暗；瘀久不消，营血不能濡养，故肌肤甲错；瘀血内阻，冲任不通，故经闭；瘀血内阻，不通则痛，故痛经；血脉不通，血不循经，则崩漏。瘀血内阻，血行受阻，故有丝状红缕，腹壁青筋显露，脉细涩或结、代或无脉。

【治法】活血化瘀。

【方剂】桃红四物汤、桂枝茯苓丸等。

（二）寒凝血瘀证

【临床表现】局部疼痛，固定不移，或皮肤紫暗不泽，四肢逆冷，痛得温稍减。经前或经期小腹冷痛拒按，得热则痛减，经血量少，色暗有块或闭经。舌质紫暗，脉沉涩或沉紧。常见于女性子宫内膜异位症，不孕症。

【微循环表现】管袢扭曲变形、畸形管袢增多，输入枝、输出枝口径痉挛变细、中重度红细胞聚集及袢周出血。

【证候分析】感受寒邪，或素体阳虚寒盛，寒凝血瘀，血气凝滞，故局部疼痛、固定不移。血气不能畅达皮肤、四肢，故畏寒怕冷，皮肤紫暗不泽，四肢逆冷。寒凝血瘀，阻滞胞宫、冲任，故经前或经期小腹绞痛、冷痛、坠胀痛、拒按，得热痛减，经量少、色暗红或淋漓不净；寒瘀阻于胞宫、冲任，不可孕育成胎，故不孕，舌淡胖而紫暗、苔白，脉沉弦或紧。

【治法】温经散寒，祛瘀止痛。

【方剂】当归四逆汤，少腹逐瘀汤。

（三）瘀热证

【临床表现】女性可见经前和经行初中期的下腹部灼痛、跳痛、抽掣性痛或阵发性剧痛，有时阴部连及乳房抽掣痛；经色紫红有血块，经质稠黏，量偏多，淋漓不净或伴倒经，黄赤带。多由于经行时或者产后，感受外邪，致经行中断或者恶露遂止；继而发热，腹痛，口干咽燥，烦躁易怒，神志不清，夜寐痴语，甚则出现幻觉、幻听，昼轻夜重。常见于子宫内膜异位症、闭经、月经量多、崩漏、经断复来、人流或产后恶露不绝，也见于热入血室。

男性可见尿道灼热，小便色黄，滴沥涩痛，尿末有滴白；会阴部刺痛明显，痛引睾丸、小腹及腰骶部，或精中带血，伴口中干苦。舌质红绛或紫暗，苔黄，脉细数。常见于前列腺炎、血精症等。

【微循环表现】火郁证表现为管袢普遍扩张，分支管袢较多，管袢较长，血色多为鲜红，血液流态多呈线流，但未见红细胞聚集。实热证表现为血流快，轮廓模糊。

【证候分析】血行瘀滞，行而不畅，故在经前或行经期下腹部疼痛、经中夹血块。病性属实，疼痛剧烈，拒按。血中有热，热邪灼血，故经色紫红、质黏稠、量多、淋漓不净；血热迫血上行，故有倒经。热入血室，扰动心肝，故口干咽燥，烦躁易怒。瘀热扰神，故出现神志不清，夜梦呓语，甚至出现幻觉、幻听等。男性瘀热者，热则口干口苦，尿道灼热，小便色黄、滴沥涩痛；瘀则会阴部刺痛明显，痛引睾丸、小腹及腰骶部。舌质红绛或紫暗、苔黄，脉细数，均为瘀热之象。

【治法】清热化瘀。

主方：四草汤、桃核承气汤等。

（四）气滞血瘀证

【临床表现】胸胁胀闷，走窜疼痛，急躁易怒，胁下痞块，刺痛拒按，闭经或痛经，经色紫暗有块，舌质紫暗或见瘀斑，脉涩。女性常见于闭经、痛经、慢性盆腔炎、卵巢囊肿等。男性常见前列腺痛、不射精等。

【微循环表现】气滞证可见血色暗红或鲜红，管袢清晰或尚清楚，管袢口径较细，扭曲管袢所占比例较大，管袢排列不规则，管袢数目较少，管袢偏短，血流速度缓慢，血流量减少，血流态以断续流较多，袢顶可见淤血、扩张（不重），微血管周围出现渗血与出血，可见乳头下静脉丛。气滞血瘀证可见血色暗红或紫暗，异形管袢数明显增多，以囊网状或菜花样为主，排列较紊乱，张力差，静脉枝及袢顶扩张、淤血，动静脉枝管径比例失调，管袢短粗，大小不一，血流呈粒流、粒缓流，红细胞呈中至重度聚集，管拌有渗出。

【证候分析】肝主疏泄而藏血，具有条达气机，调节情志的功能，情志不遂则肝气郁滞，疏泄失职，故情绪抑郁或急躁，胸胁胀闷、走窜疼痛；气为血帅，肝郁气滞，日久不解，必致瘀血内停，故渐成胁下痞块、刺痛拒按；肝主藏血，为妇女经血之源，肝血瘀滞，瘀血停滞，积于血海，阻碍经血下行，经血不畅则致经闭、痛经。肝主疏泄，疏泄不及则精闭，气滞影响局部血行，故可引起前列腺痛等。

【治法】疏肝理气，活血祛瘀。

【方剂】血府逐瘀汤。

（五）气虚血瘀证

【临床表现】面色淡白或晦滞，身倦乏力，气少懒言，疼痛如刺，痛处不移、拒按，舌淡暗或有紫斑，脉沉涩。或女性经前经期腹部刺痛，色暗有块，块下痛减；月经紊乱或月经淋漓不断，量或多或少，色暗有块。或男性阴囊坠胀疼痛，精液量少、稀薄，射精无力，精子活力低下等。女性常见于慢性盆腔炎、输卵管炎性不孕、崩漏。男性常见于阳痿、精索静脉曲张及少、弱精子症等。

【微循环表现】出血暗红、偏多，管袢模糊，充盈度降低，管袢细长排列不规则，袢顶淤血比例＞30%的占比增多，异形血管以树枝状或鹿角状为主，血流呈粒线流、粒流为主，有轻至中度红细胞聚集，祥周有出血倾向。

【证候分析】气虚血瘀证，虚中夹实，以气虚和血瘀的症候表现为辨证要点。面色淡白，身倦乏力，少气懒言，为气虚之证；气虚运血无力，血行缓慢，终致瘀阻络脉，故面色晦滞；血行瘀阻，不通则痛，故疼痛如刺、拒按不移；气虚不固，故月经紊乱，甚至月经淋漓不断。兼之气虚无力推动血行，故男性可见阳痿、精索静脉曲张、坠胀疼痛等。气虚则舌淡，血瘀舌紫暗，沉脉主里，涩脉主瘀，是为气虚血瘀证的常见舌脉。

【治法】益气化瘀。

【方剂】补阳还五汤。

（六）气血亏虚证

【临床表现】头晕目眩，少气懒言，乏力自汗，肢体麻木疼痛，舌淡苔白，纳差便溏，舌淡，脉细弱等。本证见于女性经行身痛、经后腹痛、妊娠贫血、产后腹痛、流产术后出血或月经量少等；男性少、弱精子症等。

【微循环表现】气虚证表现为血色淡红，管祥纤细短小，管祥模糊不清，管祥数减少（＜7条/毫米），长度缩短（＜0.2mm），张力差，血流速度慢，血液流量小，流态多虚线，管祥排列不规则，畸形管祥大于30%，渗出和出血点多。血虚证表现为血色淡红或苍白，管祥变细，充盈度差，管祥模糊或尚清楚，管祥数目减少（＜7条/毫米），管祥长度变短（＜0.2mm），血流减慢，多为中等，流态持续或呈虚线、断线、粒流，管祥排列不规则，畸形管祥大于30%，有片状渗出。气血两虚证表现为管祥数目减少，异形管祥明显增多，管祥轮廓模糊，长度缩短，管祥张力、充盈度均差，血流速度慢，流态多不清，或红细胞聚集，管祥淤血。

【证候分析】血虚则面色苍白，头晕；气虚则少气懒言，纳差腹胀，便溏；经行时气血不足，四肢百骸失于荣养，则肢体疼痛麻木；经后或产后冲任血虚，则子宫失养，不荣则痛，故小腹疼痛，或血少气弱，运行无力，血行迟涩，故小腹隐痛；气血均不足，身体失于充养，后天不振影响先天肾精充盛，故可见男性少、弱精子症等；舌淡苔白，脉细弱提示为气血两虚之象。

【治法】补养气血。

【方剂】八珍汤。

（七）湿热瘀阻证

【临床表现】女性可见经前或经期小腹疼痛或胀痛不适，有灼热感，或痛连腰骶，或平时小腹疼痛，经前加剧；经血量多或经期长，色暗红，质稠或夹较多黏液；平素常带下量多，色黄质稠有臭味；或伴有低热起伏。男性常见尿频、尿急、尿后余沥不尽，会阴、下腹或腰骶部坠胀疼痛，或尿道灼热，阴囊潮湿，小便黄赤，舌质红或舌紫有瘀斑，苔黄腻，脉滑数或弦数。

【微循环表现】管径增宽，血流量增多，异形管袢增多。

【证候分析】素体湿热内蕴，或经期、产后摄生不慎感受湿热之邪，与血相搏，流注冲任，蕴结胞中，气血失畅。经前、经期气血下注，子宫、冲任气血壅滞更甚，"不通则痛"，致使经行腹痛。热盛动血，故经血量多，热灼血液，故色暗红、质黏稠；湿热下注带脉，故带下色黄、量多。男性素体湿热内盛，或嗜酒纵欲，湿热下注精室，与血相搏结，阻碍气血运行，故见尿频、尿急、尿道灼热，以及尿后余沥不尽、阴囊潮湿、小便黄赤等；同时出现会阴、下腹或腰骶部坠胀疼痛等血瘀证表现，舌暗红或有瘀斑，苔黄腻，脉滑数或细弦数。

【治法】清热利湿化瘀。

代表方剂：红藤败酱散、大黄牡丹皮汤、红白皂龙汤等。

（八）痰瘀互结证

【临床表现】痰浊与瘀血相互搏结，以局部肿块疼痛，胸闷，多痰，肢体困重，麻木，或头昏不爽，舌紫暗或有斑点，苔腻，脉弦涩等为常见症。男性常见性欲减退，会阴、阴囊或睾丸、附睾多有附属性腺或生殖腺体的刺痛，或见睾丸肿胀坠痛，或不射精，精液不液化或死精过多，或精子畸形过高。女性多见于子宫肌瘤、多囊卵巢综合征、输卵管部分阻塞性不孕等。

【微循环表现】管袢间隙扩大、明亮。痰瘀互结可见血液流速减慢、微血管数量减少、微动脉变细和血液渗出。

【证候分析】津血同源，均化生于水谷精微，脉中为血，脉外为津液，两者可相互资生，转化。病理条件下，津凝则为痰，血滞则为瘀，痰聚则血结，血凝则痰生，相互影响，互为病因。血瘀则局部疼痛，可见生殖腺体部位疼痛；血瘀痰滞互结，则为结块，女性则有子宫肌瘤。痰阻气机则胸闷，肢体困重，麻木，或头昏不爽；男性可见性欲减退，不射精，精液不液化或死精过多，或精子畸形过高等。舌紫暗或有斑点、苔腻，脉弦涩，均为瘀血之象。

【治法】活血化瘀，燥湿化痰。

【方剂】桃红四物汤合二陈汤加减。

（九）肾虚血瘀证

【临床表现】男子常见于阳痿、前列腺增生、少弱精子症。症见阳痿，腰膝酸软，头昏耳鸣，精神萎靡；少腹或者阴茎疼痛，排尿困难、夜尿次数增加，尿线细、断续成线或涓滴不成线，少腹满闷胀痛。舌暗淡或有瘀斑，脉沉细、虚大迟或见涩。女性常见于卵巢储备功能减退、子宫内膜异位症、多囊卵巢综合征、复发性流产等。症见月经不调，月经量少或多，色暗有块，经行腰腹疼痛，后期加重，阴部空坠或多次流产；伴见腰骶酸痛，头昏耳鸣，性欲减退。舌淡黯体胖或边有瘀点瘀斑，苔薄，脉沉细。

【微循环表现】①肾阴虚：管袢数目增多，底色多深红。②肝肾阴虚：管袢出血少，色泽较红、扭曲管袢数目增多，扩张微血管丛增多，流态呈非线状。③肾阳虚：血色浅红，管袢数目减少，管袢紧张度差，多数管袢排列不整齐，畸形管袢率增高，袢顶淤血程度较重，袢顶、袢周出血率增加，血流中血细胞聚集较集中，血流速度减慢，管袢数目及长度异常。④阴阳两虚证：管袢开放数目减少，异形管袢增多，管袢扭曲变形、扩张，管袢模糊，周围渗出，流速缓慢，流态异常。

【证候分析】肾藏精，精化气，精血同源，相互滋生，相互依存。肾虚致肾精不足，化生气血不足，冲任不盛，致血虚；肾气不足，推动血行无力，血滞而瘀；肾阳不足，不能温煦血脉，血寒而瘀；肾阴不足，虚热内生，伤及津液，血稠致瘀。反之，瘀阻精络、胞络，阻碍肾气化生，肾虚加重，两者相互影响，互相致病。肾者腰之府，肾虚不充，故腰膝酸软，精神萎靡，头晕耳鸣。肾虚膀胱气化不利，故夜尿频多，小便不利。瘀血阻于阴茎，则阳痿，阴茎疼痛，阻于精室则排尿困难，少腹疼痛。肾虚精血不足，故月经量少、经行后腰腹疼痛、阴部空坠等；瘀血阻滞，血不循常络，可能有月经量多、有块、色暗。瘀血阻于胞宫，则新血难生，胎失所养，故有反复堕胎。舌淡黯或边有瘀点瘀斑为血瘀之征，舌体胖、脉沉细为肾虚之像。

【治法】益肾活血。

【方剂】化瘀赞育丹，养精胶囊。

（十）血水同病

【临床表现】局部疼痛，固定不移，或腹部有囊性包块，或者经行腹痛，或者局部水肿伴疼痛，舌紫暗，苔水滑，脉弦。常见于女性卵巢囊肿、子宫内膜异位症等。

【证候分析】水血同源，相济倚行。若津液不布，化为水湿痰饮，阻塞脉络，可导致气血运行不畅，瘀血内停；而脉络瘀滞，津凝为水，可致水积脉中而外渗，水气停聚或泛溢为患，《金匮》云"血不利则为水"，《血证论》云"血与水，上下内外，皆相济行，故病血者，未尝不病水，病水者，亦未尝不病血也"，说明血水容易同病。血行不畅，瘀滞脉中，故有局部疼痛，或者经行腹痛。血不利则病水，故见局部水肿或者囊性包块。舌质紫暗、苔水滑、脉弦均为血瘀水停，血水同病之征象。

【治法】活血利水。

【方剂】当归芍药散，桂枝茯苓丸。

以上为常见的生殖微循环障碍中医证治。当然临床疾病复杂、多变，往往是多因素共同致病，理论上来说，任何引起气、血、津液运行障碍的因素均有可能导致微循环障碍，引发相应的病理表现。因此，在临床应四诊合参，仔细辨证，斟酌用药，方能取得较好的临床疗效。

第三节　改善微循环的中药及方剂

中医的"血瘀"与西医学的血小板高聚集状态，血黏度高，血液循环障碍及血栓形成有关。活血化瘀中药可以抑制血小板凝聚功能，防止血栓形成或使生成的血栓溶解，改善血液循环。药理学研究表明，活血化瘀中药和方剂有改善血流动力学，调控血液流变学，抗血栓形成和改善微循环等多种作用。在改善微循环方面，活血化瘀药可改善微血流和形态，降低毛细血管通透性，减少微血管周围渗出，降低微循环阻力等。除了经典的活血化瘀药物外，其他类药物如解表药、理气药、祛寒药、清热药、平肝息风药、祛风湿药、补虚药等部分药物也具有一定的改善微循环功能。

一、改善微循环的常用中药

（一）活血化瘀药

1. 当归

【药性】甘、辛，温。归肝、心、脾经。

【功效】补血调经，活血止痛，润肠通便。

【应用】血虚诸症；血虚血瘀，月经不调，经闭，痛经；虚寒性腹痛，跌打损伤，痈疽疮疡，风寒痹痛；血虚肠燥便秘。

【现代研究】

（1）化学成分：含有 β - 蒎烯、α - 蒎烯、莰烯等中性油成分；对一甲基苯甲醇、5- 甲氧基 -2，3- 二甲苯酚等酸性油成分以及有机酸、糖类、维生素、氨基酸等成分。

（2）药理作用：当归可以减少红细胞的聚集性，减轻红细胞变形性损伤。当归注射液可以通过扩张微血管、增加器官血流量、降低血黏度和抑制血小板聚集作用，影响弥散性血管内凝血的转归。当归注射液还能明显增强血瘀证大鼠肠系膜淋巴管自主收缩频率及收缩性，补充血容量后微淋巴管口径明显扩张，淋巴液回流增加。当归注射液能明显改善血瘀大鼠微循环障碍，降低血小板聚集率，增加器官血流灌流量。

2. 赤芍

【药性】苦，微寒。归肝经。

【功效】清热凉血，散瘀止痛。

【应用】温毒发斑，血热吐衄；目赤肿痛，痈疽疮疡；肝郁胁痛，经闭痛经，癥瘕腹痛，跌仆损伤等。

【现代研究】

（1）化学成分：含有芍药苷、羟基芍药苷、苯甲酰芍药苷、苯甲酰羟基芍药苷等单萜甘类及没食子酸葡萄糖、丹皮酚等多元酚类化合物等成分。

（2）药理作用：赤芍提取液明显抑制内源性、外源性凝血系统和凝血酶，能激活纤溶酶原。赤芍总苷可显著降低血小板、红细胞聚集，增强红细胞变形能力，延长凝血酶原时间、活化部分凝血酶原时间，降低高、低切变率下全血黏度及血浆黏度，从而减少血栓的生成；赤芍提取物对烫伤大鼠的细动脉的收缩有明显的对抗作用，对烫伤后大鼠肠系膜细动脉血流速度有一定的稳定作用，还可减少烫伤后细静脉的白细胞黏附。此外，赤芍提取物还能减轻微循环内红细胞的聚集。

3. 牡丹皮

【药性】苦、辛，微寒。归心、肝、肾经。

【功效】清热凉血，活血祛瘀。

【应用】温毒发斑，血热吐衄；温病伤阴，阴虚发热，夜热早凉，无汗骨蒸；血滞经闭，痛经，跌仆损伤；痈肿疮毒。

【现代研究】

（1）化学成分：含有牡丹酚（丹皮酚）、牡丹酚苷、牡丹酚原、牡丹酚新、芍药苷、氧化芍药苷、苯甲酰芍药苷、苯甲酰氧化芍药苷、没食子酸、挥发油等成分。

（2）药理作用：丹皮酚对局部的微循环有促进作用，可使鼠肠系膜上微循环中的毛细血管管径增粗，管内红细胞的流速增快。丹皮酚对血液流变学指标有多方面的影响，且明显优于阿司匹林，主要表现在降低全血表观黏度，降低血细胞比容，同时降低红细胞聚集性和血小板黏附性，使红细胞的变形能力显著增强。

4. 川芎

【药性】辛，温。归肝、胆、心包经。

【功效】活血行气，祛风止痛。

【应用】血瘀气滞诸痛；头痛，风湿痹痛。

【现代研究】

（1）化学成分：含有藁本内脂、蛇床内酯、新蛇床内酯、洋川芎内酯等挥发油，川芎嗪等生物碱，阿魏酸等酚类及有机酸类成分，以及藁本内酯、新川芎内酯、洋川芎内酯等苯酞内酯类成分。

（2）药理作用：川芎嗪能扩张冠状动脉，增加冠脉血流量；扩张脑血管，降低血管阻力，显著增加脑及肢体血流量，改善微循环；能降低血小板表面活性，抑制血小板凝集，预防血栓形成。川芎能降低麻醉犬的外周血管阻力，有显著而持久的降压作用；能显著增加肾血流，延缓慢性肾损害。

5. 丹参

【药性】苦，微寒。归心、肝经。

【功效】活血调经，祛瘀止痛，凉血消痈，除烦安神。

【应用】月经不调，闭经痛经，产后瘀滞腹痛；血瘀心痛，脘腹疼痛；癥瘕积聚，跌打损伤，风湿痹痛；疮痈肿毒，热病烦躁神昏，心悸失眠。

【现代研究】

（1）化学成分：含有丹参酮、丹参新酮、丹参醇、丹参酚、丹参醛等脂溶性成分，以及水溶丹参素、丹参酸、原儿茶酸、原儿茶醛等水溶性成分。

（2）药理作用：丹参能抗心律失常，扩张冠脉，增加冠脉血流量，调节血脂，抗动脉粥样硬化；能改善微循环，提高耐缺氧能力，保护心肌；可扩张血管，降低血压；能降低血液黏度，抑制血小板聚集，对抗血栓形成；能改善肾功能，保护缺血性肾损伤。可使外周微循环障碍的动物模型微循环血流量显著增加，毛细血管网开放数目增多。模型动物有血液流态改变，表现为血细胞有不同程度的分聚现象，血流由粒状或断线状转变为正常，显著改善微循环。

6. 红花

【药性】辛，温。归心、肝经。

【功效】活血通经，祛瘀止痛。

【应用】血滞经闭、痛经，产后瘀滞腹痛；癥瘕积聚；胸痹心痛，血瘀腹痛、胁痛；跌打损伤，瘀滞肿痛；瘀滞斑疹色暗。

【现代研究】

（1）化学成分：含有红花黄色素、黄色素、红花醌苷、新红花、红花苷和红花油等成分。

（2）药理作用：红花黄色素具有扩张微细动脉，增加组织血液灌流量，改善微循环的作用；同时能抗血小板聚集，降低血液黏度，抗凝血，抑制血栓形成，并能调节血脂，清除有害氧自由基，防止细胞过度氧化而发挥抗氧化作用。红花提取物在体内和体外均能明显抑制血小板的聚集作用，并对内源性凝血系统的激活有一定的抑制作用。羟基红花黄素A对二磷酸腺苷（ADP）诱导的家兔血小板聚集具明显的抑制作用，且可明显延长大鼠血浆凝血酶原时间和家兔血浆复钙时间，提示红花对内源性及外源性凝血系统均具抑制作用。

7. 桃仁

【药性】苦、甘，平。归心、肝、大肠经。

【功效】活血祛瘀，润肠通便，止咳平喘。

【应用】瘀血阻滞诸症；肺痈，肠痈；肠燥便秘；咳嗽气喘。

【现代研究】

（1）化学成分：桃仁主要有中性脂、糖脂质、磷脂等脂质，苦杏仁苷、野樱苷等苷类，葡萄糖、蔗糖等糖类，以及蛋白质、氨基酸、苦杏仁酶、尿囊素酶等。

（2）药理作用：桃仁提取液能明显增加脑血流量，降低血管阻力。桃仁水提物、苦杏仁苷、桃仁脂肪能抑制血小板聚集。桃仁提取液能明显增加脑血流量，增加犬股动脉的血流量，降低血管阻力，改善血流动力学。桃仁提取物能改善肝脏表面微循环。桃仁可使小鼠的出血及凝血时间明显延长，煎剂对体外血栓有抑制作用。桃仁水煎液可以使小鼠软脑膜微动脉对去甲肾上腺素缩血管物质的反应性增强。桃仁油能明显降低模型动物全血黏度、血浆黏度，降低红细胞压积及纤维蛋白原，明显扩大动物耳郭微动脉、微静脉口径，增加毛细血管开放量。

8. 益母草

【药性】辛、苦，微寒。归心包、肝、膀胱经。

【功效】活血祛瘀，利水消肿，清热解毒。

【应用】血滞经闭、痛经、经行不畅，产后恶露不尽，瘀滞腹痛；水肿，小便不利；

跌打损伤，疮痈肿毒，皮肤瘾疹。

【现代研究】

（1）化学成分：含有益母草碱、水苏碱、益母草定等生物碱，洋芹素、芫花素及其苷、槲皮素等黄酮类，亚麻酸、B-亚麻酸、油酸等脂肪酸，以及1-辛烯-3-醇、3-辛醇等挥发油。

（2）药理作用：益母草注射液能保护心肌缺血再灌注损伤，抗血小板聚集，降低血液黏度。益母草粗提物能扩张血管，有短暂的降压作用。益母草能显著降低红细胞压积、全血还原比黏度低切部分、全血还原比黏度高切部分、黏度指数和红细胞聚集指数，延长复钙时间及降低血液黏度。益母草可使血栓形成时间延长，血栓长度缩短、质量减轻，并使血小板计数减少，血小板聚集功能减弱，使凝血酶原时间延长，血浆纤维蛋白原减少，优球蛋白溶解时间缩短。益母草灌注液可使大鼠肠系膜微动脉、微静脉扩张，毛细血管网交点数增加。益母草的注射液能明显增强失血性休克大鼠肠系膜淋巴管自主收缩频率及收缩性，扩张微淋巴管口径，使微淋巴的活性增强，对失血性休克时的淋巴微循环障碍有较好的改善作用。益母草还有改善大鼠子宫微循环的作用。

9. 泽兰

【药性】苦、辛，微温。归肝、脾经。

【功效】活血调经，祛瘀消痈，利水消肿。

【应用】血瘀经闭、痛经，产后瘀滞腹痛；跌打损伤，瘀肿疼痛，疮痈肿毒；水肿，腹水。

【现代研究】

（1）化学成分：含有挥发油、葡萄糖苷、鞣质、树脂、黄酮苷、酚类、氨基酸、有机酸、皂苷、泽兰糖、水苏糖、半乳糖、果糖等成分。

（2）药理作用：泽兰水煎剂能降低血液黏度、纤维蛋白原含量和血细胞比容，缩短红细胞电泳时间，减少红细胞聚集，抑制血小板聚集，抗凝血和血栓形成，改善微循环，调节血脂代谢。泽兰全草制剂有强心作用。

10. 牛膝

【药性】苦，甘，酸，平。归肝、肾经。

【功效】活血通经，补肝肾，强筋骨，利水通淋，引血（火）下行。

【应用】血瘀经闭、痛经，产后瘀滞腹痛；跌打损伤，瘀肿疼痛，疮痈肿毒；腰膝酸痛，筋骨无力；水肿，腹水。

【现代研究】

（1）化学成分：含有齐墩果酸、葡萄糖醛酸等三萜皂苷类化合物，蜕皮甾酮、牛膝甾酮等甾酮类，以及牛膝多糖和甜菜碱等成分。

（2）药理作用：牛膝总皂苷可降低大鼠血压，改善大鼠脑卒中后的神经症状。川、怀牛膝水煎液能改善血瘀模型大鼠的血液流变性，改善微循环状态，而川牛膝水煎液改善微循环作用更强。牛膝能够显著抑制 ADP 诱导的家兔血小板聚集率，显著降低家兔的全血黏度、血浆黏度及血浆纤维蛋白原，并使血浆凝血酶原时间（PT）、部分凝血活酶时间（KPTT）延长，提示其同时影响内源性及外源性的凝血系统。

11. 三七

【药性】甘、苦，微温。归肝、胃经。

【功效】化瘀止血，活血定痛。

【应用】出血证；跌打损伤，瘀血肿痛。

【现代研究】

（1）化学成分：含有人参皂苷、三七皂苷、三七素、槲皮素及多糖等成分。

（2）药理作用：三七皂苷 Rg1 可明显降低实验性血栓形成，并且以剂量依赖方式抑制凝血酶诱导的血小板聚集，还可抑制凝血酶，诱导的正常血压及肾性高血压大鼠血小板内游离钙浓度升高。小鼠灌胃三七混悬液，可抑制去甲肾上腺素引起的软脑膜血管收缩，软脑膜微动脉血管扩张，能明显改善小鼠软脑膜微循环。

12. 苏木

【药性】甘、咸、辛，平。归心、肝、脾经。

【功效】活血祛瘀，消肿止痛。

【应用】跌打损伤，骨折筋伤，瘀滞肿痛；血滞经闭，产后瘀阻腹痛，痛经，心腹疼痛，痈肿疮毒。

【现代研究】

（1）化学成分：含有巴西苏木酚、挥发油及鞣质等成分。

（2）药理作用：苏木水煎醇提液可增加冠脉流量，促进微循环；巴西苏木素和苏木精可抑制 ADP 诱发的血小板聚集。

13. 莪术

【药性】辛，苦，温。归肝、脾经。

【功效】破血行气，消积止痛。

【应用】癥瘕积聚，经闭，心腹瘀痛；食积脘腹胀痛。

【现代研究】

（1）化学成分：含挥发油类成分，其中温郁金含有 α-蒎烯、β-蒎烯、莪术醇等；广西莪术含有 α-蒎烯、β-蒎烯、丁香酚、莪术醇、芳姜酮等成分。

（2）药理作用：莪术水提液可抑制血小板聚集，促进微动脉血流及局部微循环恢复；莪术水提醇沉液，对体内血栓形成有抑制作用。

14. 三棱

【药性】辛、苦，平。归肝、脾经。

【功效】破血行气，消积止痛。

【应用】癥瘕积聚，经闭，心腹瘀痛；食积脘腹胀痛。

【现代研究】

（1）化学成分：含有苯乙醇、对二苯酚、β-榄香烯、2-呋喃醇等挥发油类，山奈酚、5,7,3', 5'-四羟基双氢黄酮醇-3-O-β-D-葡萄糖苷等黄酮类成分，以及脂肪酸及甾醇类等成分。

（2）药理作用：三棱水提物能显著延长凝血酶对人纤维蛋白的凝聚时间；水煎剂能显著抑制血小板聚集，降低全血黏度；能明显延长血浆凝血酶时间和白陶土部分凝血时间；能抗体外血栓形成，并延长血栓形成时间。

15. 鸡血藤

【药性】苦、甘，温。归肝、肾经。

【功效】活血补血，调经止痛，舒筋活络。

【应用】月经不调，痛经，闭经；风湿痹痛，肢体麻木，血虚萎黄。

【现代研究】

（1）化学成分：含有樱黄素、3,4',7-三羟基黄酮等异黄酮类、黄酮类化合物，儿茶素等黄烷（醇）类化合物，羽扇豆醇等三萜类化合物以及 β-谷甾醇、鸡血藤醇等甾体类化合物。

（2）药理作用：鸡血藤水提醇沉液能增加实验动物股动脉血流量，降低血管阻力，抑制血小板聚集。鸡血藤水煎剂可降低动物胆固醇，对抗动脉粥样硬化病变。

16. 蒲黄

【药性】甘，平。归肝、心包经。

【功效】止血，化瘀，通淋。

【应用】吐血，衄血，咯血，崩漏，外伤出血；经闭痛经，胸腹刺痛，跌仆肿痛；血淋涩痛。

【现代研究】

（1）化学成分：含有柚皮素、异鼠李素-3-0-新橙皮苷、香蒲新苷、槲皮素，以及甾类、挥发油、多糖等成分。

（2）药理作用：具有抗血栓形成、止血、抗心肌缺血、抗脑缺血等作用。生蒲黄具有延长小鼠凝血时间，而炒蒲黄和蒲黄炭则能缩短小鼠凝血时间，无促纤溶酶活性。蒲黄可抑制大鼠动静脉环路血栓的形成，使血栓湿重降低。此外，还有调脂作用。

17. 姜黄

【药性】辛、苦，温。归肝经。

【功效】破血行气，通络止痛。

【应用】胸胁刺痛，胸痹心痛，痛经，经闭；跌仆肿痛；风湿肩臂疼痛。

【现代研究】

（1）化学成分：含有姜黄酮、莪术酮、莪术醇、丁香烯龙脑、樟脑等挥发油，以及姜黄素等成分。

（2）药理作用：姜黄素能抑制血小板聚集，降低血浆黏度和全血黏度；能抗炎，抗氧化，降血脂，降压。

18. 五灵脂

【药性】苦，咸，甘，温。归肝经。

【功效】活血止痛，化瘀止血。

【应用】血阻瘀滞诸痛症；瘀滞出血证。

【现代研究】

（1）化学成分：含有尿嘧啶、尿素、尿酸等含氮物质；加可酸、乌苏酸等三萜类成分；铁、锌、铜等微量元素；醇类、酮类、醛类、烯类、酸类、酚类等挥发性成分。

（2）药理作用：五灵脂水提物可抑制血小板聚集，降低全血，血浆黏度。五灵脂水煎液能改善脑缺血，降低心肌细胞耗氧量；能增强正常机体免疫功能。

19. 王不留行

【药性】苦，平。归肝、胃经。

【功效】活血通经，下乳消肿，利尿通淋。

【应用】血阻瘀滞诸痛症；瘀滞出血证。

【现代研究】

（1）化学成分：主含三萜皂苷、黄酮苷、环肽、类脂和脂肪酸、单糖等成分。

（2）药理作用：王不留行水煎液能收缩血管平滑肌，对小鼠有抗早孕、抗着床作用，对子宫有兴奋作用并能促进乳汁分泌；王不留行水煎液还具有抗凝血、降低全血黏度的作用，与丹参配伍作用强于配伍前的单味药；王不留行水提液和乙醚萃取液有抗肿瘤作用，其提取物还有抑制血管生成的作用。

20. 凌霄花

【药性】甘、酸，寒。归肝、心包经。

【功效】活血通经，凉血祛风。

【应用】月经不调，经闭，癥瘕，产后乳肿；跌打损伤；风疹发红，皮肤瘙痒，痤疮。

【现代研究】

（1）化学成分：含有芹菜素、齐墩果酸、山楂酸、熊果酸、糖茎、β－谷甾醇、辣红素、水杨酸、阿魏酸等成分。

（2）药理作用：凌霄花粗提物、甲醇提取物能降低血液黏度，抑制血小板聚集，改善血液循环。凌霄花水煎液能舒张冠状动脉，抑制血栓形成。

21. 土鳖虫

【药性】咸，寒；有小毒。归肝经。

【功效】破血逐瘀，续筋接骨。

【应用】跌打损伤，筋伤骨折；血瘀经闭，产后瘀阻腹痛，癥瘕痞块。

【现代研究】

（1）化学成分：含有多种活性蛋白酶、17种氨基酸、12种不饱和脂肪酸、微量元素生物碱和脂溶性维生素等活性成分。

（2）药理作用：土鳖虫水提取液有调节脂质代谢、抗氧化自由基、保护血管内皮细胞的作用；土鳖虫溶栓酶具有抗凝血和溶栓作用。

22. 血竭

【药性】甘、咸，平。归心、肝经

【功效】活血定痛，化瘀止血，生肌敛疮。

【应用】跌打损伤，心腹瘀痛；外伤出血；疮疡不敛。

【现代研究】

（1）化学成分：含有血竭素、血竭红素、去甲基血竭素、去甲基血竭红素及黄烷醇、查耳酮、树脂酸等成分。

（2）药理作用：血竭水煎醇沉液能明显降低血细胞比容，缩短血浆再钙化时间，抑制血小板聚集，防止血栓形成。

23. 水蛭

【药性】咸、苦，平；有小毒。归肝经。

【功效】破血通经，逐瘀消癥。

【应用】癥瘕积聚，血瘀经闭；中风偏瘫，心腹疼痛，跌打损伤。

【现代研究】

（1）化学成分：含有氨基酸、溶血甘油磷脂类成分；蛋白质、肝素及抗凝血酶、水蛭素、抗血栓素及组织胺样物质。

（2）药理作用：水蛭水煎剂有强抗凝血作用，对肾缺血有明显保护作用。水蛭提取物、水蛭素对血小板聚集有明显的抑制作用，抑制大鼠体内血栓形成。水蛭煎剂能改善血液流变学，降血脂，消退动脉粥样硬化斑块，增加心肌营养性血流量；促进脑血肿吸收，解颅内压升高，改善局部血循环，保护脑组织免遭破坏，对皮下血肿也有明显抑制作用。

24. 虻虫

【药性】苦，微寒；有小毒。归肝经。

【功效】破血逐瘀，消癥散积。

【应用】血瘀经闭，癥瘕痞块，跌打损伤，瘀滞肿痛。

【现代研究】

（1）化学成分：含有 Cu、Mo、Zn、Fe、Mn 等丰富的微量元素；胆甾烯醇、邻苯二甲酸双脂、胞嘧啶、尿嘧啶、胆甾醇、胸腺嘧啶等14个化合物和20种脂肪酸成分。

（2）药理作用：虻虫水提物在体外有较强的抗凝血酶作用，体内外均有活化纤溶系统的作用，能显著延长出血时间，减少血浆纤维蛋白原含量，明显抑制血小板聚集，降低全血黏度比和血浆黏度比，降低血细胞比容，改善血液流变学。虻虫醇提取物有明显的溶血作用。

25. 穿山甲

【药性】咸，微寒。归肝、胃经。

【功效】活血消癥，通经下乳，消肿排脓，搜风通络。

【应用】血滞经闭，癥瘕；乳汁不通；痈肿疮毒，瘰疬；风湿痹痛，中风瘫痪，麻木拘挛。

【现代研究】

（1）化学成分：含有硬脂酸、胆甾醇、二十三酰丁胺、碳原子数 26 和 29 的两个脂肪族酰胺、L– 丝 –L 酪环二肽和 D– 丝 – 酪环二肽以及挥发油、水溶性生物碱等成分。

（2）药理作用：穿山甲水煎液能明显延长小鼠和大鼠凝血时间，降低血液黏度。穿山甲水提醇沉液有直接扩张血管壁降低外周阻力，显著增加股动脉血流量的作用。

26. 山楂

【药性】酸、甘，微温。归脾、胃、肝经。

【功效】消食健胃，行气散瘀，化浊降脂。

【应用】肉食积滞，胃脘胀满；泻痢腹痛，疝气疼痛；血瘀经闭，产后瘀阻，心腹刺痛，胸痹心痛；高脂血症。

【现代研究】

（1）化学成分：含有黄酮类、三萜皂苷类（熊果酸、齐墩果酸、山楂酸等）、皂苷类鞣质、脂肪酸、绿原酸、咖啡酸、维生素 C、无机盐等成分。

（2）药理作用：山楂提取物能扩张冠状动脉，增加冠脉血流量，保护缺血缺氧的心肌，并可强心、降血压及抗心律失常；又能降血脂，抗动脉粥样硬化，降低血清胆固醇及甘油三酯，可能是通过提高血清中高密度胆固醇及其亚组分浓度，增加胆固醇的排泄而实现的。此外，能抗血小板聚集、抗氧化等。

（二）解表药

1. 葛根

【药性】甘、辛，凉。归脾、胃、肺经。

【功效】解肌退热，生津止渴，透疹，升阳止泻，通经活络，解酒毒。

【应用】外感发热头痛，项背强痛；热病口渴，消渴；麻疹不透；热泻热痢，脾虚泄泻；中风偏瘫，胸痹心痛，眩晕头痛；酒毒伤中。

【现代研究】

（1）化学成分：含有葛根素、黄豆苷元、黄豆苷、黄豆苷元 8-0- 芹菜糖（1-6）葡萄糖苷等黄酮类成分；6,7- 二甲基香豆素、6- 牻牛儿基 -7,4- 二羟基香豆素等香豆素类。

（2）药理作用：葛根煎剂、醇浸剂、总黄酮、大豆苷、葛根素均能对抗垂体后叶素引起的急性心肌缺血。葛根素能扩张微动脉血管，加快微血管血流速度，提示葛根素有改善微循环的作用。葛根黄酮对凝血因子如凝血酶和部分凝血酶原具有较强的抑制作用，还具有抑制体内血栓形成的作用。葛根能直接扩张血管，使外周阻力下降，而有明显降压作用，能较好缓解高血压患者的"项紧"症状。临床研究发现，在原发性高血压病、视网膜动脉阻塞的治疗中，葛根素可明显改善全血黏度、红细胞聚集指数、红细胞电泳、血球压积和纤维蛋白原等血液流变学异常项目。

2. 桂枝

【药性】辛、甘，温。归心、肺、膀胱经。

【功效】发汗解肌，温通经脉，助阳化气，平冲降逆。

【应用】风寒感冒；脘腹冷痛，血寒经闭，关节痹痛；痰饮；心悸，奔豚。

【现代研究】

（1）化学成分：含有桂皮醛、莰烯、苯甲醛、β–榄香烯、β–荜澄茄烯等挥发油类；酚类、有机酸、多糖、苷类、香豆精及鞣质等成分。

（2）药理作用：桂皮油能扩张血管，改善血液循环，促使血液流向体表，从而有利于发汗和散热。桂枝还有镇痛、抗炎、抗过敏、增加冠脉血流量、改善心功能、镇静、抗惊、抗肿瘤等作用。

3. 羌活

【药性】辛、苦，温。归膀胱、肾经。

【功效】解表散寒，祛风除湿，止痛。

【应用】风寒感冒，头痛项强；风寒湿痹，肩背酸痛。

【现代研究】

（1）化学成分：含有 α–侧柏烯、α–蒎烯、β–蒎烯等挥发油类；紫花前胡苷、羌活醇、异欧前胡素、8–甲基异欧前胡素等香豆素类；以及花椒毒酚成分。此外，还含脂防酸、氨基酸、糖类等成分。

（2）药理作用：羌活挥发油能对抗垂体后叶素引起的心肌缺血，增加心肌营养性血流量。

4. 细辛

【药性】辛，温。归心、肺、肾经。

【功效】解表散寒，祛风止痛，通窍，温肺化饮。

【应用】风寒感冒；头痛，牙痛，风湿痹痛；痰饮咳喘。

【现代研究】

（1）化学成分：含有细辛脂素等木脂类；α-蒎烯、莰烯、香叶烯、柠檬烯、细辛醚、甲基丁香酚、榄香素、黄樟醚等挥发油。另含痕量的马兜铃酸Ⅰ。

（2）药理作用：具有强心、扩张血管、松弛平滑肌、升高血糖等作用。

5. 薄荷

【药性】辛，凉。归肺、肝经。

【功效】疏散风热，清利头目，利咽，透疹，疏肝行气。

【应用】风热感冒，风温初起；头痛眩晕，目赤多泪，喉痹，咽喉肿痛，口舌生疮；麻疹不透，风疹瘙痒；肝郁气滞，胸胁胀闷。

【现代研究】

（1）化学成分：含有薄荷脑（薄荷醇）、薄荷酮、异薄荷酮、胡薄荷酮等挥发油类，以及 α-蒎烯、柠檬烯等成分。

（2）药理作用：薄荷油内服通过兴奋中枢神经系统，使皮肤毛细血管扩张，促进汗腺分泌。薄荷油外用，能刺激神经末梢的冷感受器而产生冷感，并反射性地造成深部组织血管的变化而起到消炎、止痛、止痒、局部麻醉和抗刺激作用。

6. 菊花

【药性】甘、苦，微寒。归肺、肝经。

【功效】疏散风热，平抑肝阳，清肝明目，清热解毒。

【应用】风热感冒，温病初起；肝阳上亢，头痛眩晕；目赤肿痛，眼目昏花；疮痈肿毒。

【现代研究】

（1）化学成分：含有挥龙脑、乙酸龙脑酯、樟脑、菊花酮、棉花皮素五甲醚等发油类；木犀草素、刺槐苷等黄酮类；绿原酸、3,5-0- 二咖啡酰基奎宁酸等有机酸类。此外，尚含有菊苷、腺嘌呤、胆碱、黄酮、水苏碱、微量维生素 A、维生素 B1、维生素 E、氨基酸及刺槐素等成分。

（2）药理作用：菊花制剂有扩张冠状动脉，增加冠脉血流量，提高心肌耗氧量，以及解热、抗炎、镇静、降压、缩短凝血时间等作用。

7. 木贼

【药性】甘、苦，平。归肺、肝经。

【功效】疏散风热，明目退翳。

【应用】风热目赤，迎风流泪，目生云翳；出血证。

【现代研究】

（1）化学成分：含有山奈素（山奈酚）、山奈酚 -3,7- 双葡萄糖苷等黄酮类；琥珀酸、延胡索酸、阿魏酸等有机酸类；犬问荆碱、烟碱等生物碱类；以及挥发油等。

（2）药理作用：具有扩张血管、抗凝血、降低血压、降血脂、降血糖、镇静等作用。

8. 蔓荆子

【药性】辛、苦，微寒。归膀胱、肝、胃经。

【功效】疏散风热，清利头目。

【应用】风热感冒头痛；目赤多泪，目暗不明，齿龈肿痛；头晕目眩。

【现代研究】

（1）化学成分：含有蔓荆子黄素、紫花牡荆素、蔓荆子蒿青、木犀草素、牡荆素等黄酮类；棕榈酸、硬脂酸、油酸、亚麻酸等脂肪酸类，以及挥发油等。

（2）药理作用：蔓荆叶蒸馏提取物具有增进外周和内脏微循环的作用。

9. 升麻

【药性】辛、微甘，微寒。归肺、脾、胃、大肠经。

【功效】发表透疹，清热解毒，升举阳气。

【应用】风热感冒，发热头痛；麻疹不透；齿痛，口疮，咽喉肿痛，阳毒发斑；气虚下陷，脱肛，子宫脱垂，崩漏下血。

【现代研究】

（1）化学成分：含有异阿魏酸，升麻酸 A、B、C、D、E 等酚酸类成分；兴安升麻醇、25-O-羟升麻环氧醇-3-O-β-D 木糖苷等三萜及苷类；降升麻素等色酮类。

（2）药理作用：具有抑制心脏、减慢心率、降低血压、抑制肠管和妊娠子宫痉挛等作用。其生药与炭药均能缩短凝血时间。

（三）理气药

1. 木香

【药性】辛，苦，温。归脾、胃、大肠、三焦、胆经。

【功效】行气止痛，健脾消食。

【应用】脾胃气滞，脘腹胀痛，食积不消，不思饮食；泻痢后重；胸胁胀痛，黄疸，疝气疼痛。

【现代研究】

（1）化学成分：主要含挥发油，包括萜内酯类成分，如木香烃内酯、去氢木香内酯等。此外，还含有种类众多的烯类成分，少量的酮、醛、酚等化合物；天冬氨酸、谷氨酸、γ-氨基丁酸等 20 种氨基酸；以及胆胺，木香萜胺 A、B、C、D、E，豆甾醇，木香碱，树脂等。

（2）药理作用：具有抗肿瘤、扩张血管、抑制血小板聚集等作用。

2. 丁香

【药性】辛，温。归脾、胃、肺、肾经。

【功效】温中降逆，补肾助阳。

【应用】脾胃虚寒，呃逆呕吐，食少吐泻；心腹冷痛；肾虚阳痿，宫冷。

【现代研究】

（1）化学成分：含挥发油 16%～19%，油中主要成分是丁香油酚、乙酰丁香油酚，微量成分有丁香烯醇、庚酮、水杨酸甲脂、α-丁香烯、胡椒酚、苯甲醇、苯甲醛等。

（2）药理作用：具有抗血小板聚集、抗凝、抗血栓形成、抗腹泻、利胆和抗缺氧等作用。

3. 薤白

【药性】辛、苦，温。归心、胃、肺、大肠经。

【功效】通阳散结，行气导滞。

【应用】胸痹心痛；脘腹痞满胀痛，泻痢后重。

【现代研究】

（1）化学成分：含有挥发油、皂苷、含氮化合物、前列腺素 PCA 和 PGB1 等成分。挥发油主要为含硫化合物，如甲基烯丙基三硫、二甲基三硫、甲基正丙基三硫等。

（2）药理作用：具有抗血小板凝集、降低血脂、抗动脉粥样硬化、抗氧化及镇痛、抑菌、抗炎等作用。

（四）祛寒药

1. 附子

【药性】辛、甘，大热。归心、肾、脾经。

【功效】回阳救逆，补火助阳，散寒止痛。

【应用】亡阳虚脱，肢冷脉微；肾阳虚衰，阳痿宫冷，虚寒吐泻，脘腹冷痛，阴寒水肿，心阳不足，胸痹冷痛，阳虚外感；寒温痹痛。

【现代研究】

（1）化学成分：含有乌头碱、中乌头碱、次乌头碱、异飞燕草碱、新乌宁碱、乌胺及尿嘧啶等成分。

（2）药理作用：附子煎剂、水溶性部分对蛙、蟾蜍及温血动物心脏均有明显的强心作用；附子水溶性部分能增加股动脉血流量，降低血管压力，对冠状血管有轻度扩大作用，其正丁醇提取物、乙醇提取物及水提物对氯仿所致小鼠室颤有预防作用；乌头属类生物碱能扩张四肢血管，因此对血压有双向影响；附子煎剂可减弱动物血压降低心率减慢、心收缩力减弱等变化，而显著延长休克动物生存时间；附子煎剂有抑制凝血和抗血栓形成的作用。

2. 干姜

【药性】辛，热。归脾、胃、肾、心，肺经。

【功效】温中散寒，回阳通脉，温肺化饮。

【应用】脘腹冷痛，呕吐泄泻；亡阳证，肢冷脉微；寒饮喘咳。

【现代研究】

（1）化学成分：干姜含挥发油约2%，主要成分是姜烯、水芹烯、莰烯、姜烯酮、姜辣素、姜酮、龙脑、姜醇等。尚含树脂、淀粉以及多种氨基酸。

（2）药理作用：干姜水提取物或挥发油能明显延长大鼠实验性血栓形成时间。

3. 肉桂

【药性】辛、甘，大热。归肾、脾、心、肝经。

【功效】补火助阳，散寒止痛，温通经脉，引火归原。

【应用】阳痿宫冷，腰膝冷痛；心腹冷痛，虚寒吐泻，寒疝腹痛；痛经经闭，寒温痹痛，阴疽流注；肾虚作喘，虚阳上浮，眩晕目赤。

【现代研究】

（1）化学成分：含有挥发油（桂皮油）1.98%～2.06%，主要成分为桂皮醛，占52.92%～61.20%。还含有肉桂醇、肉桂醇醋酸酯、肉桂酸、醋酸苯丙脂、香豆素等。

（2）药理作用：肉桂有增强冠脉及脑血流量的作用；其甲醇提取物及桂皮醛有抗血小板凝集、抗凝血酶作用；桂皮油能缓解胃肠痉挛性疼痛，并可引起子宫充血。

4. 吴茱萸

【药性】辛、苦，热；有小毒。归肝、脾、胃、肾经。

【功效】散寒止痛，降逆止呕，助阳止泻。

【应用】厥阴头痛，寒疝腹痛，寒湿脚气，经行腹痛；脘腹胀痛，呕吐吞酸；五更泄泻。

【现代研究】

（1）化学成分：主要含挥发油，油中主要为吴茱萸烯、罗勒烯、月桂烯、吴茱萸内酯、吴茱萸内酯醇等。还含吴茱萸酸、吴茱萸碱、吴茱萸次碱、异吴茱萸碱、吴茱萸啶酮、吴茱萸精、吴茱萸苦素等。

（2）药理作用：吴茱萸煎剂、蒸馏液和冲剂过滤后，分别给正常兔、犬和实验性肾型高血压犬进行静注，均有明显的降压作用；煎剂给犬灌胃，也呈明显降压作用；能抑制血小板聚集，抑制血小板血栓及纤维蛋白血栓形成；在猫心肌缺血后，吴茱萸具有一定的保护心肌缺血的作用。

5. 高良姜

【药性】辛，热。归脾、胃经。

【功效】温胃止呕，散寒止痛。

【应用】脘腹冷痛；胃寒呕吐，嗳气吞酸。

【现代研究】

（1）化学成分：主要含挥发油 0.5%～1.5%，油中主要成分为 1,8- 桉叶素、桂皮酸甲酯、丁香油酚、蒎烯、荜澄茄烯及辛辣成分高良姜酚等。此外，还含有高良姜素、槲皮素、山柰酚、异鼠李素、槲皮素 -5- 甲醚、高良姜素 -3- 甲醚等黄酮类成分。

（2）药理作用：本品水提物或挥发油均有抗血栓形成的作用。

（五）清热药

1. 石膏

【药性】甘、辛，大寒。归肺、胃经。

【功效】生用：清热泻火，除烦止渴；煅用：收湿，生肌，敛疮，止血。

【应用】外感热病，高热烦渴；肺热喘咳；胃火亢盛，头痛牙痛，内热消渴；溃疡不消，湿疹瘙痒，烧烫伤，外伤出血。

【现代研究】

（1）化学成分：本品主要含有水硫酸钙（$CaSO_4 \cdot 2H_2O$），含量不少于 95%。其他尚含有机物、硫化物及微量元素钛、铝、硅等。

（2）药理作用：石膏上清液能明显减少口渴大鼠的饮水量；能促进血液凝固，缩短血凝时间。煅石膏粉外敷，可见创口成纤维细胞数、肉芽组织中毛细血管数和毛细血管面积明显增加。

2. 知母

【药性】苦、甘，寒。归肺、胃、肾经。

【功效】清热泻火，滋阴润燥。

【应用】外感热病，高热烦渴；肺热咳嗽，阴虚燥咳；骨蒸潮热；内热消渴；肠燥便秘。

【现代研究】

（1）化学成分：主要含皂苷，其成分为知母皂苷 A-Ⅰ、A-Ⅱ 及知母皂苷 B-Ⅰ、B-Ⅱ 等。此外，还含有知母多糖、芒果苷、异芒果苷、生物碱及有机酸等。

（2）药理作用：具有抑制血小板聚集、降低血糖、抗炎、利尿、祛痰、抗菌、抗癌、抗溃疡等作用。

3. 水牛角

【药性】苦，寒。归心、肝经。

【功效】清热凉血，解毒，定惊。

【应用】温病高热，神昏谵语，惊风，癫狂；血热毒盛，发斑发疹，吐血衄血；痈肿疮疡，咽喉肿痛。

【现代研究】

（1）化学成分：主要含胆甾醇、肽类及多种氨基酸、微量元素等。

（2）药理作用：水牛角水解物能缩短出血时间，降低毛细血管通透性，升高血小板而呈现明显的止血作用。此外，还具有强心、降血压、兴奋垂体-肾上腺皮质系统等作用。

4. 黄连

【药性】苦，寒。归心、胃、肝、胆、大肠经。

【功效】清热燥湿，泻火解毒。

【应用】湿热痞满，呕吐，泻痢；高热神昏，心火亢盛，心烦不寐，心悸不宁；血热吐衄；胃热呕吐吞酸，消渴，胃火牙痛；痈肿疔疮，目赤肿痛，口舌生疮；湿疹湿疮，耳道流脓。

【现代研究】

（1）化学成分：主要含小檗碱、黄连碱、药根碱、巴马汀（掌叶防己碱）、棕榈碱、非洲防己碱、木兰碱、表小檗碱等异喹啉类生物碱。此外，还含有黄柏酮、黄柏内酯、阿魏酸、绿原酸等。

（2）药理作用：黄连及小檗碱具有强心、抗心肌缺血、抗心律失常、降压、抗血小板聚集、抗肿瘤、降脂等作用。

5. 大黄

【药性】苦，寒。归脾、胃、大肠、肝、心包经。

【功效】泻下攻积，清热泻火，凉血解毒，逐瘀通经。

【应用】积滞便秘；血热吐衄，目赤咽肿；热毒疮疡，烧烫伤；瘀血诸症；湿热痢疾，黄疸，淋证。

【现代研究】

（1）化学成分：主要含蒽醌衍生物，主要包括蒽醌苷和双蒽醌苷。双蒽醌苷中有番泻苷A、B、C、D、E、F；游离型的苷元有大黄酸、大黄酚、大黄素、芦荟大黄素、大黄素甲醚等。另含鞣质类物质、有机酸和雌激素样物质等。

（2）药理作用：大黄的主要有效单体成分大黄酸，可以改善肝纤维化大鼠肝脏微循环及血流障碍，大黄能显著降低肝纤维化大鼠血乳酸脱氢酶、全血黏度及血小板的聚集率。大黄游离蒽醌中单体成分大黄素，可通过提高钙泵活性并改善肠黏膜流动性等机制使肠黏膜缺血得到改善。大黄醇提物可使耳微循环及微静脉内血流速度减慢，有颗粒状的红细胞聚集体，尤以微静脉显著，管径无变化，亦未见有渗出及出血性改变，以及引起血液黏度增加，这与其传统活血化瘀样作用相反，说明尚有止血作用。

6. 瓜蒌

【药性】甘、微苦，寒。归肺、胃、大肠经。

【功效】清热涤痰，宽胸散结，润燥滑肠。

【应用】肺热咳嗽，痰浊黄稠；胸痹心痛，结胸痞满；肺痈，肠痈，乳痈；大便秘结。

【现代研究】

（1）化学成分：含有油脂类，包括栝楼酸、1-栝楼酸-2-亚麻酸-3-棕榈酸甘油酯、

L-（-）-α-棕榈酸甘油酯、1-栝楼酸-2，3-二亚麻甘油酯等；挥发油类，包括果皮含有棕榈酸、月桂酸和肉豆蔻酸等、氨基酸及微量元素、菠菜甾醇、瓜蒌酯碱。果皮及种子均含蜡酸、木蜡酸、蒙坦尼酸、蜂蜜酸、香草酸、苜蓿素等，而种子尚含香草醛结晶，果实还含有半乳糖酸y-内酯和半乳糖。

（2）药理作用：瓜蒌能扩张冠状动脉，增加冠脉流量。较大剂量时，能抑制心脏，降低心肌收缩力，减慢心率，延长缺氧动物生存时间，提高动物耐缺氧能力。所含栝楼酸能抑制血小板凝集。

（六）平肝息风药

1. 地龙

【药性】咸，寒。归肝、脾、膀胱经。

【功效】清热息风，通络，平喘，利尿。

【应用】高热惊痫，癫狂；气虚血滞，半身不遂；痹症；肺热哮喘；小便不利，尿闭不通。

【现代研究】

（1）化学成分：主要含蚯蚓解热碱、蚯蚓素、蚯蚓毒素、黄嘌呤、腺嘌呤、鸟嘌呤、胆碱及多种氨基酸和微量元素。此外，尚含花生四烯酸、琥珀酸等有机酸。

（2）药理作用：地龙提取物蚓激酶是一种多组分蛋白水解酶，与纤维蛋白有特殊亲和力，结合后可使其迅速降解而减低患者血液中的纤维蛋白含量。研究表明，蚓激酶还可以提高红细胞变形能力，降低血小板聚集率，降低血液黏滞度，改善机体的微循环状态。

2. 全蝎

【药性】辛，平；有毒。归肝经。

【功效】息风镇痉，攻毒散结，通络止痛。

【应用】肝风内动，痉挛抽搐；疮疡肿毒，瘰疬结核；风湿顽痹；顽固性偏正头痛。

【现代研究】

（1）化学成分：主要含蝎毒，类似于蛇毒神经毒的蛋白质，并含三甲胺、甜菜碱、牛磺酸、棕榈酸、软硬脂酸、胆甾醇、卵磷脂及铵盐等。尚含钠、钾、钙、镁、铁、铜、锌、锰等微量元素。现研究最多的，有镇痛活性最强的蝎毒素Ⅲ、抗癫痫肽（AEP）等。

（2）药理作用：全蝎提取液有抑制动物血栓形成和抗凝作用。

3. 蜈蚣

【药性】辛，温；有毒。归肝经。

【功效】息风镇痉，攻毒散结，通络止痛。

【应用】肝风内动，痉挛抽搐；疮疡肿毒，瘰疬结核；风湿顽痹；顽固性头痛。

【现代研究】

（1）化学成分：主含两种类似蜂毒的成分，即组织胺样物质和溶血性蛋白质。此外，还含有脂肪油、胆甾醇、蚁酸及组氨酸、精氨酸、亮氨酸等多种氨基酸；糖类、蛋白质以及铁、锌、锰、钙、镁等多种微量元素。

（2）药理作用：蜈蚣煎剂能改善小鼠的微循环，延长凝血时间，降低血黏度，并有明显的镇痛、抗炎作用；有溶血和组织胺样作用。

4. 钩藤

【药性】甘，凉。归肝、心包经。

【功效】息风定惊，清热平肝。

【应用】肝风内动，惊痫抽搐，高热惊厥；头痛眩晕；感冒夹惊，小儿惊啼。

【现代研究】

（1）化学成分：主含钩藤碱、异钩藤碱、去氢钩藤碱、钩藤苷元、常春藤苷元、槲皮素、槲皮苷等。

（2）药理作用：具有降血压，镇静，制止癫痫发作，抗惊厥，抗精神依赖性；抗脑缺血，扩张血管，抑制血小板聚集，抗血栓，降血脂；抗内毒素血症，平喘等作用。

5. 天麻

【药性】甘，平。归肝经。

【功效】息风止痉，平抑肝阳，祛风通络。

【应用】小儿惊风，癫病抽搐，破伤风；肝阳上亢，头痛眩晕；手足不遂，肢体麻木，风湿痹痛。

【现代研究】

（1）化学成分：主要含酚类成分，如天麻素、对羟基苯甲醇（天麻苷元）、4-羟苄基甲醚、4-（4-羟苄氧基）苄基甲醚；脂肪酸类成分，如棕榈酸、十七烷酸；多糖，如天麻多糖，杂多糖 GE-Ⅰ、Ⅱ、Ⅲ。此外，还含有胡萝卜苷、多种氨基酸、多种微量元素（如铬、锰、铁、钴、镍、铜、锌）等。

（2）药理作用：具有改善学习记忆力；改善微循环，扩血管，降血压，抗凝血，抗血栓，抗血小板聚集；抗炎，抗衰老，抗氧化等作用。

6. 石决明

【药性】咸，寒。归肝经。

【功效】平肝潜阳，清肝明目。

【应用】肝阳上亢，头痛眩晕；目赤翳障，视物昏花，青盲雀目。

【现代研究】

（1）化学成分：主要含碳酸钙、有机质等。尚含硅酸盐、磷酸盐、氯化物、镁、铁、锰、铬等微量元素和极微量的碘。煅烧后碳酸钙分解，产生氧化钙，有机质则被破坏。贝壳内层具有珍珠样光泽的角质蛋白，经盐酸水解可得 16 种氨基酸。

（2）药理作用：具有镇静、解痉、降血压、止痛、止血、解热、消炎、抗菌、抗凝、保肝、降脂等作用。其酸性提取液对家兔体内外凝血实验表明，有显著的抗凝作用。

7. 牡蛎

【药性】咸，微寒。归肝、胆、肾经。

【功效】潜阳补阴，重镇安神，软坚散结，收敛固涩，制酸止痛。

【应用】肝阳上亢，眩晕耳鸣；惊悸失眠；瘰疬痰核，癥瘕痞块；自汗盗汗，遗精滑精，崩漏带下；胃痛吞酸。

【现代研究】

（1）化学成分：主含碳酸钙、磷酸钙及硫酸钙；尚含铜、铁、锌、锰、锶、铬等微量元素及多种氨基酸。

（2）药理作用：牡蛎多糖具有降血脂、抗凝血、抗血栓等作用。

（七）祛风湿药

1. 威灵仙

【药性】辛、咸，温。归膀胱经。

【功效】祛风湿，通络止痛，消骨鲠。

【应用】风湿痹证，骨鲠咽喉等。

【现代研究】

（1）化学成分：主要含原齐墩果酸、常春藤皂苷元、原白头翁素、棕榈酸等成分。

（2）药理作用：威灵仙水提取液，可扩张小鼠耳郭小动脉与小静脉口径，增加耳郭局部毛细血管网交点计数及血液灌注量，提示威灵仙水提取液具有改善局部微循环的作用。

2. 独活

【药性】辛、苦，微温。归肾、膀胱经。

【功效】祛风除湿，通痹止痛，解表。

【应用】风寒湿痹，腰膝疼痛；风寒夹湿头痛；少阴伏风头痛。

【现代研究】

（1）化学成分：含有蛇床子素、香柑内酯、花根毒素、二氢欧山芹醇当归酸酯等。

（2）药理作用：对血小板聚集有抑制作用，并有降压作用但不持久。

3. 海风藤

【药性】辛、苦，微温。归肝经。

【功效】祛风湿，通经络，止痹痛。

【应用】风寒湿痹，肢节疼痛，筋脉拘挛，屈伸不利；跌打损伤。

【现代研究】

（1）化学成分：含有细叶青蒌藤素、细叶青蒌藤烯酮、细叶青蒌藤醌醇、细叶青蒌藤酰胺、β–谷甾醇、豆甾醇及挥发油等成分。

（2）药理作用：海风藤能增加心肌营养血流量，降低心肌缺血区的侧枝血管阻力；

可降低脑干缺血区兴奋性氨基酸含量，对脑干缺血损伤具有保护作用；酮类化合物有抗氧化作用，并拮抗血栓形成，延长凝血时间；酚类化合物、醇类化合物有抗血小板聚集作用。

4. 防己

【药性】苦，寒。归膀胱、肺经。

【功效】祛风止痛，利水消肿。

【应用】风湿痹痛；水肿，脚气肿痛，小便不利；湿疹疮毒。

【现代研究】

（1）化学成分：含有粉防己碱、防己诺林碱、轮环藤酚碱、氧防己碱、防己斯任碱等作用。

（2）药理作用：对心肌有保护作用，能扩张冠状血管，增加冠脉流量，能降血压，对抗心律失常；能明显抑制血小板聚集，还能促进纤维蛋白溶解，抑制凝血酶引起的血液凝固过程。

5. 雷公藤

【药性】苦、辛，寒；有大毒。归肝、肾经。

【功效】祛风除湿，活血通络，消肿止痛，杀虫解毒。

【应用】风湿顽痹；麻风病，顽癣，湿疹，疥疮。

【现代研究】

（1）化学成分：含有70余种，主要成分有雷公藤碱、雷公藤丁碱、雷公藤晋碱、雷公藤甲素、雷公藤乙素、雷公藤酮、雷公藤红素、雷公藤三萜酸、雷公藤内酯等。

（2）药理作用：雷公藤有降低血液黏滞性、抗凝、纠正纤溶障碍、改善微循环及降低外周血管阻力等作用。

6. 桑寄生

【药性】苦、甘，平。归肝、肾经。

【功效】祛风湿，补肝肾，强筋骨，安胎元。

【应用】风湿痹痛，腰膝酸软，筋骨无力；崩漏经多，妊娠漏血，胎动不安；头晕目眩。

【现代研究】

（1）化学成分：含有黄酮类化合物，如槲皮素、槲皮苷、萹蓄苷及少量的右旋儿茶酚。

（2）药理作用：桑寄生有降压作用；注射液对冠状血管有扩张作用，并能减慢心率。

（八）补虚药

1. 杜仲

【药性】甘，温。归肝、肾经。

【功效】补肝肾，强筋骨，安胎。

【应用】风湿腰痛及各种腰痛；胎动不安，习惯性堕胎等。

【现代研究】

（1）化学成分：含有松脂醇二葡萄糖苷、杜仲树脂醇双吡喃葡萄糖苷、杜仲树脂醇双吡喃葡萄糖苷甲醚、橄榄树脂素等木脂素类成分；京尼平、京尼平苷、京尼平苷酸、桃叶珊瑚苷、筋骨草苷等环烯醚萜类成分。

（2）药理作用：杜仲提取物作用于小鼠耳郭微循环，能增大毛细血管口径，使毛细血管网开放数增多，血流加快，改善机体微循环功能，从而影响机体体质和抗病能力，提示这可能是杜仲强筋骨、补肝肾等功效的作用机理之一。

2. 何首乌

【药性】苦、甘、涩，微温。归肝、心、肾经。

【功效】制何首乌：补肝肾，益精血，乌须发，强筋骨，化浊降脂。生何首乌：解毒，消痈，截疟，润肠通便。

【应用】血虚萎黄，眩晕耳鸣，须发早白，腰膝酸软，肢体麻木，崩漏带下；高脂血症；疮痈，瘰疬，风疹瘙痒；久疟体虚；肠燥便秘。

【现代研究】

（1）化学成分：生何首乌主要含二苯乙烯苷类、蒽醌类化合物，主要成分为大黄素、大黄酚、大黄素甲醚和 2,3,5,4- 四羟基二苯乙烯 -2-0-B-D- 葡萄糖苷及卵磷脂、粗脂肪等。制首乌除含上述成分外，还含炮制过程中产生的糖的麦拉德反应产物2,3-二氢-3,5-羟基-6-甲基-4氢-吡喃-4-酮、3,5-二羟基-2甲基-4氢-吡喃-4-酮、5-羟甲基糠醛、琥珀酸等。

（2）药理作用：生何首乌有抗氧化，抗炎，抗菌，抗病毒，抗癌，抗诱变，保肝，调节血脂，抑制平滑肌增生、血小板聚集和舒张血管等作用。

3. 麦冬

【药性】甘、微苦，微寒。归心、肺、胃经。

【功效】养阴润肺，益胃生津，清心除烦。

【应用】肺燥干咳，阴虚劳嗽，喉痹咽痛；胃阴不足，津伤口渴，内热消渴，肠燥便秘；心阴虚及温病热扰心营，心烦失眠。

【现代研究】

（1）化学成分：本品含皂苷类成分，如麦冬皂苷B、D等；高异黄酮类成分，甲基麦冬黄烷酮A、B；以及多种氨基酸、微量元素、维生素A样物质、多糖等成分。

（2）药理作用：麦冬多糖对脑缺血损伤有抗缺氧保护作用；麦冬总皂苷有抗心律失常的作用，并能改善心肌收缩力，改善左心室功能与抗休克作用；麦冬水煎液还有镇静、催眠、改善血液流变性和抗凝血的作用。

4. 石斛

【药性】甘，微寒。归胃、肾经。

【功效】益胃生津，滋阴清热。

【应用】热病津伤，口干烦渴，胃阴不足，食少干呕，病后虚热不退；肾阴亏虚，目暗不明，筋骨痿软，阴虚火旺，骨蒸劳热。

【现代研究】

（1）化学成分：金钗石斛主要含有生物碱类成分，如石斛碱、石斛酮碱、石斛酚等；鼓槌石斛主要含菲类成分，如鼓槌菲、毛兰菲等；联苄类成分，如毛兰素、鼓槌联苄等；流苏石斛主要含菲类成分，如流苏菲、毛兰菲等。

（2）药理作用：金钗石斛醇提物有降低全血黏度、抑制血栓形成的作用。

5. 龟甲

【药性】咸、甘，微寒。归肝、肾、心经。

【功效】滋阴潜阳，益肾强骨，养血补心，固经止崩。

【应用】阴虚潮热，骨蒸盗汗；阴虚阳亢，头晕目眩，虚风内动；肾虚筋骨痿软，囟门不闭；阴血亏虚，心虚健忘；阴虚血热，崩漏经多。

【现代研究】

（1）化学成分：主要含角蛋白及骨胶原蛋白；胆甾醇类成分，如胆固醇、胆甾醇 -4- 烯 -3- 酮、十二碳烯酸胆甾醇酯；氨基酸：天冬氨酸、苏氨酸、精氨酸等。

（2）药理作用：龟甲能抗凝血，增加冠脉流量和提高耐缺氧能力，并有解热、补血、镇静作用。

6. 山茱萸

【药性】酸、涩，微温。归肝、肾经。

【功效】补益肝肾，收涩固脱。

【应用】眩晕耳鸣，腰膝酸痛，阳痿；遗精滑精，遗尿尿频；月经过多，崩漏带下；大汗虚脱；内热消渴。

【现代研究】

（1）化学成分：果实含山茱萸苷、乌索酸、莫罗忍冬苷、7-0- 甲基莫罗忍冬苷、獐牙菜苷、番木鳖苷。此外，还有没食子酸、苹果酸、酒石酸、原维生素 A，以及皂苷、鞣质等。

（2）药理作用：山茱萸注射液能强心、升压，并能抑制血小板聚集，抗血栓形成。

7. 沙棘

【药性】甘、酸、涩，温。归脾、胃、肺、心经。

【功效】健脾消食，止咳祛痰，活血散瘀。

【应用】脾虚食少，食积腹痛；咳嗽痰多；瘀血经闭，胸痹心痛，跌仆瘀肿。

【现代研究】

（1）化学成分：主要含黄酮类成分，如异鼠李素、槲皮素、异鼠李素 -3-O- β -D-

葡萄糖苷、异鼠李素 –3–O– β – 芸香糖苷、芦丁（芸香苷）、紫云英苷等；脂肪酸类成分，如棕榈酸、硬脂酸、油酸、亚油酸、亚麻酸；还含去氧抗坏血酸、叶酸、5– 羟色胺等。

（2）药理作用：沙棘总黄酮、沙棘油、沙棘果汁具有抗心肌缺血作用；沙棘总黄酮能增强心功能；沙棘多糖、总黄酮和沙棘油能降血脂、降低血液黏度、抗血栓形成。

8. 酸枣仁

【药性】甘、酸，平。归肝、胆、心经。

【功效】养心补肝，宁心安神，敛汗，生津。

【应用】虚烦不眠，惊悸多梦；体虚多汗；津伤口渴。

【现代研究】

（1）化学成分：主要含三皂苷类，如羽扁豆烷型三萜类化合物、达玛烷型三萜皂苷类化合物；并含黄酮类、生物碱类、脂肪酸类化合物；另含阿魏酸、氨基酸、挥发油、多糖、维生素、苦味质、黏液质、植物甾醇、多种无机元素等成分。

（2）药理作用：改善心肌缺血，提高耐缺氧能力，降血压，降血脂，增强免疫功能，抗血小板聚集，抗肿瘤等作用。

（九）化湿散结药

1. 砂仁

【药性】辛，温。归脾、胃、肾经。

【功效】化湿开胃，温脾止泻，理气安胎。

【应用】湿浊中阻，脘痞不饥；脾胃虚寒，呕吐泄泻；妊娠恶阻，胎动不安。

【现代研究】

（1）化学成分：阳春砂含挥发油，油中主要成分为右旋樟脑、龙脑、乙酸龙脑酯、柠檬烯、橙花叔醇等，并含皂苷。缩砂含挥发油，油中主要成分为樟脑、一种菇烯等。

（2）药理作用：砂仁能明显抑制因 ADP 所致家兔血小板聚集，对花生四烯酸诱发的小鼠急性死亡有明显保护作用，同时有明显的对抗由胶原和肾上腺素所诱发的小鼠急性死亡作用。

2. 海藻

【药性】苦、咸，寒。归肝、胃、肾经。

【功效】消痰软坚散结，利水消肿。

【应用】瘿瘤，瘰疬，睾丸肿痛；痰饮水肿。

【现代研究】

（1）化学成分：含有丰富的蛋白质、多糖、氨基酸和矿物质（钙、铁、锌）。多糖主要以褐藻酸、褐藻糖胶、褐藻多糖硫酸酯和褐藻淀粉的形式存在。还含甘露醇、岩藻甾醇和大褐马尾藻甾醇。海蒿子含褐藻酸、甘露醇、钾、碘。另含马尾藻多糖、抗坏血酸及多肽等。

（2）药理作用：抗凝血作用，提取物藻酸双酯钠具有抗凝血，降低血黏度及改善微循环的作用。羊栖菜多糖表现出显著的抗高血压和降低血胆固醇的效果。

（十）开窍药

1. 苏合香

【药性】辛，温。归心、脾经。

【功效】开窍醒神，辟秽，止痛。

【应用】中风痰厥，猝然昏倒，惊痫；胸痹心痛，胸腹冷痛。

【现代研究】

（1）化学成分：主要含萜类；挥发油类，如肉桂酸、α-蒎烯、β-蒎烯、月桂烯、莰烯、柠檬烯、α-松香油醇、桂皮醛、乙基苯酚等。

（2）药理作用：本品具有穿透血脑屏障，兴奋中枢，抗缺氧等作用，并能对抗心肌梗死，增强耐缺氧能力，以及减慢心率、改善冠脉流量和降低心肌耗氧的作用。苏合香脂有明显抗血小板聚集作用，苏合香还能明显延长血浆复钙时间和凝血酶原时间，降低纤维蛋白原含量和促进纤溶酶活性。

2. 石菖蒲

【药性】辛、苦，温。归心、胃经。

【功效】开窍豁痰，醒神益智，化湿开胃。

【应用】痰蒙清窍，神昏癫病；健忘失眠，耳鸣耳聋；脘痞不饥，噤口下痢。

【现代研究】

（1）化学成分：主要含 α、β 和 γ-细辛醚，以及欧细辛醚、顺式甲基异丁香酚、榄香烯、细辛醛、δ-荜澄茄烯、百里香酚、肉豆蔻酸等挥发油；顺式环氧细辛酮、2′-二羟基细辛酮等黄酮类成分。

（2）药理作用：具有改善血液流变性、抗血栓、抗心肌缺血损伤等作用。

二、改善微循环的常用方剂

1. 四逆散

【组成】柴胡、枳实、芍药、甘草。

【功效】透邪解郁，疏肝健脾。

【主治】阳郁厥逆证；肝郁脾滞证。

【现代研究】四逆散对体外血栓形成有明显抑制作用，能抑制 ADP 诱导的血小板聚集，抑制率达 90% 以上。动物经口给药，可使血栓长度、湿重和干重均明显减短或者减轻。该方对休克时弥漫性血管内凝血具有一定的防治作用。四逆散能使人襞毛细血管祥数增加，球结膜动、静脉扩张，舌毛细血管网饱满，乳头下静脉丛排数增加。研究还发现，四逆散能扩张小白鼠耳郭血管。因此，四逆散能改善微循环，尤其是舌部位的微循环。四逆散还能降低大白鼠全血黏度、血浆黏度和血浆还原黏度，降低正常小白鼠的胆固醇含量，扩张肠系膜细动脉。此外，四逆散能明显降低高黏血症者甲襞微循环的微血管形态、血液流态和管祥周态变化的三项积分值。

2. 四物汤和桃红四物汤

【组成】当归、川芎、芍药、熟地黄。加桃仁、红花为桃红四物汤。

【功效】补血调血，活血化瘀。

【主治】营血虚滞证；血瘀诸证。

【现代研究】四物汤整体给药能使小白鼠耳郭及肠系膜微循环血管明显扩张，直接给药于肠系膜血管亦呈显著扩张，且对动脉的扩张作用似乎强于静脉。这表明四物汤有扩血管、改善微循环的作用。四物汤还可以改善"血虚证"大鼠的微循环管壁损伤，血流瘀滞以及渗出反应，呈现补血调血功能。动物实验显示，桃红四物汤水提物能明显加快模型动物微动脉和微静脉血流速度，增加微循环血流量，但对微动脉和微静脉血管管径未见明显影响。临床研究表明，桃红四物汤在改善下肢骨折患者足甲襞管袢输入枝及输出枝长度、输入枝及输出枝直径方面均作用突出。

3. 血府逐瘀汤

【组成】当归、川芎、赤芍、生地黄、桃仁、红花、牛膝、桔梗、柴胡、枳壳、甘草。

【功效】活血化瘀，行气止痛。

【主治】气滞血瘀证。

【现代研究】血府逐瘀汤能够明显扩张处于微循环障碍病理状态下大鼠的微血管，加快血流速度，使毛细血管开放数量增多，从而增加组织血液灌流量，阻断微循环障碍病理过程的进展。而且可防止由于微循环功能紊乱而造成的血压急剧下降，有利于组织器官的血流灌注，促使微循环障碍病理过程的恢复。血府逐瘀汤注射液能抑制 ADP 诱导的家兔血小板聚集。临床研究表明，服用血府逐瘀汤的患者全血黏度、血浆比黏度、纤维蛋白原含量及体外血栓形成等各项血流变指标均有明显改善。

4. 八珍汤

【组成】当归、川芎、芍药、熟地黄、茯苓、白术、人参、甘草。

【功效】益气补血。

【主治】气血两虚证。

【现代研究】八珍汤能改变血"黏""浓""凝""聚"状态，表明其具有一定的活血化瘀作用，这可能与八珍汤中的当归、川芎、白芍、熟地黄等药的活血化瘀功效或抗血凝作用有关。八珍汤可以使老龄大鼠的全血黏度（比）之高、低切变值，血浆黏度（比）值及纤维蛋白原含量明显下降，还可降低大鼠血小板聚集率和血小板最大聚集率。

5. 补阳还五汤

【组成】黄芪、地龙、当归尾、川芎、赤芍、桃仁、红花。

【功效】补气活血通络。

【主治】气虚血瘀诸证。

【现代研究】补阳还五汤能显著抑制大鼠体内血栓的形成，对凝血酶和凝血酶凝固纤维蛋白原的活性有抑制作用，可显著增强家兔实验性肺小动脉血栓的溶栓作用。补阳还五汤可显著抑制 ADP 诱导的家兔血小板聚集作用，降低模型动物全血黏度、血浆比黏度和血清胆固醇含量。临床研究发现，补阳还五汤可以提高瘀血证患者血浆纤溶酶活性，改善瘀血状态。补阳还五汤对滴加去甲肾上腺素小鼠肠壁微动脉毛细血管有扩张作用。研究报道，补阳还五汤还可增加低分子右旋糖酐改善微循环作用。

6. 当归四逆汤

【组成】当归、芍药、桂枝、细辛、甘草、通草、大枣。

【功效】温经散寒，养血通脉。

【主治】血虚寒凝经脉证。

【现代研究】当归四逆汤可以增加正常兔肠系膜微循环的血流速度及流量，显著改善微循环障碍兔和鼠的血液流态及单位面积毛细管交叉点数。当归四逆汤水提液口服能显著延长小鼠凝血时间、凝血酶时间和血浆复钙时间，显著降低大鼠全血比黏度，抑制动静脉旁路血栓形成，降低大鼠血小板聚集性，并促进小鼠自身皮下血肿的吸收。

7. 温经汤

【组成】吴茱萸、当归、白芍、桂枝、川芎、牡丹皮、桂枝、半夏、麦冬、阿胶、人参、甘草、大枣、生姜。

【功效】温经散寒，养血祛瘀。

【主治】冲任虚寒，瘀血阻滞证。

【现代研究】温经汤对实验性寒凝血瘀证大鼠的血液流变学多项指标有明显的改善作用，能显著降低血瘀大鼠红细胞压积、全血黏度、纤维蛋白黏度、血浆黏度，还可改善耳郭微循环。临床研究发现，温经汤治疗虚寒证原发性痛经，可通过纠正子宫血液灌注情况，改善盆腔血液微循环状态，从而减轻患者临床症状。

8. 少腹逐瘀汤

【组成】小茴香、干姜、延胡索、没药、当归、川芎、肉桂、赤芍、蒲黄、五灵脂。

【功效】活血祛瘀，温经止痛。

【主治】少腹寒凝血瘀证。

【现代研究】少腹逐瘀汤能够明显抑制 ADP 诱导的血小板聚集，改善急性血瘀大鼠全血黏度、血沉，明显延长凝血酶时间、TT 和 PT；而少腹逐瘀汤去小茴香等温里药物后仅在血浆黏度、TT、PT 指标显示降低作用，而对血小板聚集作用、APTT 及纤维蛋白原未呈现明显影响。上述研究提示少腹逐瘀汤方子里的温里药对此方活血化瘀效应具有一定的增强或协同作用。少腹逐瘀汤可改善冰水浴与肾上腺素所致寒凝血瘀 SD 大鼠全血黏度、血浆黏度、血沉、红细胞压积，调节 E_2 和 P 水平。

9. 丹参饮

【组成】丹参、檀香、砂仁。

【功效】活血祛瘀，行气止痛。

【主治】血瘀气滞之心胃诸痛症。

【现代研究】丹参饮能明显降低急性血瘀大鼠全血黏度、血浆黏度，减小红细胞压积，降低纤维蛋白原（FIB）含量，改善血液流变性，调节微循环。丹参饮对血小板聚集有明显抑制作用，与阿司匹林比较无明显差异。

10. 桃核承气汤

【组成】桃仁、大黄、桂枝、甘草、芒硝。

【功效】泻热逐瘀。

【主治】下焦蓄血证。

【现代研究】桃核承气汤对注射地塞米松所引起的大鼠血流变异常模型有对抗作用，对模型动物的全血比黏度、血浆比黏度、红细胞压积及纤维蛋白含量升高有下降作用。桃核承气汤能扩张小白鼠耳郭动脉和肠系膜动、静脉，且扩张肠系膜动脉的效应，能与去甲肾上腺素的作用相对抗。上述研究表明，桃核承气汤有显著扩张血管、改善微循环的作用。

11. 大黄䗪虫丸

【组成】桃仁、大黄、黄芩、甘草、杏仁、芍药、干地黄、干漆、虻虫、水蛭、蛴螬、䗪虫。

【功效】活血消癥，祛瘀生新。

【主治】正气虚损、瘀血内停之干血痨。

【现代研究】采用大黄䗪虫丸灌胃法干预注射倍他米松法诱导血瘀证大鼠。结果发现，与未干预组相比，大黄䗪虫丸可明显减少大鼠肠系膜毛细血管中血细胞的聚集和附壁，增加肠系膜毛细血管口径及其开放数，并使肠系膜毛细血管血液的流态、流速得到改善。同时腹主动脉采血发现，大黄䗪虫丸干预的血瘀证大鼠全血黏度、血浆黏度明显降低；红细胞电泳时间明显减少，腹主动脉壁伊文斯蓝含量减少。

12. 桂枝茯苓丸

【组成】桃仁、桂枝、茯苓、赤芍、牡丹皮。

【功效】活血化瘀，缓消癥块。

【主治】瘀血留阻胞宫证。

【现代研究】正常家兔静脉注射或口服桂枝茯苓丸，可使全血还原比黏度、全血比黏度、血浆比黏度及纤维蛋白原浓度均明显降低，红细胞电泳时间减少。临床研究也证明，本方可降低全血黏度。此外，本方的水煎剂对用胶原和 ADP 诱导的动物血小板聚集均有抑制作用。本方对实验性弥漫性血管内凝血有预防作用。

13. 抵当汤

【组成】桃仁、大黄、水蛭、虻虫。

【功效】破血下瘀。

【主治】下焦蓄血重证。

【现代研究】动物实验表明，抵当汤可使大鼠子宫韧带微循环血管的微动、静脉口径增大，使毛细血管网点数增加，血流速度增加。由此推断，抵当汤可以促进子宫微循环。抵当汤口服治疗对血流速度减慢及中度以上血细胞聚集的高黏度血症患者后流态有显著改善，表现为血流速度增快，红细胞聚集性降低，甲襞微循环各种状态积分值较前降低并有显著差异。

14. 生化汤

【组成】当归、川芎、桃仁、炮姜、炙甘草。

【功效】化瘀生新，温经止痛。

【主治】产后瘀血腹痛。

【现代研究】动物实验表明，生化汤可降低模型大鼠的血液黏稠度；对模型动物的血栓形成可降低形成率；对大鼠子宫微循环具有一定的促进作用。说明其具有良好的活血化瘀、抗血栓形成及促进微循环作用。

15. 独活寄生汤

【组成】独活、寄生、杜仲、牛膝、细辛、秦艽、茯苓、肉桂、防风、川芎、人参、甘草、当归、芍药、地黄。

【功效】祛风湿，止痹痛，益肝肾，补气血。

【主治】肝肾两亏、气血不足之痹症。

【现代研究】实验观察了独活寄生汤对小鼠耳郭正常微循环及肾上腺素引起微循环障碍的影响。结果表明，本方能明显增加毛细管管径，增加毛细管开放数，延长肾上腺素引起血管收缩的潜伏期，对抗肾上腺素引起的毛细血管闭合。独活寄生汤对家兔以ADP诱导的血小板聚集有明显量效关系。

16. 当归芍药散

【组成】当归、芍药、川芎、白术、茯苓、泽泻。

【功效】养血调肝，健脾利湿，缓急止痛。

【主治】肝血不足，脾虚湿停证。

【现代研究】动物实验表明，该方能降低妊娠大鼠血液黏度的作用，影响红细胞的聚集能力；增加子宫和胎盘的血流量，改善微循环。妊娠高血压综合征患者的全血黏度、血球压积、纤维蛋白原均高于正常妊娠妇女，服用当归芍药散后，各项指标有明显改善。当归芍药散对于功能性子宫出血的患者甲襞微循环的毛细血管管袢轮廓由模糊变清晰，管袢数目增加，血细胞聚集减轻或消失，血流流态由异常的断线流、虚线流及絮状流变为正常的线流，血流速度加快，管袢淤血减轻或消失，提示本方可明显改善患者的微循环状况。当归芍药散明显抑制血小板中丙二醛的产生，从而抑制血小板栓素的合成，使血小板解聚。本方还对凝血活酶时间和凝血酶原时间有明显抑制作用，对纤溶系统的抑制比较弱，对血小板抑制与药物剂量呈正比关系。

17. 通窍活血汤

【组成】桃仁、赤芍、红花、老葱、生姜、大枣、麝香、黄酒。

【功效】通窍活血。

【主治】头面瘀阻证。

【现代研究】采用新鲜羊水造成家兔球结膜慢性微循环障碍病理模型，以复方丹参注射液为阳性对照，观察加味通窍活血汤对家兔球结膜毛细血管网点数、毛细血管管径、血流状态及动态变化时间的影响。结果发现，高剂量加味通窍活血汤和复方丹参注射液能改善正常家兔球结膜微循环，而加味通窍活血汤两种剂量均可对抗羊水造成的兔球结膜微循环障碍。

18. 膈下逐瘀汤

【组成】五灵脂、当归、川芎、桃仁、牡丹皮、赤芍、乌药、延胡索、甘草、香附、红花、枳壳。

【功效】活血祛瘀，行气止痛。

【主治】膈下瘀血证。

【现代研究】采取高分子右旋糖酐尾静脉注射的方法造成微循环障碍大鼠模型，其异常表现主要为肝、肺组织血瘀兼出血的病理改变，肠系膜的病理变化，肺组织及血浆中血管内皮因子含量的异常，血流变学指标的异常等。给予模型鼠膈下逐瘀汤后，各项指标都得到较好的改善，且发现活血方剂（当归、桃仁、红花、川芎、延胡索水煎液）的治疗效果不如膈下逐瘀汤组。

19. 四逆汤

【组成】附子、干姜、炙甘草。

【功效】温中祛寒，回阳救逆。

【主治】阳虚欲脱，四肢厥逆、下利清谷、脉微欲绝等症。

【现代研究】四逆汤可阻止动脉血压降低，控制红细胞的流速，明显地抑制白细胞溢出小静脉，而不影响心率和动脉的直径，能很好地改善内毒素引起的肠系膜微循环障碍。

20. 真武汤

【组成】附子、生姜、芍药、茯苓、白术。

【功效】温阳利水。

【主治】阳虚水泛证。

【现代研究】真武汤联合西药常规治疗心肾综合征患者可显著改善肾微循环及肾功能，减轻水肿症状。

21. 补肾导浊汤

【组成】萆薢、菟丝子、车前子、五味子、马鞭草、益智仁、乌药、石菖蒲、煅牡蛎、制水蛭、王不留行。

【功效】补肾利湿导浊。

【主治】肾虚湿浊阻滞下焦证。

【现代研究】补肾导浊汤是金保方教授在徐福松教授萆薢汤的基础上，增加了水蛭、王不留行而成。萆薢汤补肾导浊，攻补兼施，可以治疗肾虚湿浊所致的慢性前列腺炎、前列腺增生症、膀胱过度活动症、输卵管积水等泌尿生殖系疾病。加用活血化瘀的水蛭、王不留行（或三棱、莪术等）后，更有利于局部炎症物质的排出和腺体微循环的改善，临床疗效更加显著。

22. 疏肝益阳胶囊

【组成】柴胡、炒蒺藜、蜂房、地龙、水蛭、九香虫、蜈蚣、紫霄花、巴戟天、肉苁蓉、蛇床子、菟丝子、五味子、远志、石菖蒲。

【功效】疏肝解郁，活血补肾。

【主治】肝郁肾虚和肝郁肾虚兼血瘀证。

【现代研究】疏肝益阳胶囊系国医大师王琦院士的经验方，可以通过提高雄激素、促肾上腺皮质激素水平和缩小阴茎静脉管腔直径及减慢阴茎静脉回流速度，显著改善勃起功能，并可同时改善性欲及射精功能，提高抗疲劳能力。疏肝益阳胶囊可增加动脉性 ED 大鼠海绵体组织一氧化氮/环鸟苷酸（nitric oxide/cyclic guanosine monophosphate，NO/cGMP）通路分子表达，改善阴茎海绵体平滑肌舒张功能。疏肝益阳胶囊可显著增加动脉性勃起功能障碍大鼠阴茎海绵体组织血管内皮生长因子（vascular endothelial growth factor，VEGF）、胰岛素样生长因子 1（insulin-like growth factor-1，IGF-1）表达，对血管内皮功能具有改善作用，从而治疗动脉性勃起障碍。

三、结语

随着科学技术的发展，中医药治疗微循环障碍的研究逐步深化，这为中药开发、中药现代化、微循环障碍性疾病的防治提供了新的作用靶点和途径。虽然多种中药改善微循环的作用已得到广泛验证，但对微循环障碍过程的动态观察研究仍不够深入，中药预防和治疗微循环障碍的作用机制尚不完全清楚。因此进一步深入研究中医药改善微循环障碍的机制，对于充分运用中医辨证施治的优势，指导中医药治疗微循环障碍的临床应用具有重要的意义。

值得注意的是，能改善微循环的不只是活血化瘀药物，如上所列，解表药、理气药、清热药、祛风湿药、补虚药等均有改善微循环的作用。因此，关于中医药在微循环方面的研究，不应局限于活血化瘀类药物，其他类药物的研究也有待于加强，这对于阐述中医药改善微循环的具体机制，更好地指导临床，具有重要意义。

第四节　中医药改善生殖微循环的研究进展 ————————

生殖系统疾病常常存在生殖微循环障碍的问题，微循环障碍是许多疾病共同的病理基础。很多学者结合中医传统理论和现代检测手段，采用宏观行为与微观指标相结合，进行多时段、多途径、多层次、多靶点、多因素的动态实验研究及临床观察，研究中药改善微循环障碍的作用及机制，取得了一定进步，尤其是有关生殖微循环的研究，近年来取得了较大的进展。

一、中医药改善男性生殖微循环的研究进展

（一）临床研究

彭汉光等探讨研究精索静脉曲张（varicocele，VC）患者不同证型与甲皱微循环、血液流变学关系。结果显示，血瘀证组甲皱微循环与血液流变学异常的发生率均高于非血

瘀证组，说明甲皱微循环与血液流变学可以作为 VC 血瘀证的微观辨证指标。在辨证为血瘀证的患者，其甲皱微循环与血液流变学指标中，管祥形状、数量、血液流速、血沉方程等项目差异最为显著，说明上述指标具有定性作用（血瘀证与非血瘀证）。

从临床效果来看，张靖等研究补肾活血汤能显著改善特发性不育患者的精液量、精子浓度、前向运动精子比率、精子形态、DNA 碎片指数（DNA fragmentation index，DFI）、妊娠率，显著提高精浆特发性不育患者的精浆 VEGF 浓度。这表明，补肾活血汤可能是通过改善睾丸微循环，从而提高精子质量和妊娠率。

于明波等利用微循环检测技术观察阴茎皮下微血管，发现阳痿患者阴茎微循环有不同程度的障碍，病情越重，病史越长，微循环障碍越重，部分血管数量明显减少的阳痿患者经活血化瘀中药治疗两个月后，阴茎头微血管充盈明显好转，血管数量有所增加，临床症状得到改善。陈翔等通过 PDE5 抑制剂联合血府逐瘀胶囊组治疗血瘀型阳痿患者 1 个月后，患者血瘀证评分、国际勃起功能指数（IIEF-5）评分和血管内皮细胞功能指标，均优于单独口服 PDE5 抑制剂组，这提示活血化瘀法可改善全身状况和阴茎海绵体血管内皮细胞功能，从而改善血瘀证 ED 患者的阴茎勃起。这提示，中药可以通过改善阴茎微循环，提高阴茎勃起功能。

王新平等应用少腹逐瘀汤（当归、川芎、赤芍、蒲黄、五灵脂、没药、延胡索、小茴香、肉桂、干姜）联合盐酸坦索罗辛缓释胶囊治疗慢性前列腺炎 130 例。结果表明，联合用药后有效率达 100%，明显高于单纯西药组。姜伟超等将 60 例慢性前列腺炎患者分为治疗组和对照组，治疗组予少腹逐瘀汤，对照组给药前列康片，结果治疗组的总有效率高达 93.3%，显著高于对照组。亦有临床报道有用本方加减治疗瘀血所致男性不育症、精液不液化，取得了较好的疗效。动物实验表明，少腹逐瘀汤能够明显抑制机体内炎性因子的合成与释放，从而抑制机体的炎性反应。牛雯颖等制备寒凝血瘀型大鼠动物模型，随机分为空白组、模型组，测定其血液流变学指标和红细胞膜组分变化情况。结果显示：少腹逐瘀汤可明显降低全血黏度及血浆黏度。细胞实验表明，少腹逐瘀汤能够提高 Na^+-K^+-ATP 酶活性、唾液酸及巯基含量，提示少腹逐瘀汤能够改善机体微循环状态。

上述研究表明，活血化瘀类中药可以通过改善患者血流变、抑制炎性反应等途径改善局部微循环，从而发挥治疗作用。

（二）基础实验研究

冀来喜以实验性非菌性前列腺炎大鼠为实验模型，观察针刺秩边穴对前列腺血循环的影响。结果发现，模型鼠血流速度减慢，血循环量减少，针刺后血流速度加快，血循环回升至正常水平，前列腺分泌功能增强，提示针刺治疗非菌性前列腺炎的机制可能与针刺改善前列腺局部微循环、促进前列腺分泌有关。王喜凤发现，温通针法能显著降低前列腺炎模型大鼠的成纤维细胞生长因子 2（fibroblast growth factor 2，FGF-2）、VEGF水平，调节前列腺局部微循环，降低前列腺组织的纤维化，达到疏通经络、活血化瘀的目的。

随着分子生物学的发展，从细胞、分子水平探究中药对生殖微循环的影响已成趋势。数据表明，睾丸微血管或管周细胞上存在着雄激素、内皮素、VEGF 等多种血管调节因子受体，这与睾丸微循环的调节密切相关。血管内皮损伤是微循环障碍的重要病理改变，血管内皮因子通路 VEGF 通路是血管生成的经典通路，VEGFA 与其受体 VEGFR2 的结合可诱导血管内皮细胞的增殖与迁徙，对于睾丸微血管生成，血流灌注，以及睾丸微环境的改善起着至关重要的作用。金保方等通过实验研究补肾活血方对生精障碍模型小鼠睾丸微循环的作用及机制的结果表明，补肾活血方能够通过上调小鼠睾丸 VEGF/VEGFR2通路中 VEGFR2 与 SRC 的蛋白表达而改善 CP 模型小鼠睾丸微循环。同时还发现，补肾活血方养精胶囊能够提高睾丸支持细胞系 TM4 的增殖能力，增加 TM4 细胞中 NO 含量、Occludin、VEGFR、NOS mRNA 和蛋白表达量，而且存在着量效关系。提示补肾活血方可以通过改善 TM4 细胞增殖能力，稳定生精环境，增加 VEGF 和 NO 含量，改善睾丸局部微循环，增强局部代谢能力，优化睾丸生精微环境。

二、中医药改善女性生殖微循环研究进展

女性生殖系统的微循环除具有一般微循环特征外，基于生殖系统本身的生理特点，其器官结构和物质交换方式具有自身鲜明的特点。比如子宫内膜具有高度更新能力，其厚度随月经周期而变化，绝经后萎缩的子宫内膜仍然有完整的激素反应能力和增生能力，

微循环受神经内分泌的调节等。

（一）痛经

研究表明，中药复方可以通过改善子宫微循环、调节内分泌来缓解子宫痉挛，治疗痛经。吴晓明观察当归芍药散治疗原发性痛经的疗效，治疗组用当归芍药散加味（当归、赤芍、白芍、茯苓、泽泻、白术、乌药、香附、延胡索、炙甘草）。少腹冷痛，加肉桂、小茴香；少腹刺痛，加桃仁、红花；少腹胀痛，加郁金、川楝子；少腹绵绵作痛，加黄芪、台参。对照组口服布洛芬 200mg，每日 3 次。两组均自经前 3 天开始服用药物，5 天为 1 个疗程，连用 3 个月经周期。结果治疗组总有效率 91.1%，对照组总有效率 60.2%，两组疗效差异有统计学意义（$P < 0.05$）。动物实验表明，中药复方逐瘀温宫汤（小茴香、干姜、肉桂、吴茱萸、细辛、延胡索、五灵脂、当归、蒲黄、赤芍、乌药、乳香、没药、半夏）对兔在体子宫和离体子宫的自然活动及 15- 甲基前列腺素 F（PGF）2α 所致的子宫活动增强均有抑制作用，并可改善子宫血液流变学指标，缓解兔子宫的痉挛。另有研究表明，痛经舒口服液（枳壳、五灵脂、香附、延胡索、红花等）能降低痛经大鼠子宫平滑肌 PGF 含量，且大剂量组 PGF 水平接近正常组；痛经舒口服液还能降低痛经大鼠子宫平滑肌收缩幅度与频率，使子宫平滑肌活力下降，并明显抑制缩宫素作用下的大鼠子宫平滑肌张力。

李洁等通过动物实验显示，抵当汤（桃仁、水蛭等）可使大鼠子宫微动脉、微静脉管径增大，毛细血管网点数增加，血流速度增加，这表明抵当汤可以通过促进子宫微循环，发挥镇痛抗炎作用。

以上研究表明，活血化瘀类中药通过作用于子宫内膜，改善子宫局部血液流变学，并调节 PGF 及其他调控因子的水平，舒缓子宫血管平滑肌收缩及痉挛，从而改善子宫微循环。

针灸治疗可通过改善局部组织血流动力学、血液流变学、调节植物神经功能等途径，缓解痛经。赵宁侠等对痛经患者于月经前 3 天给予针刺三阴交、血海、足三里等穴位，每日 1 次，每次留针 30 分钟，月经期针刺次髎、承山两穴，针后加灸，每日 1 次，每次留针 30 分钟，治疗 3 天，连续治疗 3 个月经周期，观察临床疗效及患者血液流变学指标，结果发现血浆黏度、不同切变率的全血黏度、红细胞压积及红细胞聚集指数均明显降低。刘群等以痛经患者为研究对象，通过三维多普勒彩色超声观察温和灸关元、三阴交穴对患者子宫微循环的影响。结果发现，经治疗后患者子宫动脉血流动力学相关参数、子宫动脉收缩期血流速度、子宫动脉舒张期血流速度、平均速度明显升高，收缩期峰值流速/舒张末期流速、搏动指数、阻力指数明显降低，表明温和灸治疗能明显提高子宫血流速度和降低血管阻力，以改善痛经患者子宫微循环状态。

（二）慢性盆腔炎

马秀玲在西医抗炎、抗感染治疗的基础上加用桂枝茯苓胶囊，治疗 45 例慢性盆腔炎患者。结果发现，联合中药能显著提高有效率，降低患者血浆比黏度和纤维蛋白原，并且未见明显的药物毒性作用。

王艳华观察妇科千金片联合中药灌肠（赤芍、土茯苓、三棱、莪术、川楝子、延胡索、芡实、当归、苦参、香附、黄柏、丹参、山药）治疗慢性盆腔炎的疗效。结果发现，联合治疗组治愈率和显效率明显高于灌肠组，血流变指标改善也优于灌肠组。灌肠组和联合治疗组炎性因子和生活质量评分优于对照组（静滴头孢西丁钠＋口服盐酸多西环素片）。说明妇科千金片联合中药灌肠治疗，清热祛湿，活血化瘀，能改善患者血液流变学，调节炎性因子水平，提高患者的生活质量。

刘志芳采用口服少腹逐瘀颗粒联合针灸疗法治疗慢性盆腔炎，针灸穴位有两组：带脉、气冲、中极、阴陵泉、足三里、地机、三阴交和白环俞、八髎穴，两组穴位交替治疗。结果显示，复合疗法治疗效果明显优于单纯服用少腹逐瘀颗粒。说明针灸治疗可通过通络活血化瘀的效果，改善局部微循环，治疗慢性盆腔炎效果更佳。

谢永杰等探讨温经通络隔姜灸法对盆腔炎的治疗效果，对照组患者行常规抗感染治疗，观察组患者在抗感染治疗基础上加用温经通络隔姜灸。结果显示，治疗后 4 周、12 周及停治 4 周时，观察组症状评分明显低于对照组，治疗后 12 周血清 C 反应蛋白（cC-reaction protein，CRP）、肿瘤坏死因子 –α（tumor necrosis factor–α，TNF–α）水平较对照组低，白细胞介素（IL）–2 水平较对照组高，差异均具有统计学意义。表明温经通络隔姜灸法治疗盆腔炎性疾病效果显著，可显著改善症状，降低炎性因子水平，对防止病情复发也有价值。

陈玉飞等使用隔药饼（制附子、丹参、延胡索、川楝子、红藤）灸法治疗气滞血瘀型慢性盆腔炎患者 40 例，取穴分两组：水道、归来穴和次髎、秩边穴，每次取一组穴位，两组穴位交替施灸。结果提示，隔药饼灸不仅能够改善慢性盆腔炎患者的症状和体征，还能改善患者血液流变学、盆腔血流动力学及盆腔积液等指标，降低血浆血栓烷 B2、6- 酮前列腺含量。隔药饼灸是集艾灸、中药、经络、腧穴为一体的综合疗法，利用艾炷燃烧的热力，加速血液循环，将药饼的效力传导到穴位处皮肤及深部组织，改善盆腔局部微循环和组织营养状态。

彭君华等研究热敏灸（关元、中极、腰俞、腰阳关）任督脉，联合中药灌肠（大血藤、白花蛇舌草、败酱草、大青叶、当归、延胡索、桃仁、三棱、莪术、川芎、红花）治疗慢性盆腔炎。结果显示，联合治疗组的血液流变学指标（全血黏度、血浆黏度、红细胞压积、血沉、血沉方程 K 值）及中医症候评分与对照组（仅灌肠）比较，差异有统计学意义。说明任督脉经穴热敏灸联合中药保留灌肠可有效发挥清热祛湿、活血通络的功效，可加快盆腔局部血液循环，促进炎症吸收和消退，改善局部微循环，治疗慢性盆腔炎效果更佳。

冯伟华等将提取的红藤合剂（红藤、败酱草等）药液制成储药棉，在离子靶向给药治疗仪的作用下，经皮直接作用在维道穴或阿是穴上，治疗慢性盆腔炎，结果总有效率为 94.7%。其机制可能在于，离子治疗仪透过皮肤震荡输送药物，引起细胞中的离子、分子的震荡，产生低热效应，组织温度升高，静脉扩张，血流速度和血循环量显著增加，致局部代谢加强，营养改善，改善微循环，促进炎性产物吸收，分离粘连，从而解除疼痛。

（三）子宫内膜异位症

王伟等对 40 例行腹腔镜术治疗后的子宫内膜异位症患者，应用促性腺素释放激素激动剂（Gonadotropin releasing hormone agonist，GnRHa）联合桂枝茯苓胶囊进行治疗，结果发现联合给药能够使患者盆腔症状得到有效改善，复发率及盆腔包块发生率降低，妊娠率增加，并且血清 E_2、CA125 水平较 GnRHa 组低。术后单纯 GnRHa 治疗，患者容易出现骨质疏松、阴道干涩及失眠抑郁等症状，联合桂枝茯苓胶囊进行治疗，则能够使上述症状得到有效改善。沈伟玲通过对 100 例子宫内膜异位症患者的临床观察，发现桂枝茯苓胶囊联合米非司酮治疗子内膜异位症能降低血清雌二醇、孕酮水平，抑制子宫内膜增生，改善临床症状，且能提高妊娠率，是治疗子宫内膜异位症的理想方法。

陈丽娟等将 97 例腹腔镜术后的子宫内膜异位症患者随机分为治疗组 52 例，对照组 45 例，分别给予散结镇痛胶囊和孕三烯酮治疗，疗程 6 个月。结果发现，治疗组的不良反应和复发率均较对照组低，说明散结镇痛胶囊用于子宫内膜异位症，可显著提高手术疗效，减轻不良反应和降低复发率。散结镇痛胶囊由龙血竭、三七、浙贝母、薏苡仁 4 味药物组成。全方具有软坚散结、化瘀定痛功效。现代研究表明，此方可改善子宫内膜微循环，抑制组织异常增生及调节免疫功能，从而发挥治疗子宫内膜异位症的作用。

以上研究表明，西药联合中药治疗不但能降低西药副作用，增加临床疗效，改善微循环，降低子宫内膜异位症复发的可能性。

（四）子宫肌瘤

谷郁婷等用宫瘤消胶囊（牡蛎、制香附、土鳖虫、三棱、莪术、白花蛇舌草、仙鹤草、牡丹皮、党参、白术、吴茱萸等）治疗组 50 例子宫肌瘤患者，结果痊愈 13 例，显效 25 例，有效 9 例，无效 3 例，总有效率 94%。此方清热解毒不留瘀，活血化瘀不动血，使瘀去而不伤正，瘤消而病愈。从西医学来看，此方也可调整体内激素水平，提高免疫功效，调节血液流变学，改善子宫内膜微循环。

针灸治疗具有活血通脉、化瘀散结之功，可改善局部微循环，临床用于治疗子宫肌瘤也取得了良好的效果。严氏等应用针刺治疗子宫肌瘤患者 50 例，并测定了 11 例患者治疗前后 E_2 及 T 淋巴细胞含量。结果发现，治疗前 E_2 普遍高于正常值，治疗后 E_2 含量较治疗前明显降低，而 T 淋巴细胞含量较治疗前升高，说明针刺可以提高细胞免疫功能。同时观察到肌瘤患者出现凝血机制异常及全血黏度改变，这与中医认为血瘀是本病的主要病机颇为吻合。盛丽等采用贺氏火针疗法辅以毫针和灸法，治疗子宫肌瘤 50 例。其中，气滞血瘀型 14 例，气虚血瘀型 28 例，痰瘀互结型 8 例。主穴取中极、关元、水道、归来、痞根。气滞血瘀型配曲池、合谷、照海，气虚血瘀型配曲池、照海、足三里、肾俞，痰瘀互结型配曲池、合谷、足三里。配穴除肾俞用火针外，余均以毫针施术，腹部穴位处施用艾盒灸。每周 3 次，12 次为 1 个疗程，共治疗 3 个疗程。结果：痊愈 7 例，占 14%；显效 18 例，占 36%；好转 17 例，占 34%，无效 8 例，占 16%；总有效率 84%。且治疗前患者血液黏滞度的全血黏度、红细胞聚集指数、刚性指数及血球压积等指标明显升高，治疗后血液流变学四项指标均有好转，表明火针疗法通过改善血液流变学指标，进而改善微循环，达到化瘀消癥的目的。

以上研究说明，活血化瘀类中药及针灸技术均可通过调整生殖内分泌，调节血液流变学指标，提高机体免疫功能，改善子宫内膜微循环，从而达到治疗子宫肌瘤的作用。

（五）不孕症

研究表明，薄型子宫内膜明显影响胚胎植入，且增加流产风险。尤昭玲教授认为，导致薄型子宫内膜最主要原因是雌激素减少以及子宫内膜微循环障碍，中医考虑为肾精不足、精血亏虚，关键病机为脾虚血瘀，故以补肾健脾、活血化瘀为根本治法，自拟护卵汤（党参、黄芪、白术、石斛、山药、莲肉、桑椹、覆盆子、菟丝子、月季花、补骨脂、橘叶、益母草、甘草）治疗，临床疗效良好。郑瑞君认为薄型子宫内膜的病机为肾阳不足、胞宫受损、脉络瘀滞，应用毓麟珠加味治疗 30 例子宫内膜过薄不孕患者，药用菟丝子、鹿角霜、杜仲、当归、熟地黄、川芎、白芍、人参、炒白术、茯苓、炙甘草、川椒，日 1 剂，卵泡期服用，也取得了较好的临床效果。现代药理研究证实，补肾药菟丝子、鹿角、杜仲不但能提高雌激素水平，而且增加子宫雌激素受体的活力，促进内生殖器血液循环，改善子宫卵巢血供，活血化瘀的丹参、泽兰、川芎有改善微循环的作用。

孟华风等用助孕 1～4 号方治疗 176 例不孕症患者，并观察对子宫内膜厚度的影响，结果发现治疗后每个月经周期子宫内膜厚度均较治疗前增加，治疗后第 3 个月经周期的子宫内膜厚度与治疗前相比差异有统计学意义。助孕 1 号组成：当归、赤芍、益母草、香附、川芎；助孕 2 号组成：熟地黄、当归、白芍、枸杞子、黄芪、补骨脂、龟甲胶；助孕 3 号组成：柴胡、赤芍、白芍、香附、穿山甲珠、皂角；助孕 4 号组成：黄芪、菟丝子、补骨脂、白术、淫羊藿。服药方法：助孕 1 号于月经第 1 天起，连用 2 天（若月经量过多则忌用）。助孕 2 号于月经结束后第 1 天服用，连用 5 天间隔 2 天，后服用助孕

3 号，连用 3 天间隔 5 天，后服用助孕 4 号，连用 5 天，连续治疗 3 个月经周期。全方合用，契合月经周期律，先天与后天双补，使胎元稳固，无流产、早产之虞。现代药理研究表明，当归、赤芍均有改善子宫内膜微循环的功能，淫羊藿、补骨脂有小剂量激素样的作用。

李皓帆等对于痛经伴不孕、月经量少伴不孕及慢性盆腔炎伴不孕患者，应用少腹逐瘀汤加减进行治疗，数个疗程后均取得较好疗效，顺利产子。韩延华亦用少腹逐瘀汤加减治疗不孕患者，获得较好疗效。孙杰、罗金文采用少腹逐瘀汤治疗输卵管堵塞性不孕患者，治疗总有效率达 90% 以上。宿树兰等采用冰水浴及注射肾上腺素的方法造成大鼠急性血瘀模型，然后用少腹逐瘀汤灌胃模型鼠，测定用药前后大鼠的血液流变学指标及卵巢分泌功能。结果表明，少腹逐瘀汤可改善模型鼠全血黏度、血浆黏度、血沉、红细胞压积，调节 E_2 和 P 水平。

子宫内膜容受性是与妊娠率紧密相关。中医药在治疗因子宫内膜容受性差所导致的不孕症方面积累了丰富的经验，取得了重要进展，即使在 ART 时代，仍具有不可替代的作用。

赖毛华运用养精种玉汤（熟地黄、鸡血藤、山萸肉、当归、白芍、枸杞子、紫河车、菟丝子、龟甲、砂仁）治疗克罗米芬诱导排卵患者引起子宫内膜容受性的异常改变。结果表明，可以增加患者子宫内膜厚度、子宫螺旋动脉血流，改善子宫内膜形态，纠正克罗米芬促排卵引起子宫内膜容受性异常，从而提高妊娠率，其疗效优于阿司匹林加补佳乐治疗。曾倩等研究补肾化痰活血汤（熟地黄、淫羊藿、补骨脂、皂角刺、山慈菇、山药、陈皮、香附、桃仁）对肾阳虚型多囊卵巢综合征排卵障碍性不孕妇女子宫内膜容受性及促排卵的干预作用。结果表明，在口服氯米芬治疗基础上予补肾化痰活血汤治疗后，患者 FSH、E_2、P 较西药组升高，LH 较低，子宫动脉阻力指数较低，子宫内膜厚度较厚，子宫内膜 A 型比例较高，卵巢体积、卵泡数目较低，主卵泡直径较大。说明补肾化痰活血法能够通过调节内分泌、改善血液流变学指标及微循环等途径，提高子宫内膜容受性。施月春等选取 60 例不明原因不孕患者，随机分对照组、观察组各 30 例。于经期第 2 天开始，对照组口服克罗米芬，连用 5 天；观察组在对照组基础上口服滋阴养肾汤剂，连用 21 天。结果：治疗后两组患者的子宫内膜厚度、搏动指数、阻力指数均获得明显改善，但观察组改善程度优于对照组，说明滋阴养肾汤可改善不明原因不孕患者子宫内膜容受性。滋阴养肾汤由熟地黄、枸杞子、阿胶、茯苓、当归、山萸肉、鹿角片、菟丝子、香附组成，可滋肾填精，养血补肝，使冲任丰盈，孕胎有源。临床和实验研究均表明补肾养血的中药，可通过调节雌、孕激素水平，平衡子宫内膜细胞增殖与凋亡，调节子宫内分子标志物的合成与表达，改善子宫内膜微循环和血液供应，增加诱导排卵周期子宫内膜厚度，改善内膜分型，改善子宫内膜血流动力学参数等方面，以提高子宫内膜的容受性。

多项研究显示，针灸可显著改善不孕患者子宫内膜血流灌注，提高胚胎着床成功率与妊娠率。林树煌等通过对 180 例多囊卵巢综合征（polycystic ovarian syndrome，PCOS）不孕患者行针灸理疗，观察针灸理疗（针灸取穴：双侧三阴交、子宫，关元、中极）对 PCOS 不孕症患者子宫内膜容受性的影响。结果显示：针灸理疗后患者平均子宫内膜厚度为（1.03±0.28cm），明显高于药物促排卵组（0.89±0.31cm）及对照组（0.82±0.26cm）；针灸理疗组血流阻力、孕酮改善程度均优于药物促排卵组。该研究也表明，该针灸疗法可以有效改善患者内分泌，增加患者子宫内膜厚度，降低子宫内膜血流阻力，从而有利于改善子宫内膜容受性。王慧丹等将 120 例符合肾虚血瘀型 PCOS 不孕患者随机分为针灸理疗组、理疗组和对照组各 40 例，观察针灸理疗对肾虚血瘀型 PCOS 不孕症患者子宫内膜容受性的影响。记录三组患者治疗前后的中医证候改善情况，胚胎着床期血清 E_2、P 水平，胚胎着床期子宫内膜厚度、螺旋动脉血流 PI、RI 改变。结果发现，治疗后针灸理疗组血清 E_2 水平和血清 P 水平优于理疗组，子宫内膜厚度较对照组差异显著，并且针灸理疗组血流阻力低于理疗组。王慧丹等还研究针刺对肾虚血瘀型 PCOS 大鼠子宫内膜容受性的影响，实验中发现，针灸治疗后大鼠腺上皮细胞及腔上皮细胞整合素 β3 显著提高。该研究说明，针灸理疗治疗肾虚血瘀型 PCOS 不孕症患者可提高子宫内膜容受性，其机理可能与改善子宫内膜血流和提高子宫内膜整合素 β3 的表达有关。

（六）复发性流产

复发性流产（recurrent spontaneous abortion，RSA）病因繁杂，其中血栓前状态

（prethrombotic state，PTS）在早期 RSA 占比重较大，其导致流产的机理与血液高凝状态引起子宫胎盘循环障碍有关。抗磷脂抗体（anti-phospholipid antibody，APA）可通过与血小板膜和内皮细胞膜上带负电荷的磷脂发生反应，引起血小板凝聚，形成血栓，使胎盘部分血管梗塞从而干扰胚胎着床、发育。中医学者多认为滑胎的基本病机是肾虚血瘀，当以补肾活血为基础治疗大法。大量临床究结果显示，补肾活血法治疗 RSA 疗效显著，基础研究为中医药起效机制提供了有力佐证。

唐淑稳用补肾活血法（补骨脂、川续断、桑寄生、菟丝子、枸杞子、淫羊藿、川芎、丹参、红花、当归、赤芍、泽兰）治疗 RSA 患者 52 例，所有患者均服药至妊娠超过既往月份或妊娠 3 个月以上。结果总有效率 92.3%，优于单纯西药治疗。巩爱玲运用寿胎丸合四物汤加减治疗肾虚血瘀型 RSA，观察治疗前后血清 TNF-α、IL-10、D- 二聚体的变化及中医症状积分。中药干预后血清中 D- 二聚体、TNF-α 的含量明显降低，IL-10 较治疗前明显升高，症状改善明显优于西药组，还能降低再次流产率。表明寿胎丸合四物汤加减可明显改善肾虚血瘀型 RSA 的临床症状，能够调节 TH1/TH2 免疫失衡，增强母胎保护性免疫功能，治疗 PTS，改善微循环，有效地阻止 RSA 的再次发生。

尹燕等将 156 例 RSA 早孕患者随机分为两组，通过观察 RSA 患者治疗前后临床症状、检查患者凝血指标，研究补肾活血中药（菟丝子、桑寄生、续断、山药、山茱萸、熟地黄、阿胶、白术、杜仲、当归、川芎、丹参）联合低分子肝素治疗 RSA 患者的效果；对照组采用黄体酮传统保胎。两组均保胎至孕 12 周。结果表明，补肾活血中药联合低分子肝素能有效降低 D 二聚体，增加子宫供血，使抗心磷脂抗体（anticardiolipin antibody，ACA）转阴，改善妊娠结局。陈春研究也表明，PTS 的 RSA 患者使用补肾活血方药联合低分子肝素治疗可降低血清纤维蛋白原（fibrinogen，FIB）与 D- 二聚体水平，且胚胎存活率较高。罗丹峰等在活血滋肾法治疗 PTS 导致的 RSA 患者的临床研究中，发现中药不管是在改良实验室指标方面，还是在提高妊娠成功率方面，均优于西药法安明和阿司匹林。陈慧依教授用当归芍药散和寿胎丸治疗 PTS 所致 RSA，也取得了很好的临床效果。

陈艳红将 ACA 阳性致 RSA 的 45 名患者随机分为治疗组和对照组。治疗组 23 例患者给予肝素钠、肠溶阿司匹林治疗，同时经中医辨证配合给予补肾健脾、养血活血中药（菟丝子、桑寄生、川续断、阿胶、黄芪、白术、党参、丹参、当归）；对照组仅予西药治疗。两组均治疗 6～12 个月。结果：治疗组有效率达 91.3%，对照组有效率为 77.2%。

李佶等观察补肾活血方（菟丝子、杜仲、续断、桑寄生、当归、川芎等）对 RSA 患者妊娠结局的影响。实验中，治疗组 100 例用自拟补肾活血方治疗，对照组采用达芙通治疗。结果：治疗组妊娠 12 周通过率 87%，成功分娩率 84.2%；对照组妊娠通过率 75%，成功分娩率 71.0%。治疗组 12 周妊娠通过率及成功分娩率优于对照组，差异具有统计学意义。

现代药理实验表明，补肾中药具有类激素样作用，它不仅直接对卵巢起作用，还可能通过调整下丘脑 – 垂体 – 卵巢轴功能；而在补肾的基础上加活血药，又可以改善患者子宫微循环，增加卵巢血流量，激发成熟卵泡排卵及促进黄体发育，为胎儿的孕育提供可能。

杨桂云通过动物实验观察补肾活血汤对女性生殖活动的影响，发现补肾活血汤可显著提高小鼠的体外受精率，并可促进各期胚胎发育，说明补肾活血汤具有提高卵子受精率和促进早期胚胎发育的作用。卫爱武等研究丹寿汤及其不同配伍对 ACA 阳性流产动物模型胚胎吸收率的影响，探讨丹寿汤的最佳组合对 RSA 的防治作用。结果发现，菟丝子、续断、丹参、桑寄生、阿胶药物配伍组合较其他药物配伍组合更能明显降低模型鼠的胚胎吸收率，为治疗 RSA 的最佳药物配伍组合。

中医药在生殖微循环领域运用目前尚无系统、深入的研究，随着科学的进步，中西医的进一步融合，中医药对生殖微循环的作用机制及临床应用研究，一定会有更大的突破，并形成一整套系统理论。

第五节　养精胶囊在男性生殖微循环中的作用

近年来，男性生殖系统微循环逐渐受到重视，并被证实在男性性功能障碍（male sexual dysfunction，MSD）、男性不育症等疾病中扮演着重要的角色。中药复方养精胶囊具有补肾活血、养精通络等作用，在改善男性生殖微循环中发挥重要功效，对微循环障碍所致 MSD 和男性不育症等生殖系统疾病有良好的疗效。

一、养精胶囊的组成和功效

养精胶囊是基于中医"精血同源"理论，秉承"阳化气，阴成形"的理念，由金保方教授设计而成的具有自主知识产权的专利产品，由淫羊藿、熟地黄、黄精、紫河车、沙苑子、黄芪、当归、煅牡蛎、荔枝核、水蛭、王不留行共 11 味药组成。其中，淫羊藿补肾壮阳，熟地黄滋补阴精，两者共为君药；黄精滋肾填精，紫河车补肾养精，沙苑子和黄芪补脾益气、固本生阳，当归活血通络、补血养精，共为臣药；煅牡蛎、荔枝核、水蛭、王不留行活血行气，为佐药。全方共奏补肾活血，养血生精之效。因此，我们把养精胶囊作为补肾活血的代表方。

中医学认为肾藏精，主生殖，肾的盛衰与人体的生殖功能密切相关。补肾法是改善男性生殖功能的基本大法。随着现代社会生活方式的变化，临床多见肾虚合并血瘀证型，也就是西医学所谓的微循环障碍，因此，临床单纯用补肾法的疗效并不显著。多项临床试验显示，补肾活血法在改善男性性功能和生精功能方面的疗效显著优于补肾法。机制研究表明，补肾活血方养精胶囊可以通过改善生殖微循环来提高男性性功能和生精功能。

二、养精胶囊在男性性功能中的作用

男性正常的性活动，包括性欲唤起→阴茎勃起→性交配→性高潮→射精，其中任何一个或多个环节出现异常均可导致 MSD，包括性欲低下、勃起功能障碍、性交障碍、射精障碍等多个方面。多项研究表明，养精胶囊能够通过调控微循环，以提高性欲、勃起功能和射精功能。

1. 提高性欲

性欲低下是指在有效的性刺激下，没有性交欲望或厌倦性交活动的一种性冷淡反应，是 MSD 的一种表现。性欲低下的原因较为复杂，大致可分为器质性和功能性两种，受内分泌、心理、药物及健康状态等多方面因素的影响。器质性病因主要是性腺激素分泌不足或某些慢性疾病的结果，功能性病因主要是脊髓功能紊乱或中枢性抑制。单纯的性欲低下较为少见，性欲低下多半合并 ED。男性的性活动离不开下丘脑 – 垂体 – 睾丸轴的调控，该性腺轴间的作用是保障男性性活动的基础。男性的性欲唤起和维持与体内 T 水平有着密切的关系，T 缺乏是造成男性性欲低下最主要的原因。除了内分泌因素，金保方教授发现精囊腺的饱满度与性欲也存在关系，精囊切除后大鼠的性交次数显著下降。文献报道，男性 45 岁以后，精囊开始退化，精囊上皮组织周围固有层内有丰富的毛细血管网塌陷，血流减慢，腺体细胞分泌减少，体积缩小，这可能与高龄导致的性欲下降有关。

体内外研究表明，养精胶囊可以通调节 Leydig 细胞功能，降低其凋亡，提高类固醇合成酶活性，增加男性体内 T 的合成和分泌，从而提高性欲和性功能。同时，养精胶囊能够改善精囊的微循环状态，增加精囊腺的分泌，使精囊充盈度增加，精囊内压力增大，刺激精囊壁的神经，收缩精囊壁的平滑肌，激发性欲，增强性功能。

2. 改善勃起功能

ED 是 MSD 中最常见，也是研究最多的一个疾病。阴茎勃起是神经、血管、内分泌等综合因素共同调控的过程。有关阴茎勃起的机制研究，目前被广泛接受和认可的机制是 NO/cGMP 通路。在适当的性刺激下，阴茎海绵体内的副交感神经、非肾上腺素非胆碱能神经末梢和血管内皮细胞在 NOS 的催化下，合成并释放 NO，通过活化海绵体平滑肌细胞中的鸟苷酸环化酶，使三磷酸鸟苷转化成 cGMP，调节海绵体平滑肌细胞膜上的钾离子和钙离子通道，舒张平滑肌，海绵窦开放，血管快速充盈，阴茎海绵体体积逐渐增大，牵拉白膜压迫静脉回流，诱发和维持阴茎勃起。

阴茎勃起，本质上是一种神经调控下的血管反应，阴茎动脉流入血量的增加和阴茎静脉流出血量的减少，结果使阴茎海绵体组织内部充血，这是阴茎勃起的实质。用养精胶囊处理由植物雌激素导致的勃起功能异常的大鼠，血清 T 水平上升，大鼠勃起潜伏期缩短，勃起次数增多，阴茎勃起功能恢复。进一步研究发现，养精胶囊治疗后，大鼠阴茎海绵体内血窦数目回升，海绵窦及阴茎平滑肌增多，阴茎海绵体组织结构恢复，表明养精胶囊可以通过提高阴茎海绵体的血流灌注，改善海绵体局部微循环，从而改善勃起功能。

阴茎勃起功能主要取决于阴茎海绵体平滑肌的舒张和收缩，NO/cGMP 是调控阴茎海绵体平滑肌舒张的主要信号通路，NOS 是其中关键的限速酶，通过促进 NO 的生成和释放，影响阴茎动脉的血管平滑肌和海绵体窦平滑肌的松弛过程。NOS 有三种异构体，分别为 nNOS、eNOS 和 iNOS。nNOS 是阴茎勃起的主要始动机制，eNOS 对于维持阴茎处于坚硬勃起状态有重要作用。ED 的发生发展与阴茎海绵体内 eNOS 的表达受到抑制，从而使 NO 生成减少有关。CD34 是血管内皮标记物，是显示血管内皮细胞间黏附作用的最佳指标，可以显示极微小的新生血管。研究发现，养精胶囊处理后，老年大鼠的阴茎勃起次数和勃起率提高，勃起潜伏期缩短，勃起维持时间增长，海绵体血管明显充血扩张，管腔内壁变薄，内径增大，eNOS 表达增强，CD34 表达升高，微血管密度上升。

细胞外信号调节激酶（extracellular regulated protein kinases，Erk）是调节 eNOS 活性的重要因子，对血管内稳态维持很重要。P-Erk 是 Erk 的磷酸化形式，有文献报道，ED 男性阴茎海绵体内 Erk1/2 的表达和非 ED 男性没有差异，而海绵体内 P-Erk1/2 的表达高于非 ED 男性，表明只有磷酸化的 Erk 能参与勃起功能的调节。研究发现，用养精胶囊灌胃处理老年 SD 大鼠，老年大鼠阴茎海绵体组织血管管腔明显充血扩张，免疫组化结果显示养精胶囊处理后，老年大鼠阴茎海绵体组织中 eNOS 的表达显著增强，P-Erk-1 mRNA 和蛋白在阴茎海绵体组织中的表达降低，提示养精胶囊可通过 Erk1/eNOS/NO/cGMP 信号通路，调控 eNOS 上游 Erk1 的表达，影响 NO 的合成和释放，促进阴茎勃起。

超氧化物歧化酶（superoxide dismutase，SOD）可以影响 NO 的合成和生物利用。研究表明，养精胶囊能升高 SOD 的含量，这可能也是养精胶囊改善勃起功能的机制之一。还有研究认为，T 能通过改善睾丸血流影响勃起功能，养精胶囊或许也可通过提高 T 的合成，促进睾丸血流，从而改善勃起功能。

3. 改善射精异常

正常的射精是由神经、性腺、内分泌和生殖器官等多系统协调参与的复杂生理活动。射精障碍分为早泄、延迟射精、逆行射精、不射精等。临床研究表明，养精胶囊联合小剂量他达拉非，或联合红白皂龙汤，均可以改善精囊微循环，增加精囊具有分泌功能的颗粒细胞数量，并促进其分泌功能，增加精囊内压力，同时也增加精囊壁的收缩力，以加大射精管后方的冲击力，治疗功能性不射精疗效显著。

性活动是一个复杂连贯的过程，各环节间相互影响，相互作用。养精胶囊可以通过调控性激素的合成释放，促进附属性腺分泌功能，增强阴茎海绵体和睾丸的血流灌注，改善局部微循环，对治疗 MSD 的各个环节均有良好的疗效。

三、养精胶囊在男性不育症中的作用

男性不育症的发生率逐年增加，精子异常是最常见的病因，包括精子数量、活动率、畸形率高、DFI 异常等。临床研究发现，养精胶囊可改善多种类型的精子异常，治疗男性不育症。

弱精子症患者服用养精胶囊治疗后，精液量、精子密度、前向运动精子数量均明显提高。DAZ 基因是最常见的无精子基因，DAZ 缺失会导致男性无精子症。研究表明，口服养精胶囊治疗后，DAZ 缺失无精子症患者的血清 T 水平显著升高，附属性腺分泌增强，对于年纪较轻、睾丸体积较大且血清 FSH 数值不高的患者，养精胶囊治疗后 35.7% 的患者精液常规或睾丸穿刺可发现精子。DFI 是目前用来判断精子头部 DNA 完整性的重要指标，DFI 高可导致不育、流产、死胎、子代智力低下等。养精胶囊联合锌硒宝治疗，可明显降低不育患者的 DFI。

关于养精胶囊治疗精子异常的机制，既往研究主要集中在其促进性激素尤其是 T 的分泌、促进生殖细胞增殖、减少生殖细胞凋亡等方面。随着研究的不断广泛深入，养精胶囊改善睾丸微循环从而改善局部微环境，促进精子发生的作用逐渐受到关注。睾丸作为男性体内重要的内生殖器官，最主要的两大功能是合成雄激素和生成精子。睾丸微血管的主要功能有雄激素运输、满足代谢需求和调控温度，这三者对于精子生成至关重要，因此睾丸微循环对精子发生的重要性不言而喻。睾丸血流动力学改变、缺氧、代谢异常等，都会导致精子成熟障碍或活力异常。

丙二醛（malondialdehyde，MDA）和 SOD 是衡量机体自由基代谢和抗氧化能力的指标。动物实验表明，养精胶囊可以明显提高老年大鼠的精子密度和活率，同时，高剂量组可以显著升高大鼠血清 SOD 指数，降低 MDA 含量，并增加睾丸、附睾脏器指数。睾丸组织学实验显示，经养精胶囊处理后，细胞增殖更为活跃，可见较多分裂期细胞，管腔内成熟精子数目较多，间质稀少，血管丰富，间质细胞发育良好。这表明养精胶囊可以改善睾丸血液微循环，清除氧自由基，减小脂质过氧化物对生精细胞的伤害，促进损

伤组织的修复，改善睾丸局部的生精内环境，从而提高精子的密度和活力。

精子生成于睾丸生精小管内，而生精小管的高代谢环境需要睾丸充足的血液灌注。睾丸内的血管活性因子可以通过调节睾丸血管通透性来影响睾丸血流灌注，从而影响精子生成。睾丸微循环障碍，血管生成不足，局部血供不良，可以影响机体的生精环境，从而导致精子异常。VEGF 在血管生成中发挥重要作用，是促进血管生成的关键因子。VEGF 能刺激血管内皮细胞的生长发育，和微血管密度及新生血管的数量密切相关。Leydig 细胞和 Sertoli 细胞都可以分泌 VEGF 及其受体，VEGF 及其受体又可以通过自分泌、旁分泌等多种形式作用于 Leydig 细胞和 Sertoli 细胞，调节 Leydig 细胞和 Sertoli 细胞血管的通透性，影响微血管的生成，改变睾丸微血管密度，促进血管内皮的细胞增殖、分化及促进血管的新生，从而作用于生成精子的能力。NO 是一种血管舒张因子，对维持和改善微循环有很重要的作用，是衡量睾丸局部微循环的重要指标，NO 可以通过多种途径调节血 – 睾屏障的开放，还能参与调节睾丸微循环小动脉对温度依赖性的舒缩运动，与保持睾丸微循环灌注息息相关。NOS 已被证实广泛存在于 Leydig 细胞和 Sertoli 细胞中，睾丸局部 NO 和 NOS 的含量和分布一定程度上反映睾丸局部的微循环及生精环境。eNOS 作为最常见的一种 NOS，在调节血管壁张力，维持血管壁构型，抑制血管平滑肌细胞的增殖等方面作用显著，在调节睾丸微循环中占据了重要地位。体外细胞实验发现，养精胶囊可显著提高 Leydig 细胞中 VEGF 及其受体的表达，且均存在浓度依赖性，表明养精胶囊可以通过增强血管因子及其受体的表达，促进新生血管的生成，改善睾丸微循环，为精子生成提供更好的微环境。动物实验表明，生精障碍小鼠用养精胶囊灌胃处理后，Leydig 细胞和 Sertoli 细胞中 VEGF、VEGF 受体、NO 和 NOS 的 mRNA 和蛋白表达均明显提高，表明养精胶囊可通过改善睾丸微循环，改善精子生成，从而提高精子浓度和活力，降低精子的畸形率。后续细胞系实验同样显示，经养精胶囊处理后，Sertoli 细胞增殖能力显著提高，活性增强，VEGFA 及其受体的 mRNA 和蛋白含量明显增加，NO 浓度上升，eNOS mRNA 和蛋白含量增加，且都存在剂量依赖性，表明养精胶囊可提高 Sertoli 细胞增殖能力，增加睾丸局部微循环，增强局部代谢能力，改善睾丸生精环境。

血管化也是睾丸微环境的重要组成部分，微血管密度的增加是许多生理和病理状况的关键因素。CD34 作为血管内皮的标志物，可在大鼠睾丸中表达，是反映睾丸微血管密度的指标。动物研究显示，暴露于环磷酰胺（cyclophosphamide，CP）后，小鼠睾丸组织血管密度显著降低，睾丸血管结构严重受损，CD34 染色减少，睾丸组织内 VEGFA、VEGFR1、VEGFR2、eNOS 以及 CD34 表达降低。用养精胶囊处理后，大鼠睾丸生精细胞上皮增厚，间质细胞数量增加，管腔内成熟精子数量增加，与剂量呈正相关；CD34蛋白染色增强，同样呈剂量依赖性。此外，睾丸组织内 VEGFA、VEGFR1、VEGFR2、NOS3 的表达也都明显升高。体外细胞系实验同样发现，养精胶囊能逆转 CP 造成的上述变化，使 CD34 染色增强，并显著增加 Leydig 细胞系 MLTC-1 细胞 VEGFA、VEGFR1、VEGFR2、eNOS 和 CD34 的表达，增加 NO 的产生，表明养精胶囊可显著改善 CP 所致生精障碍小鼠的微循环损伤，对 CP 引起的雄性小鼠睾丸微循环密度降低也有一定的保护作用，其机制主要是通过上调血管发生相关因子的表达，增强微血管再生功能，从而促进精子生成。

血 - 睾屏障是睾丸微循环的延伸，Occludin 作为血 - 睾屏障中重要的蛋白之一，影响了血 - 睾屏障的通透性。OCLN 是紧密连接蛋白之一，同样参与构成血 - 睾屏障。研究发现，养精胶囊处理后，Sertoli 细胞 Occludin mRNA 和蛋白含量增加，存在剂量依赖性。此外，养精胶囊也能明显升高睾丸组织内 OCLN 蛋白的表达，表明养精胶囊可通过促进血 - 睾屏障重筑，改善精子发生。

动物实验表明，睾丸微血管的分布和数量随大鼠月龄增加而变化显著，与睾丸衰老有密切关系，这种与年龄相关的变化和雄激素有相似之处。有学者认为，睾丸微血管内皮作为一种分泌型细胞，其增殖或凋亡可能受到下丘脑 - 垂体 - 睾丸轴的调控。睾丸血管和管周细胞上存在雄激素受体，或许能通过雄激素介导睾丸微循环。研究发现，破坏小鼠 Leydig 细胞后，动脉雄激素受体消失，睾丸和前列腺血流降低，血管运动性消失。当补充雄激素后，以上改变恢复正常。养精胶囊可通过多种途径刺激 Leydig 细胞合成和分泌 T。还有研究报道，血管内皮细胞含类固醇快速调节蛋白（steroidogenic acute regulatoryprotein，StAR），可以防止脂质在血管壁附着，减少血管内皮损伤，增加血管内血流速度，因此 StAR 被认为与 Leydig 细胞血管生成有关。养精胶囊可以上调 Leydig 细胞中 StAR 的表达来促进 T 的合成。后续进一步研究发现，养精胶囊能促进 Leydig 细胞中 StAR 启动子的活性，增强 StAR mRNA 和蛋白的表达，这或许也是养精胶囊改善睾丸微循环的机制之一。

综上所述，补肾活血方养精胶囊能够通过促进男性生殖系统微循环，进而改善男性性功能和提高男性生育力。但由于微循环的调控存在复杂的网络关系，加之中药复方的多靶点、多途径的作用特性，关于养精胶囊调控生殖微循环的具体机制还有待于更深入的探究。

第六节　夏桂成调周理论与微循环

夏桂成国医大师是我国著名中医妇科专家，其创立的调周理论，将现代生殖内分泌与传统中医妇科理论高度融合，并赋予更多的内涵，显著提高了中医妇科的诊疗水平。在其调周理论中，改善微循环贯彻治疗始终，诸如"圆运动""动静"等理论以及"理气通络""活血化瘀"法，无不体现了夏老对于生殖微循环的重视。

一、微循环与女性生理

（一）女子"以血为本"决定了微循环对女性生理的重要性

气血是妇女生理活动的基础，妇女以血为本，经、孕、产、乳无不与血有密切关系，均以血为用。气血充盈，血脉流通，则经孕产乳均可正常。如血液离经，或虽在经脉之中，但血流滞涩凝结，均可成瘀。疾病常始于血滞、气血不和，进则为血郁、血泣、蓄血，最后形成瘀血、癥块。各种病因均可导致血行阻滞、瘀塞不通，冲任气血不畅，胞宫血脉瘀阻，致使经隧不通，或血不归经，或壅聚成癥，产生以疼痛、肿块、出血等为主的妇科诸症。临床表现有：腹痛、经水不利、闭经、出血、发热、肌肤甲错、两目暗黑、唇口干燥；舌质紫暗有瘀点，脉涩不利等。故活血化瘀法乃妇科常用之法。据统计，在《中医妇科学》教材中所记载的 65 个病种中，24 种病种有血瘀证型。故夏老认为，由于妇人生理特点，血瘀征象常倍于男子。

（二）血瘀证（微循环障碍）的致病因素

现代研究认为，妇科血瘀证产生的原因主要有：①血液流变学、血流动力学的改变；②局部组织结构和微循环的改变；③内分泌系统，尤其是生殖激素水平的异常；④免疫系统稳态的破坏；⑤微量元素特别是 Zn、Cu 含量的改变。

（三）活血化瘀法改善微循环的机制

活血化瘀法治疗妇科血瘀证的机制在于：①雌激素相关作用（现代药理研究表明某些活血化瘀方剂具有类雌激素样作用）；②改善子宫微循环，优化血液流变学的指标；③调节凝血系统、纤溶系统功能；④保护血管内皮细胞及其功能；⑤抑制子宫平滑肌的收缩；⑥镇痛作用；⑦抗炎作用；⑧增强免疫功能；⑨镇静作用。

二、微循环与女性病理

（一）妇科血瘀证的历史沿革

传统中医很早就认识到妇科血瘀证（微循环障碍）的存在。妇女血瘀多由寒凝、气滞、气虚、肾虚、热灼、湿滞以及异常出血和外伤所致，尤其是气滞血瘀与寒凝血瘀最为常见。病因主要有寒邪侵袭、情志内伤和环境改变等，病机实质是瘀阻冲任、胞宫、胞脉，并出现不同程度的全身血液运行障碍。关于妇科血瘀证，最早可追溯至《黄帝内经》，经过后世医家继承发展，形成了一套系统的诊疗理念和理法方药，为今后开展女性生殖微循环的研究奠定了基础。

早在《黄帝内经》就有"恶血""血实""留血"等论述，并提出了"疏其血气，令其调达""血实宜决之"等治则。《灵枢·水胀》载有"石瘕生于胞中，寒气客于子门，子门闭塞，气不得通，恶血当泻不泻，衃以留止，日以益大，状如怀子，月事不以时下"的记载，指出了寒凝血瘀的证候。这是对于妇科血瘀证（微循环障碍）的最初描述。《素问·腹中论》首次使用方药"四乌贼骨一芦茹丸"，活血通络治疗闭经。

汉代张仲景《金匮要略·惊悸吐衄下血胸满瘀血病脉证治》首先使用"瘀血"一词，并详述了瘀血产生的原因、症状和治法。所立活血化瘀方，例如大黄牡丹皮汤、桂枝茯苓丸、大黄䗪虫丸等，组方精辟，实用价值高，收效甚好，沿用至今。隋代《诸病源候论》所列妇产科证候七卷共二百八十三论，详述了风冷、劳伤、气滞所致瘀血证，并提出了"瘀出血不可妄止"的观点："凡崩中，若少腹急满，为内有瘀血，不可断之，断之经不断。"

唐代孙思邈提出凉血散瘀法治血瘀，并首次将外治法用于治疗血瘀证。宋代《妇人良方大全》认为，妇人"气血宜行，其神自清"，重视气血运行正常对女性的重要意义。

金元时期张子和同样提出上述"气血宜行"观点，主张妇人"贵流不贵滞"，强调妇人气血要经常流畅，运行无碍。朱丹溪运用红花当归散治妇人积瘀血、经候不利、小腹坚硬等症。李东恒治疗妇人积症结块，善用活血化瘀的"增味四物汤"。

至明代《景岳全书》认为："血有蓄而结者，宜破逐之，以桃仁、红花、苏木之属。"

清代王清任是血瘀派的开创者，其在继承前人经验的基础上，对血瘀证进行了系统研究和发扬完善，指出"气通血活，何患不除"，并提出了"气虚致瘀"的观点。《医林改错》30余首方剂，大部分是活血化瘀方，其中以逐瘀活血为名的方剂，更是驰名学术界，如血府逐瘀汤、膈下逐瘀汤、少腹逐瘀汤广泛运用于各科，在妇科尤为常用。唐容川在《血证论》首次提出"诸血证俱是火疾"，强调凉血化瘀止血法，并提出对"瘀血"的著名论断："凡离经之血……在身不能加于好血，反而阻新血之化机，故凡血证，总以祛瘀为要。"《傅青主女科》认为，产后多虚多瘀，强调恶露以畅为顺，创制产后病的祖方"生化汤"，凡新产块痛未除或兼他症者，都可以此方为主加减运用。

近代张锡纯对血瘀证研究又有了新的认识，主张"补药中佐使化瘀之品，有瘀者可行瘀，无瘀者以补药行滞，而补药功愈大矣"。

近几年，对妇科血瘀证（微循环障碍）的认识和研究工作正在不断深入，新的研究成果不断涌现。

（二）妇科血瘀证（微循环障碍）病机

离经之血滞留，或血液运行不畅是妇科血瘀证的主要病机。

瘀血可因外感邪气、内伤七情、跌仆损伤而形成，具有"浓、黏、凝、聚"的特点。邪气与血相搏结，寒凝、热灼、湿阻均可致瘀；七情所伤，气机郁滞，血脉不畅，亦可成瘀；脏腑之气虚弱，血脉滞碍，也可致瘀；跌仆创伤，血溢脉外，遂成瘀血。瘀血阻滞冲任，血不归经，则月经过多、经期延长、崩漏、产后恶露不绝等；若冲任不畅，气血壅滞，则导致痛经、闭经、癥瘕等；若阻滞胞脉、胞络，冲任不能相资，两精不能相合，或胎无所居，则可致不孕、异位妊娠等。

三、学术思想与生殖微循环

（一）"调周法"概述

调周法有两种含义：一是如果月经不正常，必须要调理至正常；二是如果月经正常，任何治疗手段都必须顺应或加强其月经规律。本法以"经水出诸肾"理论为指导，根据月经周期不同时期肾的阴阳变化规律，结合妇科病的病理变化特点，进行分期用药的一种治疗方法。其根源是中医阴阳学说，以"经后期滋阴养血，经间期调气活血，经前期补肾助阳，行经期活血调经"的法则通治妇科病。

1. 行经期

活血调经，促使月经正常来潮，常用五味调经汤，药用赤芍、五灵脂、艾叶、益母草等。

2. 经后期

以滋阴养血、补肾为主，促进卵泡发育。本期又可细分为经后初期、中期、晚期，常用归芍地黄汤，药用炒当归、白芍、山药、山萸肉、熟地黄、牡丹皮、茯苓、泽泻、川续断、桑寄生、怀牛膝等。

经后期滋阴养血以奠定物质基础，在补阴的同时，与调血气相结合。

夏老认为，血气阴阳是奇经八脉中的基本物质。血气的活动，有助于阴阳的消长转化，特别在阴长至重的转化时期有重要意义。闭经或月经后期量少的患者，主要是由于"阴"不能在原有的基础上滋长到重阴及转化到阳，临床上运用活血化瘀或行气活血方药，如复方当归注射液、促排卵汤等，能起到促进"长"与"转化"的作用。

3. 经间期

以补肾调气血，促排卵为重点。常用补肾促排卵汤，药用炒当归、赤芍、白芍、山药、熟地黄、牡丹皮、茯苓、川续断、菟丝子、鹿角片、山萸肉、五灵脂、红花等。

4. 经前期

以补肾阳为主，健全黄体功能，常用毓麟珠加减，药用炒当归、赤芍、白芍、山药、熟地黄、茯苓、白术、川续断、菟丝子、紫石英、炒牡丹皮、枸杞子等。

经前期阳长阴消，阴消者，消中有长，其阴之所以消中有长者，是为了维持重阳的延续。阳长不及，或阴不助阳，以致阳虚，这是经前期的主要病机特点。在助阳的前提下，根据兼证的不同，如夹瘀，也有活血调经之法。

在助阳的前提下，结合活血调经，调畅经血，使排经顺利。此与行经期调经相似而又有所不同。相似者，均用活血化瘀的方药；不同者，经前期活血调经，是针对月经后期以及量少、痛经者用，用量更轻，方中所占比例较少。在前人所用的方剂中，有四物汤、泽兰叶汤、促经汤等。常以泽兰叶汤加减，药用泽兰叶、丹参、赤芍、五灵脂、山楂等，常规用量，一般经前末期服。泽兰叶汤除活血调经外，尚有利湿浊、和脾胃的作用，在一定程度上对助阳有益。

（二）"经间排卵期"理论

1. 活血补肾促排卵，促进阴阳转化

夏老认为，经间排卵期的治疗，首先在于促进气血活动及排卵，更为重要的是补肾调燮阴阳。若阴虚，则滋阴为主，稍佐通络；若偏于阳虚，则补肾助阳或脾肾双补。二者均可促发排卵。气血活动欠佳，氤氲不足者，重在活血通络，以使排卵顺利。

经间排卵期出现氤氲状的气血活动是排卵期的一种生理现象。卵子从卵巢表面突破时需要气血活动，而且在卵子排出之后，仍然要依赖气血活动，以备孕卵种植子宫。因此，冲任、子宫的气血活动有着重要意义。

这一时期的治疗重点在于活血通络，增强气血的活动，与行经期疗法相似。所不同者，行经期排出经血在于除旧祛瘀，而经间期排卵在于出新，为受孕准备。所以在选择方药方面也必然有所不同。经间排卵期气血活动呈上升性，意在出新，因而活血通络必须符合这一生理特点。排卵的部位在少腹部卵巢，属于肝。行经者气血活动的部位在小腹部子宫属于肾，所以在选择用药上应注意区别。

夏老自创排卵汤：炒当归、赤芍、白芍各 10g，川芎 6g，五灵脂 10～12g，泽兰叶 10g，川续断 12g，红花 6～9g。临床应用，促排卵效果良好。

2. 经间期三大矛盾的处理

（1）动静矛盾的处理：经间排卵期动静变换的特点在于"动"之多力，或有静无动，或动之失常，导致排卵障碍，甚则无排卵。为此，促"动"以促排卵，最为重要。促动促排卵的含义有二，方法有五。

含义之一是指子宫冲任的血气活动，通过血气的有力活动，排出精卵，前人称之为"氤氲乐育之气"；含义之二是精卵自身的活动力。精卵的排出及精卵排出后的游移活动，一方面依赖母体冲任子宫的血气活动，另一方面尚需精卵自身的动力。

方法有五：①一般（轻度）促动法，属于轻的一种促排卵方法，常用补肾促排卵汤，也可采用耳针、小剂量穴位注射等。②中度促动法，即使用稍强的补肾活血通络药物，来促进子宫冲任等血气活动力加强，达到促发排卵的目的，一般将补肾促排卵汤合活血通络的促排卵汤合为一方使用，也可采用针刺疗法或肌注复方当归注射液。③冲击疗法，即以重剂促发排卵。所谓重剂，指药物药量大，服药次数多，或用较大剂量的复方当归注射液，或联合使用中西促排卵药物等。④补肾助阳法，在滋阴药物中加入较多的助阳药物，意在于动，常在补肾促排卵汤中加入鹿角片、鹿角胶、仙灵脾、巴戟天、海狗肾、锁阳中的 1～2 味。⑤动静结合法，经间排卵期如动之过者，在处理上既要保证动，又要以静制其过动。肾虚而心肝郁火明显者，在补肾促排卵汤中加入二至丸、丹栀逍遥散，动静结合，补理兼施；肾虚偏阴，兼夹湿热，出现阴痒者，加入四妙丸、黑山栀、碧玉散等清热利湿方药；若动之过甚或过频，引起的症状颇多，反而导致排卵功能异常，当以静制动。情志异常、失眠、头痛、烦热口渴等极为明显者，当予滋阴降火，或滋水清肝法治之。滋阴降火者，除用大补阴丸或知柏地黄汤外，尚需加入钩藤、青龙齿、莲子心等镇静安神之品。郁火明显者，可用滋水清肝法，除用滋水清肝饮外，亦当加入钩藤、莲子心、炒枣仁等安神清心之品。但毕竟处于经间排卵期，仍当静中稍动，静中稍升，加入五灵脂、赤芍、荆芥等品；若经间排卵期已到来，气血活动十分明显，但动而乏力，应静中求动，以补天种玉丹加入炙龟甲、炙鳖甲、合欢皮、钩藤等，或以二甲地黄汤，加川续断、菟丝子、杜仲等。以静为主，先静后动，待 B 超探查见卵泡发育成熟时，予以补肾促排卵汤促其排卵。

（2）升降矛盾的处理：经间排卵期，重阴必阳，阴本下降，极则反升，而必上升冲击心脑才能顺利排卵，故上升状的活动是主要的。升、动不利或升、动乏力是主要问题，但如升之太过，升之过频，有升无降，亦为病变。故当促动、促升，促发排卵，在活血通络以促排卵的方药中均须照顾到上升状的特点，如复方当归注射液。加减排卵汤中所用当归、川芎等药均有上升性；补肾燮理阴阳以促排卵的方药中亦当加入上升的药物，如补肾促排卵汤中加如荆芥、川芎等品，以适应这一时期的要求。

若脾肾不足，阳虚气弱，在经间排卵期时更需升动，才能达到顺利排卵的目的。一般在健脾补肾促排卵汤或补肾促排卵汤中加入荆芥、川芎、省头草、防风、黄芪等品，最为合适。

阴虚者，经间排卵期锦丝状带下偏少，卵子发育不够成熟，或卵子虽大但质量差，以致排卵有困难，是以动之乏力，升之不足，故不得不用滋阴补肾、降中求升的方法，可取益肾通经汤，加入杜仲、荆芥等品促之。

阴虚火旺者，体内呈现升、动现象，反而影响排卵的升、动，治当滋阴降火，欲升先降，方取知柏地黄汤或杞菊地黄汤加入钩藤、青龙齿、川续断、菟丝子等品。

（3）泻藏矛盾的处理：子宫之藏泻是统一的，泻中有藏，藏中有泻。经间排卵期主在于泻，若泻之不利，泻之不及，抑或泻之太过，皆为病态。处理方法有二：一是促泻为主，意在孕育。子宫之泻受制于心，因而降心气安心神，才能使子宫泻之顺利。泻者，不仅排出过多的阴液水湿，且子宫开放亦有利于精卵种植于子宫内，促进孕育。夏老常在补肾促排卵汤中加入柏子仁、合欢皮、丹参、怀牛膝等品：若心气不舒，精神思想上压力过大，紧张过度，致使排卵障碍者，常选用疏解心郁而又有促排卵作用的远志菖蒲饮，再加入生茜草、茺蔚子、怀牛膝等品。二是泻中寓藏，开阖有度。如泻之过度，子宫开放过早过快过甚者，将会导致出血、不着床等病证，治疗上不得不以泻藏结合、泻中寓藏的方法治之，常用补肾促排卵汤加二至丸、大生地黄、五味子等品；如出血较多，带下质稀，量甚多者，必须加补肾固纳之药，如补肾促排卵汤加入三甲、阿胶、水陆二仙丹等以藏之。

3. 经间期从瘀入手治未病

夏老认为，经间排卵期是论治妇科某些病证未病治疗的最佳时期，如崩漏、痛经、月经前后病证以及妇科的器质性疾病。

（1）崩漏：崩漏的病程机转常常是有阴无阳，阴长不利，不能达重，但血海盈满，子宫内膜增生过厚，不能排卵，阴不转阳，谈不上阳长，因而阴浊内结于子宫，此乃出血之源，中医学谓之瘀血占据血室。前人多从肾虚、脾虚、血热、血瘀论治，依然不能完全有效地控制出血。重视经间排卵期的治疗，调整恢复月经周期节律，恢复排卵功能，是从根本上调治、控制出血的方法，谓之治本之法。

（2）痛经：痛经与血瘀有关。化瘀止痛，通则不痛，是治标的方法。而瘀浊的产生，与阳长不利有关。重视经间排卵期的治疗，使重阴必阳转化顺利，则阳长顺利，阳转化阴，瘀浊蠲除，经行通利，气血运行顺畅，子宫内无瘀浊组织物，不会形成痉挛性收缩，从而不会造成痛经。因此，经间排卵期是治疗痛经的最佳时段。

（3）月经前后病证：经行乳房胀痛，从表面上看是由肝郁气滞所致，实际上是与肾虚阳弱有关。肾阳虚则肝气不发，自然形成肝郁，此也反映出经间排卵期补肾调气血治疗的重要性。经间排卵期虽无症状发生，但确是治疗的重点时期；若已形成肿块者，尚须加入疏肝通络、软坚化瘀、除痰利湿、消散肿块的药物为最好。行经出血量多，经期延长，其根本的原因还在于"血瘀子宫"，而血瘀的原因与肾虚偏阳有关。这类膜样血瘀不清除，不溶化，是导致月经过多、经期延长的主要原因。行经期用化瘀脱膜、缩宫止血等方法，但疗效不确切。因此，着重经间排卵期的论治，使重阴转阳良好，阳长水平较高，阳长则瘀浊化，使膜样血瘀溶化而排出，是最为理想的治疗方法。

（4）妇科器质性疾病：子宫肌瘤的形成与血瘀有关，血瘀属于阴邪，但与阳又相关联。阳之不足，阴邪偏盛，阳不足则必显阴有余，实非阴之过盛也。阴盛或阳虚，致阳长不利，从而使瘀浊增生，久而结为癥瘕。经间排卵期应加强补肾促排卵药的应用，有针对性地加入化瘀消癥之品，助阳抑阴，阳长则阴消，阴浊消散，才能有效地控制子宫肌瘤的发生及生长。

子宫腺肌病是当前临床上较为常见的疾病之一。由于子宫内膜样组织流注于子宫腔外的肌肉腺体之内随阴长而长，患者常表现为剧烈痛经，故一般从痛经论治，着重在行经期的论治，或者加入活血化瘀、消癥散结的方药，但效果并不理想。若着重经间排卵期转化论治，补肾促排卵，扶助阳长，使基础体温（basal body temperature，BBT）高温相稳定，较行经期治疗效果更佳。

慢性盆腔炎或输卵管积水，一般考虑湿热下注为患，临床通常采用活血通络、清热利湿等方法治疗，虽有一定效果，但并不稳固。究其原因，盆腔炎类疾病既与"湿热瘀浊"有关，又与脾肾之阳气不足有关。经间排卵期补肾促排卵，扶助阳长，增强气血活动，提高免疫功能，才能标本兼治，防止复发。

（三）"心-肾-子宫生殖轴"理论

1. 基于"心-肾-子宫生殖轴"理论，重视治心，行气活血

有研究发现，患者的体质和心理状态是妇科血瘀证发病的潜在因素。异常的心理状态是气滞血瘀证发病的诱因。《内经》就有阴阳体质人格说，奠定了中医心理学的理论基础。七情内伤，气机郁滞而发为血瘀证。气与血息息相关，气为血帅，气行则血行，气滞则血瘀。情志内伤可通过影响气机的运行而引起血瘀证。

2. 基于"心-肾-子宫生殖轴"理论，提出"瘀阻心脑"的病机

瘀者，血瘀也。《女科经纶·月经门》引楼全善言："妇人经闭，有污血凝滞胞门。"胞门至关重要。前人认为，胞脉经血不得下行，则闭经。一般认为，女子以血为本，瘀阻胞宫，则发为妇科多种疾病。但是夏老却认为，先是诸多因素导致瘀血，影响卵巢功能，比如闭经，瘀浊阻塞，影响排卵才导致月经不潮。心（脑）部位的血瘀阻滞，直接引起心-肾-子宫轴的功能失常，干扰排卵，引起月经后期量少，甚至经闭。

四、改善微循环的法与方

（一）活血调经法

【代表方】加减五味调经汤。

【药物组成及用法】丹参、赤芍、白芍、茯苓、川续断、川牛膝、五灵脂、泽兰叶、艾叶、益母草。经行即服，经净停服。

【适应证】一般调经、行经期的用药。

（二）活血化瘀法

【代表方】加减通瘀煎。

【药物组成及用法】丹参、赤芍、桃仁、红花、制香附、山楂、艾叶、茯苓、广木香、川牛膝。如疼痛剧烈者，加入肉桂、延胡。经行即服，经净即停。

【适应证】经行后期、经量少、疼痛不畅等月经病证。

（三）逐瘀通经法

【代表方】促经汤、逐瘀脱膜汤。

【药物组成】

（1）促经汤：香附、熟地黄、赤芍、莪术、木通、苏木、当归、川芎、红花、肉桂、桃仁、甘草。

（2）逐瘀脱膜汤：丹参、赤芍、白芍、五灵脂、肉桂、延胡索、三棱、莪术、益母草、木香、川续断、杜仲、五灵脂。

【适应证】

（1）促经汤：逐瘀通经的代表方剂。凡属瘀结较甚，经行不畅者，均需用此方。

（2）逐瘀脱膜汤：肾虚瘀结，本虚标实，为通经而用。

（四）化瘀止血法

【代表方】加味失笑散。

【药物组成】生五灵脂、炒五灵脂、生蒲黄、炒蒲黄、炒当归、赤白芍、川续断、大小蓟、血余炭、荆芥、益母草。

【适应证】因瘀出血的病证，如月经过多、经期延长、痛经量多等。

（五）化瘀促运法

【代表方】生化汤。

【药物组成】当归、川芎、桃仁、甘草等。

【适应证】月经量少、后期、闭经有贫血之象，伴气滞血瘀之证。

夏老认为：化瘀促运法是通过活血化瘀，从而促进脾胃运化之法。脾胃同居中焦，脾以任脉与胞宫相连，胃以冲脉络于胞宫，冲主降，任主升，合于脾胃之升降，胞宫瘀血阻滞，冲任气机不畅，任欲升不能，冲欲降不得，损及脏腑，则胃之浊气不降，脾之清气不升，纳呆运迟。此在产后恶露不绝、经血淋漓不净、盆腔手术损伤中常有所见，但与久痛入络之胃病迥然不同，此时若不祛瘀血，则气机难顺，故当化瘀以促运。代表方为生化汤，此方之所以能促进脾运，是因为当归、川芎乃血中之气药，能促进脾气之升清，桃仁、当归有润下之性，有助于胃气之降浊，复入甘草甘润调养，炮姜温行，利于脾胃后天之运也。故生化汤除"行中有补，化中有生""化瘀浊生新血"外，又添"化瘀促运"之新义。

此法对月经量少、后期、闭经有贫血之象伴气滞血瘀之证，确有生化之效。而且化瘀促运，在经间期运用尤为重要。

（六）清热化瘀法

夏老指出，本法实际上是清热降火与活血化瘀法的结合，适用于血热夹瘀的病证。

【代表方】复方红藤煎、清热调血汤、四草汤。

【药用组成】

（1）复方红藤煎：红藤、乳香、紫花地丁、连翘、延胡索、没药、大黄、牡丹皮、金银花、枳壳、赤芍、生甘草。

（2）清热调血汤：当归、川芎、白芍、生地黄、黄连、香附、桃仁、红花、延胡索、牡丹皮、莪术。

（3）四草汤（夏桂成经验方）：马鞭草、鹿衔草、茜草、益母草。

【适应证】急慢性盆腔炎、更年期崩漏、部分痛经疾患中见血热夹瘀的病证。

夏老认为：该法在实际应用中要注意清热与化瘀药的抵触。选择具有双相作用的药物，如马鞭草、牡丹皮、赤芍等，或选用四草汤为最好。但两者确实难以避免者，亦可暂时地将两种药物结合使用。如清热调血汤，一面用生地黄、白芍，一面又用桃、红。当然，这是权宜之计。如果选用相互有协同作用的药物组方，如复方红藤煎则为最好。此外，由于疾病的主要症状不同，选方用药也有差异，出血性疾病，在清化中要止血；疼痛性疾病，清化中要止疼；发热性疾病，要注意退热。选择针对性强的药物，是提高疗效的重要措施。

（七）活血生精法

活血生精法是指活血化瘀与滋阴养血药并用之法。

【代表方】滋阴活血生精汤。

【药物组成及用法】炒当归、赤芍、白芍、山药、山萸肉、熟地黄、炙鳖甲、红花、川芎、山楂、川续断、牡丹皮、茯苓。五灵脂、红花用量宜轻，其余药常规用量，必要时加蜈蚣少量。行经末期开始服用，直至经后中期。

【适应证】血滞或血瘀所引起的精卵发育欠佳，或排卵异常不孕，可见月经后期，经行量少、色紫黑、有血块，小腹或少腹作痛，经间期锦丝状带下偏少。B超探查，卵泡发育较差。脉象细涩，舌质边紫。

夏老认为：滋阴者，滋养肝肾之阴也；活血者，促进转化也；生精者，系促进精卵之发育成熟也。或者说，滋阴养血，通过活血促进阴长水平的不断提高，卵泡的不断发育。

活血生精汤，顾名思义，就是通过活血化瘀加强血液循环，同时又养血滋阴，从而促进精卵发育的方法。但是必须注意，素体火旺，血流较快，或者血液凝固较差者忌用。此方是从生化汤变化而来，但生化汤偏于温化扶正，本方则清化扶正，滋阴活血，双向调节精卵的发育。

阴虚血少，夹有血瘀者，临床上亦颇为多见，但滋阴养血与活血化瘀本身存在着矛盾，滋阴养血者，静也守而不走；活血化瘀者，动也，走而不守。滋阴大多有凝滞血液的作用，而活血化瘀又将耗损一定的阴血。在经后期阴长的过程中，有时又不得不合而用之，求得对立统一的效果。本方药以归芍地黄汤为基础，用当归、芍药、地黄、山药、山萸肉等为主药，以期奠定阴长运动的物质基础。由于内有血瘀，或者血滞，影响阴长，因此加入当归、赤芍、川芎、红花、牡丹皮等品活血化瘀，动态反应，以促进阴长，特别是卵泡区有血瘀痰湿蕴阻者，通过活血化瘀，穿经入络，将阴血输入卵泡之内，促进生长，故名之曰生精。鳖甲一药，原为滋阴要药，但鳖甲又有活络软坚的作用，故入肝经，既补且化，具有滋阴活血的两重性，亦是本方要药。

阴虚血瘀，在病机上似乎存在矛盾。因为阴虚，有虚也；血瘀者，乃实也。这种虚实夹杂的问题，临床上颇为多见。由于血瘀的缘故，阴长受到影响，如血瘀（或痰湿）瘀阻卵巢，必将影响阴与精的形成和发展，进而影响癸水对精卵的滋养。在动与静的运动中，亦存在矛盾。天癸之阴水，存在着长消的运动，而瘀血者，死血也，且夹杂湿浊之物，属于绝对性的静止。一则欲动，一则欲静，相互矛盾，而且阴者本身就偏向于静，因此，血瘀是阴长的较大障碍。

此外，在治疗上也存在着矛盾对抗。滋阴养血者，静也；活血化瘀者，动也。静则血瘀，湿浊类物质增加，又加深瘀阻；动则耗损阴血，故活血化瘀药只能选用量小、作用较弱者为合宜。以红花而论，用量宜小不宜大，大则损耗阴血，小则有利于阴血之长。特别是瘀阻者，化瘀生新，瘀去新生，所以本方不仅在经间排卵期使用，而且亦可以在经中期及末期使用之。

（八）温阳化瘀法

【代表方】《金匮》温经汤，增损少腹逐瘀汤。

【药物组成】

（1）《金匮》温经汤：吴茱萸、麦冬、当归、芍药、川芎、人参、桂枝、阿胶、牡丹皮、生姜、甘草、半夏。

（2）增损少腹逐瘀汤：小茴香、炒干姜、延胡索、官桂、赤芍、生蒲黄、炒五灵脂、川芎、当归、川续断、益母草。

【适应证】冲任虚寒，瘀血内阻小腹胞宫，以致痛经、闭经、崩漏、不孕等。

夏老认为：增损少腹逐瘀汤实际上源于《金匮》温经汤以及失笑散的综合剂。《金匮》温经汤是治疗更年期出血的，指出内有瘀血也。温经汤重在扶正温阳，温阳者，有化瘀之功效也，因为"血得温则行，得寒则凝"，此温阳即能化瘀，化瘀必须温阳，但必须注意到有无火热现象。一般在出血病证中，大多存在火旺的一面，更年期（围绝经期）尤多心肝火旺，火旺夹瘀，将成热瘀，或瘀热，热瘀而用温经汤则不宜也，服后不仅不能止血，而且更将迫血妄行，因而务必慎之。但是围绝经期尤多上热下寒者，不能为上热所迷惑，为现象所掩盖，忽略了下寒瘀的重要性。其二，温阳扶正，对子宫之瘀来说，更有着深层的意义，因为月经周期的形成，是由阴阳消长转化的节律所致。经前期，是由阳长为主的时期，子宫内的瘀浊随经后期阴长而长，需在经前期得阳长而溶化，阳长不足，或有阴无阳，则子宫内的瘀浊必然有所蕴结，所以助阳温阳，不仅在于推动血行，更为重要的是杜绝瘀结产生之道，是治本之法。本方温阳扶正，意在治本，此少腹逐瘀汤不同于《良方》温经汤之所在也。

五、与"瘀"相关的其他中医问题

（一）瘀与浊的关系

瘀者，似乎指血瘀也，但从字义理解，凡有物阻塞不通，均可谓瘀，而有关月经病的瘀阻，自然与血分不开；浊者，指湿浊也，但实际上主要是指脂膜，亦即子宫内膜样物质。瘀与痰湿相阻，且互相凝合，形成既复杂又较为顽固的病变。有关内容夏老在《中医妇科理论与实践》一书中阐述经后期的生理、病理特点时讲的较为详细，可参考之。日本学者汤本求真在其所著的《皇汉医学》中说："瘀即秽浊之谓，血是血液。则所谓瘀血者，即污秽之血液，而非正常之血液也。以西医学解释之，所谓瘀血者，即变化而非生理之血液，则不惟已失去血液之作用，反为有害人体之毒物。既为毒物，即须排出体外，虽片刻亦不能容留之。"湿浊为害者，不仅黏滞子宫，而且随着阴阳消长运动而发展变化。当重阴时，湿浊包括津液亦高涨，高涨的水湿津液，润泽生殖道，以利排出精卵及精卵的游移活动。如排出的精卵未能受孕，则败精化浊，形成有害的湿浊，较多的湿浊，固然能依赖体内阳气的吸收和排出，但残存于卵巢、子宫内的湿浊，必须通过血液的流动以吸收和排出，所以在经期逐瘀排浊有着重要的意义。如果子宫特别是卵巢区的浊瘀残留日久，将导致卵巢或子宫内的囊性和实质性的癥瘕，因此不能轻视排浊的重要作用。

（二）理气与活血的关系

血为女子生理病理及治疗的基础。《本草纲目·论月水》中载："女子，阴类也，以血为主，其血上应太阴（即月亮），下应海潮，月有盈亏，潮有朝夕，月事一月一行，与之相符，故谓之月份、月水、月经。"

气为血之帅，血的生成、流动、统摄、调节均赖乎气，气与血既有互相依存的一面，又有互相对抗的一面，特别是在经前期，气的运行、统摄、调节更有其重要意义。

阳与气有着密切的关系，两者相合不仅有助于经血的排泄，而且还有助于经血的统摄和调节，使经血在经前有固藏和约制的作用，妊娠后有固胎护胎的作用，行经期有排泄和固藏的双相调节作用。特别要指出的是，经前期阳气健旺，能溶解子宫内膜组织，排出应泄之瘀浊及水湿。

夏老常用验方加减通瘀煎，此方是在张景岳名方通瘀煎的基础上加减化裁而来。夏老认为：活血通经，除应用活血化瘀的药物外，还应佐以理气行滞的药物，尤其是在经行之前用药，所谓"经血未行，理气为先"，气行则血行，气滞则血凝或者血瘀，血阻气行，故加香附、乌药、木香三味理气药，用以调肝、肾、脾三脏之气，理气行滞，更有助于活血通经；加入疏泄药青皮，加强调理肝气，因肝藏血而主疏泄，疏泄者，有助于排泄经血，故理气调经，应着重于肝；加入山楂者，张氏亦为活血通经而用。故本方虽为通经，但亦有调理气机之意也。

六、活血化瘀法（改善微循环）的运用

《夏桂成实用中医妇科学》所载疾病合计 77 种，涉及血瘀证型病种 44 个，占比 57.14%，可见瘀血是妇科疾病重要的病因病机。其中月经病 33 种，涉及血瘀证型的计 25 种，占比 75.76%，可见月经病瘀血证候发病最高。夏老对血瘀致病的重视，体现在其治疗妇科疾病理法方药的各个方面。

（一）月经病

1. 月经失调

（1）月经先期

证型：血瘀证。

治法：活血化瘀调经。

方药：加味失笑散（夏桂成经验方）。

（2）月经后期

证型：瘀滞证。

治法：理气行滞，活血调经。

方药：七制香附丸加减。香附、当归、白芍、熟地黄、砂仁、陈皮、白术、黄芩、

川芎。

（3）经期延长

证型：瘀热证。

治法：活血化瘀止血。

方药：加味失笑散合四草汤（夏桂成经验方）。

（4）月经过多

证型：瘀热证。

治法：补气固经，化瘀止痛。

方药：固经丸（炒黄芩、炒白芍、炙龟甲、炒黄柏、椿树根皮、香附）合加味失笑散（夏桂成经验方）。

固经丸组成：炒黄芩、炒白芍、炙龟甲、炒黄柏、椿树根皮、香附。

（5）月经过少

证型：肝郁证。

治法：疏肝理气，活血调经。

方药：七制香附丸加减。

（6）月经错杂

1）月经先期量少

证型：瘀热夹脾虚证。

治法：清肝调经，益气化瘀。

方药：丹栀逍遥散合香砂六君汤、加味失笑散。

丹栀逍遥散组成：牡丹皮、栀子、白芍、茯苓、当归、柴胡、白术、甘草；香砂六君汤：人参、白术、茯苓、甘草、陈皮、半夏、砂仁、木香、生姜。

2）月经后期量多

①郁热夹瘀证

治法：清肝解郁，活血化瘀。

方药：越鞠丸合加味失笑散。

越鞠丸组成：香附、川芎、苍术、神曲、栀子。

②阳虚夹瘀证

治法：温肾助阳，调气化瘀。

方药:《金匮》温经汤合脱膜散加减。

脱膜散组成：肉桂、五灵脂、三棱、莪术。

2. 崩漏

（1）热瘀虚偏证

治法：化瘀止血。

方药：四草汤合加味失笑散（夏桂成经验方）。

（2）阳虚瘀浊证

治法：补肾助阳，化瘀固冲。

方药：固本止崩汤合震灵丹加减。

固本止崩汤组成：熟地黄、炒白术、生黄芪、人参、酒炒当归、黑姜；震灵丹：禹余粮、紫石英、赤石脂、丁头代赭石、滴乳香（别研）、五灵脂、没药、朱砂。

3. 痛经

（1）原发性痛经

1）肾虚证

治法：补肾通络，化瘀止痛。

方药：决津煎合折冲饮，经净后用补肾育宫汤。

决津煎组成：当归、泽泻、牛膝、肉桂、熟地黄、乌药。

折冲饮组成：牛膝、桂心、芍药、桃仁、延胡索、当归、牡丹皮、川芎、地黄、红花、蒲黄。

补肾育宫汤组成：当归、白芍、怀山药、熟地黄、川续断、菟丝子、紫河车、茺蔚子、炙鳖甲。

2）血瘀证

治法：化瘀止痛。

方药：膈下逐瘀汤加减。桃仁、红花、生地黄、当归、赤芍、枳壳、桔梗、甘草、柴胡、玄参。

3）气滞血瘀证

治法：疏肝理气，化瘀止痛。

方药：加味乌药汤。乌药、缩砂、木香、延胡索、香附、甘草。

（2）膜样痛经

1）肾虚瘀浊证

治法：补肾温阳，逐瘀脱膜。

方药：脱膜散（夏桂成经验方）加味。

2）脾虚瘀浊证

治法：补气健脾，化瘀脱膜。

方药：补中益气汤加减。黄芪、白术、陈皮、升麻、柴胡、人参、甘草、当归。

3）肝郁血瘀证

治法：清肝利湿，化瘀脱膜。

方药：金铃子散合脱膜散（夏桂成经验方）加减。

金铃子散组成：川楝子、延胡索。

4. 子宫内膜异位症

（1）肾虚瘀结偏瘀结证

治法：活血化瘀，消癥止痛。

方药：琥珀散（《普济本事方》）加减。荆三棱、蓬莪术、赤芍药、刘寄奴、牡丹皮、官桂、熟地黄、菊花、蒲黄、当归。

（2）肾虚瘀结偏肾阳虚证

治法：补肾助阳，化瘀止痛。

方药：助阳消癥汤（夏桂成经验方）加减。丹参、赤芍、川续断、杜仲、紫石英、广木香、延胡索、五灵脂、生山楂、肉桂、石打穿。

（3）兼气滞证

治法：疏肝解郁，化瘀止痛。

方药：少腹逐瘀汤合金铃子散加减。

少腹逐瘀汤组成：小茴香、干姜、延胡索、没药、当归、川芎、官桂、赤芍、生蒲黄、五灵脂。

（4）兼痰湿凝滞证

治法：健脾补肾，温阳利湿。

方药：助阳消癥汤（夏桂成经验方）合桂枝茯苓丸。

桂枝茯苓丸组成：桂枝、茯苓、牡丹皮、桃仁、芍药。

（5）兼湿热瘀结证

治法：清化湿热，通络活血。

方药：内异止痛汤（夏桂成经验方）合清热调血汤加减。

内异止痛汤组成：钩藤、当归、赤芍、五灵脂、桃仁、延胡索、莪术、肉桂、全蝎粉、蜈蚣粉、牡丹皮、丹参、制香附、省头草、马鞭草。

5. 子宫腺肌症

（1）肾虚瘀结证

治法：温经暖宫，调血止痛。

方药：《金匮》温经汤合内异止痛汤（夏桂成经验方）。

（2）兼气滞证

治法：疏肝解郁，化瘀止痛。

方药：逍遥散合膈下逐瘀汤加减。

逍遥散组成：甘草、当归、茯苓、白芍、白术、柴胡、薄荷、生姜。

6. 闭经

（1）原发性闭经

证型：肾虚证。

治法：补益肾气，填精滋肝。

方药：益肾通经汤（夏桂成经验方）。柏子仁、丹参、熟地黄、川续断、川牛膝、炒当归、赤芍、白芍、茺蔚子、生茜草、炙鳖甲、山楂。

生殖微循环学

——

（2）继发性闭经

1）阴血虚证

治法：滋阴养血，佐以调经。

方药：归肾丸合柏子仁丸（均出自《景岳全书》）加减。

归肾丸组成：熟地黄、山药、山茱萸、茯苓、当归、枸杞、杜仲、菟丝子。

柏子仁丸组成：柏子仁、麻黄根、半夏曲、党参、白术、牡蛎、麦麸、五味子、大枣。

2）血瘀证

治法：活血化瘀，通调经血。

方药：促经汤加减。香附、熟地黄、白芍、莪术、木通、苏木、当归、川芎、红花、甘草、肉桂、桃仁。

3）寒凝证

治法：温经散寒，逐瘀通经。

方药：良方温经汤加减。当归、川芎、肉桂、莪术、牡丹皮、人参、牛膝、甘草。

7. PCOS

（1）肾虚痰湿证

治法：补肾化痰，活血调经。

方药：补肾化痰汤。姜半夏、制南星、石菖蒲、当归、山萸肉、赤芍。

（2）肝郁血瘀证

治法：理气行滞，活血化瘀。

方药：逍遥散合膈下逐瘀汤加减。

8. 经间期诸症

（1）经间期出血

1）阴虚阳弱证

治法：滋阴助阳，益气摄血。

方药：补肾促排卵汤加减（夏桂成经验方）。党参、白术、茯苓、炙甘草、黑当归、赤白芍、干地黄、杜仲、菟丝子、鹿角片、黄芪。

2）血瘀证

治法：化瘀和络，益肾止血。

方药：逐瘀止血汤加减。生地黄、大黄、赤芍、牡丹皮、当归尾、枳壳、醋炙龟甲、桃仁。

（2）经间期腹痛

证型：肾虚血瘀证。

治法：补肾养血，化瘀通络。

方药：补肾促排卵汤（夏桂成经验方）合膈下逐瘀汤加味。

9. 经行前后诸症

（1）经前期综合征

证型：肝郁气滞证。

治法：疏肝理气，活血通络。

方药：逍遥散加味。

（2）经行头痛

证型：瘀血证。

治法：调气化瘀，通窍行经。

方药：通窍活血汤（《医林改错》）加减。赤芍、川芎、桃仁、红枣、红花、老葱、鲜姜、麝香。

（3）经行身痛

证型：血瘀证。

治法：养血活血，和络散寒。

方药：趁痛散（《经效产宝》）合身痛逐瘀汤（《医林改错》）。

趁痛散组成：牛膝、当归、肉桂、白术、黄芪、独活、生姜、薤白、炙甘草。

身痛逐瘀汤组成：秦艽、川芎、桃仁、红花、甘草、羌活、没药、当归、灵脂、香附、牛膝、地龙。

（4）经行浮肿

证型：气滞血瘀证。

治法：理气活血，化瘀利水。

方药：小调经散合泽兰叶汤（《妇人大全良方》）。

小调经散组成：小调经散：没药、琥珀、桂心、芍药、当归。

泽兰叶汤组成：泽兰、当归、生地黄、炙甘草、生姜、芍药、大枣。

（5）经行发热

证型：瘀热证。

治法：调气化瘀，清热通经。

方药：血府逐瘀汤合越鞠丸。

血府逐瘀汤组成：桃仁、红花、当归、生地黄、牛膝、川芎、桔梗、赤芍、枳壳、甘草、柴胡。

（6）经行吐衄

证型：瘀阻气逆证。

治法：逐血通瘀，顺气降逆。

方药：血府逐瘀汤加减。

10. 更年期综合征

证型：血瘀证。

治法：滋阴清心，活血化瘀。

方药：杞菊地黄汤合血府逐瘀汤。

杞菊地黄汤组成：枸杞子、菊花、熟地黄、酒萸肉、牡丹皮、山药、茯苓、泽泻。

11. 更年期干燥综合征

证型：瘀滞证。

治法：滋阴化瘀，舒气增液。

方药：大黄䗪虫丸加减。大黄、甘草、黄芩、桃仁、杏仁、水蛭、虻虫、蛴螬、芍药、干地黄、干漆、䗪虫。

（二）带下过少

证型：瘀血内阻证。

治法：活血化瘀，滋阴生津。

方药：活血润燥生津汤加减。当归、白芍、熟地黄、天冬、麦冬、栝楼、桃仁、红花。

（三）生殖器炎症

1. 外阴部炎症

（1）前庭大腺炎

证型：血瘀证。

治法：活血化瘀，清利湿热。

方药：血府逐瘀汤加味。

（2）外阴溃疡

证型：阳证。

治法：清热解毒，活血化瘀。

方药：仙方活命饮加减。白芷、贝母、防风、赤芍、当归尾、甘草、炒皂角刺、炙穿山甲、天花粉、乳香、没药、金银花、陈皮。

2. 盆腔炎性疾病

（1）发热（初期）

治法：清热解毒，利湿化瘀止痛。

方药：盆腔炎Ⅰ号方（夏桂成经验方）。金银花、蒲公英、红藤、败酱草、赤芍、牡丹皮、延胡索、黄柏、生薏苡仁、车前草、广木香、五灵脂。

（2）癥瘕（中、后期）

治法：活血化瘀，败脓消癥。

方药：盆腔炎Ⅱ号方（夏桂成经验方）。丹参、赤芍、白芍、桃仁、红藤、败酱草、生薏苡仁、三棱、莪术、穿山甲、陈皮、山楂、延胡索、炒枳实、桔梗、皂角刺。

（3）湿热夹血瘀证

治法：清热利湿，化瘀和络。

方药：盆腔炎Ⅲ号方（夏桂成经验方）。炒当归、赤芍、白芍、红藤、败酱草、广木香、延胡索、炒柴胡、陈皮、桑寄生、山楂、薏苡仁。

（四）妊娠病

1. 异位妊娠

（1）休克型

治法：回阳固脱，活血化瘀。

方药：参附汤合活络效灵丹加减。

参附汤组成：人参、附子、青黛。

活络效灵丹：当归、丹参、乳香、没药。

（2）不稳定型

治法：化瘀杀胚，理气止痛。

方药：宫外孕Ⅰ号方（山西医学院附属第一医院经验方）加减。丹参、赤芍、桃仁。

（3）包块型

治法：化瘀消癥，破坚散结。

方药：宫外孕Ⅱ号方（山西医学院附属第一医院经验方）加减。丹参、赤芍、桃仁、三棱、莪术。

2. 流产

（1）胎漏、胎动不安

证型：血瘀证。

治法：养血和络，化瘀安胎。

方药：胶艾汤合失笑散。

胶艾汤组成：生地黄、白芍、艾叶、当归、川芎、甘草、阿胶。

失笑散组成：五灵脂、蒲黄。

（2）滑胎

证型：血瘀证。

治法：活血化瘀，益肾安胎。

方药：胶艾汤加减。

（3）脓痈

证型：痈脓未成证。

治法：清热化瘀。

方药：复方红藤煎。红藤、乳香、紫花地丁、连翘、延胡索、没药、大黄、牡丹皮、金银花、枳壳、赤芍、生甘草。

（五）产后病

1. 产褥期抑郁症

证型：血瘀证。

治法：活血化瘀，醒脑安神。

方药：癫狂梦醒汤加减。桃仁、柴胡、香附、木通、赤芍、半夏、腹皮、青皮、陈皮、桑皮、苏子、甘草。

2. 产后腹痛

证型：血瘀证。

治法：活血化瘀，通络止痛。

方药：散结定痛汤加减。当归、川芎、牡丹皮、益母草、黑芥穗、乳香、山楂、桃仁。

3. 产褥感染

证型：血瘀发热。

治法：活血化瘀。

方药：清解生化汤（夏桂成经验方）。当归、益母草、川芎、炮姜、桃仁、山楂、炙甘草、银花、连翘、败酱草、贯众。

4. 产后恶露不绝

证型：瘀浊阻滞。

治法：活血化瘀，利浊止血。

方药：生化汤加减。

（六）不孕症

1. 一般辨证

证型：血瘀证。

治法：活血化瘀，调理冲任。

方药：少腹逐瘀汤加减。

2. 析因辨证

（1）排卵障碍性不孕

证型：气滞血瘀证。

治法：理气化瘀，养血活血。

方药：柴胡疏肝散合归芍地黄汤加减。

柴胡疏肝散组成：陈皮、柴胡、川芎、香附、枳壳、芍药、甘草；归芍地黄汤组成：当归、白芍、生地黄、牡丹皮、茯苓、山药、山茱萸、泽泻。

（2）黄体功能不全性不孕

证型：瘀血证。

治法：补肾助阳，活血化瘀。

方药：毓麟珠合脱膜散（夏桂成经验方）加减。

毓麟珠组成：人参、白术、茯苓、芍药、川芎、炙甘草、当归、熟地黄、菟丝子、杜仲、鹿角霜、川椒。

（3）盆腔及输卵管炎性不孕

1）血瘀证

治法：行气活血，化瘀通络。

方药：血府逐瘀汤合活络效灵丹加减。

2）兼湿热证

治法：清热利湿，活血化瘀。

方药：红藤败酱散。红藤、败酱草、丹参、赤芍、白芍、寄生、蒲公英、广木香、薏苡仁、延胡索。

3）兼阴血虚证

治法：滋阴养血，化瘀通络。

方药：归芍地黄汤合活络效灵丹加减。

（4）免疫性不孕

证型：阳虚夹瘀证。

治法：温肾壮阳，活血化瘀。

方药：毓麟珠合桃红四物汤。

桃红四物汤组成：桃仁、红花、当归、熟地黄、川芎、白芍。

（七）卵巢过度刺激征

1. 肝郁血瘀证

治法：疏肝解郁，养血活血。

方药：逍遥散合桂枝茯苓丸加减。

2. 阴虚痰瘀证

治法：滋阴养血，化痰通瘀。

方药：归芍地黄汤合越鞠二陈汤（夏桂成经验方）加减。丹参、赤芍、白芍、怀山药、干地黄、牡丹皮、茯苓、山萸肉、制苍术、制香附、陈皮、制半夏、山楂、川牛膝。

（八）人流术后并发症

1. 瘀阻子宫

治法：逐瘀固冲，益气养血。

方药：生化汤加味。

2. 湿热壅滞

治法：清热解毒，益气化瘀。

方药：清宫汤（夏桂成经验方）。金银花、蒲公英、马鞭草、败酱草、炒当归、赤芍、蒲黄、车前草、益母草、焦山楂、五灵脂。

3. 瘀浊交阻

治法：活血化瘀，利湿导浊。

方药：血府逐瘀汤加味。

（九）面部黄褐斑

治法：疏肝解郁，活血化瘀。

方药：血府逐瘀汤加减。

第七节　针灸与生殖微循环的研究进展

针灸是针刺和艾灸治法的统称。针法是运用各种针具刺入穴位，治疗疾病的方法；灸法是采用艾条、艾炷点燃后熏灼穴位治病的方法。由于二者都是通过调整经络脏腑气血的功能而达到治病的目的，常配合使用，所以合称为"针灸"。

针灸是中医学宝贵遗产之一，由于其有操作简便、适应证广、安全有效等优点，数千年来深受广大人民的欢迎。针灸也是目前在全世界范围流传最广、影响最大的中医传统疗法，早在唐代就已经传播到朝鲜和日本；17 世纪末，传入欧洲和北美大陆。近年来，许多国家除开设针灸专科外，还成立了许多针灸研究机构和针灸学院等，1987 年成立了世界针灸联合会。世界卫生组织也已宣布，可用针灸治疗的疾病约 300 余种，疗效较好的约 100 余种，可治愈的约 67 种。

针灸对于微循环的作用，以及其在生殖医学领域的应用，近年来也取得了许多进展，使这门古老的技艺，仍在源源不断地焕发出新的生命力。

一、传统针灸经络理论与微循环

中医学对微循环的认识，源于经络理论。《灵枢·本输》说："经脉者，所以行气血……是故血和则经脉流行。"《灵枢集注·脉度·卷一》（张志聪注）："支而横者，络脉，孙络也。夫经脉内营于脏腑，外络于形身，浮而见于皮部者，皆孙络也。"张介宾注《类经·经络类·卷七》说："经脉直行深伏，故裹而难见。经脉支横而浅，故在表而易见。络之别者为孙，孙者言其小也，愈小愈多矣。凡人遍体细脉，即皆肤腠之孙络也。"这些古代典籍所描述的孙络（或称孙脉、细络、浮络）即相当于细小血管，其中的气血流动，与现代微循环理论密切相关。

关于西医学所说的微循环障碍，中医古籍中也有许多类似描述。《金匮要略》云："病人胸满，唇萎，舌青……为有血瘀。"《灵枢·经脉》云："血不流则髦色不泽，故其而黑如漆紫者。"清代王清任所著《医林改错》中更是明确指出："青筋暴露，非筋也，现于皮肤者，血管也，血管青者，内有瘀血也。"中医辨证中诸如舌质紫暗或有瘀点，皮肤瘀斑，舌系带两旁静脉紫暗，肝掌，蜘蛛痣等症候即是脉络瘀阻，微小血管扩张，血流缓慢所致。

经络学说是中医和针灸理论的精髓。近年来，随着对微循环认识的深入，人们发现经络与微循环存在着千丝万缕的关系。但需要注意的是，微循环与经络的结构和功能虽存在很多相似之处，却不能等同起来。许多研究表明，经络与神经、血液、淋巴系统等都存在一定关联性，但许多特质如电、声、磁传导的特性和经络感传等临床表现依然无法用现有的知识和理论去解释。经络在中医辨证及治疗过程中发挥着多种多样全身性的作用，其中的很多奥妙需要未来科学去探索发现。

二、针灸对微循环作用的现代研究

近年来，关于针灸对微循环的作用，开展了很多研究，为探究针灸效应及机理提供了大量的资料。人作为一个整体，各个器官的微循环状态，与人体生殖功能也密切相关。

（一）针刺对脑部微循环的影响

大脑作为人体的"司令官"，是下丘脑－垂体－性腺轴的起点。研究表明，针刺在生理、病理状态下对脑不同部位的微循环均有一定的作用，如提高血流速度、降低血管阻力、扩大毛细血管管径等来改善脑微循环障碍。谷巍等针对临床急性脑梗死患者针刺风池、完骨、天柱电针刺激，分别记录针刺前、针刺中20分钟及针刺后30分钟双侧椎动脉及基底动脉的平均血流速度和血管阻力指数变化。结果发现，针刺时的脑供血相对减少区域在针刺后得到了明显改善。

（二）针刺对心脏微循环的影响

作为循环系统最重要的器官，心脏的功能对全身组织器官的微循环都有重大影响。针刺改善心肌微循环障碍，主要表现为使减少的毛细血管数目增多、颜色变深、缩短的毛细血管加长、维持其形态的完整性。李洁等分别从功能、代谢、结构、微循环和体液因素几方面综述了电针对实验性急性心肌缺血影响的研究进展，对微血管的影响主要表现在电针内关后，开放活跃的毛细血管增多，内皮损伤现象明显减少，疏通了微循环，心肌与新鲜血液能及时进行物质与能量交换。针刺可使肿胀的红细胞、模糊消失的肌原纤维横纹、扩张的肌质网及崩解的线粒体得到很好的保护。针刺后的微血管开放、扩张者高于缺血对照组数倍，肌原纤维、线粒体的损伤及血小板的脱颗粒状况等明显减轻，缺血边缘区的微血管网开放改善了心肌的供血状况。

（三）艾灸对微循环的影响

艾灸是中医外治法之一，具有温通经络、活血化瘀、回阳固脱、消肿散结、防病保健等功效，正所谓"凡病，药之不及，针之不到，必以灸之"。艾灸可以使血液流速加快，血流量增加，还可以改善血液的高浓、高聚、高黏状态。研究表明，艾灸还可增强机体的细胞免疫功能及体液免疫功能，加速机体新陈代谢，从而达到防病保健作用。

张周良等研究健康人甲襞微循环对艾灸的效应。选健康人 30 名，用温和艾熏烤八邪及三阴交穴，每穴 10 分钟，休息 10 分钟，测试艾灸前后甲襞微循环变化。艾灸后甲襞微循环各指标有明显变化，血流速度有显著增高，红细胞聚集程度、流态积分、管周积分均有显著改善。这说明，艾灸可以通过影响微血管的血流形态、血流速度、管袢清晰度来改善微循环系统。

（四）眼针疗法与微循环

眼针疗法是辽宁著名针灸学家彭静山教授根据《内经》"观眼察病"和《证治准绳》对眼的脏腑划分理论，在 20 世纪 70 年代开创的针灸新疗法。眼针疗法的操作是在观眼辨证后，按眼眶边缘相应脏腑分区进行针刺，以治疗全身疾病。原分为 8 区 13 穴，后经辽宁中医药大学田维柱教授改进为 8 区 8 穴，可操作性更强。目前已广泛应用于治疗内、妇、儿、五官等科的多种急慢性疾病，对于神经、内分泌等系统相关疾病疗效独特，深得好评。

徐辉等建立视网膜分支静脉阻塞模型，研究眼针对兔微循环的影响并分析机理。眼针取上焦、肝、肾区，毫针平刺，留针30分钟。结果表明，眼针＋中药组眼底血栓部位膨胀的血管直径明显变细，单位面积血流量显著增强，ADP聚集率下降，微循环状态显著改善。

（五）火针疗法与微循环

火针疗法是将特制的金属粗针，用火烧红后刺入一定部位以治疗疾病的方法。火针古称"燔针""焠刺"。《灵枢·官针》中指出："焠刺者，刺燔针则取痹也。"《伤寒论》中有"烧针令其汗""表里俱虚，阴阳气并竭，无阳则阴独，复加烧针……"等记载。

康新等对46例类风湿性关节炎患者火针治疗前后的甲襞微循环进行了检测，其指标有血管管襻形态、血液流态、襻周状态等。治疗结果显示：针刺后甲襞微循环异常状态有明显改善，清晰管襻数目增多，血流速度加快，血管管襻形态、血液流态、襻周状态与治疗前比有显著差异，提示火针治疗可改善类风湿患者的甲襞微循环。

除前述外，尚有头针、耳针、皮肤针、手针、蟒针、刺络放血等许多特种针法对于微循环的作用有待于进一步发掘、研究。

三、针灸对女性生殖系统微循环及相关疾病的作用

针灸对泌尿生殖系统功能有良好的调节作用。研究表明，针灸对女性的月经失调、功能性子宫出血、痛经、胎位不正、产后尿潴留、不孕等疾病均有较好的临床疗效，可以调节月经和诱导排卵，促进子宫和卵巢的血液循环，提高生殖系统疾病治疗的成功率。

（一）针灸对卵巢功能低下的调节作用

研究表明，针灸可显著增加子宫动脉血流量，改善卵巢血液供应，降低卵巢动脉搏动指数（pulsatility Index，PI）、阻力指数（resistance index，RI），下调FSH与LH的水平，对下丘脑垂体的反馈性激活减弱。此外，经皮穴位电刺激法（transcutaneous electrical acupoint stimulation，TEAS）治疗后，窦卵泡数量增加，抗缪勒管激素（anti-Mullerian hormone，AMH）水平增加，并提高卵巢对促排卵药物反应，增加获卵数，改善卵子质量，最终提高妊娠率。大量的临床和实验结果表明，针刺确有促进卵泡发育的作用。针

刺中极、隐白、太冲穴，并配合头针，可使无排卵型功能性子宫出血患者血清中 LH、FSH、E_2、P 和 PRL 等激素含量趋于正常。采用针刺肝俞、肾俞穴对包括功能性月经紊乱、原发性闭经、继发性闭经和原发性不孕症等在内的内分泌失调患者进行治疗后发现，除了临床症状得到改善外，患者的 BBT 连续测定双相率明显提高，阴道上皮细胞成熟指数计数居中与交替出现率明显增高，性激素水平亦有明显改变，并有明显的促排卵作用。

（二）针灸对多囊卵巢综合征的治疗

基于中医基础理论，针灸治疗 PCOS 多在任、督二脉及胃、脾两经上取穴，主要穴位有中极、关元、中脘、三阴交、足三里、天枢、太冲、子宫等。其主要原理是调节下丘脑 – 垂体 – 卵巢（HPO）轴。PCOS 患者阿片肽含量较正常人偏低，针刺可以促进 β – 内啡肽释放，降低 GnRH 及其下游 LH 的分泌，有利于形成优势卵泡。此外，针刺还可以增加芳香化酶的产生，促进雌激素的生成，也增加雌激素受体的敏感性，能显著提高 PCOS 患者排卵率，改善生殖功能。

（三）针刺对其余排卵异常患者的治疗

未破裂卵泡黄素化综合征（luteinized unruptured folliclesyndrome，LUFS）或卵泡发育不良（follicular maldevelopment，FM）等排卵异常也是造成不孕的常见原因，其发病机理目前尚不完全明确。在中医理论的指导下，针灸治疗可促进卵泡发育并使其排卵，从而提高患者的排卵率。研究显示，针灸或电针可改善卵巢动脉血流灌注，使卵巢动脉舒张，导致舒张期血流阻力下降，流速增高，血流量增加，有利于成熟卵泡破裂和排出。

（四）针刺对子宫内膜微循环的作用

赵雅芳等研究电针三阴交、血海对痛经大鼠子宫微循环的影响时发现，电针后子宫微血管及毛细血管形态、管径、数量、血流状态均明显改善，毛细血管管径变化最明显，且电针三阴交的效果优于血海。因此，认为针刺三阴交可改善子宫微循环，缓解痛经。李春华等研究电针三阴交、悬钟、非经非穴预介入对痛经大鼠子宫的影响时发现，各组电针时间段内的子宫微血管管径扩张，微血管条数增多，缓解子宫血管痉挛，镇痛疗效三阴交＞悬钟＞非经非穴。

（五）薄型子宫内膜的针灸治疗

李凌云等选取 60 例肾阴虚型子宫内膜薄性不孕症患者，随机分为治疗组和对照组各 30 例。治疗组给予针刺配合滋肾填精方治疗，对照组给予戊酸雌二醇片治疗，观察卵泡发育成熟时内膜厚度、子宫内膜螺旋动脉 PI、RI 以及妊娠率。疗程为 3 个月经周期。结果两组治疗后患者子宫内膜厚度较治疗前均有显著增加，治疗组子宫内膜较对照组明显增厚。治疗组治疗后，卵泡成熟时的子宫内膜螺旋动脉血流参数 PI、RI 均显著降低，其降低程度优于对照组，且治疗组妊娠率明显高于对照组。治疗过程中，治疗组无不良反应发生，对照组 3 例出现乳房胀痛，2 例出现阴道少量出血，5 例出现消化道不良反应。因此，针刺配合滋肾填精方治疗子宫内膜薄性不孕症，可促进子宫内膜增长，改善子宫内膜血流，提高子宫内膜容受性，疗效确切，无不良反应，能提高临床妊娠率。

四、针灸对男性生殖系统微循环及相关疾病的作用

针灸对男性的阳痿、早泄、不射精、精索静脉曲张、慢性前列腺炎、精液异常等生殖系统疾病应用广泛，有确切的调节作用。临床研究表明，针刺中极、关元、气海、足三里、太溪，或肾俞、命门、三阴交、复溜穴，配合艾灸关元穴，治疗阳痿取得了满意的临床疗效。针灸对不射精的治疗效果也比较满意，针刺常用曲骨、足三里、三阴交、太冲、太溪、照海、次髎、关元等穴。针灸还可以改善精液异常患者精子数目少、活力低下或畸形的状况，主穴取关元、中极、命门、肾俞穴，精子活力减弱、畸形者加足三里、三阴交、太溪穴，精子数目减少者加次髎穴，精子不液化者加三阴交、气海、太溪穴，前列腺炎者加会阴、次髎等穴，取得了较好的临床疗效。有人采用列缺穴埋针治疗遗精、早泄，心肾不交者配神门、内关、太溪穴，湿热下注者配行间、丰隆、阴陵泉、会阴穴，肾虚不固者配关元、大赫、肾俞、志室穴，取得了较满意的疗效。

（一）针灸与精索静脉曲张治疗

精索静脉曲张多属中医"筋瘤"的范畴，与微循环障碍密切相关。周璇等将 70 例血瘀型精索静脉曲张患者随机分为温针灸组 35 例及药物组 35 例。温针灸组取关元、气海、足三里、三阴交为主穴施温针灸，药物组口服桂枝茯苓胶囊，连续治疗 40 天后，观察两组患者治疗前后彩色多普勒成像、精液质量分析、临床有效率及复发率等情况。结果发

现：与治疗前相比，两组患者治疗后彩色多普勒下精索静脉最大内径变窄、反流持续时间减少，两组超声分级均下降，且温针灸组优于药物组；两组精液质量均较治疗前提高，且疗效相似；临床有效率温针灸组为 91.4%，药物组为 88.6%，组间差异无统计学意义；复发率温针灸组为 14.2% 药物组为 47.1%。这表明，温针灸疗法治疗可以显著改善精索静脉的血流状态，且近、远期疗效较佳。

（二）针灸与 ED 等性功能障碍疾病治疗

阳痿，又称为"ED"，在中医辨证内有肾气虚衰、肾精不足、肝郁气滞、湿热下注、经脉瘀阻等多个证型，很多与阴茎供血状态有关。

陈智等以针刺配合药物穴位注射动脉性 ED 患者 62 例，针刺关元、三阴交、肾俞，得气后用酚妥拉明 10mg（1mL）加 0.9% 氯化钠注射液 1mL 配成 2mL 液体向三穴各缓缓注入 1/3 药液，隔日 1 次，7 次为 1 个疗程，并在治疗前、后进行夜间阴茎勃起实验检测、阴茎海绵体注射血管活性药物试验、阴茎彩色多普勒超声检查。结果发现，针刺结合穴位注射可增强阴茎供血，可用于治疗动脉性 ED。

（三）针灸与精液异常

少、弱、畸型精子症及精液不液化等中医辨证多属肾虚、湿热、瘀阻的范畴，其中部分证型与男性睾丸、附睾等器官的微循环状态密切相关。中医药治疗，一般采取补肾、祛湿、化瘀等方法，若配合针灸，往往疗效更佳。

王炎观察针灸配合中药治疗特发性少、弱精症 72 例，其中治疗组 35 例，对照组 38 例。治疗组加中药组方：肾阳亏虚型，以金匮肾气丸合五子衍宗丸加减；肾阴亏虚型，以左归丸合五子衍宗丸加减；肝气郁滞型，以柴胡疏肝散合五子衍宗丸加减；湿热下注型，以龙胆泻肝汤加减；气血亏虚型，以人参养荣丸加减；气滞血瘀型，以血府逐瘀汤加减。针灸取穴：一组，三阴交、肾俞、命门；二组，足三里、关元、中极。两组穴位交替针刺，1 个疗程 5 天。对照组采用左卡尼汀口服液每次 10mL，每日 2 次；他莫西芬每日 20mg，维生素 E 胶丸每日 100mg。两组患者每疗程 3 个月。结果：治疗后两组精子数量、精子活动率和前向快速运动精子均有明显改善，且针灸配合中药治疗组较对照组的改善更加明显。

五、针灸在辅助生殖领域的应用

中医针灸介入辅助生殖领域，是近年新兴的课题。2002 年，Paulus 等首先提出针刺可提高 IVF–ET 临床妊娠率的观点，针刺等穴位刺激在 ART 中的辅助角色始受到关注。随着相关研究不断更新，人们发现针刺、电针等不同穴位刺激方法在 IVF–ET 过程中可提高其妊娠结局。

（一）针灸在 IVF 过程中对卵巢的作用

刘莉莉等研究在 IVF 过程中电针干预对卵细胞质量及妊娠结局的影响，并探讨其作用机理。对接受 IVF–ET 助孕的肾虚型患者进行卵巢功能评估，将卵巢储备下降的 60 例患者随机分为观察组和对照组各 30 例，两组均给予拮抗剂方案促排卵，观察组加用电针干预。观察两组患者超促排卵 Gn 用量、用药天数、子宫内膜厚度等方面的差异，测量血中生殖激素含量，以及各组 IVF 取卵日血清及卵泡液中干细胞因子（Stem cell factor，SCF）含量，对比两组获卵数、受精率、卵母细胞成熟率、优质胚胎率、种植率、临床妊娠率、周期取消率。结果表明，两组患者治疗前各项指标无明显差异，治疗后观察结果：①观察组症状改善明显，hCG 注射日 E_2 水平、受精率、卵母细胞成熟率、优质胚胎率、种植率与对照组比较，差异均有显著性。②取卵日卵泡液 SCF 水平显著高于血清中 SCF 水平，妊娠者 SCF 水平高于非妊娠者；观察组卵泡液和血清中 SCF 水平均明显高于对照组，差异均有显著性。③观察组与对照组相比，临床妊娠率高而流产率低，差异有显著性。因此，电针疗法可对接受 IVF 治疗患者整体调节机体内分泌环境，改善卵巢局部微环境，增强卵巢功能，提高卵细胞质量，有利于妊娠。

（二）针灸在改善子宫内膜容受性中的作用

随着胚胎培养技术的进步和培养体系的完善，临床上常常有较多高质量的胚胎进行移植，但只有少数胚胎能够成功着床。在胚胎移植过程中，有 50% ～ 75% 的妊娠丢失是由于胚胎着床失败，其中胚胎质量约占着床失败的 1/3，另外的 2/3 则是子宫内膜容受性差所引起的。因此，改善子宫内膜容受性是提高临床妊娠率的关键。现代研究表明，在 IVF–ET 技术中为患者实施针灸治疗，可改善患者临床妊娠率，提高胚胎着床时的卵巢 – 子宫血流灌注率，在预移植阶段行电针刺激的患者，电子显微镜下子宫内膜胞饮突表达增加，子宫内膜容受性改善，同时患者的孕激素水平也得到提高。

卵巢低反应和子宫内膜容受性不良是目前辅助生殖技术实施过程中的难点，针灸的介入为治疗提供了新的思路和手段，其疗效已得到多方验证。特别是电针的应用，为患者提供了安全、无痛、无损而有效的治疗手段。

此外，针灸治疗对取卵后减轻患者疼痛，预防卵巢过度刺激综合征，缓解紧张焦虑情绪等方面都可发挥作用。

六、总结与展望

（一）针灸在生殖领域应用前景广泛

经过数十年的探索和研究，大量的临床实践表明，针灸技术在改善人体组织和脏器微循环以及男女生殖疾病方面的疗效确切而广泛，是目前治疗手段的有效补充。特别在男性阳痿、早泄、不射精症，女性痛经、月经延期、卵巢低功、子宫内膜容受性不良等疾病，及多种泌尿生殖系统手术后镇痛等方面，合理运用针灸手段，往往可以取得难以替代的效果。

（二）辨证取穴与特定穴相配合

在许多中医临床大家的医案中，针灸治疗男女性生殖疾病的辨证选穴，往往是选取任脉、督脉、带脉、膀胱经、肝经、脾经、肾经等与人体生育相关的经络，结合患者寒热虚实等证候表现确定处方，同时重视特定腧穴的作用，经常是头部、腰腹部穴位与四肢五输穴结合应用。中医认为，头为六阳魁首，总领一身之阳气；腹部关元、气海、中极、神阙、天枢、子宫等穴位及腰背部肾俞、命门、腰阳关、八髎等穴位与生殖功能能密切相关；五输穴是人体经脉气血流注之所，又处于腕踝部，便于取穴。这些穴位相互配合，体现了针灸辨证论治的整体性。从西医学角度，头部是垂体和下丘脑等重要人体内分泌的调控器官，腰腹部正是女性生殖系统体表反射区和控制生殖器官的脊神经走行所在。这个治疗思路，与西医生理、病理相符合，可作参考。

（三）特种针灸方法的作用值得重视

除毫针针刺外，电针、艾灸、火针、刺络放血、穴位贴敷、皮肤针、穴位埋线等特种针灸方法均可改善人体微循环，并体现出不同特质。如艾灸通过药性和温热效应，能够迅速改善盆腔微循环；火针和三棱针治疗静脉曲张高效而迅速；穴位贴敷、皮肤针和穴位埋线可在三天至一周的时间内增强局部微循环，并可调节人体免疫功能等。这些疗法的应用和推广，值得重视。

（四）生殖领域可标准化、量化的针灸科研

长久以来，中医的辨证论治，个体化治疗，既是其先进性所在，又成为其临床统计、科研、推广和产业化的障碍。相对于中药材成分与配伍的复杂性，针灸易于形成针对某个病种量化和标准化的治疗方案；或某个部位组织、器官对针灸刺激的反应，可进行数据采集与研究。在尚缺乏大数据的生殖微循环领域，针灸有望成为中医科研的重点发展方向之一。

七、典型案例

案 1　针灸治疗不孕症（施振东医案）

周某，女，33 岁。2017 年 8 月 15 日初诊。结婚 5 年未孕，曾于上海、南京等有关医院检查诊治，未能获效。月经 17 岁初潮，周期为 28 ～ 32 天，每次行经 4 ～ 6 天，量少色紫，无块，无痛经史。患者面色萎黄，头晕耳鸣，腰酸乏力，素体怕冷，性欲淡漠，二便正常，苔薄白，脉细。妇科检查无异常，输卵管通水通畅。四诊合参，此乃肾虚不足，冲任空虚，血虚血瘀，胞宫失养所致。

治法：温肾益气，调补冲任，养血活血。

方法：用普通艾条灸至阴、足三里、关元、子宫穴，灸至局部皮肤起红晕为度，每次灸 30 ～ 40 分钟，从月经干净后开始灸至下次月经来潮为止。同时配合针刺，在每次月经来潮的第 10 天开始，采用毫针针刺足三里、关元、子宫穴，行以补法，以得气为准，每次留针 30 分钟，隔天 1 次，至患者 BBT 升高（黄体期）后即停针刺，针灸并用，3 个月为一疗程。

上法治疗 2 个月后，BBT 显示患者黄体期增至 14 天，升高后的体温曲线较为平稳，经 3 个月治疗后，患者告知已受孕妊娠。

案2 针灸治疗不孕症（王卓医案）

赵某，女，33岁。2018年9月16日初诊。结婚4年未孕，曾于2013年意外怀孕施刮宫手术。14岁初潮，周期28天，行经2～3天，量少色黑，少量碎块，小腹冷痛。彩超显示内膜厚度最高约7mm，血流不均匀。患者面色暗，畏寒，自觉小腹冰冷，腰酸乏力。饮食、二便正常。苔白，脉沉细，尺脉涩。四诊合参，刮宫术后未能调养，致血瘀寒凝。

治则：活血化瘀，温宫散寒。

取穴：血海、三阴交、关元、子宫、足三里。

治法：毫针直刺，每次30分钟，隔日1次，经期停用。同时口服金匮肾气丸、少腹逐瘀丸，每日2次，每次各一丸，经期停药。

连续治疗3个月后，彩超显示内膜8mm左右，血流改善。又3个月后回访，患者已孕。

案3 针灸治疗功能性不射精（俞昌德医案）

王某，男，27岁，干部。婚后同居14个月不育。诉于首次性交中射精少许，此后再无精液射出，每次同房时间长，其妻难以承受。时有梦遗，年少时曾手淫，但无心理障碍，身体素健。唯去秋一度发现小便混浊，腰酸楚，余正常。舌质边偏红，苔薄白根部薄腻，脉弦左尺细。

治则：疏肝，醒神，通络。

取穴：中极、太冲、三阴交、肾俞、内关、神门。

治法：毫针针刺，留针30分钟，每次远近各取2个穴位，前后交换，每天1次。肾俞针后加灸，其他各穴均用泻法。中极穴行针，使针感向阴茎或阴部感传。患者针灸治疗6次后，同房时阴茎很快软弱，仍不射精；针12次后，在黎明交合，射精成功，双方满意。巩固3次痊愈。

案 4　针灸治疗卵巢早衰（房緊恭医案）

刘某，女，36岁。2019年7月29日初诊。月经不调1年半，停经6个月，未孕。14岁初潮，周期26～28天，经期6天，经量中、色暗红。子宫输卵管造影显示双侧不通畅；性激素检查：FSH 84.34IU/L，LH 32.65IU/L，E_2 40.78pmol/L。刻诊：面色萎黄，神疲，闭经，白带稀少，腰膝酸软，畏寒，心烦，口干，失眠多梦，饮食可，二便调。舌质淡胖苔薄白，脉弦滑。四诊合参，此乃肝肾不足，冲任空虚，血虚血瘀，卵巢失养所致。

治则：补肝肾，调冲任，养血活血。

取穴：A组：百会、本神、神庭；B组：中脘、关元、天枢、大赫、卵巢、足三里、三阴交、太冲、太溪；C组：肾俞、次髎。

治法：仰卧位：A组穴位平刺，深度0.5～1.5cm；B组穴位直刺，深度0.5～3.0cm。A、B两组均平补平泻，得气为度，留针20分钟，每周各治疗1次。俯卧位：C组穴位，肾俞直刺，深度0.5～3.0cm；次髎向下透刺入骶后孔，针刺深度5～6cm，使针感向会阴部、大腿内侧放射。加电针疏密波，以患者耐受为度。留针20分钟，每周三治疗1次。操作顺序为头部穴位、腹部穴位、下肢穴位，两穴组交替使用，每周共治疗3次，1个月为1个疗程，治疗3～6个疗程，每3个月复查性激素。嘱规律作息，饮食清淡，忌寒凉，辅以心理疏导。

连续治疗3个月后，复查性激素：FSH 19.45IU/L，LH 5.68IU/L，E_2 56pmol/L；继续治疗3个月后，成功受孕。

案 5　针灸治疗反复种植失败（李月梅医案）

患者，女，35岁。2018年1月20日初诊。婚后2年半未孕。2014年因意外怀孕行人流1次；既往3次IVF-ET史，均未着床。月经周期24天，经期7天，量少色暗，经期小腹疼痛，喜温。性激素检查：FSH 19.10IU/L，LH 4.93IU/L，E_2 20pg/mL，T 0.18ng/mL，PRL 17.33ng/mL。AMH 0.21ng/mL。B超提示：①右卵巢囊性包块；②子宫肌层不均质改变。刻诊：神疲，乏力，盗汗，畏寒，手足冰凉，常感头晕，急躁易怒，两目干涩，纳可，眠欠佳，易醒，夜尿多、2～3次/晚。舌淡黯有瘀斑，苔薄白，脉沉细。四诊合参，此乃气血亏虚，肝肾不足，虚中夹瘀，胞宫失养所致。

治则：益气活血，补肾调经。

取穴：A组引气归元（仰卧位）：百会、印堂、中脘、天枢、关元、归来、子宫、足三里、三阴交、血海。配穴：卵泡期配内关、公孙、太溪、然谷；排卵期配合谷、承浆、足临泣；黄体期配大赫、合谷、太冲。B组通督调神（俯卧位）：百会、后顶、心俞、膈俞、脾俞、肾俞、次髎、膀胱俞、委中、悬钟。配穴：卵泡期配水泉；排卵期配阳陵泉、白环俞；黄体期配命门加艾灸、督脉灸。

治法：以上穴位均施以补法或平补平泻手法，留针30分钟，2次/周。经期停止针刺。

治疗3个月后，患者告知月经已基本正常，复查B超、性激素均正常；继续治疗4个月后，成功获卵并配成优质胚胎移植，2019年6月顺产一男婴。

【参考文献】

［1］崔张新.中医学中的微循环及其障碍［J］.中国医疗前沿，2011，6（5）：22-23.

［2］朱建红，朱起贵.中医对微循环的若干认识［J］.微循环学杂志，2002，12（2）：41-43.

［3］王殿俊.微循环与中医中药研究［J］.微循环学杂志，1999，9（2）：1-2.

［4］回学英，雷慧，杜会博，等.微循环障碍的中医认识及治疗现状［J］.现代中西医结合杂志，2009，18（24）：2996-2998.

［5］宋亚蕊，李翠萍."血水同治"法在妇科中的运用［J］.光明中医，2011，26（11）：51-52.

［6］吴以岭."脉络－血管系统"相关性探讨［J］.中医杂志，2007，48（1）：5-8.

［7］王海泉.经络实质的微循环学说［J］.山东中医药大学学报，1990，14（4）：62-65.

［8］刘正泉，侯亚利，牛春雨，等.中药干预微循环障碍的研究进展［J］.微循环学杂志，2010，20（1）：56-59.

［9］黄建平."肝"与微循环关系的现代研究［J］.辽宁中医杂志，1996，23（1）：46.

［10］刘小雨，王行宽.肝与血脉别论［J］.中医杂志，2005，46（9）：646-648.

［11］马雪柏，毛春林，张敏.微循环障碍与肝阴虚证相互关系的研究［J］.中国中西医结合急救杂志，2004，11（1）：47-49.

［12］徐春梅.浅议微循环是中医脾主运化的形体生理解剖基础［J］.陕西中医，2006，27（9）：1105-1107.

［13］张力.三焦与微循环相关性探讨［J］.中国中医药信息杂志，1999，6（10）：15-16.

［14］吴小明."精血同源"的发生学认识［J］.吉林中医药，2005，25（1）：3-4.

［15］俞亚琴，郭分钧."再障"的中医辨证与甲皱微循环关系的研究［J］.辽宁中医杂志，1996，23（4）：145-146.

［16］傅汝林.论补肾调肝化瘀法治疗慢性再生障碍性贫血［J］.贵阳中医学院学报，1999，21（3）：3-5.

［17］王再生.再生障碍性贫血的辨证论治［J］.中华血液学杂志，1993（3）：1.

［18］申春娣.肾虚证与红细胞刚性的研究［J］.中国中医基础医学杂志，1995，1（2）：28-30.

［19］马民.血瘀证形成的微观机理研究［D］.济南：山东中医药大学，2003.

［20］付长庚.陈可冀院士学术思想与成就［J］.中医药通报，2016，15（4）：3-5.

［21］曹田梅，张李兴，颜新.化瘀法探源及国医大师颜德馨对活血化瘀理论的创新贡献［J］.深圳中西医结合杂志，2013，23（5）：292-294.

［22］刘立智，邓益平，詹进美.微循环障碍的中医病因初探［J］.陕西中医，2010，31（1）：72.

［23］卓柄烈.试论祖国医学与微循环障碍［J］.微循环学杂志，1991，1（1）：33.

［24］胡晓梅.中医证型与微循环障碍研究概况［J］.江苏中医药，1991，12（9）：47-48.

［25］刘立，段金廒，宿树兰，等.用于妇科血瘀证痛经的四物汤类方——桃红四物汤的研究进展［J］.中国中药杂志，2015，40（5）：814-821.

［26］贺慧琴，陆启滨，赵翠英，等.桂枝茯苓胶囊治疗妇科血瘀证的临床观察［J］.南京中医学院学报，1994，10（5）：16-18.

［27］庞保珍，赵焕云.补阳还五汤治疗气虚血瘀型不孕症126例［J］.长春中医药大学学报，1994，10（41）：65.

［28］万永生，卢太坤.卢太坤运用益气活血法治疗男科疾病验案举隅［J］.江苏中医药，2007，39（9）：46-47.

［29］朱澄漪，莫蕙.益气化瘀法在妇科疾病中的应用［J］.吉林中医药，2008，28（2）：102-103.

［30］钟小军，李亿忠.血府逐瘀汤在妇科中的临床运用［J］.云南中医中药杂志，2005，26（5）：19-20.

［31］彭世桥.血府逐瘀汤治男科临证举隅［J］.四川中医，1990（10）：38.

［32］尉波.七制香附丸加味治疗卵巢囊肿气滞血瘀证的临床疗效观［J］.中国医药指南，2017，15（3）：183-184.

［33］曹善珠.八珍益母胶囊联合激素疗法治疗气血两虚兼血瘀型月经不调疗效观察［J］.新中医，2014，46（11）：127-128.

［34］杨芳娥，乔秋飞，宫亚萍.探析八珍汤在妇产科的临床应用［J］.四川中医，2008，26（2）：73-74.

［35］丁爱娟，吴艳虹.八珍胶囊治疗气血虚弱型痛经的临床观察［J］.实用中西医结合临床，2016，16（7）：16.

［36］林天东，黄显勋.男性不育症的分病论治［J］.中医杂志，2005，46（6）：463-464.

［37］徐淑华，郑桂杰.当归四逆汤治疗寒凝血瘀型原发性痛经41例［J］.中国冶金

工业医学杂志, 2013, 30 (2): 236.

[38] 李仲平, 王莹, 史满金, 等. 温经散寒祛瘀法治疗原发性痛经对患者甲襞微循环的影响 [J]. 四川中医, 2008, 26 (8): 85-86.

[39] 吴秀青. 少腹逐瘀汤加减治疗寒凝血瘀型痛经的疗效观察 [J]. 临床合理用药杂志, 2016, 9 (17): 67-68.

[40] 陈丹华, 刘芳. 四草汤加味治疗妇科瘀热型出血的临床体验 [J]. 江苏中医药, 1985 (3): 26.

[41] 姚石安. 妇科病瘀热证治疗探讨 [J]. 新中医, 1991 (3): 9-10.

[42] 陈小均, 张志杰, 刘绍明, 等. 经方桃核承气汤在男科疾病中的应用研究进展 [J]. 环球中医药, 2015, 8 (4): 488-492.

[43] 顾曼丽, 徐华国. 浅谈湿热瘀阻型慢性盆腔炎的中医治疗 [J]. 中医药临床杂志, 2004, 16 (4): 376-377.

[44] 姜卉, 付金荣. 蔡小荪教授治疗输卵管阻塞不孕症临床经验 [J]. 四川中医, 2013, 31 (1): 1-2.

[45] 王祖龙, 孙自学, 李灿, 等. 消癥饮治疗湿热瘀阻型慢性前列腺炎 200 例临床观察 [J]. 中医杂志, 2008, 49 (8): 701-703.

[46] 金义. 红白皂龙汤治疗无精子症 56 例 [J]. 中国中医药科技, 1998, 5 (3): 143.

[47] 郑佑君. 湿痰瘀对男性生殖功能的影响 [J]. 医学信息旬刊, 2009, 1 (9): 146-147.

[48] 董雅娟, 雷飞. 祛瘀化痰汤治疗痰瘀互结型子宫肌瘤 50 例临床观察 [J]. 河北中医, 2015, 37 (8): 1151-1153.

[49] 张晓金, 归绥琪, 黄书慧, 等. 从"痰瘀"论治多囊卵巢综合征不孕临床研究 [J]. 中华中医药杂志, 2016, 31 (2): 415-419.

[50] 王宗强. 从痰瘀论治输卵管阻塞性不孕经验总结 [J]. 亚太传统医药, 2014, 10 (5): 70-71.

[51] 文云波，贺菊乔，袁轶峰，等.补肾活血汤治疗阳痿肾虚血瘀证40例临床观察[J].中医药导报，2015，21（3）：61-62.

[52] 颜德馨，颜乾麟.化瘀赞育汤治男科疾病[J].新中医，1991（6）：14.

[53] 常德贵，李广森，彭成华，等.癃闭舒联合多沙唑嗪治疗肾虚血瘀型良性前列腺增生的临床研究[J].中华男科学杂志，2015，21（2）：165-169.

[54] 赵井苓.补肾活血方干预肾虚血瘀型卵巢储备功能下降之月经后期、过少临床观察[J].湖北中医药大学学报，2015，17（4）：19-21.

[55] 王秋香，徐晓娟，姚莉娟，等.从"肾虚血瘀"论治子宫内膜异位症并发不孕[J].成都中医药大学学报，2015，38（2）：105-108.

[56] 梁静，孙维峰.从肾虚血瘀探讨多囊卵巢综合征[J].中华中医药学刊，2008，26（9）：1989-1990.

[57] 黄丹云，叶平.肾虚血瘀在复发性流产中的临床意义[J].吉林中医药，2010，30（1）：24-25.

[58] 肖新春，刘霞.血水同病乃子宫内膜异位症病机关键[J].陕西中医，2013，（10）：1378.

[59] 林春仙，谢萍，赖学华，等.血水同治法治疗卵巢囊肿临证心得[J].中西医结合研究，2010，2（4）：192-193.

[60] 夏宛延，梁潇元，耿静然，等.《金匮要略》当归芍药散治疗痛经之浅析[J].中国中医急症，2017，26（3）：451-453.

[61] 欧阳静萍，王雄，Stoltz JF.当归对人红细胞变形性和聚集性的影响[J].微循环学杂志，2000，10（2）：27-28.

[62] 艳凯，任君旭，姜华，等.当归、川芎嗪注射液影响血瘀大鼠转归的血流动力学基础[J].中国医学物理学杂志，2005，22（5）：680-681.

[63] 魏会平，刘圣君，刘艳凯，等.当归注射液对大鼠实验性弥散性血管内凝血血流动力学的影响[J].时珍国医国药，2008，19（7）：1606-1607.

[64] 刘艳凯，张学锋，姜华，等.当归注射液对血瘀证大鼠肠系膜淋巴微循环的影

响［J］.中国中西医结合急救杂志，2003，10（6）：333-336.

［65］阮金兰，赵钟祥，曾庆忠，等.赤芍化学成分和药理作用的研究进展［J］.中国药理学通报，2003，19（9）：965-970.

［66］王玉琴，马立昱.赤芍对血液凝固纤溶系统酶活性的影响［J］.中国中西医结合杂志，1990，10（2）：101-102.

［67］王琳琳，丁安伟.赤芍总苷对大鼠血瘀证模型的影响［J］.南京中医学院学报，2011，27（6）：552-554.

［68］楚正绪，谭建权，张亚霏.赤芍提取物对烫伤大鼠肠系膜微循环的影响［J］.中华整形烧伤外科杂志，1990（2）：128-130+160.

［69］叶志义，任绍光，李发琪，等.丹皮酚对鼠微循环的作用及影响［J］.中国血液流变学杂志，1999，9（3）：137-138.

［70］李薇，王远亮，蔡绍皙，等.丹皮酚和阿司匹林对大鼠血液流变性影响的比较［J］.中草药，2000，31（1）：29-31.

［71］李海强.中药川芎的现代基础研究及临床应用近况［J］.西医药卫生，2008，24（13）：1999-2001.

［72］常虹，刘萍.丹参对微循环的影响［J］.中国药物应用与监测，2006，3（4）：21-24.

［73］刘志峰，李萍，李桂生，等.红花提取物抗血小板聚集及抗血栓作用的观察［J］.中药药理与临床，2000，16（6）：20.

［74］臧宝霞，金鸣，李金荣.羟基红花黄色素A抗凝作用的研究［J］.中草药，2007，38（5）：741.

［75］王忠全，丁卓伶.红花黄色素临床应用研究进展［J］.中国药业，2014，23（16）：125-127.

［76］赵乔，游秋云.口服桃仁水煎液对小鼠软脑膜微循环的影响［J］.湖北中医药大学学报，2002，4（4）：19-20.

［77］裴瑾，颜永刚，万德光，等.桃仁油对动物血液流变学及微循环的影响［J］.

生殖微循环学

—

中成药, 2011, 33（4）: 587-589.

[78] 张雪, 宋玉琴, 杨雨婷, 等. 益母草活血化瘀化学成分与药理作用研究进展 [J]. 药物评价研究, 2015, 38（2）: 214-217.

[79] 张健, 李蓟龙, 刘圣君, 等. 益母草注射液对DIC大鼠血流动力学的影响 [J]. 天津医药, 2007, 35（3）: 206-208.

[80] 姜华, 张利民, 刘艳凯, 等. 益母草注射液对急性血瘀大鼠肠系膜淋巴微循环的作用 [J]. 中成药, 2004, 26（8）: 686-687.

[81] 杜舒婷, 刘艳凯, 王培达, 等. 益母草注射液对DIC大鼠淋巴循环的干预作用 [J]. 中成药, 2007, 29（1）: 29-32.

[82] 刘金海. 益母草对子宫微循环影响的实验研究 [J]. 临床医药实践, 2008, 1（14）: 546-548.

[83] 陈红, 石圣洪. 中药川、怀牛膝对小鼠微循环及大鼠血液流变学的影响 [J]. 中国微循环, 1998, 2（3）: 182-184.

[84] 王文, 蔡雪珠, 倪正. 牛膝对血液流变性及凝固性的影响 [J]. 中国微循环, 1995,（2）: 88-89.

[85] 于澎, 白静, 刘佳, 等. 丹参、王不留行药对活血化瘀作用研究 [J]. 长春中医药大学学报, 2012, 28（6）: 965-966.

[86] 田怡, 辛丹, 高达. 中药王不留行的研究进展 [J]. 中国继续医学教育, 2015, 7（25）: 201-202.

[87] 刘振威, 潘爱美. 磷脂对葛根素改善家兔血液流变学和微循环作用的影响 [J]. 潍坊医学院学报, 1998, 20（4）: 250-252.

[88] 段重高, 徐理纳. 葛根素对金黄地鼠脑微环境的影响 [J]. 中华医学杂志, 1991, 71（9）: 516-517.

[89] 陆玉良, 韦凡平. 葛根素对高血压患者血液流变学的影响 [J]. 浙江实用医学, 2004, 9（1）: 35-36.

[90] 赵海珍. 大黄酸抗肝损伤作用及其机制的实验研究 [D]. 太原: 山西医科大学,

2004.

[91] 李玉，陈晓理，张正，等．大黄对小鼠肠黏膜屏障保护作用的机理探讨 [J]．四川大学学报（医学版），2005，36（2）：210-212.

[92] 杨永茂．大黄蒽醌保护肠黏膜屏障损伤的 PK-PD 结合模型研究 [D]．成都：成都中医药大学，2011.

[93] 蒲清荣，税丕先．三七药理作用研究概述 [J]．西医药卫生，2007，23（24）：3704-3705.

[94] 徐皓亮，季勇．三七皂苷 Rg1 对大鼠实验性血栓形成，血小板聚集率及血小板内游离钙水平的影响 [J]．中国药理学与毒理学杂志，1998，12（1）：40-42.

[95] 赵乔．口服三七对小鼠软脑膜微循环的影响 [J]．中国中医药科技，2006，13（3）：168-168.

[96] 张国平，金惠铭，张明，等．蚓激酶抗凝、纤溶机制及其与组织型纤溶酶原激活剂的关系 [J]．中华老年医学杂志，1998，17（6）：366-369.

[97] 徐宗佩，王益民，张吉正，等．地龙提取物对健康小鼠红细胞变形性的影响 [J]．天津中医，2000，17（3）：37-38.

[98] 张国平，钱睿哲，杨诗春，等．蚓激酶抑制血小板凝聚的实验观察 [J]．中华医学杂志，1995，75（5）：394-395.

[99] 周效思，周摇凯，易德保，等．威灵仙水提取液对微循环的影响 [J]．时珍国医国药，2010，21（12）：3129-3130.

[100] 曹力，张洁，余润民．杜仲对小鼠微循环作用的实验研究 [J]．江西中医学院学报，2001，13（3）：112-113.

[101] 龚传美，魏爱红，管喜文，等．四逆散对人、小白鼠微循环的影响 [J]．中药药理与临床，1991，7（2）：6-7.

[102] 龚传美，管喜文，张军，等．四逆散对血黏度和甲襞微循环的作用 [J]．医教研究，1991，19（4）：9-11.

[103] 白树平，管喜文，龚传美，等．四物汤对小鼠耳郭、肠系膜微循环的影响

［J］．微循环学杂志，1997，7（4）：37-38．

　　［104］李伟，彭欣，郎庆龙，等．血虚大鼠肠系膜微循环改变与四物汤干预作用研究
［J］．时珍国医国药，2010，21（3）：625-627．

　　［105］金翔，时乐，汪珊珊，等．桃红四物汤不同提取部位对血虚血瘀模型大鼠微循
环的影响［J］．安徽医药，2010，14（4）：387-389．

　　［106］陈军，李智勇．桃红四物汤对下肢骨折患者下肢微循环的影响研究［J］．湖北
中医杂志，2014，36（9）：56-57．

　　［107］樊巧玲，郑有顺，刘江，等．血府逐瘀汤对微循环作用的实验研究［J］．中成
药，1998（7）：29-30．

　　［108］潘洪平．八珍汤的药理研究和临床应用［J］．中成药，2003，25（11）：90-92．

　　［109］王海波，陶小军，邱学，等．补阳还五汤简化方对血管微循环影响研究［J］．
辽宁中医杂志，2013，40（6）：1115-1116．

　　［110］黄敬辉，李秀挺，周良，等．从循环及微循环方面探讨当归四逆汤的温通血脉
作用［J］．白云医药信息，1997（6）：6．

　　［111］黄芳，黄罗生，成俊，等．当归四逆汤活血化瘀作用的实验研究［J］．中国实
验方剂学杂志，1999，5（5）：31．

　　［112］成秀梅，杜惠兰，李丹．寒凝血瘀证动物模型的创建［J］．中国中医基础医学
杂志，2005，11（8）：604-605．

　　［113］徐丁洁，徐洪，董玉山，等．金匮温经汤对虚寒证原发性痛经患者子宫动脉血
流动力学的影响［J］．中医药导报，2016，22（13）：36-38．

　　［114］周卫，宿树兰，段金廒，等．温里药配伍对少腹逐瘀汤活血化瘀效应的影响
［J］．中国实验方剂学杂志，2011，17（15）：188-192．

　　［115］宿树兰，段金廒，王团结．少腹逐瘀汤对寒凝血瘀大鼠模型血液流变性及卵巢
功能的影响［J］．中国实验方剂学杂志，2008，14（12）：41-43．

　　［116］康广盛，李然，刘立萍．丹参饮对气滞血瘀型大鼠血液流变性的影响［J］．中
医药信息，2004，21（6）：29-30．

［117］李桂芝，龚传美，管喜文，等.桃仁承气汤对小白鼠耳郭肠系膜微循环的影响［J］.临床军医杂志，1998，26（4）：60-61.

［118］张殿增，王美纳，邱培伦.大黄䗪虫丸对血淤证动物微循环的影响［J］.西安交通大学学报（医学版），1994，15（1）：37-44.

［119］李洁，王晓，刘思妤，等.抵当汤对大鼠子宫微循环的影响及其镇痛抗炎作用［J］.中华中医药学刊，2006，24（2）：251-253.

［120］牛克庆，郭锐.抵挡汤治疗高黏血症的甲襞微循环流态观察［J］.现代中西医结合杂志，1999，8（3）：421-422.

［121］钱晓丹，虞和永.生化汤对血液流变学、血栓形成及微循环作用的实验研究［J］.中国中药杂志，2011，36（4）：514.

［122］朱自平.独活寄生汤对微循环的影响［J］.中成药，1991（3）：26-26.

［123］刘平.当归芍药散治疗功能性子宫出血83例报告独活寄生汤对微循环的影响［J］.中医杂志，1983，24（6）：425.

［124］周件贵，席文胜.当归芍药散的组方和药效研究独活寄生汤对微循环的影响［J］.中成药，1996，18（10）：42-44.

［125］吴秀毅，王明正.加味通窍活血汤对动物微循环的影响独活寄生汤对微循环的影响［J］.山西医科大学学报，2002，33（6）：503-505.

［126］张海燕.膈下逐瘀汤及拆方对微循环障碍大鼠的影响和机制研究独活寄生汤对微循环的影响［D］.济南：山东中医药大学，2016.

［127］Zhang H, Sugiura Y, Wakiya Y, et al. Sinitang（Shigyaku-to）, a traditional Chinese medicine improves microcirculatory disturbances induced by endotoxin in rats［J］. J Ethnopharmacol, 1999, 68（1-3）：243-249.

［128］欧阳秋芳，黄子扬，赵红佳，等.真武汤对心肾综合征患者肾微循环及肾功能的影响独活寄生汤对微循环的影响［J］.中西医结合心脑血管病杂志，2012，10（1）：27-29.

［129］王济，王琦，李东桓，等.疏肝益阳胶囊对动脉性勃起功能障碍大鼠一氧化氮

合酶通路及 5 型磷酸二酯酶表达的影响［J］. 北京中医药大学学报，2011，34（5）：318-321.

［130］王琦，倪平，吴卫平，等. 疏肝益阳胶囊治疗勃起功能障碍的作用机理研究［J］. 中国中药杂志，2005，30（1）：58-63.

［131］王济，王琦，刘保兴，等. 疏肝益阳胶囊对动脉性勃起功能障碍大鼠 VEGF、IGF 及 Akt1 激酶表达的影响［J］. 中华男科学杂志，2012，18（2）：184-188.

［132］彭汉光，艾长征，邱荣元，等. 精索静脉曲张中医气血辨证与甲皱微循环及血液流变学关系的研究［J］. 中华男科学杂志，2005，11（5）：387-388.

［133］于明波，田牛，沈留成，等. 阳痿患者阴茎微循环变化的研究［J］. 中华泌尿外科杂志，1994，16（5）：74-76.

［134］陈翔，胡超，陈小豹，等. 活血化瘀法在 ED 治疗中作用的机制探讨［J］. 中国男科学杂志，2014（1）：36-39.

［135］王新平，易剑锋，严兴科，等. 哈乐联合少腹逐瘀汤治疗慢性非细菌性前列腺炎／慢性骨盆疼痛综合征［J］. 中国实验方剂学杂志，2013，19（21）：302-306.

［136］姜伟超，孙启淳. 少腹逐瘀汤治疗慢性前列腺炎 60 例［J］. 世界最新医学信息文摘，2015，15（1）：34-36.

［137］郭智荣. 少腹逐瘀汤治疗血精不育症［J］. 江西中医药，1989（2）：12.

［138］田玉和，田乔. 少腹逐瘀汤治疗精液不液化症的临床观察［J］. 中国当代医药，2010，17（2）：81-82.

［139］牛雯颖，纪博硕，尤艳芳，等. 少腹逐瘀汤对寒凝血瘀模型大鼠红细胞膜组分的影响［J］. 上海中医药杂志，2014，48（1）：81-84.

［140］冀来喜. 针刺秩边穴对实验性非菌性前列腺炎大鼠前列腺微循环的影响［J］. 中国针灸，2001，21（1）：45-46.

［141］Teubner A，Müller K，Bartmann CP，et al. Effects of an anabolic steroid（Durateston）on testicular angiogenesis in peripubertal stallions［J］. Theriogenology，2015，84（3）：323-332.

［142］吴晓明，李鸿娟．加味当归芍药散治疗原发性痛经 45 例［J］．辽宁中医药大学学报，2006，8（5）：91.

［143］吴锐．逐瘀温宫汤治疗血瘀夹寒型功能性痛经的临床与实验研究［J］．陕西中医学院，1988，18（9）：184-186.

［144］吴宜艳，李丽，杨志，等．痛经舒口服液对大鼠子宫平滑肌及其前列腺素 F2α 含量的影响［J］．中医药导报，2008，27（3）：262-264.

［145］赵宁侠，郭瑞林，任秦有，等．针灸治疗原发性痛经临床疗效及血液流变学相关性分析［J］．浙江中医药大学学报，2007，31（3）：364-365.

［146］陶小芳，鲁望，徐炎林，等．温和灸治疗原发性痛经疗效观察［J］．上海针灸杂志，2014，33（9）：824-825.

［147］马秀玲．桂枝茯苓胶囊治疗慢性盆腔炎临床观察［J］．山东医药，2008，48（9）：138-138.

［148］王艳华．妇科千金片联合中药灌肠治疗慢性盆腔炎的疗效及对血液流变学和炎性因子水平的影响［J］．河北医药，2015（20）：3076-3078.

［149］刘志芳．少腹逐瘀颗粒复合针灸治疗慢性盆腔炎临床观察［J］．山西医药杂志，2013，42（5）：529-530.

［150］谢永杰，黄琼，周波兰，等．温经通络隔姜灸法治疗盆腔炎性疾病的临床疗效观察［J］．针灸临床杂志，2018（2）：49-51.

［151］陈玉飞，汪慧敏，杨婷，等．隔药饼灸治疗气滞血瘀型慢性盆腔炎临床观察［J］．上海针灸杂志，2013，32（10）：833-836.

［152］彭君华，陈鹏典，王玲，等．热敏灸任督脉配合中药灌肠治疗慢性盆腔炎的临床观察［J］．针灸临床杂志，2015，31（1）：11-13.

［153］冯伟华，王兆凯，逄余三．红藤汤靶向给药治疗盆腔炎的临床研究［J］．现代中西医结合杂志，2010，19（26）：3283-3284.

［154］王伟，郝淑娟．腹腔镜术后应用 GnRHa 联合桂枝茯苓胶囊治疗子宫内膜异位症的疗效分析［J］．中外医疗，2013，32（30）：93-93.

［155］沈伟玲．桂枝茯苓胶囊联合米非司酮治疗子宫内膜异位症的临床疗效及对血清性激素的影响［J］.中医临床研究，2013，5（9）：28-29.

［156］陈丽娟．散结镇痛胶囊治疗子宫内膜异位症腹腔镜术后疗效观察［J］.上海中医药杂志，2010，44（11）：57-58.

［157］尚慧玲，李光仪．散结镇痛胶囊治疗子宫内膜异位症疗效观察［J］.中国中西医结合杂志，2007，27（1）：24-24.

［158］李广琴．红金消胶囊结治疗子宫肌瘤的疗效观察［J］.临床合理用药杂志，2012，5（27）：78-79.

［159］韩芳，黄文瑾，黄可文，等．红金消结胶囊治疗子宫肌瘤150例体会［J］.中国医药导报，2009（24）：63-64.

［160］谷郁婷，宫关，张桂荣，等．宫瘤消胶囊治疗子宫肌瘤50例体会［J］.黑龙江医学，2008，32（4）：313-313.

［161］严红，郭水池，高惠珍，等．针灸治疗子宫肌瘤疗效观察及部分机理探讨［J］.中国针灸，1992（2）：15-16.

［162］盛丽，曲延华．火针治疗子宫肌瘤50例临床观察［J］.中国针灸，1998（3）：44-46.

［163］成慧，刘科鹏，刘媛，等．富血小板血浆对薄型子宫内膜患者冻融周期妊娠结局的影响［J］.现代妇产科进展，2020，29（6）：450-452.

［164］袁丝丝，刘文娥，杨宇航，等．尤昭玲教授对薄型子宫内膜的认识［J］.亚太传统医药，2018，14（1）：139-140.

［165］郑瑞君．毓麟珠加味治疗子宫内膜过薄性不孕30例临床观察［J］.辽宁中医杂志，2011，38（10）：2036-2037.

［166］孟华风，王红全，裴鲜玲，等．助孕1～4号对176例不孕症患者子宫内膜厚度的影响［J］.河北中医，2010，32（2）：194-195.

［167］季秋梅，贾晓航．中医中药治疗子宫内膜异位症的药效机理探讨［J］.辽宁中医药大学学报，2008，10（3）：33-34.

[168] 郭明阳，阎翔，张俊，等．类激素样作用中药类激素机理探要 [J]．中国中医急症，2009，18（1）：72-73．

[169] 李皓帆，潘芙宁，屈小会．少腹逐瘀汤治疗不孕症的临床应用 [J]．陕西中医学院学报，2012，35（4）：42-44．

[170] 韩亚光，朱小琳，韩延华，等．韩延华教授少腹逐瘀汤之古方今用 [J]．中医药学报，2016，44（2）：117-119．

[171] 赖毛华，马红霞，刘华，等．养精种玉汤加味对克罗米芬诱导排卵患者子宫内膜容受性的影响 [J]．中国妇幼保健，2012，27（22）：3446-3447．

[172] 曾倩，王玉娜，张红霞．补肾化痰活血法对肾阳虚型多囊卵巢综合征排卵障碍性不孕患者子宫内膜容受性及促排卵的干预研究 [J]．陕西中医，2018，39（3）：89-90．

[173] 施月春，贺展望，谢霖，等．中药复方对不明原因不孕症患者子宫内膜容受性的改善作用及其机制探讨 [J]．中国中医药科技，2018，25（1）：71-72．

[174] 王雅楠，宋殿荣．中药改善子宫内膜容受性的研究进展 [J]．中国中西医结合杂志，2009，29（7）：666-668．

[175] 张建伟．补肾对控制性超排卵周期卵泡膜及子宫内膜血流的影响 [J]．世界中医药，2009，4（5）：248-249．

[176] 王慧丹．针灸理疗对 PCOS 不孕症患者子宫内膜容受性的影响 [D]．济南：山东中医药大学，2010．

[177] 王塑华，张建平．血栓前状态与复发性流产及抗凝治疗 [J]．中国实用妇科与产科杂志，2013，29（2）：102-106．

[178] 丛羽．消抗汤治疗免疫性反复自然流产抗心磷脂抗体阳性 46 例 [J]．吉林中医药，2007，27（9）：19-20．

[179] 巩爱玲．寿胎丸合四物汤加减治疗肾虚血瘀型复发性流产患者的临床研究 [D]．济南：山东中医药大学，2014．

[180] 尹燕，张迎春，高亚萍，等．补肾活血中药联合低分子肝素治疗复发性流产临床观察 [J]．湖北中医药大学学报，2016，18（6）：76-79．

［181］陈春，尤爱娟，徐妃.补肾活血方联合低分子肝素干预早期复发性流产血栓前状态的临床观察［J］.中国民族民间医药，2018，27（9）：111-113.

［182］罗丹峰，汪锦飘.活血滋肾法治疗血栓前状态所致复发性流产临床研究［J］.中国中医急症，2009，18（9）：1426-1428.

［183］邓萍，陈慧侬.陈慧侬教授运用当归芍药散治疗复发性流产血栓前状态的认识［J］.中国医药导报，2012，9（8）：168-168.

［184］陈艳红.中西医结合治疗抗心磷脂抗体所致的RSA 23例疗效观察［J］.中国当代医药，2012，19（9）：101.

［185］李佶，蔡诗莹，戴煜婷，等.补肾活血法治疗复发性流产的临床观察［J］.浙江中医药大学学报，2017，41（8）：677-681.

［186］杨桂云，王佩娟，贾晓斌，等.补肾活血汤对小鼠体外受精及其早期胚胎发育的影响［J］.中国中西医结合杂志，2001，21（7）：522-524.

［187］卫爱武，娄丽霞，宋艳丽.丹寿汤正交t值分析及其不同配伍对抗心磷脂抗体致复发性流产的影响［J］.中医学报，2010，25（3）：468-470.

［188］许丽绵，宋红.《金匮要略》对妇科血瘀证证治述要［J］.中医药学刊，2003，21（10）：1727.

［189］骆欢欢.妇科血瘀证的研究进展及活血化瘀对血瘀证模型大鼠影响的实验研究［D］.广州：广州中医药大学，2005.

［190］武权生，叶秋香.妇科血瘀证临床治疗近况［J］.中医研究，2000，13（5）：44.

［191］梁文珍.浅析妇科血瘀证.安徽中医学院学报［J］.1997，16（4）：2.

［192］金志春.张仲景妇科血瘀学说学术思想探析［J］.辽宁中医杂志，2006，33（9）：1089.

［193］谷巍，刘碌，高轶，等.针刺治疗急性脑梗死产生缺血预适应效应的机制［J］.中国临床康复，2005，9（41）：88-89.

［194］李洁.电针对实验性急性心肌缺血影响的研究［J］.上海针灸杂志，1999，18

（2）：46-49.

［195］赵雅芳，李春华，嵇波，等.电针三阴交、血海对痛经模型大鼠子宫微循环的影响［J］.微循环学杂志，2011，21（2）：4-10.

［196］张周良，李斌，马巍.艾灸对甲襞微循环的影响的研究［J］.中国血液流变学杂志，2005，15（1）：132-133.

［197］徐辉，何伟，王鹏琴，等.眼针疗法改善视网膜分支静脉阻塞兔微循环实验研究［J］.中国公共卫生，2015，31（6）：770-773.

［198］李凌云，陈文裕，廖剑艺，等.针刺配合滋肾填精方对子宫内膜薄性不孕症的影响［J］.上海针灸杂志，2020，39（4）：411-415.

［199］陈智，邓先明，胡国华，等.穴位注射酚妥拉明治疗动脉性勃起功能障碍临床研究［J］.实用中医药杂志，2016，32（6）：576-577.

［200］陈军，刘莉莉，崔薇，等.电针干预对卵巢低反应患者体外受精胚胎移植的影响［J］.中国针灸，2009，29（10）：775-779.

［201］李蓉，孙伟，林戈，等.电针/经皮穴位电刺激技术在生殖医学中的应用专家共识［J］.生殖与避孕，2016，36（7）：527-535.

［202］施振东，施亚平.针灸治疗女性不孕症30例［J］.上海针灸杂志，1994，13（1）：15-15.

［203］杨伟宁，李志同，解秸萍.针灸与微循环［J］.微循环学杂志，2012，22（3）：54-57.

［204］俞昌德.针灸治疗男科疾病五则［J］.福建中医药，1991，22（1）：60-61.

［205］孙承颐，房繁恭.房繁恭"调经促孕十三针"治疗卵巢早衰经验［J］.中国中医基础医学杂志，2020，26（9）：1403-1405.

［206］黎翠，李月梅.李月梅教授以通元针法治疗反复种植失败的经验［J］.广西中医药大学学报，2020，23（1）：51-54.

第八章 微循环与男性不育症

男性不育症是指由于男性因素引起的不育，一般指婚后同居 1 年以上，未采取任何避孕措施而未致女方怀孕者。育龄夫妇不孕不育的发生率为 15% 左右，男女双方因素各占 50%。

男性不育症病因复杂，近年来研究表明，微循环障碍是男性不育的重要病理因素。通过改善微循环，促进生精环境的营养代谢也成为临床治疗男性不育重要方法和研究热点。中医男科也在与时俱进，除了辨证论治外，结合辨病治疗，以补肾活血法逐步代替传统的单纯补肾法。

男性不育症在临床上有多种分类：按病史，可分为原发性不育和继发性不育两类；按病因学，分类有 16 种以上；按精液的成分，可分为精子异常和精浆异常；按精子异常，又可分为无精子症、少精子症、弱精子症、畸精子症、少弱畸精综合征、死精子症、DFI 过高等。本章仅就精子异常、无精子症和精浆异常介绍如下。

第一节 精子异常

一、概述

精子异常主要包括少（无）精子症、弱（死）精子症、畸形精子症，以及精子 DNA 碎片指数（DNA fragmentation index，DFI）增高。

根据《WHO 人类精液检查与处理实验室手册》（第 5 版）标准，少精子症是指精子浓度 $< 15 \times 10^6/mL$，且一次射出的精子数目少于 $< 39 \times 10^6$。

无精子症是指无精子射出，可以分为梗阻性无精子症（obstructive azoospermia，OA）和非梗阻性无精子症（non-obstructive azoospermia，NOA）。无精子症在本章第二节专题论述。

弱精子症是指前向运动（PR）精子 < 32%，并且精子总活力（PR+NP）< 40%（NP为非前向运动精子）。

畸形精子症是指正常精子形态低于 4%。

同时兼有少精子症、弱精子症和畸形精子症者，称为"少弱畸精综合征"（oligo-asteno-teratozoospermia syndrome，OAT）。

死精子症是指精子的成活率下降，死亡精子超过 42%。不活动的精子并非死亡精子，可以利用伊红染色法区分精子的存活状态。

DFI 是评价精子 DNA 损伤的主要指标，是一个独立的精子质量评价、生育能力和妊娠结局的预测指标。一般认为，DFI ≤ 15% 为正常；15% < DFI < 30% 为临界值，临床应该予以关注；DFI ≥ 30% 为异常，不仅不利于怀孕，甚至影响妊娠结局，即使 IVF/ICSI 也无法避免，必须进行药物或手术干预。

二、病因病理

男性精子异常作为一种描述性诊断，是由多种疾病或因素造成的一种结果。除了已明确的病因之外，有一部分患者仅表现为精子检查结果异常。随着近年研究的深入，越来越多的数据表明睾丸微循环与精子发生与成熟有关系，多种病因的精子异常均可表现为睾丸微循环功能障碍。其病理可表现为睾丸间质血管闭锁，血供减少，营养缺乏，代谢产物及毒素积聚等。一般情况下，精子异常的病因可归纳如下：

（一）遗传因素

遗传因素主要包括染色体异常、Y 染色体微缺失及其他因素。

1. 染色体异常

染色体异常，主要包括性染色体异常和常染色体异常。克氏（Klinefelter）综合征在性染色体异常中最常见，表现为少精子或无精子症，3% ～ 15% 克氏综合征为嵌合型（46，XY/47，XXY），嵌合型患者睾丸中一般可以找到成熟精子。克氏综合征患者常表现为精子较少或无精子，通过多普勒超声检查发现其睾丸内血管减少，动脉的血流阻力指数增高。常染色体异常主要指平衡易位、相互易位、臂内倒位和标记染色体，此类患者精液可以表现为少精、无精或精子正常，多伴有早期自然流产。

2. Y 染色体微缺失

无精子基因（azoospermia factor，AZF）位于 Y 染色体（Yq11）上，AZF 缺失可以导致严重的生精功能异常，包括无精子症或严重少精子症。AZF 基因在 Y 染色体上有 3 个彼此不连的与精子发生有关的基因片段，又称为"AZFa""AZFb""AZFc"区，不同区域缺失可造成不同程度和类型的生精功能异常。通过超声检测可见 AZF 缺失患者的睾丸内血管数量明显降低，睾丸病理可表现生精上皮细胞脱落、数量减少、界膜增厚和微血管纤维化等。

3. 其他因素

其他因素，包括纤毛不动综合征（immotile cilia syndrome，ICS）、圆头精子症和先天性输精管缺如等。ICS 属常染色体隐性遗传，发病率为 1 ：（30000 ～ 60000），与纤毛相关基因突变有关。大部分患者伴有反复的呼吸道疾病、内脏逆位和不育。不育患者主要表现为精液中所有精子完全丧失活力或活动精子极少。圆头精子症是一种罕见的畸形精子症，在男性不育患者中的发生率小于 0.1%。其主要特点是精子头部呈圆形、顶体异常或缺失，可伴有杂乱的中段和尾部。目前圆头精子症的发病机制尚不明确，但普遍认为与孟德尔遗传基础有关。先天性输精管缺如属于男性生殖系统的先天性畸形，占 OA 中 10% ～ 20%。囊性纤维化跨膜传导调节因子（cystic fibrosis tranmembrane conductance regulator，CFTR）在基因突变是导致男性输精管缺如的主要原因之一。研究发现，先天性输精管缺如患者睾丸病理表现为生精小管界膜增厚分层，向管腔形成不同程度的指状突起。基膜外的胶原纤维呈不同程度的增多、增厚，排列紊乱，极性消失。界膜中有基膜样物质沉积，影响生精上皮与间质之间的微循环和物质交换，导致梗阻的同时还合并睾丸生精功能障碍。

（二）内分泌因素

下丘脑 - 垂体 - 睾丸性腺轴调控睾丸的生精功能，精子发生的启动和维护需要垂体分泌的 FSH 和睾丸间质（Leydig）细胞分泌的睾酮协调作用，其中睾酮起关键作用。LH 与 Leydig 细胞上的受体结合，通过 cAMP 介导，刺激 Leydig 细胞合成和分泌睾酮，提供精子生长和成熟的激素环境。FSH 作用于睾丸支持（Sertoli）细胞，产生雄激素结合蛋白（androgen binding protein，ABP），后者与睾酮结合，将其转运到生精小管内以维持管腔内的睾酮浓度，促进各级生精上皮细胞的生长发育。此外，Sertoli 细胞本身对各级生精细胞都有着支持和营养作用，其分泌的抑制素 B（Inhibin B，INHB）抑制 FSH 的分泌，使其维持在正常水平。生理状态下，机体通过下丘脑 - 垂体 - 生精小管轴和下丘脑 - 垂体 - 间质细胞轴的反馈调节，维持机体生精环境的稳定。任何环节的功能障碍都会导致睾丸功能紊乱，影响精子的正常生长和成熟，导致少精子症、弱精子症或畸形精子症。内分泌因素与睾丸微循环密切相关，不仅可以调控睾丸的微循环状态，而且多种激素还受睾丸微循环的调节。

1. 睾丸内分泌功能异常

睾丸内分泌功能异常，包括睾丸内分泌功能亢进和低下两种。睾丸内分泌功能亢进见于睾丸间质细胞瘤，由于可分泌过量的睾酮，并转化代谢为雌激素，使患者表现为女性化、乳房增大、勃起功能障碍与不育。睾丸内分泌功能低下可分为三种类型：①原发性睾丸功能低下，表现为促性腺激素水平偏高，故又称为"高促性腺激素性性腺功能减退症"，如 Klinefelter 综合征所致的睾丸萎缩、射线或细胞毒素等引起睾丸生精功能损害、肌营养不良等；②继发性性腺功能低下，主要病变在下丘脑和垂体，表现为促性腺激素水平偏低，故又称为"低促性腺激素性性腺功能减退症"，如 Kallmann 综合征以及各种可致垂体功能低下，进而引起性腺功能低下，导致生精功能下降的疾病；③靶器官对睾酮反应低下（雄激素受体缺乏），如雄激素不敏感综合征（androgen insensitivity syndrome，AIS），临床表现为男性假两性畸形，生精功能丧失或下降。当雄激素受体缺乏或不敏感，就会影响睾丸内微血管的舒缩功能。通过彩超检测发现，完全性 AIS 患者睾丸内的血流信号明显减弱。

2. 垂体疾病

垂体疾病，主要指垂体功能低下，如垂体肿瘤、炎症、手术、放疗等，引起垂体功能低下而致性欲、性交能力减低，睾丸萎缩，精子发生阻滞或停止。垂体肿瘤可使血中催乳素水平升高，影响 LH 的分泌，抑制睾丸生精功能。基础研究表明，hCG 和 LH 可扩张毛细血管括约肌，增大微血管通透性，增加组织液的交换和流动。因此，垂体发生病变，可能通过影响睾丸微循环导致精子异常。

3. 甲状腺疾病

甲状腺功能低下，造成睾丸合成睾酮减少，精子生成受抑制，并发生性功能紊乱，常伴男性乳房发育、性欲减退。研究表明，甲状腺激素可启动、维持睾丸 Leydig 干细胞的增殖分化，参与 Leydig 细胞合成 VEGF、NO 等血管活性因子，间接发挥调控睾丸微循环的功能。促甲状腺激素受体（thyroid stimulating hormone receptor，TSHR）在多组织的微血管内皮细胞中表达，而 TSH 可以结合 TSHR，促进 VEGF 表达，促进血管新生。

4. 肾上腺疾病

（1）Addison 病：是由肾上腺皮质萎缩或破坏引起，可原发于结核、组织胞浆菌病、出血、先天畸形等，也可继发垂体功能低下及精子生成障碍。

（2）女性化肾上腺皮质肿瘤：由于分泌过量雌激素而使男性出现女性化表现，睾丸萎缩，性功能低下，精子生成障碍。

（3）先天性肾上腺增生症：分泌过量睾酮而通过抑制垂体分泌促性腺激素致男性早熟，但睾丸萎缩，生精功能障碍。肾上腺疾病可能通过干扰垂体和睾丸内分泌因素，导致睾丸微循环障碍，引发精子异常。

（三）精索静脉曲张（varicocele，VC）

VC 在男性人群中的发病率为 15% ～ 20%，在不育男性中发病率为 25% ～ 40%，是导致男性不育外科疾病中最常见的一种。VC 通过影响睾丸的微循环功能导致精子异常，与少精子症、弱精子症、畸形精子症以及精子 DFI 增高均有关系。详见"第九章第一节"。

（四）生殖道感染

生殖道的急、慢性感染均可干扰精子发生和成熟，破坏生精环境，导致精子数量与质量的下降。导致生殖道感染的微生物，主要包括细菌、病毒、支原体和衣原体。腮腺炎病毒感染导致的腮腺炎性睾丸炎的病理表现为浆细胞和巨噬细胞浸润，炎性细胞还可侵及生精管道。睾丸内压的增高还会引起睾丸实质缺血、微循环障碍，造成生精上皮不可逆的玻璃样变和纤维化，50%的患者会发生睾丸组织的广泛破坏和萎缩。睾丸感染造成的睾丸微石症，是由于睾丸生精小管内钙盐沉积以睾丸实质内多发钙化为特征的一种临床综合征。研究报道，睾丸微石症患者的睾丸动脉收缩峰值血流速度显著降低，可导致生精功能下降。

（五）免疫因素

免疫因素是 WHO 男性不育标准化病因分类诊断之一。原因不明的不育夫妇中，约 10% 为免疫因素所致。不育男子中，有 6% ~ 10% 可在血或精液中查到抗精子抗体（antisperm antibody，AsAb）。在免疫性不育患者的睾丸内发现生精小管中的免疫沉积物显著增加，基底膜中的抗体沉积率增高，间质血管壁中亦有免疫复合物沉集，伴血管壁损伤和纤维化增厚，引发微循环障碍，最终导致生精功能低下。

（六）微循环因素

微循环作为循环系统中最基层的结构和功能单位，直接参与细胞、组织物质交换的体液循环。睾丸微循环作为精子生成与发育的主要环境，其发生微循环障碍是多种因素所致精子异常的最终病理表现。有研究观察男性不育患者的甲襞微循环，发现精子异常与甲襞微循环异常密切相关。由于甲襞微循环是全身微循环的窗口，因此推测精子异常患者存在局部睾丸微循环障碍，导致生精小管的上皮基膜得不到良好的血液濡养和营养供给，进而影响精子的形成与成熟。这种推测与男性不育患者生精小管上皮基膜增厚的报道也相互印证。VC 作为男性不育病因中所占比例最高，可以导致少精子症、弱精子症、畸形精子症和精子 DFI 增高。VC 导致精子异常的重要病理因素之一就是微循环障碍，表现为睾丸小动脉、微动脉和毛细血管前括约肌收缩，血流阻力增大等。动物实验也证实，VC 大鼠的睾丸微血管血流下降，并随着结扎时间的延长，血流减缓越发严重，最终导致精子异常。

三、检查

（一）体格检查

一般检查：身高，体重，体毛分布情况，乳腺发育情况等。

生殖系统检查：阴茎、睾丸、附睾、输精管、精索静脉、阴囊、前列腺和精囊腺等。

（二）实验室检查

常规检查：血常规、尿常规、凝血指标、血液流变学。

精液检查：精液量、颜色、黏稠度、液化情况、pH 值、精子浓度、精子活动率、精子形态、精子 DNA 完整性、抗精子抗体、白细胞、精浆生化等。

内分泌检查：主要是生殖激素检查，包括 LH、FSH、T、PRL、TSH、E_2。

微生物检查：细菌、病毒、支原体、衣原体等。

前列腺液检查：前列腺液常规或细菌培养。

（三）特殊检查

多普勒超声检查：生殖系统结构以及血流变化。

精液检查：精液脱落细胞学、生精细胞学检测等。

遗传学检查：包括染色体核型分析和基因检测等。

下丘脑及垂体 CT/MR：明确内分泌不育的病因。

四、治疗

在选择治疗方法之前，应注意做到综合性的诊断分析，包括分析基线怀孕率、病因（有病因还是不明病因）、诊断分类（单病因还是多病因）、影响的生殖环节及作用机制、女配偶的生育能力、治疗方法选择（采用常规治疗、手术治疗还是 ART 治疗）、预期治疗结果等，然后选择个体的合理治疗。

治疗男方不育的精子异常，首先应该找到具体的原因，并根据原因对症下药。但对于多数的精子异常病因并不能确定，只是对精液分析时的观察结果进行病理分类。基于微循环障碍是共同表现，改善微循环治疗常作为基础疗法。

（一）西医治疗

1. 药物治疗

（1）特异性药物治疗：特异性治疗主要用来对已明确病因的患者进行治疗，并以此改善生育能力，多数治疗具有较好疗效。

①促性腺激素：主要用于低促性腺激素性性腺功能减退症引起的少精子症，主要治

疗药物为人绒毛膜促性腺激素（human chorionic gonadotropin，hCG）和人绝经期促性腺激素（human menopausal gonadotropin，hMG）。hCG常用量1500～2000IU，每周3次；hMG常用量75～150IU，每周2次。研究报道，hCG能通过促进IL-1的敏感性，增加睾丸血管通透性，改善微循环状态。

②多巴胺激动剂：主要药物为溴隐亭，适用于高PRL血症引起的精子异常，临床常用的剂量是（2.5～10）mg/d，常分2～4次给药。溴隐亭可通过作用于丘脑下部，与受体结合，促进多巴胺（dopamine，DA）合成，抑制催乳素释放因子（prolactin releasing factor，PIF）释放，降低催乳素的分泌。

③糖皮质激素：先天性肾上腺增生症（congenital adrenal hyperplasia，CAH）患者由于缺乏21-羟化酶，使类固醇在肾上腺合成过程中的17-羟孕酮转化成11-脱氧可的松发生障碍，并最终导致雄激素过多，负反馈抑制垂体产生促性腺激素，造成男性少精子症。应用肾上腺皮质激素抑制治疗，可使其发生逆转。

④抗生素：虽然男性附属性腺炎症与精子异常不育的关系还存在争议，但有很多报道表明抗生素治疗对感染性附属性腺炎症引起的不育有较好疗效。一般性感染可用广谱抗生素，如四环素类抗生素（多西环素）、磺胺类抗生素已被临床证明可减少精液中白细胞数，改善精子质量，并可增加怀孕机会。

⑤免疫抑制剂：主要用于免疫性不育的治疗。传统的避孕套方法仅适用于宫颈黏液存在AsAb引起的不育，但使用效果不肯定。现主要使用肾上腺糖皮质激素，用法分为小剂量持续疗法和大剂量间歇疗法。

（2）非特异性药物治疗：33%以上的男性不育找不到具体病因，称为"特发性男性不育症"。特发性男性不育症，采用经验性药物治疗方法。尽管非特异性治疗方法的有效性有限，但经验性治疗方法还是在全世界被广泛使用。

①促性腺激素释放激素（gonadotropin releasing hormone，GnRH）：外源性应用GnRH，可以增加性腺激素的产生和促进精子生成。使用途径包括鼻腔喷雾或者皮下注射，后者还包括一种便携式脉冲注射仪。鼻腔喷雾剂用量为（0.1～0.5）mg/d，皮下注射使用长效GnRH的量为每两周1～10μg。而使用皮下脉搏泵式注入，则每1.5～2小

时使用 4 ～ 50μg，可持续至 6 个月。

②小剂量雄激素：雄激素减少可以影响男性性征，并可以损害精子质量和（或）产量。虽然特发性少精子症的男性检测不到睾酮的异常，但小剂量使用雄激素治疗作为经验性方法，在临床治疗少、弱精子症得到一定的应用，且被一些研究证实安全有效。常用方案：十一酸睾酮 40mg，每天 2 次。研究表明，雄激素在哺乳动物体内表现出扩张血管的作用，长期内源性雄激素缺失可间接影响雄性大鼠对血管活性物质的反应性，生理剂量的雄激素对血管反应性具有保护作用。

③抗雌激素化合物：雌激素可以对下丘脑－垂体－睾丸轴起负反馈作用，从而抑制下丘脑和垂体对睾丸的刺激作用。应用抗雌激素化合物，如枸橼酸氯米芬、枸橼酸他莫昔芬治疗的主要目标就是抑制循环激素对下丘脑－垂体－睾丸轴的负反馈作用，增加 FSH 和 LH 的分泌，促进精子的生成。氯米芬常用口服剂量为（25 ～ 50）mg/d，他莫昔芬常用口服剂量为（10 ～ 30）mg/d。

④芳香化酶抑制剂：有抑制雄激素转化为雌激素作用，可增加睾酮水平，促进精子成熟和精子数量的增加。常用药物有阿那曲唑，来曲唑，阿那曲唑推荐剂量 1mg/d，来曲唑推荐口服剂量为 2.5mg/d。研究表明，来曲唑可以增加香猪体内睾丸微循环调控因子一氧化氮合酶（nitric oxide synthase，NOS）以及诱导型一氧化氮合酶（inducible nitric oxide synthase，iNOS）、内皮型一氧化氮合酶（endothelial nitric oxide synthase，eNOS）、神经元型一氧化氮合酶（neuronal nitric oxide synthase，nNOS）的含量和表达。

⑤左卡尼汀：乙酰左卡尼汀将脂肪酸转运至线粒体内，使附睾中精子进行 β 氧化而提供能量，并能将乙酰基团转运出线粒体，避免乙酰基团对精子造成损伤。左卡尼汀还可以在精子发生期间增加 Sertoli 细胞提供给精子的营养供应，提高精子发生效率。左卡尼汀作为一种有效的抗氧化物质，可阻止活性氧簇（reactive oxygen species，ROS）产生，清除过多 ROS，保护精子细胞免遭氧化损伤。因此，可以用来治疗少精子症、弱精子症、畸形精子症和精子 DNA 损伤。除了抗氧化作用，左卡尼汀还可通过改善血管内皮细胞和微循环功能而提升精子质量。临床常用左卡尼汀口服液，（10 ～ 20）mL/d。

⑥非类固醇类抗炎药：前列腺素可对睾丸生精过程及精子活力产生抑制作用，临床

使用非类固醇抗炎药，可以通过抑制前列腺素而改善精子的数量及质量。目前主要使用吲哚美辛（75mg/d）和布洛芬（2.4mg/d），治疗周期为 3 ～ 6 个月。

⑦胰激肽原酶：是激肽系统的一个重要组成部分，属蛋白水解酶类。胰激肽原酶可以改善血液循环，增加睾丸与附睾的循环血流，进而提高睾丸的生精作用及附睾内的精子成熟。常用剂量为口服 720IU/d。研究表明，胰激肽原酶治疗少精子症 1 个月后，精子数量就会显著增加，这可能是由于睾丸和附睾血流增加，尤其是睾丸管状系统与附睾管的舒缩能力增强所引发的精子快速成熟与释放；使用胰激肽原酶治疗 3 ～ 6 个月后观察到的精子数量进一步增加，则可能是由于生殖系统细胞增殖与分化作用增强所致。胰激肽原酶联合抗生素治疗男性感染不育患者，在改善精液活动率和形态方面比单用抗生素更为有效。

⑧ α - 受体阻滞剂：可以通过作用交感神经，改善精子的转运和储存；可以松弛动脉壁平滑肌，改善睾丸微循环，提高精子质量。有对照研究证实，用药 6 个月后可以明显改善精子浓度和活力。

⑨迈之灵：迈之灵主要用于治疗 VC 引起的精子异常，主要有效成分为五环三萜类糖苷。具有降低毛细血管通透性，增加静脉张力，促进静脉回流，改善微循环等作用。大量的临床试验表明，迈之灵可提高轻、中度 VC 不育患者的精子数量、活力和形态。临床常用剂量（0.3 ～ 0.6）g/d。

2. 手术治疗

（1）提高睾丸生理功能的外科治疗，主要包括精索静脉曲张手术、隐睾牵引固定术和睾丸移植术等。

（2）通过外科手术治疗全身其他器官疾病所引起的精子异常。对于 PRL 明显升高者，应行颅脑、蝶鞍部 CT，如发现垂体腺瘤，应行手术摘除。对于有甲状腺功能亢进的不育患者，应首先对甲亢进行治疗，包括可行外科甲状腺次全切除。

（3）OA 手术：射精管梗阻，采用经尿道射精管切开术或精囊镜扩开法；输精管梗阻，行输精管显微吻合术；附睾梗阻，多行显微输精管附睾吻合术。

（4）睾丸 / 附睾取精手术：只有严重 OAT 患者，精液中无法分离出合格精子以满足卵胞浆内单精子显微注射（intracytoplasmic sperm microinjection，ICSI），才可行有创的睾丸/附睾取精术。

3. 人类辅助生殖技术（assisted reproductive technology，ART）

ART 是指通过卵子、精子、受精卵、胚胎的操作处理，最终达到治疗不育的助孕技术。ART 主要是创建精子与卵子结合的捷径，或是建立精卵结合的优越环境。近年来，随着 ART 技术的飞速发展，对于少精子症、无精子症或弱精子症治疗取得了较好的效果。ART 主要包括宫腔内人工授精（intrauterine insemination，IUI）、体外受精 – 胚胎移植术（in vitro fertilization–embryo transform，IVF-ET）、ICSI 和胚胎植入前胚胎遗传学诊断（preimplantation embryo genetic diagnosis，PGD）。临床在 ART 治疗前，结合使用补肾活血类中药，可以改善精子质量，提高 ART 的成功率。

（二）中医治疗

中医治疗原则：虚证，补肾，健脾，益气，养血；实证，活血化瘀，清热利湿。

金保方教授开创性地提出生殖微循环理论。他结合中医"精血同源"基础理论，认为在治疗精子异常方面，养血活血法要贯穿始终。养血活血法不仅补血以生精，而且还可以通过改善睾丸微循环，增加生精细胞的营养供应和代谢功能，提高精子质量。而对于临床症状不明显，无证可辨者，应当考虑从补肾活血论治。

1. 肾精亏损证

证候：久婚不育，精液量少而稀薄，睾丸体积较小，性功能减退；神疲乏力，腰膝酸软，头晕耳鸣，双目干涩，口干喜饮，牙齿松动，失眠健忘，大便干结。舌红苔少，脉沉细。

治法：滋肾益髓，养血生精。

方药：五子衍宗丸合龟鹿二仙膏加减。常用药物：菟丝子、枸杞子、沙苑子、覆盆子、鹿角胶、龟甲胶、紫河车、黄精、当归、生地黄、白芍等。

2. 肾阳不足证

证候：久婚不育，精液稀薄，阳事不兴；神疲倦怠，畏寒怕冷，面色无华，阴部冰凉，小便清长，大便稀溏。舌淡胖，苔薄白，脉沉弱。

治法：温补肾阳，养精通络。

方药：右归丸加减。常用药物：附子、肉桂、熟地黄、山药、菟丝子、紫河车、山茱萸、茯苓、巴戟天、枸杞子、当归、怀牛膝等。

3. 肾阴亏虚证

证候：久婚不育，精液黏稠量少，遗精早泄，阳强易举，性欲亢进；形体消瘦，口干口渴，头晕耳鸣，急躁易怒，五心烦热。舌红苔少，脉细数。

治法：滋阴补肾，养血益精。

方药：左归丸加减。常用药物：熟地黄、山药、山茱萸、龟甲、鳖甲、当归、白芍、川芎、怀牛膝、知母、女贞子等。

4. 脾肾阳虚证

证候：久婚不育，精液稀薄，性欲减退，性功能下降；畏寒肢冷，腰膝酸软，腹中冷痛，小便清长，久泻久痢。舌淡胖大，苔薄白，脉沉细。

治法：益肾健脾，行气养血。

方药：还少丹加减。常用药物：熟地黄、山茱萸、山药、枸杞子、杜仲、巴戟天、肉苁蓉、五味子、黄芪、白术、怀牛膝、川芎、茯苓等。

5. 气血两虚证

证候：久婚不育，精液稀少，阳痿早泄，性欲低下；面色萎黄，少气懒言，神疲乏力，心悸失眠。舌淡嫩，苔薄白，脉细弱。

治法：益气补精，养血活血。

方药：十全大补汤加减。常用药物：人参、肉桂、川芎、熟地黄、茯苓、白术、甘草、黄芪、当归、白芍、山萸肉、枸杞子等。

6. 血脉瘀阻证

证候：久婚不育，梗阻性无精，精液量少，精道欠通，射精不畅；双目黯黑，口唇紫绀，肌肤甲错，小腹、会阴部位坠胀刺痛，可牵及腹股沟、睾丸。舌质暗有瘀斑或瘀点，脉涩。

治法：活血通脉。

方药：桃红四物汤加减。常用药物：桃仁、红花、熟地黄、当归、川芎、赤芍、川牛膝、制水蛭、王不留行、皂角刺等。

7. 湿热下注证

证候：久婚不育，精液黏稠不液化，阳痿不举；口干口苦，肢体沉重，阴囊潮湿，尿频尿黄，大便黏腻。舌红苔黄腻，脉滑数。

治法：清热利湿，活血通络。

方药：程氏萆薢分清饮加减。常用药物：萆薢、石菖蒲、茯苓、白术、丹参、车前子、猪苓、泽泻、泽兰、马鞭草、水蛭等。

五、典型病案

案1 精索静脉曲张伴OAT（金保方医案）

石某，32岁，河南固始人。2015年8月7日初诊。

婚后2年余未育，反复检查提示少、弱、畸形精子症。现精神尚可，口干渴欲饮，手汗较多，腰酸，大便干结，小溲黄，左侧睾丸时有坠痛，劳累后加重，舌质紫苔薄白，脉沉细。

查体：双侧睾丸容积14mL，附睾及输精管正常可及，左侧阴囊皮肤松弛下垂，有浅蓝色筋团显露，无明显触痛。

精液常规：精液量3.0mL，25分钟液化；pH值7.4；浓度10×10^6/mL，PR15%，VSL5.8%，畸形率98%。性激素检查基本正常。

辨证：肾虚血瘀。

治疗：补肾填精，活血养血。

处方：生地黄10g，熟地黄10g，枸杞子10g，沙苑子10g，南沙参10g，北沙参10g，天冬10g，麦冬10g，王不留行20g，煅牡蛎20g（先煎），制何首乌10g，川续断10g，紫河车10g，当归10g，川芎10g，牡丹皮6g。14剂，水煎服。

2015年8月23日二诊：患者口干及出汗缓解，大便稍畅，纳差。考虑到滋补碍胃，原方加木香6g，陈皮6g。28剂，水煎服。

2015年9月22日三诊：患者精神饱满，性欲增强，纳可。精液常规：取精3.5mL，

30 分钟液化，pH 值 7.6，浓度 24.6×10^6/mL，PR23.3%，VSL12.8%，畸形率 95%。原方加鹿角片 10g（先煎），用血肉有情之品补精填髓，阳中求阴。28 剂，水煎服。

2015 年 10 月 20 日四诊：患者未诉不适，精液常规：取精 2.4mL，20 分钟液化，pH 值 7.4，浓度 28.9×10^6/mL，PR33.5%，VSL17.2%，畸形率 94%。效不更方，原方继进 28 剂。

2015 年 11 月 12 日微信报喜，道其妻已孕。

按： VC 属中医"筋疝"的范畴，多是脉络阻塞，瘀血留滞。如《医林改错》所述："青筋显露，非筋也，现于皮肤者血管也，血管青者，内有瘀血也。"VC 可导致睾丸的微循环障碍，进而影响生精功能，导致男性不育症。VC 的基本病机为血脉瘀阻，活血化瘀是其基础疗法。现代药理研究表明，活血化瘀药能够扩张外周血管，抑制血小板聚集，改善微循环，增加微循环的血流量。VC 不育患者多属肾虚血瘀证，临床多采用补肾活血法治疗。补肾养精与活血养血法共用，有精血同源互化之用，可促进睾丸微循环的恢复及精子发生。本案患者属于典型的肾虚血瘀证 VC 不育，在补肾生精的同时，使用王不留行、牡丹皮、当归、川芎活血养血，改善精索静脉功能，多管齐下，终收良效。

案 2　脾肾两虚、湿热瘀滞型畸形精子症（徐福松医案）

患者，男，34 岁，户外工作者。2017 年 9 月 12 日初诊。

婚后 3 年未育。女方检查正常。查精液常规：精液量 3mL，pH 值 7.2，精子总数 54×10^6，前向运动精子 35.2%；精子形态学分析，畸形率 100%。平素性生活正常，胃脘部时有灼热刺痛不适，食后嗳气腹胀，口中异味，体倦乏力，手足不温，进食生冷后易肠鸣腹泻，小便色黄。舌质暗，苔薄黄，脉沉细小弦。

辨证：脾肾两虚，湿热兼瘀滞中焦。

治疗：和胃理气，清热利湿，佐活血消导。

处方：佛手 15g，香附 10g，牡丹皮 10g，焦山栀 10g，皂角刺 10g，刺猬皮 10g，青皮 6g，陈皮 6g，丁香 3g，煨木香 6g，神曲 10g，焦山楂 10g，猪苓 10g，茯苓 10g，生黄芪 10g，炙黄芪 10g，白茅根 30g。30 剂，水煎服，每日 1 剂。

2017年10月10日二诊：患者诉胃脘灼热疼痛基本消失，口中异味减轻，体力仍欠佳，时腰酸倦怠，久坐后少腹时有隐痛不适，大便日1～2次，质偏溏。舌淡暗，苔薄黄，脉沉细。治以脾肾同治，佐以清化疏解。

处方：佛手10g，皂角刺10g，青皮6g，陈皮6g，丁香3g，煨木香6g，枸橘10g，金樱子10g，芡实10g，鸡血藤15g，续断10g，白茅根30g，生黄芪15g。28剂，水煎服，每日1剂。

2017年11月7日三诊：复查精子形态学，畸形率89%。久坐后腰酸不适，少腹偶有牵掣感，大便转实、每日1次。舌质略暗，苔薄白，脉细。继予脾肾同治、消补疏解之剂巩固。

处方：佛手10g，皂角刺10g，陈皮6g，煨木香6g，橘核10g，金樱子15g，芡实15g，鸡血藤15g，续断15g，枸杞子15g，白茅根30g，生黄芪15g。60剂，水煎服，每日1剂。

2018年1月4日患者来电，其妻已孕，产科门诊检查均正常。

按：本案患者常年户外工作，饮食不规律，久之损伤脾胃，湿热瘀滞留于中焦，下干精室，气血生化乏源，肾精失养，精虫无所滋养，必影响其发生、发育而成畸形精子症，久不能育。患者初诊时表现为胃脘不适，疼痛症状突出，李东垣指出："胃者，十二经之源，水谷之海也，五脏禀受气于六腑，六腑受气于胃。胃即受病，不能滋养。胃病则下溜，五脏不和，九窍不通。"精室属外肾，与六腑相同，皆受气于胃，胃既受病，精虫何来滋养之源？故先予理气和胃、消散化瘀之品，从胃论治，以复胃气升降腐熟之功，后再转为脾肾同治、清化疏解。初诊时予佛手、香附、青皮、陈皮、牡丹皮、栀子、刺猬皮理气和胃、清中化瘀，复入猪苓、茯苓、白茅根利湿导浊、分消湿热，再予木香、丁香、神曲、山楂调气和中、健脾助运，少佐黄芪益气扶正、消中有补。后期中焦湿热瘀滞渐除，转而扶正固本，予水陆二仙丹加味，脾肾同治，并佐皂角刺、橘核、鸡血藤、白茅根疏解和络、清利导邪，使补而不滞，攻补兼施，以补为主。经治疗，患者精子畸形率明显下降，女方成功受孕。此案提示在诊治畸形精子症时，当坚持中医整体观，不可执补肾于一端，在疾病不同阶段当抓住病机主要矛盾，有的放矢，权衡扶正与祛邪的关系，方可发挥中医优势。

案3 精子 DFI 增高所致不育和胚胎停止发育（孙大林医案）

陈某，32岁。2013年8月17日初诊。

婚后2年不育。外院查 DFI 增高，前来就诊。其妻有一次人流史。现腰酸不适，手足冰冷，夜尿频多。舌淡苔薄白，脉沉弱。

查体：双侧睾丸容积 12mL，质地正常，附睾及输精管正常可及。

精液检查：精液量 2.5mL，25分钟液化；pH 值 7.6，浓度 15.7×10^6/mL，PR30%，VSL10.3%，正常形态精子 3%，DFI45%。

辨证：命门火衰，精寒不育。

治疗：温壮命门。

处方：淫羊藿 15g，巴戟天 10g，仙茅 10g，肉苁蓉 10g，制附片 10g（先煎），肉桂 3g（后下），熟地黄 10g，当归 10g，川芎 10g，枸杞子 10g，山茱萸 10g，鹿角霜 10g，菟丝子 10g，龟甲胶 10g（烊化）。每日1剂，水煎服。

2013年9月20日复诊：上药服30余剂后，腰酸不适、手足冰冷基本解除，排精量增多。精液复查：精液量 3.5mL，25分钟液化；pH 值 7.4，浓度 23.5×10^6/mL，PR38%，VSL13.5%，正常形态精子 5%，DFI34%。嘱再服前方。2个月后，患者查精液常规各项数值均正常，DFI 降至 12%。次月女方已孕，2014年9月随访，顺产一男婴。

按： 精子 DNA 完整性在男性生育中具有重要作用。精子 DNA 损伤，降低体外受精中的精子受精能力和胚胎发育潜能，降低临床妊娠率和增高流产率。DFI 被认为是一项新的评价精子质量的检测指标。研究表明，尽管导致精子 DNA 损伤的一些因素也导致常规精液指标异常，但在一些患者中，精子 DNA 损伤可能反映了这些男性不育患者存在一些特定的未知影响因素。精子 DNA 损伤的主要机制为：①生精过程中的细胞凋亡；②精子运输过程中氧自由基的影响；③精子染色质包装异常。采用抗氧化治疗，可改善精子 DNA 损伤，维生素 E 作为一种抗氧化剂能够保护精子 DNA 完整性，提高凋亡精子和精液中抗氧化酶活性。

中医学认为，肾藏精，主生殖，肾中所藏的先天之精与生精功能有关。肾精充盈，则精子数量充足，活力旺盛，遗传物质稳定。因此，对于DFI增高患者，补肾填精是基本治法。微循环障碍与DFI增高密切相关，睾丸微循环异常导致精子生长和成熟环境异常，营养供给不足，可变为精子DFI异常增高，临床精索静脉曲张患者多伴有精子DNA损伤即是佐证。因此，补肾活血法是治疗DFI增高最常用的治法。本例患者肾虚症状明显，亦伴有手脚冰冷等微循环障碍，因此治法用补肾填精为主，兼以活血养血。

案4　严重弱精子症（徐福松医案）

林某，26岁。1986年7月初诊。

婚后同居3年不育，女方多次检查未发现异常。患者无特殊不适症状；舌淡苔白厚而腻，脉弦。外生殖器检查亦未发现明显异常。

精液常规示：量1.5mL，质稠，灰白色，1小时不完全液化；精子计数800万/mL；活动率5%，活力差。脓细胞高倍视野1～6个，红细胞高倍视野1～8个。

辨证：湿热下注精室。

治疗：化湿清热。

处方：茵陈10g，黄芩10g，石菖蒲10g，滑石18g，川贝母6g，木通6g，藿香8g，连翘9g，草豆蔻10g，茜草10g，紫花地丁10g，大蓟10g。水煎服。一日1剂。

服上药20剂后，精液常规示：量1.5mL，质稍稠，灰白色，半小时液化；精子计数1亿/mL；活动率30%，活动力一般；异常数25%，未发现红细胞及脓细胞。舌苔不腻。

处方：淫羊藿20g，肉苁蓉20g，熟地黄15g，生地黄15g，牡丹皮10g，巴戟天15g，茯苓15g，怀山药10g，山茱萸10g，枸杞子20g，泽泻10g，知母6g，黄柏6g。水煎服，一日1剂。配服五子补肾丸，每次10g，一日2次。

80天后，患者前来报喜，其妻已怀孕40天。建议其复查精液，查示：量2mL，质稍稠，灰白色，液化时间15分钟；精子计数0.7亿/毫升；活动率80%，活动力较好，病告痊愈。

按：本案患者初诊以湿热病机为主，理当清利湿热，活血通络。一旦邪气祛除，其肾虚本质显现出来，此时须立即更方，以求其本，治以补肾活血化湿。临床最忌墨守成规，一成不变，应根据患者的个体情况，辨证结合辨病论治，才收良效。

第二节　无精子症

一、概述

无精子症是指 3 次或 3 次以上精液离心（WHO 推荐转速 3000r/min，离心 15 分钟）后，镜检未发现精子，同时排除不射精和逆行射精。

无精子症病因复杂，世界各地区分类尚未统一，目前使用较多的是根据生殖道解剖结构进行的经典分型，即睾丸前性、睾丸性和睾丸后性。①睾丸前性无精子症：主要为各种原因造成的促性腺激素低下所致的无精子症。其他外源性或内源性激素异常如雌激素、糖皮质激素过多，可导致生精小管和管周的不可逆性硬化，造成继发性睾丸功能衰竭，致使精子发生减弱，成熟障碍，无法产生精子。②睾丸性无精子症：主要为基因异常和生精功能障碍两类。③睾丸后性无精子症：主要为生殖道梗阻，包括输精管道发育不全、感染或医源性损伤所致。临床上常根据有无精道梗阻，将无精子症分为 OA 和 NOA。

二、病因病理

无精子症不是一种独立的疾病，是由多种疾病和因素造成的结果。越来越多的研究表明，睾丸的微循环与精子发生密切相关，多种病因所致或不明原因的无精子症均可表现为睾丸的微循环障碍。

（一）睾丸前因素

无精子症的睾丸前因素主要是内分泌性病因，该类患者生育功能的损害系继发于体内激素水平的失衡。

1. 丘脑疾病

（1）促性腺激素（Gn）缺乏：卡尔曼综合征（Kallmann's syndrome）为低促性腺激素型性腺功能低下的一种综合征，1944 年由 Kallmann 报告，病变部位在下丘脑伴嗅觉障碍或减退。由于下丘脑 GnRH 分泌障碍，导致促性腺激素分泌减少而致无精子症。

（2）选择性 FSH 缺乏症：该病极为罕见，垂体 FSH 分泌不足，而 LH 正常，患者表现为有正常的男性性征和睾丸体积，但存在无精子症或极度少精子症。

（3）先天性低促性腺激素综合征：继发于数种综合征的性腺功能低下，如 Prader-Willi 综合征和 Laurence-Moon-Bardet-Biedl 综合征。

2. 垂体疾病

（1）垂体功能不足：由于肿瘤、感染、梗死、手术、放射、浸润和肉芽肿性病变等可通过影响垂体微循环导致其分泌功能下降，进而影响睾丸分泌功能，导致无精子症。垂体分泌的 LH 可扩张毛细血管括约肌，增大微血管通透性，增加组织液的交换和流动。垂体切除一周后，会出现血管舒缩异常，而低剂量 LH/hCG 可预防这种血管功能问题。血管紧张素转换酶（angiotensin converting enzyme，ACE）参与血管功能的调节，在睾丸和附睾中活力最高。垂体通过内分泌，还可以调节睾丸 ACE 的功能，提示垂体疾病可能通过睾丸微循环来影响生精功能。

（2）高泌乳素血症：原发性高泌乳素血症常见于垂体腺瘤。泌乳素过高会引起 FSH、LH 和睾酮降低，导致性欲丧失、ED、溢乳、男性乳腺增生和无精子症。

3. 内源性或外源性激素异常

（1）雌激素和雄激素过多：外源性雄激素增多，常见于口服类固醇激素、先天性肾上腺增生、有激素活性的肾上腺肿瘤或睾丸间质细胞肿瘤。而过度肥胖、肝功能不全是雌激素增多的常见原因，还与一些能分泌雌激素的肿瘤如肾上腺皮质肿瘤、睾丸 Sertoli 细胞瘤或间质细胞瘤有关。过量的睾酮并转化代谢为雌激素，使患者表现为女性化、勃起功能障碍和不育。

（2）糖皮质激素过多：过多的糖皮质激素能抑制 LH 的分泌，使睾丸微循环障碍，导致精子发生、成熟障碍及无精子症，多见于库欣综合征（Cushing's syndrome）或医源性摄入增加。

（3）甲状腺功能亢进或减退：甲状腺功能的平衡，通过垂体和睾丸两个层面来影响生精，甲亢或甲低可改变下丘脑激素的分泌和雌/雄激素比值，甲状腺功能异常约占男

性不育原因的 0.5%。甲状腺激素参与 Leydig 细胞合成睾酮和血管活性因子 VEGF 和 NO
等，间接发挥调控睾丸微循环的功能。

（二）睾丸性因素

1. 先天性异常

（1）染色体或基因异常：不育男子中约 6% 存在遗传物质异常。随着精子计数的降
低，该比例逐渐增高，精子计数正常者中为 1%，少精子症中为 4% ～ 5%，无精子中该
比例最高达到 10% ～ 15%。

① Klinefelter 综合征：先天性睾丸发育不全症，又称"曲细精管发育不全"或"原发
小睾丸症"。克氏综合征外周血染色体核型为性染色体非整倍体异常，90% 为 47，XXY；
10% 为 47，XXY/46，XY 嵌合型。其特点是睾丸小、无精子及促性腺激素增高等。组织
学检查可见睾丸生精小管纤维化和透明样变，管腔闭塞，无精子发生，间质细胞增生或
聚集成团，且功能低下。彩色多普勒超声检查，可见睾丸内血管减少且睾丸纵隔动脉的
RI 增高。临床上可根据彩色和能量多普勒超声检测睾丸生精小管的血液供应，指导在血
流相对丰富的区域及精子最可能发生的部位进行穿刺，以提高取精的成功率。

② XX 男性综合征（XX male syndrome，又称"性倒错综合征"）：该病是由于 Y 染
色体上睾丸决定区基因（SRY）在减数分裂时易位到了 X 染色体，但控制生精的基因
（AZF）仍在 Y 染色体上，导致无精子症。

③ XYY 综合征（XYY syndrome）：该病是由于在父亲精子形成的第二次减数分裂过
程中，Y 染色体没有分离受精后造成的结果。

④ Noonan 综合征（Noonan syndrome）：又称"男性 Turner 综合征"，染色体核型大
部分为正常 46，XY；少数为 45，X0 或嵌合型（45，X0/46，XY）。

⑤ Y 染色体微缺失：约 15% 无精子症或重度少精子症患者存在 Y 染色体微缺失，用
PCR 分析可以检测到。常见的微缺失有 AZFa、AZFb、AZFc，调节生殖细胞减数分裂的
DAZ 基因就位于 AZFc 区域。AZF 缺失患者的睾丸病理，可表现为生精上皮细胞脱落，
排列紊乱，数量减少，界膜增厚，间质水肿，细胞增生，微血管纤维化等变化。能量多
普勒显示，AZF 缺失患者的睾丸血管数量也显著减少。

（2）隐睾：隐睾是小儿极为常见的泌尿生殖系统先天性畸形，早产儿隐睾发病率约30%，新生儿为3.4%～5.8%，成人为0.3%。隐睾患者睾丸病理表现多为精原细胞数目减少，不同程度间质纤维组织增生，小管周围纤维化，微血管减少。

（3）雄激素功能障碍：主要为AIS和外周雄激素抵抗。前者主要为雄激素信号传导过程中某一环节出现异常，后者主要有5α-还原酶缺乏和雄激素受体异常。血管作为雄激素的靶器官，睾丸血管或管周细胞上广泛分布着雄激素受体。研究也表明，雄激素可增加内皮细胞NO释放，表现出扩张血管的作用。雄激素受体缺乏或不敏感，可影响睾丸内微血管的舒缩功能。完全性AIS患者的睾丸组织发育不良，睾丸彩超的血流信号明显减少。

2. 生殖腺毒素

生殖腺毒素，常见的有射线、药物、食物、生活和工作环境因素等。常见的环境内分泌干扰物可破坏睾丸微血管和血-睾屏障的完整性，进一步影响生精微环境，导致生殖功能障碍。

3. 感染（睾丸炎）

青春期后的流行性腮腺炎患者中有30%合并睾丸炎，常为单侧，双侧发病率为10%～30%，睾丸萎缩，生精上皮不可逆的玻璃样变和纤维化是病毒性睾丸炎最常见的严重后果，主要是由于睾丸内部血流明显减少或消失所致，进而可致无精子症。螺旋体细菌感染可以造成睾丸的毛细血管前血管内红细胞阻塞，降低微循环血流。后期可导致睾丸内血流减少和局灶性血管损伤，血管通透性增加和红细胞微栓塞附近的间质性出血，从而引发生精小管的细胞死亡。

4. 血管性因素

90%精索静脉曲张位于左侧，在不育症患者中的发病率近40%。精索静脉曲张引起不育是多种因素综合作用的结果，但其影响睾丸的微循环功能，导致精子异常是主要原因之一。

5. 睾丸创伤和手术

睾丸位置表浅，容易受伤，除导致睾丸萎缩外，还可激发异常免疫反应，两者均可导致不育；睾丸血管、输精管道的医源性损伤也会导致无精子症。睾丸扭转可引起睾丸缺血性损伤，损伤程度与缺血程度和持续时间有关。现在认为，一侧扭转可引起对侧睾丸发生组织学变化。

（三）睾丸后因素

1. 输精管道梗阻

输精管道梗阻是男性不育的重要病因之一，梗阻性无精子症在男性不育患者中占7%～10%。

（1）先天性梗阻：梗阻可发生于输精管道的任何部位，从睾丸网、附睾、输精管直到射精管开口。常见病因，有囊性纤维化、杨氏综合征、特发性附睾梗阻、成人多囊肾疾病和射精管阻塞等。先天性双侧输精管缺如（congenital bilateral absence of the vas deferens，CBAVD）在梗阻性无精子症中占到17%以上，在男性不育症中占1%～2%。

（2）获得性梗阻：主要为生殖系统感染、输精管结扎切除术、腹股沟区的手术及意外损伤输精管等。此外，疝修补中应用补片后出现输精管周围的炎症反应导致输精管阻塞。由于炎症所致的梗阻，多数可以看到梗阻局部血流信号减少，提示其微循环发生障碍。

（3）功能性梗阻：干扰输精管和膀胱颈部神经传导的任何因素都可导致不射精或逆行性射精，常见的原因有神经损伤和服用某些药物后。

2. 免疫性无精子症

2%～10%的不育与免疫因素有关，其中AsAb是免疫性不育的重要原因。常见原因有睾丸外伤、扭转、活检、感染或输精管堵塞、吻合手术后等。在正常情况下，血-睾屏障隔绝精子与免疫系统接触。当屏障遭到破坏时，精子作为一种独特的抗原与免疫系统接触，引起自体或同种免疫反应。如男性由于输精管病变，精子外溢或者局部损伤以及生殖道感染等病变都可产生AsAb。对无精子患者的睾丸进行病理分析，睾丸组织中IgG阳性率为81.81%，IgA阳性率为75%，IgM阳性率为70.45%，抗体主要分布在生精小管管壁和间质毛细血管壁上，并造成生精小管管壁和间质血管管壁增厚及纤维化。

（四）微循环因素

微循环障碍是导致无精子症发生和发展的重要病理基础。对 NOA 患者进行睾丸活检病理分析，睾丸间质血管表现为血管壁的沉积，毛细血管壁的损伤、增厚和纤维化，这种微循环障碍可能导致或加重了生精小管的生精细胞及支持细胞的缺氧变性，生精细胞分化成熟障碍及生精细胞变性脱落。严重者，全部生精细胞变性、坏死、脱落，仅剩下变性的支持细胞。在彩色多普勒引导下对 NOA 患者穿刺取精，睾丸血流灌注好的区域往往预示着局灶性精子生发中心的存在。VC 在无精子症中比例增高，由于 VC 精索内静脉瓣膜发育不良或缺失，导致血流瘀滞、精索静脉内压过高，诱发脊髓交感神经反射，使睾丸小动脉、微动脉收缩；也可直接刺激微动脉及毛细血管前括约肌收缩。因此，血流阻力增大，影响睾丸血液微循环障碍。其次，对于慢性炎症所致的 OA，可见梗阻局部血流减缓，血流信号减弱。这均提示微循环障碍是无精子症发生的重要因素。

三、检查

（一）体格检查

一般检查：身高，体重，血压，皮肤，乳腺发育情况，体毛分布情况等。

生殖系统检查：睾丸大小、质地和形态，阴囊检查是否存在 VC、鞘膜积液和肿瘤等，附睾有无压痛结节或囊肿、输精管能否正常被触及、有无结节或局部坚硬僵直，前列腺和精囊的检查可通过肛门指诊了解大小、质地等。

（二）实验室检查

常规检查：血常规，尿常规，凝血指标，血液流变学。

精液检查：精液量、颜色、黏稠度、液化情况、pH 值、AsAb、白细胞、精浆生化等。

内分泌检查：主要是生殖激素检查，必要时做脑垂体兴奋实验。

微生物检查：与生育相关的细菌、支原体、衣原体、弓形虫、病毒等。

前列腺液检查：发现有无合并前列腺炎。

（三）特殊检查

多普勒超声检查：生殖系统结构以及血流变化。

遗传学检查：染色体核型分析、基因诊断等。

下丘脑及垂体 CT：明确内分泌无精子症的病因。

输精管造影：明确梗阻性无精子症的部位。

睾丸活检：主要用于无精子症的诊断和分型。

四、治疗

在选择治疗方法之前，应进行综合分析诊断，结合患者具体状况和个人意愿，选择最佳治疗方案。告知夫妇双方整体治疗计划，获得患者的理解和配合。除了特发性低促性腺激素性性腺功能减退（idiopathic hypogonadotropic hypogonadism，IHH）导致的无精子症或梗阻性无精子症，通过治疗有可能导致自然怀孕外，其他类型的无精子症通过治疗获得精子后选择 ICSI 生育后代是明智的选择。

（一）西医治疗

1. 药物治疗

（1）抗生素：近期有生殖道感染因素引起水肿或炎性梗阻导致的无精子症，应予以充分的抗感染、消炎治疗。部分患者经过有效、及时的治疗后，精道可恢复通畅，不必急于手术。对于明确的感染因素如淋病，可根据其临床症状和细菌学检查，针对性选用抗生素治疗；对怀疑有亚临床型生殖道感染的，如支原体、衣原体感染，可使用大环内酯类抗生素。但对于慢性炎症期，炎性粘连不可逆者，治疗效果差。

（2）促性腺激素：主要用于低促性腺激素性性腺功能减退症引起的无精子症，包括由下丘脑疾病所引起的 GnRH 分泌异常及垂体疾病所致促性腺激素分泌异常。促性腺激素最常用的治疗方案是 hCG 和 hMG 的联合治疗。理论上，对 IHH 治疗应该首选 GnRH 脉冲式皮下注射，但由于 GnRH 价格昂贵，限制了其临床使用。而 Gn 每周 2～3 次持续治疗，由于价格便宜，目前临床应用广泛。

hCG 常用量 1500～2000IU，每周 3 次；hMG 常用量 75～150IU，每周 2 次。两者多联合用药。基础研究表明，hCG 可以通过作用于大鼠睾丸 Leydig 细胞，增加睾丸总血流量，改善睾丸微循环。70%～85% 的患者在 hCG+hMG 用药 0.5～2 年内获得射出精子。睾丸初始体积和治疗过程中的睾酮水平是预测是否成功生精以及生精多少的主要因素，睾丸体积大于 4mL，睾酮水平大于 3.47nmol/L 者为有利因素。治疗过程中，若血清

T 持续低值，或治疗 2 年期间睾丸无进行性增大且未能获得射出精子，可终止治疗。

（3）选择性雌二醇受体调节剂（selective oestrogen receptor modulators，SERMs）：SERMs 主要机制是通过在下丘脑、垂体水平与雌激素受体竞争结合，阻断雌激素作用，消除血循环中雌激素的负反馈抑制，使 GnRH、FSH、LH 分泌增加，进而增加生精功能和睾酮合成。常用药物，有他莫昔芬和克罗米芬。他莫昔芬常用剂量为每日 20mg，克罗米芬常用剂量为每日 50mg。研究表明，NOA 患者在接受他莫西芬治疗后，18.7% 的患者在精液中发现精子，50% 的患者在睾丸活检中发现精子。克罗米芬治疗特发性无精子症患者后，64.3% 的患者证实精液中有精子，35.7% 的患者通过睾丸活检均获得了足够的精子供 ICSI。

（4）芳香化酶抑制剂：部分无精子症患者的睾酮水平（ng/dL）与 E_2 水平（pg/mL）比值偏低（< 10）有关。芳香化酶抑制剂具有抑制雄激素转化为 E_2 作用，对提高 FSH 和 T 水平，增强生精功能具有正性作用，尤其适用于 T 和 T/E_2 均较低的男性不育患者的药物治疗。常用的芳香化酶抑制剂有来曲唑、阿那曲唑等，来曲唑常用剂量为每日 2.5mg，阿那曲唑常用剂量为每日 1mg。一项多中心随机对照双盲试验证实，试验组 22 例无精子症或隐匿精子症患者接受来曲唑 2.5mg/d 治疗 6 个月，精子浓度、精子活力、FSH、LH 和 T 等指标显著上升，E_2 水平显著下降。治疗结束后，试验组患者精液中全部检出精子，而对照组患者精液中仍无精子检出。

（5）胰激肽原酶：能通过改善人体微循环来提高生精功能，可以用于 NOA 的辅助治疗。胰激肽原酶可以刺激前列腺素 E_2 的生成，进而改善末梢血液循环，增加睾丸血流量，有助于改善睾丸的生精作用。胰激肽原酶还可以改善生精小管的管状结构和生精小管外间质组织的营养，促进睾丸组织核酸的合成及对葡萄糖的吸收，增加睾丸血流，为生精细胞提供理想的微环境，从而增加精母细胞的数量，促进精子生成，增加精子数量。

（6）迈之灵：主要用于 VC 无精子症的辅助治疗，具有降低毛细血管通透性、抗炎、抗渗出；保护静脉结构，恢复静脉弹性；增加静脉张力，促进静脉回流，改善微循环；抗氧自由基等作用。

2. 手术治疗

（1）OA：绝大多数 OA 都可以通过外科手段得到有效治疗。根据梗阻病因和梗阻部位不同，采用不同的外科治疗方案。通常情况下，显微生殖道重建 / 微创外科技术相对于睾丸 / 附睾取精和 IVF/ICSI 可使 OA 患者更多获益，成功重建手术可使很多患者自然受孕，或降低 ART 干预级别。当输精管梗阻导致 OA，且排除女方不孕因素时，生殖道显微重建通常优于睾丸 / 附睾取精和 IVF/ICSI。

睾丸及附睾炎继发出现 OA 患者，可考虑生殖道重建或外科取精手术。附睾梗阻可行显微输精管 – 附睾吻合术（vasoepididymostomy，VE），目前金标准术式是纵向双针套叠式吻合术。输精管结扎术后的 OA 患者需要根据输精管液的性状决定手术方案；近端输精管液可见精子，则行显微输精管吻合术（vasovasostomy，VV），有学者认为近端输精管液体流动性佳，虽未见精子也可考虑进行 VV 手术，手术方式建议采用显微微点标记辅助的双层吻合；若输精管液未见精子或呈牙膏状，考虑继发性附睾梗阻，则行VE 手术。幼年行腹股沟斜疝修补术后出现 OA 的患者，输精管梗阻部位最常位于腹股沟段输精管，也多见于盆腔段输精管，阴囊段输精管相对少见。因此，需探查确定输精管梗阻部位后行 VV 手术，也可借助腹腔镜技术探查游离盆腔段输精管，以进行无张力吻合。经尿道射精管切开（transurethral resection of ejaculatory duct，TURED）或精囊镜（transurethral seminal vesiculoscopy，TUSV）手术，可用于解除射精管梗阻或生殖道远端梗阻。

（2）VC：精索静脉曲张罕见导致无精子症，但在排除其他病因后，精索静脉曲张也是一个重要致病因素。精索静脉曲张目前最有效的治疗方法是外科手术，应在睾丸受到不可逆损害前及早进行，以保护睾丸功能，避免潜在的不育风险。临床上对于只有影像学结果，而无可触及精索静脉曲张的患者，一般不推荐手术治疗。手术方式除传统和腹腔镜外，显微精索静脉结扎术疗效满意、复发率低、并发症少，可显著改善精液质量，提高妊娠率。有报道，在精索静脉结扎术后，一部分 NOA 患者在射出精液中出现精子，平均精子浓度升至 1.3×10^6/mL。另有研究显示，NOA 合并精索静脉曲张患者，前期行精索静脉结扎术后再行睾丸取精，可以提高取精成功率。一项荟萃分析结果显示，无精子症患者在 ART 前接受精索静脉曲张手术者较未手术者的活产率提高 2.2 倍。

（3）其他：提高睾丸生理功能的外科治疗，主要为隐睾牵引固定术和睾丸移植术等。

通过外科手术治疗全身其他器官疾病所引起的精子异常不育。对于垂体大腺瘤所致无精子症，应行手术摘除；对于有甲状腺功能亢进的不育患者，应首先对甲亢进行治疗，包括可行外科甲状腺次全切除。

3. ART 治疗

随着 ART 特别是男性生殖显微外科技术的不断发展，绝大部分梗阻性无精子症患者和部分非梗阻性无子精症患者均可达到配偶受孕的目的。

（1）取精技术：通过不同外科手术方法获取精子行 ICSI 治疗，是无精子症患者行 ART 治疗的关键步骤。目前常用的取精方法，有经皮附睾抽吸术（percutaneous epididymal sperm aspiration，PESA）、经皮睾丸抽吸术（testicular sperma spiration，TESA）、显微睾丸取精术（micro-dissection testicular sperm extraction，MESE）等。

PESA 适用于不适合接受重建手术的输精管结扎术后和 CBAVD 患者。TESA 和 MESE 适用于 NOA 和 OA 患者取精，其中 TESA 操作简单，损伤小，属于获取精子的常规途径和方法，但因具有一定的随机性而产生假阴性。MESE 可以有效地采取生精小管内的精子细胞用于 ICSI，在采取最少量睾丸组织的前提下，可以确保最大的精子获取率。

值得一提的是，有研究使用彩色多普勒超声引导睾丸内取精，发现在血供丰富的区域具有更高的获精成功率，此即所谓的"精岛效应"，也是睾丸微循环与生精功能密切相关的有力证据。

对于有创性的睾丸取精，应该遵循以下原则：①经过一定时间的药物治疗无效；②患者知情同意，并放弃继续药物治疗；③在有冻精和 ICSI 资质的单位进行，以利冻精和利用。

（2）适应证

① OA 患者：以下情况的 OA 患者建议取精后行 IVF/ICSI 治疗。由于年龄或其他因素，女方卵巢储备功能正迅速下降；女方存在不孕因素需要行 IVF；男方存在其他继发性不育情况；外科重建手术无法实施或成功率极低；重建术后 1 年以上，精液参数基本正

常或轻度少、弱精子症患者，女方检查正常但仍未怀孕。

②NOA患者：Klinefelter综合征（47，XXY）；Y染色体AZFc区缺失；隐睾术后；腮腺炎性睾丸炎等。其中，男性性反转综合征（46，XX）、AZFa/b区缺失的患者，不建议手术取精。

（二）中医治疗

本病临证应首辨虚实，次辨阴阳。病因可概括为虚、瘀、毒。虚是指肾阴阳俱虚，肾精亏虚；或脾胃虚弱，气血化生不足。瘀则是指痰湿、寒积等结于精道，瘀血内阻。毒是指疫毒、热毒浸淫肾子而精不生。病机是肾精亏损，生殖之精难生；或精道阻塞，精阻难出。

1. 肾精亏虚证

证候：久婚不育，精液量少。平素自觉性欲淡漠，神疲乏力，记忆力差，眩晕耳鸣，腰膝酸软，性功能减退，昼尿频多、尿后余沥不净、小便失禁，遗精频作。舌质淡，苔薄白，脉沉弱。

治法：补肾生精，益精填髓。

方药：五子衍宗丸加减。常用药物：菟丝子、枸杞子、沙苑子、覆盆子、紫河车、当归、生地黄、白芍等。

2. 脾肾两虚证

证候：久婚不育，精液清冷。面色㿠白，精神不振，身寒怕冷，体力下降，腰酸腿软，阳痿早泄，性欲减退，尿少浮肿，食少便稀。舌质嫩胖，舌苔白滑，脉沉无力。

治法：补肾健脾，益气养血。

方药：补中益气汤加减。常用药物：黄芪、人参、白术、甘草、柴胡、升麻、茯苓、熟地黄、枸杞子、菟丝子、怀牛膝、川芎等。

3. 肝郁血瘀证

证候：久婚不育，射精不畅。阴囊睾丸坠胀疼痛，胸闷不舒；伴胃脘疼痛，连及两胁，攻撑走窜，每因情志不遂而加重，善太息，不思饮食，寐差。舌苔薄白，舌下络脉青紫，脉弦。

治法：疏肝理气，活血通络。

方药：柴胡疏肝散合桃红四物汤加减。常用药物：柴胡、香附、陈皮、枳壳、丹参、当归、红花、川芎、赤芍、白芍、牡丹皮、泽兰、穿山甲等。

4. 痰湿瘀滞证

证候：久婚不育，精液黏稠量少。体形肥胖，头身困重，头晕目眩，呕恶、纳呆。舌紫暗胖大有齿痕，脉沉滑。

治法：化痰理气，散结通络。

方药：苍附导痰汤加减。常用药物：苍术、茯苓、白术、陈皮、半夏、胆南星、制香附、枳实、路路通、穿山甲。

5. 瘀热阻络证

证候：久婚不育，精液量少，射精痛。尿频，尿急，尿痛，尿道痒，尿余沥，或会阴部、小腹部、腹股沟部、腰骶部坠胀、隐痛或刺痛不适，或伴筋疝、子痈等症状。舌质暗红或有瘀点，舌苔黄腻，脉涩或滑。

治法：化瘀清热，通利精道。

方药：红白皂龙汤加减。方用红花、皂角刺、泽兰、牛膝、赤芍、银花、蒲公英、香附、白毛夏枯草、干地龙、车前子、泽泻、黄芩、黄柏。

五、典型医案

案 1　精原细胞瘤术后放疗致无精子症（金保方医案）

肖某，男，35 岁，南京人。2002 年 11 月 6 日初诊。

因"右睾丸精原细胞瘤切除术及放疗后 2 年，多次精液检查无精子"就诊。患者婚后 3 年，性生活正常，未采取避孕措施，女方各项检查无异常。体格检查：左侧睾丸约 20mL，弹性可，左侧精索静脉无曲张，附睾及输精管正常可及。精液常规：精液量 3mL，pH 值 7.4，液化正常，精浆果糖（Fru）2.0g/L，α–葡糖苷酶（α–GLU）43U/mL。多次检查精液离心沉淀后，显微镜下未见精子。性激素检查：T 11.86nmol/L，E_2 172.02pmol/L，LH 3.87U/L，FSH 9.19U/L，PRL 0.48nmol/L。AZF YRRM1、DAZ、DYS240 均存在。

既往史：患者 2000 年 4 月 8 日因"右阴囊内肿大伴疼痛 3 月余"于南京某医院住院治疗。查体：阴囊内右侧触及 10cm×5cm×4cm 包块，质韧界清，有沉重感；左侧未及异常。B 超提示，右睾丸肿瘤伴鞘膜积液。腹部 CT 示，腹膜后淋巴结未见肿大。术前精液检测：精液量 2.5mL，pH 值 7.6，液化正常，精子计数 22×10^6/mL，活动率为 48%（其中 a 级 12%，b 级 24%，精子畸形率 30%），精浆生化分析（−）。术前诊断：右睾丸肿瘤伴鞘膜积液。2000 年 4 月 11 日行"右睾丸切除术"，术后病理提示"右睾丸精原细胞瘤，精索切缘未见肿瘤残留。术后患者于 2000 年 5～6 月 2 次在江苏省肿瘤医院住院放疗，腹主动脉旁淋巴结照射，DT26Gy /16f/21d。

刻诊：面色无华，自感疲劳乏力，腹泻，大便日行 2～3 次，舌质淡红，苔薄白，脉细。治以健脾利湿＋补肾活血，以水陆二仙丹＋聚精丸。聚精丸为徐福松教授治疗男性不育的经验方，旨在益肾健脾，补精养血。

按照上述方案，患者一直坚持服药 25 个月，临床诸症逐渐减轻至消失，直至 2005 年 3 月 12 日精液检查：精子计数为 2×10^6/mL，活动率为 18%。其中 a 级 4%，b 级 8%，精子畸形率为 70%。

2005 年 10 月 6 日在江苏省人民医院生殖中心行 ICSI 治疗，女方顺利怀孕，并于 2006 年 6 月 15 日剖宫产一男婴，Apgar 评分 10 分。

按：本例患者因单侧睾丸精原细胞瘤术后，施以大剂量放疗造成无精子症。究其无精子的原因，可能主要与放疗造成生精细胞及睾丸组织结构的破坏有关。从中医辨证的角度看睾丸病变，理论上可导致肾精肾气的受损，手术及放疗除了损伤睾丸结构的同时，还伤及睾丸微血管（微循环）和脉络组织，导致睾丸局部气血淤堵，热毒阻络。从全身看，患者乏力便溏，面色无华，辨为脾虚湿恋。因此，联合使用水陆二仙丹结合聚精丸，健脾补肾，活血通络，诸药合用，竟然"无中生有"，使得本例无精子患者重新获得生精能力。

尽管 ICSI 技术的诞生，对男性精子数量的要求非常低，但对于无精子患者，仍然面临"巧妇难为无米之炊"的困境。传统中医通过补肾填精，活血通络，改变睾丸微循环，优化生精微环境，可能激发部分非梗阻性无精子患者的生精能力，进而通过 ART 技术获得自己的遗传学后代。

既往有研究认为，睾丸精原细胞瘤术后放疗逾16个月未恢复生精功能即为不可逆性损伤。本案术后放疗已近30个月，多次检查无精子，经过两年多的治疗，终获精子并通过 ICSI 生育后代，说明两个问题：一是精原细胞瘤术后放疗逾16个月未恢复生精功能即为不可逆性损伤之说法不严谨；二是中医药作为术后放疗的补救性措施是可供选择的。当然，对于睾丸精原细胞瘤患者，术前冻精才是最明智的选择。

案 2 附睾炎致梗阻性无精子症（徐福松医案）

钟某，男，37 岁。2007 年 6 月 14 日初诊。

患者婚后 3 年未育，7 年前曾发急性附睾炎，经治痊愈。其后间断发作，每以受凉、劳累为诱因，痛引少腹，时轻时重，服用中西药物治疗，难以断根。刻诊：双侧睾丸坠痛，附睾触痛，痛引少腹，阳痿阴冷。舌淡红，苔白，脉细弦。

精液常规：精液量 0.9mL，pH 值 6.4，未见精子。B 超示双侧附睾头部小囊肿。分泌物培养支原体阳性。

辨证：正虚毒恋。

治疗：扶正化毒，活血通络。

处方：生黄芪 12g，当归 12g，银花藤 15g，王不留行 10g，荔枝草 12g，夏枯草 10g，肉桂 3g（后下），小茴香 6g，路路通 10g，地龙 10g，生甘草 5g。12 剂。

2007 年 6 月 27 日二诊：症状基本消失，体征显著改善，原方加减。

2007 年 8 月 10 日三诊：上方连服近 2 个月，病情稳定。复查微生物培养转阴。B 超提示睾丸、附睾未见明显异常。精液常规：精液量 1.2mL，pH 值 7.0，精子浓度 7×10^6/mL，a+b=26%。病有转机，仍以原方推求。另加服聚精丸 6g，每日 3 次。

2007 年 12 月 5 日四诊：精液常规示精液量 1.0mL，pH 值 7.1，精子浓度 9×10^6/mL，a+b=41%。建议 IUI 治疗。

按：附睾梗阻是 OA 最常见的病因。获得性附睾梗阻，主要继发于急性附睾炎和亚临床型附睾炎。附睾炎动物模型的附睾组织特点是免疫细胞浸润，上皮组织破坏，间质水肿和纤维化，局部微循环障碍。对于这种慢性炎症导致的精道梗阻，部分可以使用药物消除输精管水肿和微循环障碍，进而复通精道，恢复其输送精子的功能。

本案为亚临床型附睾炎迁延日久导致的 OA，由于病程日久，正气已虚，瘀热阻滞精道，故以四妙汤扶正化毒，活血通络。临床研究发现，四妙汤加味可以改善多种炎症的水肿和微循环异常状态，促进炎症的吸收。输精管恢复畅通后，再加用聚精丸以益肾健脾、补精养血，改善睾丸的微循环和生精环境，促进精子生成。考虑到患者及其配偶的年龄，最后借助 ART 尽快生育。

案3 DAZ 基因缺失致无精子症（金保方医案）

赵某，男，28 岁，江苏淮安人。2014 年 8 月 21 日初诊。

婚后近 2 年未育，性功能基本正常，同房频率 1～2 次/周。面色暗沉，怕冷，腰酸痛，纳食可，尿后余沥不尽，大便略溏。舌红有瘀点，苔薄白，脉沉细。

查体：双侧睾丸容积 12mL，质地偏软，附睾及输精管正常可及。

多次精液常规检查提示无精子症，染色体 46XY，DAZ 缺失，睾丸穿刺未见精子，血清 T 9.1nmol/L。

辨证：肾精亏虚，瘀血阻滞。

治疗：补肾填精，活血化瘀。

处方：熟地黄 15g，生黄芪 20g，制黄精 10g，淫羊藿 10g，补骨脂 10g，紫河车 10g，沙苑子 10g，煅牡蛎 20g（后下），炒当归 10g，制水蛭 10g，王不留行 20g，荔枝核 10g，茯苓 15g，炒白术 10g。14 剂，水煎服。

2014 年 9 月 4 日二诊：腰酸痛好转，小便有力，大便时溏时正常，舌红有瘀点，苔薄白，脉沉细。原方加菟丝子 15g，枸杞子 20g，继服 3 个月。同时服用枸橼酸他莫昔芬 10mg，每日 2 次；十一酸睾酮 40mg，每日 2 次。

2014 年 12 月 3 日三诊：复查精液常规，精液量 2mL，20 分钟液化，pH 值 7.4，浓度 $1.29×10^6$/mL，a+b=（57.14+14.29）%。建议冻精，女方预约 ICSI。

2015 年 3 月 15 日，女方胚胎移植 14 天后，查血已孕。

按： 无精子症属于最严重的男性不育症。本案患者是由于遗传因素，AZF 中 C 区 DAZ 基因缺失所致。DAZ 基因是 C 区第一个被分离出来的生精障碍候选基因，已被证明是精子发生所必需的。DAZ 基因缺失的临床和睾丸组织学表型多种多样，从唯支持细胞综合征（SCOS）到接近正常的精子发生，睾丸的微循环障碍是其常见的睾丸病理学表现。对于 DAZ 基因缺失的无精子症，临床多采用中西医结合治疗。补肾活血中药治疗不仅可以直接促进生精，还可以改善内分泌和睾丸微循环等生精环境，多靶点发挥作用。西药可使用十一酸睾酮和他莫昔芬联合治疗，通过增加睾丸内睾酮浓度，改善睾丸微循环，而且还可以提高 FSH 水平，刺激精子生成。有研究报道，DAZ 基因缺失患者的精子数量有进行性下降的趋势。因此，对于药物治疗后的精液中出现精子者，应及时将精液进行冷冻保存，并启动 ICSI，防止生精功能治疗期间出现反复。

案 4 特发性继发性无精症（金保方医案）

魏某，32 岁，江苏盱眙人。2005 年 12 月 20 日初诊。

婚后 6 年，6 年前生育一胎，先天性心脏病，出生不久夭折，其后避孕 5 年。今年起备孕半年未成功，精液检查无精子，精液量、pH 值、精浆生化均正常，染色体、AZF、内分泌检查无异常。当地医院行 PESE、TESE 未找到精子。体格检查：包皮不长，阴茎发育正常，双侧睾丸各 18mL，附睾、输精管触及正常。诊断为特发性继发性无精子症。

患者性功能正常，无不良嗜好，无冷热之虞，无口干，纳可，二便调。苔脉正常。辨病治疗以补肾活血为法，用金氏养精汤加减：

生熟地黄各 10g，黄芪精各 20g，皂角刺 10g，王不留行 20g，制水蛭 10g，紫河车 10g，煅牡蛎 20g（先煎），川续断 10g，枸杞子 10g，沙苑子 10g，淫羊藿 10g，当归 10g，荔枝核 10g。30 剂，日服 1 剂，早晚饭后 1 小时服用。同时嘱正常性生活，每周 2～3 次。

2006 年 1 月 18 日精液复查：仍无精子，精液常规其他参数正常。原方略加调整，继续服用 2 个月。

2006 年 3 月 25 日三诊：告知女方已孕，但坚决要求复查精液。精液检查结果：前向

运动精子 39.0×10^6。患者放心而去。

按： 此继发性特发性无精子症，临床无任何阳性资料，西医和传统的中医辨证论治均无从下手，辨病治疗成了唯一选择。养精汤系金保方教授经验方，养精胶囊是其专利产品，有补肾养血、填精助阳之功。临床研究表明，养精胶囊能显著改善男性不育症患者的精子浓度、活动率和形态，以及精子头部 DNA 的完整性。基础研究表明，养精胶囊通过多个靶点、多个机制，显著改善睾丸生精细胞损伤和凋亡，促进精原干细胞的增殖，改善睾丸微循环，促进睾酮合成，提高雄激素受体蛋白水平的表达。

至于本案的治疗成功，其具体机制尚需要进一步研究。

案5 垂体大腺瘤所致无精子（金保方医案）

陈某，27 岁，南京人。2014 年 12 月 8 日初诊。

婚后半年未避孕，女方未孕，性功能正常。体格检查，包皮不长，阴茎发育正常，左侧睾丸 10mL，右侧睾丸 7mL，质地偏软，双侧附睾、输精管无异常。精液检查无精子；精浆生化、染色体、AZF 检查正常；内分泌检查:FSH 0.33mIU/mL，LH 0.28mIU/mL，T 3.21nmol/l，E_2 118.43pmol/L，PRL ＞ 4322mIU/L。进一步 MR 检查示侵袭性垂体大腺瘤，大小约 1.7cm×3.2cm。

治疗：溴隐亭，每次 2.5mg，每天 1 次。

3 个月后复查无精子；PRL 亦无改变。

2015 年 5 月 26 日至上海华山医院神经外科，行侵袭性垂体大腺瘤剜除术。

2015 年 6 月 30 日复查：FSH 13.25mIU/mL，LH 4.11mIU/mL，T 2.68nmol/l，E_2 227.79pmol/L，PRL 665.57mIU/L；精液检查无精子。溴隐亭继续服用。

2017 年 5 月 7 日复诊：自诉一直坚持服用溴隐亭，性生活正常，避孕套避孕。复查精液：取精 5.2mL，pH 值 7.2，精子密度 114.2×10^6/mL，PR=45.7%/271.4×10^6。开始备孕。

2017 年 6 月 6 日，女方检查怀孕。翌年生育一女。

按： 男性泌乳素瘤可引起 PRL 水平升高，抑制垂体促性腺激素释放功能，FSH 和 LH 分泌减少，直接影响睾丸的生精功能。较大的泌乳素瘤对垂体有直接的压迫作用，亦导致 FSH 和 LH 分泌量减少。同时，FSH 和 LH 分泌减少可导致精子减少和雄激素水平下降，表现为性欲减退、勃起功能障碍以及不育症。手术后，垂体分泌的 PRL 减少，抑制作用减弱或消失，压迫作用也得以缓解，FSH 和 LH 分泌量增加，直接作用于睾丸，使得精子数量增加和雄激素分泌量增加。

至于手术病因治疗后，溴隐亭以及中药补肾生精类药物的使用，是否能增强或加快生精功能的恢复，目前无法确定，还有待大样本对照性研究。

案 6 IHH 导致无精子症（金保方医案）

刘某，1999 年出生，安徽天长人。2015 年 11 月 19 日初诊。

患者 1999 年出生，双胞胎，其双胎弟弟青春期生殖器官发育正常，并出现遗精现象，自慰勃起射精正常。患者生殖器官发育不良，无遗精现象，无自慰。身材较弟弟明显矮小。

体格检查：无阴毛，阴茎短小，双侧睾丸各 3mL，双侧附睾、输精管正常。

内分泌检查：FSH 1.21mIU/mL，LH 0.61mIU/mL，T 0.72nmol/L，E_2、PRL 均在正常范围。

染色体：46，XY；AZF（+）；SRY（+）。

予知识宣教，告知治疗方法及其可能结局，要求家长配合。予 hCG2000U、hMG75U 肌注，每周 2 次。

患者坚持治疗近 2 年，生殖器官逐渐发育至正常，逐渐出现遗精现象。尝试自慰，可勃起，可射精，身材也逐渐赶上弟弟。

2017 年 9 月 19 日再次门诊，要求检查精液。精液常规正常，前向运动精子 45.8×10^6。

按： IHH 导致的无精子症，临床并不少见，但大多因婚后不育被发现。虽然说 hCG 联合 hMG 治疗效果相对肯定，但生精能力恢复到精液中可分离出精子提供 IVF/ICSI，尽快生育后代，是并不容易实现的。本案因为是青春期发现，治疗时间相对较长，完全恢复到可正常生育水平。至于成年后，通过坚持治疗，恢复到正常生育水平的几率有多大，尚需要大样本观察研究。

此外，过去认为生殖器官属于终末化器官，但对于 IHH 患者而言，通过 hCG 联合 hMG 治疗，即使成年后，生殖器官仍可继续发育，甚至正常。

案 7 高促性无精子症（金保方医案）

黎某，27 岁，福建闽南人。2016 年 4 月 28 日初诊。

患者婚后 1 年，同居 2 年未育，未避孕，性功能正常。当地多次查无精子症，来宁门诊。复习既往资料：精浆生化、染色体、AZF 均无异常。内分泌检查：FSH 28.67mIU/mL，LH 13.24mIU/mL，T 263.40ng/dl，E_2 8.46pg/L，PRL 32.87ng/mL。

体检：包皮略长，阴茎发育正常，双侧睾丸 12mL，附睾、输精管无异常，无 VC。

予知识宣教，告知治疗风险。患者要求尝试治疗。

方案：他莫昔芬，每次 10mg，每日 2 次；安特尔，每次 40mg，每日 2 次；养精胶囊，每次 3 粒，每日 3 次。

患者连续服用，每月在当地检查一次精液常规。2017 年 1 月 20 日，患者线上告知，精液检查有合格精子，在湖南湘雅生殖中心行 ICSI，一次获得优质囊胚 4 枚，其后 FET 成功，生育一子。

按： 对于高促性腺激素性性腺功能减退症导致的无精子症，能否治疗的指征主要是染色体核型、睾丸容积、FSH 和 LH 水平。对于 FSH 高于 20.00IU/L 或小睾丸的患者，一般认为治疗意义不大。近些年我们在临床观察到，只要睾丸的质地正常，即使睾丸容积在 8mL，FSH 高于 20.00IU/L，也有治疗成功的可能。因此，我们认为除了染色体核型、睾丸容积、FSH 和 LH 外，睾丸质地也是判断高促性无精子症能否治疗的指征。

第三节 精液异常

一、概述

精液异常主要包括精液酸碱度异常、无精液症、精液量过少症、精液量过多症、精液不液化症、精液不凝固症、脓精症。

根据《WHO 人类精液检查与处理实验室手册》(第 5 版)标准,精液酸碱度异常是指精液的 pH 值> 8 或< 7 而其他参数正常的情况。

无精液症是症状性疾病,是多种疾病的一种表现形式,指性交有性高潮和射精感,但尿道口无精液射出或流出。无精液症也是不育症的原因之一。

精液量过少症是指育龄期男性一次排精量少于 1.5mL。对于精液量少于 1mL,pH 值低于 7.0,果糖试验极少量者,属于梗阻性无精子症,不在此节讨论。

育龄期男性一次排精的精液量一般为 1.5 ~ 6mL,多于 8mL 者称为"精液量过多症"。因精子仅占精液量的千分之一,精液量异常,实指精浆量异常。

精液刚排出体外时为黏性液体,随即变成胶冻状,经 5 ~ 10 分钟后即开始液化,从而有助于精子的运动和受孕。若超过 1 小时仍不能液化者,称"精液不液化"。

精液排出体外,与空气接触后即呈凝胶状态。如果精液排出体外不呈凝胶状,而直接呈液化状,甚至稀薄如水者,称"精液不凝固症"。

正常精液中的白细胞高倍视野计数小于 5 个。如果精液中发现脓细胞且白细胞高倍视野计数大于 5 个,甚至射精为脓性精液者,称为"脓精症"。

二、病因病理

男性不育症的精液异常是由很多疾病或因素共同造成的结果,除了已明确的原因之外,有时仅表现为精液检查结果异常。近来研究显示,精液异常与微循环障碍相关。一般情况下,精液异常的病因可归纳如下:

(一)生殖道感染

生殖道感染主要由细菌、病毒、支原体和衣原体等引起,可以改变生殖系统微循环的各种因子平衡及精液酸碱平衡而引起精液异常。附属性腺的感染可能影响腺体的分泌,导致精液量明显减少,甚至无精液排出。附属性腺的感染也可使分泌液明显增多,出现精液过多。当前列腺发生感染时,其分泌的作为液化因子的酶类物质减少,酶活性降低,从而使液化与凝固因子间的平衡被打破,精液表现为不液化。精囊腺炎症可以使精囊腺分泌的凝固蛋白因子减少,精液凝固障碍导致精液不凝固症。前列腺炎、精囊炎、附睾炎则是引起精液酸碱度异常、血精和脓精症的主要因素。

（二）尿道或输精管道梗阻

输精管道梗阻，如双侧输精管道缺如伴精囊腺畸形、射精管梗阻等，可引起无精液症。尿道憩室或尿道外伤、手术引起输精管道梗阻、输精管、射精管局部微循环障碍等，使精液不能完全排出，导致精液量减少，引起精液量过少症。

（三）内分泌因素

肾上腺皮质功能减退和内分泌紊乱，尤其是 FSH、LH 分泌量减少，使附属性腺功能减退，精囊液和前列腺液分泌不足，导致精液量过少。相反，当肾上腺皮质功能亢进时，引起附属性腺分泌液增多，精液量会过多。精液凝块的形成和液化受激素，尤其受睾酮的影响，睾酮对附属性腺的分泌活动具有调节作用。

（四）微循环因素

1. 微循环调节因子对精液的影响

（1）纤维蛋白溶解酶：精液不液化常见的原因是精囊炎和前列腺炎所致精囊和前列腺出现微循环障碍，分泌的纤维蛋白溶解酶不足；微量元素（镁、锌等）缺乏；先天性前列腺缺如等。精液刚射出体外凝固呈胶冻状态，是由于精囊腺分泌的凝固蛋白造成的。而精液中由前列腺分泌的蛋白水解酶和纤维蛋白溶酶，可以分解这种凝固蛋白，促使精液液化。因此，精液不液化是凝固蛋白增多或蛋白水解酶、纤维蛋白溶酶减少造成的。如精液呈不凝固状态，则可能是由于射精管缺陷或先天性精囊腺缺乏造成的。不液化精液中的精子在女性生殖道内的运动明显受到阻碍，影响精子上行进入宫颈管、子宫腔及输卵管，使受精发生障碍。

（2）凝固蛋白因子：精液的凝固与精囊腺有关，精囊腺能分泌一种蛋白物质，使精液凝固。正常时，射入阴道的精液呈凝冻状，不会外流；精囊腺炎症、其他病变甚至缺如，导致精囊微循环出现障碍，可以使精囊腺分泌的凝固蛋白因子减少，精液凝固障碍，不凝固的精液则会很快从阴道中流出，从而造成精子数的减少，导致不育。

2. 精液的异常病理改变与微循环障碍

（1）内分泌系统发生微循环障碍时的精液病理改变：微循环是人体新陈代谢的场所，

是人体的内环境，是生命的最基本保证。正常情况下，微循环血流量与人体组织，器官代谢水平适应，使人体内各器官生理功能得以正常运行。内分泌系统发生微循环障碍时，各种激素分泌紊乱，引发肾上腺皮质功能减退和内分泌紊乱，尤其是 FSH、LH 分泌量减少，使附属性腺功能减退，精囊液和前列腺液分泌不足，导致精液量过少。相反，当肾上腺皮质功能亢进时，附属性腺分泌液增多，精液量会过多。精液凝块的形成和液化受激素，尤其受睾酮的影响，睾酮对附属性腺的分泌活动具有调节作用。任何原因导致的睾酮减低引起的前列腺分泌功能低下，都可能出现精液不液化。

（2）泌尿生殖系统发生微循环障碍时的精液病理改变：泌尿生殖系统发生微循环障碍时，微血管通透性改变，组织水肿，血管收缩，导致前列腺炎、精囊炎、膀胱炎等。附属性腺的感染可能影响腺体的分泌，精液量明显减少，甚至无精液排出。附属性腺的感染也可以使分泌液增多，出现精液过多。当前列腺发生感染时，分泌液化因子减少，导致精液不液化。精囊腺炎症可以使精囊腺分泌的凝固蛋白因子减少，导致精液不凝固症。前列腺炎、精囊炎、附睾炎则是引起精液酸碱度异常、血精和脓精症的主要因素。

三、检查

（一）体格检查

一般检查：身高，体重，乳腺发育情况，体毛分布情况等。

生殖系统检查：睾丸大小、质地和形态，附睾有无压痛结节或囊肿，前列腺和精囊的检查通过肛门指诊了解大小、质地等。

（二）实验室检查

常规检查：血常规，尿常规，性激素，重点关注 FSH、LH 和 T 分泌量有无减少。

精液检查：精液量、颜色、黏稠度、液化情况、pH 值、白细胞、酸性磷酸酶、柠檬酸、果糖、蛋白质、微量元素、乳酸脱氢酶 X 等。

微生物检查：细菌、支原体、衣原体、弓形虫、病毒等。

前列腺液检查：前列腺炎引起精液不液化、脓精症及血精（前列腺出血）。

（三）特殊检查

超声检查：检查有无隐睾、精索静脉曲张、前列腺及精囊腺的发育状况，有无精囊及输精管缺如；检查生殖系统结构以及血流变化。

精囊镜检查：可以确定是否有精囊囊肿、精囊结石以及精囊炎引起了脓精、血精及精道梗阻等。

磁共振检查：可以进一步确定隐睾的具体部位、前列腺及精囊腺的发育状况、有无精囊及输精管缺如、精囊内是否饱满及出血量的多少。

四、治疗

治疗男性精液异常，首先应该找到具体的原因，并根据原因对症下药。如有前列腺炎或精囊炎症，应先抗感染治疗，改善精液液化及脓精症；如有输精管道畸形或损伤导致梗阻，造成不射精或逆行射精，可以通过手术治疗梗阻，恢复正常射精功能。

（一）西医治疗

1. 药物治疗

（1）抗生素：生殖道感染引起的无精液、精液量过少、精液量过多、精液不液化和脓精症等可通过抗感染治疗得以改善，甚至完全治愈。因此，在查明有前列腺炎或支原体、衣原体感染引起精液异常的患者，通过药敏试验选择敏感性抗生素或运用广谱抗生素治疗感染，使患者生殖系统微循环的各种因子平衡及精液酸碱平衡恢复正常，精液情况很快得以改善，进而恢复生育能力。

（2）促性腺激素：主要用于促性腺激素低下型性腺功能减退症。具体方案见本章第一节。

2. 手术治疗

男性不育症主要是由生殖道损伤、感染和梗阻等因素造成无精液症或少精液症，通过手术疏通后，使患者正常产生精液并顺利射出。术后患者生殖微循环也能够相应得到改善，恢复男性生殖能力。

3. ART

对于一些久治不愈或不愿意长期服药治疗的患者，适时推荐 ART，精子通过洗涤之后再行人工授精或做试管婴儿，也是明智的选择。

（二）中医辨证论治

治疗原则：虚证当以补肾生精，益气养血；实证应活血化瘀，清热利湿。对于临床症状不明显者，应当从补肾活血论治。

1. 肾精亏虚证

证候：精液量过少，不育；健忘耳鸣，腰膝酸软，神疲乏力；舌淡红，苔薄白，脉沉细。

治法：填补肾精，养血生精。

方药：生精赞育丹加减。常用药物：人参、山药、肉苁蓉、菟丝子、鹿茸、紫河车、熟地黄、当归、枸杞子、桑椹、麦冬、龟甲胶、山萸肉、五味子、柏子仁等。

2. 气血两虚证

证候：精液量过少，不育；神疲乏力，形体消瘦，心悸气短，面色淡白无华；舌淡白，脉沉细。

治法：气血双补，益气养血生精。

方药：十全大补汤加减。常用药物：人参、黄芪、茯苓、白术、甘草、当归、熟地黄、白芍、川芎等。

3. 热蕴精室证

证候：精液量过少，不育；五心烦热，口燥咽干，心烦失眠；舌红少苔，脉细数。

治法：滋阴清热，养阴生精。

方药：大补阴丸加减。常用药物：熟地黄、知母、黄柏、龟甲、猪脊髓、紫河车等。

4. 精道阻塞证

证候：精液量过少，不育，兼胸胁痞闷，少腹、会阴、睾丸抽痛，或有射精痛；发热，食欲不振，口咽干燥，脉沉弦或涩，舌暗有瘀斑瘀点。

治法：活血化瘀，疏通精脉。

方药：精脉疏通汤加减。常用药物：急性子、路路通、穿山甲、延胡索、丹参、桃仁、红花、牛膝、荔枝核、菟丝子、锁阳、制香附等。

5. 阴虚火旺证

证候：精液黏稠不液化，射精费力；头晕耳鸣，五心烦热，口渴喜饮，失眠盗汗，溲黄便干；舌红苔少或无，脉细带数。

治法：酸甘化阴，滋阴降火，养血益精。

方药：乌梅甘草汤加减。常用药物：乌梅、白芍、生甘草、生地黄、麦冬、天花粉、玄参、黄精、制首乌、知母、海藻、昆布、丝瓜络等。

6. 命门火衰证

证候：精液稀薄清冷，不凝固；伴精神萎靡，面色㿠白，腰膝酸软，畏寒，四肢末端不温，阳痿早泄，溲清便溏；舌淡苔薄，脉沉弱。

治法：温补命火，行气养血。

方药：赞育丹加减。常用药物：巴戟天、仙茅、淫羊藿、肉苁蓉、韭菜子、附片、肉桂、熟地黄、当归、枸杞子、山萸肉、海狗肾、白术、干姜、杜仲、续断等。

五、典型病例

案1 阴虚火旺型精液不液化（徐福松医案）

叶某，男，35岁。婚后4年性生活正常但始终不育，女方妇科检查未见异常，男方多次精液常规检查：液化时间2小时以上，活力35%，曾至多处男科不育门诊求治，均未奏效。刻下口干欲饮，多梦而遗精，手足心热，心烦不眠，舌质红而少苔，脉细弦。

证属阴虚火旺，治拟酸甘化阴法，方用酸甘化阴汤加减治疗。药用乌梅、白芍、天花粉、黄精、枸杞子、泽泻、首乌、生地黄各10g，甘草5g，鸡血藤20g。同时加服五子补肾丸。

连续门诊服药4个月后，复查精液常规示：液化时间30分钟，活力55%。半年后有子。

按： 徐福松教授认为，中医辨证精液不液化属阴虚火旺、湿热内蕴为多。由于房劳过度，肾精过耗，或劳心尤甚，或五志化火，耗损精液，而致热盛伤阴，阴虚火旺，精液受灼而浓缩，致黏稠难化。中医学认为"阳化气，阴成形"。精液属阴津，精液的液化依靠阳气的气化作用，只有阴阳之平衡才能完成其基本功能。若肾阴不足而化火，熏灼津液而造成精液不液化。方中乌梅、芍药、甘草甘酸化阴，滋阴降火，阴液充足，循环改善，阳气得以生化，阴阳得以平衡，则精液自能液化。

案2　湿热型精液不液化（王安甫医案）

范某，34岁，工人。1997年1月12日初诊。

婚后7年不育，性生活正常。自觉尿道灼热疼痛，尿后淋漓不止，阴囊潮湿不适，小便短赤。精液完全液化时间18小时，精子计数40×10⁹/L，精子活动率5%，精子活动强度0级，前列腺液白细胞（+++）。舌红，苔黄腻，脉滑数。

证属湿热内蕴。水蛭化精汤加减：

水蛭粉4g（冲服），淫羊藿、黄精各20g，萆薢、菟丝子、女贞子、枸杞子各15g，浙贝母、车前子、石菖蒲各15g，金银花、蒲公英各20g，滑石15g，苍术、黄柏各10g。每日1剂，水煎分2次服，连用2个月。

复诊：症状消失，精液于1小时内完全液化，精子计数65×10⁹/L，精子活率60%，精子活动强度Ⅲ级，前列腺液白细胞（-）。继用上方1个月后，精液于30分钟内完全液化，精子计数75×10⁹/L，精子活率70%，精子活动强度Ⅳ级。不久其妻受孕，于1998年2月5日顺产一女婴。

按： 水蛭味咸苦，性平，入肝、膀胱经，功善破血逐瘀，通经利水。宜生用，可研细末装胶囊以去腥味，主要用于癥瘕积聚、瘀血内停、跌打损伤等。一般认为，本品祛瘀不伤正，毒性小，安全可靠。张锡纯认为，本品"破瘀血而不伤新血，专入血分而不伤气分"。现代药理研究表明，水蛭富含水蛭素、组织胺物质、肝素、抗血栓素等，能阻止血液凝固，扩张血管，促进血液循环。现代研究表明，精液凝固过程和血液凝固过程相似，人的精液中含有促凝血因子，可诱发血液凝固。精血同源，生水蛭不仅能阻滞血凝，也同样善破冲任之瘀，有液化精液之功。应用淫羊藿、菟丝子补肾壮阳，助命门之火，于阳中求阴，则阴得阳升而源泉不竭；女贞子、枸杞子、黄精补肾填精，养血生津，于阴中求阳，阳得阴助而生化无穷。本证病位在肾，肾中精气是生命活动之本，所以调补肾中阴阳对本病起重要作用。萆薢、石菖蒲利湿化浊，相须为用；配车前子滑利降泄，祛湿化痰。三药配伍以治痰湿之本。浙贝母是软坚散结、解郁化痰之要药，以助车前子化痰之力。诸药合用，共奏补肾祛湿化痰之功，是治疗精液不液化的基础方。本案患者湿热明显，故在基础方加金银花、蒲公英、滑石、苍术、黄柏清热祛湿，辨证与辨病结合而收良效。

案3　精液量过少症（徐福松医案）

李某，29岁，结婚未避孕4年，未育。患者平素有胸闷、会阴及睾丸抽痛，性生活时常有射精痛，每次射精精液量少，仅几滴，无法采精化验。食欲较差，二便正常，夜寐一般。脉沉弦或涩，舌黯有瘀斑瘀点，苔薄白润。查体：生殖器官发育正常，无精索静脉曲张，双侧附睾头部增大，轻微压痛。

辨证属瘀血阻络，治以活血通精，方选精脉疏通汤加减。药用：

急性子、穿山甲、菟丝子、柴胡、枳壳、锁阳、制乳没各10g，延胡索、丹参、牛膝各12g，路路通、荔枝核各15g，制香附9g，生甘草5g。共30剂。

药后复诊：自述症状明显减轻，精液量稍多，约0.8mL。原方去丹参、牛膝、菟丝子、香附；加制附子6g，薏苡仁30g，败酱草15g。

又进40余剂后，不适症状基本消失，自觉精液量增多，遂查精液常规基本正常。

按： 本例气滞血瘀明显，以活血通络为大法，但力有不逮。通方选物偏多，作用力量之强非辨证得当、经验老道者不敢为。徐福松教授认为，精道不畅多因生殖道炎症所致，又历经数载，其症较深，非温化无以奏其功，故参治肠痈之"附子薏苡败酱散"之法，选用急性子、路路通、穿山甲、丹参、乳没等大量活血通络药物，并配伍少量行气、温阳药物等加强活血通络，改善精道的循环。同时，由于精道梗阻病程较长，可能对精子生长成熟造成不可逆性损伤。因此，还经常强调治疗方案的选择尤为重要，应尽早明确病因，选择最合适的生殖方式，必要时选择辅助生殖技术，以免延误病情。

案4　斑蝥中毒致无精液症（徐福松医案）

陈某，男，28岁，1990年结婚。因无精液不育于1996年2月27日初诊。

患者 6 年前曾被狗咬伤，自行购买斑蝥 7 只（约 2.0g），研末服用，随后出现口腔糜烂、恶心呕吐、腹痛难忍、里急后重、尿频、尿急、尿痛、阴茎、尿道烧灼痛、精液血丝夹杂而下。此后性生活时有射精动作，但无精液排出，并有小腹憋胀感。平素性欲、阴茎勃起等均正常，曾于其他医院做性交后精液检查数次，均无精子及果糖，手淫方法亦不能取出精液标本。时有腰膝酸软、头晕乏力。舌质暗红，苔少根腻，脉沉缓。

检查：睾丸、附睾等未见异常；肛指检查：前列腺正常，未能取出前列腺液。

证属药毒伤及精室，阻塞精道。治以活血通窍、补肾填精。药用：

生地黄、熟地黄、枸杞子、红花各 10g，何首乌、川牛膝各 20g，山萸肉、王不留行、丹参各 15g，穿山甲、制半夏各 9g，紫河车、石菖蒲、五味子各 6g。水煎服，每日 1 剂。加减服用 50 剂。

1996 年 4 月 18 日复诊：药后同房时有少量精液流出，无不适感。于当地做精液检查：除容量 0.8mL，pH 值 8.1 外，精液液化时间、精子密度、活动率、活动力均基本正常。遂以上法化裁。药用：

黄精、川牛膝、山药各 20g，沙苑子、山茱萸各 15g，生地黄、熟地黄、枸杞子、丹参、红花、川芎、半夏、穿山甲各 10g，五味子、桃仁各 6g，蜈蚣 2 条。

续服 40 余剂后，复查精液已恢复正常。

按：患者因 6 年前被狗咬伤后，为预防狂犬病，口服斑蝥 2g，已超过中毒量的 1 倍，除引起消化、泌尿系统中毒症状外，其生殖系统也受毒性损害，造成精道阻塞或破坏、管腔梗阻、萎缩等，导致"干性射精"。根据临床症状，施以丹参、红花、川芎、桃仁、穿山甲、蜈蚣活血化瘀通络，改善微循环；半夏、石菖蒲、茯苓化痰除湿泄浊；生地黄、熟地黄、山萸肉、五味子、何首乌、紫河车、枸杞子、黄精、沙苑子填补肝肾之精血阴液，以促生精功能。诸药合用，共奏活血补肾、通达精道之功。50 剂见效，90 余剂痊愈。

案 5　肾虚型脓精症（郑祖峰医案）

郑某，39 岁。2000 年 3 月 16 日初诊。

患者足跟间断疼痛 3 年余，加重 1 周。伴腰膝酸软，尿频，畏寒乏力，舌质淡，苔薄白，脉沉。详细询问病史，患者结婚15年无子，诊为脓精症，多次服用中西药物未果。

证属肝肾不足，精脉失养。治以补肝肾，强筋骨。予立安丸加味。药用：

补骨脂、杜仲、巴戟天、川续断各15g，怀牛膝、黄柏、炒小茴香各10g。5剂。

2000年3月22日二诊：服药后诸症减轻，遂取上方10剂量，共研细末，水泛为丸如绿豆大，每服6g，每日3次。

服用半年后，足跟痛已愈，且配偶已怀孕2月余。复查精液常规示：白细胞（0～3）/HP，精子数量、活力等均在正常范围。

按： 脓精症常并发于附属性腺感染，易导致精子凝集，死精，精子活力下降而造成男性不育。治疗上多认为脓精症为湿热浊毒所致而给予清热利湿、解毒化浊之品，但本患者疗效并不佳。本案根据全身辨证，采用补益肝肾、培元固本辨治足跟痛，而脓精症意外获效，颇受启发。其实该患者患脓精症不育10余年之久，久病多虚，久病必及肾，而补益肝肾中药多能提高机体下丘脑-垂体-肾上腺/睾丸轴功能，促进激素分泌，加快人体的微循环和新陈代谢，从而去腐生新，脓精症得愈。

【参考文献】

[1] 张敏建，郭军，陈磊，等. 男性不育症中西医结合诊疗指南（试行版）[J]. 中国中西医结合杂志，2015，35（9）：1034-1038.

[2] 中国医师协会生殖医学专业委员会生殖男科学组无精子症诊疗中国专家共识编写组. 无精子症诊疗中国专家共识 [J]. 中华生殖与避孕杂志，2021，41（7）：573-585.

[3] 中国医师协会男科学分会无精子症诊疗专家共识编写委员会. 无精子症规范化诊疗专家共识精要 [J]. 中华医学杂志，2018，98（46）：3732-3736.

[4] 中华医学会内分泌学分会性腺学组. 特发性低促性腺激素性性腺功能减退症诊治专家共识 [J]. 中华内科杂志，2015（54）：739-744.

[5] 张增芳. 超声及遗传学在评估非梗阻性无精子症患者睾丸生精功能中的价值 [D]. 济南：山东大学，2006.

［6］Dubinsky TJ，Chen P，Maklad N. Color-flow and power Doppler imaging of the testes［J］. World journal of urology，1998，16（1）：35-40.

［7］蓝宁辉，黄伟俊，马秋娟，等. 睾丸超声造影对非梗阻性无精子患者生精功能的评估应用［J］. 西医用影像学，2019，28（10）：2159-2161.

［8］曾国华. 先天性梗阻性无精子症患者CFTR基因突变及其睾丸超微结构的研究和ICSI治疗的临床观察［D］. 广州：中山医科大学，2000.

［9］郝东方，张峰. 成年男性睾丸微石症的生精功能分析［J］. 中国性科学，2020，29（1）：24-26.

［10］曹兴午，曹育爱. 微生物感染与生精细胞凋亡和胀亡［J］. 中国男科学杂志，2009，23（5）：69-72.

［11］Shamaei-Tousi A，Collin O，Bergh A，et al. Testicular damage by microcirculatory disruption and colonization of an immune-privileged site during Borreliacrocidurae infection［J］. The Journal of experimental medicine，2001，193（9）：995-1004.

［12］杨庆媛，张建平. 临床无精子症的睾丸活检病理分析及免疫组化研究［J］. 济宁医学院学报，2004，27（1）：43-44.

［13］史本康，亓天伟，刘玉强，等. 男性免疫性不育的病理变化观察［J］. 中国男科学杂志，1998，12（3）：33-35.

［14］Jan-Erik Damber，Anders Bergh，Anders Widmark. Testicular Blood Flow and Microcirculationin Rats After Treatment with Ethane Dimethyl Sulfonate［J］. Biology of Reproduction，1987，37（5）：1291-1296.

［15］Bergh A，Damber J E，Hjertkvist M. Human chorionic gonadotrophin-induced testicular inflammation may be related to increased sensitivity to interleukin-1［J］. International Journal of Andrology，1996，19（4）：229-236.

［16］Damber J E，余金牛. 睾丸微循环的激素控制［J］. 国外医学（计划生育分册），1990（3）：164-167.

［17］周萍，朱秀英，于卫刚，等. 长期内源性睾酮缺失对老龄雄性大鼠血管舒缩反

应的影响及雄激素的干预作用［J］.中国老年学杂志，2013，33（2）：358-361.

［18］Lee BJ, Lin JS, Lin YC, et al. Effects of L-carnitine supplementation on lipid profiles in patientswith coronary artery disease［J］. Lipids Health Dis, 2016, 15（6）：107.

［19］胡玉维，钟华琴，陆卫萍，等.迈之灵治疗精索静脉曲张与男性不育症的临床研究进展［J］.临床合理用药杂志，2016，9（8）：178-180.

［20］杨光升.男性不育患者甲襞微循环及其临床意义［J］.滨州医学院学报，1998，31（4）：18-19.

［21］汪亚芬.USP26基因突变与男性无精子症的相关性［D］.郑州：郑州大学，2015.

［22］Marcello C, Conrado A, Rodrigo P. The epidemiology and etiology of azoospermia ［J］. Clinics, 2013, 68 Suppl 1（Suppl 1）：15.

［23］Irvine D S. Epidemiology and aetiology of male infertility［J］. Hum Reprod, 1998, 13（Suppl 1）：33-44.

［24］Male Infertility Best Practice Policy Committee of the American Urological Associationa, Practice Committee of the American Society for Reproductive Medicine. Report on evaluation of the azoospermic male［J］. Fertil Steril, 2004, 82（Suppl 1）：S131-S136.

［25］Ricardo M, Esteves S C. Predictive factors for sperm retrieval and sperm injection outcomes in obstructive azoospermia：Do etiology, retrieval techniques and gamete source play a role?［J］. Clinics, 2013, 68（Suppl 1）：111-119.

［26］Sigman M, Jarow J P. Endocrine evaluation of infertile men［J］. Urology, 1997, 50（5）：659-664.

［27］李立，钟红兴.梗阻性无精子症的临床诊断和外科治疗［J］.临床医学，2012，32（2）：106-108.

［28］Lee R, Li P S, Schlegel P N, et al. Reassessing reconstruction in the management of obstructive azoospermia：Reconstruction or sperm acquisition［J］. Urol Clin North Am, 2008, 35（2）：289-301.

［29］Czaplicki M，Bablok L，Janczewski Z. Varicocelectomy in patients with azoospermia ［J］. Arch Androl，1979，3（1）：51-55.

［30］Matthews G J，Matthews E D，GoldsteinM. Induction of spermatogenesis and achievement of pregnancy after microsurgical varicocelectomy in men with azoospermia and severe oligoasthenospermia ［J］. Fertil Steril，1998，70（1）：71-75.

［31］Kim E D，Leibman B B，Grinblat D M，et al. Varicocele repair improves semen parameters in azoospermic men with spermatogenic failure ［J］. J Urol，1999，162（3 Pt 1）：737-740.

［32］Jarow J P，Espeland M A，Lipshultz L I. Evaluation of the azoospermic patient ［J］. J Urol，1989，142（1）：62-65.

［33］Grasso M，Buonaguidi A，Lania C，et al. Postpubertal cryptorchidism：review and evaluation of the fertility ［J］. Eur Urol，1991，20（2）：126-128.

［34］Ferlin A，Raicu F，Gatta V，et al. Male infertility：role of genetic background ［J］. Reprod Biomed Online，2007，14（6）：734-745.

［35］魏仪. 自噬在环境内分泌干扰物致睾丸发育异常和功能障碍中的作用及机制研究［D］. 重庆：重庆医科大学，2018.

［36］林彩霞，陈剑雄. 高频彩色多普勒超声对睾丸及附睾疾病的诊断价值［J］. 西医院，2014，14（4）：71-72.

［37］Rastrelli G，Corona G，Mannucci E，et al. Factors affecting spermatogenesis upon gonadotropin-replacement therapy：a meta-analytic study ［J］. Andrology，2014，2（6）：794-808.

［38］Hussein A，Ozgok Y，Ross L，et al. Clomiphene administration for cases of nonobstructive azoospermia：a multicenter study ［J］. J Androl，2005，26（6）：787-791.

［39］Hussein A，Ozgok Y，Ross L，et al. Optimization of spermatogenesis-regulating hormones in patients with non-obstructive azoospermia and its impact on sperm retrieval：a multicentre study ［J］. BJU Int，2013，111：e110-114.

［40］Moein M R, Tabibnejad N, Ghasemzadeh J. Beneficial effect of tamoxifen on sperm recovery in infertile men with nonobstructive azoospermia［J］. Andrologia, 2012, 44（Suppl 1）: 194-198.

［41］Pavlovich C P, King P, Goldstein M, et al. Evidence of a treatable endocrinopathy in infertile men［J］. J Urol, 2001, 165（3）: 837-841.

［42］Cavallini G, Beretta G, Biagiotti G. Preliminary study of letrozole use for improving spermatogenesis in nonobstructive azoospermia patients with normal serum FSH［J］. Asian J androl, 2011, 13（6）: 895-897.

［43］Schlegel P N. Aromatase inhibitors for male infertility［J］. Fertil Steril, 2012, 98（6）: 1359-1362.

［44］Cavallini G, Biagiotti G, Bolzon E. Multivariate analysis to predict letrozole efficacy in improving sperm count of nonobstructive azoospermic and cryptozoospermic patients: apilot study［J］. Asian J Androl, 2013, 15（6）: 806-811.

［45］田树元, 余永红, 谢波, 等. 超声引导下非梗阻性无精子症活检取精前睾丸超声弹性成像应用价值初探［J］. 中华男科学杂志, 2018, 24（7）: 655-657.

［46］王安甫. 水蛭化精汤治疗精液不液化症228例［J］. 新中医, 1998（10）: 45+50.

［47］郑祖峰. 男科病治验2则［J］. 山西中医, 2005, 21（3）: 57.

第九章 微循环与精索疾病

精索是位于睾丸上方的条索状物质，左右各一，起自附睾尾部，经过腹股沟向上，最后与精囊相连。精索不但是衔接睾丸和附睾的"绳索"，而且是供给睾丸营养物质和氧气、排出精子和代谢废物的"交通枢纽"，是生殖系统重要的循环和微循环区域。因此，在男性生殖器官中，精索占有举足轻重的地位。一旦精索发生疾病，往往会给男性带来多种影响，甚至影响生育。精索疾病主要包括精索静脉曲张、精索炎和精索囊肿。

第一节 精索静脉曲张

一、概述

精索静脉曲张（varicocele，VC）是指精索内蔓状静脉丛的异常伸长、扩张和迂曲。VC 在一般成年男性人群中的发病率为 15%，在男性原发性不育人群中的发病率为 35% ~ 44%，在男性继发性不育中则达到了 45% ~ 81%。睾丸的静脉回流在阴囊段主要由三个部分组成，即精索内静脉系统（包括精索内静脉主干和蔓状静脉丛）、精索外静脉系统（精索外静脉和精索外静脉丛）和输精管静脉系统。三部分静脉相互交通、逐级汇合，至阴囊根部、腹股沟管浅环附近与腹壁下静脉、阴部静脉、旋髂浅静脉之间有广泛吻合支。三部分静脉共同构成精索静脉。根据 VC 临床表现以及发病原因的不同，具体分为 3 种类型：①原发性 VC：因解剖学因素和发育不良所致的 VC。②亚临床型 VC：指体检时不能发现 VC，但经彩色多普勒超声检查或血管造影可发现的轻微 VC。一般认为，精索内静脉管径超过 2mm 者，可确立诊断。③继发性 VC：腹腔内或腹膜后肿瘤、肾积水或异位血管压迫上行的精索静脉，可导致单侧或双侧 VC，称为"继发性 VC"。

二、病因

（一）先天因素

精索内静脉瓣膜的先天不足或缺失。但很多解剖学研究发现，即便在正常人群中也有将近一半人存在精索静脉瓣膜缺失。

（二）体位因素

人体为直立行走动物，精索静脉内血液受重力影响，容易产生反流。

（三）依托因素

静脉壁及邻近的结缔组织薄弱，或提睾肌发育不全，削弱了精索内静脉周围的依托作用，这可能是相对较为重要的原因。有研究显示，VC 患者合并身体其他部位静脉曲张的风险比正常人明显增高。

三、VC 引起男性不育的病理机制

（一）氧化应激

2006 年的一项包含了 4 项研究的荟萃分析指出，与正常精子捐献者相比，VC 不育患者的氧化应激参数指标（如活性氧和脂质过氧化）显著增加，VC 不育患者体内的抗氧化物质浓度显著降低。还有研究表明，VC 的严重程度和氧化应激水平呈正相关。VC 术后，氧化应激标志物的水平明显降低，表明氧化应激可能在 VC 导致的不育中起到重要作用。

（二）阴囊高热

精索内的血管结构为睾丸动静脉伴行，此种结构有助于睾丸动脉内的血液流经蔓状静脉丛时被带走更多的热量，如果蔓状静脉丛血液淤积则导致睾丸温度升高，损害精子发生。此外，热效应也能使活性氧（reactive oxygen species，ROS）自由基的生成增加，导致氧化应激。热效应还与细胞线粒体、质膜、细胞质和过氧化物酶体的活性氧产生增加有关。高热对睾丸不同类型细胞的损害程度不同，B 型精原细胞以及后续精子形成过程中不同阶段的细胞更容易受到高热因素的损害，A 型精原细胞以及睾丸间质细胞、支持细胞似乎更耐受高热的影响。

（三）组织灌注不足、缺氧

当精索内静脉压力超过睾丸微小动脉压力时，睾丸组织灌注不足产发生，睾丸细胞缺血缺氧，引发一系列炎性反应以及通过缺氧诱导因子途径损害精子发生。在 VC 患者的睾丸活检标本中，可以观察到微血栓引起的小动脉闭塞、生殖细胞变性、生精细胞脱落、间质水肿、间质小血管病变、Leydig 细胞萎缩以及生精小管基底膜的纤维化增厚、血管内皮细胞变性、内膜增生、中膜和瓣膜平滑肌增生肥厚、瓣膜严重机化等，可以证实 VC 患者的睾丸细胞存在缺血缺氧改变。附睾病变表现为间质水肿，上皮细胞变性，管腔上皮细胞表面刷状缘排列紊乱。在缺氧状态下，ROS 可以由多种来源产生，包括缺氧诱导因子 1（hypoxia inducible factor，HIF-1）的激活、线粒体功能障碍、黄嘌呤脱氢酶/氧化酶、膜相关 NAPDH 氧化酶 5（NOX5）和磷脂酶 A2 等。此外，缺氧可导致睾丸组织中瘦素和细胞因子的表达增加，包括 IL-1 和 IL-6，这些途径均可以诱导 ROS 的产生。

（四）肾脏和肾上腺代谢物质的回流

肾上腺和肾脏代谢产物如类固醇、儿茶酚胺、5-羟色胺等反流进入睾丸，引起睾丸微小动脉的收缩，导致组织缺氧，诱发睾丸氧化应激。

（五）激素失调

VC 可以影响睾丸支持细胞以及睾丸间质细胞的微循环状态，从而影响下丘脑－垂体－性腺激素轴的平衡，影响睾酮合成，损害精子发生。

（六）抗精子抗体形成

VC 可以导致供应生精小管的管周微循环压力升高，影响生精小管基膜的完整性，从而导致血－睾屏障损害，抗精子抗体生成。

（七）精子 DNA 完整性受损

VC 男性，特别是精液参数异常的男性，DFI 总体上增加，并且这种增加通常伴随着氧化应激损伤和精子功能的改变。

（八）微循环障碍

VC 是导致男性生殖系统微环境紊乱的一个重要原因，其所导致的静脉压升高可引起睾丸微循环的紊乱，微血管液体交换明显改变，扰乱了睾丸激素和旁分泌环境，损害精子生成的生理调节，从而导致精子发生异常。VC 时，精索内的静脉内皮细胞变性、平滑肌细胞严重空泡化，肌层明显增生肥厚，血管增殖并形成多腔血管结构，瓣膜严重机化等引起睾丸血流动力学发生改变，造成睾丸缺氧、代谢障碍、温度升高和 pH 值改变，最终导致精子成熟障碍及活力下降。VC 可导致组织水肿与睾丸间质小血管病变，进一步引起睾丸微循环改变，并妨碍生精小管正常物质交换，促使生精上皮破坏。VC 睾丸组织的病理改变，以间质水肿、间质小血管病变、生精小管界膜病变为主，其中间质小血管起支持、营养、进行物质交换的作用，睾丸间质水肿，间质中的细动脉、毛细血管管壁增厚，管腔缩小甚至闭塞，导致睾丸微循环改变，妨碍生精小管正常的物质交换，导致睾丸营养障碍，促进生精上皮的破坏；生精小管界膜是支持细胞、生精细胞营养及代谢过程中物质交换的唯一通道，界膜的病理变化势必对支持细胞、生精细胞营养及代谢物的排泄产生不良影响。可以说，微循环障碍是所有 VC 导致的男性不育机制的始动因素。

很早人们就发现，VC 致睾丸组织学病变为不均一性，临床和实验观察为"斑点样"表现，即病变与正常生精小管交错存在。通过对睾丸微血管进行详细研究，证实 VC 将导致睾丸血流的重新分布，出现一些区域静脉、毛细血管淤血，动脉血流少，引起局部生精小管血供下降；睾丸在出现一些区域生精小管血供下降的同时，另一些生精小管血供代偿性增加，以维持其正常生理功能，因而出现睾丸病变的不均一性。Tarhan 等研究发现，VC 患者睾丸动脉血流量相比正常对照组明显减少，并且睾丸动脉血流量与精子的浓度和睾丸体积成正相关，这与睾丸微循环血管床能量障碍影响了精子的生成有关。Unsal 等应用光谱多普勒分析发现，VC 患者睾丸动脉囊枝的抵抗力指数和搏动指数相比对照组明显增加，认为这可能是睾丸微循环损伤的一个指标。Gat 等认为，VC 不育患者两侧睾丸都可能有微循环障碍，因为一侧正常睾丸不会引起不育。由于 VC 患者睾丸内流体静脉压升高，超过了动脉压，导致持续缺氧，影响两侧睾丸生精功能，从而引起不育。

四、诊断

（一）临床表现

多数患者无症状，多在体检时被发现，或因不育症就诊时被查出，也有少数患者因阴囊疼痛不适就诊被发现。有症状者，多表现为阴囊坠胀不适或坠痛，疼痛可向腹股沟区、下腹部放射，久站、步行后症状可加重，平卧后可缓解或消失。

（二）体格检查

1. VC 分级

0 级：无 VC 症状表现，Valsalva 试验不能出现，经彩色多普勒检查可发现轻微的VC，静脉管径超过 2mm。

Ⅰ级：触诊不明显，但 Valsalva 试验时可触及曲张的蔓状静脉丛。

Ⅱ级：在扪诊时，极易触及扩张静脉，但不能看见。

Ⅲ级：患者站立时，能看到扩张静脉在阴囊皮肤凸现，如蚯蚓团块，容易摸到。

2. 双侧睾丸的体积及质地

如果出现睾丸萎缩、质地变软的情况，是睾丸功能不全的征象，可考虑手术治疗。

（三）辅助检查

1. 影像学检查

（1）超声及彩色超声多普勒检查：特别是采用彩色多普勒超声检查，可以判断精索内静脉中血液反流现象，精索内静脉血液的反流程度是判断 VC 严重程度的一项较为重要的客观指标。无创性检查，具有便捷、重复性好、分辨率高以及诊断准确的特点，可作为首选的检测方法。

（2）红外线阴囊测温法：无创性检查。阴囊局部温度的高低与静脉曲张的程度呈正比，但受周围组织及环境温度影响较大，假阳性率较高。

（3）精索静脉造影：精索内静脉造影是一种可靠的诊断方法。造影结果可分为三级：轻度：造影剂在精索静脉内逆流长度达 5cm；中度：造影剂逆流至腰椎 4～5 水平；重度：造影剂逆流至阴囊内。由于此检查属于有创性检查，技术要求较高，从而限制了其临床应用。精索内静脉造影有助于减少高位结扎手术的失败率和分析手术失败的原因。

2. 实验室检查

（1）精液分析：大多数Ⅲ级以上 VC 患者存在精液常规参数的异常，但也有很大一部分 VC 患者可以完全符合现行 WHO 制定的精液常规参数标准。

（2）精子 DFI：此检查可以作为 VC 患者精液常规参数检查外的补充，我们在本书中推荐 VC 患者因生育问题就诊时，应常规检查 DFI。

五、治疗

（一）西医治疗

原发性 VC 的治疗应根据有无临床症状、静脉曲张程度以及有无并发症等区别对待。对于轻度无症状者可不予处理；症状轻微且无并发不育症者，可采用托起阴囊、局部冷敷以及减少性刺激等方法处理。手术治疗有其严格的适应证，但近年来针对 VC 的手术治疗存在明显的过度治疗现象。

1. 手术治疗

手术方式主要包括传统开放手术、腹腔镜手术、显微结扎以及经皮血管栓塞等。

（1）手术适应证：①男性不育病史 1 年以上，精液检查异常，排除其他原因及女方因素；②重度 VC 伴有明显症状，如站立时阴囊坠胀疼痛等，体检发现睾丸明显缩小，质地变软；③药物治疗无效者。

（2）手术禁忌证：①有腹腔感染和盆腔开放手术病史并广泛粘连者；②继发性 VC，未解除原始因素者。

（3）开放手术治疗

①经腹股沟管精索内静脉高位结扎术：因位置表浅、术野暴露广、解剖变异小、可局部麻醉等优点而普遍采用，但该部位静脉属支较多，淋巴管较丰富，同时动脉分支也较多，与静脉属支关系密切，若损伤则可能发生睾丸萎缩。临床资料显示，术后复发率可高达 25%，淋巴水肿发生率为 3%～40%，睾丸萎缩的发生率为 0.2%。因此，限制了其进一步的推广和应用。

②腹膜后精索静脉高位结扎术：包括 Palomo 手术和改良 Palomo 手术，二者的主要区别在于是否保留精索静脉内淋巴管。Palomo 术式的复发率最低，但术后易出现鞘膜积液或阴囊水肿和无菌性附睾炎。而改良 Palomo 术因单纯结扎精索内动静脉而保留其他精索组织，避免一并结扎淋巴管，防止了淋巴回流障碍，因而减少了鞘膜积液或阴囊积水的发生率。

（4）腹腔镜手术治疗：腹腔镜精索静脉高位结扎术与传统开放手术比较，具有视野更清晰、效果可靠、损伤几率小、并发症少、可同时实行双侧手术、恢复快、住院时间短等优点。

（5）显微镜下精索静脉结扎术：显微外科手术治疗 VC，具有复发率低、并发症少的优势；显微外科治疗伴不育可显著改善精液质量，提高受孕率。其主要优点在于能够很容易结扎精索内除输精管静脉外的所有引流静脉，包括精索外静脉，保留动脉、神经、淋巴管，因而明显减少了复发及睾丸鞘膜积液、睾丸萎缩等并发症的发生。因此，目前显微镜下精索静脉结扎术被认为是治疗 VC 的首选方法。

（6）精索静脉介入栓塞术：随着介入放射学的发展，精索内静脉栓塞或注入硬化剂治疗原发性 VC 在发达国家已较为常用。该方法是通过介入导管选择性向精索内静脉注入栓塞物如明胶海绵、弹簧钢丝或硬化剂等以达到闭塞曲张静脉的目的。该方法既是一种诊断手段，又是一种良好的治疗方法，但要熟练掌握静脉穿刺技术及适应证，避免严重并发症的发生。导管法栓塞治疗精索内静脉曲张较传统手术结扎具有可门诊操作、痛苦小等优点，有效降低阴囊水肿或血肿等外科术后的并发症，但其术后复发率报道不一。

（7）手术并发症：无论是开放性手术或腹腔镜手术治疗 VC 均有可能发生并发症，常见的有：①阴囊积液或睾丸鞘膜积液：阴囊水肿和睾丸鞘膜积液是手术后最常见的并发症，发生率在 3% ～ 40%。②睾丸萎缩：发生率约为 0.2%。③神经损伤：在经腹股沟精索内静脉高位结扎术中，可能损伤的神经有髂腹股沟神经、生殖股神经，还有几乎未被提及的精索上神经和精索下神经。经腹腔镜手术过程中，生殖股神经损伤的发生率在 2% ～ 9%。④输精管损伤：输精管损伤是 VC 手术理论上的并发症，临床较为少见。⑤急性附睾炎：术后出现急性附睾炎与术中结扎或损伤睾丸动脉有关，因睾丸动脉与精索内静脉伴行，术中易损伤。损伤后，使本已处于缺氧、代谢障碍的附睾及睾丸在代偿血管未建立前缺氧进一步加重，抵抗力进一步降低，从而易于发生感染。⑥网膜气肿及阴囊气肿：阴囊气肿、网膜气肿为腹腔镜手术特有并发症，与气腹建立有关而与曲张的精索静脉结扎本身无关。

2. 药物治疗

（1）迈之灵：可改善曲张静脉的纤维结构，改善静脉回流，对于改善症状有比较良好的作用。研究发现，迈之灵（每次 300mg，每天 2 次，疗程 3 个月）联合常规药物（枸橼酸氯米芬、左卡尼汀）治疗，有助于改善 VC 患者睾丸动脉血流状态，调节精浆相关分子含量，提高精液质量，且安全性较高。

（2）七叶皂苷钠：是一种含酯键的三萜皂苷，具有类糖皮质激素样抗渗出、消肿胀的作用，能扩张动脉，改善机体微循环，稳定血管内皮细胞，消除自由基。研究发现，七叶皂苷（每次 300mg，每天 2 次，疗程 6 个月）联合精索静脉显微结扎术治疗 VC 相对于单纯手术疗效更佳。

（二）中医治疗

1. 寒凝肝脉证

证候：阴囊坠胀发凉，睾丸少腹疼痛，站立加重，平卧减轻；腰部冷痛，畏寒肢冷；舌淡苔白，脉弦细。

治法：温散寒湿，活血通脉。

方药：当归四逆汤加减。

细辛、桂枝温经散寒；当归、丹参、赤芍、红花活血通脉；乌药、小茴香理气活血；通草利湿；大枣、炙甘草补脾气而调和诸药。诸药合用，共奏温散寒湿、活血通脉之功。

2. 血瘀阻络证

证候：精索静脉曲张，青筋暴露，盘曲成团，时时胀痛，劳累则甚，休息减轻；舌有瘀斑，脉细涩。

治法：活血通络。

方药：桃红四物汤合失笑散加减。

方中熟地黄、当归、白芍、川芎、养血活血；桃仁、红花、蒲黄、五灵脂、延胡索、川牛膝活血祛瘀，通络止痛；郁金、乌药、川芎行气活血止痛。诸药合用，共奏活血通络之功。

3. 湿热夹瘀证

证候：精索静脉曲张如蚯蚓状，精索粗肿，阴囊坠胀、潮湿、烘热、瘙痒；伴倦怠，脘腹痞闷，口中黏腻、干苦，小便赤涩；舌苔黄腻，脉弦滑。

治法：清热利湿通络。

方药：防己泽兰汤加减。

方中防己、泽兰、萆薢、土茯苓、蒲公英清热利湿消肿；柴胡、青皮、荔枝核行气止痛；赤芍、牡丹皮、丹参、牛膝活血散瘀通络。诸药合用，共奏清热利湿通络之功。

六、典型案例

案1　气滞血瘀型VC伴睾丸痛（徐福松医案）

岑某，32岁。1980年9月2日初诊。

患者5年前因用力搬动重物后，自觉左侧睾丸坠胀疼痛不适，无红肿发热，无明显触痛。此后，每每劳动、久行、性生活后自觉疼痛加重，平卧休息后疼痛减轻，曾至西医院就诊，因拒绝手术而来我科就诊。

查体：站立时可见左侧睾丸表面曲张静脉，触诊左侧阴囊曲张血管呈团块状，阴囊肤色无明显改变。舌质暗红有瘀点，脉弦涩。

辨证：瘀阻血脉。

治疗：理气散瘀，活血通络。

处方：青皮15g，川楝子10g，三棱15g，莪术15g，地鳖虫10g，荔枝核10g，乌药10g，炙甘草5g。14剂，水煎服，日1剂，早晚分服。

两周后二诊：疼痛消失其半，劳累后有轻度不适感。原方巩固治疗20剂，诸症消失。

按：筋疝多由瘀血阻积于脉络，旧血不去，新血难来所致。用大剂量破血散结之品推陈出新，疏浚脉道，功到自然成。

案2　气虚血瘀型VC伴睾丸痛（徐福松医案）

唐某，42岁。1988年11月4日初诊。

1年前，患者左侧睾丸坠胀疼痛，痛引至少腹，行走站立时加剧，平卧减轻，但自觉左侧睾丸处有异物感。平日情绪低落，纳少乏力，就诊时可见叹息。舌质紫暗，脉虚而涩。

查体：双侧睾丸大小正常，左侧阴囊内靠近精索处可以触及轻度曲张静脉团块。

辨证：气虚夹瘀。

治疗：益气活血。

处方：炙黄芪30g，茯苓10g，白术20g，甘草5g，延胡索10g，柴胡10g，乌药15g，地鳖虫10g，石菖蒲10g，川牛膝20g，怀牛膝20g，郁金10g。

连服20剂后，睾丸坠胀疼痛减轻；再服15余剂，睾丸坠胀疼痛消失，状如常人。

按：筋疝多由气虚夹瘀所致，故常补气与活血同用。补气药具有滋养作用，能够促进血液循环，增强机体免疫功能；活血祛瘀药能改善血液循环，促进因缺血缺氧造成损害组织的修复。如此消补兼施，每能奏效。

案3　肾虚肝郁型VC（徐福松医案）

肖某，29岁。1987年7月29日初诊。

婚后5年未育，自述近1年来常感右侧睾丸隐隐作痛，无明显缓解加重因素；并伴头晕目眩，腰膝酸软，胸闷叹息。舌红苔薄，脉弦细。本院超声提示右侧VC。

辨证：肾精不足，肝气失达。

治疗：补肾填精，疏肝理气。拟滋水清肝饮加减。

处方：生地黄、熟地黄各20g，生山药30g，山茱萸15g，牡丹皮10g，茯苓12g，泽泻10g，全当归10g，白芍10g，醋柴胡10g，栀子8g，小茴香10g，川楝子12g，乌药10g，橘核12g。

服药30余剂，诸症消失。

按：除了肾精不足外，肝气郁结也是本病的基本病机之一。临床医生一般不会忽略补肾生精，但常常会忘记本病病位在肝的事实。据临床所见，必须辅以或清肝，或疏肝，或柔肝，或养肝，方能显效。

案4　肾虚湿阻型VC伴不育（徐福松医案）

王某，31岁。1982年6月6日初诊。

患者婚后6年未育，腰痛，小便时时有尿道滴白，外院诊断为"左侧VC"，治疗无效。

查体：腰骶部酸痛，直立或转侧时加剧，左侧阴囊松弛不收，有触痛；伴头晕失眠，倦怠无力，面色萎黄，纳差。苔微黄厚腻，脉濡无力。

辨证：肾虚湿热瘀阻。

治疗：补肾逐瘀，清热利湿。

处方：杜仲10g，枸杞子10g，薏苡仁10g，泽泻10g，酸枣仁10g，黄柏10g，藿香15g，淡竹叶10g，丹参10g。

服药2剂，症状减轻。随症加减，共服药30余剂而愈。半年后，其妻怀孕，后得一女。

按：肾为脏，藏而不泻，易虚；膀胱为腑，泻而不藏，易实。所谓湿热为患者，膀胱代之受邪也。肾与膀胱相表里，膀胱即肾也。本例属于肾虚湿热证，补其虚有助湿之弊，清利湿热有克伐肾气之虑。若要两顾，需以微温之杜仲补肾气，强腰膝，祛风湿；辅以枸杞子、酸枣仁平补肾中精气，怀柔肝阳；藿香、薏苡仁坐镇中焦脾运，使湿无生源；黄柏入肾经，丹参走血分，关门截杀热瘀二贼；以泽泻、竹叶之淡渗引余邪从尿窍中而出。此乃"围三缺一"之兵法也。

案5　寒凝气滞型VC伴睾丸痛（徐福松医案）

张某，28岁。2006年8月31日就诊。

患者近1年来自觉阴囊坠胀发凉，左侧睾丸疼痛，站立或行走时间较长则加重。查体：站立位左侧VC充血，卧位时消失，能够扪及曲张静脉似蚯蚓状，阴囊发凉。口不渴，小便清长。舌淡，苔薄白，脉弦细。

辨证：厥阴寒凝气滞。

治疗：温散寒湿，养血通脉。

处方：当归10g，桂枝10g，赤芍10g，丹参10g，橘核10g，乌药10g，细辛6g，通草6g，红花6g，茴香6g，大枣6g。

连服20余剂，症状消失。

按：阴囊及内容物居下焦之极，厥阴之地，阴寒易袭之，气血为之凝塞，筋脉为之弛张迂曲，弹丸之间有累卵之急、倒悬之害。急切以当归四逆汤意化裁消息之，果应手而效。此医者得法，古方活人也。麻黄附子细辛汤亦中。

案6　CLIDH 误诊为 VC（金保方医案）

顾某，47 岁，江苏淮安人。2016 年 5 月 23 日就诊。

右侧睾丸坠胀疼痛伴右下肢轻度放射性疼痛近 20 余年，时作时止，时轻时重。10 年前曾在当地医院行双侧精索静脉高位结扎术，术后疼痛未缓解。近两年来疼痛加重，半年前在南京某三甲医院检查 B 超，示左右双侧 VC，再行双侧精索静脉高位结扎，术后症状仍未缓解。追问病史：患者婚后 22 年，原发性早泄，大便质地正常，每日 3～4 行。查体：双侧睾丸 18mL、质可，双侧精索静脉 I 级曲张，右侧附睾囊肿。行腰椎 CT 检查：腰 5～骶 1 椎间盘中央型突出，硬膜囊明显受压，右侧隐窝变窄。

嘱患者行牵引治疗，倒退走锻炼，睡硬板床。一月后复诊，牵引当天睾丸疼痛明显减轻，现睾丸疼痛基本消失，仅偶尔轻微发作，右下肢放射痛消失。

按：本案患者虽有双侧 VC 和右侧附睾囊肿，但这些因素并非导致睾丸疼痛的真正原因，故两次手术无效。腰椎间盘突出压迫硬膜囊而致马尾功能受损引起骨盆周围疼痛及其他男科疾病，是金保方教授多年来的研究方向之一，并积累了丰富的临床经验。本案右侧睾丸坠胀疼痛伴右下肢轻度放射性疼痛，且有原发性早泄、大便不溏却便意频繁，这都是马尾神经综合征的表现。针对腰骶源性因素进行治疗，也可谓病因治疗，每获良效。

第二节　精索炎

一、概述

精索炎是精索中除输精管以外的组织感染，包括血管、淋巴管和结缔组织等，临床分为非特异性感染和特异性感染。非特异性感染的致病菌，多以大肠杆菌或葡萄球菌为主；特异性感染的致病菌，有丝虫性精索炎、结核性精索炎（精索结核）、地方性精索炎以及性病性精索炎等。

精索炎好发于青壮年，可单侧发病，也可同时双侧受累，绝大部分为急性发作，反复的精索感染或继发于慢性泌尿系感染者也可呈慢性炎症过程。

本病常与附睾炎、睾丸炎同时存在，临床上以精索肿胀、沿精索走向疼痛及放射性痛等症状为主，全身可伴有发热、畏寒等，病程一般1～2周，经治疗可痊愈。若迁延不愈，亦可转为慢性，使精索增粗变硬。由于炎症可引起输精管阻塞，因此本病会影响生育力而导致不育症。

二、病因病理

精索是输精管索部和腹股沟管部连同其伴行结构形成的柔软圆索状结构，包括输精管、睾丸动脉、输精管动脉、蔓状静脉丛、淋巴管、神经等。精索内走行的血管是睾丸重要的血供保障和回流通路，其内的神经对睾丸的功能维持、位置固定和保护有重要的意义。精索炎可导致包括血管、淋巴管和结缔组织等精索组织感染，致使精索充血、水肿、渗出增加以及炎性白细胞浸润等，后期则形成纤维增生、硬结、肉芽肿、脓肿甚至坏死等病理改变，精索增粗变硬。由于炎症可引起输精管阻塞，因此本病会影响生育功能而导致不育症。

一般情况下，精索炎的病因可归纳如下：

（一）生殖道感染

精索炎绝大多数呈急性发作，非特异性感染的病原体以大肠杆菌或葡萄球菌为多见，此外，还有丝虫、结核、梅毒螺旋体及特殊类型的链球菌等特异性感染的病原体。其感染途径如下：①由前列腺炎、精囊炎和附睾炎等直接蔓延所致；②由泌尿系炎症或结肠炎症，通过前列腺淋巴管及精索淋巴管感染而引发本病；③由体内的其他感染病灶，通过血行传播至精索而引起。

值得注意的是，丝虫性精索炎在组织学检查可发现淋巴细胞和嗜酸性粒细胞，以及活虫或死虫，血液中可找到微丝蚴。结核性精索炎则多有原发结核病史。而性病性淋巴肉芽肿精索炎病原体为L1、L2、L3血清型的沙眼衣原体，经淋巴管进入精索淋巴管或精索的血管发病。

（二）损伤因素

阴囊及内容物或腹股沟区受到外伤引起的渗出及血肿，有些人会造成精索炎症发生。

（三）手术因素

下尿路手术，如经尿道前列腺电切术、经尿道等离子前列腺剜除术及经尿道钬激光前列腺切除术等，器械检查如经尿道膀胱镜检查，导尿术或局部外伤后，均会致使局部感染而浸及精索。

（四）微循环因素

精索炎可致使精索充血、水肿、渗出增加以及炎性白细胞浸润等，后期则形成纤维增生、硬结、肉芽肿、脓肿甚至坏死等病理改变，并可引起输精管阻塞。此外，Ramam等研究发现精索内动脉是供应睾丸的主要动脉。虽然输精管动脉、精索外动脉（提睾肌动脉）也有分支供应睾丸血供，但是精索内动脉的直径是精索外动脉和输精管动脉的2倍左右，是睾丸血供的主要来源。虽然精索内睾丸动脉不受精索炎影响，但精索因炎症反复发作，新老病灶交替，内部结构紊乱，纤维组织增生，精索变细，超声表现为精索直径正常或减小，内部结构不清，势必影响睾丸、附睾微循环，导致雄激素运输、代谢需求和调控温度的障碍，最终影响到睾丸生精环境，影响精子正常生成。

1998年，Hollowood 和 Fletcher 提出增生性精索炎的概念，系指发生于精索结构上的假肉瘤性肌纤维母细胞增生病变，主要由局部缺血或扭转导致。从组织病理学上来看，增生性精索炎比较类似于结节性筋膜炎和假肉瘤性软组织病变，病变组织中纤维母细胞及血管增生明显，并有多种炎症细胞浸润，其中以淋巴细胞、浆细胞为主。

由此可见，上述病因均可引起精索组织的充血、水肿、渗出增加以及炎性白细胞浸润等，后期则形成纤维增生、硬结、肉芽肿、脓肿甚至坏死等病理改变，从而导致局部缺血。

三、检查

（一）体格检查

一般检查：患者病容，各项生命征，腹股沟区淋巴结有无肿大或能否触及肿块，有无外伤史，有无恶寒发热等全身症状。

生殖系统检查：患侧精索可呈纺锤状或条索状肿胀，变粗、变硬、增厚，触之有压痛，输精管扪之不清，表皮红肿疼痛；严重时，可有脓肿形成，睾丸及附睾也可有明显肿痛。患者久立阴囊下垂时，诸症明显加重，平卧则可减轻。丝虫性精索炎可见"象皮肿"，结核性精索炎精索部位呈串珠状结节，久之精索与阴囊壁层粘连，溃破后形成窦道。

（二）实验室检查

常规检查：血常规，尿常规，C反应蛋白，淀粉样蛋白。

微生物检查：尿培养或尿道分泌物细菌培养、支原体培养、衣原体检测。

（三）特殊检查

精液检查：精液中可见红细胞或白细胞。

结核杆菌检测：结核菌素试验，结核抗体、结核斑点试验。

梅毒抗体检测：梅毒螺旋体抗体、梅毒血清反应学试验。

超声检查：急性期精索包膜光滑，内软组织炎症水肿，血管扩张，精索直径增大，内呈不均增强回声，纵切时呈强弱相间的条状回声，结构显示欠清，筋膜回声相对增强。CDFI：病变精索内血流信号较健侧明显增多，多呈细条状或束状彩色血流信号分布，动脉血流速度增快，从而将精索炎与睾丸炎、附睾炎、睾丸扭转鉴别开来。

CT：可显示精索、腹股沟管等结构出现的异常，并能区分腹股沟区包块组织性质是否为炎性水肿，从而利于精索炎与嵌顿疝的鉴别。因此，在鉴别精索炎与腹股沟疝上，其价值要优于超声检查，其对精索炎的确诊起到决定性作用。

四、治疗

急性炎症期应卧床休息，托高阴囊，根据不同的致病原因选用抗生素。胀痛明显者，尚可做精索封闭，并口服止痛剂。慢性炎症期可作理疗。基于病变中精索组织充血、水肿、渗出增加、炎性白细胞浸润、纤维增生、硬结、肉芽肿、脓肿甚至坏死等病理改变，导致局部缺血，从而影响局部微循环。因此，除了常规抗感染治疗外，改善微循环治疗常作为基础辅助治疗。

（一）西医治疗

1. 药物治疗

（1）抗生素治疗：精索炎临床上比较常用的抗生素有青霉素、头孢菌素类、喹诺酮类、四环素类、大环内酯类等。一般应用 1～2 周。在使用抗生素治疗的同时，可以做细菌培养及支原体培养、衣原体检测，以明确感染的病因。若诊断为梅毒性精索炎，可采用苄星青霉素（长效青霉素）抗梅毒治疗。

（2）抗结核药物：针对结核性精索炎，抗结核药物应早期、联合、全程应用。临床常用药物有异烟肼、利福平、链霉素及吡嗪酰胺、乙胺丁醇。

（3）抗丝虫治疗：针对丝虫性精索炎，临床常用药物有海群生（又名乙胺嗪）、卡巴砷、阿苯达唑、呋喃嘧酮等。

2. 手术治疗

急性精索炎若脓肿形成，宜及早手术切开引流。胀痛明显者，可做精索封闭；遗留顽固炎性痛性结节，可行手术切除。

（二）中医治疗

本病多由外感邪毒，或内伤肝肾，复感外邪而发病。病位在肝肾二经；病性则有虚有实，或虚实夹杂，后期则又兼瘀血瘀滞。临床应以清利肝胆湿热，佐以理气活血、补益肝肾为大法。

1. 辨证论治

（1）湿热下注证

证候：起病急，或伴有发热、恶寒等全身症状，精索肿胀疼痛，疼痛可牵涉阴囊、会阴、少腹部等部位，局部皮肤色红、灼热，口苦咽干，小便短赤。舌红苔黄腻，脉弦数或滑数。

治法：利湿解毒，活血消肿。

方药：龙胆泻肝汤加减。常用药物：龙胆草、栀子、黄芩、生地黄、车前子、泽泻、柴胡、荔枝核、川楝子、蒲公英、连翘、败酱草、黄芪、王不留行、紫花地丁、乳香、没药、穿山甲、皂角刺等。其中王不留行、乳香、没药、穿山甲、皂角刺等药活血通络，利于局部肿胀消退。

（2）痰湿互结证

证候：阴囊坠胀疼痛，精索肿硬、增粗，少腹牵引不适；伴胸闷，身体倦怠，腹胀，射精疼痛，可反复发作，或见不育。舌淡苔腻，脉滑。

治法：化痰利湿，活血散结。

方药：二陈汤合消瘰丸加减。常用药物：陈皮、半夏、贝母、茯苓、泽泻、昆布、海藻、白芥子、丹参、川芎、玄参、桂枝、乌药、吴茱萸、瓜蒌、川楝子。其中丹参、川芎养血活血，利于改善局部肿硬。

（3）气滞血瘀证

证候：精索肿胀疼痛，疼痛向阴囊阴茎及会阴部放射，精索触之粗硬，或可扪及结块；伴胁胀疼痛。舌暗或有瘀斑、瘀点，脉弦而涩。

治法：行气活血，消肿止痛。

方药：血府逐瘀汤加减。常用药物：桃仁、红花、生地黄、赤芍、川芎、当归、柴胡、枳实、牛膝、川楝子、台乌药、小茴香、荔枝核、青皮、五灵脂、蒲公英、野菊花、金银花、贝母、吴茱萸、桂枝。血府逐瘀汤以桃仁、红花为君药，能够有效改善动脉血供、抑制血小板聚集、改善微循环、保护内皮细胞、调节血管活性物质。诸药合而用之，以奏行气活血、化瘀消肿止痛之效。

（4）肝肾亏虚证

证候：多见于沿精索走向的慢性疼痛，并向阴囊部、阴茎与会阴部放射；伴头目眩晕，失眠多梦，腰膝酸软，性功能障碍。舌淡苔薄，脉沉细无力。

治法：滋补肝肾，佐以理气活血通络。

方药：左归丸加减。常用药物：熟地黄、怀山药、山萸肉、菟丝子、枸杞子、鹿角胶、龟甲胶、当归、丹参、牛膝、柴胡、小茴香、荔枝核。其中当归、丹参、牛膝、小茴香、荔枝核辅助补益肝肾之品，从而助血运化，补而不滞。

2. 针灸治疗

（1）取穴行间、阴陵泉、阳陵泉、悬钟、大敦，毫针刺，用泻法；三阴交、关元、中极用补法。每日1次。

（2）针刺患侧关关、归来两穴，针感直抵病痛处，留针15分钟。

3. 中医外治

（1）制乳香、没药各15g，七叶一枝花60g，羌活15g，小茴香10g，丹参30g。水煎，熏洗局部，每次20分钟，每日2次。

（2）鲜蒲公英100g，鲜马鞭草100g，鲜夏枯草100g，鲜竹叶30g。水煎熏洗患处，或用纱布浸湿药液敷于局部疗效更佳。

（3）金黄膏外敷阴囊红肿处，消肿止痛。

五、典型病案

案1 湿热下注之精索附睾炎（徐福松医案）

冷某，男，42岁。

病将3个月，左侧精索、附睾炎急性症状虽已缓解，但左侧精索及附睾仍疼痛不已。

查体：左侧附睾肿大，质地较硬，精索亦粗大，左少腹可扪及硬索一条，均有触痛，右侧睾丸有少量积液。同时伴有尿频、尿急、尿痛，尿色黄浊，大便后肛门坠胀，口中干，舌根微黄而腻，脉弦数。

辨证：湿热下注，肝失疏泄。

治以疏泄厥阴，分利湿热。

处方：枸橘汤加减。枸橘12g，川楝子10g，赤芍、赤苓各10g，青皮、陈皮各5g，泽泻10g，延胡索10g，车前子10g（包煎），马鞭草10g，川黄柏6g。嘱患者注意卧床休息，将睾丸兜起；忌食鱼腥、酒类及辛辣刺激性食物。

二诊：调理四日，诸恙已减，脉数未静，苔根黄腻。原方又服8剂，精索、附睾炎明显好转，但小便淋痛，色如浓茶，阴囊及腹股沟处易出汗。还系湿热留于下焦，仍以原方增损。枸橘10g，川楝子10g，赤芍、赤苓各10g，青皮、陈皮各5g，泽泻10g，生草梢3g，车前子12g（包煎），滑石15g（包煎），黄柏5g，萹蓄10g，瞿麦10g。5剂。

上方加减治疗1个月，左侧精索附睾炎渐趋痊愈，脉静舌净。唯有时小便仍黄，并有痛痒之感，以后诊断为前列腺炎，亦用中药治疗而愈。

按：中医文献中对精索炎无专门记载，但根据临床表现，可将其归入"疝痛"等范畴。徐老认为，肝肾功能失调、肝经湿热、气滞血瘀为本病主要病机，故在治疗上当以调补肝肾、利湿化瘀为原则。枸橘汤出自《外科全生集》，方中枸橘"能疗子痈及疝气"，治阴核肿痛，又入肝经，能破气散结，合川楝子、赤芍疏利肝气、凉血活血；秦艽、陈皮、泽泻、防风祛湿通络止痛，秦艽、泽泻尚可泄热，陈皮兼能理气，合甘缓之甘草。全方共奏疏肝理气、化湿清热、活血软坚之功。本病以左侧精索及附睾疼痛不已为主症，结合尿频、尿急、尿痛，尿色黄浊，大便后肛门坠胀，口中干，舌根微黄而腻，脉象弦数。当属湿热下注肝经，肝失疏泄。按"实则泻之"的原则，众多医家习惯使用龙胆泻肝汤清泄肝经湿热，其实龙胆泻肝汤比较适用于病性急重者，而对于本病虽属湿热下注肝经，但其病程较长，故推枸橘汤，有时可"补龙胆泻肝汤之不逮"，故用枸橘汤加味分利湿热，清热解毒，疏肝解郁。患者病将3个月，故加入马鞭草以增强杀虫化痰、软坚散结，临床用之常有奇效。

案 2　肝经湿热之精索炎（孙建明医案）

匡某，男，41 岁。

左侧精索粗肿疼痛半月余，曾使用抗生素治疗无效。左侧精索有灼热感，牵及睾丸、附睾。同时伴有尿频、尿急、尿痛、尿色黄浊，口中干苦，纳呆。

查体：睾丸、附睾质地较硬，附睾肿大有压痛，左侧睾丸少量积液。苔黄厚腻，脉弦滑数。

辨证：肝经湿热。

治疗：清热利湿，疏肝理气。

处方：龙胆泻肝汤加味。龙胆草、柴胡、黄柏各 5g，赤芍、泽泻、生山栀、蒲公英、连翘、橘核各 10g，荔枝核 15g。

服药 1 周后，症状缓解。再拟前方巩固治疗 1 个月，左侧精索疼痛消失。

按：精索炎属中医"筋疝"，病位在肝，多为肝经湿热而致气血凝滞、络脉失和。故治以清热利湿、疏肝理气之龙胆泻肝汤而愈。

案 3　血虚寒凝之子痛（黄文政医案）

刘某，男，40岁。

患者两侧睾丸交替疼痛、间断发作2年，于当地医院就诊，口服消炎药及中药汤药等未见明显缓解。患者近1个月遇寒冷后疼痛加重，为求进一步诊治，就诊于黄老门诊。现症：患者双侧睾丸疼痛间作，遇冷后疼痛明显，得温后疼痛缓解，无其他明显不适。舌淡，苔薄白，脉沉紧。

中医诊断：子痛。

辨证：血虚寒凝。

治疗：温经散寒，养血止痛。

处方：当归四逆加吴茱萸生姜汤加减。当归10g，肉桂10g（后入），白芍10g，炙甘草6g，吴茱萸6g，细辛6g，生姜2片，大枣4枚，橘核10g，荔枝核10g，小茴香10g，通草6g。7剂。

二诊：睾丸疼痛明显减轻，偶有膝关节疼痛，舌淡，苔薄白，脉沉略紧。前方加牛膝15g，14剂。

三诊：疼痛消失，舌淡红，苔薄白，脉沉。原方14剂，以巩固疗效。

按： 中医称睾丸、附睾为肾子。睾丸由足厥阴肝经所主，《灵枢·经脉》曰："肝足厥阴之脉，起于大指丛毛之际……循股阴，入毛中，环阴器。"睾丸和肾脏有着密切的关系，《外科真诠》曰："肾子属肾。"睾丸冷痛多由素体肝肾不足，或久居寒湿之地，寒湿之邪乘虚而入，流注肾经，滞于肝脉，聚于前阴，阻碍气血运行，不荣则痛，不通则痛。患者睾丸疼痛间作2年，气血耗伤，正气已虚，寒邪内侵，客于肝经，故致睾丸疼痛、遇寒加重、得温痛减、舌淡苔薄白、脉沉紧正是血虚受寒的表现。黄老本方中用肉桂而不用桂枝，虽两者均有温经散寒的作用，但《本经疏证》载："气之薄者，桂枝也。气之厚者，桂肉也。气薄则发泄，桂枝上行而发表。气厚则发热，桂肉下行而补肾。"子痛部位偏下，和肝肾关系密切，因此用肉桂温补肝肾。在原方的基础上，加橘核、荔枝核，取其行气散结、散寒止痛的作用。是故临床上效果显著。

案4 湿热时邪致子痛（陆锦燧《鳟溪医述》）

感受湿热时邪，睾丸偏右肿痛。辨诸暴病脉肤甚热，误服茴香、芦巴、乌药、荔枝，痛更甚，知非疝。

原案无方，但云按法予清解。

按： 薛生白云："太阴内伤，湿饮停聚，客邪再至，内外相引，故病湿热。"该案睾丸偏右肿痛，系感受湿热时邪所致。治宜清利湿热为主，佐以通络止痛。

案5 肝火郁结致子痛（陆锦燧《鳟溪医述》）

厥阴龙火不靖，偏坠作痛。辨诸气升欲厥，脉弦数。忌辛温。

处方：金铃子散、化肝煎、左金加橘核、茯苓。

按： 厥阴肝木，体阴用阳，性喜条达。而龙火不靖，气逆则欲厥，火动阳失潜藏，阴囊偏坠作痛。治以金铃子散、化肝煎、左金丸、橘核清肝泻火，理气止痛。佐茯苓健脾补中，可防苦寒伤胃之弊。

案6 湿热下注致子痛（叶天士医案）

谢，渗利淋减，睾丸坚未消，心热管痛，厥阴郁热。

处方：黑栀、萆薢、黑小茴、川椒目、黄柏、茯苓、龙胆草、川楝子、车前。

按： 睾丸坚肿，厥阴湿热下注，故以疏泄清化而安。

第三节 精索囊肿

一、概述

精索囊肿又称"精索鞘膜积液"，是胚胎早期腹膜鞘状突的两端闭合，但中间的精索鞘膜囊未闭合且有积液，其积液与腹腔、睾丸鞘膜囊不相通，从而积聚形成囊肿。临床上精索囊肿以婴幼儿多见，成人少见。

胎儿早期，睾丸在腹膜后第2～3腰椎旁；胎儿7～9个月时，其睾丸经腹股沟管下降并进入阴囊，附着于睾丸的腹膜也随之下降形成鞘状突，精索部的鞘状突会在胎儿出生前或出生后短期内自行封闭，形成纤维索。当鞘状突的两端闭合而中间的精索鞘状突未闭合并出现积液时，就会在精索上形成囊性肿物，即为"精索囊肿"。此时积液与腹腔和睾丸鞘膜腔都不相通，形成的囊肿一般较小，边缘清楚，形态规则，内部光滑，常位于阴囊上方，即睾丸上方或是腹股沟管内，与睾丸及附睾界限明显。当牵拉睾丸时，囊肿可随之上下移动，囊内压力一般不高。

此外，睾丸的鞘膜具有分泌和吸收功能，而且分泌和吸收处在动态平衡过程中，在炎症等刺激因子的作用下，当鞘膜的分泌功能加强或吸收功能减弱，鞘膜囊内积聚的液体超过正常量时，即形成囊肿。一般囊肿有一个或多个，呈椭圆形、梭形或哑铃形，沿精索生长，其下方可扪及正常睾丸、附睾。

临床症状主要有阴囊坠痛不适等，但长时间的鞘膜积液，随着积液张力的不断升高，压迫精索血管，对睾丸的血供和温度调节产生不利的影响；严重的可导致睾丸萎缩，甚至可能影响生育能力。如果管腔较大，网膜、肠管也可降入，形成腹股沟斜疝，故临床上常需与腹股沟斜疝鉴别。

二、病因病理

鞘膜原为腹膜，在胎儿睾丸下降时成为腹膜鞘突，经腹股沟管进入阴囊。精索部位鞘突从内环口至睾丸上方逐渐闭合，形成一纤维索，在睾丸部位的鞘突腹膜成为囊状，分壁层和脏层。围绕睾丸部分称"脏层"，外周称"壁层"。正常情况下，两层间有极少量浅黄色透明浆液，即正常睾丸鞘膜腔内的液体。腹膜鞘突在出生以后未闭，或睾丸部鞘膜囊内液体超过正常量，即可形成各种类型的鞘膜积液。鞘膜积液的形成是两层鞘膜间渗出和吸收失去平衡，浆液渗出过多或者吸收过少，均可造成液体积聚。鞘膜的炎性病变、结核、梅毒、肿瘤以及丝虫病等也可引起鞘膜积液，是为继发性鞘膜积液。精索鞘膜积液就是积液局限在精索部位，常在阴囊上部及睾丸上方，亦可在腹股沟管内，可为长、卵圆或梭形，和睾丸鞘膜以及腹腔无交通。

一般情况下，精索囊肿的病因可归纳如下：

（一）原发性

一般无明显诱因，病程缓慢，胎儿早期睾丸在腹膜后，7～9个月时睾丸经腹股沟管下降进入阴囊。在此过程中，附着于睾丸的腹膜也随之下降而形成腹膜鞘状突。出生后，从内环至睾丸上方整段精索部分的鞘突逐渐萎缩闭合而成纤维索。鞘突在不同部位闭合不全，又可形成各种类型的鞘膜积液。精索囊肿是鞘突的两端闭合，而中间部分未闭合且有积液所致。病理检查常见鞘膜慢性炎症反应。积液为淡黄色、清亮、相对密度1.010～1.025 的渗出液，蛋白占 3%～6%，含电解质、纤维蛋白原、上皮及淋巴细胞，可能与慢性创伤及炎症有关。

（二）继发性

一般伴有原发疾病，如精索炎、结核、肿瘤、创伤、阴囊手术以及某些全身性疾病。急性发作者，多为睾丸及附睾疾病的并发症，如急性炎症、外伤等；也可继发于全身性疾病，如伤寒、腮腺炎、心肾功能不全等。此时积液多浑浊，如有出血则为棕色，含大量红、白细胞。炎症严重时，积液为脓性。而慢性者多继发于慢性附睾、睾丸或精索的病变，如特异性炎症、丝虫病、结核或肿瘤，特别是睾丸的胚胎性肿瘤等也可由急性鞘膜积液迁延而来。

鞘膜壁常有纤维斑块或钙化、增厚改变，可见扁平或乳突状隆起。若高张力囊肿，则影响睾丸血运和温度调节，引起睾丸萎缩，甚至影响生育力。

（三）微循环因素

1. 微循环调节因子对精索的影响

下丘脑－垂体－睾丸轴是调节生精过程的主要内分泌系统，睾丸内有较高浓度的雄激素水平，以促进精子的发生。此外，还取决于睾丸内的自分泌和旁分泌的一些细胞因子，比如 VEGF 等。在人类睾丸的间质细胞、支持细胞及生精小管上均有 VEGF 的表达。研究发现，VEGF 可能参与精原细胞的增殖分裂以及精母细胞的减数分裂过程，促进了精子的发生和形成。同时，VEGF 与受体结合后，可调节睾丸间质血管的通透性，诱导血管形成，从而来改善睾丸代谢微环境，影响着睾丸生精过程。

Ergun 等研究发现，VEGF、fms 样酪氨酸激酶（fms–like tyrosine kinase，Flt–1）和胎儿肝激酶 –1（FLK–1）/ 含激酶插入功能区受体（kinase insert domain containing receptor，KDR）均能在人的附睾管上皮中表达，可能参与了睾丸液在附睾的重吸收及精子胞质小滴的代谢，间接影响着附睾分泌甘油磷酸胆碱、肉毒碱和唾液酸等多种因子的能力，进而影响了附睾管腔液的微环境。

2. 精索囊肿的病理改变与微循环障碍

精索囊肿可能会影响睾丸的正常生精微环境，导致睾丸损害、生精功能抑制和精液质量改变，表现为精子数减少、精子活力下降、不成熟精子及畸形精子比例增高等。其主要的病理改变有：①在男性患者形成交通性精索鞘膜积液，由于管腔较细或存在"单向阀门"，积液不易完全返回腹腔，可形成高张力囊肿，导致精索静脉内压力增高；②精索静脉回流障碍导致局部缺氧，引起阴囊温度增高；③睾丸局部因静脉回流不畅，导致有毒代谢废物淤积；④性激素受到抑制；⑤NO 水平增高；⑥附睾的损害；⑦免疫因素等。

同时，有研究指出睾丸血流变化与精子发生关系密切。由于静脉回流障碍，致使睾丸内的血液淤积、小血管栓塞，二氧化碳在睾丸内蓄积和缺氧，进而使局部的微循环灌注不良，异常的微循环灌注影响了微血管物质交换，扰乱了睾丸激素及其旁分泌环境，导致组织氧分压降低、代谢障碍，睾丸内的生精干细胞功能不良，最终造成生精小管萎缩而影响精子生成。此外，睾丸组织处于缺氧状态，无氧酵解增加，从而使局部组织氧供不足，出现代谢性酸中毒。ATP 分解产生对组织细胞有损伤的 ROS，损伤精子头部的细胞膜，使得位于精子头部的染色质暴露于高浓度的 ROS 环境中，对精子有毒性作用。同时，ROS 也可以直接损伤精子核内及线粒体内的 DNA。在这些有害因素的作用下，双螺旋的 DNA 发生解螺旋，形成单链结构和破损的片段，精子 DNA 的完整性遭到破坏。有国内学者指出，ROS 之所以能够引发精子 DNA 双链断裂，是通过氧化精子 DNA 的碱基，引起双螺旋的 DNA 断裂。这些氧化反应，还可以使精子核蛋白发生变性，损伤精子 DNA，使精子 DNA 碎片化增高。

三、检查

（一）体格检查

一般检查：患者病容，生命征，腹股沟区能否触及肿块，有无外伤史，有无恶寒发热等全身症状。

生殖系统检查：可在精索上扪及囊性肿块，光滑、柔软，触之有波动感；牵拉睾丸或精索时，肿块随之下移。可为多囊性，张力大，沿精索走向生长，其下方可触及正常的睾丸、附睾。透光试验阳性。

（二）实验室检查

常规检查：血常规、尿常规、肝肾功能、凝血机制等。

性激素、甲胎蛋白、β-HCG、结核菌素试验、结核抗体、结核斑点试验、血清 InhB 水平等。

（三）特殊检查

超声：对精索囊肿的诊断具有较高的敏感性与特异性。超声表现为囊肿边界尚清晰，形状多为椭圆形或梭形，内部呈无回声区，部分回声可稍不均匀，包膜完整，囊壁菲薄；当合并感染时，囊壁可均匀增厚。彩色多普勒观察囊肿内部未见明显血流信号；合并感染时，囊壁见点状少许血流信号。

CT/MR：可清楚地显示囊肿的具体形状及测量积液量。

四、治疗

对于 3 岁以下的患儿，精索囊肿尚有自行吸收的可能。若病程缓慢、积液少、张力小而长期不增多者，可随访观察，暂时不行手术治疗。积液较少且长时间复查未见明显增长、无明显症状者，可不做处理。当张力大而影响睾丸血运和温度调节时，可引起睾丸萎缩，则需及时治疗。

（一）西医治疗

1. 药物治疗

聚桂醇硬化治疗：聚桂醇注入囊肿后，增大了精索囊肿内壁的接触面积，明显延长接触时间，清洁囊肿内壁并破坏内膜细胞，使其发生粘连，进而形成纤维化，闭塞囊壁，有效地克服了液体硬化剂流动性快、接触时间短的缺点，使之成为治疗精索囊肿的主要方法之一。

2. 手术治疗

精索囊肿的治疗手段主要以外科手术为主，常见手术方法有开放性手术和腹腔镜手术。手术关键是将鞘膜囊全部切除，关闭鞘状突，阻断鞘状突管与腹腔的联通性。根据患者病情，可以选用鞘突高位结扎术、精索鞘膜翻转术、精索囊肿切除术及单孔法肾镜手术等方式。

（二）中医治疗

中医学认为，精索囊肿的发病多与肝脾失调有密切关系。肝气畅达情志，又主宗筋，足厥阴筋脉循阴器而抵少腹。脾气主升，运化水湿。若情志抑郁，肝木不疏脾土，肝脾失调，津液失布，则痰湿内生，留着肝经，客于下焦子系，日久则形成精索囊肿。

因此，本病的治疗以疏肝理气、化湿消痰为原则。由于气滞常兼血瘀，无湿则无以生痰，所以临证又可根据其不同兼证，或佐以活血化瘀，或重在健脾燥湿，权在变通之中。

1. 辨证论治

（1）气滞痰阻证

证候：阴囊坠胀或伴有疼痛，睾丸后上方或近附睾处之精索部位可扪及质地柔软的囊性肿物、触之有波动感，囊肿小者可无明显不适，较大者可有阴囊坠胀及疼痛感；可伴有情绪郁闷，胁肋胀满，纳呆食少。舌淡胖，苔白，脉弦滑或濡。

治法：理气活血，消痰散结。

方药：柴胡疏肝散合导痰汤加减。常用药物：柴胡、陈皮、白芍、香附、枳实、半夏、南星、瓦楞子、茯苓、桂枝、海藻、昆布、浙贝、川楝子、小茴香、荔枝核、橘核、丹参、三棱、莪术。其中活血药可以辅助化湿行水，促进炎症吸收。

（2）阴虚痰凝证

证候：阴囊部下坠、胀疼，可触及精索处有小囊肿、边界光滑、质地柔软；性欲旺盛，性交频繁，可伴性交时疼痛；心悸，少寐，或见遗精，口干咽燥，腰膝酸软。舌红少苔，脉细数。

治法：养血滋阴，化痰散结。

方药：知柏地黄汤合消瘰丸加减。常用药物：知母、黄柏、生地黄、山药、山萸肉、泽泻、牡丹皮、茯苓、贝母、玄参、生牡蛎、海藻、昆布、丹参、牛膝、穿山甲、鳖甲、龟甲。

消瘰丸出自清代程国彭《医学心悟》，原为治疗瘰疬（瘿病）初起未溃而设，而气滞、痰凝、瘀血是瘿病的基本病机。故此处配伍该方有助于助血运化，补而不滞，利于局部肿胀消退。

2. 针灸治疗

（1）取穴三阴交、足三里、关元、气海。用补法，每日 1 次，留针 30 分钟。

（2）取穴大敦、横骨、阴廉、曲泉、三阴交、关元、气海。每次选 2～3 穴，采用补法。此外，还可灸关元、气海。

3. 按摩疗法

精索囊肿触之不甚疼痛者，可沿精索走行，按压囊肿，均匀用力，起到通络散结、活血消肿的作用，每日 1 次。

4. 中药外治

（1）马鞭草 30g，丹参 30g，防风 15g，路路通 30g，小茴香 15g。煎水外洗或纱布煎药液热敷，每次 30 分钟，每日 2～3 次，每 2 日 1 剂。

（2）可用玉枢丹，以米醋调为糊状，外敷阴囊红肿处，每日 1 次。

（3）肉桂海浮散，陈酒、白蜜调成糊状，用时煮温，以纱布包裹，热敷局部，每日 2 次，每次 2 小时以上，每料用 1 周。

（4）消肿散瘀膏：大黄、干姜各 12g，肉桂、白及、血竭、赤芍各 6g，麻黄、红花、半夏各 3g，赤小豆 9g。共研细末，凡士林加温溶化，以 2∶1 比例搅拌均匀，待温外敷患处。

（5）艾叶 30g，防风 15g，萆薢 15g，丹参 15g，蜈蚣 2 条。水煎，外洗或热敷患处，每次 30 分钟，每天 2 次，每剂药可用 2～3 天。

5. 食疗

（1）茯苓 30g，半夏 10g，生薏苡仁 30g，煮服，早晚各 1 次。

（2）鲜小茴香 50g，昆布 20g，海藻 10g，煎汤，加食盐适量，早晚当菜连汤服。

五、典型病案

案1 脾肾气虚，肝郁湿阻之小儿鞘膜积液（秦国政医案）

撒某，男，3岁，2016年12月27日初诊。

6个月前偶然发现右侧阴囊肿胀伴隐痛，自觉有下坠感，手按如触小囊，而后肿胀逐渐加剧，且行走不便，时时以手搔之，哭闹不止。3个月前在某医院诊断为"睾丸鞘膜积液"，门诊输液治疗后效果欠佳（具体用药不明），嘱咐手术治疗，患儿父母抱来我院门诊就诊。

查体：左侧阴囊肿胀如核桃大小，触之感圆滑柔软，按之则疼痛，局部稍有硬结；阴囊表面皮色光亮，透光试验阳性；纳可，眠安，二便调。舌淡红，苔薄白，指纹红。

辨证：脾肾不足，肝气不疏，水湿停滞。

治疗：散结行气利水。

处方：橘核丸合五苓散加减。炒橘核、海带、炒川楝子、海藻、桃仁、昆布、炒麦芽各6g，炒枳实、厚朴、木通、木香、炒延胡索、官桂、猪苓、泽泻、炒白术、茯苓、桂枝、炙黄芪、葫芦各5g。7剂。

2017年1月3日二诊：患儿服上方后，局部硬结消散，睾丸肿胀明显减轻，偶有隐痛及下坠感，二便调，舌淡红，苔薄白。继予上方7剂。

2017年1月10日三诊：患儿服用上方后，睾丸肿胀消退，隐痛及坠胀感消失。查体：阴囊部透光试验阴性，双侧阴囊已基本对称。患儿无其他特殊不适，二便调，舌红苔白。为巩固临床疗效，继续服上方7剂。嘱其避风寒，畅情志，以防止本病复发。

按：小儿的脏腑娇嫩，形气未充且生机蓬勃，发育速度快，属"稚阴稚阳""纯阳"之体。小儿的生长发育、免疫能力，有赖于肾脏的功能，肾气未盛且气血未充，容易出现肾气虚衰。本案中患儿先天的禀赋不足，肝失疏泄，肾气虚衰，脾失健运，水湿停滞，水蓄下焦，聚于阴囊之中而发病。方中橘核性味苦平，归肝经，疏肝散结行气。昆布、葫芦、海藻、海带软坚散结，促硬结消散。川楝子、延胡索、厚朴、枳实、木香行气且兼止痛。桃仁活血散瘀，肉桂散寒暖肝肾，木通利血脉。泽泻、猪苓、桂枝、白术、茯苓组合而成五苓散，以恢复脾脏运化水湿的功能，纠正水液失衡。西医学研究表明，五苓散具有利尿、促进血液循环等作用。泽泻、茯苓、猪苓三药有利水渗湿之效果。桂枝既能温命门之火，促进膀胱的气化功能，鼓动肾气；又能助脾气的升腾，使肾阳的蒸动助水津而运行，则小便自利。患儿脾胃虚弱，故以白术、炒麦芽健脾开胃，脾气健运而利水。可见，在选方立药的过程中，针对小儿的体质特点及病理产物，通过对中医辨证之法的运用，整体与局部相结合，在清除病理产物的同时兼顾患儿自身的机体特点，祛邪而不伤正，使邪有出路，同时顾护正气。

案 2　肾虚寒凝之小儿鞘膜积液（贾六金医案）

患儿，男，6 岁。2015 年 6 月 8 日初诊。

右侧阴囊肿胀 7 月余。7 个月前，患儿右侧阴囊肿胀大于左侧，无不适感，肿胀大小不随体位而变化。后患儿时常哭闹，3 个月前曾在某医院诊断为鞘膜积液，并行穿刺术吸尽积液。1 个月前再次出现右侧阴囊肿胀，近 2 日因咳嗽引起积液增多；伴咳嗽，痰少，纳可，大便正常。舌红苔白，脉滑。

查体：右侧阴囊肿胀、质软、皮色不变、无痛无热，透光试验（＋）。

辨证：肾虚、寒凝阻滞。

治疗：温阳散寒，行气利水，补肾益气。

处方：生地黄、山药、山萸肉、茯苓、泽泻、猪苓、乌药、苏叶、车前子、浙贝母各 10g，桂枝、连翘各 8g，小茴香、川楝子、甘草各 6g。6 剂。

2015 年 6 月 15 日二诊：患儿阴囊肿胀明显减轻。现偶咳，舌红苔黄。前方减车前子，加黄芪 10g。6 剂。

2015 年 6 月 22 日三诊：患儿双侧阴囊已基本对称，为巩固疗效，继服前方 6 剂。嘱避风寒，畅情志，以防止本病复发。

按：方中生地黄、山药、山萸肉为六味地黄中的三补。其中生地黄归肝、肾经，补养先天之精气，正气充足，方能抗邪，《本草逢源》记载"阴微阳盛，相火炽盛，来袭阴位，宜生地黄以滋阴退阳"，此亦为选用生地黄的原因；山药甘平，益气养阴，补益脾气；山萸肉微温，补益肝肾，现代药理研究表明山茱萸流浸膏有一定的利尿作用。此三药并补以收补肾之功，从本而治，使精气充盛，抗邪外出。茯苓、泽泻、猪苓、桂枝组成五苓散，以恢复脾的运输功能，纠正水液升降失常。其中茯苓甘淡平，既利水渗湿，又健脾祛湿；泽泻利水消肿，渗湿泻阴火。此二味与三补相合，以抑制补药之滋腻，使补中有泻，以泻助补，使阴药更好地发挥滋补之效。猪苓可利水渗湿，加强利水消肿之效。桂枝通阳化气，以疏散水气，化气布津。小茴香、乌药、川楝子三味属天台乌药散（出自李东垣的《医学发明》）之药，原方疏肝行气、散寒止痛。其中乌药行气疏肝，散寒止痛；小茴香暖下而散寒；川楝子行气止痛，为治疗心腹痛及疝气之要药。三药中小茴香、乌药皆辛温，可温阳散寒，同时制约川楝子之苦寒之性，以达去性取用之效。本方配伍特点主要有：①标本同治：补益脾肾与利水除湿、散寒止痛并行，从根本上治疗气化不利之证候；②六法同用以利水：本方从补肾化气、健脾利水、疏肝行气、利水渗湿、甘淡利水、温阳利水6个方面出发，使湿邪有出路，水气得通畅，郁邪得通散，则诸症皆除；③引经药归统疗效：金代张子和认为"诸疝者，皆归于肝经"，乌药、小茴香、川楝子三药皆入肝经，既可疏肝行气、散寒止痛，又能引诸药直达病所以加强疗效。

本病初期以寒凝肝郁、风湿袭下为主，后期以脾肾两虚为主，故临床治疗时应根据病情发展具体加减辨治，而利水除湿应贯穿于本病治疗的始终。

案3　脾虚湿盛之小儿鞘膜积液（俞景茂医案）

患儿，男，2岁。2014年5月14日初诊。

发现右侧鞘膜积液3月余，有反复呼吸道感染病史，常流口水，纳差，大便易溏。舌红，苔薄白，脉浮数。家长对手术治疗有所顾忌，故求诊于中医。

查体：右侧阴囊明显大于左侧，透光试验（＋）。

辨证：脾虚湿盛。

治疗：健脾利湿，温阳疏肝。

处方：五苓散合六君子汤加减。太子参6g，白术6g，茯苓6g，陈皮4.5g，制半夏4.5g，泽泻6g，猪苓6g，桂枝2g，车前子9g（包煎），黄芪6g，生山楂6g，赤芍6g，青皮2g，荔枝核6g，小茴香4.5g，炙甘草3g。7剂。

二诊：右侧阴囊明显缩小，鞘膜积液减少。仍纳差，大便正常，鼻衄，舌红苔薄白，脉浮数。上方去桂枝；加鸡内金 6g，砂仁 6g。7 剂。

三诊：右侧阴囊进一步缩小，胃纳改善，鼻衄。遂予太子参 6g，白术 6g，茯苓 6g，泽泻 6g，车前子 9g（包煎），猪苓 6g，荔枝核 6g，小茴香 4.5g，青皮 3g，怀牛膝 4.5g，牡丹皮 4.5g，白茅根 12g，生山楂 6g，鸡内金 4.5g，炙甘草 3g。7 剂。

四诊：鼻衄未发，大便溏薄又起。上方遂去牡丹皮、白茅根，加菟丝子 6g。大便转正常后，守方治疗 1 周。共治疗 5 周后，两侧阴囊大小基本对称，透光试验（－），嘱其停药观察，随访 3 个月未复发。

按：患儿初诊时有纳差、大便易溏、流口水等脾虚之象，脾虚则水运失司，下注阴囊，则见鞘膜积液。治以健脾利湿，温阳疏肝。方中五苓散合六君子汤健脾益气、温阳利水，加黄芪、生山楂健运脾气，车前子通利小便，合以荔枝核、小茴香、青皮疏肝行气、温阳散寒，炒赤芍活血化瘀。7 剂后，鞘膜积液显著减少，但出现鼻衄，此为血热妄行之故，遂去温热之性的桂枝，变五苓散为四苓散健脾利水，加鸡内金、砂仁以助脾运。三诊时仍有鼻衄，遂在健脾利水、疏肝温阳的基础上，予牡丹皮、白茅根凉血止血。四诊时，鼻衄好转，但出现便溏，故去具有寒凉之性的牡丹皮、白茅根，继续予以健脾利水、疏肝温阳法治之，并予补益肾阳，加用菟丝子、怀牛膝平补肾阳以巩固疗效。在治疗过程中，需考虑小儿"易虚易实、易寒易热"的体质特点，准确把握温热药物与寒凉药物运用的时机。本案中桂枝引起鼻衄，白茅根、牡丹皮引起便溏，即体现小儿易从阳化热和脾常不足的体质特点。

案 4　寒湿凝滞之鞘膜积液（鲍严钟医案）

徐某，男，49 岁，已婚。2005 年 6 月 27 日初诊。

左侧阴囊肿大 6～7 天。患者 6～7 天前不明原因地出现左侧阴囊肿大，局部无明显疼痛，皮肤无红肿。患者平素喜饮啤酒，胃纳欠馨，二便、寐尚可，舌淡苔白厚，脉濡细。

查体：左侧阴囊内、睾丸上方的精索上可及大小约 40mm×30mm×30mm 的椭圆形肿物，质韧，无压痛，透光试验（＋）；周围淋巴结无肿大；血、尿 Rt（－），血沉 85mm/h，B 超示阴囊炎性囊肿。

辨证：寒湿凝滞型。

治疗：祛寒行气，化痰消瘀。

处方：橘核 15g，小茴香 6g，荔枝核 9g，制延胡索 12g，炒当归 12g，瓦楞子 12g（先煎），茯苓 12g，牡丹皮 9g，厚朴 9g，莱菔子 12g，五倍子 9g，甘草 9g。共 15 剂。

2005 年 7 月 12 日复诊：自诉肿块缩小，服药后胃纳渐馨，别无不适症状。舌淡苔白，脉濡。查体：左侧精索处可及直径约 8mm 大小肿块，质韧，无压痛。续以前方 15 剂。

半月后复查：阴囊内未及肿块。后每 3 个月随访 1 次，直至 2006 年 12 月，患者肿块一直未复发。

按： 本病起于患者久居冷湿之地，加上平素嗜饮，并正值杭州梅雨季节，寒湿凝滞，聚湿成痰，发为水病；舌淡苔白厚，脉濡细均为寒湿内盛之象。方中橘核行气散结，小茴香、荔枝核祛寒理气，制延胡、炒当归、牡丹皮活血行瘀以通经散癥，瓦楞子消痰化瘀、软坚散结，茯苓利水渗湿健脾，厚朴行气燥湿，莱菔子行气化痰，五倍子消肿收湿，甘草调和诸药。全方诸药合用，祛寒行气，活血消痰化瘀，疝气得消。

案 5　湿热蕴结之急性鞘膜积液（金保方医案）

冯某，68 岁，浙江嵊州人。2006 年 3 月 4 日初诊。

阴囊突然肿大 1 天，B 超检查示睾丸鞘膜积液（大量），急诊予抗生素治疗效果不显，患者拒绝手术治疗，遂延中医求治。症见阴囊肿大如柚，皮薄光亮，状如水晶，肿胀连及阴茎，无法站立，无法行走，担架抬至诊室。阴囊皮肤潮湿而热，口干渴，小便黄赤，尿道灼热，大便秘结。舌偏红，苔黄腻，脉弦滑。

辨证：水湿停留，湿热内蕴。

治疗：清热利湿。

处方：蒲公英 15g，陈葫芦 30g，冬葵子 15g，车前子 10g（包煎），瞿麦 10g，石韦

10g，藿香 10g，三棱 10g，莪术 10g，生地黄 10g，淡竹叶 5g，通草 10g，生甘草 5g。4 剂，水煎服，日 1 剂。

2006 年 3 月 8 日二诊：药后 4 天，阴囊肿大明显改善，步行至诊室，余无其他不适。舌淡红，苔薄白，脉弦。触诊：睾丸可正常扪及，周围已无波动感，左侧附睾质地偏硬。原方去导赤散；加怀山药 20g，茯苓 10g，炒白术 20g。再服 7 剂。

2006 年 3 月 15 日三诊：阴囊水肿基本消除，无坠胀感，临床无不适。B 超检查未见鞘膜积液，睾丸、附睾未见异常声像图。前方续服 2 周巩固。

患者 5 年前曾行膀胱癌手术根治术，虽多次复查无异常，但仍嘱其行肿瘤组套及腹部影像学检查，无异常发现。随访 6 个月，鞘膜积液未见复发。

按： 西医学对睾丸鞘膜积液的治疗多采用局部穿刺、药物注射等保守疗法或外科手术，但复发率高，且有发热、药物过敏、局部红肿等并发症。中医学将其归于"水疝"范畴。本病病变在阴囊，与肝、脾、肾等脏有关。《儒门事亲》记载"水疝其状，肾囊肿痛，阴汗时出，或囊肿而状如水晶，宜以逐水之剂下之"。本病属原发性鞘膜积液，乃后天失调，湿热内生，循肝脉下注，浸淫阴囊而成。故以公英葫芦茶清热利水，渗湿通络；佐以导赤散清热利尿，一则兼顾小便黄赤、尿道灼热之症，二则寓"治湿不利小便，非其治也"之意，可谓一举两得。公英葫芦茶系广东名医黄耀燊教授之验方，徐老使用本方时，用陈葫芦代替广东地方药材葫芦茶。本案重用陈葫芦，效果神速，陈葫芦与肿大如柚之阴囊有"取类比象"之意，也是当时选方用药的着眼点之一。

【参考文献】

[1] 邓春华，商学军.精索静脉曲张诊断与治疗中国专家共识 [J].中华男科学杂志，2015，21（11）：1035-1042.

[2] 宋春生，陈志威，赵家有.《EAU 男性不育症指南（2017 年版）》精索静脉曲张性不育症解读 [J].中国性科学，2017，26（6）：97-101.

[3] 王万荣，谭艳，谢胜，等.EAU、AUA-ASRM、中国精索静脉曲张诊疗指南解读 [J].世界最新医学信息文摘，2015，15（50）：13-14+16.

［4］刘毅东，王鸿祥. 精索静脉曲张手术治疗安全共识［J］. 现代泌尿外科杂志，2019，24（6）：429-433.

［5］Cozzolino DJ, Lipshultz LI. Varicocele as a progressive lesion: positive effect of varicocelerepair［J］. Hum Reprod Update, 2001, 7（1）: 55-58.

［6］Madihah MS, Ariff AB, Khalil MS, et al. Anaerobic fermentation of gelatinized sago starch-derived sugars to acetone-1-butanol-ethanol solvent by Clostridium acetobutylicum［J］. Folia Microbiol Praha, 2001, 46（3）: 197-204.

［7］Ergun S, Kilic N, Harneit S, et al. Microcirculation and the vascular control of the testis［J］. Adv Exp Med Biol, 1997, 424: 163-180.

［8］Tarhan S, Gumus B, Gunduz I, et al. Effect of varicocele on testicular artery blood flow in men-color Doppler investigation［J］. Scand J Urol Nephrol, 2003, 37（1）: 38-42.

［9］Unsal A, Turgut AT, Taskin F, et al. Resistance and pulsatility index increase in capsular branches of testicular artery: indicator of impaired testicular microcirculation in varicocele?［J］. J Clin Ultrasound, 2007, 35（4）: 191-195.

［10］Gat Y, Gornish M, Navon U, et al. Right varicocele and hypoxia, crucial factors in male infertility: fluid mechanics analysis of the impaired testicular drainage system［J］. Reprod Biomed Online, 2006, 13（4）: 510-515.

［11］真炳攸，张云鹏. 成人睾丸和附睾微血管研究［J］. 南京军医学院学报，1994，16（4）: 257-259.

［12］吴筱芳，闫晋平. 大鼠睾丸微循环的观察［J］. 山西临床医药，1996，5（1）: 50-51.

［13］Reyes J G, Farias J G, Henriquez-Olavarrieta S, et al. The hypoxic testicle: physiology and pathophysiology［J］. Oxid Med Cell Longev, 2012, 2012: 929285.

［14］Chakraborty J, Hikim AP, Jhunjhunwala JS. Stagnation of blood in the microcirculatory vessels in the testes of men with varicocele［J］. J Androl, 1985, 6（2）: 117-126.

［15］吕逸清，陈斌．精索静脉曲张致不育机制研究进展［J］．中华男科学杂志，2008，14（5）：454-458.

［16］叶纪伟，沈远径．迈之灵联合常规药物治疗精索静脉曲张的临床研究［J］．中国药房，2017，28（26）：3663-3666.

［17］田汝辉，李朋，王俊龙，等．精索静脉显微结扎术联合七叶皂苷治疗精索静脉曲张的有效性与安全性［J］．中华医学杂志，2015，95（36）：2910-2913.

［18］Agarwal A，Hamada A，Esteves SC. Insight into oxidative stress in varicocele-associated male infertility: part 1［J］. Nat Rev Urol, 2012, 9（12）: 678-690.

［19］Gat Y，Zukerman Z，Chakraborty J，et al. Varicocele, hypoxia and male infertility. Fluid Mechanics analysis of the impaired testicular venous drainage system［J］. Hum Reprod, 2005, 20（9）: 2614-2619.

［20］Ishikawa T，Fujioka H，Ishimura T，et al. Increased testicular 8-hydroxy-2'-deoxyguanosine in patients with varicocele［J］. BJU Int, 2007, 100（4）: 863-866.

［21］Lewis SE，John AR，Conner SJ，et al. The impact of sperm DNA damage in assisted conception and beyond: recent advances in diagnosis and treatment［J］. Reprod Biomed Online, 2013, 27（4）: 325-337.

［22］Gosalvez J，Caballero P，Lopez-Fernandez C，et al. Can DNA fragmentation of neat or swim-up spermatozoa be used to predict pregnancy following ICSI of fertile oocyte donors?［J］. Asian J Androl, 2013, 15（6）: 812-818.

［23］Buck LG，Sundaram R，Schisterman EF，et al. Semen quality and time to pregnancy: the Longitudinal Investigation of Fertility and the Environment Study［J］. Fertil Steril, 2014, 101（2）: 453-462.

［24］Esteves SC，Agarwal A，Cho CL，et al. A Strengths-Weaknesses-Opportunities-Threats（SWOT）analysis on the clinical utility of sperm DNA fragmentation testing in specific male infertility scenarios［J］. Transl Androl Urol, 2017, 6（Suppl 4）: S734-S760.

［25］Khera M，Lipshultz LI. Evolving approach to the varicocele［J］. Urol Clin North

Am, 2008, 35（2）: 183-189.

［26］Yaman O, Ozdiler E, Anafarta K, et al. Effect of microsurgical subinguinal varicocele ligation to treat pain［J］. Urology, 2000, 55（1）: 107-108.

［27］邓志阳, 常顺伍, 冯进江. 高频超声诊断急性附睾－精索炎56例临床分析［J］. 实用医院临床杂志, 2008, 5（4）: 92-93.

［28］Ramam JD, Goldstein M. Intraoperative characterization of arterial vasculature in spermatic cord［J］. Urology, 2004, 64（3）: 561-564.

［29］武小强, 杨宇, 吴芃, 等. 精索血管的显微组织解剖及临床应用［J］. 中华男科学杂志, 2012, 18（6）: 518-521.

［30］Hollowood K, Fletcher C. Pseudosarcomatous Myofibroblastic Proliferations of the Spermatic Cord（"Proliferative Funiculitis"）［J］. American Journal of Surgical Pathology, 1992, 16（5）: 448-454.

［31］Shintaku M1, Ukikusa M. Proliferative funiculitis with a prominent infiltration of mast cells［J］. Pathol Int, 2003, 53（12）: 897-900.

［32］张普道, 谢轶喆. 运用仲景方辨治男性病举隅［J］. 河南中医, 1998, 18（5）: 275-278.

［33］祝昆艳, 王耀光. 黄文政教授运用当归四逆加吴茱萸生姜汤临床经验举隅［J］. 内蒙古中医药, 2016, 35（1）: 43-44.

［34］陈秀萍. 当归四逆汤治疗寒湿困脾型糖尿病周围神经病变临床研究［J］. 中医学报, 2018, 33（5）: 756-759.

［35］任丽娟, 刘芳, 李彦婷, 等. 超声引导下聚桂醇硬化治疗儿童精索囊肿的疗效观察［J］. 临床超声医学杂志, 2015, 17（10）: 708-709.

［36］高永涛, 刘贤奎. 精索囊肿3例报告［J］. 山东医药, 2010, 50（50）: 62.

［37］朴京玉, 郭星, 池成根, 等. 高频超声诊断小儿精索囊肿［J］. 中国超声诊断杂志, 2004, 5（12）: 926-928.

［38］王鹏, 厉志洪, 杭敏, 等. 超声引导下聚桂醇治疗睾丸及精索鞘膜积液32例临

床分析［J］. 东南国防医药, 2016, 18 (4): 388-389.

［39］吴尔岸, 银河, 廖林楚, 等. 单孔法肾镜手术治疗小儿交通性精索鞘膜积液 46 例［J］. 山东医药, 2016, 56 (7): 75-76.

［40］徐文强. 精索囊肿合并同侧腹股沟斜疝 15 例报告［J］. 医学信息 (上旬刊), 2011, 24 (6): 3899.

［41］洪杰, 何晓清. 精索囊肿的高频超声表现［J］. 中国超声诊断杂志, 2006, 7 (11): 886-888.

［42］陈琨. 高频彩色多普勒超声诊断阴囊疾病的应用价值［J］. 江苏医药, 2014, 40 (11): 1335-1336.

［43］Rabe E, Otto J, Schliephake D. Efficacy and safety of great saphenous vein sclerotherapy using standardised polidocanol foam (ESAF): a randomised controlled multicentre clinical trial［J］. Eur J Vas Endovas Srgery, 2008, 35 (2): 238-245.

［44］Ergun S, Luttner W, Fiedler W, et al. Functional expression and localization of vascular endothelial growth factor and its receptors in the human epididynie［J］. Biol Reprod, 1998, 58 (1): 160-168.

［45］马莉. 血管内皮生长因子及其受体与男性生殖［J］. 中国优生与遗传杂志, 2018, 26 (2): 4-6, 17.

［46］杨晓东, 吴杨, 向波, 等. 腹腔镜辅助下鞘状突高位结扎术治疗儿童鞘膜积液 327 例［J］. 临床小儿外科杂志, 2015, 14 (3): 223-225.

［47］Niederberger, Craig. Re: Effects of Varicocele on Serum Testosterone and Changes of Testosterone after Varicocelectomy: A Prospective Controlled Study［J］. J Urol, 2015, 193 (6): 2054-2054.

［48］Biagiotti G, Cavallini G, Modenini F, et al. Spermatogenesis and spectral echo-colour Doppler traces from the main testicular artery［J］. BJU Int, 2002, 90 (9): 903-908.

［49］曾荻洵, 任波, 向君华, 等. 腹腔镜单、双侧精索内、外静脉同时结扎对精索静脉曲张患者血清生殖激素及睾丸生精功能的影响［J］. 中国当代医药, 2015, 22 (25):

60-63.

［50］戴汝琳，刘睿智．影响精子 DNA 损伤因素研究进展［J］．生殖与避孕，2009，29（6）：385-389.

［51］Kothari S，Thompson A，Agarwal A，et al. Free radicals：Their beneficial and detrimental effects on sperm function［J］．Indian J Exp Biol，2010，48（5）：425.

［52］于游．基于微循环理论与中医"气"的联系探讨冠心病治疗之法［D］．沈阳：辽宁中医药大学，2012.

［53］陈瑶，王胜娟，李朝玲，等．丹参对于急性微循环障碍大鼠血管内皮细胞的保护作用［J］．陕西中医，2016，37（4）：506-508.

［54］张明强，邢益涛，林煦垚，等．秦国政教授从行气散结利水法论治小儿精索鞘膜积液经验［J］．四川中医，2017，35（11）：21-23.

［55］师会娟，秦艳虹，李梦娇，等．贾六金主任补消同用治疗小儿鞘膜积液［J］．中国中西医结合儿科学，2016，8（5）：550-551.

［56］邬思远，李岚．俞景茂教授诊治小儿鞘膜积液经验［J］．中医儿科杂志，2015，11（3）：1-2.

第十章　微循环与男性生殖系统炎症

男性生殖系统炎症是指病原体侵入男性生殖道和附属性腺内引起的炎症性疾病，包括睾丸炎、附睾炎、精索炎、前列腺炎、精囊炎、尿道炎等。常见病原体有细菌、病毒、支原体、衣原体、螺旋体、真菌等，无菌性感染在男性生殖系统炎症中也属常见。

男性生殖系统的炎症会影响生育能力，生殖道感染会影响精子的产生、运动和输送，容易诱发少精症和生育能力的下降；甚至会诱发睾丸萎缩，或造成输精管阻塞，导致无精子症。

研究表明，男性生殖系统炎症与微循环关系密切，各种炎症性反应导致自由基的生成和释放，引起内皮素的合成与分泌增加，导致小血管和毛细血管收缩与闭塞以及血液黏度的升高，影响生精环境。无菌性感染更容易导致生精组织的缺血、水肿，甚至坏死。治疗上在针对性治疗病原体同时，结合改善微循环，可以减少炎性渗出，加速炎症渗出液的吸收。

第一节　睾丸炎

一、概述

睾丸炎包括急性睾丸炎和慢性睾丸炎两种。急性睾丸炎是指由各种因素引起的睾丸急性炎性病变。发病急骤，单侧或双侧睾丸肿胀疼痛，可伴有高热、恶寒、头痛等全身症状。慢性睾丸炎是指急性睾丸炎迁延不愈转变而来，也可由其他致病因素导致。急性化脓性睾丸炎的主要表现为发病较急，发热恶寒，单侧或双侧睾丸肿大、剧烈疼痛等临床特征；腮腺炎性睾丸炎主要表现为单侧或双侧睾丸肿胀疼痛，红肿发热，继发于腮腺炎之后。

二、病因病理

睾丸炎是由多种因素造成的结果。睾丸微循环与睾丸炎的发生密切相关，各种病因所致或不明原因的睾丸炎均可表现为睾丸微循环障碍。病理表现为：睾丸增大，睾丸组织水肿；血管扩张，变硬；曲细精管上皮受损，可有不同程度退化、坏死、萎缩或纤维化。

（一）生殖道感染

急性睾丸炎常继发生于尿道炎、前列腺炎、精囊炎、膀胱炎、前列腺摘除术后及长期留置尿管，也可继发于全身其他部位的感染。主要致病菌有大肠杆菌、变形杆菌、葡萄球菌、链球菌及绿脓杆菌等。感染的途径包括：①自后尿道感染经输精管和附睾逆流进入睾丸；②从体内的某一感染灶经血流感染睾丸；③外生殖器及下尿路的炎症可通过淋巴管波及睾丸。

本病发生时，睾丸有不同程度肿大、充血、变硬、张力增高，可有小脓肿形成。镜下可见结缔组织增生、水肿及分叶核粒细胞浸润，导致睾丸微循环障碍。曲细精管上皮受损，可有不同程度退化、坏死、萎缩或纤维化，严重者形成睾丸脓肿或梗死。如为双侧受损，可导致不育。

（二）腮腺炎病毒

流行性腮腺炎病毒是睾丸炎发病的原因之一，18%～30%腮腺炎患者并发睾丸炎。腮腺炎病毒是单链 RNA 病毒，可通过飞沫（咳嗽、喷嚏、谈话排出的分泌物）被易感者吸入感染，主要侵犯腮腺及各种腺体组织（睾丸、卵巢、胰腺、乳腺等），临床表现以发热、腮腺肿胀疼痛为特征。腮腺炎性睾丸炎是男性流行性腮腺炎最常见的并发症。

主要病理表现为睾丸增大，白膜有点状出血，睾丸组织水肿，血管扩张，大量分叶多核细胞、淋巴细胞和巨噬细胞浸润，可见腔内炎性细胞。睾丸炎愈合阶段，睾丸质软、偏小，生殖上皮细胞及精原细胞退变，生精小管坏死、萎缩发生，曲细精管的造精细胞消失，引起睾丸实质缺血，微循环障碍，出现不同程度玻璃状或纤维化的改变，对睾丸产生不可逆的破坏，造成死精子，无精子而致男性不育。

（三）自身免疫性因素

生殖细胞抗原是一种自身抗原。生理情况下，睾丸曲细精管的生殖细胞受到血－睾屏障的保护而独立于自身免疫系统之外。但当睾丸受到某些病理刺激（睾丸创伤、炎症及感染等）会引起机体免疫系统对雄性生殖细胞抗原的免疫反应，引起自身免疫性睾丸炎。

主要病理表现可见精子生成减少，生殖细胞凋亡，生精上皮脱落，炎性细胞浸润，抗精子抗体产生而致男性免疫性不育。

（四）微循环因素

睾丸炎是由于睾丸内炎症细胞浸润，生精小管损伤而发生的炎性病变。睾丸炎时，可产生抗精子抗体，导致睾丸血供不足并激活炎症细胞等因素而诱导血－睾屏障破坏，从而造成精子发生障碍而致男性不育。睾丸拥有自身独特的微循环结构，主要由睾丸微血管和淋巴管组成。睾丸微循环的调节极为复杂，包括神经调节、体液调节、代谢调节和自身调节等诸多方面。当睾丸炎发生时，睾丸组织发生不同程度的水肿、血管扩张，大量分叶多核细胞、淋巴细胞和巨噬细胞浸润，可见腔内炎性细胞。睾丸水肿，血管扩张影响睾丸微循环的功能，导致雄激素运输、代谢功能和温度调控的障碍。大量分叶多核细胞、淋巴细胞和巨噬细胞浸润，进而影响睾丸血管、间质、生精小管等不同组织的功能，以及睾丸的生精环境，最终影响精子的正常生成。

三、检查

（一）体格检查

一般检查：体温，脉搏，身高，体重，体毛分布情况，乳腺发育情况等。

睾丸、附睾检查：睾丸大小、质地和形态，是否存在精索静脉曲张、鞘膜积液和肿瘤等；附睾有无红肿、疼痛、结节和囊肿等。

（二）实验室检查

常规检查：血常规、尿常规、C反应蛋白、肝肾功能。

微生物检查：尿道分泌物培养细菌、支原体、衣原体等。

（三）特殊检查

多普勒超声检查：睾丸、附睾及血流信号。

血清淀粉酶。

呼吸道和生殖道分泌液，检验腮腺炎病毒。

四、治疗

根据睾丸炎的病因、发病特点、临床表现等，可选择西医或中医治疗。

（一）西医治疗

1. 一般处理

睾丸炎的一般治疗考虑卧床休息，抬高阴囊，局部冷敷有助于缓解症状和避免炎症扩散。阴囊皮肤红肿者，可用 50% 硫酸镁溶液湿敷。因留置导尿管而感染者，应及早拔除导尿管，去除诱因。

2. 药物治疗

（1）抗生素治疗：急慢性睾丸炎如果条件允许，最好根据药敏试验结果选择抗生素治疗，临床上比较常用的抗生素有头孢及喹诺酮类抗生素。应用抗生素，原则上以静脉滴注为主，体温正常后改为口服给药，用药时间不少于 1～2 周。腮腺炎性睾丸炎应用抗生素无效，但可预防继发性感染。炎症消退后，睾丸炎症引起的微循环障碍也得以改善。

（2）抗病毒治疗

①利巴韦林：治疗腮腺炎性睾丸炎。临床常用的剂量为每次 0.1g，每日 3 次，持续 7 天。腮腺炎病毒是单链 RNA 病毒，利巴韦林是单磷酸次黄嘌呤核苷脱氢酶抑制剂，可阻止病毒核苷酸的合成。

②干扰素 α-2b：治疗腮腺炎性睾丸炎。临床常用的剂量为每天 1～3MU，肌内注射治疗，持续治疗 7 天。干扰素 α-2b 是高活性诱生蛋白，它可以抑制 RAN 病毒，同时有杀灭和抑制病毒复制的作用；并且还具备免疫调节作用，可增强巨噬细胞的吞噬功能。

③七叶皂苷钠：七叶皂苷是一种含酯键的三萜皂苷，它是从七叶树科植物天师粟的种子（中药娑罗子）中提取出来的，具有类糖皮质激素样抗渗出、消肿胀的作用。它能

扩张动脉，改善机体微循环，稳定血管内皮细胞，消除自由基。它通过促进前列腺素 E_2 的分泌，拮抗炎性介质导致的毛细血管及淋巴管通透性的增加，能够促进淋巴回流，从而减轻睾丸组织炎性渗出，达到脱水、消肿止痛的作用。研究表明，在常规抗生素治疗基础上，采用注射用七叶皂苷钠（20mg 加入 0.9% 氯化钠注射液 100mL 中，每日 1 次，静脉滴注）联合如意金黄散治疗急性睾丸炎，可有效减轻睾丸的炎性肿胀，减缓疼痛，疗效确切，无明显毒副作用。

3. 手术治疗

睾丸炎脓肿形成后，抗生素治疗难以奏效，应切开排脓，并保持引流通畅，有助于解除精索血运障碍，恢复睾丸良好的血液供应，促进炎症的吸收和消退，保存睾丸功能。对于药物治疗效果不佳、有脓肿形成、睾丸功能基本丧失的患者，可行患侧睾丸切除术。

（二）中医治疗

本病常因湿热导致，经络瘀阻，热盛肉腐成脓。临证治疗以清热解毒、散结消肿为主，佐以活血。中医治疗方法有中药口服、针灸及外治法。

1. 中医辨证治疗

中医辨证治疗：偏于湿热，当清热利湿；偏于瘟毒，当清瘟散结；偏于血瘀，当活血化瘀；偏于痰气，当化痰行气。在辨证论治的基础上，酌情加理气活血之品，不仅可以止痛，也可以加速炎症的吸收。

（1）湿热蕴结证

证候：单侧或双侧睾丸肿痛，阴囊皮肤红肿灼热，可向腹股沟、少腹反射；伴有恶寒发热，全身酸楚，口干口苦，小便黄赤，大便秘结。舌红苔黄腻，脉弦数。

治法：清热利湿，活血消肿。

方药：龙胆泻肝汤加减。常用药物：龙胆草、黄芩、栀子、柴胡、泽泻、车前子、生地黄、蒲公英、荔枝核、橘核、赤芍、芦根、川芎、红花等。

（2）瘟毒下注证

证候：多见于腮腺炎性睾丸炎。单侧或双侧睾丸肿胀疼痛，触痛明显或皮肤潮红；烦躁口渴，腮部漫肿。舌淡红苔薄，脉浮数。

治法：清瘟解毒，活血消肿。

方药：普济消毒饮加减。常用药物：黄芩、黄连、柴胡、板蓝根、连翘、蒲公英、玄参、炒牛蒡子、僵蚕、炙升麻、延胡索、荔枝核、橘核、川芎、丹参等。

（3）气滞血瘀证

证候：睾丸刺痛，痛引少腹、腹股沟；可扪及结块，按之较硬，甚则阴囊皮肤青紫、瘀斑。舌淡苔薄，边尖或有紫斑、瘀点，脉涩。

治法：活血化瘀，消肿止痛。

方药：复元活血汤加减。常用药物：柴胡、天花粉、当归、炮山甲、桃仁、红花、大黄、炙甘草、川牛膝、炒白芍药、延胡索等。

（4）痰气交阻证

证候：多见于病变初期或慢性睾丸炎的患者。睾丸可扪及肿块或硬结，疼痛或阴囊坠胀，或小腹、少腹、腹股沟不适，舌淡苔薄，脉弦涩。

治法：化痰行气，软坚散结。

方药：橘核丸加减。常用药物：橘核、姜半夏、桃仁、莪术、红花、丹参、川芎、木香、川楝子、枳实、厚朴等。

2. 针灸治疗

（1）关冲穴放血：局部消毒，三棱针点刺手环指末节尺侧，距指甲角 0.1 指寸至适量出血。针刺后消毒，加盖敷料，每日 1 次，治疗 3 天。功用：清利泄热，活血通络，改善睾丸微循环。适用于腮腺炎性睾丸炎患者出现高热、寒战、头痛、背痛等症状。

（2）耳尖穴放血：局部消毒，三棱针沿耳郭的自然弧度以耳尖穴为中心画一弧线，长约 1cm，使之出血，深度以点状出血为佳。针刺出血后约 2 分钟，用消毒棉签蘸取 0.5% 碘伏消毒伤口。功用：祛风清热，疏肝清脑。适用于腮腺炎性睾丸炎患者出现恶寒、发热、睾丸肿痛等症状。

3. 中药外治

（1）肤痔清软膏涂擦患处：主要成分为金果榄、土大黄、黄柏、野菊花、紫花地丁、朱砂根、雪胆、重楼、黄药子、姜黄、地榆等 15 味，适量直接涂擦患处，早晚各 1 次。

功用：清热解毒，化瘀消肿，改善睾丸充血水肿状态。适用于腮腺炎性睾丸炎患者出现睾丸肿痛和高热寒战。

（2）仙人掌外敷：仙人掌捣碎成糊状，在腮腺、颌下腺、睾丸等患部外敷，早晚各1次，做好皮肤的清理工作。仙人掌具有清热解毒，活血消肿，改善微循环的作用。

（3）消瘀膏联合青黛外敷：主要成分为生南星、生栀子、生川乌、续断、泽兰、紫荆片、赤芍，打粉用凡士林及蜂蜜调膏用。青黛外敷腮腺，消瘀膏外敷睾丸，每天换药1次，连用7天。功用：清热利湿，疏肝和络。外敷起到消肿止痛、改善循环的作用，适用于腮腺炎性睾丸炎。

五、典型病案

案1　所欲不遂致急性睾丸炎（徐灵胎医案）

姻戚殷之晋，年近八旬，素有肠红症。病大发，饮食不进，小腹高起，阴囊肿亮昏不知人。余因新年贺岁候之，正办后事。余诊其脉，洪大有力，先以灶灰石灰做布袋，置阴囊于上，袋湿而囊肿消，饮以知母黄柏泻肾之品。越三日，余饮于周氏，周与至戚，相近半里，忽有叩门声，启视之，则其子扶病者至，在座无不惊喜。同问余：何以用伐肾之药而愈？余曰：此所谓，欲女子而不得也。众以为戏言，翁曰：君真神人也，我乡者馆谷京师，患亦相似，主人以为无生理也，遂送我归，归旬日即瘁。今妻妾尽亡，独处十余年，贫不能蓄妾，耻为苟且之事，故病至此，既不可以告人，亦无人能知之者。言毕，悽然泪下，又阅五年而卒。盖人之气禀各殊，亢阳之害，与纵欲同，非通于六经之理，与岐黄之奥者，不足与言也。

按：人的禀赋不同，肾气的盛衰各异。此例虽年近八旬，肾气犹盛，阳之害，终发睾肿。医者据其脉洪大有力，断为欲火之殃。一方面以灶灰、石灰外用燥湿消肿；另一方面用知母、黄柏苦寒直折肾火而愈。说明临证之际，要辨证施治，切不可胶柱鼓瑟。

案2　慢性睾丸炎发作（许履和医案）

李某，男，32岁。

半月前因工作劳累，引起左睾丸肿痛。外院曾诊断为"睾丸、附睾、精索炎"。注射青、链霉素，普鲁卡因封闭，症状未得控制。前天饮酒后肿痛加剧，伴发寒热而入院。

刻诊：左侧睾丸肿大如鸡卵，疼痛较甚；阴囊色红肿胀，触痛明显，痛引同侧小腹；伴有形寒发热，头痛微咳，口干不欲饮，大便秘，小便黄等。苔薄白，脉弦数。白细胞总数 12.7×10^9/L，中性 82%，淋巴 18%；体温 38.2℃。

辨证：湿热下注肝经，气血壅滞而生子痈。

治疗：疏泄厥阴，分利湿热。

处方：以枸橘汤加味。川楝子 10g，全枸橘 15g，陈皮 4.5g，青皮 4.5g，赤芍 10g，泽泻 10g，生草 3g，防风 4.5g，柴胡 3g，炒黄芩 4.5g，延胡索 10g，猪苓 6g，茯苓 6g。

金黄膏，敷左侧阴囊，1 日换 1 次。

针刺三阴交，每日 1 次，每次留针半小时。

治疗经过：针药并治 1 周，寒热头痛告退，左睾丸肿消痛定，惟触痛尚明显，停外敷及针刺。内服药去防风，续服 4 剂，触痛大减，复查白细胞 7×10^9/L，中性 72%，淋巴 28%。再以原方续服 4 剂，以善其后。

按： 枸橘汤系王洪绪方。方中枸橘又名全枸橘，球形似睾，入肝经，为疏泄厥阴、理气开郁之主药为君；川楝子、延胡索、柴胡、青皮、陈皮疏肝理气，化痰消滞为臣；泽泻、赤茯苓、猪苓利小便，清湿热为佐；赤芍药、黄芩、防风、生甘草解毒消肿，缓急止痛，引诸药入肝经为使。全方共奏疏肝理气，清热利湿，消肿止痛之功。本方适用于慢性子痈；急性子痈表证未解，全身寒热交作，加荆芥、防风、马鞭草亦效。

案 3 腮腺炎性睾丸炎（邓龙生医案）

苏某，男，25 岁。2018 年 3 月 7 日初诊。

右腮腺肿大 7 天，伴有右睾丸肿痛、高热寒战、口干、口苦、二便自调、纳可、夜寐欠安，舌红苔黄，脉浮数。

查体：可见右侧阴囊皮肤红肿，右侧睾丸压痛（＋），透光试验（－）；左侧睾丸大小正常，无压痛。

血淀粉酶 330μmol/L，尿淀粉酶 2536μmol/L，睾丸彩超示右侧睾丸炎。

辨证：瘟毒下注证。

治疗：清瘟解毒，散结消肿。

处方：普济消毒饮加减。黄芩10g，黄连6g，栀子6g，炒牛蒡子6g，连翘10g，玄参10g，马勃6g，板蓝根15g，柴胡6g，僵蚕6g，赤芍10g，荔枝核10g。7剂。

按：腮腺炎性睾丸炎，中医称为"卵子瘟"，多在疹腮消退之后，瘟毒下注，气血瘀阻，经络不畅所致，故见睾丸肿大疼痛；正邪相争，营卫不和，则高热寒战、舌红苔黄、脉浮数为瘟毒热胜之象。治疗上应以清瘟解毒，散结消肿为主。普济消毒饮出自《东垣试效方》，能清热解毒，疏风散邪。方中重用黄连、黄芩、栀子清热解毒，清上焦头面热毒为君。以牛蒡子、连翘辛凉疏散头面风热为臣。玄参、马勃、板蓝根有加强清热解毒之功；僵蚕、延胡索、荔枝核化痰散结解毒、通络止痛，共为佐药。柴胡疏散风热，并引诸药上达头面，且寓"火郁发之"之意，功兼佐使之用。现代药理研究表明，赤芍可抑制炎症所致毛细血管通透性亢进、渗出和水肿。栀子既可抑制炎症早期的水肿和渗出，又可抑制炎症晚期的组织增生和肉芽组织的形成，从而改善睾丸的微循环，增加微循环的血流量，促进炎症消退。

案4　气滞血瘀型睾丸炎（颜德馨医案）

一中年男性，左侧睾丸肿块一星期，曾用青、链霉素治疗，症状未见好转，且逐渐增大，疼痛难忍，质硬如鹅卵大，阴囊皮肤紫黑，摸之发冷，畏寒，面部两颧色素瘀斑，苔薄白，舌质有瘀点，脉细涩。此寒凝气滞，血瘀阻于肝肾之络。拟疏肝化瘀，温寒散结。柴胡、红花、赤芍、枳壳、牛膝、桃仁、当归、橘核、吴茱萸、川楝子、小茴香、肉桂、甘草。服7剂后，畏寒、疼痛好转，阴囊皮肤色转紫红。守前方之意，加三棱、莪术、昆布、海藻等破瘀软坚，睾丸肿块明显消散。患者共服21剂，睾丸肿块完全消退而痊愈。

按：本例睾丸肿痛坚硬而冷，系寒客于肝肾，气滞血瘀之证，治以四逆散疏肝通阳，加桃、红活血化瘀，桂、萸、茴香温经散寒，取"血得寒则凝，得热则行"之意。服药7剂，诸症好转，再以原方加破瘀软坚之药而愈。

案 5　精管结扎术后继发睾丸附睾炎（王琦医案）

甫某，男，37 岁。输精管结扎术后第二天下午局部红肿疼痛，双侧附睾肿大，精索粗硬，掣引小腹及腰部胀痛，尿黄，尿道灼痛，大便干燥，头晕。曾用土霉素治疗无效，症状逐渐加重，卧床不能行走。术后第三天开始服用下方：

大黄、芒硝各 18g，牡丹皮 12g，桃仁、红花各 9g，苍术 9g，苡仁 18g，冬瓜仁30g，甘草 3g，乳香、没药各 9g。

上午开始服头煎，下午局部疼痛减轻。次日继服上方，局部症状均消失，大便略稀，上方去乳香、没药、芒硝，大黄改为熟军，继服 2 剂，临床治愈。

按： 本例输精管结扎术后感染，属于中医的子痈范畴。据《赤脚医生杂志》1970 年9 期报道，应用上方治疗输精管结扎术后感染 74 例，轻症平均疗程为 2 天，重症平均 8天，均治愈。

第二节　附睾炎

一、概述

附睾炎包括急性附睾炎和慢性附睾炎，是指发生于附睾的非特异性和特异性感染性疾病。临床常见单侧或双侧附睾或睾丸的疼痛或不适，并向腹股沟及下腹部放射。

急性附睾炎主要表现单侧或双侧附睾或睾丸肿痛，腹股沟区（精索）或下腹部可有压痛，可伴有发热、畏寒、全身不适等。

慢性附睾炎主要表现在单侧或双侧附睾头部或尾部增厚、结节样改变；伴阴囊坠胀隐痛，牵涉精索、腹股沟、下腹等处不适。

二、病因病理

（一）生殖道感染

附睾炎是泌尿外科、男科的常见病，可由大肠杆菌、变形杆菌、葡萄球菌、链球菌、肠球菌、绿脓杆菌、淋球菌、支原体、衣原体等致病菌经输精管逆行进入附睾造成的。感染的途径包括：①尿道炎、膀胱炎、前列腺炎及精囊炎，尿道内器械操作或长期留置导尿管等诱发感染，以致病菌逆行感染者多见；②扁桃体炎、牙周炎等其他部位的感染，细菌可经血流感染附睾；③外生殖器及下尿路的炎症，可通过淋巴管进入附睾。

（二）损伤因素

阴囊及其内容物受到外伤引起的渗出及血肿，可能会造成附睾的炎症。

（三）手术因素

1. 精索静脉曲张高位结扎术后

（1）手术加重附睾循环障碍，出现缺血、缺氧，代偿血管尚未重建，从而导致暂时性炎症形成。

（2）手术后附睾组织缺血、缺氧和淋巴回流不畅后，局部抵抗力下降，引起周围隐性的感染灶通过输精管逆行感染而致附睾炎。

（3）手术引起机体的炎性反应，通过淋巴管蔓延而致附睾炎。

2. 前列腺增生电切术后

前列腺增生电切术后，由于围手术期导尿管的留置时间过长、或导尿管过粗而致尿道分泌物无法及时排出、或围术期的尿路感染未及时彻底治疗、或患者术后出院未按疗程抗炎治疗等，均可导致附睾炎。

（四）化学性因素

排尿时压力或用力排尿时，无菌尿反流进输精管，亦能导致化学性附睾炎。

在急性期，感染自尾部逐渐扩散至头部，附睾出现肿大发硬，可有小脓肿形成。有时引起炎性睾丸鞘膜积液，内为浑浊液体或脓液，精索随之变粗。睾丸可由于血液循环被压迫而肿胀与充血。显微镜下检查附睾微循环障碍，出现充血水肿，有白细胞、浆细胞及淋巴细胞浸润，附睾管上皮出现水肿及脱屑，管腔内出现脓性分泌物，甚至形成脓肿。晚期瘢痕组织形成，使附睾管腔闭塞。若为双侧，则可引起不育。

在慢性期，可出现炎性结节，发生纤维样变，局部发硬。显微镜下可见附睾小管周围纤维形成而阻塞小管，有一定量的淋巴细胞和浆细胞浸润。

（五）微循环改变

急性期附睾炎的病理改变主要为附睾循环障碍，出现充血水肿，有白细胞、浆细胞及淋巴细胞浸润，附睾管上皮出现水肿及脱屑，管腔内出现脓性分泌物，甚至形成脓肿。晚期瘢痕组织形成，使附睾管腔闭塞。若为双侧，则可以引起不育。慢性期可见附睾小管周围纤维形成而阻塞小管，有一定量的淋巴细胞和浆细胞浸润。

附睾内微循环，包括微动脉和微静脉组成。当机体发生附睾炎时，炎症浸润附睾组织发生不同细胞水肿、充血和变性。附睾水肿、血管扩张，可影响附睾微循环的功能。大量白细胞、浆细胞及淋巴细胞浸润，影响附睾上皮的吸收和分泌功能，造成精子成熟程度、精子质量及活动能力下降。

三、检查

（一）体格检查

一般检查：身高，体重，体毛分布情况，乳腺发育情况等。

生殖系统检查：附睾大小、质地和形态，有无红肿、疼痛、结节和囊肿，阴囊检查是否存在精索静脉曲张、鞘膜积液和肿瘤等。

（二）实验室检查

常规检查：血常规、尿常规、C 反应蛋白。

微生物检查：尿道分泌物培养细菌、支原体、衣原体等。

（三）特殊检查

多普勒超声检查可提示附睾可有相应的循环障碍改变，附睾内血流丰富、杂乱，呈密集团簇状、树枝状及粗点状的血流信号。如合并睾丸炎时，可见睾丸内血流丰富，血管内径增大，数量增多。

四、治疗

附睾炎的治疗，主要包括西医治疗及中医治疗。

（一）西医治疗

1. 一般处理

急性附睾炎一般考虑卧床休息，抬高阴囊以减轻坠胀、疼痛等症状。急性期可行冷敷，以防止肿胀；慢性附睾炎可行热敷或热水坐浴。急性期应绝对禁止性生活及体力劳动，以免加重感染症状。因长期留置导尿管而致者，应尽早拔除导尿管。

2. 药物治疗

（1）抗生素治疗：使用抗生素治疗时，需做细菌培养、支原体及衣原体培养，以明确感染的病因，从而选择合适的抗生素。急、慢性附睾炎在临床上比较常用的抗生素有头孢菌素类、喹诺酮类、四环素类、阿奇霉素类等。急性期附睾炎通常静脉给药 1～2 周后，继续口服抗生素 2～4 周，预防其转为慢性。同时伴有尿道炎和前列腺炎的患者，疗程可延长。

（2）糖皮质激素：泼尼松是中效肾上腺皮质激素，具有抗炎及免疫抑制作用。临床中常用的剂量为每次 10mg，每日 2 次，治疗 2 周。使用糖皮质激素可迅速减轻症状、体征，减少转为慢性形成结节的几率，从而改善附睾微循环。

（3）迈之灵：迈之灵具有降低血管通透性，增加静脉回流，减轻静脉淤血症状，增加血管弹性等作用。通过降低毛细血管渗透性，预防和消除水肿、组织肿胀；同时可增强静脉壁的弹性和张力，增加静脉的回流，降低静脉压，从而减轻精索、附睾部位的淤血状态，改善附睾微循环，促进附睾炎症的吸收等。研究发现，迈之灵（每次 0.3g，每日 2 次，口服）联合中药加减橘核丸治疗慢性附睾炎，可以明显提高患者的生活质量，降低慢性附睾炎症状指数和 VAS 疼痛评分，而且还可以增加患者的满意程度。

（4）七叶皂苷钠：原理及用法见"第一节睾丸炎的治疗"。

3. 手术治疗

绝大多数急性附睾炎是采取内科药物保守治疗，但当重度附睾炎充血水肿影响附睾循环而致鞘膜变硬变厚，从而妨碍血液的流通，可能导致睾丸缺血缺氧及睾丸损伤，甚至睾丸梗死时，需及时手术治疗。

（1）切开排脓引流术：阴囊皮肤红肿且能触及波动感，形成脓肿时，可行阴囊镜下附睾脓肿引流术或切开排脓引流术。

（2）附睾外膜切开减压术：附睾肿胀明显，怀疑睾丸缺血时，为减少睾丸受侵犯或因血液循环受压导致坏死的可能，可行附睾外膜切开减压术以解除附睾张力。

（3）附睾睾丸切除术：少数患者如发生睾丸梗死或坏死、化脓时，可考虑行附睾睾丸切除术。

（4）附睾切除术：少数不能控制的附睾炎，当未累及睾丸时，也可行附睾切除术。

（二）中医治疗

本病的治疗原则：虚证当温补肝肾；实证应清热利湿，疏肝行气，活血化瘀。中医治疗包括口服中药治疗、针灸治疗、中医外治等。

1. 辨证论治

（1）湿热下注证

证候：单侧或双侧附睾肿大疼痛，附睾可触及肿块，触痛明显，局部压痛；患侧阴囊明显肿胀，皮肤红肿热痛，并向腹股沟及下腹部放射，化脓后可触及波动感，或见鞘膜积液；可伴高热，寒战，尿频，尿急，尿痛。舌红，苔黄腻，脉滑数。

治法：清热解毒，利湿消肿。

方药：龙胆泻肝汤加减。常用药物：龙胆草、栀子、黄芩、生地黄、车前子、泽泻、柴胡、荔枝核、川楝子、蒲公英、连翘、川芎、丹参等。

（2）气滞血瘀证

证候：附睾肿大有硬结，阴囊坠胀隐痛，时有时无，可放射至下腹部、腹股沟、大腿内侧；可伴胸胁胀闷，走窜疼痛。舌淡，苔薄白，脉弦涩。

治法：疏肝行气，活血散结。

方药：橘核丸加减。常用药物：橘核、桃仁、莪术、红花、木香、川楝子、枳实、厚朴、柴胡、白芍、川芎等。

（3）寒滞肝脉证

证候：附睾坠胀感、局部不适、阴囊隐痛，疼痛能放射至同侧大腿内侧和下腹部位，遇寒加剧，得热痛减；或伴腰部酸痛。舌红，苔白润，脉沉弦。

治法：温补肝肾，行气止痛。

方药：暖肝煎加减。常用药物：当归、枸杞子、小茴香、肉桂、乌药、木香、茯苓、川芎、延胡索、白芍、吴茱萸等。

2. 针灸治疗

（1）针刺泻法：针刺阳陵泉、阴陵泉、三阴交等穴位，得气后即可实施留针，具体时间为 20 分钟，每日 1 次，治疗 15 天。功用：利湿消肿，调节经络，改善附睾微循环。适用于急性附睾炎患者出现附睾疼痛、肿胀、恶心呕吐等症状。

（2）针刺平补平泻法：针刺足三里、三阴交、关元、中极、曲骨、大敦、气海、行间，每次 30 分钟，每天 1 次，治疗 30 天。功用：温化寒湿，温经通络，改善附睾充血水肿状态。适用于急性附睾炎患者出现附睾疼痛、肿胀、质地变硬等症状。

3. 中药外治

（1）中药膏药外敷阴囊：主要成分为大黄、黄柏、侧柏叶、泽兰、薄荷、桃仁、栀子、三七等，加沸水搅拌 3～5 分钟成膏，平铺于 5 层无菌纱布上，趁温外敷，包扎并平托阴囊，每 3 天外敷 1 次，连续治疗 15 天。功用：清热利湿，化瘀消肿，外敷起到消肿止痛、改善附睾循环的作用。适用于急性附睾睾丸炎患者出现附睾睾丸肿大肿痛。

（2）三黄膏制剂外敷：主要成分为黄芩、黄柏、大黄。外敷于阴囊，要求将药物覆盖超过病变处 1～2cm，而且敷药时将两侧阴囊托起固定，每天 1 次，连续治疗 7 天。功用：清热解毒，抗菌消炎，改善附睾微循环。适用于急性附睾炎患者出现阴囊肿胀、皮肤发红、发热、疼痛等。

（3）如意金黄散外敷：主要成分为姜黄、大黄、黄柏、苍术、厚朴、陈皮、天南星、白芷、天花粉、甘草等。用蜂蜜调成糊状，涂抹于 3～4 层医用无菌纱布上，并覆盖患侧阴囊皮肤为宜，胶带固定于患侧阴囊皮肤上，每日更换 1 次，连续治疗 10 天。功用：清热解毒，散瘀消肿，改善附睾微循环，促进炎症的吸收。适用于急性附睾睾丸炎出现附睾睾丸肿胀、疼痛等。

五、典型病案

案 1　淋病致慢性附睾炎急性发作（施今墨医案）

秦某，男，40 岁。

左睾丸肿大，剧痛，其余均佳。是为附睾炎症，拟消肿止痛之法。

处方：盐橘核 10g，盐荔枝核 10g，赤芍 6g，白芍 6g，桂枝 3g，醋川楝子 10g，炒黄连 3g，杏仁 6g，桃仁 6g，制乳香 10g，制没药 10g，醋柴胡 5g，酒延胡索 6g，盐小茴香 5g，酒当归 10g，川芎 5g，生地黄 10g，熟地黄 10g（砂仁 5g 同捣），山楂核 10g，炙甘草 3g。2 剂，水煎服。

二诊：疼痛似愈，但睾丸仍肿，大便结。

处方：赤芍 6g，白芍 6g，桂枝 5g，熟地黄 10g，生地黄 10g（细辛 1.5g 同捣），盐橘核 10g，盐荔枝核 10g，苦桔梗 5g，炒枳壳 5g，桃仁 10g，杏仁 10g，酒大黄炭 5g，川楝子 10g（巴豆 3 粒打碎，同炒，去净巴豆），醋柴胡 5g，炒黄连 3g，盐小茴香 3g，山楂核 10g，川杜仲 10g，炒川续断 10g，土茯苓 24g，赤茯苓 10g，炙甘草 3g。

按：睾丸、附睾炎症，见有睾丸肿大，疼痛异常。睾丸为外肾，与肾气相通。治疗时，可参"疝气"治法，方用茴香橘核丸。本案由淋毒侵及而致，故加用土茯苓、赤茯苓清淋毒，见便结丸肿用大黄、巴豆、枳壳软坚通便。值得指出的是睾丸、附睾是足厥阴肝经所过之处，而与少阴肾经相系，所以方中均用生熟地黄、细辛以通肾气，桂枝、柴胡、芍药以疏肝通络，是为贴切。

案 2　气虚血瘀兼湿热型慢性附睾炎（金保方医案）

林某，男，40 岁，已婚，福建福州人。2012 年 8 月 16 日初诊。

患者慢性附睾炎 10 余年，时作时止，当地中西医治疗皆有效，但反复发作，尤以劳累后或进食辛辣大热之品后易发。今又发作一周，左侧附睾隐痛，行走时时有触痛，牵及左侧腹股沟、小腹；口干，纳可，便秘轻，二日一行，小溲正常。舌红有淡紫气，苔微黄略腻，脉弦涩。查体：左侧附睾明显增大，触压痛，双侧无 VC。

辨证：气虚血瘀，兼有湿热。

治疗：补气活血，疏肝利湿。

处方：玉屏风合枸橘汤加减。生黄芪 20g，生白术 30g，防风 10g，全枸橘 10g，川楝子 10g，延胡索 10g，柴胡 6g，赤芍、白芍各 20g，枳壳 10g，生甘草 10g，王不留行 20g，煅牡蛎 20g（先煎），车前子 10g（先煎），马鞭草 20g。

7 剂，1 日 1 剂，水煎服，饭后口服。

2012 年 8 月 24 日二诊：局部疼痛明显好转，左侧附睾触压痛减轻，二便调。原方去枳壳，加橘核 10g，继服 14 剂。患者言在当地治疗也是见效快，但易复发。嘱巩固治疗共 3 个月，性生活规律，饮食起居有常。随访两年，未再复发。

按：慢性附睾炎属于中医的优势病种，见效很快。因久病气虚，免疫力下降，故反复发作。治疗上必须注意两点：一是辨病与辨证相结合，必须在理气活血、清热利湿的同时，加以补气之品，玉屏风散为首选；二是不可中病即止，局部症状一旦消失便停药，这也是既往反复发作的原因所在。免疫功能的提高不是一朝一夕之事，必须坚持两三个月，甚至更长时间，且规律性生活，增加附睾的新陈代谢。

案 3 湿热瘀阻型急性附睾炎（邓龙生医案）

刘某，男，44 岁。2018 年 3 月 21 日初诊。

左侧阴囊肿胀疼痛 6 天，左侧腹股沟疼痛 4 天；伴尿频，尿急，尿灼热，口干口苦，尿黄，大便自调，纳可，夜寐不安，舌红，苔薄黄，脉弦数。

查体：正常男性体征，阴茎发育正常，左侧阴囊红肿，触及左侧附睾肿胀、压痛，双侧睾丸大小尚正常。

血常规示白细胞 $19.33 \times 10^9/L$；尿常规示白细胞 500（+++），隐血 10（+），细菌 766/μL，白细胞高倍视野 137.9；阴囊彩超示左侧附睾炎。

诊断为急性附睾炎，属中医"子痈"范畴。

辨证：湿热血瘀。

治疗：清热化湿，散结止痛。

处方：加味龙胆泻肝汤。龙胆草 6g，栀子 6g，蒲公英 10g，黄芩 10g，生地黄 10g，车前子 10g（包煎），泽泻 10g，柴胡 6g，荔枝核 10g，川楝子 10g，红花 6g，泽兰 10g，甘草 3g，延胡索 10g。7 剂。

2018 年 3 月 28 日二诊：患者左侧阴囊疼痛基本缓解，无尿频、尿急、尿灼热。查体：左侧附睾轻度压痛。复查血尿常规已正常。原方去龙胆草、栀子、黄芩；加陈皮 10g，赤芍 10g。服 7 剂而愈。

按：湿热血瘀是急性附睾炎的一个常见证型。患者嗜食肥甘厚味，湿热内生，瘀阻附睾，进而瘀热互结，导致附睾炎症。阴囊红肿，尿灼热，口干口苦，尿黄，舌红苔薄黄，脉弦数，一派热象。故选用加味龙胆泻肝汤清热化湿，散结止痛。方中龙胆草苦寒，清下焦之湿热，为君药；栀子、蒲公英、黄芩苦寒泻火，导热下行，增强泻火除湿之功，共为臣药；车前子、泽泻渗湿泄热，使湿热从水道排出；实火所伤，损伤阴血，故加入当归、生地黄滋阴养血，邪去且不伤阴，共为佐药；柴胡疏泄肝经之气，引诸药归肝经；延胡索、川楝子、红花、泽兰活血消肿，荔枝核散结止痛，甘草护胃安中、调和诸药，共为佐使药。诸药合用，共奏清热利湿、散结止痛之功。现代药理研究表明，方中红花、泽兰均有抗凝血作用，可抑制血小板凝集，增强凝血酶活性。红花、泽泻有免疫抑制和抗炎作用，车前子能明显降低皮肤及腹腔毛细血管的通透性，从而改善附睾微循环。

第三节　精囊炎

一、概述

精囊炎是指由细菌或其他病原微生物入侵精囊腺所引起的炎性病变。临床以血精为主要表现，分为急性精囊炎与慢性精囊炎，以慢性精囊炎较常见。急性精囊炎多由细菌感染所致，表现为血精，有时还伴有射精疼痛、发热恶寒、会阴部疼痛、疼痛可放射至腹股沟及睾丸。慢性精囊炎可继发于急性精囊炎和前列腺炎，临床反复出现血精现象，迁延难愈。

二、病因病理

（一）微生物感染因素（急性）

急性精囊炎的致病菌以大肠杆菌多见，其次是葡萄球菌、链球菌、克雷伯菌、变形杆菌、铜绿甲单胞菌、类白喉杆菌等。炎症多由细菌经后尿道沿射精管逆行感染或因附睾炎的细菌沿输精管侵入精囊腺所致。精囊腺在解剖上与前列腺、输精管、尿道、膀胱等器官紧邻，并且相互连通，因此本病往往继发于尿道生殖系统的其他器官感染等病变，如淋菌性尿道炎、泌尿系统结石、泌尿生殖系统损伤等。体内其他部位感染灶，如皮肤感染、疖、痈以及牙龈、牙齿、扁桃体和呼吸道、消化道感染，病原菌也可以经血液播散引起前列腺和精囊腺感染。精囊炎常累及两侧，精囊黏膜充血水肿，腺腔可因炎症闭塞而形成脓肿，精囊脓肿还会向邻近组织扩散，穿破精囊后侵入周围组织。

（二）非感染因素（慢性）

酗酒、过度性生活、频繁手淫、受寒、会阴部损伤、骑马或骑自行车等可引起前列腺精囊慢性充血、水肿、易继发感染而引起慢性精囊炎。

（三）微循环因素

精囊的生理结构比较特殊，一方面构成精囊的管状腺体高度盘曲，管腔内黏膜形成许多皱襞和憩室。当精囊出现炎症时，容易出现炎性渗出物引流不畅。另一方面精囊血液循环较差，精囊的血供来自膀胱下动脉的细小分支，局部难以达到有效的药物浓度，不易彻底杀灭致病菌。慢性炎症病变部位多存在不同程度的血液流变学的异常，病变部位的微循环障碍会增加疾病治愈的难度。

三、检查

（一）体格检查

除了一般检查外，重点为生殖系统专科检查，精囊炎患者下腹部和会阴部可有压痛。肛门指检正常时，精囊腺不易触及，而在炎症时可触及肿大的精囊腺并有压痛，精囊脓肿形成时触之更加饱满。

（二）实验室检查

精液中可见大量红细胞，或并见脓细胞，精子大多数死亡或少精。急性精囊炎可见血常规中白细胞升高。由感染引起者所做的精液培养，可发现致病微生物。精液涂片或培养可鉴别精囊炎和精囊结核。部分患者并发前列腺炎，前列腺液检查可见白细胞增多或有脓细胞。

（三）特殊检查

多普勒超声检查：经直肠超声检查，因为其高分辨率，更容易发现精囊内部的变化，已经成为诊断精囊疾病的首选。急性精囊炎超声检查可见精囊内径稍增宽，囊壁增厚，囊腔回声减低，部分出现细小光点呈混浊状；慢性精囊炎超声检查可见精囊正常、稍增宽或缩小，囊壁增厚毛糙、囊腔清晰或欠清晰，可出现云雾状、网状、多囊状等改变，多存在细小点状回声，囊内回声明显减低，内部回声不均匀，可见散在液性暗区，可见散在星点状血流信号；血精性精囊炎超声检查，可见精囊体积增大，边缘模糊、毛糙，表面迂曲消失，内见点状或分隔状低回声区，显示内部血流速度快，以周边短棒状、线状血流信号为主，阻力指数稍低于正常。

CT 及 MRI 检查：CT 检查可清楚地显示精囊结构与周围器官的关系。MRI 具有多平面、多方位成像，空间分辨率高，软组织对比度高等的优势，可以判断精囊中血液的含量。

精囊造影：能观察精囊内部的梗阻情况（急性期禁行精囊造影）。

内镜检查：包括膀胱尿道镜和精囊镜检查。在血精的鉴别诊断中，当初始检查不能确定时，内镜检查十分必要，可以帮助确诊血精是炎症性还是肿瘤性等。

四、治疗

（一）西医治疗

对于局部症状明显且合并有全身情况的急性炎症，可选择敏感的抗生素治疗。如出现较明显的血精，可酌情选用止血药物。对于反复发作的慢性精囊炎患者，可行精道内镜诊断和治疗，以及手术治疗等。

1. 药物治疗

（1）抗微生物治疗：对于细菌培养阳性者，应根据药敏结果选用有效的抗生素治疗。常用药物有大环内酯类、磺胺类、喹诺酮类、头孢菌素类等。当感染可疑而细菌培养阴性者，应考虑支原体、衣原体、类杆菌感染的可能，可给予多西环素、甲硝唑等治疗。抗生素通常要连续使用 2 周以上才能起到较好疗效。泌尿生殖系统结核感染导致的血精，应积极使用抗结核药物治疗，如异烟肼、链霉素、利福平等。

（2）抗寄生虫治疗：极少数患者的血精是由于埃及血吸虫、棘球属等寄生虫感染所致，前者可采用吡喹酮治疗，后者可采用阿苯达唑治疗。

（3）抗炎药物：非甾体抗炎药物可减轻局部炎症反应，有助于改善症状。

（4）止血药治疗：出血量大时，可使用止血药物：①安络血，每次 5mg，每日 3 次；或每日 10mg，肌注。② Vik3，每次 4mg，每日 3 次；或每日 8mg，肌注。

2. 手术治疗

对有精囊结石、精囊囊肿、结核、肿瘤等所致的精囊炎或血精，必要时可选择精囊镜进行诊断性治疗或手术治疗。

3. 其他治疗

慢性精囊炎可定期进行前列腺按摩，有助于精囊液的引流和排出。慢性精囊炎者，经直肠微波治疗，可改善病变局部的微循环及促进炎症吸收，尤其适用于痛症明显者。此外，保持正常的性生活，规律排精对精囊炎的治疗亦至关重要。精囊炎与前列腺炎相同，其分泌物中除了病原体外，还有大量炎性因子、白细胞、红细胞及相关毒素，如果不及时排出，甚至会进一步加重炎症。所以对精囊炎患者而言，要克服肉眼血精的恐惧，规律排精，这就相当于外科化脓性炎症的切开引流，对炎症的恢复更加有利。

（二）中医治疗

急性精囊炎属于中医学"血淋""热淋"的范畴，慢性精囊炎属于中医学"血精"范畴，病变在精室，基本病理变化为精室血络受损，血溢脉外，随精并出，以精液带血为主要表现。中医治疗本病有特殊的优势，尤其是慢性精囊炎。中医学认为，外邪侵犯精囊，引起局部气机失调，血行不畅，导致气滞血瘀。而且中医认为离经之血都是瘀血，故治疗上主张辨证论治的同时，酌加适当的活血祛瘀、滋阴凉血药，有利于促进损伤组织的修复。

1. 辨证论治

（1）湿热下注证

证候：射精后发现精液中混有血液，可为新鲜血块，为红色或咖啡色；同房时，会阴部或小腹疼痛，射精更明显。口干口苦，小便短赤，尿频、尿急、尿痛。舌红苔黄腻，脉滑数。

治法：清利湿热，凉血止血。

方药：龙胆泻肝汤加减。常用药物：栀子、黄芩、柴胡、生地黄、泽泻、车前子、木通、甘草、当归、小蓟、槐花等。

（2）阴虚火旺证

证候：射精后发现精液中混有血液，色红，射精疼痛；可伴有五心烦热，潮热盗汗，口干咽燥，腰膝酸软。舌红少苔，脉细数。

治法：滋阴降火，凉血止血。

方药：知柏地黄丸合二至丸加减。常用药物：生地黄、山药、山茱萸、泽泻、茯苓、牡丹皮、知母、黄柏、女贞子、旱莲草、小蓟等。

（3）瘀血阻滞证

证候：射精后发现精液中混有血液，伴有血块，颜色较暗；同房时会阴部及小腹疼痛较甚，射精时更明显，排精后见终末血尿甚至可见血块；可伴有口渴欲饮，尿黄便秘。舌暗红，舌边可见瘀斑，脉弦涩。

治法：行气活血，祛瘀止血。

方药：失笑散合桃红四物汤加减。常用药物：桃仁、红花、熟地黄、川芎、白芍、当归、五灵脂、炒蒲黄、三七粉等。

（4）脾肾两虚证

证候：精液中带血，颜色浅淡，或仅镜下见红细胞；伴神疲乏力，面色少华，纳少，头晕目眩，多梦，腰酸腿软，少腹拘急，性欲低下，或遗精滑泄，或阴茎萎软不举。舌淡苔白，脉沉细无力。

治法：补肾健脾，益气摄血。

方药：大补元煎加减。常用药物：人参、熟地黄、炒山药、枸杞、当归、杜仲、山茱萸、炙甘草、黄芪、菟丝子等。

2. 中药外治

用野菊花、苦参、马齿苋、败酱草、马鞭草各30g，水煎坐浴，每晚1次。用于湿热下注者，可改善局部症状。

五、典型病案

案1 阴虚火旺型血精（王琦医案）

陈某，男，38岁，已婚。初诊日期1993年9月。

1993年8月，因劳累后出现溺血鲜红，但无尿痛、发热、畏寒等症，病情时隐时现，进而出现性交后血精，阴部有不适感，肛门坠胀，性欲减退。未做任何治疗，10天后，经某医院直肠指检、膀胱镜检查、精道造影、精液检查，诊断为"精囊炎"。给予抗生素等对症治疗，效果不佳，于 1993 年 9 月来我处求治。患者述同房精液仍为红色，腰部时常隐痛，头晕，耳鸣，失眠、多梦，口干，乏力，饮食尚可，大小便均正常。舌淡有裂纹，苔薄，脉弦细数。心肺听诊、腹部及生殖器检查均无异常。肛门指检：右侧精囊区有压痛而且稍隆起，前列腺正常无触痛。精液常规检查，红细胞满视野，白细胞高倍视野 2～8 个。

辨证：阴虚火旺，迫血妄行。

治法：育阴清热凉血。

处方：生地黄、牡丹皮、白芍各 10g，山茱萸、栀子各 12g，白茅根、当归、仙鹤草、小蓟各 15g。10 剂，水煎服。

二诊：服药 10 剂后，头晕、耳鸣、口干减轻，腰无隐痛，失眠多梦好转。原方去牡丹皮，加琥珀粉 3g（分吞）。15 剂，水煎服。

三诊：服药 15 剂后，同房 1 次，精液色白，诸症已除，精液常规检查正常。随访 2 年余，未复发。

按：辨证论治血精要注意以下四点：①滋阴降火是治血精之常法。根据历代文献记载，本病阴虚火旺、血热妄行者最为多见。大凡病程较长，年龄偏大，体质较弱，追溯病史有房劳过度的血精患者，常可见到此证。本案例经过 2 个月左右的调治才痊愈。②清热化湿是治血精之变。某些病程较短，年龄较轻，体质较强，如因包皮过长，或行房不洁，或有手淫恶习，有梦而遗的血精患者，常常兼有男性生殖系统的其他感染。在清热化湿的基础上，是否兼顾这些夹杂病证，直接影响治疗效果。③补益气血是治血精之本。血精日久可致心脾气血两虚。心脾气血两虚亦可导致血精，有时互为因果，形成恶性循环，进而加重或迁延病情。因此，必须以补益心脾气虚治其本。④凉血止血是治血精之标。如每次排精均有肉眼血精，量多色红，或镜下血精不易消失，同时还觉尿道灼热，伴舌边尖红甚则起刺，脉象数等表现者，则宜分别于滋阴降火或清热利湿剂中，参以凉血止血之品治其标。此外，久病入络，久病必瘀，血精日久者，多伴有局部血液循环障碍，适当应用改善微循环的活血化瘀药物能起到特殊的效果。

案2　湿热下注型血精（徐福松医案）

赵某，男，31岁。初诊日期2007年3月。

2个月前同房发现精液中带血，之后出现腰痛，睾丸酸痛，尿频、尿急、尿痛等症状，经用中西药治疗后症状有所好转。近日同房时又发现血精现象，精液呈红色，腰痛，尿痛，尿道口滴白，阴囊潮湿且痒，舌苔黄腻，脉弦滑。B超示精囊脓肿。

辨证：湿热下注。

治法：清热利湿。

处方：柴胡10g，黄芩10g，木通3g，车前子15g（包煎），泽泻10g，龙胆草6g，皂角刺10g，白芷10g，当归尾12g，生地黄10g，三七粉2g（冲），白芍12g。15剂。

二诊：服药15天后，尿痛减轻，余症同前。原方加蒲黄炭10g。7剂，水煎服。

三诊：1个多月后，自述服药期间同房1次，精液颜色正常，但小腹坠胀不适。原方去龙胆草，加金铃子10g。

四诊：自诉诸症已消失，嘱其上方续服1个月，已巩固疗效。

按：中医认为精囊炎的病位在精室，以肉眼血精或镜下血精为其特征。本病在临床上虚实夹杂之证多见。实证一般病程短，精液颜色鲜红，量比较多；并常伴射精疼痛，尿频、尿黄，尿道有烧灼感，大便秘结等症状。舌质红，苔黄，脉弦滑数。虚证则病程较长，缠绵不愈，精液颜色淡红或暗红、量偏少；常伴有腰酸腿软，乏力神疲，失眠多梦等症状。舌淡苔白，脉细无力。患病日久的患者多存在局部微循环的改变，适当加些活血祛瘀药，能改善机体微循环，促进组织代谢和炎症吸收，有利于疾病治疗。

案3　肾虚夹湿型血精（欧阳洪根医案）

赵某，男，51岁，已婚。初诊日期，2015年5月。

患者于1年多前发现精液中带血，症状反复出现；3个月前到当地医院泌尿科做精液检查：高倍镜检红细胞10～15，白细胞5～10；经直肠彩超提示为"精囊炎"。先后曾用多种抗生素及止血剂等治疗，症状有减轻，但未痊愈。2周前过度劳累后腰酸痛，排精后又发现血精，来我院求诊。主症：血精，腰酸痛，睾丸胀痛，尿黄。舌质暗，苔薄腻，脉沉弦。

辨证：肾阴亏虚，下焦湿浊，精血不固。

治法：滋阴补肾，祛湿化浊，固精摄血。

处方：萆薢 20g，山药 15g，熟地黄 10g，枸杞子 15g，旱莲草 20g，蒲黄炭 10g，小蓟 15g，乌药 10g，金樱子 20g。14 剂，水煎服。

二诊：服药 2 周后，腰酸痛和睾丸胀痛明显减轻，但小便黄及血精改善不明显，大便正常。舌质暗，苔薄略腻，脉细弦。原方加车前子 15g，三七粉 3g，侧柏炭 10g。

三诊：以上方为基础加减服了 30 余剂，诸症减轻，血精偶尔出现，偶尔腰痛，睾丸胀痛。舌苔薄白，脉细滑。此后在上方的基础上加减服药 20 余剂，症状基本痊愈。

按：血精常见于"精囊炎"，西医学多用抗生素治疗，对于急性精囊炎确有疗效，但对慢性精囊炎及顽固性血精效果比较差。中医学根据临证表现有腰痛、尿中带浊等症，认为它属于"浊病"范畴。《医宗金鉴》有"浊出精窍溺自清，秽物如脓阴内痛"的记载，指出本病属精窍病。浊病又分白浊、赤浊两类，《证治汇补》有"精浊者，因败精流于溺窍……如疮脓目眵……与便溺绝不相混……虚滑者，血不及变而为赤浊"的记载，与精囊炎血精症状类似。古人有精血同源的说法，认为精浊病在肾而与肾虚精亏有密切关联。本例患者患血精 1 年多，经用各种抗生素及止血药物治疗，虽短期好转，但未能痊愈，说明病情顽固。患者主要以血精、腰酸痛、睾丸胀痛为主，舌质暗，苔薄腻，脉沉弦。故辨证为肾阴亏虚，下焦湿浊，精血不固。以滋阴补肾、祛湿化浊、固精摄血为原则进行治疗。此外，久病入络，久病多瘀，患者舌质暗则提示体内有血瘀成分，所以处方中加入化瘀止血的中药以图改善患者的血瘀情况。患者经过加减服药两个多月，终于获得痊愈。

第四节　尿道炎

一、概述

尿道炎是指尿道黏膜的炎症。临床上根据病程，可分为急性尿道炎和慢性尿道炎；根据感染来源，可分为淋球菌性尿道炎和非淋菌性尿道炎。淋球菌性尿道炎是指由淋病奈瑟菌引起的，主要发生在泌尿生殖系统的化脓性感染。淋病主要通过性接触传染，偶可通过带菌的衣服、便桶、浴盆等间接传染。临床主要表现为尿频、尿急、尿痛，尿道口有脓性分泌物。非淋菌性尿道炎也是以性接触为主要传播途径，以尿道炎为主要表现的一种泌尿生殖道炎症。主要由沙眼衣原体和解脲支原体感染引起，少数可由阴道毛滴虫、白色念珠菌、金黄色葡萄球菌、链球菌、酵母菌等引起。临床主要表现为尿频、尿急，尿道内灼痒、疼痛，尿道口有稀薄分泌物。

二、病因病理

（一）微生物感染

尿道炎的主要致病微生物有细菌、病毒、衣原体、支原体、霉菌、滴虫等。其中淋球菌性尿道炎的病原体为淋球菌，系革兰阴性球菌，人类是其唯一的自然宿主，多寄生在淋病患者的泌尿生殖系统，如前后尿道、前列腺、精囊腺、附睾等。淋球菌进入泌尿生殖系后，黏附和侵犯黏膜上皮，导致黏膜上皮细胞的损伤、坏死和脱落，造成皮下结缔组织或黏膜下层的扩散性感染病灶，菌毛和淋球菌表面的白细胞协同因子能对抗机体吞噬细胞的吞噬作用，同时还可抵抗机体和补体的杀伤作用，这样淋球菌就能在感染病灶内大量生长繁殖，并沿泌尿生殖系蔓延扩散。非淋菌性尿道炎的主要病原体为沙眼衣原体和支原体，并且主要通过性接触传染。衣原体侵入机体后，一般先在杯状细胞或柱状上皮细胞内生长繁殖，然后在单核巨噬细胞内增殖。它在细胞内繁殖时，除损害宿主细胞外，还能逃避宿主的防御功能，得到间歇性的保护。

人感染衣原体后，可获得短暂的特异性免疫，因此常造成持续感染、隐性感染和反复感染。支原体是一种没有细胞壁的原核微生物，常寄生于人体的尿道上皮，其特殊的顶端结构能与宿主易感细胞上的受体结合而黏附于细胞上，可产生磷脂酶分解细胞膜中的磷脂，影响宿主细胞生物合成。尿素酶分解尿素产生氨，对细胞有毒性作用。产生 IgA 蛋白酶，可降解 IgA，破坏尿道黏膜表面 IgA 的局部抗感染作用，有利于支原体附着于尿道黏膜的表面而致病。

（二）非感染因素

长期卫生习惯不良，长期服用抗生素或激素，使机体免疫力下降、尿道微生态失调，以及手术操作等因素均是导致尿道炎症的重要原因。

（三）微循环因素

尿道局部微循环障碍可能参与慢性尿道炎的发生。有研究表明，有炎症特别是慢性炎的患者存在着不同程度的血液流变学的异常，尤其是局部微循环的改变，使微血管中出现红细胞凝集。慢性尿道炎的患者，多有局部微循环障碍。

三、检查

（一）体格检查

淋菌性尿道炎的典型表现为尿道口红肿，有脓性分泌物，或内裤上有污斑，偶有腹股沟淋巴结肿大或化脓。非淋菌性尿道炎的典型表现为尿道口少量稀薄黏液性分泌物，多在用手挤压尿道时才见分泌物溢出。有时只是晨起发现尿道口黏液性分泌物或白色结痂黏附在尿道口，或内裤上有污斑；部分患者的尿道口可见红肿。

（二）实验室检查

淋菌性尿道炎患者的尿液常规检查提示白细胞增多，尿道口分泌物涂片可发现革兰阴性双球菌，细菌培养可培养出淋球菌。非淋菌性尿道炎尿液常规检查大多提示白细胞增多，尿道拭子标本可检查出解脲支原体或沙眼衣原体。慢性期及治疗后的解脲支原体、衣原体要用前列腺液或精液结合尿道拭子取标本。

四、治疗

（一）西医治疗

对于急性尿道炎症，选用敏感的抗生素治疗，大多能取得很好的效果；但对于反复发作的慢性尿道炎患者，单纯用抗生素，疗效并不理想，而传统中医辨证论治是较好的选择。

1. 淋菌性尿道炎

（1）无并发症淋病：头孢曲松 1g 肌内注射或静脉给药，或大观霉素 2g 肌内注射，均为单次给药。替代方案：头孢噻肟 1g 肌内注射，单次给药，或其他第 3 代头孢菌素类，如已证明其疗效较好，亦可选作替代药物。如果衣原体感染不能排除，可加上抗沙眼衣原体感染药物。对于治疗失败者，可增加剂量再次治疗，即头孢曲松 1～2g 肌内注射或静脉给药，连用 3 天，或改用大观霉素治疗。也有专家推荐，使用庆大霉素 24 万 U 肌内注射，单次给药。

（2）合并淋菌性附睾炎、前列腺炎、精囊炎的治疗推荐方案：头孢曲松 1g 肌内注射或静脉给药，每日 1 次，共 10 天。替代方案：头孢噻肟 1g 肌内注射，每日 1 次，共 10 天。如果衣原体感染不能排除，加多西环素 100mg 口服，每日 2 次，共 10～14 天。

2. 非淋菌性尿道炎

（1）阿奇霉素第 1 日 1g，以后 2 日每日 0.5g，共 3 天。或多西环素 0.1g，每日 2 次，共 10～14 天。均口服用药。

（2）替代方案：米诺环素 0.1g，每日 2 次，共 10～14 天。或四环素 0.5g，每日 4 次，共 2～3 周。或红霉素碱 0.5g，每日 4 次，共 10～14 天。或罗红霉素 0.15g，每日 2 次，共 10～14 天。或克拉霉素 0.25g，每日 2 次，共 10～14 天。或氧氟沙星 0.3g，每日 2 次，共 10 天。或左氧氟沙星 0.5g，每日 1 次，共 10 天。或司帕沙星 0.2g，每日 1 次，共 10 天。或莫西沙星 0.4g，每日 1 次，共 7 天。均口服用药。

（二）中医治疗

尿道炎属于中医"淋证"范畴。本病多因房事不洁，感染湿热秽浊之邪，由溺窍或阴户而入，阻滞下焦，熏灼尿道，蕴结膀胱，化热化火，导致膀胱气化不利，肝经气机不畅，或气血瘀阻，而生诸症。湿热秽浊之邪久恋不解，化火伤阴；或素体阴虚，复感湿热秽浊之邪，致阴虚湿热，虚实夹杂，病情反复，迁延难愈。

1. 淋菌性尿道炎

（1）湿热毒蕴证（急性淋菌性尿道炎）

证候：尿道口红肿，尿急、尿频、尿痛、淋沥不尽，尿液混浊，尿道口流脓。严重者，尿道黏膜水肿，附近淋巴结红肿疼痛，可有发热等全身症状。舌红苔黄腻，脉滑数。

治法：清热利湿，解毒化浊。

方剂：龙胆泻肝汤加减。常用药物：龙胆草、栀子、生地黄、泽泻、车前子、木通、萆薢、蒲公英、滑石、土茯苓、忍冬藤、白芍、甘草等。

（2）正虚邪恋证（慢性淋菌性尿道炎）

证候：尿道灼热刺痛时作，小便不畅、短涩、淋沥不尽，尿道见清稀分泌物溢出；

腰膝酸软，手足心热，口干舌燥，酒后或疲劳易发，食少纳差。舌淡或有齿痕，苔白腻，脉沉细。

治法：滋阴降火，化湿祛浊，活血通络。

方剂：知柏地黄汤加减。常用药物：生地黄、山药、山茱萸、泽泻、萆薢、茯苓、牡丹皮、知母、黄柏、鹿衔草、女贞子、五味子、乳香、没药、延胡索等。

（3）脾肾亏虚证

证候：患病日久，遇劳则发，时作时止，时轻时重，尿道口分泌物少而稀，小便淋沥不尽，会阴及少腹重坠不适；腰背酸痛，四肢无力，精神不振，面色无华，纳差，大便稀溏，舌淡或淡红，苔薄白，脉沉细或弱。

治法：健脾补肾，兼活血解毒。

方剂：无比山药丸加减。常用药物：茯苓、山药、熟地黄、山茱萸、杜仲、蒲公英、薏苡仁、泽泻、白花蛇舌草、甘草、旱莲草、川楝子、延胡索等。

2. 非淋菌性尿道炎

（1）下焦湿热证

证候：尿道刺痒、疼痛，尿道口轻微红肿，有稀薄黏液样分泌物，排尿不畅；兼见下腹痞满不适，口干。舌质红，苔薄黄腻，脉濡或滑数。

治法：清热利湿，化浊通淋。

方剂：程氏萆薢分清饮或八正散加减。常用药物：萆薢、石菖蒲、瞿麦、萹蓄、丹参、莲子芯、白术、黄柏、赤茯苓、蚤休、马齿苋、车前草、甘草梢、冬葵子、木通等。

（2）肝经郁滞证

证候：尿道刺痒、疼痛，阴部、会阴、腰骶部疼痛或不适感，排尿不畅；兼见下腹不适，精神抑郁。舌淡红，苔薄白腻，脉弦或弦数。

治法：疏肝理气，通络化浊。

方剂：沉香散加减。常用药物：沉香、陈皮、石韦、香附、郁金、冬葵子、蚤休、萆薢、马齿苋、白芍、栀子、滑石、金钱草、橘核、乳香、没药等。

（3）阴虚湿热证

证候：尿道刺痒、疼痛，尿黄而灼，余沥不尽，尿道口偶有少许分泌物，或晨起见道口黏封结痂；兼见口干咽燥，头晕耳鸣，腰膝酸软。舌质红，苔少或薄黄而腻，脉细数。

治法：滋阴补肾，清热利湿活血。

方剂：知柏地黄丸加减。常用药物：生地黄、山药、山茱萸、泽泻、茯苓、牡丹皮、知母、黄柏、萆薢、石菖蒲、木通、甘草、川楝子、延胡索。

五、典型病案

案1　五淋之气淋（徐福松医案）

任某，48岁。

患者因尿频、尿急、尿道刺痛，午后伴低热而就诊。

刻诊：茎中涩痛，排尿不利，尿路刺激征（+），尿道口有黏液；少腹隐隐作痛，脘腹痞闷，腰痛。脉濡细，舌苔薄黄。

辨证：湿热留于下焦，气滞不宣，膀胱气化不利，而成气淋之候。

治法：理气行滞，佐以清利湿热。

处方：青木香6g，沉香曲3g（后下），枳壳10g，延胡索10g，台乌药6g，石韦15g，瞿麦10g，萹蓄10g，六一散20g（包），车前子10g（包煎），青皮6g，陈皮6g。

上药连服5剂，尿路刺激征明显缓解，但尚有少腹隐痛，脘腹痞闷。于原方中加入柴胡6g，以善其后。

按：五淋者，《外台秘要·淋并大小便难病》指出："《集验》论五淋者，石淋、气淋、膏淋、劳淋、热淋也。"其中气淋分虚实，实者沉香散主之。《太平圣惠方》沉香散为治气淋主方，有清热利湿、降气活血的功效。本案中加重了破气止痛之功，尤其青木香、柴胡两味疏肝，以解气郁之源。

案2　脾肾亏虚型尿道炎（吴志成医案）

某男，46岁。1989年6月来诊。

主要病史：一个半月前有不洁性交史，其后即小便涩痛，尿频，尿急，直至血尿；

并伴有小腹胀满，三四日即出现尿浊如膏脂，发热微恶寒。经用西药氨苄青霉素及磺苄青霉素等药治疗，症状基本消失。但见形体消瘦，面容憔悴，营养欠佳，食少纳呆，精神萎靡，头晕无力，腰膝酸软，内裤屡见分泌物污染，但无不适感。查尿道外口有结痂、肿胀、外翻，挤压后有脓性分泌物溢出，化验后有淋球菌。舌淡苔腻，脉细弱无力。

诊断：淋证（脾肾亏虚）。

治法：益气补中，除湿化浊。

处方：补中益气汤加减。炙黄芪40g，炙甘草10g，升麻6g，白参15g，柴胡10g，当归15g，苍术15g，菟丝子20g，附子8g，肉桂6g，炒山药25g，泽泻10g。8剂。

二诊：尿浊大减，全身症状有所改善，脉缓弱。

处方：炙黄芪30g，白参15g，炙甘草10g，当归15g，白术20g，附子6g，山药20g，金樱子20g，菟丝子20g。6剂。

三诊：诸症皆除，舌淡无苔，脉缓有力。化验检查一切正常。恐其复发，以善其后。

处方：山茱萸15g，炒山药20g，茯苓15g，泽泻8g，熟地黄20g，车前子8g，鹿角胶10g（化服），菟丝子20g，肉苁蓉15g。10剂，水煎服。

服毕，随访1年，未见复发。

按：该患者由于病程过长，缠绵不愈，体质虚弱而致中气不足，肾气虚损，出现淋浊如脂如膏从小便流出而毫无知觉。此为气亏肾虚至极，盖淋证何以用桂附？今非桂附而肾阳不得充，非参芪而中气不得举，故用补中益气加以补肾之品收到满意的疗效。

案3 湿热瘀阻型尿道炎（欧阳洪根医案）

田某，男，36岁。2013年9月来诊。

患者半年前因一次不洁性接触患上淋病，非正规打针吃药，症状基本消失，但未痊愈。时感排尿时轻微尿道灼热感、刺痛、瘙痒或尿急，有时前列腺区有刺痛感，尿道口分泌物不明显，清晨尿道口有"糊口"现象。挤压尿道深处，可见少量稀薄黏液流出。压迫会阴及前列腺区，有压痛感，并向阴茎前端、骶骨部位及睾丸等处放射。舌红苔薄黄，脉细弦。

实验室检查：尿常规提示 WBC（++），尿道分泌物淋球菌培养阳性。

辨证：湿热瘀阻。

治法：清热祛湿，活血化瘀。

处方：黄柏 10g，泽泻 10g，泽兰 10g，赤芍 10g，通草 5g，乳香 10g，没药 10g，鸡内金 6g，龙胆草 6g，土茯苓 30g，野菊花 15g，鱼腥草 15g，马鞭草 15g。10 剂，水煎服。

另用大观霉素一次 2g，肌内注射。

二诊：症状大减，尿道口无分泌物，舌红苔薄，脉弦。前方去龙胆草，加山药 15g，茯苓 15g 以巩固疗效。继续服用 20 余剂后痊愈。

按：慢性淋病一般是由于治疗不及时，或用药不规范，或重复多次感染等原因导致的，容易反复发作。当免疫力降低时，例如酗酒、熬夜、过度疲劳等，病情易复发。慢性淋病治疗比较棘手，单纯用抗生素往往不能奏效。中医学认为"久病入络，久病则瘀"，治疗慢性淋病应适当加些活血化瘀的药物，能改善机体微循环，促进组织代谢和炎症吸收，有利于疾病治疗。

案 4 湿热瘀结之非淋（丁甘仁医案）

史左，溲浊淋漓赤白，溺时管痛，湿胜于热则为白，热盛于湿则为赤。经云：诸转反戾，水液浑浊，皆属于热。一则热迫血分，一则湿郁下焦，瘀精留滞中途，膀胱气化失司，赤浊、白浊，所由来也。拟清肝火，渗湿热，佐去瘀精。

处方：龙胆草一钱五分，粉萆薢三钱，细木通八分，黑山栀子一钱五分，远志肉一钱，滑石三钱（包），生草梢八分，粉牡丹皮一钱五分，琥珀屑（冲）三分，淡黄芩一钱五分，川黄连三分，通草八分。

按：本案淋证从热、湿、瘀三方面出发，拟清肝火、渗湿热、祛瘀精，以疗此病。其中龙胆草、山栀子、黄芩大苦大寒，清肝胆实火，燥湿解毒；萆薢、木通、滑石、通草导湿热下行，从水道而去；牡丹皮、琥珀活血祛瘀，凉血通淋；生甘草梢调药而止痛。全方共奏清热解毒、利水渗湿、散瘀止痛之功，以期病愈。

一、概述

慢性前列腺炎（chronic prostatitis，CP）是指前列腺在病原体或某些非感染因素作用下，患者出现以盆腔区域疼痛或不适、排尿异常、精神紧张或焦虑、性功能障碍等症状为特征的疾病。

前列腺炎不是一个单一的疾病，而是一组疾病，其定义与分类是一个密不可分的统一体。目前国际上公认的分类，仍然采用美国 NIH 前列腺炎的分型。本节所述慢性前列腺炎，包括了 NIH 分型中的 II 型和 III 型。

（一）II 型前列腺炎

II 型前列腺炎为慢性细菌性前列腺炎，患者可有反复发作的下尿路感染症状，持续时间超过 3 个月，EPS/ 精液 / 前列腺按摩后的尿液（voided bladder three，VB3）中白细胞数量升高，细菌培养结果为阳性。

（二）III 型前列腺炎

III 型前列腺炎为 CP/ 慢性骨盆疼痛综合征（chronic pelvic pain syndrome，CPPS），患者临床上主要表现为长期、反复的骨盆区域疼痛或不适，持续时间超过 3 个月，可伴有不同程度的排尿症状和性功能障碍，严重影响患者的生活质量。在 EPS/ 精液 /VB3 中的细菌培养结果为阴性。根据显微镜检结果，该型又分为 III A（炎症性 CPPS）和 III B（非炎症）两个亚型。III A 型患者的 EPS/ 精液 /VB3 白细胞数量升高，III B 型患者的 EPS/ 精液 IVB3 中白细胞在正常范围。

NIH 分类方法在临床应用中有一定的指导意义，但仍存在不足，有待进一步完善。近年来，MAPP（Multi-Disciplinary Approach to the Study of Chronic Pelvic Pain）协作组提出 UPOINT 诊疗系统，将 CP 简单归结为六大基本"临床表型"（clinical phenotype）：泌尿道型（urinary）、社会心理型（psychosocial）、器官特异型（organ-specific）、感染型（infection）、神经 / 全身系统型（neurologic /systemic）、骨骼肌型（tenderness）。此诊疗分类仍未完全概括 CP 的所有临床表现，其适用性还需要进一步的临床验证。

二、病因病理

慢性前列腺炎的临床症状复杂，可与多种疾病的症状之间有所重叠。除了与前列腺本身的功能相关外，临床症状还常常与盆腔疾病、腰椎疾病、性活动、心理因素、骨骼肌疾病等有关。随着研究的深入，对前列腺炎的诊断越来越具体化，逐渐倾向于具体器官相关的诊断，如前列腺疼痛综合征（prostate pain syndrome，PPS）、膀胱疼痛综合征（bladder pain syndrome，scrotal pain syndrome，BPS）、睾丸疼痛综合征（testicular pain syndrome，TPS）、阴囊疼痛综合征（scrotal pain syndrome，SPS）、附睾疼痛综合征（epididymal pain syndrome，EPS）、尿道疼痛综合征（urethral pain syndrome，UPS）等，而以上症状不局限于单个器官的症状，可涉及多个器官系统。

（一）病原体感染

Ⅱ型前列腺炎主要的病原体为葡萄球菌属，其次为大肠埃希菌属、棒状杆菌属及肠球菌属等，前列腺内尿液反流、生物膜、前列腺结石等可能是病原体持续存在和感染复发的重要原因。细菌性前列腺炎的感染途径可能是：①上行性尿道感染；②排到后尿道的感染尿液反流到前列腺管；③直肠细菌直接扩散或通过淋巴管蔓延侵入前列腺；④血源性感染。通常以逆行感染为主，如包皮过长、不洁性生活、无保护的肛交、尿道插管、经尿道手术等。

Ⅲ型前列腺炎中的病原微生物感染一直以来都备受争议。虽然常规的细菌检查未能分离出病原体，但其仍可能与某些特殊病原体，如厌氧菌、L型变形菌、纳米细菌、沙眼衣原体、支原体、淋球菌、寄生虫、真菌、病毒、滴虫、结核分歧杆菌等感染有关。MAPP的一项研究显示，洋葱伯克霍尔德菌在男性泌尿系统慢性骨盆疼痛综合征（urologic chronic pelvic pain syndrome，UCPPS）的发病中起着重要作用。新的检测方法将更有助于我们进一步认识前列腺炎与前列腺中微生物的关系。但前列腺作为机体中的一个微生态环境，其微生物生态群的变化与前列腺炎的发病尚需进一步研究。

（二）免疫反应异常

前列腺炎除了与病原体的致病能力和数量有关外，还与人体免疫系统的功能有密切联系。许多研究证实，CP/CPPS患者前列腺的炎症应答是由自身免疫引起的，免疫因素在Ⅲ型前列腺炎的发生发展和病程演变中发挥着非常重要的作用。正常成人男性前列腺液中含有强有力的抗细菌因子（potent antibacterial factor，RAF），这种因子对大多数引起泌尿生殖系感染的致病菌有杀菌作用。因此，有学者认为慢性前列腺炎的发病可能与患者体内 RAF 的相对或绝对缺乏有关。有研究显示，在 CP/CPPS 患者的前列腺液中发现了细胞毒性 T 细胞的存在，细胞免疫应答在其发病中发挥着重要的作用。患者的前列腺液和／或精浆和／或组织和／或血液中可出现某些细胞因子水平的变化，如 IL-2、IL-6、IL-8、IL-10、TNF-α、MCP-1、MIP-1 等。近期的一项研究显示，IL-17 在自身免疫性非细菌性前列腺炎的发生中并非是必要的细胞因子，而 IL-4 和 IL-12 p40 在自身免疫性非细菌性前列腺炎发生过程中起到重要的调控作用。病原体的残余碎片或坏死组织也可作为抗原，导致机体产生促炎性细胞因子，这些细胞因子可以上调趋化因子的表达，其表达产物通过各自的机制在前列腺局部发生免疫反应，对机体造成影响。也有学者认为，CP/CPPS 患者外周血单核细胞中 FOXP3 基因 mRNA 水平显著降低，FOXP3 和血中 TNF-α、转化生长因子 -β1（transforming growth factor-β1，TGF-β1）等细胞因子的变化很可能会影响 CD_4^+、CD_{25}^+ 调节性 T 细胞的抑制功能，提示自身免疫是 CP/CPPS 潜在的发病机制。

（二）氧化应激反应

活性氧是有氧代谢的重要产物，主要包括超氧阴离子、过氧化氢、羟自由基等。正常情况下，机体氧自由基的产生、利用、清除处于动态平衡状态，活性氧对维持组织正常功能起重要作用。如果活性氧生成速度超过了清除速度，氧自由基堆积，产生氧化应激反应，进而造成组织损伤。前列腺炎患者氧自由基产生过多或／和自由基的清除体系作用相对降低，从而使机体抗氧化应激作用的反应能力降低、氧化应激作用产物或／和副产物增加，使神经末梢致敏，也可能是发病机制之一。有许多学者认为，氧化应激增强可导致前列腺组织的脂质过氧化损伤，而脂质过氧化损伤又可通过激活环氧合酶 -2（COX-2）诱发前列腺液中 PG，特别是 PGE2 的产生增多，可抑制具有调节疼痛作用的 β - 内啡肽释放，从而导致 CP 的疼痛症状。

（四）内分泌失调

正常前列腺组织中含有较少的神经内分泌细胞，它们可表达表皮生长因子受体与C-erbB-2，促进前列腺管腔中上皮细胞的生长；同时还可合成、分泌多种生物活性分子，其中最主要的分子产物为嗜铬素 A（CgA）。这些分子产物在正常情况下可对前列腺的生长发育和腺体的外分泌起到调控作用，有研究发现神经内分泌活性物质的失衡与 CP 的发生、发展有一定的关系，前列腺神经内分泌细胞与其表达的 CgA 异常增高可能是导致 CP 发生的主要因素之一。

（五）神经机能障碍

这种典型的异常表现常见于骶髓以上的脊髓病变中，提示 CP/CPPS 患者可能有潜在的脊髓病变。中央型腰椎间盘突出症（central lumbar intervertebral disc herniation，CLIDH）可能是造成不明原因的 CPPS 重要病因之一。

（六）精神心理因素

一项国内的调查显示，在ⅢA 型 CP 患者中存在多种心理问题，包括抑郁、焦虑、躯体化、强迫症和人际关系敏感，特别是伴有严重的勃起功能障碍者与抑郁和焦虑有着显著的相关性。紧张的工作生活或焦虑、抑郁心理，可使全身交感神经兴奋，前列腺后尿道 α-肾上腺素能受体兴奋性增高。焦虑和抑郁都可能是与疼痛、残疾和低生活质量（quality of life，QOL）评分相关的重要的伴随症状。

（七）前列腺长期反复充血

最早在 19 世纪，人们就观察到反复的会阴部损伤会引发前列腺炎，前列腺的反复充血是导致其难治的一个重要因素。会阴部较久的压迫，如长期久坐、骑车、骑马，以及过于频繁的性刺激、手淫、性交，或长时间得不到排泄等均可能导致前列腺炎的发生。以上不良的生活习惯均可造成前列腺液郁积，反复充血，使腺体扩张、前列腺张力增加，敏感性增高，导致局部血液循环功能障碍，从而诱发前列腺炎或使原有的临床症状加重。

（八）排尿功能障碍

许多前列腺炎患者存在多种尿动力学改变，如尿流率降低、功能性尿路梗阻、逼尿肌-尿道括约肌协同失调等。

（九）盆腔相关疾病

部分 CP 患者常伴有前列腺外周带静脉丛扩张、精索静脉曲张等，提示患者的症状可能与盆腔静脉充血，血液淤滞相关，这也可能是造成久治不愈的原因之一。

（十）下尿路上皮功能障碍

CPPS 的疼痛机制与下尿路上皮功能障碍有关，钾离子很可能是引起 CP/CPPS 患者疼痛和排尿异常等症状的原因之一。下尿路上皮潜在的保护因素和损害因素之间的平衡被破坏：损害因素包括尿液中钾离子和抗增殖因子（APF）等，保护因素有上皮细胞表面的糖蛋白（GP51）、表皮生长因子（epidermal growth factor，EGF）、T-H 蛋白等。正常情况下，膀胱上皮附有保护层，其主要成分是氨基葡萄糖（glucosaminoglycan，GAG），该保护层具有屏障功能，可阻止血液中高浓度的钾离子被重吸收，当 GAG 保护层被破坏，其通透性会增高，K^+ 进入尿路上皮中，尿路神经受到高钾的刺激便会引起疼痛和其他排尿异常的症状。尿液中的阴、阳离子与保护因素和损害因素相互作用，构成一个错综复杂的微环境，而膀胱、尿道和前列腺是这一病理过程的潜在靶器官。膀胱或前列腺的细菌和病毒感染、辐射、肥大细胞活化、神经源性炎症、精神紧张、先天性或尿路本身引起黏膜损伤等因素都可引起这一病理过程。

（十一）中央型腰椎间盘突出

中央型腰椎间盘突出（CLIDH）是男性常见病、多发病。其病理机制为突出的椎间盘组织造成局部炎症性改变，脊髓神经功能受损。前列腺炎患者的疼痛具有内脏器官疼痛的特点，除了前列腺区域的疼痛不适，很多患者在前列腺以外相应的区域出现牵涉疼痛。其机制可能是突出髓核压迫马尾神经，造成神经反射通路异常。

（十二）性激素障碍

前列腺是性附属器官，依赖于性激素，前列腺的发生、增生及疾病等均受性激素和其受体的影响。性激素失衡是Ⅲb 型前列腺炎发生的重要原因之一。有研究认为，CP/CPPS 患者体内性激素失衡致雌激素生物学效应占优势，进而上调前列腺局部炎症因子转录水平，促使炎症细胞聚集、浸润，并诱导 TGF-β1 高表达，使前列腺间质细胞基质金属蛋白酶 2（matrix metalloproteinase，MMP-2）活化，有助于炎症细胞浸润并释放炎症介质，引起前列腺局部 NGF 升高，加重局部炎症反应和疼痛感觉。已有研究证实，激素失衡和 EPS 中 TGF-β1、NGF 高水平表达，以及 CP/CPPS 的发病和临床症状有密切的关系。

（十三）微循环因素

Majno 等人于 1961 年报告了炎症时的微循环改变，研究了组胺及血清素在血管上的作用部位，结果发现血管因子在 CPPS 的发病机制中起主要作用。在脂多糖以及其他细菌产物等炎性促发因素作用下，单核吞噬细胞产生大量的 TNF-α，TNF-α 可以促进前列腺素 E_2 大量合成，而大量的前列腺素的合成可以导致炎症反应的产生，最终出现明显的炎症。实验研究显示，经尿液反流诱导的前列腺炎大鼠模型中的前列腺缺氧，前列腺表面红细胞流动加速，组织病理学显示在前列腺周围基质中有炎性细胞渗入，炎症相关因子（IL-1α，IL-1β，IL-6 和 TNF-α）上调。

急性细菌性前列腺炎的大体标本很难见到，在穿刺活检组织中主要表现为间质炎性充血、水肿，在腺泡及其周围间质内有大量中性粒细胞、淋巴细胞和浆细胞浸润伴小脓肿形成。慢性细菌性前列腺炎的炎症大多发生于前列腺周围带，常累及输精管壶腹部或精囊腺。镜下表现为前列腺组织内以淋巴细胞和单核细胞浸润为主的非特异性炎症伴不同程度间质纤维化。病变区域的腺泡可萎缩、囊状扩张或伴有基底细胞增生，腺泡内有淀粉样小体或钙化的前列腺石形成。慢性非细菌性前列腺炎的病理组织学改变也是非特异性慢性炎症的表现，以腺泡和间质内淋巴细胞和单核细胞浸润为主。动物试验显示，免疫诱导的非细菌性前列腺炎，在前列腺间质可见大量炎细胞浸润，以淋巴细胞为主。前列腺的炎症反应可以破坏前列腺的腺管及原有生理屏障的完整性，使腺管及腺泡内的前列腺特异性抗原（prostate specific antigen，PSA）渗漏进入血液循环，从而使某些前列腺炎患者表现出血清 PSA 增高现象。

三、检查

（一）直肠指检

前列腺可有轻度压痛，大小正常或偏小或稍肿大，质地略偏硬，一般不存在结节。若经过前列腺注射或病程很长，腺体往往偏小，质地硬，有结节但表面光滑，且前列腺液难以按出。若兼有前列腺增生者，腺体增大，中央沟常消失。

（二）前列腺按摩液检查

排尿后行前列腺按摩，取前列腺液（EPS）进行检查。镜检白细胞高倍视野＞10个，或白细胞有成堆现象，即可诊断。或见局部视野成片白细胞堆积，或白细胞满视野；卵磷脂小体明显减少，甚至消失。若一个腺管有炎症，偶见一小堆白细胞。ⅢB型前列腺液中白细胞高倍视野≤10个。当患者前列腺液难以取出时，可以充分按摩后取第一滴尿液代替前列腺液进行检查。

（三）尿液分析

应在前列腺按摩前进行检查，通常检查结果为正常。当伴有尿道感染时，可有异常。

（四）前列腺液培养

应先排空小便，消毒龟头，充分按摩前列腺后，取前列腺液置于无菌试管中，立即送检。

（五）尿四杯检查

此法常用于细菌学定位检查，是准确鉴别细菌性和非细菌性前列腺炎和确诊慢性前列腺炎的方法。收集标本前，让患者饮水，上翻包皮，清洗阴茎头和尿道口，令患者连续排尿。消毒尿道口并留取初始尿液10mL做标本（VB_1），代表尿道标本；再排尿200mL弃去，留取中段尿10mL（VB_2），代表膀胱尿；然后按摩前列腺，取EPS；前列腺按摩后，立即排尿10mL做标本（VB_3），代表前列腺及后尿道标本（含前列腺液的尿液）。所有标本均做细菌培养，并计数及药敏试验。若VB_2细菌较多并超过1000个菌落数/mL，为膀胱炎；VB_1细菌最高，污染值为100个菌落数/mL，当VB_2无菌时，VB_1菌落数明显超过EPS或VB_3，可诊断为尿道炎；若VB_1及VB_2阴性或＜3000个菌落数/mL，而EPS或VB_3超过5000个菌落数/mL，即VB_3超过$VB_2$2倍时，可诊断为细菌性前列腺炎；若VB_1等四个标本均无菌时，即可诊断为无菌性前列腺炎。因临床操作复杂，故多用于科研。目前临床中多简化为"两杯法"，即采用VB_1和VB_3进行细菌学培养。（表10-1，表10-2）

表 10-1 "四杯法"（Meares-Stamey 试验）诊断前列腺炎结果分析

类型	标本	VB$_1$	VB$_2$	EPS	VB$_3$
Ⅱ型	WBC	−	+/−	+	+
	细菌培养	−	+/−	+	+
ⅢA型	WBC	−	−	+	+
	细菌培养	−	−	−	−
ⅢB型	WBC	−	−	−	−
	细菌培养	−	−	−	−

表 10-2 "两杯法"（Meares-Stamey 试验）诊断前列腺炎结果分析

类型	标本	按摩前尿液	按摩后尿液
Ⅱ型	WBC	+/−	+
	细菌培养	+/−	+
ⅢA型	WBC	−	+
	细菌培养	−	−
ⅢB型	WBC	−	−
	细菌培养	−	−

（六）支原体、衣原体检查

排尿前行尿道支原体、衣原体检查，可明确是否存在非淋菌性尿道炎。

（七）淋球菌检查

当尿道口伴有脓性分泌物，特别是当患者有不洁性生活史时，可进行淋球菌涂片或培养检查。

（八）精液检查

当患者前列腺液难以取出时，也可行精液常规检查。

（九）NIH-CPSI 症状评分

对患者进行 NIH-CPSI 症状评分，有助于诊断；治疗前后的对比，有助于进行疗效评价。

（十）尿流动力学检查

早在 1983 年，就有报道认为慢性前列腺炎可导致功能性尿道梗阻。大多数前列腺炎患者有膀胱颈和前列腺尿道即尿道内括约肌痉挛性功能失调。尿流动力学检查中，主要表现为尿流率下降，膀胱颈和前列腺尿道括约肌不完全松弛。休息时，尿道的关闭压异常高。

（十一）前列腺液 pH 值测定

在正常情况下，前列腺液的 pH 值为 6.3 ～ 6.6。慢性前列腺炎时，pH 值则明显升高，常大于 7。前列腺液 pH 值的测定，不仅可作为该病诊断的参考，也可作为疗效判定的一个指标。

（十二）前列腺液免疫球蛋白测定

正常 EPS 中含有 IgG、IgA、IgE。慢性前列腺炎的 EPS 中，三种免疫球蛋白均有不同程度的增加，其中 IgA 最明显，其次为 IgG，而且这种增加在慢性细菌性前列腺炎更为明显。免疫球蛋白测定，可作为辅助诊断和评定疗效的一个指标。

（十三）前列腺液锌测定

正常人前列腺液中有一种抗菌因子 PAF，其主要成分是自由锌。但前列腺液中自由锌的含量降低与体内锌水平无关，口服锌制剂并不能补充前列腺液中的锌含量。也有研究显示，补充有机锌有助于 CBP 的治疗和临床症状的缓解，提高生活质量；可以提高慢性前列腺炎合并有男性不育患者精浆中的锌离子浓度，有助于患者精液质量的改善。

（十四）超声波检查

经腹或经直肠前列腺超声检查，可见前列腺回声不均匀，增粗增强，或可见钙化斑，对慢性前列腺炎的诊断具有重要参考价值。经直肠超声，还可同时诊断射精管、精囊等的疾病。慢性前列腺炎时，前列腺包膜反射多不光滑，内部反射正常或减少，其他断面形态、左右对比、各断面变化及衰减等一般均正常。轻度者无特异变化，明显充血时，可见前列腺增大。

（十五）前列腺穿刺活检

前列腺穿刺活检对慢性前列腺炎的诊断有决定性意义，但对区分细菌性或非细菌性前列腺炎价值不大。由于此检查具有一定的创伤性，故临床较少应用。

（十六）PSA检查

部分慢性前列腺炎患者中也会出现PSA轻度升高的情况。一般建议年龄＞50岁的患者，常规进行血清PSA检测。

四、治疗

（一）西医治疗

1. 药物治疗

（1）抗生素治疗：经细菌培养出致病菌者，或支原体培养阳性者，可根据药物敏感性试验的结果进行抗生素治疗。Ⅱ型前列腺炎抗感染治疗，常规疗程为4～6周。ⅢA型慢性前列腺炎，可以选择广谱抗生素进行治疗，多为经验性治疗，常规疗程为2～4周。

（2）镇痛治疗：对于疼痛症状明显者，可予非甾体抗炎药止痛治疗。

（3）α-受体阻滞剂治疗：能降低尿道压力，松弛紧张的膀胱颈和前列腺尿道，从而消除前列腺内尿液反流，改善患者症状。常用药物主要有多沙唑嗪（2～8）mg/d、萘哌地尔25mg/d、坦索罗辛（0.2～0.4）mg/d、特拉唑嗪2mg/d等。治疗过程中，应注意眩晕及体位性低血压等不良反应的发生。

（4）M受体阻滞剂治疗：主要作用于膀胱壁和逼尿肌上的M受体，竞争性抑制乙酰胆碱与之结合，从而抑制或缓解膀胱的不自主收缩，降低膀胱逼尿肌收缩力，改善排尿。常用的如酒石酸托特罗定片，口服，每次2mg，每日2次；琥珀酸索利那新片，口服，每次5mg，每日1次，必要时可增至每次10mg。

（5）5α-还原酶抑制剂：有研究显示，非那雄胺可改善排尿疼痛，但有一定的争议，一般不建议将5α-还原酶抑制剂用于骨盆疼痛综合征。但PSA升高的老年男性服用之后，CPSI症状评分可能会降低。

（6）免疫抑制剂治疗：硫唑嘌呤缓解患者疼痛及尿频症状。环孢菌素A（CyA）和甲氨蝶呤的初步评估，显示出良好的镇痛效果，但对尿急和尿频的疗效有限。

（7）抗抑郁及抗焦虑治疗：选择性5-羟色胺再摄取抑制剂，如达泊西汀、帕罗西汀、氟西汀、舍曲林等；三环类抗抑郁剂，如丙米嗪、氯米帕明、阿米替林、多赛平等；

苯二氮䓬类，如地西泮、氟西泮、艾司唑仑等。

（8）植物制剂治疗：植物制剂主要指花粉类制剂与植物提取物。其药理作用较为广泛，如非特异性抗炎、抗水肿、促进膀胱逼尿肌收缩与尿道平滑肌松弛等作用。常用的植物制剂有普适泰、沙巴棕及其浸膏等。RCT 研究显示，经 12 周治疗，花粉提取物 Cernilton 可显著消除炎症性 CPS 患者的临床症状，尤其是对疼痛的影响。另一种花粉提取物 DEPROX 500 已被证明可显著改善总体症状，缓解疼痛，提高生活质量。

（9）前列腺注射治疗/经尿道前列腺灌注治疗：因缺乏循证医学证据以证实其疗效与安全性，故一般不推荐使用，尤其对于未育患者。

2. 心理治疗

心理治疗之前应对患者进行心理评估，认知行为干预治疗符合西医学"生物治疗—心理干预—社会医学"发展趋势，有助于控制临床症状，缓解负面情绪，提高治疗效果。

3. 物理治疗

热疗、前列腺按摩、超声波治疗、射频治疗、微波治疗、体外冲击波治疗等，主要是通过热传导作用和热效应以促进前列腺的血液循环，进而增加前列腺腺泡和腺管的通透性，增强酶的活性及白细胞的吞噬功能，从而加速局部新陈代谢产物和毒素的排出，有利于炎症的吸收和消退。

（二）中医治疗

中医认为 CP/CPPS 的病机：肾虚为本，湿热为标，瘀滞为变。故治疗多从补肾壮阳、清热利湿、理气活血着手，效果显著。

1. 中医辨证论治

精浊的治疗应抓住肾虚、湿热、肝郁、瘀滞四个基本病理环节，分清主次，权衡用药。

（1）湿热蕴结证

证候：尿频，尿急，尿痛，尿道灼热感，排尿终末或大便时偶有白浊，会阴、腰骶、阴囊、睾丸、少腹坠胀疼痛，阴囊潮湿，尿后滴沥，舌红苔黄或黄腻，脉滑数或弦数。

治法：清热利湿，行气活血。

方药：程氏萆薢分清饮加减。常用药物：萆薢、茯苓、车前子、薏苡仁、黄柏、丹参、厚朴、苍术、石菖蒲。

（2）气滞血瘀证

证候：病程日久，少腹、会阴、睾丸、腰骶、腹股沟坠胀隐痛或痛如针刺，时轻时重，在久坐、受凉时加重，舌暗或有瘀点瘀斑，脉多沉涩。

治法：活血化瘀，行气止痛。

方药：前列腺汤加减。常用药物：丹参、泽兰、赤芍、桃仁、红花、乳香、没药、王不留行、青皮、川楝子、小茴香、白芷、败酱草、蒲公英。

（3）肝气郁结证

证候：会阴部、外生殖器区、下腹部、耻骨上区、腰骶及肛周坠胀不适，隐隐作痛，小便淋漓不畅；常伴有胸闷、善太息、性情急躁、焦虑抑郁等，症状随情绪波动而加重。舌淡红，苔薄白，脉弦。

治法：疏肝解郁，理气止痛。

方药：柴胡疏肝散加减。常用药物：陈皮、柴胡、川芎、香附、枳壳、芍药、甘草。

（4）肾阴不足证

证候：病程较久，尿后余沥，小便涩滞不畅，时有精浊；伴腰膝酸软，头晕眼花，失眠多梦，遗精早泄，五心烦热，口干咽燥。舌红少苔，脉沉细或细数。

治法：滋补肾阴，清泄相火。

方药：知柏地黄丸加减。常用药物：黄柏、知母、熟地黄、山药、山茱萸、茯苓、泽泻、牡丹皮、王不留行、白芷、皂角刺。

（5）脾肾阳虚证

证候：病久体弱，腰骶酸痛，倦怠乏力，精神萎靡，少腹拘急，手足不温；小便频数而清长，滴沥不尽，阳事不举，劳则精浊溢出。舌淡苔白，脉沉无力。

治法：温补脾肾，行气活血。

方药：济生肾气丸加减。常用药物：熟地黄、山药、山茱萸、泽泻、茯苓、牡丹皮、肉桂、附子、牛膝、车前子、锁阳、芡实、牡蛎、王不留行、白芷。

2. 针灸治疗

针灸对于改善 CP/CPPS 症状有较好的近期效果，也有一定的持续效应。热敏灸在改善 NIH-CPSI、提高治愈率上优势明显，联合其他疗法有助于提高疗效。针灸疗法具有改善慢性前列腺炎实验动物的局部血液循环、加速组织代谢、减轻炎症反应、促进组织修复、改善病理结构、减少排尿障碍、影响内分泌、调节免疫力、提高疼痛阈等优势。

（1）体针：前列腺特定穴（任脉上会阴至肛门的中点）、秩边、三阴交、次髎、中极、关元、肾俞等，每日或隔日 1 次，留针 5 ～ 10 分钟，10 ～ 15 次为 1 个疗程。

（2）皮内针疗法：选用会阴、关元、命门为主穴，配肾俞、中髎，胶布固定。3 ～ 7 日换针 1 次。

（3）耳穴疗法：将王不留行籽用胶布贴于耳穴：肾、膀胱、肾上腺、皮质下、三焦、神门、内分泌、肝俞。每日自按穴 3 次。

3. 中药外治

（1）保留灌肠：可用如意金黄散 10 ～ 30g，温开水调成 150 ～ 200mL（温度约 40℃），保留灌肠。或用黄柏、土茯苓、败酱草、乳香、没药、红藤各 10g，煎水 150 ～ 200mL，保留灌肠，每晚睡前 1 次。

（2）栓剂：前列栓（主要成分为大青叶、黄柏、乳香、丹参等）。每日 2 ～ 3 枚，塞肛。

（3）脐疗：麝香 0.15g 纳入肚脐内，再盖上胡椒粉（7 粒量），外盖纸片，胶布封贴固定，7 ～ 10 天换 1 次。

五、典型病案

案 1　肾虚湿浊之 CP（金保方医案）

王某，男，25 岁，江苏镇江人。2010 年 9 月 16 日初诊。

尿频、尿急反复发作 7 年，伴尿后余沥不尽，夜尿 2 ～ 4 次，偶有尿道灼热刺痛；少腹坠胀，阴囊及会阴部时胀，无腰酸痛，略口干，纳可，便调。舌红，苔薄白略黄，脉弦细。患者婚后 2 年，性欲勃起正常，因忌于 CP，性生活少，每月 1 ～ 2 次，射精较快。暂无生育计划，多选择非排卵期同房。

辨证：肾虚湿阻。

治法：补气固精，益肾泄浊。

处方：萆薢汤加减。粉萆薢 10g，菟丝子 10g，车前子 10g（包煎），五味子 10g，马鞭草 20g，金钱草 20g，石菖蒲 3g，牡蛎 20g（先煎），台乌药 10g，益智仁 10g，制水蛭 10g，王不留行 20g，生甘草 5g。14 剂。并嘱其保持正常性生活频率，每周 2～3 次。

2010 年 9 月 30 日二诊：诸症明显改善。守原方加川牛膝、怀牛膝各 10g，再进两周。

2010 年 10 月 14 日三诊：已无不适，性生活正常。守原方再进 7 剂，巩固治疗。

按：一直以来，CP 均被认为湿热下注所致，囿于"治湿不利小便非其治也"的传统中医思维，临床多用萆薢分清饮、八正散等方，但疗效并不理想。直至 20 世纪 70 年代，徐福松教授在前人的基础上，总结许履和先生相关理念，划时代地将前列腺定为"奇恒之腑"。这一理论现已被写入全国统编《中医男科学》教材，弥补了奇恒之腑女六男五的千年缺憾。基于奇恒之腑既藏且泻的属性，确定了攻补兼施的治疗原则。这一开天辟地的理论创新为萆薢汤的创立奠定了坚实的理论基础，并为 CP 的治疗指明了方向。从此，CP 的疗效提升突飞猛进，极大地提高了国内及东南亚国家（越南等）治疗慢性前列腺炎的临床水平。不仅如此，以萆薢汤化裁治疗 BPH、男女之膀胱过度活动症（OAB）、老年女性漏尿症，也取得很好的临床效果。究其原因，乃病机一也。关于前列腺为"奇恒之腑"理论以及据此提出的理法方药，可称得上是徐福松教授对现代中医男科学和中医学创新发展之重要的贡献。

萆薢汤由萆薢分清饮、菟丝子丸和缩泉丸三方综合而来，内含四个药对：萆薢－菟丝子、车前子－五味子、乌药－益智仁、石菖蒲－煅牡蛎，看似两相矛盾，甚至有"闭门留寇"之嫌。其实正是基于"前列腺为奇恒之腑"的脏腑归属的创新认识，才决定了该方消补兼施、既藏且泻、亦清亦涩、补肾导浊的功效。

金保方教授在徐老原方的基础上，又加入制水蛭、王不留行等活血化瘀之品，是基于 CP 久病入络、络脉瘀滞的病理学认识，使得该方补肾导浊之功更强。临床用之，屡试不爽。

此外，金保方教授结合 CP 的病理特点，明确提出 CP 患者要有正常性生活（排精），更有利于前列腺内炎症物质的排出和腺体内微环境（包括微循环）的改善，这与外科化脓性疾病的切开引流有异曲同工之妙。当年一经提出，曾引起广泛争议，但随着时间的推移，逐渐被业内接受。

案2　气滞湿阻之 CP（刘渡舟医案）

韩某，男，39岁。1993年9月2日初诊。

患者有前列腺炎病史，3天前突作左侧睾丸坠胀剧痛，上行小腹，不可忍耐。小便不利，口渴，心烦，舌胖苔白，脉沉弦。

辨证：肝经湿热郁滞，膀胱气化受阻。

治法：疏肝利湿，通阳利水。

处方：茴楝五苓散加减。茯苓 30g，猪苓 16g，白术 10g，泽泻 10g，桂枝 4g，川楝子 10g，木通 10g，小茴香 3g，青皮 6g，天仙藤 20g。

服药1剂即痛减，3剂小便自利，7剂服完即病瘳。

按：本案患者睾丸疼痛上引小腹、小便不利，属古之"㿗疝"之证。《医宗金鉴·杂病心法要诀》说："小腹痛引阴丸，小便不通者，为㿗疝也。"为《内经》"七疝"之一，其证候特点是痛、胀、闭。总由肝经气滞，经脉不利，膀胱闭阻所致，故见睾丸胀痛、痛引少腹、小便不利。水气不化，津不上承，则见口渴、舌胖、苔白、脉沉而弦，皆为气滞水湿不化之象。治当疏肝理气止痛，通阳化气利水。本方为"茴楝五苓散"去葱白、青盐，加木通、天仙藤、青皮而成。方用川楝子、小茴香、青皮疏肝理气止小腹之痛；五苓散加木通能温阳化气利小便；妙在天仙藤一味，既能活血通络，又能行气利水，为治疝气痛之要药。服用本方能使肝气畅，水气行，疼痛止，小便利而㿗疝自愈。

案3　肾虚血瘀之 CP（徐福松医案）

沙某，31岁，已婚。1980年6月7日初诊。

有 CP 五年余，起因经常感冒，天热时同房过劳而出现左侧睾丸疼痛，两腹股沟部胀痛，面色黧黑，间有遗精，余无明显不适。选用萆薢分清饮、六味地黄汤、封髓丹合黄连清心饮等治疗，遗精好转，余症未见改善，同时兼有尿末滴白、排尿不畅。脉涩不利，舌质紫。前列腺左侧有压痛和结节。转用活血化瘀法，给与王不留行汤。

处方：王不留行15g，牡丹皮、丹参、延胡索、皂角刺、桃仁、三棱、莪术、川牛膝、穿山甲、红花、赤芍各10g，苏木、川芎各6g。

15剂后，排尿渐畅。再服30剂，滴白基本消失，睾丸及腹股沟部胀痛大有改善。再以原法治疗68天，复查前列腺结节已消失，舌质正常，脉亦流畅，临床基本痊愈。随访1年，未见复发。

按：眼眶或面色黧黑，究属瘀血凝滞，抑或肾虚其色外露，有时很难鉴别。肾虚者，兼有阴虚火旺之征；瘀血者，舌有瘀斑，或有会阴外伤史，是分辨的要点。但有时单作瘀血或肾虚治，收效甚微。在此虚实疑似之际，可活血与补肾同用，消补兼施，多能奏效。

案4 湿热瘀滞之CP（李曰庆医案）

牟某，男，37岁。2002年2月26日初诊。

尿频、会阴坠痛不适八月余，尿道不适，尿末淋沥，阴囊潮湿，舌质暗红，苔白根腻，脉滑。指诊：前列腺质地均匀，未及结节，轻度压痛。前列腺液镜检：白细胞高倍视野12～15个，卵磷脂小体轻度减少。尿常规正常。

辨证：湿热瘀滞。

治法：清利湿热，活血祛瘀。

处方：黄柏10g，生地黄12g，萆薢15g，川牛膝15g，萹蓄15g，生黄芪20g，白芷10g，苍术10g，泽泻15g，王不留行15g，益母草15g，生甘草6g。日1剂，水煎服。

前列栓纳肛，日1次，每次1粒。每日临睡前排尽大便，温水坐浴15分钟，然后将前列栓塞入肛门。嘱患者戒酒，勿食辣椒，保持正常性生活，每周2次。

7天后复诊：排尿症状及阴囊潮湿减轻，但会阴仍疼痛不适。

处方：上方减黄柏；加土茯苓30g，川芎15g。继服14剂。

三诊：排尿症状消失，会阴疼痛及阴囊潮湿减轻。

处方：初诊方减生地黄、萹蓄、泽泻；加土茯苓 20g，乳香、没药各 6g，车前子10g。

继服 14 剂后，余症消失，复查前列腺液白细胞高倍视野 4～6，卵磷脂小体轻度减少。

按： 肾开窍于前后二阴，若内外邪导致肝肾精血亏损，气血运行不畅，精道瘀滞，而发诸症。治应清利湿热、活血祛瘀为法。

案 5　气滞血瘀之 CPPS（金保方医案）

张某，男，30 岁，安徽合肥人。

自诉少腹胀痛两年，牵及会阴部、耻骨，双侧睾丸坠胀不适，时有尿频尿急，尿后余沥不尽，夜尿 2 次，偶有尿道刺痛。口干略苦，纳可，便调。舌红苔薄微黄，脉弦。患者婚后 5 年，生育一胎，长期两地分居，性生活无规律，性功能正常。生殖系统体检无异常。

辨证：气滞血瘀型。

治法：疏肝理气，活血止痛。

处方：加味枸橘汤化裁。全枸橘 10g，川楝子 10g，延胡索 10g，柴胡 10g，枳壳 6g，赤芍 20g，白芍 20g，生甘草 10g，王不留行 20g，广郁金 10g，煅牡蛎 20g（先煎），车前子 10g（包煎），马鞭草 20g，虎杖 10g。

并嘱规律排精，尽可能夫妇同居。如若不得已两地分居，每周需自慰一次。上方每半月加减调整一次，诸症逐渐减轻；1.5 月后，诸症消失。

按： 枸橘汤出自《外科全生集》，由全枸橘、川楝子、秦艽、陈皮、防风、泽泻、赤芍、甘草组成。具有疏肝理气，化湿清热之功效。主治子痈。徐福松教授在原方基础上，增加了活血化瘀、清热利湿之功，用于治疗 CPPS 及慢性附睾炎，疗效显著。加味枸橘汤主要在于调理全身与局部。不仅能抗炎，减轻前列腺组织炎性水肿、充血及渗出程度，使引流通畅；而且还具有 α 受体阻滞剂作用（减轻后尿道阻力）。此外，活血化瘀中药还有抗纤维化、改善微循环之功效，对局部的作用更强，能调节前列腺液 pH 值，增加前列腺内 Zn 的水平。慢性前列腺炎患者前列腺 Zn 水平低下，而 Zn 可直接或间接地发挥抗感染作用。

案 6   湿热瘀阻之 CP（孙大林医案）

周某，38 岁，自诉尿频尿急一年余；伴尿后余沥不尽，夜尿 3～4 次，腹股沟及会阴部作胀，无腰酸。晨起口干，纳差，大便调，舌红苔黄腻，脉滑。查体：包皮不长，双侧睾丸及附睾无异常，无精索静脉曲张。

辨证：湿热阻滞，水湿内停。

治法：清热利湿，利尿消肿。

处方：公英葫芦茶加减。蒲公英 20g，陈葫芦 20g，萹蓄 10g，瞿麦 10g，车前子 10g（包煎），马鞭草 20g，冬葵子 10g，猫爪草 20g，猪苓、茯苓各 10g，三棱 10g，莪术 10g，留行子 20g，苍术 10g，白术 10g，滑石 10g（包煎），石韦 10g，台乌药 10g，陈皮 10g，桂枝 10。14 剂。

半月后再诊：患者尿急、尿余淋症状消失，纳食好转，会阴胀痛不显，舌红苔薄黄，脉略滑。原方去苍术、白术、陈皮，继予 14 剂，诸症消失。

按：公英葫芦茶系广东名老中医黄耀燊教授治疗尿潴留之验方，后经男科大家徐福松教授和金保方教授发扬光大，用于治疗前列腺炎、良性前列腺增生症、睾丸鞘膜积液及输卵管积水，效果显著。因药源之故，将葫芦茶改为陈葫芦，同样疗效显著。该方利水渗湿，功效颇强。其中蒲公英味苦、甘、寒，归肝胃经。功能清热解毒，消肿散结，利湿通淋。陈葫芦味甘、平，归肺肾经，味淡气薄，专利水道而消肿，并可利湿。蒲公英和陈葫芦合用，能够利水除湿消肿。两者相合，有相须之妙，中正平和而无耗气伤阴之弊，故以此二者为君药。冬葵子、车前子、马鞭草、石韦、萹蓄、瞿麦、猪苓、茯苓助君药利水渗湿通淋，为臣药；留行子、三棱、莪术活血逐瘀通络，因"血不利则为水"，故治血则利水。本方妙在一系列寒凉中药中加用桂枝、乌药，去性存用，增强全方温通利湿的功效。诸药合用，共奏清热利湿、活血通络之功效。临床上除了治疗 CP/CPPS 外，还治疗不明原因的睾丸鞘膜积液或睾丸水肿反复发作者，屡试不爽。

【参考文献】

[1]《非淋菌性尿道炎病原学诊断专家共识》编写组.非淋菌性尿道炎病原学诊断专家共识[J].中华男科学杂志,2016,22(11):1038-1043.

[2]王双双,刘啸林,王义聪,等.2016生殖支原体感染欧洲指南解读[J].中国性科学,2020,29(12):122-125.

[3]朱勇,葛晓东,卞廷松,等.中医药治疗血精症专家共识[J].中医药信息,2019,36(1):99-101.

[4]俞旭君,高庆和.慢性前列腺炎中西医结合多学科诊疗指南[J].中华男科学杂志,2020,26(4):369-376.

[5]张敏建,邓庶民,郭军,等.慢性前列腺炎中西医结合诊疗指南(试行版)[J].中国中西医结合杂志,2007(11):1052-1056.

[6]王桂丽,吴越.痰热清联合仙人掌治疗腮腺炎合并睾丸炎52例[J].陕西中医,2015,36(7):881-882.

[7]张伯鹏.肤痔清软膏辅助治疗流行性腮腺炎合并睾丸炎临床观察[J].临床合理用药,2014,7(3):52-53.

[8]吴盼红,吕晓倩,裴雪静,等.不同品种小鼠实验性自身免疫性睾丸炎模型的建立[J].山西农业大学学报(自然科学版),2018,38(6):13-21.

[9]董希智,王松,孟青,等.成人腮腺炎性睾丸炎27例治疗分析[J].泌尿外科杂志(电子版),2015,7(3):47-49.

[10]姜清海.干扰素α-2b治疗流行性腮腺炎合并睾丸炎30例临床分析[J].临床医药文献杂志,2017,36(4):7069.

[11]巢永波.中药配合针刺治疗流行性腮腺炎的临床体会[J].山西医药杂志,2010,39(9):898.

[12]徐杰,张忠民,高文喜.消瘀膏加青黛治疗急性睾丸炎合并腮腺炎26例[J].中国中西医结合外科杂志,2008,21(4):130.

[13]田洪艳,李质馨,侯瑜,等.睾丸一氧化氮合酶与雄性生殖[J].山东生物医

学工程，2002，21（4）：46-49.

［14］艾庆燕，赵豫凤，杨加周，等.血管内皮生长因子在男性生殖系统的表达及作用研究［J］.中国全科医学，2010，13（1）：3704-3706.

［15］刘杰，高兆旺.口服普济消毒饮加外用大青膏治疗腮腺炎性睾丸炎33例［J］.河南中医，2014，34（6）：1074.

［16］连爱霞.注射用七叶皂苷钠联合如意金黄散外敷治疗急性附睾睾丸炎30例临床观察［J］.河北中医，2014，36（3）：407-408.

［17］史小田，彭建明.彭建明应用枸橘汤治疗子痈医案举隅［J］.浙江中医药大学学报，2017，.41（4）：312-314.

［18］李永康.中西医结合治疗流行性腮腺炎并睾丸炎疗效观察［J］.吉林中医药，2008，28（11）：799-800.

［19］霍玲玲，冯健科，陈红梅，等.中西医结合治疗腮腺炎性睾丸炎30例疗效观察［J］.中国医学工程，2013，21（10）：16-18.

［20］何宗海，官润云，杨旷平，等.经尿道前列腺等离子电切术与2μm铥激光汽化切除术治疗良性前列腺增生症的并发症对比［J］.广东医学，2017，38（14）：2202-2205.

［21］唐松，林韩芳，赵海生，等.腹腔镜下精索静脉结扎术中是否保留睾丸动脉与术后并发附睾炎的相关性［J］.实用医学杂志，2015，31（11）：1784-1786.

［22］沈宁平.中西医结合治疗附睾炎180例疗效观察［J］.临床合理用药，2013，6（5）：145.

［23］郭宏珺，肖兵.加味橘核汤联合止痛消炎膏外敷治疗慢性附睾炎疗效观察［J］.陕西中医，2014，35（10）：1314-1315.

［24］王丽琴，周树明.急性附睾炎中西医结合疗法探讨［J］.中国实用医药，2012，26（7）：168-169.

［25］吴健放，蔡昌龙，刘云飞，等.双柏散加味内外兼治急性附睾睾丸炎临床研究［J］.新中医，2012，44（8）：95-96.

[26] 喻露, 朱美丽, 陈迎飞. 三黄膏外敷治疗急性附睾炎的疗效观察与护理 [J]. 西医药卫生, 2015, 31 (6): 909-910.

[27] 李辉. 急性附睾炎应用手术治疗的效果分析 [J]. 中国现代药物应用, 2016, 10 (9): 407-408.

[28] 汤晓晖, 居来提, 努尔艾合买提, 等. 257 例急性附睾炎诊治体会 [J]. 新疆医学, 2016, 46 (6): 713-715.

[29] 韦龙生, 韩璐, 米丽娜, 等. 血管紧张素Ⅱ2型受体及其在雄性生殖中的作用 [J]. 世界最新医学信息文摘, 2017, 76 (17): 83-87.

[30] 王晓梅, 高鑫, 孔晓君, 等. 急性热应激引起大鼠附睾早期微环境的变化 [J]. 中国男科学杂志, 2015, 29 (12): 9-15.

[31] 胡金成, 陈明达. 复元活血汤临床新用医案 3 则 [J]. 新中医, 2018, 50 (1): 175-176.

[32] 孔德军. 口服天台乌药散联合针刺疗法治疗寒湿凝滞型慢性附睾炎的临床效果和安全性分析 [J]. 西北国防医学杂志, 2017, 38 (12): 809-812.

[33] 回学英, 雷慧, 杜会博, 等. 微循环障碍的中医认识及治疗现状 [J]. 现代中西医结合杂志, 2009, 18 (24): 2996-2998.

[34] 朱建红, 朱起贵. 中医对微循环的若干认识 [J]. 微循环学杂志, 2002, 12 (2): 41-43.

[35] 老兆航, 谢纯平, 廖森成, 等. 经直肠彩色多普勒超声对精囊腺炎诊断的探讨 [J]. 中国超声医学杂志, 2015, 31 (9): 857-859.

[36] 赵利民, 林淑芝, 崔淑丽. 经直肠超声在精囊炎性病变中的诊断价值 [J]. 中国现代药物应用, 2010, 4 (21): 54-55.

[37] 裴少华, 朱斌, 杨凤菊等. 经直肠超声诊断血性精囊炎的临床价值研究 [J]. 中国性科学, 2018, 27 (2): 5-7.

[38] 王小龙, 臧大伟, 郑连文. "大补元气、破血逐瘀"之法治疗慢性精囊炎性血精症临床研究 [J]. 中国性科学, 2018, 27 (12): 120-122.

［39］袁建兴 . 云南白药胶囊治疗慢性精囊炎 18 例临床观察［J］. 中国性科学，2010，19（3）：23-24.

［40］谢辉，杨亦荣，黄慧聪，等 . 男性慢性非淋菌性尿道炎的尿道需氧菌群的变化［J］. 中国艾滋病性病，2004，10（1）：38-40.

［41］刘忠华，王劲松 . 中医药治疗淋病的研究进展［J］. 中医研究，1997，10（3）：51-54.

［42］回学英，雷慧，杜会博，等 . 微循环障碍的中医认识及治疗现状［J］. 现代中西医结合杂志，2009，18（24）：2996-2998.

［43］朱明云 . 慢性淋病从"毒、瘀、虚"辨治经验［J］. 深圳中西医结合杂志，2011，21（6）：338-339.

［44］王千秋，刘全忠，徐金华，等 . 梅毒、淋病和生殖道沙眼衣原体感染诊疗指南（2020 年）［J］. 中华皮肤科杂志，2020，53（3）：168-179.

［45］程小平，沈列 . 阿奇霉素与血竭治疗男性沙眼衣原体尿道炎的疗效观察［J］. 皮肤病与性病，2001，23（4）：47-48.

［46］金良彪 . 化瘀解毒汤治疗淋球菌性慢性尿道炎［J］. 浙江中医学院学报，1998，22（4）：23.

［47］刘振宇 . 中西医结合治疗慢性淋病 41 例疗效观察［J］. 江西中医药，1994，25（6）：17.

［48］吴志成，胡金莲 . 淋病临床浅谈［J］. 天津中医，1990（2）：26-28.

［49］刘龙飞，王龙，鲁特飞 . UPOINT：一种新的慢性前列腺炎 / 慢性盆腔疼痛综合征表型分类系统［J］. 中华男科学杂志，2012，18（5）：441-445.

［50］Nickel J C，Stephens A，Landis JR，et al. Search for Microorganisms in Men with Urologic Chronic Pelvic Pain Syndrome：A Culture-Independent Analysis in the MAPP Research Network［J］. The Journal of Urology，2015，194（1）：127-135.

［51］陈韶平，张月珠 . 丙种球蛋白与抗生素治疗慢性前列腺炎疗效对比观察［J］. 临床泌尿外科杂志，2008，23（4）：307-308.

［52］齐曼芳，黄高翔，周雪娟．慢性非细菌性前列腺炎发病机制的研究进展［J］．广西医科大学学报，2017，34（8）：1247-1249.

［53］Motrich R D，Breser M L，Sánchez L R，et al. IL-17 is not essential for inflammation and chronic pelvic pain development in an experimental model of chronic prostatitis/chronic pelvic pain syndrome［J］. Pain，2016，157（3）：585-597.

［54］Jian B，Wang S，Liu J，et al. Characterization of Circulating CD4+CD25High Regulatory T Cells in Men With Chronic Prostatitis/Chronic Pelvic Pain Syndrome［J］. Urology，2010，75（4）：938-942.

［55］严凤花，严兴科，何天有．慢性前列腺炎病因及发病机制的研究进展［J］．甘肃中医学院学报，2014，31（3）：98-101.

［56］Mo M，Long L，Xie W，et al. Sexual dysfunctions and psychological disorders associated with type Ⅲa chronic prostatitis：a clinical survey in China［J］. International Urology and Nephrology，2014，46（12）：2255-2261.

［57］杜宏，赵维明．慢性前列腺炎的疼痛发病机制［J］．现代泌尿外科杂志，2017，22（1）：76-78.

［58］张小马，方军，陈继中，等．Ⅲ型前列腺炎患者血清和前列腺液中神经生长因子、转化生长因子-β1和性激素的表达水平及意义［J］．中华泌尿外科杂志，2014，35（7）：518-523.

［59］李玉勤，徐少华，郑惠霞，等．中西医结合认知行为干预治疗细菌性前列腺炎疗效观察［J］．现代中西医结合杂志，2016，25（3）：266-268.

［60］陈美元，郎金田，崔刚，等．认知行为疗法对慢性前列腺炎患者临床症状及生活质量的疗效［J］．神经疾病与精神卫生，2015，15（5）：481-484.

［61］陈思达，刘步平，钱丽欢，等．热敏灸治疗慢性前列腺炎Meta分析［J］．针灸临床杂志，2015，31（12）：54-58.

［62］赵博，赵纪松，商强强．"丹田"推拿法治疗慢性前列腺炎60例［J］．临床军医杂志，2009，37（6）：1152.

［63］张敏建，史亚磊，程宛钧．经直肠盆骶经络揉推法治疗前列腺痛的临床研究［J］．光明中医，2009，24（10）：1924-1927．

［64］杨彦林．物理疗法治疗慢性前列腺炎的进展［J］．国际泌尿系统杂志，2014，34（5）：741-744．

［65］尤龙．中药经皮离子透入治疗慢性前列腺炎48例［J］．河南职工医学院学报，2004，16（1）：75-76．

［66］韩湘．盐酸坦索罗辛缓释胶囊、普适泰联合高压氧等综合疗法对前列腺炎（ⅢB）患者的疗效［J］．国际泌尿系统杂志，2017，37（2）：213-216．

［67］王安勇，余乐．高压氧与多沙唑嗪对Ⅲ型前列腺炎的治疗效果及对细胞因子水平的影响［J］．中国医药导刊，2017，19（4）：383-385．

［68］李永伟，王春霞，何志强．TNF-α、TGF-β1在慢性非细菌性前列腺炎病人前列腺液中的表达水平及意义［J］．中国老年学杂志，2013，33（14）：3409-3410．

［69］Funahashi Y，Majima T，Matsukawa Y，et al. Intraprostatic Reflux of Urine Induces Inflammation in a Rat［J］．2017，77（2）：164-172．

［70］Polunin A A，Miroshnikov V M，Voronina LP，et al. Endothelium-dependent and endothelium-independent vasodilation in patients with chronic prostatitis［J］．Urologiia，2013（4）：52．

［71］Neimark A I，Neimark B A，Nozdrachev N A，et al. Afalaza in the management of patients with chronic pelvic pain syndrome［J］．Urologiia，2018（1）：106-111．

［72］Kondrat' Eva J S，Nejmark A I，Zheltikova J D，et al. Correction of blood circulation in the prostate in patients with chronic prostatitis associated with urogenital infections［J］．Urologiia，2015（2）：68-70，72-73．

［73］Koseoglu D，Erdemir R，Parlaktas F. Effect of chronic prostatitis on angiogenic activity and serum prostate specific antigen level in benign prostatic hyperplasia［J］．Kaohsiung J Med Sci，2007，23（8）：387-394．

［74］金翔，时乐，汪珊珊，等．桃红四物汤不同提取部位对血虚血瘀模型大鼠微循

环的影响［J］.安徽医药，2010，14（4）：387-389.

［75］邓家刚，郑作文，周雅君，等.平性活血药对正常大鼠微循环及相关活性物质的影响［J］.中华中医药学刊，2012，30（8）：1703-1706.

［76］陈瑞明，刘巍，张晓彬，等.前列舒痛胶囊对大鼠前列腺炎的治疗作用［J］.西北药学杂志，2009，24（5）：378-380.

［77］范玉东，胡梦颖，张兰兰，等.前列爽颗粒的药效学研究［J］.中国实验方剂学杂志，2012，18（14）：235-239.

［78］陈思达，刘步平，李深情，等.针灸治疗慢性前列腺炎实验研究进展［J］.广州中医药大学学报，2016，33（1）：150-153.

［79］林丽娇，许金森，朱小香，等.针灸影响微循环的研究进展［J］.中国针灸，2015，35（2）：203-208.

［80］冀来喜.针刺秩边穴对实验性非菌性前列腺炎大鼠前列腺微循环的影响［J］.中国针灸，2001，21（1）：46-47.

［81］赵耀东，王喜凤，王建文，等.温通针法对慢性非细菌性前列腺炎大鼠FN、LN的影响［J］.中医研究，2015，28（9）：70-72.

［82］赵耀东，韩豆瑛.温通针法对慢性非细菌性前列腺炎大鼠IL-2、IL-6的影响［J］.西部中医药，2014，27（5）：114-116.

［83］赵耀东，王喜凤，王建文，等.温通针法对慢性非细菌性前列腺炎大鼠TNF-α、IL-1β的影响［J］.中华中医药学刊，2016，34（1）：129-131.

［84］王喜凤."温通针法"对慢性非细菌性前列腺炎大鼠炎症因子和微循环的影响［D］.兰州：甘肃中医药大学，2017.

第十一章　微循环与增龄性疾病

随着年龄的增长，人体会发生一系列变化。这种变化一旦超过一定范畴，造成生理功能或组织结构的异常，可发生一系列疾病，比如动脉粥样硬化、脑萎缩等。目前尚无增龄性疾病这种疾病谱的划分方式，但是一些与年龄，尤其是与老龄相关的疾病，比如男性良性前列腺增生、老年性性功能减退、女性更年期综合征以及迟发性性腺功能减退症等可归于增龄性疾病范畴。

"三高"症及心脑血管病是中老年人常见病和多发病，也是很多其他疾病的基础病。因此，血管退化和血液流变学的改变，必然会造成微循环的改变，从而引起全身组织和脏器的功能性退化。微循环和增龄性疾病关系密切，但究竟是因果关系，还是并列关系，还是互为因果，有待于进一步研究。

第一节　良性前列腺增生

一、概念

良性前列腺增生（benign prostatic hyperplasia，BPH）是引起中老年男性排尿障碍的常见疾病，组织学表现为前列腺间质和腺体组织的增生，前列腺体积增大，继而产生下尿路症状（lower urinary tract symptoms，LUTS）和膀胱出口梗阻症状（bladder outlet obstruction，BOO）。临床表现为夜尿增多、尿频、尿急、尿等待、排尿费力、排尿时间长、尿线细、尿程短、尿潴留、充盈性尿失禁等症状，还可并发血尿、膀胱结石、肾积水等疾病。随着人口老年化的日益加剧，BPH 的总体发病率逐年上升。BPH 的发病率随着年龄的增长而递增，60岁和80岁男性BPH发病率分别为50%和83%。BPH的高患病率、高额的医疗费用给家庭带来沉重的负担，已成为亟需解决的社会公共卫生问题。

二、病因病理

有关BPH的病因、病机研究较多，但至今仍未能完全阐明。目前学术界公认，前列腺增生需要具备年龄增长和有功能的睾丸两个主要条件。其他因素：雄激素–雌激素的相互作用、双氢睾酮（dihydrotestosterone，DHT）学说、前列腺间质–腺上皮细胞的相互作用、炎症因素、生长因子、神经递质、局部缺氧及遗传因素等。近年来也关注到吸烟、酗酒、肥胖、高血压、糖尿病、家族史等因素与BPH发生有一定的关系。以上多种因素打破了前列腺上皮和间质细胞增殖–凋亡的平衡，从而导致前列腺增生。

（一）雌激素–雄激素相互作用

前列腺是一个雄激素依赖器官，雄激素可促进前列腺细胞的有丝分裂加速，促进前列腺腺体增生。前列腺内的雄激素90%来自睾丸。但是，BPH多发生在雄激素水平较低的老年人，却很少发生于雄激素较高的青壮年。青壮年时期，男性的血浆雌/雄激素比例约为1：150，但随年龄的增长，雄激素水平逐步下降，老年男性血浆雌/雄激素约为1：（80～120），而在前列腺组织内可达1：8。体外细胞试验证实，前列腺内雌/雄激素比例在1：10时，可能是刺激前列腺间质细胞生长的平衡点。雄激素水平变化并不是导致BPH的单一因素，雌激素同样非常重要，且需要在一定的雌/雄激素比例范围内，雌激素协同雄激素促进前列腺增生。总之，BPH发病与老年男性雌/雄激素比例的失衡有着密切关系。

近年来流行病学研究证实，BPH与代谢综合征（metabolic syndrome，MS）关系密切。肥胖男性由于雌激素较高而雄激素较低，雌激素/雄激素的比例失调，从而影响前列腺的体积。有研究结果显示，体重指数（BMI）与前列腺体积（PV）正相关，BMI每升高1.0 kg/m^2，PV增加0.41mL。雄激素水平过低与MS明显相关。高脂血症者的HDL–C降低、TC及LDL–C增高是动脉粥样硬化最重要的危险因素，也可能是造成BPH患者出现膀胱或前列腺缺血症状的重要因素。因此认为，代谢综合征是BPH的危险因素之一。

（二）双氢睾酮学说

DHT 学说是目前解释 BPH 发病的重要学说。T 经前列腺组织内 5α - 还原酶催化生成活性和亲和力都更强的 DHT，后者与 AR 结合后刺激血管内皮生长因子的表达，增加前列腺内的血流，继而引起前列腺体积增大。DHT 学说认为，BPH 与前列腺组织中 DHT 的含量密切相关，并据此研制出了 5α - 还原酶抑制剂（5α -reductase inhibitors，5ARIs），抑制 T 向 DHT 转化，用于治疗 BPH，获得较好的临床疗效。但是 5ARIs 并不能完全阻断 BPH 的临床进展，而且大规模的流行病学调查也发现血清低睾酮在 BPH 患者中所占比重较大。因此，这一学说存在较大的争议，仍不能完全阐释 BPH 的病因。

（三）前列腺间质 - 上皮相互作用学说

该学说认为，前列腺上皮 - 间质构成一个复杂的网络，相互作用，调节前列腺的生理功能和新陈代谢，BPH 可能是前列腺上皮与间质细胞通过各种细胞因子的相互调控，促使前列腺上皮与间质增生。前列腺内皮形成的微血管，对调节上皮、间质的功能和结构具有重要作用。前列腺间质细胞通过自分泌或旁分泌 EGF、TGF、aFGF 等多种生长因子作用于上皮细胞，使前列腺组织细胞增殖旺盛而凋亡减少。睾酮与生长因子在间质与上皮细胞间内相互作用，则进一步加重了这一趋势。高血压是 BPH 发病的危险因素，其机制可能是高血压引起前列腺间质细胞凋亡下降，而前列腺上皮、间质细胞的增殖增加。研究发现，舒张压增高与 BPH 发病关系密切，并且舒张压水平与 BPH 发生呈现量 - 效关系。

（四）炎症因素

CP 在 BPH 的发生发展中具有重要作用。多数 BPH 患者有 CP 病史，进一步对 BPH 患者的前列腺进行病理学检验发现，存在炎症反应者高达 84% ～ 98%。炎性细胞产生的炎症介质通过诱导生长因子，促进前列腺部血管生成，直接刺激前列腺上皮和间质细胞的生长，并通过减少前列腺细胞凋亡，促进前列腺增生。BPH 伴 CP 患者的前列腺间质的增生，压迫前列腺导管，导致前列腺导管狭窄或闭塞，前列腺液排出不畅或滞留；前列腺体积增大，导致膀胱出口梗阻，残余尿增多，增加了前列腺被病原体感染的机会，进一步加剧腺体与间质的炎症。因此，积极预防 CP 发生对延缓 BPH 进展具有重要意义。

（五）微循环因素

众所周知，微血管的功能状态对器官的形态和功能的维持有重要作用，器官的增生肥大往往以血供增多为先决条件。近年来关于前列腺增生的微循环研究证实，两者之间关系密切。前列腺微循环学说也丰富了前列腺间质 – 上皮相互作用的理论。脏器肥大时，往往伴随有微血管的增生，反之则微血管减少。人类前列腺的供血动脉主要为膀胱下动脉，膀胱下动脉进入前列腺后形成包膜支、中间支及尿道支，分别供血给前列腺外层腺体、中间腺体和尿道。中小体积前列腺内血流细，血管结构呈枯枝样，血管数量较少，且血管分支不多，术中出血量较少；而大体积前列腺血供丰富，血管呈网状、球状，血管数量多，分支较多，血流速度快，手术时，出血量也较大。有影像学研究证实，BPH患者前列腺移行带体积增大与局部缺血密切相关，移行带体积越大，移行带内小血管阻力指数越大，移行带缺血程度也越明显。

1. 血管调节因子失衡

血管生成的调控受到多种因素的综合影响，正常情况下血管生成的诱导剂与抑制剂处于平衡状态。一旦此平衡被打破，就会出现血管生成或退化的异常。在BPH患者前列腺组织中的血管以及多种血管生成因子含量都升高，病理显示前列腺血管密度增加，血管横断面明显增多，前列腺间质微血管密度增高。前列腺上皮细胞通过分泌血管调节因子作用于血管内皮细胞，而内皮细胞形成的微血管系统通过分泌各种生长因子调节上皮细胞的供血供氧来影响前列腺上皮。动物实验证实，大鼠去势后，其前列腺微循环发生了显著变化，促血管因子下降，抑血管因子升高，导致血管退化，微血管床减少，血液供应的减少导致前列腺微循环障碍，前列腺上皮细胞缺血缺氧，最终导致前列腺细胞凋亡。与正常人比较，BPH患者前列腺组织中萎缩腺体较多，且萎缩腺体周围起重要供血作用的穿腺体微血管减少，因此血供不足导致腺体萎缩；有时腺体周围见到许多硬化而高度扩张的血管，虽然这种血管数量多，但不能分支进入前列腺上皮。

各种血管损害危险因素在BPH发病过程中发挥作用，其中糖尿病为最显著相关的危险因素，糖尿病患者发生BPH的概率是血糖正常者的2倍。前列腺体积和糖尿病亦呈正相关，空腹血糖越高，前列腺增生越明显。血糖水平过高可导致前列腺组织血管损伤，血管损伤可能导致组织缺氧，同时缺氧会引起 HIF-1 的转录，同时高胰岛素血症可导致前列腺组织中 DHT 表达量增高，而 DHT 含量的升高可上调前列腺组织 VEGF、Ang-1、Ang-2 等血管生成因子的表达，促进前列腺组织局部血管新生，加速 BPH 的病理进程。

BPH 与吸烟、饮酒等生活方式存在较大的关联。研究证实，吸烟男性 BPH 发病率明显高于不吸烟者，吸烟影响前列腺微循环可能是导致前列腺增生的机制之一。饮酒者较不饮酒者的 BPH 发病率呈现非线性降低，但是饮酒 60g/d 以上者，则 BPH 发病率逐渐升高。因此，适当饮酒是前列腺增生的保护因素，但是过量饮酒可加剧前列腺增生。究其原因，可能是适当饮酒可改善微循环，通过对微血管的保护发挥作用。经常参加体育锻炼的男性 BPH 发病率较低，而不参加体育锻炼的男性 BPH 发病率偏高。究其原因，可能是经常参加体育锻炼者全身各个组织器官血液循环运行良好，同时对于前列腺微血管病变具有保护作用，继而降低 BPH 发生。

2. 缺氧 -ROS 学说

年龄与 BPH 的严重程度呈正相关，年龄相关的前列腺微循环障碍在 BPH 发病中起重要作用。在老龄化因素作用下，前列腺局部血管老化，产生局部缺血和低氧微环境变化，导致了前列腺的第二次"发育"。因此，老龄化所致的前列腺局部低氧环境和 ROS 可能在 BPH 发生发展中起重要作用。缺氧可以使吞噬细胞通过线粒体黄嘌呤氧化酶，产生大量 ROS。低浓度 ROS 可刺激细胞生长，高浓度 ROS 则导致细胞凋亡。研究发现，在适度的 ROS 刺激下，细胞开始增殖，刺激间质细胞分泌多种细胞因子，促进前列腺间质细胞增殖，同时凋亡减少，进一步促使前列腺增生。越来越多的研究显示，低氧处理体外培养前列腺间质细胞后，促生长因子如 VEGF、FGF-2、FGF-7、TGF-8 和 IL-8 的表达上调，同时 BPH 组织中 HIF-1 的表达也明显升高。因此，改善前列腺局部缺氧状态和抑制 ROS 可能是 BPH 治疗的新方向。有临床试验显示，阿司匹林可有效地降低前列腺增生患者急性尿潴留的发生，也进一步验证了 BPH 局部血管损害可导致局部血栓形成，加重 LUTS。

总之，年龄、肥胖、高血压、糖尿病、高脂血症、吸烟、过量饮酒、运动减少等均可导致前列腺微循环障碍，都是促使 BPH 发生发展的危险因素。

三、检查

（一）体格检查

1. 外生殖器检查

排除尿道外口狭窄、包茎、阴茎肿瘤压迫等其他造成排尿梗阻的疾病。

2. 直肠指诊（DRE）

直肠指诊为简单而重要的诊断 BPH 的方法，可触及前列腺的形态、大小、质地、结节，有无触痛，肛门括约肌张力。同时，DRE 如触及前列腺上有可疑硬结，应做穿刺活检，以排除前列腺癌的可能。DRE 异常的患者，最后确诊为前列腺癌的比例为 26% ～ 34%。

3. 国际前列腺症状评分（IPSS 评分）

IPSS 评分用于判断 BPH 患者症状严重程度，已得到国际公认。通过对患者 LUTS 询问评分，总评分 0 ～ 35 分。其中总分在 0 ～ 7 分为轻度症状，8 ～ 19 分为中度症状，20 ～ 35 分为重度症状。

4. 生活质量评分（QOL）

通过了解前列腺增生患者对 LUTS 的主观感受，评估 BPH 症状对患者的困扰程度。QOL 评分（0 ～ 6 分），6 分为最严重。

（二）实验室检查

1. 彩超检查

观察前列腺的大小、形态，有无异常回声，突入膀胱的程度，残余尿量，有无合并肾积水，有无膀胱憩室，膀胱结石。常用的方法，有经直肠及经腹超声检查。经直肠超声可精确测算前列腺体积（PV=0.52× 前后径 × 左右径 × 上下径）。

2. 尿常规

尿常规检查，可判断患者是否有血尿、蛋白尿、脓尿及糖尿等。

3. 血 PSA/fPSA 检查

前列腺特异抗原（prostate specific antigen，PSA）是由前列腺上皮细胞分泌产生，属激肽酶家族蛋白。其主要生理功能是防止精液凝固，具有极高的组织器官特异性，是目前诊断前列腺癌的首选标志物。游离前列腺特异抗原（fPSA）占总前列腺特异抗原（tPSA）的 10% ～ 30%。正常情况下，PSA < 4.0ng/mL，fPSA/tPSA > 0.25。

4. 残余尿测定

临床常用经腹 B 超测定 BPH 患者的残余尿，方法简便无痛苦。一般认为，残余尿量达 50 ～ 60mL 即提示膀胱逼尿肌处于早期失代偿状态。性生活以及手淫频繁者的 BPH 发病率也会偏高，其原因是频繁性活动导致前列腺反复、多次充血，前列腺血供增加，促进前列腺增生。

5. 尿流率检查

最大尿流率可协助判断患者排尿梗阻的严重程度，预测 BPH 患者发生急性尿潴留的风险。最大尿流率存在个体差异，尿量在 150 ～ 200mL 时的检查较为准确。

6. 其他

根据患者病情需要，还可进行排尿日记及血肌酐检查、膀胱镜检查、尿流动力学检查等。肛周和会阴外周神经系统的检查，可排除是否存在神经源性膀胱。

四、治疗

前列腺增生的治疗措施，主要包括观察等待、西医治疗和中医治疗等。

（一）观察等待

主要适用于 LUTS 为轻度（IPSS ≤ 7 分）或 LUTS 中度以上（IPSS ≥ 8 分），但对生活质量影响较小的前列腺增生患者，应进行健康教育、生活方式指导及门诊随访。

（二）西医治疗

1. 西药治疗

BPH 药物治疗的短期目标是缓解下尿路梗阻症状，改善患者生活质量；长期目标是延缓疾病进展，预防并发症的发生。药物治疗是轻、中度 BPH 患者的首选治疗方式。

（1）5ARIs：可通过抑制体内 T 向 DHT 的转变，减少前列腺血供，进而缩小前列腺体积，达到缓解膀胱出口梗阻、改善 LUTS 的效果。适用于前列腺体积较大和（或）血清 PSA 水平升高的中重度、进展风险高的 BPH 患者。其优势在于长期服用可缩小前列腺体积，降低 IPSS 评分，提高最大尿流率，降低 BPH 患者发生急性尿潴留和需要手术治疗的风险。5ARIs 起效时间相对较慢，服用 2～3 个月起效，需要连续服用 6～12 个月后方可获得最大疗效，停药后症状易复发，维持疗效需要长期服药。常用药物为非那雄胺，每次 5mg，每日 1 次。非那雄胺为竞争性 II 型 5ARIs，可以降低血清 DHT 水平 70%；度他雄胺为竞争性双重 5ARIs（抑制 I 型和 II 型），可降低血清 DHT 水平 95%。目前的研究显示，非那雄胺和度他雄胺在临床疗效方面相似。5ARIs 常见的不良反应，包括性欲减退、勃起功能障碍、射精异常、男性乳房发育、乳腺痛等。

研究发现，非那雄胺既能通过降低促血管因子，抑制血管的形成；又能通过促进抑血管因子的途径，促使微血管内皮细胞凋亡，达到降低微血管密度，降低前列腺血供，进而抑制前列腺增生。对于大体积前列腺，术前应用非那雄胺 4 周，可降低前列腺微血管密度，进一步减少经尿道前列腺电切术（TURP）的术中出血。非那雄胺可以显著降低靠近尿道黏膜下的微血管密度，而在增生的腺体中则不明显。对于 BPH 并发血尿的患者，非那雄胺能够降低前列腺尿道部微循环而治疗血尿。这些都说明，微血管的改变可能在 BPH 发病机制中起了重要作用。

（2）α-受体阻滞剂：在前列腺和膀胱颈部有丰富的 α 肾上腺素能受体，前列腺基质组织中含有三种不同的 α_1 受体亚型，分别为 α_{1A}、α_{1B} 和 α_{1D}。其中 α_{1A} 约占 70%，通过阻滞 α 受体可以明显降低前列腺尿道阻力。α-受体阻滞剂作用机制是通过阻断前列腺及膀胱颈平滑肌表面的肾上腺素能受体，进而松弛平滑肌，达到缓解膀胱出口梗阻的作用。目前临床常用的 α-受体阻滞剂，主要是非选择性的 α-受体阻滞剂（代表药物是酚苄明，因直立性低血压、头痛、头昏等副作用多，临床基本停用）、选择性的 α_1-受体阻滞剂（代表药有特拉唑嗪、多沙唑嗪、阿夫唑嗪）和高选择性的 α_1-受体阻滞剂（代表药有坦索罗辛和萘哌地尔）。特拉唑嗪：初始剂量，每次 1mg，每日 1 次，睡前口服，根据患者反应调整给药剂量；常用维持剂量，每次 2～10mg，每日 1 次，口服。多沙唑嗪：剂型分为缓释片和普通片。普通片，起始剂量，每次 1mg，每晚 1 次，睡前口服，1～2 周后根据临床反应和耐受情况调整剂量，维持量每次 1～8mg，每日 1 次；缓释片，每次 4mg，每晚 1 次，睡前口服。阿夫唑嗪：每次 2.5mg，每日 3 次，老年患者起始量应小，早、晚各 2.5mg，最多可增至每日 10.0mg。高选择性的 α_1-受体阻滞剂对患者血压影响较小，只有少数患者有轻微副反应，可接受性最佳。常用坦索罗辛，每次 0.2～0.4mg，每晚 1 次，睡前服用；或萘哌地尔，每次 2.5mg，每晚 1 次，睡前服用。α - 受体阻滞剂可在治疗数小时至数天内改善 LUTS，使 IPSS 评分改善 30%～40%，最大尿流率提高 16%～25%，但对前列腺体积及血清 PSA 无降低作用，不能减少急性尿潴留发生。但尿潴留患者在服用 α - 受体阻滞剂后，可以明显提高导尿管成功拔管的几率。

（3）M 受体拮抗剂：M 受体拮抗剂通过阻断乙酰胆碱与 M 受体结合，抑制膀胱逼尿肌的不自主收缩，从而改善膀胱储尿功能。对于前列腺增生症合并膀胱过度活动症（overactive bladder，OAB），临床上主要采用 α - 受体阻滞剂改善 BOO，并根据逼尿肌收缩状况选择相应的药物辅助 OAB 的治疗。人体已知有 5 种 M 受体亚型，其中 M_2 和 M_3 在膀胱逼尿肌表达。M 受体拮抗剂分非选择性和选择性两种，临床常用托特罗定（非选择性 M 受体拮抗剂）、索利那新（选择性 M_3 受体拮抗剂）。酒石酸托特罗定，每次 2mg，每日 2 次，口服；索利那新，每次 5mg，每日 1 次，口服。根据用药情况可增减。

M 受体拮抗剂的主要不良反应，包括头晕、口干、便秘、排尿困难和视物模糊。M 受体拮抗剂可能存在诱发急性尿潴留的风险，需要严密监测残余尿量的变化。对于急性尿潴留高风险，残余尿量 > 200mL 的患者，应慎重应用 M 受体拮抗剂；膀胱逼尿肌收缩无力、胃潴留、窄角型青光眼以及对 M 受体拮抗剂过敏者禁用。

（4）药物联合治疗：5ARIs 联合 α - 受体阻滞剂治疗，主要适用于前列腺体积较大，中 - 重度 LUTS（前列腺增生临床进展风险大）的患者，可降低 BPH 患者急性尿潴留或需要接受手术治疗的风险。

α - 受体阻滞剂联合 M 受体阻滞剂，主要适用于以储尿期症状为主的中、重度 LUTS 患者。联合治疗前后，必须监测残余尿情况。

（5）其他：植物制剂，如普适泰、锯叶棕果实提取物等在前列腺增生的治疗中也有一定作用。

2. 手术治疗

前列腺增生是一种进展性疾病，部分患者仍需要通过手术治疗来改善排尿症状和提高生活质量。

手术指征：根据国内外 BPH 诊疗指南，具有中、重度 LUTS 症状并且明显影响生活质量的 BPH 患者，可选择手术治疗。当 BPH 导致以下并发症时，建议行手术治疗：①反复尿潴留；②反复血尿，药物治疗无效；③反复泌尿系感染；④膀胱结石；⑤继发性上尿路积水（伴或不伴肾功能损害）合并腹股沟疝、严重的痔疮或脱肛，临床判断不解除下尿路梗阻难以达到治疗效果者，应考虑手术或微创治疗。

手术方式：手术方式的选择需要综合考虑患者的一般身体情况，前列腺体积大小，医生经验以及患者的意愿、经济状况等因素。手术方式很多，包括 TURP、经尿道前列腺切开术（TUIP）、开放性前列腺摘除术、腔内前列腺剜除术（EEP）、经尿道前列腺汽化切除术及前列腺支架等。

（1）TURP：主要适用于前列腺体积在 80mL 以下的 BPH 患者。目前 TURP 仍是前列腺增生手术治疗的"金标准"。

（2）TUIP：适用于前列腺体积小于 30mL，且中叶无增生的患者。与 TURP 相比，并发症更少，出血及输血危险系数降低，逆行射精发生率低，手术时间短，住院时间短。

（3）开放性前列腺摘除术：主要适用于前列腺体积大于 80mL 或合并膀胱结石或膀胱憩室需要手术者。有经耻骨上或耻骨后前列腺摘除术两种手术入路。与 TURP 比较，其创伤大，出血较多。

（4）经尿道前列腺等离子双极电切术（TUPKP）：采用生理盐水作为冲洗液，与 TURP 比较，术中出血及经尿道电切综合征发生率减少。

（5）EEP：由于 TURP 不适宜大体积前列腺，尤其前列腺体积大于 100mL 者，EEP 可以弥补这一缺陷。EEP 技术沿前列腺外科包膜逆行切除前列腺增生腺体，更加符合前列腺解剖结构，切除组织多，术中出血少，术后复发率明显较 TURP 低。随着设备的不断改进，手术技术日益成熟，EEP 技术与各种新型能量平台（如钬激光、双极等离子等）结合的技术不断涌现，其优越的临床疗效和安全性已经被大量的临床研究证实，渐有取代 TURP，成为 BPH 外科治疗新金标准的趋势。

（6）经尿道前列腺汽化切除术：主要采用绿激光、2μm 激光、1470nm 激光均能有效地汽化切除增生的前列腺组织，改善排尿症状。2μm 激光具有汽化和切割双重作用，因此，其切除效率优于绿激光。绿激光为非接触式汽化切除增生的前列腺组织，因此对患者创伤更少，更适合高龄高危患者。1470nm激光的切割、汽化效果更快，不受腺体大小限制，而且穿透更精确，凝固层更薄，止血效果更好。

（7）前列腺支架：通过内镜在前列腺部尿道放置金属支架装置，以缓解BPH所致LUTS。仅适用于伴反复尿潴留又不能接受外科手术的高危患者。常见并发症有支架移位、钙化、支架闭塞、感染、尿失禁、慢性疼痛等。

（8）其他手术：微波治疗是利用微波对生物组织的热凝固原理以达到治疗目的。经尿道针刺消融术、柱状水囊前列腺扩开术，适用于高龄身体状况差，不能接受外科手术的高危患者，对一般患者不推荐作为一线治疗方法。

3. 前列腺动脉栓塞（PAE）

PAE治疗BPH的原理是栓塞前列腺动脉，导致局部前列腺组织缺血、坏死，从而使前列腺体积缩小。前列腺中央带是引起下尿路阻塞的主要部位，尿道前列腺动脉是前列腺增生组织的主要血液供应来源，栓塞该区域可使前列腺增生组织的血供明显减少，使前列腺体积明显缩小，有助于缓解下尿路梗阻。PAE创伤小、并发症低，无需全身麻醉或腰麻，患者耐受性好，尤其对于高龄、药物治疗无效、不适合行开放性手术切除或经尿道前列腺切除术的患者将发挥重要作用，为治疗BPH提供了一种新的选择。

（三）中医治疗

前列腺增生症属于中医"精癃""癃闭"的范畴，病位在精室、膀胱，发病与肾的关系最为密切，与肝、脾、肺等脏器相关。其中小便不畅，点滴而出为"癃"；小便完全闭塞，点滴不出为"闭"。《素问·上古天真论》中记载男子"五八"之时，肾气渐衰；至"八八"之时，肾精衰竭。随着男性年龄的增长，必然伴随肾气的衰退。肾气虚、肾阳虚，可致膀胱气化无力，进而造成夜尿频多、排尿无力、小便不畅甚至闭塞；又或因下焦虚寒，固摄失常，以致尿频、尿急甚则小便失禁；而肾阴亏虚、津液耗伤，亦可致排尿不畅、小便不爽、尿后余沥不尽等。该病往往因患者年老肾虚、膀胱气化功能下降，再加湿热、瘀血、痰浊等病理产物瘀阻于下焦所致。BPH病机以"年老肾衰"为本，瘀血、湿热、痰浊阻塞下焦经络为标，乃本虚标实之症。早期正虚邪轻，多以肾气虚为主；

中期肾虚兼夹湿热或瘀血，正虚邪实并重；后期以正虚邪盛，湿热或瘀血之症更加明显。

金保方教授认为，前列腺增生的中医治法应以"补肾固本"治其本，同时根据"六腑以通为用"的原则，以清湿热、利气机、散瘀结、利水道治其标。常见证型：肾气亏虚、中气下陷、气滞血瘀、湿热蕴结、肾虚血瘀等。

1. 肾阳亏虚

证候：排尿困难或不畅，夜尿频数，尿频尿急；神疲乏力，面色㿠白，畏寒肢冷，腰膝酸软。舌淡，苔薄白，脉沉迟。

治法：温肾助阳，通络利尿。

方药：右归丸加减。常用药物：附子、肉桂、鹿角胶、菟丝子、益智仁、杜仲、熟地黄、山药、枸杞子、泽兰、茯苓、桃仁、莪术等。

2. 肾阴亏虚

证候：排尿困难或不畅，尿频尿急，夜尿频数；潮热，盗汗，头昏耳鸣，心烦，腰膝酸软。舌红少苔，脉沉细数。

治法：益肾滋阴，通络利尿。

方药：二海地黄汤或知柏地黄丸加减。常用药物：生地黄、熟地黄、知母、黄柏、山药、山茱萸、茯苓、牡丹皮、泽泻、女贞子、墨旱莲、补骨脂、沙苑子、怀牛膝、海藻、昆布、莪术、车前子等。

3. 中气下陷

证候：排尿困难无力，小便欲解不出，小腹坠胀，尿失禁或遗尿；神疲乏力，少气懒言，气短，语声低微，或脱肛，纳差。舌淡，苔薄白，脉细弱。

治法：补中益气，养血利尿。

方药：补中益气汤加减。常用药物：黄芪、党参、白术、陈皮、当归、柴胡、升麻、桂枝、益智仁、茯苓、当归、琥珀等。

4. 气滞血瘀

证候：排尿困难或不畅，夜尿频数，小便点滴不畅，尿细如线；小腹胀满疼痛，会阴或睾丸胀痛或刺痛，血尿或血精。舌质紫暗或有瘀斑，苔白或黄，脉细涩。

治法：疏肝理气，化瘀散结。

方药：沉香散合抵当丸加减。常用药物：沉香、石韦、乌药、青皮、郁金、桃仁、当归、王不留行、川牛膝、穿山甲等。

5. 湿热蕴结

证候：排尿困难，排尿费力，小便黄赤频数短涩，尿道灼热；阴囊潮湿，口苦黏腻，或口渴不欲饮，大便干结。舌红、苔黄腻，脉滑数。

治法：清热化湿，通络利尿。

方药：程氏萆薢分清饮加减。常用药物：萆薢、石菖蒲、黄柏、白术、莲子芯、车前子、淡竹叶、茯苓、瞿麦、丹参、赤芍、车前子等。

6. 肾虚血瘀

证候：排尿困难，夜尿频数，尿后滴沥不尽；怕冷，神疲乏力，腰膝酸软，小腹、会阴、腰骶部或肛周刺痛。舌暗淡伴瘀点、瘀斑，苔薄白，脉沉涩。

治法：补肾逐瘀，散结利尿。

方药：金匮肾气丸合少腹逐瘀汤加减。常用药物：熟地黄、山茱萸、山药、泽泻、益智仁、车前子、当归、川芎、赤芍、蒲黄、没药、桂枝、小茴香、干姜、延胡索等。

五、典型病案

案 1　心肾两虚之 BPH（李辅仁医案）

周某，男，78 岁。2005 年 9 月 2 日初诊。

患者无明显诱因而出现尿频、尿急数日。

初诊：患者数日来无明显诱因而出现尿频，尿急，尿不畅，夜尿频数；伴神疲乏力，汗多，动则益甚，舌胖苔薄，脉滑数、乍紧乍疏。既往有高血压病、冠心病、慢性胃炎、甲状腺结节、前列腺肥大、脑血管病后遗症。此为年老心肾两虚，肾虚则小便失司，心脾不足则乏力汗多、舌胖、脉律不整。

辨证：心肾不足，湿浊阻滞证。

治法：养心补肾，利水通淋。

处方：丹参生脉饮合五苓散加减。党参 30g，麦冬 15g，五味子 10g，丹参 30g，郁金 10g，猪苓 20g，泽泻 20g，茯神 30g，萆薢 15g，石韦 20g，通草 5g，瓜蒌 30g，枸杞 10g。7 剂，水煎服，日 1 剂。

复诊：服药 7 剂后，诸症均减。仍夜尿频数，眠差，大便干，舌淡胖，苔薄，脉细弦。考虑到湿浊阻滞症状减轻，肾气不固之征明显，故应益肾缩尿，遂用五子衍宗汤加减以巩固疗效。

按：老年男性患 BPH 比较常见，虽然其临床表现为尿频、尿急、尿不畅，但不同于泌尿系统感染所致的淋证。前者多因肾虚、气化不利引起，虽有淋证之一般症状，但非下焦湿热引起，不可一味利尿，而应注重益精固肾缩尿治疗。五子衍宗汤是补益肾气、固精缩尿之方，可用于治疗老年前列腺增生所致的尿频、尿急等症，尤其能很好地改善夜尿频多症状。如配伍五苓散、八正散等利尿通淋之品，通利与固涩并用，相反相成，效果更好。

案 2　肾虚血瘀之 BPH（施汉章医案）

田某，男，72 岁。1992 年 5 月 4 日就诊。

患者进行性排尿困难 3 年。

初诊：患者进行性排尿困难 3 年，经口服中药、西药及半年前行前列腺射频治疗后仍无明显好转。症见面色无华，发白稀疏，步履不稳，神志清楚；小便频繁，尿流细短，色泽不黄，夜尿频多（7～8 次/晚），不痛无血，少腹憋胀；伴腰膝酸软，喜暖畏寒，纳呆少食。舌黯淡有齿痕，苔薄白，脉细缓。B 超提示：前列腺体积 4.5cm×4.5cm×5cm，无结节，膀胱内未见新生物，但有多个 0.3cm 的强光点，膀胱内残余尿约 80mL。西医诊断：前列腺增生症、膀胱结石；中医诊断：癃闭。

辨证：肾虚血瘀，痰浊阻窍证。

治法：补肾活血，化痰通窍。

处方：补骨脂 20g，菟丝子 15g，巴戟天 10g，淫羊藿 10g，肉桂 5g，王不留行 10g，丹参 20g，浙贝母 10g，牡蛎 30g（先煎），皂角刺 10g，益母草 40g，海藻 10g，黄柏 6g，知母 10g，黄芪 15g，橘核 30g，车前子 30g(包煎)。7 剂，水煎服，每日 1 剂，分 2 次服。

复诊：少腹憋胀，小便频数之症好转，夜尿次数减少，每晚5～6次，腰膝酸软、畏寒怕冷等症均有减轻。舌质淡黯有齿痕，脉缓。效不更方，继服7剂。

三诊：观患者面色红润，步履稳健，小便通畅，少腹不憋，夜尿1～2次，腰膝酸软、喜暖畏寒、纳呆少食等症消除，并有3块小结石排出。

为巩固疗效，再服7剂。B超复查提示：无残余尿，前列腺3cm×3cm×3.5cm，膀胱内强光点消失。嘱患者将上药配丸药后口服1个月以善后。药后随访至今，小便通畅。

按： 施老经过长期的临床观察，认为本病以肾虚为本，瘀血、痰浊为标。肾虚气化不利，水湿内停，聚而为痰，痰浊阻窍，气血瘀滞，经脉不畅，又生痰浊。故治疗当标本同治，将补肾、活血、化痰之法合而用之，方能奏效。方中补骨脂、菟丝子、巴戟天、淫羊藿、肉桂、炙黄芪补肾健脾，使肾气旺盛，气化来复，脾运得行，水津得布则痰无所生；王不留行、丹参、皂角刺活血化瘀，疏通窍道；海藻、橘核、牡蛎、象贝母软坚化痰；益母草、车前子使水湿痰浊得利；知母、黄柏反治因补肾而致的相火虚炽。如此组方施治，肾虚得补，瘀血痰浊得化。较之单一方法的治疗，收效更速。施老用此方治疗数十例前列腺增生症患者，无不收到较好的疗效。

案3 湿热壅塞之BPH（李时珍医案）

甥柳乔，素多酒色，病下极胀痛，二便不通，不能坐卧，立哭呻吟者七昼夜，医用通利药不效。遣人叩予。予思此乃湿热之邪在精道，壅胀隧路，病在二阴之间，故前阻小便，后阻大便，病不在大肠膀胱也，乃用楝实、茴香、穿山甲诸药，入牵牛加倍煎服。一服减，三服平。牵牛达右肾命门，走精隧，人所不知。

按： 此例癃闭，由酒色过多，湿热壅塞精道而发。故时珍伍以山甲、牵牛等走精隧、通瘀塞之药治之。用牵牛治疗本证，乃李氏之宝贵经验，应予以继承。

案4 提壶揭盖法治疗肺热壅盛之BPH（张继泽医案）

张某，男，52岁，工人。1985年11月初诊。

原有前列腺增生病史，近5天来上感，恶寒发热，咳嗽咽痛。前日起突然出现小便短少，排尿不畅。少腹满胀，面微水肿，舌淡红，脉滑数。尿常规：蛋白（±），白细胞高倍视野 1～2 个。

辨证：风热上受，肺热气壅，宣降失司，上焦不宣则下焦不通。

治法：清热宣肺行水。

处方：麻黄 5g，桑白皮 12g，马兜铃 5g，桔梗 5g，茯苓 10g，木通 3g，黑山栀子 10g，前胡 10g，杏仁 10g，浮萍 5g，甘草 3g。

3 剂后热退咳减，小便渐畅。继以原方去山栀子，加泽泻 10g，调治而愈。

按：本证为肺热壅盛证。肺为水之上源，有通调水道，下输膀胱之职。如热壅于肺，肺失宣发肃降，水液排泄障碍，遂致小便不爽或点滴不通。辨证要点：一是肺经症状，二是病程较短。其用药之要在于宣通肺气，开上启下，即予提壶揭盖之法。

案 5　气滞血瘀湿阻之 BPH（印会河医案）

任某，男 83 岁。1980 年初诊。

患者小便不畅已 2～3 年，近数月来日趋严重。膀胱压之胀痛，每次排尿滴沥不畅，难以排出，往往需经 2～3 个小时才能排净，如此甚感苦恼。经北京某医院诊断为"老年性前列腺肥大"，认为除手术外，别无他法根治。

处方：柴胡、当归、丹参、赤芍、海浮石（先煎）、海藻、昆布、夏枯草、玄参各 15g，生牡蛎 30g（先煎），川贝粉 3g（分冲），牛膝 10g，肾精子 5 粒（包吞）。

患者服药后，自觉药力直达病所，并觉前列腺部位有活动感，当时即见排尿通畅，爽快无阻。服 5 剂后，多年顽疾即告痊愈。在北京停药观察二月余，未见发作，欣然返回故里。

按：BPH 为老年男性常见病，年龄越大，发病率越高。老年人多伴有基础疾病，尤以心脑血管病多见，且身体各种机能下降，所谓久病必瘀，久病必虚，且容易气滞湿（痰）阻。印老是临床大家，思维敏捷，学验俱丰。本方功在活血化瘀，行气利湿。其亮点有二：一是海浮石、生牡蛎、海藻、昆布的使用，这 4 味"海产品"的软坚散结之功甚强，可消积块，化老痰，为治疗结块（节）性疾病的极好选择；二是牛膝和肾精子的选择，两药都有下行之功，实为治疗 PBH 所致排尿不畅的神来之笔。

注：肾精子为牛科动物黄牛 Bos Taurusdomesticus Gmelin、水牛 Bubalus bubalia Linnaeus 或猪 Sus scrofa domestica Brisson 的膀胱结石，具有化石通淋之功效，多用于尿路结石。

案 6　BPH 合并双肾积水（金保方医案）

患者高某，男，88 岁，江苏南京人。2016 年 11 月 8 日初诊。

因"进行性排尿困难 9 年，加重 3 个月"门诊就诊。患者 9 年前开始排尿困难并逐渐加重，伴尿频、尿急，4 年前开始服用非那雄胺每日 1 粒。近 3 个月来，患者排尿困难加重明显，排尿费力、尿等待，伴尿频、尿急，夜尿 6～7 次/晚；伴有乏力，气短，无尿痛，无血尿，下腹刺痛，纳差，大便干结难解，睡眠差。舌质紫暗，苔薄白，脉沉细涩。既往有高血压病史 19 年，长期服用苯磺酸氨氯地平每日 1 粒；有糖尿病史 14 年，长期服用二甲双胍每日 3 次，每次 2 粒，血糖控制欠佳。

查体：双肾区无叩击痛，膀胱区高度充盈。肛检：前列腺Ⅲ度增生，中央沟饱满，质地中等，未及结节，无触痛，肛门括约肌张力正常，指套无血染。

辅助检查：彩超示前列腺增生（62mm×58mm×52mm），膀胱壁增厚，膀胱内残余尿 550mL，双肾轻度积水，双侧输尿管全程扩张。尿液常规：白细胞（－），隐血（＋＋）。

诊断：前列腺增生，慢性尿潴留，双肾积水。

辨证：脾肾两虚，瘀血阻滞。

治法：益气健脾，温肾化瘀。

处方：老人癃闭汤加减。黄芪 15g，党参 15g，白术 12g，茯苓 10g，陈皮 6g，肉桂 6g（后下），益智仁 10g，吴茱萸 10g，菟丝子 10g，车前子 10g（包煎），水蛭 10g，王不留行 20g。14 剂，水煎服，每日 1 剂。

同时留置导尿管，在服用非那雄胺（5mg，每日 1 粒）基础上，加盐酸坦索罗辛 0.2mg，每日 1 粒，睡前口服。

2 周后复诊，复查彩超示双肾积水消失。拔除导尿管后，患者排尿基本顺畅，夜尿 3～4 次/晚，残余尿 60mL。继续服用上方 14 剂，患者排尿梗阻症状进一步改善。

按：高龄前列腺增生患者临床常见，由于身体状况差，很多患者不能耐受前列腺手术，临床以脾肾两虚证型较为常见。年老肾气亏虚，肾者主水，肾阳虚膀胱气化不利，小便为之不利；脾为后天之本，脾主运化水液，以升为健，脾失健运，则水液分布和排泄失常；脾肾两虚，两者相互影响，恶性循环，使病情更加严重。采用徐福松教授的验方老人癃闭汤加味，老人癃闭汤具有补中益气、升清降浊、活血化瘀、温肾利水之功效，在此基础上加菟丝子、吴茱萸、益智仁温补肾阳；加水蛭、王不留行破血化瘀、利水消肿，水蛭属于活血化瘀药中的重品，能明显改变血液流变性，降低血浆黏度，改善局部的充血水肿，使前列腺腺体缩小，改善排尿梗阻症状。

案7 BPH伴反复血尿（金保方医案）

刘某，男，58岁，江苏徐州人。2016年12月20日初诊。

进行性排尿困难2年，加重伴血尿2个月。

患者2年前开始排尿困难，夜尿增多，症状逐渐加重，排尿不畅，尿线细。近2个月来反复血尿，夹有血块；伴尿频、尿急、小腹胀痛。曾服用癃闭舒早、晚各3粒，效果不理想。伴纳差、腹胀，大便干结，舌质紫暗，苔黄腻，脉涩。既往有冠心病、房颤病史近10年，长期服用酒石酸美托洛尔25mg，每日1次；阿司匹林肠溶片100mg，每晚4粒。平时经常饮酒，每天3两左右白酒。

查体：双肾区无叩击痛，膀胱区轻度充盈，压痛（＋）。肛检：前列腺Ⅲ度增生，中央沟饱满，质地中等，未及结节，无触痛，肛门括约肌张力正常，指套无血染。

辅助检查：彩超示前列腺增生（50mm×48mm×42mm），膀胱壁毛糙增厚，膀胱内残余尿80mL，膀胱内血凝块（26mm×18mm）。尿液常规：白细胞（－），隐血（＋＋＋）。

诊断：前列腺增生伴出血。

辨证：湿热瘀阻下焦。

治法：清利湿热，活血化瘀。

处方：公英葫芦茶加减。蒲公英15g，陈葫芦30g，冬葵子10g，瞿麦10g，车前子10g(包煎)，石韦10g，木通6g，川牛膝10g，王不留行20g，三棱10g，莪术10g。7剂，水煎服，每日 1 剂。

非那雄胺片，每次 5mg，每日 2 次，口服。交代患者戒酒，清淡饮食，多饮水，勤排尿。

1 周后复诊，患者诉排尿梗阻较前明显改善，同时血尿消失。

按：临床上不少前列腺增生患者有长期饮酒的不良习惯，长期酒精刺激，酿生湿热，湿性黏滞，阻塞气机，气滞血瘀，阻塞膀胱，气化不利，小便不得出。此类患者应戒除不良生活习惯，尤其戒酒至关重要。非那雄胺，通过抑制睾酮向 DHT 转化，可以减少前列腺血供，治疗前列腺出血。长期服用，可缩小前列腺体积，达到缓解膀胱出口梗阻、改善 LUTS 的效果。公英葫芦茶系广东名老中医黄耀燊教授治疗尿潴留之验方，适用于膀胱湿热瘀阻的前列腺增生证。蒲公英味苦、甘、寒，归肝、胃经。功能清热解毒，消肿散结，利湿通淋。陈葫芦味甘平，归肺、肾经，味淡气薄，专利水道而消肿，并可利湿。蒲公英和陈葫芦合用，有相须之妙，能够利水除湿消肿。且中正平和无耗气伤阴之弊，故以此二者为君药。冬葵子、瞿麦、车前子、石韦、木通、川牛膝助君药利水渗湿通淋，为臣药；王不留行、三棱、莪术、川牛膝活血逐瘀通络，因"血不利则为水"，故治血则利水。诸药合用，共奏清热利湿、活血通络之功效，使邪去正安也。

案 8 前列腺增生伴中风后遗症（金保方医案）

患者，男，75 岁，山东临沂人。2012 年 10 月 18 日因"尿频尿急，夜尿次数多 2 年，伴中风后遗症"就诊。

患者于 2012 年 4 月 18 日 13 点 20 分突发口角歪斜，右侧口角低；言语不清，无头痛，无恶心呕吐；有右手无力，后恢复。CT 示"脑梗死"。既往有高血压病史 30 年，脑梗死病史 6 年，但无明显后遗症。经住院治疗后，于 2012 年 5 月 8 日改为门诊治疗。查其前所服中药，为补阳还五汤、生脉饮和牵正散加味，加减调治五月余，中风后遗症有所好转，但"尿频尿急，小便不畅，夜尿多"的症状突出。刻下见：尿频尿急，排尿不畅，点滴而出，夜尿 4 次；无少腹胀，无腰痛，无口干，便溏日 3 次；伴见短气，语言艰涩，难成语句。舌红苔腻微黄，脉弦。

辨证：脾肾亏虚，兼夹湿热。

治法：补肾导浊，益气运脾。

处方：萆薢汤合补阳还五汤加味。萆薢 10g，菟丝子 10g，车前子 10g（包煎），五味子 10g，马鞭草 20g，石菖蒲 5g，煅牡蛎 20g（先煎），乌药 10g，益智仁 10g，生黄芪 20g，桂枝 10g，留行子 20g，苍白术各 10g，生薏米 20g，茯苓 10g，干地龙 10g，全当归 20g，川芎 6g，路路通 10g，柴胡 10g。

此方两周一次调整，共 9 次门诊。一个半月后，效果显现，诸症逐渐减轻。

至 2013 年 3 月 1 日，患者无尿频尿急，大便成形，睡眠好，纳食可，肢体及语言功能已明显改善。舌红苔薄白，脉略弦。遂中药停服。

按：金保方教授临证时，对脾胃功能尤为重视。常言"人是一个整体，不管何处发病，脾胃不调，吸收功能差，吃药罔效。"值得强调的是，本案患者前列腺增生、中风后遗症的恢复均离不开对脾胃的调治。脾主运化，运化功能正常，水谷精微得以吸收，并转输至全身，气血生化有源，血行通畅，则有利于缺血性症状的好转。同时分清泌浊功能增强，有利于改善排尿症状。本案体现了金保方教授整体观念、辨证与辨病相结合、衷中参西的临证思路。这种以中医理论为基，结合西医学病理及客观诊断的思路，也正是中医现代化的方向。显著的临床疗效正是其有力的佐证。

第二节 男性迟发性性腺功能减退症

一、概述

迟发性性腺功能减退（late-onset hypogonadism，LOH），又称"年龄相关的睾酮缺乏综合征"（testosterone deficiency syndrome，TDS），是一种与年龄增长相关的，以典型症状和血清睾酮水平下降的临床和生化综合征，过去也称为"中老年男性部分雄激素缺乏"（partial androgen deficiency of the ageing male，PADAM）或中老年男性雄激素缺乏综合征、男性更年期综合征等。随着年龄增加，下丘脑 – 垂体 – 睾丸（HPT）轴功能减退，中老年男性血清睾酮水平进行性下降，出现一系列与雄激素缺乏相对应的表现，如性欲减退、勃起功能障碍、体能下降、易疲劳、记忆力减退、烦躁抑郁、睡眠障碍，体毛减少、骨质疏松和内脏脂肪堆积等症状和体征。随着社会老龄化进程的加剧，LOH 成为严重影响中老年男性生活质量和健康的重要疾病之一。

二、病因病理

睾酮是男性体内最重要的激素之一，贯穿了男性从胚胎发育到衰老的全部生理活动中，对男性生活质量有非常重要影响。在正常男性 95% 的雄激素由 Leydig 细胞分泌，主要由经典的 HPT 轴途径来调控。下丘脑分泌 GnRH，包括促卵泡激素释放激素和促黄体激素释放激素，两者作用于脑垂体，使之分泌促性腺激素，即 FSH 和 LH，后者作用于睾丸间质细胞膜上的 LH 受体，使睾丸间质细胞分泌睾酮。同时，睾酮对下丘脑和垂体具有负反馈调节作用。

T 的主要生理作用有：促进雄性生殖器官的发育和成熟，刺激雄性第二性征的出现，维持生殖器官的功能和第二性征；保持男性生精功能；促进蛋白质的合成，同时还具有促进骨骼生长、促进红细胞生成等作用。T 的缺乏直接导致全身各组织器官如骨骼、肌肉、脂肪、血液和心血管系统以及情绪、认知、性功能等出现一系列病理生理变化。

目前认为，LOH 是原发性和继发性因素共同作用的结果，多种机制均可损害睾酮的正常分泌和生物活性发挥。中老年男性的雄激素效用低下，包括雄激素水平低下和靶器官对雄激素的敏感性下降。

（一）雄激素水平下降

LOH 发病的核心机制是由于老年男性 Leydig 细胞的数量减少和功能下降，分泌 T 减少，导致血清 T 水平下降。随年龄增加，男性睾丸体积会逐渐缩小，从 25 岁到 80～90 岁男性睾丸体积大约降低了 15%，睾丸质地变软，Sertoli 细胞和 Leydig 细胞的总数减少，同时出现睾丸纤维化病变和血供减少，即睾丸实质开始退化；Leydig 细胞合成与分泌 T 的功能受 HPT 轴的调控，老年男性下丘脑促 GnRH 神经元减少，GnRH 脉冲式分泌下降；垂体对 GnRH 的反应性降低，致 LH 脉冲频率增加但不规律，T 分泌昼夜节律消失；T 对下丘脑 - 垂体的反馈性抑制作用增强。因此，老年男性存在 LH 分泌障碍以及下丘脑、垂体负反馈调节的障碍，最终可引发 LOH 的发生。老年男性 T 合成过程中的限速酶（如急性调节蛋白 StAR、细胞色素 P450 家族和羟基固醇脱氢酶）表达下降，也可能导致 T 下降。

此外，中老年男子体内雄激素水平变化也可能与雄激素转化为雌激素的比例增高、过度肥胖、胆固醇摄入过多、慢性疾病、遗传及环境等因素有关。

（二）生物可利用睾酮比例的下降

循环中的睾酮 98% 与蛋白结合，其中 43% 与 SHBG 结合，55% 与白蛋白结合，2% 为游离 T（FT）。与 SHBG 紧密结合的睾酮无生物活性；与白蛋白结合 T 和 FT 才具有生物活性。睾酮与白蛋白的亲和力较弱，容易在组织毛细血管中解离。随着年龄增长，血清总睾酮（TT）水平下降，血浆中的 SHBG 以每年 1.2% 的水平升高，生物活性睾酮水平显著下降，从而导致 LOH 的发生。有研究显示，血浆 SHBG 的增加可能与 GH 的活性下降有关。

（三）雄激素受体异常

雄激素发挥生理作用需要与 AR 结合。衰老可造成 AR 水平下调及敏感性降低，使雄激素生理作用无法完全发挥，导致 LOH。LOH 人群的 AR 基因上的 CAG 重复序列较少，提示 LOH 的发生可能受 AR 基因的调控。

（四）微循环因素

衰老不仅是年龄的增长，而且伴随着器官、组织、细胞的衰老，尤其是血管的退化。睾丸有丰富、复杂的血管系统，稳定的血流供应对维持睾丸正常功能及内环境起着极为重要的作用。随着年龄增长，多种致病因素均会引起睾丸微循环障碍，睾丸血管发生一系列病理生理变化，如生理性硬化，动脉供血不足、静脉代谢障碍，以及一系列的毒素废物的堆积，都可能破坏睾丸微环境，导致睾丸生精功能、雄激素合成功能下降。微血管数目的下降以及微血管内壁的异常变化是导致睾丸衰老的可能原因。

1. 微循环障碍对睾酮产生的影响

睾丸微环境的稳定以及微循环的维持有赖于睾丸间质内多种因子的调控作用。调控睾丸微循环的血管活性因子很多，如 VEGF、NO、FGF、TGF 等，其中备受关注的是 VEGF 与 NO。VEGF 主要是由 Leydig 细胞和 Sertoli 细胞分泌的，其主要作用是加快内皮细胞的生成、促进血管的发生、提高其通透性以及调节睾酮等。VEGF 可能以旁分泌的方式影响睾丸微血管，为曲细精管、睾丸间质提供合适的微环境。VEGF 可以通过提高内皮细胞中的糖类转运，促进内皮细胞增殖；通过作用于毛细血管后静脉和小静脉，提高血管的通透性。NO 在维持男性生殖功能方面有着重要作用，可以舒张血管，维持微循环灌注，其受体 NOS 广泛存在于 Leydig 细胞、Sertoli 细胞、精母细胞、血管内皮细胞中。NO 在男性生殖活动中，如射精、雄激素的分泌、精子获能、精子与卵细胞融合等过程均发挥作用。NO 通过调节阴茎以及睾丸局部血液供应，达到调控性欲和性功能的作用。睾丸微循环障碍可能会导致睾丸合成睾酮的能力及雄激素水平下降。

2. 雄激素缺乏对睾丸微循环的影响

雄激素对血管的作用主要在于能够扩张血管，这可能与雄激素通过增加内皮细胞 NO 释放或激活 K^+ 通道直接作用于平滑肌细胞有关。实验研究发现，生理剂量的雄激素对血管的反应性具有保护作用，长期内源性雄激素缺失可间接影响雄性大鼠对血管活性物质的反应性。AR 广泛存在于睾丸内微血管管壁肌层，睾丸内雄激素浓度远高于血清（啮齿动物是 40 倍，人类则为 200 倍），提示雄激素对睾丸微血管的调节机制可能有别于体循环。长期雄激素缺乏可导致睾丸微循环障碍，微循环障碍反过来影响雄激素合成，形成恶性循环。

3. 雄激素缺乏导致阴茎海绵体微循环障碍

雄激素与阴茎勃起功能关系密切。睾酮通过 NO 调节鸟苷酸环化酶，鸟苷酸环化酶催化 GTP 为 cGMP，通过蛋白激酶 G 途径引起细胞内钙离子浓度降低，平滑肌舒张，促进阴茎勃起。与 NOS 介导平滑肌舒张的作用相反，RhoA/Rho 激酶信号通路主要调控海绵体平滑肌的收缩。睾酮水平下降时，RhoA/Rho 激酶上调，收缩海绵体平滑肌。长期睾酮缺乏患者海绵体平滑肌细胞数量减少，动脉性 ED 平滑肌数量减少较静脉性 ED 更加显著。睾酮缺乏可导致海绵体平滑肌数目减少，平滑肌舒张障碍，海绵窦扩张不充分，海绵体平滑肌、海绵窦的顺应性及弹性减弱，无法充分压迫白膜下静脉丛及引流静脉，出现静脉瘘，阴茎无法达到充分勃起，导致 ED 的发生。补充睾酮，可改善 LOH 患者的勃起功能。对于单纯睾酮治疗无效患者，也可提高 PDE5-I 的疗效。

4. 雄激素缺乏与心脑血管疾病的关系

生理水平睾酮对维持心血管系统正常功能起重要作用。PADAM 可引起高血脂、高血糖、高血压、凝血与纤溶失衡、炎症等心血管疾病危险因素的发生。PADAM 与血糖及血脂具有相关性，T 水平低下会导致血糖、甘油三酯、非高密度脂蛋白胆固醇、动脉硬化指数水平升高，而高密度脂蛋白胆固醇水平降低。PADAM 可损伤血管内皮细胞，使 NO 合成减少与 ET-1 释放增加，导致血管内皮功能障碍，影响血管舒缩功能，加速动脉粥样硬化的形成，促使血管病理变化的发生，从而进一步促使动脉粥样硬化的发生和发展，增加心脑血管疾病发生。（表 11-1，表 11-2，表 11-3，表 11-4）

表 11-1　中老年男性症状评分表（AMS 量表）

症状评分项目	没有 1分	轻度 2分	中度 3分	严重 4分	极重 5分
1. 总体健康状况的感觉下降（一般健康状况，主观感受）					
2. 关节疼痛及肌肉疼痛（腰痛，关节痛，四肢疼痛，一般背痛）					
3. 多汗（出乎意料或突然发作的出汗、潮热，与紧张无关）					
4. 睡眠问题（难以入睡，易醒，早起，感觉很累，睡眠不佳，失眠）					
5. 需要增加睡眠，经常感觉疲倦					
6. 易怒（咄咄逼人的感觉，很容易为小事烦恼，情绪化）					
7. 精神紧张、坐立不安（内心的紧张，心情烦躁）					
8. 焦虑、惊恐（感觉恐慌）					

症状评分项目	没有 1分	轻度 2分	中度 3分	严重 4分	极重 5分
9. 体力衰竭、缺乏活力					
10. 肌力下降、感觉虚弱					
11. 情绪压抑、抑郁					
12. 感觉不在正常状态					
13. 感觉筋疲力尽、处在最差状态					
14. 胡须生长减慢					
15. 性能力与性生活频度下降					
16. 晨起阴茎自主勃起次数减少					
17. 性欲望下降					

表 11-2 AMS 量表总分评价

总分	17～26 分	27～36 分	37～49 分	50分以上
症状严重程度	无	轻度	中度	重度

表 11-3 中老年男性雄激素缺乏调查（ADAM）表

问题	是	否
1. 是否有性欲减退？		
2. 是否有体能下降？		
3. 是否有体力和（或）耐力下降？		
4. 是否有身高降低？		
5. 是否有生活乐趣降低？		
6. 是否有忧伤和（或）脾气不好？		
7. 是否有勃起不坚？		
8. 体育运动能力最近是否有下降？		
9. 餐后是否爱打瞌睡？		
10. 最近的工作表现是否不佳？		

问题 7 或任何 3 个其他问题回答"是"即可定为阳性答卷。

表 11-4　PADAM 问卷表

症状		总是（3分）	经常（2分）	有时（1分）	没有（0分）	总分
体能症状	全身无力					
	失眠					
	食欲减退					
	骨和关节痛					
血管舒缩症状	潮热					
	阵汗					
	心悸					
精神心理症状	健忘					
	注意力不集中					
	恐惧感					
	烦躁易怒					
	对以前有兴趣的事失去兴趣					
性功能减退症状	对性活动失去兴趣					
	对性感的事物无动于衷					
	晨间自发勃起消失					
	性交不成功					
	性交时不能勃起					

注：如果体能症状和血管舒缩症状总分大于 5 分，或精神心理症状总分大于 4 分，或性功能减退症状总分大于 8 分，提示患者可能存在 PADAM。

三、检查

（一）体格检查

一般检查：身高，体重，乳腺发育情况，体毛分布情况，血压等。

生殖系统检查：阴囊触诊检查睾丸大小、质地和形态，是否存在 VC、鞘膜积液和肿瘤等，附睾有无压痛结节或囊肿，可通过肛门指诊了解前列腺大小、质地、有无结节等。

（二）实验室检查

常规检查：血常规、尿常规、血糖、血脂、肝功能、血黏度。

内分泌检查：主要是生殖激素检查，包括 LH、FSH、TT（有条件可检测 FT）、PRL、TSH、E$_2$。

彩超检查：阴囊及前列腺。

四、诊断

LOH 诊断包括三方面：症状筛查、实验室睾酮检测、睾酮补充治疗（testosterone supplement therapy，TST）试验性诊断，三者互相统一。单纯有症状和睾酮水平降低，对试验性治疗无反应者，也不能诊断为 LOH。

（一）症状筛查

睾酮通过中枢神经系统的 AR 调节性欲和性唤醒，对男性性欲起决定作用，睾酮水平与性欲呈正相关。LOH 主要症状有：性欲减退，勃起功能下降；出现抑郁、易激惹；乏力、易疲劳；睡眠障碍；体能下降，自主活动能力下降；肥胖，内脏脂肪增加；毛发稀少，骨密度下降；记忆力减退；认知功能下降；潮热、易汗。诊断可治疗性 LOH 时，需要有睾酮缺乏的相关临床症状和体征。出现 1 项或同时出现多项上述临床症状时，应考虑有 LOH 的可能。各种调查问卷可以用来监测 LOH 的症状及其相应 TST 的效果，其中应用最广泛的是 PADAM 问卷表、老年男性症状量表（AMS）和中老年男性雄激素缺乏自测表（ADAM）。由于 AMS 量表特异性高，ADAM 表敏感性高，故推荐 AMS 可作为疗效监测使用，ADAM 表作为筛查检测指标使用（表 11–1～表 11–3）。

（二）睾酮检测

血清总睾酮水平测定，是公认的诊断 LOH 最为可靠的指标，但尚缺乏广泛认可的正常低限值。目前较一致的看法是，若 TT 水平高于 12nmol/L，不考虑 LOH，不需要 TST；TT 水平若低于 8nmol/L，可以诊断 LOH，TST 往往能使患者获益。若血清总睾酮水平处于 8～12nmol/L 之间，则建议平衡透析法直接测定 FT 或重复测定 TT 及 SHBG，并计算游离睾酮水平，有助于诊断和治疗决策的采用。特别是对肥胖和 SHBG 可疑的男性 FT < 225pmol/L 时，能更确切地筛查 LOH。测定总睾酮（TT）水平的血清标本，应于上午 7：00～11：00 采集。

（三）TST 试验性诊断

对于具有潜在或明显睾酮缺乏症状而且 TT 水平处于临界值的患者，如检测条件所限或者无法检测 FT 时，在排除其他疾病、药物影响和使用禁忌证后，可以尝试 3 个月的诊断性 TST（3T 试验）。治疗前后量表各项症状积分如果有明显改善，即可初步诊断为 LOH，排除禁忌后，可推荐长期服用。如果治疗无效，则应停止 TST，寻找其他原因。

五、治疗

LOH 的治疗以提高机体睾酮水平为原则，西医主要就是睾酮替代治疗；中医辨证论治，可以兼顾全身和基础疾病。

（一）西医治疗（TST）

由于睾酮缺乏可以给全身多系统器官带来不利影响，所以建议一旦确诊为 LOH 应尽早开始 TST，可以让患者更多获益。TST 的目的是维持血中 T 生理浓度，维持男性性功能，改善 LOH 症状。TST 不仅对性欲及勃起功能有所改善，增加性生活频度，维持男性化特征；而且还可以改善体能和精力，增加骨密度以预防骨质疏松，显著降低体质量和腰围，减少内脏脂肪，改善胰岛素敏感性，减少心血管疾病的发生，改善焦虑、抑郁等负面情绪。LOH 伴有勃起功能障碍患者，推荐使用 PDE5 抑制剂治疗；精神心理症状严重者，推荐精神心理科就诊或给予抗抑郁、抗焦虑药物治疗。

在 TST 治疗时，血清 T 应维持在什么水平最为安全、有效，目前尚无确切的资料来证实。当前的共识是，将血清 T 水平维持在青年男性 T 水平正常参考值的中间值与低限值之间是合理的治疗目标。T 水平持续高于生理浓度并不会给患者带来更多益处，反而增加了治疗风险。雄激素水平在生理范围参考值低限的 LOH 患者也可以接受 TST，同样能够改善其性欲和 LOH 症状。TST 的疗程尚无统一标准，可根据患者的需求，采取不同的疗程。LOH 患者采用 TST，一般可在 3 个月内改善症状，所以建议疗程最少 3 个月。

随访与监测：LOH 通常需要长期治疗，建议第一年每 3 个月随访 1 次，以后每半年1 次。治疗前，详细检查血压、DRE、PSA、血常规、肝功能、睾酮测定。治疗期，重点监测前列腺癌，通过定期 DRE 和 PSA 检测，一旦发现可疑前列腺癌，应立即停药并行前列腺穿刺活检确诊。

TST 的禁忌证：可疑及确诊为前列腺癌患者；乳癌患者；严重睡眠呼吸暂停综合征患者；BPH 伴严重 LUTS 者；红细胞增多症患者；严重心功能不全或肝、肾功能衰竭者。

睾酮制剂类型有口服给药、黏膜下给药、外用药、注射用药和植入型给药，选择原则是安全无肝毒性、对脂质代谢影响小；短期内撤退，快速代谢或转化。

1. 皮肤贴剂

有阴囊和非阴囊皮肤贴剂两种，通过模拟睾酮分泌的昼夜节律，使睾酮的补充更加符合生理状态。阴囊贴剂使用时，在早晨外贴于阴囊皮肤 10mg 或 15mg，每日 1 次；非阴囊贴剂，于睡前贴于躯干或四肢 12.2mg，每日 1 次。两种方法均可能造成局部瘙痒不适，阴囊贴剂还可在阴囊皮肤 5α 还原酶作用下转化为 DHT，导致 DHT 升高，可能对前列腺和其他组织产生不良影响。

2. 口服制剂

首选十一酸睾酮胶丸（安特尔，TU），甲基睾酮由于有严重的肝毒性，不适宜长期补充。推荐剂量为每次 40 ～ 80mg，每日 2 次，饭后口服，可以满足 LOH 患者的日常生理需要。药物通过小肠吸收，经过淋巴系统进入循环系统，没有肝脏首过效应，随时可以终止治疗，具有安全、有效、方便的特征而广为使用。口服 TU 后，血浆睾酮到达峰值的时间为 1 ～ 8 小时，平均 4 小时，个体差异较大，24 小时排出口服剂量的 40%。由于每例患者的睾酮缺乏程度不同，药物剂量会有所不同。原则上，基础睾酮水平越低，临床症状与睾酮缺乏的相关性越大，需要补充的睾酮剂量越多。LOH 患者在服用 TU2 ～ 3 周后，血浆睾酮和雌二醇达到最高，此后即保持长期稳定。

3. 肌注剂型

肌内注射是长久以来最为普遍应用的给药方式。采用庚酸睾酮治疗男性性腺功能减退症的历史已有 50 年，其安全性已被证实。常用 100 ～ 150mg，每 2 周肌注 1 次。注射庚酸睾酮后，血清睾酮水平可迅速（24 小时内）升高至峰值，并在此后的 2 周内逐渐下降至正常水平以下。由于其血药浓度的峰 - 谷差异，可以造成患者症状的波动，还会增加不良反应的发生。现今更加常用的十一酸睾酮，作用时间更长，可维持更为平缓的血药浓度，1000mg 的制剂推荐每 10 ～ 12 周注射 1 次，250mg 的制剂推荐每月注射 1 次。

4. 植入型给药

更加长效的给药途径，还有睾酮粒子植入。将含有睾酮的粒子植入臀部或腹部的皮下脂肪层中，可以持续释放药物，维持正常的睾酮水平长达 3 ～ 6 个月。但由于其有创性，临床使用少。

（二）中医治疗

历代中医文献中无此病名记载，根据其临床症状及病理机制，可归为"男子脏躁""阳痿""虚劳"等范畴。《素问·六节藏象论》记载"肾者主蛰，封藏之本，精之处也"。《素问·上古天真论》所述"肾者主水，受五脏六腑之精而藏之，故五脏盛乃能泻。今五脏皆衰，筋骨解堕，天癸尽矣。故发鬓白，身体重，步行不正，而无子耳"。《素问·阴阳应象大论》曰："年四十，而阴气自半也，起居衰矣；年五十，体重，耳目不聪矣；年六十，阴痿，气大衰，九窍不利，下虚上实，涕泣俱出矣。"形象地描述了机体由盛到衰的过程，并认为肾藏精、主生殖，为先天之本，主人体的生长发育与生殖。随着年龄的增长，肾精亏虚，天癸衰竭，阳气虚衰，肝肾不足，精血渐亏，脏腑机能衰退，气血阴阳失和，是 LOH 的病理基础。肾虚是 LOH 的主要发病机制，治疗原则以补肾为根本之法。

1. 肾阳亏虚

证候：性欲下降，阳事不兴，精液稀冷；神疲倦怠，畏寒怕冷，面色无华，阴部冰凉，小便清长，大便稀溏。舌淡胖，苔薄白，脉沉弱。

治法：温肾壮阳，活血益精。

方药：金匮肾气丸或右归丸加减。常用药物：附子、肉桂、熟地黄、山药、菟丝子、山茱萸、茯苓、巴戟天、枸杞子、怀牛膝、川芎等。

2. 肾阴亏虚

证候：性欲减退，勃起不坚或难以勃起，精液量少而稀薄，睾丸体积较小；神疲乏力，腰膝酸软，头晕耳鸣，双目干涩，口干喜饮，牙齿松动，失眠健忘，大便干结。舌红苔少，脉沉细。

治法：滋补肾阴，养血填精。

方药：杞菊地黄丸或左归丸加减。常用药物：熟地黄、炒山药、菟丝子、枸杞子、当归、五味子、龟甲胶、紫河车、黄精、白芍、川芎、赤芍等。

3. 肾阴阳两虚

证候：性欲减退，阳事不举，精液量少而稀薄，睾丸体积较小；神疲乏力，腰膝酸软，头晕耳鸣，口干喜饮，牙齿松动，失眠健忘，大便干结或便溏。舌淡胖苔少，脉沉弱。

治法：补肾壮阳，养血填精。

方药：二仙汤加减。常用药物：仙茅、淫羊藿、肉苁蓉、巴戟天、菟丝子、熟地黄、龟甲、知母、黄柏、川芎、当归等。

六、典型病案

案1　LOH合并高血压（金保方医案）

刘某，男，61岁，江苏南京人。2016年11月3日因"性欲下降伴勃起不坚5年"就诊。

患者已婚，近5年性欲减退明显，晨勃消失，勃起不坚，甚则难以勃起，畏寒肢冷，腰膝酸软，乏力，嗜睡，小便清长，大便时溏，舌质淡胖，苔薄白，脉沉弱。

既往有高血压病史8年，血压最高达180/100mmHg，长期服用苯磺酸氨氯地平5mg，每日1粒，血压控制尚可；有吸烟病史20多年，每天半包。

查体：双侧睾丸容积约12mL，质地较软，附睾及输精管未触及异常。肛检：前列腺轻度增生，中央沟变浅，未及结节，无触痛，肛门括约肌张力正常。

AMS问卷评分为62分。

性激素检查：血浆 T 6.25nmol/L，LH 6.52IU/L，FSH 6.80IU/L，PRL 286.4mIU/L，E_2 207.8pmol/L。血 t-PSA 1.64ng/mL。

诊断：LOH，ED。

辨证：命门火衰，肾阳亏虚。

治法：补肾壮阳。

处方：右归丸加减。制附子10g（先煎），肉桂3g（后下），熟地黄10g，怀山药20g，菟丝子10g，山茱萸6g，茯苓10g，巴戟天10g，枸杞子10g，怀牛膝10g，鹿角胶

10g（烊化），杜仲10g，干蜈蚣1条。14剂，水煎服，每日1剂，分早晚服。

2016年11月17日复诊：患者诉精力好转，乏力改善，渐有晨勃，勉强能完成性生活。复查血浆T 11.24nmol/L。继续服用上方4周后，患者诉性功能明显改善，精力充沛，再次进行AMS评分为36分。病情明显好转。

按： 对于LOH诊断明确者，TST治疗得到广泛公认，但是临床上需要采取个体化的用药方案。若睾酮补充过多，导致血浆睾酮水平过高也可能产生负反馈，抑制HPT轴功能，同时也会增加前列腺增生风险；若补充不够，则达不到治疗效果。本例患者担心"激素药"的副作用，要求服用中药治疗。从中医辨病来看，多数LOH患者以肾阳虚为主，右归丸是温补肾阳的代表方，出自《景岳全书》，由制附子、肉桂、鹿角胶、熟地黄、山药、山茱萸、枸杞子、当归、菟丝子、杜仲组成。方中制附子、肉桂补益命门，温补肾阳；鹿角胶温肾壮阳，补督脉，益精血；熟地黄、山茱萸、枸杞子、山药滋阴补肾，养肝补脾；杜仲、菟丝子、巴戟天、怀牛膝温肾助阳益精气，配当归养血和血；干蜈蚣辛温，性走窜，善破血行气，引药入肝经，可促进药力发挥。诸药配伍，共奏温阳益肾、填精补血以补肾壮阳之效。

案2　LOH合并糖尿病（金保方医案）

丁某，男，57岁，江苏扬州人。2015年5月7日因"性欲下降伴勃起不坚2年"就诊。

患者近两年来性欲下降，勃起不坚，性交射精快，性生活每月1次。平时午后潮热，口干，大便干结，纳可，舌红两侧有瘀斑，苔少，脉弦。

既往有2型糖尿病史14年，长期服用盐酸二甲双胍，每次2粒，每日3次；格列美脲片，每日1粒，口服，血糖控制尚可。

查体：双侧睾丸容积约15mL，质地软，附睾及输精管未及异常。肛检：前列腺轻度增生，中央沟变浅，未及结节，无触痛，肛门括约肌张力正常。

AMS问卷评分为68分。

性激素检查：血浆T 7.82nmol/L，LH 6.92IU/L，FSH 6.86IU/L，PRL 248.2mIU/L，E_2 210.2pmol/L。血t-PSA 1.98ng/mL。

诊断：LOH，ED。

辨证：阴虚火旺，兼有血脉瘀滞。

治法：滋阴降火，兼以活血。

处方：二地鳖甲煎加减。生地黄10g，熟地黄10g，鳖甲20g（先煎），煅牡蛎20g（先煎），牡丹皮10g，天花粉10g，桑寄生10g，续断10g，五味子10g，茯苓10g，枸杞子10g，菟丝子10g，丹参10g，当归10g，川芎6g。14剂，每日1剂，早晚煎服。

2015年5月21日二诊：药后性功能明显改善，性生活每周1～2次，午后潮热减轻，舌红两侧有瘀点，苔少，脉弦。守上方再进14剂。

2015年6月7日三诊：药后患者性生活满意，潮热消失，大便正常，略有口干，舌红苔薄白，脉平。原方再进28剂以巩固其效。

2015年7月8日四诊：诸症消失，AMS评分为28分。

按：LOH患者多数有不同程度的勃起功能障碍。传统认为，阳痿多为虚证，为肾阳虚，治疗以温肾壮阳为主法。是故许多医家临证不加辨证，动辄用鹿茸、海马、淫羊藿、阳起石之类的壮阳药，以致患者病情更加严重。本例患者午后潮热、口干、舌红苔少，一派阴虚火旺之象，法当滋阴降火，切不可温补肾阳。盖阳化气，阴成形。阴为阳之基，阳为阴之使。阴精亏损，阳无所依，阴虚及阳，"水去而火亦去"，此阴虚成痿必然之理。故以二地鳖甲煎加减治之，药用生地黄、熟地黄、牡蛎、鳖甲、牡丹皮、天花粉、金樱子以滋阴降火，并配桑寄生、川续断以补肾壮腰；再于滋阴降火药中佐杞子、菟丝子等补肾温阳之品，佐以五味子、茯苓以宁心安神，冀其心肾相交。如此则阴助阳以兴，阳得阴而举，阳痿之症可愈。诚如张景岳说："善补阳者，必于阴中求阳，则阳得阴助而生化无穷；善补阴者，必于阳中求阴，则阴得阳升而源泉不竭。"本方非但对阴虚阳痿有效，而且对糖尿病性ED亦有效，此异病同治之理也。

案3 LOH伴冠心病（张华俊医案）

蔡某，男，60岁，已婚。2016年12月2日初诊。

性欲下降6年。近6年来性欲下降，晨勃消失，勃起不坚，不能完成性生活，精液量少而稀薄；畏寒肢冷，头昏耳鸣，腰膝酸软，乏力，嗜睡，口干喜饮，牙齿松动，失眠健忘，烦躁抑郁，大便时结时溏。舌淡胖苔少，脉沉弱。

既往有高脂血症病史10年，长期服用瑞舒伐他汀片10mg，每晚1粒，睡前服用；有冠心病支架植入史4年，一直服用肠溶阿司匹林100mg，睡前服用。

查体：双侧睾丸容积约12mL，质地软，附睾及输精管未触及异常。肛检：前列腺轻度增生，中央沟变浅，未及结节，无触痛，肛门括约肌张力正常。

AMS问卷评分为59分。

性激素检查：血浆 T 7.82nmol/L，LH 6.92IU/L，FSH 6.86IU/L，PRL 248.2mIU/L，E_2 210.2pmol/L。血 t-PSA 1.98ng/mL，f-PSA 0.41ng/mL。

诊断：LOH，ED。

辨证：肾虚肝郁。

治法：补肾壮阳，填精降火，兼疏肝解郁。

处方：二仙汤合逍遥散加减。仙茅10g，淫羊藿10g，肉苁蓉10g，巴戟天10g，菟丝子10g，熟地黄10g，龟甲10g，知母10g，炒黄柏10g，柴胡10g，当归10g，炒白芍10g。14剂，每日1剂，早晚煎服。

2016年12月16日复诊：诉性欲好转，勃起功能明显恢复，心情舒朗，效果满意。继续服用上方2周后，病情改善，趋于常人，进行AMS评分为29分。

按： LOH患者主要表现有性功能障碍，体力下降，烦躁抑郁，情绪障碍等方面。临床上以肾虚为基础，伴有烦躁抑郁等肝气郁结的患者较多，肝肾同源，互根互用，互相影响。肾虚水不涵木则肝气虚衰，致使肝的正常疏泄功能不能发挥，气机运行不畅，引起肝气郁结。补肾疏肝药物或TST均可以使血睾酮增加。二仙汤中仙茅、淫羊藿、肉苁蓉、巴戟天温肾阳，补肾精；知母、黄柏泻相火，滋肾阴；当归温润养血，调理冲任。动物实验表明，二仙汤能促进去势大鼠自身性腺分泌雄激素增加；有不同程度延缓下丘脑－垂体－性腺轴衰老和增进该轴功能的双重药效。逍遥散能够调整脑内单胺类神经递质代谢、干预5-HT神经功能、保护神经元及抗下丘脑－垂体－肾上腺轴功能亢进等机制，具有较好的抗抑郁作用。采用补肾疏肝法治疗肾虚肝郁型LOH具有确切的疗效。

案4　LOH合并CP（金保方医案）

何某，男，55岁，安徽全椒人。2015年11月9日因"性欲减退3年"就诊。

近3年来性欲减退，晨勃消失，勃起困难，无法完成性生活，腰膝酸软，少腹、会阴刺痛，睾丸坠胀不适，阴囊潮湿，乏力，嗜睡，时有小便涩痛，大便干结，舌质淡，苔薄腻，脉濡弱。

既往有CP病史10余年；有饮酒史20多年，平均每天饮白酒约3两。

查体：双侧睾丸容积约16mL，质地偏软，无触痛，附睾及输精管未及异常。肛检：前列腺轻度增生，中央沟变浅，未及结节，无触痛，指套无血染，肛门括约肌张力正常。

AMS问卷评分69分。

性激素检查：血浆T 7.16nmol/L，LH 7.98IU/L，FSH 7.76IU/L，PRL 256.1mIU/L，E_2 281.4pmol/L。血t-PSA 1.61ng/mL，f-PSA 0.32ng/mL。

彩超示前列腺轻度增生（36mm×32mm×30mm）伴钙化，双侧睾丸、附睾未及明显异常。

诊断：LOH，CP/CPPS，ED。

辨证：肾虚伴湿热瘀阻。

治法：活血化瘀，清热利湿。

处方：二仙汤、血府逐瘀汤合二妙丸加减。仙茅10g，淫羊藿10g，生地黄10g，当归10g，桃仁10g，红花10g，川芎6g，赤芍10g，枳实6g，柴胡10g，怀牛膝10g，苍术10g，黄柏6g，生甘草5g。14剂，每日1剂，早晚煎服。

2015年11月24日二诊：患者诉精力较前改善，性欲好转，有晨勃，但仍无法完成性生活。继服上方，加他达拉非片10mg，性生活前1小时服用。

2015年12月8日三诊：患者诉勃起功能明显改善，精力充沛，少腹及会阴刺痛、睾丸坠胀不适、阴囊潮湿等湿热瘀阻症状消失。AMS问卷评分36分。嘱其停服中药，继续服用他达拉非5mg，每晚1次，维持疗效。

按：临床上有CP病史的LOH患者较多。LOH患者随着年龄增长，肾气虚衰，致使机体脏腑功能渐衰，动力乏源，或因虚、或因久病而致瘀浊痰湿内停于体内，无法有效清除，影响气血运行和水液代谢；加之长期饮酒，嗜食辛辣，酿生湿热，导致湿热内生，虚实夹杂，形成本虚标实证。LOH多以肾虚为本，合并CP多伴有湿热瘀阻证候：肢体、少腹、会阴或腰膝疼痛，睾丸坠胀不适，阴囊潮湿等。治疗以补肾固本，活血化瘀，清热除湿为法。方选二仙汤、血府逐瘀汤合二妙丸。药用：仙茅、淫羊藿补肾壮阳治其本；生地黄、当归、桃仁、红花、赤芍、川芎、柴胡、枳实、怀牛膝、苍术、黄柏、生甘草等以推陈致新，治其标，使气血调达运行通畅，机体功能得以恢复。配合PDE5抑制剂，不仅可以改善勃起，亦可提高性生活频率，增加排精次数，加速前列腺液排出，促进CP康复。

第三节　女性更年期综合征

一、概述

女性更年期亦称"围绝经期"，是指妇女由性成熟期逐渐进入老年期的过渡时期，即卵巢功能逐渐减退到完全停止的阶段，在此期间最突出的表现是绝经。围绝经期可细分为绝经前期、绝经期和绝经后期。绝经前期过去通常指绝经前1～5年，现在一般认为是绝经前整个生殖期；也有学者认为，从月经初潮到月经的终止。绝经后期，指最终月经后的时期。一般认为，更年期可始于40岁，卵巢内分泌功能开始减退，排卵次数减少，受孕机会减少，提示开始进入更年期。也有的学者认为，妇女到了35岁，就出现钙的负平衡，从骨量丢失角度提示更年期的开始。

围绝经期妇女约有1/3能通过神经内分泌的自我调节达到新的平衡而无症状，2/3妇女出现性激素减少为主的神经内分泌、心理和代谢变化所致各器官的症状和体征的症候群，统称为"更年期综合征"（menopausal syndrome，MPS）。

二、病因病理

MPS的症状是否发生及其轻重程度主要与内分泌系统的状态有关，其次与个体体质、个性特征、健康状况、社会环境以及精神神经等因素密切相关。近年来随着研究的深入，越来越多的证据表明，女性更年期的发生与微循环异常有关。

（一）内分泌因素

一般认为，卵巢功能衰退是引起围绝经期代谢变化和出现临床症状的主要原因。卵巢功能衰退，首先表现为卵巢黄体进行性衰退或无黄体形成，排卵性周期减少直至停止排卵，临床表现为月经紊乱、生育能力下降，经过一段时间后月经停止。卵巢内分泌的变化可导致下丘脑、自主神经系统功能的失调，出现自主神经系统功能变化的临床症状。虽然围绝经期症状的发生是否直接与雌激素缺乏有关尚有争论，但一般认为症状的出现与雌激素减少的速度、程度相一致，手术切除或放射线毁坏双侧卵巢者可出现类似症状。

研究表明，雌激素水平的降低可导致脂代谢紊乱，造成动脉发生非炎性、进行性和增生性改变，使管腔增厚变硬，管腔变小，管腔内脂质、复合糖类集聚，出血或血栓形成，最终引起动脉硬化的发生。此外，由于血管内皮为雌激素的靶器官，故围绝经期往往伴随着血管舒缩功能的异常，主要表现为潮热、盗汗，还会出现血压升高及波动。由此可见，围绝经期雌激素降低与血液循环及微循环异常有密切关系。

（二）家庭、社会环境因素

妇女进入围绝经期后，由于家庭、社会环境改变，可能加重身体和精神负担，导致疾病的发生或使症状加重。如父母年老、多病或去世；丈夫社会地位的改变，家庭生活不和睦，或自己工作不顺、健康不佳，人际关系紧张引起失落感等；子女长大成家或离家而思念担心等。北京大学第三医院曾对80例MPS患者进行调查，其中79例均有家庭和社会环境变化的因素。此外，文化水平高的妇女出现症状的比例明显高于一般人群。

（三）个性特征与精神因素

妇女在围绝经期前有神经质或精神状态不稳定者，当进入围绝经期后，容易产生心悸、头昏、情绪激动等。

（四）微循环因素

1. 一氧化氮（NO）、内皮素（ET-1）

内源性舒张因子NO和ET-1是两种与心血管系统功能密切相关的细胞因子。NO的作用是增加冠状动脉血流，改善心肌缺血，抗血凝、抗白细胞黏附和抑制平滑肌细胞增生，抑制动脉粥样硬化斑块的形成；主要参与血管张力及通透性的调节，血管内皮细胞的功能和血管生成等, NO 与微循环密切相关。ET-1 是由内皮细胞分泌的 21 肽血管活性物质，具有强烈的缩血管效应，它参与动脉粥样硬化、冠心病及高血压等疾病的发生过程。

近年研究发现，妇女 NO 下降及 ET 上升开始于围绝经期，且 NO 与 E_2 呈正相关。E_2 可促进 NO 的合成和释放，而 MPS 患者体内 E_2 水平下降的同时，亦存在 NO 浓度下降。此外，经研究证实，在下丘脑 – 垂体 – 卵巢轴（HPOA）中存有大量特异的 ET-mRNA 和 ET 受体存在，认为 ET 作为生殖激素的调节肽，对 HPOA 有重要的调节作用。

2. β – 内啡肽（β-EP）

β-EP 是一种活性较强的内源性阿片肽（EOP），由下丘脑弓状核及垂体中叶合成与分泌，下丘脑含量丰富，可以影响中枢单胺类神经递质，诸如去甲肾上腺素（NE）、多巴胺（DA）、5- 羟色胺（5-HT）等的代谢，调节植物神经对身体各脏腑功能的支配作用，改善植物神经功能失调症状。同时，β-EP 可与 GnRH 神经元上的 β-EP 受体结合，调节 GnRH 分泌，参与 HPOA 反馈系统，维持机体神经内分泌功能的相对稳定。此外有研究发现，体温调节中枢有内啡肽敏感性，下丘脑 β-EP 的活力和分泌下降可引起体温调节中枢异常，导致外周血管扩张，从而造成围绝经期综合征的典型临床症状：午后潮热、烘热汗出等。

三、检查

（一）病史

仔细询问症状、治疗所用的激素、药物；月经史，绝经年龄；婚育史；既往史，是否切除卵巢、子宫及其日期，有无心血管疾病或肿瘤等；有无家族史。

（二）体格检查

全身检查：测血压，注意有无心血管、肝、肾等疾病。

妇科检查：重视盆腔检查，对内生殖器必须进行双合诊或三合诊。复诊者已有 3 个月未进行妇科检查者，必须进行复查。

（三）特殊检查

根据病情需要选择性采用，以便辅助诊断。

细胞学检查：①宫颈细胞学检查，包括宫颈刮片防癌检查、子宫颈电脑抹片检验（CCT）、新柏氏膜式超薄细胞检测（TCT）和 Atuocyte PREP 液基细胞学薄片检验（LCT）等。②阴道细胞学的内分泌检查，阴道鳞状上皮细胞的成熟程度与体内雌激素水平成正比，雌激素水平愈高，阴道细胞分化愈成熟。

激素测定：性激素六项，必要时测定甲状腺、胰腺功能。

血液化验：血钙、血磷、血脂、血糖、羟脯胺酸、肌酐等。

B 型超声检查：有利于卵巢、子宫肿瘤的诊断。

分段诊刮及子宫内膜病理检查：当患者伴有不规则阴道出血时，应考虑刮宫，标本送检。必要时，做宫腔镜检查，以除外器质性病变。

医学影像学检查：测定骨密度、骨钙含量等，重点是排查骨质疏松症。

四、治疗

约 2/3 的围绝经期妇女出现症状，但就诊者只占 15%。未来院诊治的原因可能是症状不严重，也有的症状虽较严重但患者等待自愈。由于老年医学的发展，妇女保健工作的加强，医药卫生知识的普及，女性对医学知识的了解更加深入，对生活质量提出了更高的要求。因此，近十年来就诊率有较明显上升。

由于 MPS 的症状与临床许多器质性疾患的症状相似，因此，要避免两种倾向：一是不详细评估，不正确地判断，让患者按不同症状到各科治疗；二是贻误其他专科器质性疾病的诊断，仅在妇科治疗。

（一）西医治疗

1. 一般治疗

通过心理疏导，使患者了解绝经过渡期的生理过程，并以乐观的心态面对并适应。必要时适量选用镇静药以助睡眠，如睡前服用艾司唑仑 2.5mg。谷维素有助于调节自主神经功能，可酌情服用，每次 20mg，每日 3 次，口服。鼓励患者建立健康生活方式，包括坚持身体锻炼，健康饮食，增加日晒时间，摄入足量蛋白质及含钙丰富食物，预防骨质疏松。

2. 激素补充治疗（hormone replacement therapy，HRT）

HRT 是针对绝经相关健康问题而采取的一种医疗措施，可有效缓解绝经相关症状，从而改善生活质量。行 HRT 治疗时，须注意适应证及禁忌证。

（1）适应证：①绝经相关症状，如潮热、盗汗、睡眠障碍、疲倦、情绪障碍如易激动、烦躁、焦虑、紧张或情绪低落等。②泌尿生殖道萎缩相关问题，如阴道干涩、疼痛、排尿困难、性交痛、反复发作阴道炎、反复泌尿系统感染、夜尿多、尿频和尿急。③低骨量及骨质疏松症，如有骨质疏松症的危险因素（如低骨量）及绝经后期骨质疏松症。

（2）禁忌证：已知或可疑妊娠、原因不明的阴道流血、已知或可疑患有乳腺癌、已知或可疑患有性激素依赖性恶性肿瘤、最近 6 个月内患有活动性静脉或动脉血栓栓塞性疾病、严重肝肾功能障碍、血卟啉症、耳硬化症、脑膜瘤（禁用孕激素）等。

（3）慎用情况：在 HRT 应用前和应用过程中，应该咨询相关专业的医师，共同确定应用 HRT 的时机和方式，并采取比常规随诊更为严密的措施，监测病情的进展。慎用情况包括子宫肌瘤、子宫内膜异位症、子宫内膜增生史、尚未控制的糖尿病及严重高血压、有血栓形成倾向、胆囊疾病、癫痫、偏头痛、哮喘、高催乳素血症、系统性红斑狼疮、乳腺良性疾病、乳腺癌家族史；已完全缓解的部分妇科恶性肿瘤，如宫颈鳞癌、子宫内膜癌、卵巢上皮性癌等。

（4）制剂及剂量选择：主要药物为雌激素，可辅以孕激素。单用雌激素治疗，仅适用于子宫已切除者；单用孕激素治疗，适用于绝经过渡期功能失调性子宫出血。剂量和用药方案应个体化，以最小剂量且有效为佳。

雌激素制剂：①戊酸雌二醇（estradiol valerate），每日口服 0.5 ～ 2mg；②结合雌激素（conjugated estrogen），每日口服 0.3 ～ 0.625mg；③ 17β - 雌二醇经皮贴膜，每周更换 1 ～ 2 次；④尼尔雌醇（nilestriol），为合成长效雌三醇衍生物，每 2 周服 1 ～ 2mg。

组织选择性雌激素活性调节剂：替勃龙（tibolone），根据靶组织不同，其在体内的 3 种代谢物分别表现出雌激素、孕激素及弱雄激素活性。每日口服 1.25 ～ 2.5mg。

孕激素制剂：常用醋酸甲羟孕酮（medroxyprogesterone acetate，MPA），每日口服 2 ～ 6mg。近年来倾向于选用天然孕激素制剂，如微粒化孕酮（micronized progesterone），每日口服 100 ～ 300mg。

（5）用药途径及方案

口服：主要优点是血药浓度稳定，但对肝脏有一定损害，还可刺激产生肾素底物及凝血因子。用药方案有：①单用雌激素：适用于已切除子宫的妇女。②雌、孕激素联合：适用于有完整子宫的妇女，包括序贯用药和联合用药。前者模拟生理周期，在用雌激素的基础上，后半月加用孕激素 10 ～ 14 日。两种用药又分周期性和连续性，前者每周期停用激素 5 ～ 7 日，有周期性出血，也称"预期计划性出血"，适用于年龄较轻、绝经早期或愿意有月经样定期出血的妇女；后者连续性用药，避免周期性出血，适用于年龄较长或不愿意有月经样出血的绝经后期妇女。

胃肠道外途径：能缓解潮热，防止骨质疏松；能避免肝脏首过效应，对血脂影响较小。①经阴道给药：常用药物有 E_3 栓和 E_2 阴道环（estring）及结合雌激素霜。主要用于治疗下泌尿生殖道局部低雌激素症状。②经皮肤给药：包括皮肤贴膜及涂胶，主要药物为 17β - 雌二醇，每周使用 1 ～ 2 次。可使雌激素水平稳定，方法简便。

（6）用药剂量与时间：选择最小剂量和与治疗目的相一致的最短时期，在卵巢功能开始衰退并出现相关症状时即可应用。需定期评估，明确受益大于风险，方可继续应用。停止雌激素治疗时，一般主张应缓慢减量或间歇用药，逐步停药，防止症状复发。

（7）副作用及危险性

子宫出血：性激素补充治疗时，可出现异常子宫出血，多为突破性出血，必须高度重视，查明原因，必要时行诊断性刮宫，排除子宫内膜病变。

性激素副作用：①雌激素：剂量过大可引起乳房胀、白带多、头痛、水肿、色素沉着等，应酌情减量，或改用雌三醇。②孕激素：副作用包括抑郁、易怒、乳房痛和水肿，患者常不易耐受。③雄激素：有发生高血脂、动脉粥样硬化、血栓栓塞性疾病危险，大量应用出现体重增加、多毛及痤疮。

子宫内膜癌：长期单用雌激素，可使子宫内膜异常增殖和子宫内膜癌危险性增加，与用药持续时间长及用药剂量大有关。联合应用雌孕激素，不增加子宫内膜癌发病风险。

卵巢癌：长期应用 HRT，卵巢癌的发病风险可能增加。

乳腺癌：应用天然或接近天然的雌孕激素，可使乳腺癌的发病风险减小，但乳腺癌患者仍是 HRT 的禁忌证。

心血管疾病及血栓性疾病：绝经对心血管疾病的发生有负面影响，HRT 对降低心血管疾病发生有益，但一般不主张 HRT 作为心血管疾病的二级预防。没有证据证明，天然雌孕激素会增加血栓风险，但对于有血栓疾病者，应尽量选择经皮给药。

糖尿病：HRT 能通过改善胰岛素抵抗而明显降低糖尿病风险。

3. 非激素类药物

（1）选择性 5- 羟色胺再摄取抑制剂：盐酸帕罗西汀 20mg，每日 1 次，早晨口服，可有效改善血管舒缩症状及精神神经症状。

（2）钙剂：氨基酸螯合钙胶囊，每日口服 1 粒（含 1g），可减缓骨质丢失。

（3）维生素 D：适用于围绝经期妇女缺少户外活动者，每日口服 400 ～ 500U，与钙剂合用，有利于钙的吸收。

（二）中医治疗

本病的基本病机为肾虚血瘀，养血活血药应贯彻整个治疗过程。肾精不足，血少气弱，血行迟缓；肾阳虚弱，命门火衰，寒凝血滞；肾阴亏损，内热煎灼，血稠难流，均可致血瘀。血瘀的形成，可导致脏腑气血不和，功能失调。肾虚日久必有血瘀，而血瘀化精乏源，又可加重肾虚。故本病肾虚为因，血瘀为果，二者相兼并存。本病的治疗在于平调肾中阴阳，活血化瘀，临床上主要分为四种常见证型。

1. 肾阴虚证

证候：绝经前后，月经紊乱，月经提前量少或量多，或崩或漏，经色鲜红；头晕耳鸣，烘热汗出，五心烦热，腰膝、足跟疼痛，皮肤干燥瘙痒，口干，尿少便结；舌红少苔，脉细数。

治法：滋肾潜阳，养血活血。

方药：左归丸合二至丸加减。常用药物：熟地黄、山药、枸杞、山茱萸、川牛膝、菟丝子、鹿角胶、龟甲胶、女贞子、旱莲草、制首乌、当归、川芎等。

2. 肾阳虚证

证候：绝经前后，经行量多，经色暗淡，或崩中漏下；精神萎靡，面色晦暗，腰膝酸痛，畏寒肢冷，或面浮肢肿，小便清长，夜尿多，大便稀溏；舌淡，或胖嫩边有齿痕，苔薄白，脉沉细弱。

治法：温肾助阳，养血散瘀。

方药：右归丸加减。常用药物：制附子、肉桂、熟地黄、山药、菟丝子、山茱萸、鹿角胶、当归、枸杞子、杜仲、怀牛膝、川芎、白芍等。

3. 肾阴阳俱虚证

证候：绝经前后，月经紊乱，量少或多；乍寒乍热，烘热汗出，头晕耳鸣，健忘，腰背冷痛；舌淡，苔薄，脉沉弱。

治法：阴阳双补，养血通络。

方药：二仙汤和二至丸加减。常用药物：仙茅、淫羊藿、当归、巴戟天、盐黄柏、盐知母、女贞子、旱莲草、杜仲、桑寄生、当归、川芎、桃仁等。

4. 心肾不交证

证候：绝经前后，腰膝酸软，头晕耳鸣，心悸怔忡，心烦不宁，失眠多梦，甚至情志异常，舌尖红，苔薄白，脉细数。

治法：交通心肾，活血散瘀。

方药：黄连阿胶汤加减。常用药物：黄连、莲子心、阿胶、生地黄、牡丹皮、白芍、麦冬、百合、远志、五味子、山药、当归、川芎、红花等。

五、典型病案

案 1　阴虚火旺型更年期（金保方医案）

王某，女，48 岁，江苏大丰人。2014 年 6 月 8 日初诊。

患者自诉烘热出汗，心烦失眠 1 年余。月经：3/22 ～ 27 天，量少，色淡红，轻度痛经，LMP：2014 年 6 月 1 日。患者头晕耳鸣，口干，盗汗，腰膝酸痛，皮肤干燥。舌红稍暗，苔少，脉细数。

性激素检查：FSH 20.2U/L，LH 16.5U/L，E_2 22.1pg/mL。

辨证：阴虚火旺，瘀血阻络。

治法：滋阴降火，养血化瘀。

处方：熟地黄 24g，山药 20g，山茱萸 10g，女贞子 12g，旱莲草 20g，黄连 3g，灵磁石 15g（先煎），当归 12g，白芍 20g，知母 10g，黄柏 10g，川芎 6g，桑寄生 15g。14

剂，水煎，分两次口服。

2014年6月25日二诊：月经第2天，经量略增，色淡红；轻度痛经，头晕耳鸣、口干、盗汗、腰膝酸痛、皮肤干燥等症略有好转，舌红苔少，脉数。原方加阿胶10g（烊化）。继服30剂。

2014年7月25日三诊：LMP：2014年7月20日。经量尚可，色鲜红，经期腹痛未作；头晕耳鸣、盗汗已愈，略口干，腰膝不适，皮肤仍觉干燥，舌红苔薄，脉细。2014年6月8日方去灵磁石；加麦冬12g，狗脊12g。继服20剂。

按：肾阴亏虚，虚热迫津外泄，故而烘热出汗、盗汗；虚热扰心，上扰清窍，故心烦失眠、头晕耳鸣；阴虚津乏，故而口干、皮肤干燥；津亏血弱，瘀血内生，故而经期小腹疼痛；腰酸痛，苔少，脉细数皆为肾阴亏虚之表现。用二至地黄汤合知柏地黄丸滋阴降火，黄连清心降火，磁石滋阴聪耳，四物汤养血活血，桑寄生补肾强腰。全方紧扣病机，配伍严谨，故而疗效较好。

案2 脾肾阳虚型更年期（陈广辉医案）

李某，女，51岁。2015年3月22日初诊。

患者以精神抑郁，面浮、肢肿前来就诊。患者1年前无明显诱因出现精神抑郁，爱发脾气；面浮肢肿，休息后加重，活动减轻。月经周期延长至40～55天，量多，色暗，LMP：2015年3月22日。平素精神萎靡，面色晦暗，腰膝酸痛，畏寒肢冷，小便清长，夜尿多，大便稀溏，日2次，舌淡暗，有齿痕，苔薄白，脉沉。

查体：眼睑浮肿，双下肢指压性凹陷阳性。

性激素检查：FSH 26.2U/L，LH 18.6U/L，E_2 26.5pg/mL。尿常规阴性。

辨证：脾肾阳虚，湿泛血瘀。

治法：补肾壮阳，利湿活血。

处方：桂枝12g，黑顺片8g，山药12g，山萸肉10g，熟地黄10g，茯苓15g，泽泻10g，炒白术12g，当归10g，白芍10g，川芎10g。14剂，水煎，分两次口服。

2015年4月7日二诊：患者眼睑、下肢浮肿减轻，精神抑郁略好转；仍面色晦暗，腰膝酸痛，畏寒肢冷，小便清长，夜尿多，大便稀溏，舌淡暗，有齿痕，苔薄白，脉沉。前方加薏苡仁 30g，桑寄生 15g，继服 14 剂。

2015 年 4 月 22 日三诊：患者眼睑、下肢浮肿痊愈，精神抑郁好转，腰膝酸痛、畏寒肢冷、小便频、夜尿多皆有所好转；大便仍稀，日 2 次。舌淡暗，有齿痕，苔薄润，脉沉。前方加芡实 15g，干姜 6g，继服 21 剂。

2015 年 5 月 12 日四诊：LMP：2015 年 5 月 2 日。经量中等，色红，无不适。患者精神抑郁明显好转，腰膝酸痛、畏寒肢冷、小便频、夜尿多、大便稀等症状皆不明显。舌淡暗，苔薄润，脉沉。2015 年 4 月 22 日方继服 21 剂。

按：本例患者肾阳亏虚，无力蒸腾气化，故而水湿停聚，表现为眼睑、下肢浮肿；肾阳亏虚，无力温煦，故而腰膝酸痛、小便频数、夜尿增多、便溏；舌淡暗为阳虚血瘀之表现。故用肾气丸补肾壮阳，化湿利水，健脾止泻；当归芍药散补血活血利水。全方共奏补肾壮阳，化湿活血之效。

案 3　心肾不交型更年期（陈广辉医案）

赵某，女，51 岁，已婚。2015 年 4 月 21 日初诊。

患者因烘热汗出，入睡困难 3 年余前来就诊。患者于 3 年前无明显诱因而出现烘热汗出、入睡困难，某三甲医院诊断为围绝经期综合征，予雌孕激素序贯治疗 6 个月，症状缓解。但其后再次发作，自服六味地黄丸、艾司唑仑治疗，疗效欠佳。现已绝经，平素腰膝酸软，头晕耳鸣，心悸怔忡，心烦不宁，情绪急躁易怒，舌尖红，苔薄白，脉细数。

性激素检查：FSH 30.2U/L，LH 20.5U/L，E_2 20.3pg/mL。

辨证：阴虚火旺，心肾不交。

治法：滋阴降火，交通心肾。

处方：黄连 6g，莲子心 10g，阿胶 10g（烊化），生地黄 12g，牡丹皮 12g，白芍 12g，麦冬 12g，百合 15g，龙骨 20g（先煎），牡蛎 20g（先煎），肉桂 3g（后下），当归 12g。14 剂，水煎，分两次口服。

2015年5月7日二诊：患者烘热汗出、入睡困难略有减轻，头晕耳鸣、心烦不宁好转；仍急躁易怒，腰膝酸软，舌尖红，苔薄白，脉细数。原方加地骨皮15g，桑寄生15g。继服14剂。

2015年5月21日三诊：患者烘热汗出、入睡困难明显好转，头晕耳鸣、心烦不宁已愈，急躁易怒、腰膝酸软好转，舌红，苔白，脉数。效不更方，上方继服30剂。

按： 患者平素忧思过度，暗耗津血而致阴虚火旺，心肾失调。心火亢盛则表现为心烦失眠、急躁易怒；肾阴亏虚，则头晕耳鸣、腰膝酸软。故以黄连阿胶汤滋阴清热，交泰丸引火归原，龙骨、牡蛎镇心安神，当归、白芍、麦冬等养阴活血。

案4　更年期性欲亢进（金保方医案）

韩某，女，62岁，南京人。

夜间性欲亢进2年。患者28岁结婚，30岁顺产一胎，寡居22年，无性生活。50岁绝经，无三高病史，甲状腺功能、心电图等相关检查正常。

诊见：潮热盗汗，偶有心慌心悸，轻度眩晕，口干口苦，口气重，善太息，纳谷一般，时有胃胀，嗳气，无泛酸，大便偏干、二日一行，夜寐不安，性欲亢进，白天尚可控制，夜间尤甚，不能自已。舌质淡红，苔黄略腻，脉弦略数。

辨证：肝胆郁热，胃气不和，心肾不交。

治法：疏肝利胆，交通心肾，清热和胃，兼以滋阴养血。

处方：法半夏10g，竹茹10g，茯苓10g，枳壳10g，陈皮10g，栀子10g，炒黄芩6g，仙鹤草30g，生苡仁30g，肉桂3g（后下），川连3g，当归10g，川芎6g，路路通10g，柏子仁10g，天花粉10g，煅龙牡各20g（先煎）。

2周后复诊：诸症减轻，夜间可浅睡眠2小时。原方去栀子、生苡仁，加女贞子、桑椹各10g再入。2月后，诸症消失，形如常人。

按： 患者系南京某高校著名教授，夫妇同一高校，从事科教研工作，硕果颇丰。年轻时，两人专注事业，早出晚归，性生活很少。40岁时，男方意外病故，其后更是以工作为重，从不想男女之事。60岁退休离岗，回归家庭，难以适应生活的改变。白天与人交往尚可，夜间独居一室，性欲异常亢进，满脑性事。尝试念佛，甚至将佛珠扯断，佛珠洒满房间，然后再一一捡起穿上，以此打发时间，转移注意力。整夜如此，周而复始，自诉性欲远胜于新婚燕尔，但无意再婚，痛苦异常，甚至有自杀之念。患者事业心重，全神贯注，无心其他。即使绝经前后，内分泌有所改变，因精神集中，身体并无不适。一朝离职离岗，便无所适从，多思多虑，郁郁寡欢。白天与儿孙为伴，尚可打发时间，转移注意力。夜间独居，思伤脾，怒伤肝，郁久化热，横逆犯胃。加之年过六旬，身体机能下降，气血渐微（微循环功能下降），故以温胆汤、交泰丸合四物汤化裁。此亦辨证与辨病结合之成功案例。

【参考文献】

［1］曾宪涛，李胜，龚侃，等.良性前列腺增生症临床诊治实践指南的循证评价［J］.中华医学杂志，2017，97（2）：1683-1687.

［2］中国中西医结合学会男科专业委员会.良性前列腺增生中西医结合诊疗指南（试行版）［J］.中华男科学杂志，2017，23（3）：280-285.

［3］中华医学会老年医学分会，中华老年医学杂志编辑委员会.老年人良性前列腺增生症／下尿路症状药物治疗共识（2015）［J］.中华老年医学杂志，2015，34（12）：1380-1387.

［4］李焱风，杨毅坚，秦国政，等.2017版EAU《男性性腺功能减退症指南》解读［J］.中国性科学，2018，27（1）：5-11.

［5］Wang C，Nieschlage E，Swerdloff R，等.男性迟发性性腺功能减退症的检查、治疗和监测：国际男科学会（ISA）、国际老年男性研究会（ISSAM）、欧洲泌尿外科学会（EAU）、欧洲泌尿外科学院（EAA）和美国男科学会（ASA）联合推荐［J］.国际生殖健康／计划生育杂志，2011，30（1）：29-32.

［6］徐冬，田海军，许丹，等.血管损害高危因素与良性前列腺增生的关系［J］.中国临床保健杂志，2017，20（6）：755-757.

［7］张瑞华，秦明照.良性前列腺增生与动脉粥样硬化相关指标的关系［J］.中华老

年医学杂志，2012，31（10）：847-849.

［8］褚琳，苗懿德，刘杰，等．老年男性高血压与前列腺增生的相关性研究［J］．中华老年心脑血管病杂志，2014，16（4）：377-379.

［9］崔军，富崴，宋永胜．非那雄胺对大体积前列腺增生组织微血管密度的影响［J］．山西医药杂志，2011，40（11）：1075-1077.

［10］张银维，杨军，姚麒，等．良性前列腺增生与血管危险因素的相关性研究［J］．现代实用医学杂志，2013，25（3）：284-286.

［11］张国栋，王茂强，段峰，等．良性前列腺增生症患者的前列腺动脉解剖特点［J］．中华放射学杂志，2014，48（8）：678-681.

［12］Frenk NE，Baroni RH，Carnevale FC，et al. MRI findings after prostatic artery embolization for treatment of benign hyperplasia［J］. AJR Am J Roentgenol，2014，203（4）：813-821.

［13］付文强，李志军．前列腺增生血供变化及临床意义［J］．中国肿瘤外科杂志，2016，8（4）：247-250

［14］Gacci M，Corona G，Vignozzi L，et al. Metabolic syndrome and benign prostatic enlargement：a systematic review and meta-analysis［J］. BJU Int，2015，115（1）：24-31.

［15］Gacci M，Sebastianelli A，Salvi M，et al. Benign prostatic enlargement can be influenced by metabolic profile：results of a multicenter prospective study［J］. BMC Urol，2017，17（1）：22.

［16］高璐，秦明照．良性前列腺增生与动脉粥样硬化的关系［J］．中华老年医学杂志，2011，30（11）：919-920.

［17］Hu J，Zhang L，Zou L，et al. Role of inflammation in benign prostatic hyperplasia development among Han Chinese：A population-based and single-institutional analysis［J］. Int J Urol，2015，22（12）：1138-1142.

［18］黄成然，陈钱，张春阳，等．雌激素及雌激素受体与良性前列腺增生症［J］．中国男科学杂志，2015，29（8）：62-65.

［19］罗能钦，史葆．良性前列腺增生与高血压相关性研究进展［J］．中国男科学杂志，2010，24（3）：65-67，70.

［20］熊臣，王慧，周游，等．良性前列腺增生症与心脑血管疾病危险因素关联性研究［J］．广东医学，2017，38（8）：1180-1184.

［21］陈宏，石景芳，徐荣，等．经直肠能量多普勒显像评价高强度聚焦超声治疗前列腺增生的微血管变化［J］．中国老年学杂志，2011，31（9）：1518-1519.

［22］靳永胜，宋江虹，张春莉，等．前列腺增生合并慢性炎症的病理研究［J］．现代泌尿外科杂志，2016，21（10）：751-754.

［23］Khwaja M A, Nawaz G, Muhammad S, et al. The Effect of Two Weeks Preoperative Finasteride Therapy in Reducing Prostate Vascularity［J］. J Coll Physicians Surg Pak, 2016, 26（3）: 213-215.

［24］蓝儒竹，胡志全，庄乾元，等．非那雄胺对前列腺增生组织中微血管密度调控的机制探讨［J］．华中科技大学学报（医学版），2009，38（5）：703-706，709.

［25］蓝儒竹，庄乾元，胡志全，等．前列腺增生组织内炎症对前列腺微循环的影响［J］．中华实验外科杂志，2009，26（10）：1366-1368，1341.

［26］蓝儒竹，庄乾元，杨为民，等．前列腺增生症和前列腺癌的前列腺组织微循环改变［J］．中国男科学杂志，2009，23（9）：35-39.

［27］Vikram A, Jena G, Ramarao P. Insulin-resistance and benign prostatic hyperplasia: the connection［J］. European Journal of Pharmacology, 2010, 641（2）: 75-81.

［28］曹海东，王东文．免疫性炎症与良性前列腺增生［J］．国际泌尿系统杂志，2017，37（3）：446-448.

［29］Mallikarjuna C, Nayak P, Ghouse S M, et al. Transurethral enucleation with bipolar energy for surgical management of benign prostatic hyperplasia: Our initial experience［J］. Indian J Urol, 2018, 34（3）: 219-222.

［30］米洋，原小斌，张彬，等．胰岛素抵抗大鼠前列腺微血管新生的实验研究［J］．中国西医生，2018，56（8）：35-39.

［31］乔小芝，杨丽爱，俞玲娣，等.代谢综合征与前列腺增生症的关系［J］.基础医学与临床，2012，32（10）：1239-1242.

［32］Stachon A，Aweimer A，Stachon T，et al. Secretion of soluble VEGF receptor 2 by microvascular endothelial cells derived by human benign prostatic hyperplasia［J］. Growth Factors，2009，27（2）：71-78.

［33］沈文，吕军，黄成，等.缺氧条件下前列腺间质细胞体外培养生长类激素的表达［J］.中华实验外科杂志，2012，29（9）：1862-1863.

［34］刘和谦，陈弋生.下尿路症状药物治疗新进展［J］.中国男科学杂志，2015，29（4）：66-68.

［35］徐庆春，张永海，李湖，等.戈舍瑞林对减少经尿道前列腺切除术中出血的机制研究［J］.现代泌尿外科杂志，2011，16（4）：332-335.

［36］沈文，邓志雄，聂海波，等.阿司匹林预防前列腺增生急性尿潴留的疗效［J］.中国老年学杂志，2010，30（4）：433-435

［37］许克新，王焕瑞.良性前列腺增生/良性前列腺梗阻手术治疗指征的思考——CUA 指南对手术治疗指征的推荐恰当吗［J］.现代泌尿外科杂志，2016，21（2）：84-86.

［38］邹志辉，刘春晓，梁朝朝.多种能量平台在腔内前列腺剜除术中的应用［J］.国际泌尿系统杂志，2018，38（1）：11-13.

［39］邱志磊，王荃，程楷，等.超选择性前列腺动脉栓塞术治疗前列腺增生的临床评价［J］.中华泌尿外科杂志，2016，37（10）：758-761.

［40］王敏，贾瑞鹏.动脉栓塞治疗前列腺增生症的研究进展［J］.国际泌尿系统杂志，2016，36（2）：251-253.

［41］张金龙，袁凯，王茂强，等.超选择性前列腺动脉栓塞术治疗良性前列腺增生的研究进展［J］.中华放射学杂志，2017，51（6）：477-480.

［42］袁冰，张金龙，袁凯，等.超选择性前列腺动脉栓塞术治疗巨大前列腺增生所致下尿路阻塞的价值［J］.中华放射学杂志，2018，52（3）：223-227.

［43］朱建红，朱起贵.中医对微循环的若干认识［J］.微循环学杂志，2002，12（2）：

41-43.

[44] 崔张新. 中医学中的微循环及其障碍 [J]. 中国医疗前沿, 2011, 6 (5): 22-23.

[45] 张春和, 李曰庆, 裴晓华, 等. 基于肾虚瘀阻论治良性前列腺增生症专家共识 [J]. 中国男科学杂志, 2017, 31 (1): 59-61.

[46] 回学英, 雷慧, 杜会博, 等. 微循环障碍的中医认识及治疗现状 [J]. 现代中西医结合杂志, 2009, 18 (24): 2996-2998.

[47] 董哲, 刘鹏, 梁国, 等. 补肾活血法治疗前列腺增生的研究进展 [J]. 中国性科学, 2017, 26 (10): 80-82.

[48] 杨欣, 张永华, 丁彩飞, 等. 益气化瘀方对前列腺增生大鼠前列腺 VEGF、endostatin 表达的影响 [J]. 中国中医药科技, 2010, 17 (3): 196-197.

[49] 高丰衣, 李国平. 中老年男性迟发型性腺功能减退症的研究进展 [J]. 中华老年医学杂志, 2017, 36 (11): 1267-1270.

[50] 贺兴云, 周任远. 内源性雄激素调节的新靶点和新进展 [J]. 中华医学杂志, 2016, 96 (36): 2940-2942.

[51] 李宏军. 迟发性性腺功能减退症的药物治疗 [J]. 中华泌尿外科杂志, 2014, 35 (11): 870-872.

[52] 李玉秀, 许筱颖, 王竹风, 等. 浅析肾主藏精的中医证型与男性生殖激素及 ADAM 评分的关系 [J]. 世界中医药, 2017, 12 (7): 1531-1533, 1537.

[53] 梁国庆, 吴旻, 王波, 等. 雄激素受体基因 CAG 多态性与迟发性性腺功能减退症的相关性研究 [J]. 中华男科学杂志, 2012, 18 (9): 797-802.

[54] 刘星辰, 彭程, 刘伟, 等. 迟发性性腺功能减退症的研究进展 [J]. 中国男科学杂志, 2016, 30 (8): 65-68.

[55] 吕双喜, 曾凡雄, 沈建武, 等. 中医药治疗男性迟发型性腺功能减退症概况 [J]. 国际中医中药杂志, 2016, 38 (1): 85-88.

[56] 商学军, 华雪莲, 黄宇烽. 男性迟发性性腺功能减退症与性功能障碍 [J]. 国

际生殖健康 / 计划生育杂志，2011，30（1）：14-17.

［57］孙荣，谈世进 . 血管衰老与雄激素［J］. 医学研究杂志，2014，43（11）：12-15.

［58］Teubner A，Müller K，Bartmann C P，et al. Effects of an anabolic steroid（Durateston）on testicular angiogenesis in peripubertal stallions［J］. Theriogenology，2015，84（3）：323-332.

［59］王济，王琦，刘保兴，等 . 疏肝益阳胶囊对动脉性勃起功能障碍大鼠 VEGF、IGF 及 Akt1 激酶表达的影响［J］. 中华男科学杂志，2012，18（2）：184-188.

［60］王曦，伍学焱 . 男性迟发性性腺功能减退症的检查、治疗和监测——从指南到实践［J］. 临床内科杂志，2014，31（6）：375-378.

［61］周萍，周秀英 . 长期内源性睾酮缺失对老龄雄性大鼠血管舒缩反应的影响及雄激素的干预作用［J］. 中国老年学杂志，2013，33（2）：358-361.

［62］王艳妮，谈世进 . 雄激素缺乏对雄性大鼠血管内皮细胞的影响［J］. 心脏杂志，2012，24（1）：28-30.

［63］卿兴荣，尚学军，黄宇烽 . 睾酮缺乏：心血管疾病的独立危险因素［J］. 中华男科学杂志，2013，19（8）：742-747.

［64］毛俊彪，陈小刚，桂定文，等 . 口服十一酸睾酮胶丸联合麒麟丸治疗男性迟发性性腺功能减退症的临床观察［J］. 中华男科学杂志，2017，23（5）：455-458.

［65］索玉平，王宝迎，王丹青，等 . 坤宁安对围绝经期综合征大鼠下丘脑 β - 内啡肽及神经递质的影响［J］. 中国药物与临床，2006（1）：21-24.

［66］马堃，陈燕霞 . 中西医治疗围绝经期综合征策略的探讨［J］. 中国中药杂志，2015，40（20）：3899-3906.

［67］于舒雁，刘会丽，苗明三 . 更年期综合征的分子机制及中医药治疗更年期综合征的特点［J］. 中医学报，2012，27（3）：338-340.

［68］朱旭华，程玲，富冬梅 . 补肾活血中药治疗围绝经期综合征肾虚血瘀型的临床研究［J］. 成都中医药大学学报，2011，34（1）：24-26.

［69］宫丽鸿，张静生，崔艳君．中药活血化瘀汤对急性心肌缺血 ET 和 NO 及其相关酶和 mRNA 表达的影响［J］．辽宁中医杂志，2005，32（7）：654-657.

［70］傅淑平，张荣华，蔡宇，等．从肾虚血瘀论治更年期综合征［J］．陕西中医，2005，26（5）：435-436.

［71］彭幼玲，陈党生，李玲玲，等．绝经妇女应用激素替代治疗后血浆一氧化氮和内皮素水平的变化［J］．广东医学，2003，24（4）：397-398.

［72］许小凤，谈勇，陈秀玲，等．更年期综合征阴虚证与血内皮素、一氧化氮相关性研究［J］．中医杂志，2003，44（1）：53-54.

［73］郑燕，张红真，孟亚丽，等．45～50 岁围绝经期妇女月经前后末梢微循环及血液流变学的变化［J］．中国疗养医学，2010，19（10）：933-935.

［74］张敏，敖田华，李莉，等．补肾活血法配合针灸治疗更年期综合征（重症）360 例［J］．四川中医，2014，32（7）：135-137.

［75］赵红梅，吕云龙，口锁堂．补肾活血法治疗更年期潮热汗出 43 例［J］．西部中医药，2013，26（9）：60-61.

［76］顾亚平．补肾活血法治疗更年期综合征临床观察［J］．光明中医，2007，22（1）：80-81.

［77］赖远征，张小玲，陈冰心，等．补肾活血方治疗女性更年期综合征 102 例［J］．中医药学刊，2004，22（7）：1296-1320.

［78］赖远征，冯冰虹，刘美珍，等．补肾活血方对更年期大鼠性激素的影响［J］．辽宁中医杂志，2004，31（1）：78-79.

［79］Clapauch R，Mecenas A S，Maranhão P A，et al. Microcirculatory function in postmenopausal women：role of aging，hormonal exposure and metabolic syndrome［J］．Microvasc Research，2009，78（3）：405-412.

第十二章 微循环与性功能障碍

性功能障碍是男女共患疾病，发病率较高，就诊率偏低，理应得到更多的重视，研究并提高其诊治水平。男性性功能障碍主要包括性欲异常、勃起功能异常、射精功能障碍、性快感缺失及射精痛等；女性性功能障碍主要包括性欲异常、性唤起障碍、阴道润滑障碍、性交疼痛障碍、性高潮障碍和性满意度障碍等。

传统中医通过调整人体脏腑机能、气血平衡等角度治疗两性性功能障碍，积累了宝贵的经验。其中，活血化瘀药的应用，近年来备受重视。活血化瘀药可能是通过改善生殖器官微循环，调节组织代谢以及功能细胞的生理状态，从而达到提高或改善性功能的作用，但对其具体机制仍有待深入研究。

第一节 性欲低下

一、概述

性欲低下是男女共有的性功能障碍类型，严重影响夫妻感情和性生活质量。性欲低下是指在体内外各种因素的作用下，成年男性/女性持续或反复地对性幻想和性活动不感兴趣，出现与其自身年龄不相符的性欲望和性兴趣淡漠，进而性行为表达水平降低和性活动能力减弱，甚至完全缺乏。显著的性欲低下也称为"性冷淡"，在反复的性刺激下仍不能引起性欲者，称为"无性欲"。本节重点讨论男性性欲低下。

二、病因病理

性功能是在神经－内分泌系统调节下，在一系列的条件反射与非条件反射的支配下，由神经系统、内分泌系统等多个系统参与下完成，西医学对于性欲低下的病因学认识尚不明确，一般认为上述过程的任何环节出现问题均可能导致性欲下降。精神心理因素对性欲的抑制作用较为常见。此外，很多慢性病、全身性疾病、某些药物以及年龄等因素也可以使性欲降低。

一般情况下，性欲低下的病因可归纳如下：

（一）精神心理因素

精神心理状态和社会、人际关系等方面的恶劣影响可抑制性欲的产生，这是最为常见的引起性欲低下的因素。部分心理素质较为脆弱、紧张的患者，更易受外界影响，产生焦虑、压抑等不良的心理状态，干扰大脑皮质的功能，导致性欲低下。并且各种因素也会造成患者生理、心理方面的不良影响，久之形成恶性循环，进一步影响患者的性欲及性功能。常见的精神心理因素有：

1. 性知识缺乏

初次性生活不成功，被对方责怪、嘲讽，进而怀疑自己的生殖器官及其功能异常。或对性卫生感到忧虑，害怕妊娠或性病，害怕性兴奋期间身体或理智失去控制，害怕达不到对方要求，使对方不能满足。

2. 性生活紧张

夫妻间的关系紧张，甚至存在敌对情绪，不能相互交流或缺乏相互尊重，可导致双方性吸引力下降。

3. 异常性经历

强奸、乱伦、通奸等性经历之后，给患者带来精神创伤；或发生婚外性生活，导致心情压抑和负罪感。

4. 社会因素

生活节奏快，社会竞争压力大，工作压力以及人际关系紧张均可导致性欲低下。

5. 医源性因素

医生未对患者病情进行详细询问，不恰当地做出诊断，或者患者自我进行诊断。

（二）内分泌因素

性激素是诱发正常性欲的前提条件之一，其中下丘脑－垂体－性腺轴的功能对维持正常的性欲至关重要。雄激素是维持男性生精功能、男性第二性征的重要物质，能提高大脑皮质性中枢的兴奋性，激发性欲，产生性反应。雄激素水平低下，可直接导致男性性欲低下。许多先天性及后天性疾病都可影响雄激素的合成、转化、调控以及作用于靶细胞等环节，使睾酮水平降低或生物利用度下降，导致男性性欲减退。如先天性睾丸发育不良、无睾症、睾丸女性化综合征、脑垂体先天性发育不全等疾病，以及迟发性性腺功能减退症等继发疾病导致的雄激素水平低下。高泌乳素血症也可导致性功能障碍和性欲减退，其机制可能是抑制睾酮合成，以及使睾酮不能转化成活性强的双氢睾酮，其病因有垂体腺瘤、原发性甲状腺功能低下、慢性肾功能衰竭、特发性高泌乳素血症等。肾上腺疾病库欣综合征可导致血清皮质醇水平升高，抑制 LH 分泌，并使血清睾酮水平下降，影响性欲。内分泌因素与睾丸微循环密切相关，不仅可以调控睾丸的微循环状态，而且多种激素还受睾丸微循环的调节。

（三）神经系统因素

脑血管疾患引起的偏瘫会导致性交频率降低，影响的严重程度与日常生活的受限程度相关。中枢神经系统病变所引起的勃起功能障碍和射精障碍，还会影响患者对性生活的自信心。由于缺乏相关知识，一部分患者还担心性生活会引起血压升高、心率加快、脑血管负荷加重，使脑出血性疾病复发，从而减少性交的次数。癫痫在一部分患者中可影响下丘脑－垂体－性腺轴的功能，如性腺功能下降、功能性高泌乳素血症等，进而影响患者的性欲。

（四）代谢系统疾病因素（糖尿病）

目前，关于糖尿病导致雄激素分泌低下的原因仍没有明确，有些观点认为高血糖影响 GnRH、LH 及 FSH 的分泌，导致睾丸间质细胞合成和分泌雄激素减少；而另一些观点认为，睾丸间质细胞中类固醇合成酶表达下降以及活性减少是主要因素。高糖状态下，血管内皮受损及一氧化氮合成减少、多元醇通路激活、蛋白质非酶糖化、氧化应激、蛋白激酶 C 激活等多方面的功能和代谢异常，进而出现微循环自律运动障碍，微血管血流量增加，压力增高。持续的血流动力学异常，可导致微血管结构损伤，血管通透性增加，毛细血管渗出，基底膜增厚，血管腔狭窄甚至闭塞，微血栓形成，引起微循环缺血、缺氧，进而器官功能障碍，导致性欲减退、性功能下降。此外，由于部分患者缺乏医学知识，过于担心糖尿病及其并发症对身体的损害，负面情绪过多，也会对性欲造成一定的影响。

（五）年龄因素

老年人的性欲和性活动能力会有一定的降低，这是一种生理现象。此外，老年人还可由于增龄性疾病、配偶患病或丧偶、性交机会减少等产生孤独、失落感；或由于老年人自己的认识误区，常常有意识地压抑性欲，从而导致性欲低下的发生。

（六）药物因素

有些药物可通过血脑屏障抑制性兴奋中枢，阻断中枢多巴胺系统，抑制中枢交感神经系统，导致疲惫不适、烦躁不安等间接影响性欲。有些药物如西咪替丁，可使血浆催乳素水平升高而使性欲降低。口服抗雄激素、雌激素药物可严重降低男性性欲。导致性欲减退的常见药物，有利血平、螺内酯、甲基多巴、抗组胺药、巴比妥、苯妥英钠、普萘洛尔等。

（七）精囊因素

金保方教授等的研究表明，精囊腺分泌功能与性功能关系密切。当精囊的分泌功能正常，精囊液达到一定量后，精囊内的压力增高，刺激精囊壁上的神经，冲动上传至大脑中枢，从而激发性欲。若精囊收缩，则引发射精。若精囊分泌功能减弱或完全丧失，则精囊内分泌物较少或无，压力较小，精囊的饱胀程度偏低，甚至无膨胀压力，故性欲较弱，甚至完全丧失。因此，精囊腺分泌功能低下可能导致性欲减弱。此外，拥有多个性伴侣或者频繁手淫均会导致精囊内液体量减少，亦可通过上述机制导致性欲下降。

（八）微循环因素

与性欲相关的组织器官的微循环障碍，可能也是性欲低下的重要原因。睾丸微循环障碍影响雄激素产生以及雄激素受体的正常表达影响雄激素的效能，导致性欲低下。前列腺、精囊的微循环功能障碍或炎症使其分泌功能下降，精囊内液体量较少或无，压力较小，精囊的饱胀度不够或者不饱胀，故性欲较弱甚至完全丧失。

三、检查

（一）体格检查

一般检查：身高，体重，乳腺发育情况，体毛分布情况等。

生殖系统检查：睾丸、附睾的大小、质地和形态，有无压痛，输精管是否缺如。直肠指检了解前列腺及精囊的大小、质地等，有无触痛。

（二）实验室检查

常规检查：血常规、凝血指标、血液流变学、肝肾功能。

内分泌检查：性激素五项（LH、FSH、E_2、T、PRL）、甲状腺功能三项（T3、T4、TSH）、空腹血糖及糖化血红蛋白、皮质醇、性激素结合蛋白等。

（三）特殊检查

生殖系统多普勒超声：生殖系统前列腺、精囊、射精管及血流变化。

精神心理评估：90项症状自评量表（SCL-90）、抑郁自评量表（SDS）、焦虑自评量表（SAS）等。

神经系统检查：颅脑 CT 或者是磁共振、脑电图、颅内多普勒血流图。

精囊检查：超声或磁共振对精囊腺的饱满程度进行评估。

四、治疗

性欲低下，目前尚缺乏规范、特效疗法。治疗立足于缓解症状、控制病情，并且兼顾去除病因、防止反复。临床常采用一般治疗、西医治疗和中医治疗等。现代研究表明，性欲低下与微循环障碍有一定的关系，常配合改善微循环的药物进行治疗。

（一）一般治疗

对于轻度情绪异常所致的性欲低下，可以自我调节，放松心态；针对药物等因素所致的性欲减退，应停止服用降低神经兴奋性的药物和降低促性腺激素、睾酮的药物及食物。如确需使用此类药物，可咨询相关专科门诊，酌情减少药物剂量，或改用其他药物治疗。

（二）西医治疗

西医治疗应针对病因，对原发病进行积极治疗。病因解除以及原发病的好转，均有助于性欲低下的改善。同时应考虑到患者可能具有的精神心理因素，在药物治疗的同时积极配合精神心理治疗。

1. 溴隐亭

对于高泌乳素血症患者，可口服多巴胺激动剂溴隐亭治疗，建议从小剂量起服，以免造成胃肠道不适。开始每晚 1.25mg，2～3 天内增加至每晚 2.5mg，而后逐渐增量，多数患者 7.5mg 能够奏效。溴隐亭可通过 VEGF 通路，抑制垂体泌乳素腺瘤的血管生成，进而抑制腺瘤成长和侵袭。

2. 甲状腺片

对于甲状腺功能低下患者，可应用甲状腺片每日 30mg 晨服，2～3 周内逐渐增加至维持量，一般为每日 60～120mg。有研究表明，左旋甲状腺素具有保护血管内皮功能及降低血脂的作用，而单纯性甲亢和自身免疫性甲状腺疾病是血管内皮损伤的高危因素。

3. 雄激素

对于原发性性腺功能减退患者，由于病变在睾丸，睾酮生成障碍，可采用睾酮替代疗法。如十一酸睾酮软胶囊，每日 40mg 维持；丙酸睾酮 250mg 肌内注射，每 3～4 周 1 次等。

4. 人绒毛膜促性腺激素

对于继发性性腺功能减退患者，由于病变在下丘脑或垂体，FSH 与 LH 分泌减少，最常用的治疗为 HCG，1000～2000IU 皮下注射，每周 2 次。有研究认为，HCG 能够通过上调 VEGF，促进血管生成。虽然在生理条件下，VEGF 对于睾丸血管通透性仅有微弱的影响，但在 HCG 的刺激下，则大大增强了睾丸血管的通透性。

5. 5- 羟色胺拮抗剂

5- 羟色胺拮抗剂包括曲唑酮和芬氟拉明等。其中曲唑酮可阻断 5- 羟色胺（5-HT）受体和阻滞突触前膜对 5-HT 的再摄取，通过影响中枢神经系统的 5-HT 的含量，进而影响性欲水平。

6. 左旋多巴

在对帕金森综合征患者的治疗过程中发现，一部分男性患者在服用左旋多巴治疗后，性欲得到增强。目前认为，这与大脑中枢神经系统多巴胺受体的激活有关。

7. 育亨宾

育亨宾是一种选择性的 α2 肾上腺素能受体拮抗剂，能选择性地阻断外周神经节突触前膜的 α2 肾上腺素能受体，扩张血管平滑肌，增加阴茎海绵窦内的血流量。同时，育亨宾也可通过影响 5-HT 和多巴胺递质，增强男性性欲减退患者的性欲。

8. 精神心理治疗

性欲减退的患者，大部分存在精神及心理问题。即使在由各种疾病所引起的性欲减退中，也有相当一部分含有心理因素。因此，心理治疗是一种重要的治疗方法。

精神心理治疗可以消除患者的不良心理影响及错误观念，有助于协调夫妻关系，缓解精神创伤。此外，精神心理治疗有助于患者建立社会责任感以及家庭责任感。通过对患者病因的剖析，帮助其消除焦虑抑郁情绪，建立信心。向男女双方传授性器官的解剖、生理知识和性知识，并介绍性交的姿势、方法，相互配合，相互刺激。男性缺乏性的要求，女方不应责备、谩骂或对男方冷言冷语，应当鼓励体贴，使男方消除紧张情绪，相互配合来唤起对性的兴奋。同时，鼓励患者应用自我刺激加强性反应法或用想象加强性感情法，还可指导患者采用性感集中训练，对已取得的疗效进行巩固。

（三）中医治疗

中医辨证首辨虚实。虚证当补肾、健脾、益气、养血；实证应行气、活血、化瘀、化痰、祛湿。徐福松教授认为，性欲的产生有赖于神、气、血的调和，与肾、心、肝、脾等脏腑关系密切。一般认为，此病主要病机为肾阳不足，肾精亏虚，肝气郁结，心虚胆怯，心脾两虚，痰湿内阻等，临床配以养血活血药后，疗效更佳。

1. 肾阳不足证

证候：性欲减退，畏寒肢冷，腰膝酸软，或伴阳痿，舌淡苔白，脉沉细弱。

治法：温阳补肾，暖血通络。

方药：还少丹加减。常用药物：仙茅、淫羊藿、锁阳、制附片、鹿角霜、肉苁蓉、肉桂、小茴香、熟地黄、怀山药、山萸肉、枸杞子、五味子、当归、川牛膝等。

2. 肾精亏虚证

证候：性欲减退，腰膝乏力，头晕耳鸣，动作迟缓，健忘恍惚，五心烦热，失眠多梦，舌红少苔或无苔，脉沉细数。

治法：补肾益髓，生精养血。

方药：左归丸加减。常用药物：熟地黄、枸杞子、山萸肉、鹿角霜、龟甲、川牛膝、川芎、菟丝子、怀山药、黄柏、知母等。

3. 肝气郁结证

证候：性欲减退，情绪低落，胸胁胀闷，焦虑易怒，口苦纳差，少寐多梦，舌红苔薄黄，脉弦细。

治法：疏肝解郁，养血通脉。

方药：逍遥散加减。常用药物：柴胡、郁金、当归、白术、白芍、茯苓、薄荷、黄芩、枳实、枳壳等。

4. 心虚胆怯证

证候：性欲减退，畏惧房事，神疲气短，心悸易惊，夜寐不安，舌淡苔薄，脉细。

治法：益气养心，安神定志。

方药：安神定志丸加减。常用药物：黄芪、黄精、党参、白术、茯神、酸枣仁、石菖蒲、远志、当归、川芎、柴胡、郁金、麦冬、龙骨、牡蛎等。

5. 心脾两虚证

证候：性欲减退，阳事难起，面黄唇淡，头晕目眩，少气懒言，健忘失眠，纳差，便溏，舌淡苔薄白，脉细弱。

治法：益气健脾，养血安神。

方药：归脾汤加减。常用药物：党参、白术、炙甘草、大枣、当归、茯神、酸枣仁、龙眼肉、远志、木香等。

6. 痰湿内阻证

证候：性欲减退，形体肥胖，身乏体重，胸闷腹胀，恶心呕吐，纳差，溲黄，舌红苔腻，脉弦滑。

治法：理气燥湿，化痰通经。

方药：苍附导痰丸加减。常用药物：苍术、白术、茯苓、法半夏、陈皮、枳壳、怀山药、车前子、薏苡仁、鸡内金、泽泻、郁金、地龙、丝瓜络等。

五、典型病案

案1 性欲低下兼不射精（颜德馨医案）

李某，男，38岁。1966年7月11日初诊。

平素体健，但性功能异常，无性要求，亦不排精，结婚11载无生育，检查精子数值、形态均正常，遍用中西药物罔效，已失去治疗信心。经妻子及亲友劝说而来就诊。初诊：壮年体健，寡言少笑，脉沉涩，舌紫苔薄腻。肝郁形之于神，气结血瘀，影响性功能，以化瘀赞育汤主之。

处方：紫石英30g（先煎），蛇床子、韭菜子、红花、桃仁、赤芍各9g，柴胡、枳壳、枯梗、牛膝各4.5g，当归6g，生地黄12g，生甘草3g，川芎2.4g。7剂。

二诊：药后性情较活跃，再疏前方7剂后即排精，续进前方30剂而停药。第2年得一男孩。

按：青壮年患肾亏，鲜有以温肾补阳而获效。肾气有余，本自气脉常通，肝气失和，脉道不利，症见神忝、性情异常。前医取用参茸、睾丸素、促性腺激素等，实其所实，瘀滞胶结，气失流畅，乃未掌握七损八益之道，反使病势愈锢愈甚。投以活血之剂拨乱反正，气通血活，一方不易还其健康，并得一子，似非幸致。

案2 精神心理型性欲减退（徐福松医案）

张某，28岁，教师。2004年12月初诊。

患者自述考研屡考不中，有神经衰弱病史，3年来性生活不满意，近半年阴茎举而不坚，性欲减退；伴有头晕耳鸣，两目干涩，寐差梦多，健忘心烦，神疲肢倦。舌质红、苔少，脉沉细数。

辨证：心肾不交。

治法：交通心肾。

处方：交泰丸加味。黄连 2g，肉桂 2g（后下），益智仁 10g，熟地黄 10g，杜仲 10g，当归 10g，枸杞子 10g，山茱萸 10g，鳖甲 10g（先煎），龟甲 10g（先煎），紫丹参 10g，金樱子 10g，沙苑子 10g，何首乌 10g。水煎服，每日 1 剂。加减续服 30 余剂痊愈。

按：心主君火，对相火有强大的支配和制约作用，亦可直接或间接地影响人类性欲和宗筋的勃起；凡情绪激动，心神不宁，火旺阴亏，阳亢于上，阴衰于下，水火不济而致阳道不振。本方就是运用交通心肾之法，滋阴降火，引火归原，以使心肾交泰，故以"交泰"命名，情欲之念始动，阳物易举且坚矣。本案患者考研屡考不中，神经衰弱病史，病情迁延日久，精神心理压力较大，临证当积极针对其原因，帮助患者消除焦虑抑郁情绪，建立信心。考虑到患者久病多瘀的特点，在宁心安神、交通心肾之余，加入当归、紫丹参等养血活血药，也有助于改善微循环，促进性欲恢复。

案 3 肝郁气滞之性欲低下（金保方医案）

陈某，男，43 岁，张家港人。2013 年 11 月 2 日初诊。

患者婚后 20 年，生育 1 胎，近 1 年来，性欲低下，勃起正常，性交 5～6 分钟射精，时有不射精而痿，偶见未进入即痿。平时怕冷，不易感冒，偶有会阴部不适，双目干涩，纳可，寐安，二便调。舌红苔白腻，脉弦。查体：阴茎发育正常，左侧睾丸 20mL，右侧睾丸 18mL，左侧 I 度精索静脉曲张。

辨证：肝郁气滞。

治法：疏肝解郁。

处方：四逆散合金铃子散加减。柴胡 10g，赤芍 15g，白芍 15g，生甘草 5g，枳壳 5g，枳实 5g，川楝子 10g，延胡索 10g，车前子 10g（包煎），薏苡仁 20g，茯苓 10g，焦山楂 10g，焦神曲 10g，晚蚕砂 10g，潼蒺藜 10g，白蒺藜 10g，广陈皮 10g，九香虫 10g。21 剂，水煎服。

二诊：患者诸症明显好转，勃起功能也有改善，可射精。继续服用前方加淫羊藿 10g，10 剂而愈。

按：患者平素工作压力大，肝郁气滞，精气不利则性欲淡漠；肝主疏泄，肝气不利则疏泄失常，故而时有不射精而痿；气机不行，阳气郁闭不得外达，则畏寒怕冷；气郁则水停痰生，故舌苔白腻。故用四逆散合金铃子散疏肝之郁；车前子、茯苓、晚蚕砂化湿利水。九香虫味咸性温，功能行气止痛，温肾壮阳，为治气滞阳痿之妙品。白蒺藜，既能疏肝，又能泄降，实为肝郁阳痿治本之品。《慎斋遗书》记载："阳痿，少年贫贱人犯之，多属于郁。宜逍遥散以通之；再用白蒺藜炒去刺成末，水法丸服，以通其阳也。"因方证相应，选药精当，疾病自能药到病除。

案4 阴虚内热之性欲低下（金保方医案）

付某，男，30岁，安徽天长人。2012年5月15日来诊。

患者因"阳痿1年"来诊。

患者1年前与邻居"争吵"后出现不思房事，阴茎很少勃起，当地名中医诊断为"阳痿"，予大剂疏肝活血中药，3个月未效。后于南京某医院男科就诊，予补肾壮阳中药4个月，仍未收寸功。详问其病史，得知患者在"争吵"前已经出现性欲低下，近1年余未有性要求，在女方要求下，仅有2次同房，勃起尚可，性交10分钟射精。患者他无不适，唯觉足心发热，时足心汗出，下肢乏力，舌红苔薄干，脉细数尺减。查体：包皮不长，双侧睾丸15mL，附睾、精索未触及异常。

辨证：肾阴不足，阴虚有热。

治法：补肾填精，滋阴清热。

处方：虎潜丸加减。盐黄柏6g，知母10g，生地黄10g，熟地黄10g，制龟甲10g（先煎），炙鳖甲10g（先煎），锁阳10g，当归10g，怀牛膝10g，陈皮10g，白芍15g，紫河车10g。水煎服。

服药28剂，性欲渐强，诸症皆减，续服28剂告愈。

按：患者素体阴虚，阴不敛阳，阳无所依，宗筋失养，故而性欲减退；阴虚阳亢，下肢遭受熏灼失养，故而酸软乏力；浮游之阳下窜足心，则足心热而时汗出。故用滋阴降火法，待阴平阳秘，缓缓自收功。然阴虚之症并非皆可见典型表现，有时仅见一个轻微的局部症状，这要求我们要认真仔细地分析四诊资料，抓住这些有意义的细节症状，透过现象发现本质，才能得到正确的疾病病机。

此案值得注意的是问诊的重要性。第一位中医唯以"争吵"便处疏肝活血药，第二位医师见到"阳痿"便施补肾壮阳之法，都有失偏颇。其实，问诊是一门大学问，如何能够准确详尽收集到客观的问诊资料，是我们共同要研究的问题，这需要在临床实践中不断地总结。

案5 肾阳亏虚之性欲低下（金保方医案）

曾某，男，40岁，南京人。2014年2月13日初诊。

患者结婚18年，既往性欲及勃起正常，10分钟射精。近3年来，性欲低下，伴勃起硬度欠佳，1～2分钟射精；近1年来，偶有性交。平时怕冷，腰酸痛胀，下肢乏力，纳可，寐安，二便调。舌淡红苔白，脉弦细、尺无力。查体：包皮不长，双侧睾丸16mL，余亦未见异常。

辨证：肾阳亏虚。

治法：温补肾阳。

处方：川牛膝10g，怀牛膝10g，怀山药20g，干蜈蚣2条，露蜂房10g，沙苑子10g，枸杞子10g，锁阳10g，巴戟天10g，淫羊藿20g，柴胡10g，郁金10g，当归10g，川芎6g。14剂，水煎服。

药后患者性欲明显增强，勃起功能也得到改善，腰酸胀痛消失，舌红苔薄白，脉弦缓。原方加丹参10g，生黄芪20g，继服14剂。三诊患者诸症皆愈，遂停汤药，改右归丸善后。

按： 此病案虽无奇特之处，中医诊断治疗也非难事，但仍有值得注意的地方。一方面我们在治疗肾阳不足证，勿忘"阴中求阳"；另一方面，脾胃为"后天之本""气血生化之源"，在补肾过程中加调补脾胃药，可以实现"后天"养"先天"，正如《景岳全书·脾胃》言："水谷之海本赖先天为之主，而精血之海又赖后天为之资。故人之自生至老，凡先天之不足者，但得后天培养之力，则补天之功，亦可居其强半。"这也是临床肾虚证，单用补肾药效果不佳的原因之一。此外，淫羊藿为治疗"男子绝阳不兴"之要药，为强性欲之良药，故而用量较大。

生殖微循环学

案 6　脾虚湿胜之性欲低下（金保方医案）

杨某，男，55岁，江苏金坛人。2011年1月6日初诊。

患者婚后30年，生育一子，夫妻感情深厚。近7年来性欲低下，勃起正常，性交5～6分钟射精，性生活频率不足1次/月。平时阴囊潮湿，易疲乏，时自汗发热，纳差，胃脘部胀满不适，无嗳气、无泛酸，大便溏薄日2～3次，舌淡红有齿痕，苔腻，脉弦缓而滑。查体：包皮略长，双侧睾丸18mL，双侧附睾、精索未及异常。

辨证：脾虚湿滞，脾胃不和证。

治法：健脾利湿，和胃固表。

处方：玉屏风散合四君子汤加减。生黄芪20g，苍术15g，白术15g，防风10g，浮小麦30g，煅牡蛎20g（先煎），桂枝10g，党参10g，薏苡仁20g，茯苓10g，甘草5g，法半夏10g，川牛膝10g，怀牛膝10g。10剂，水煎服。

二诊：服药10剂后，诉性欲未见改善，其他症状皆明显好转，舌淡红苔腻，脉弦缓。原方加蜈蚣2条，广地龙10g。续进14剂。

三诊：患者自述诸症大为好转，性欲渐增，性生活频率达1次/周。继续予前方14剂而获痊愈。

按：此患者疲乏自汗，便溏，阴囊潮湿，气虚湿胜之症甚为明显。湿为阴邪，其性黏滞，最易壅遏气机，阻塞经络。气机、经络不通，则命门之火被遏，故而出现性欲减退。方中用桂枝，意在"少火生气"，同时又组成了苓桂术甘汤温化水湿。用蜈蚣、地龙，意在宣通久阻经络之湿邪，引久郁之元阳外达全身。命火既出，黎照当空，阴邪自散，性欲也自然能够恢复。

第二节　性欲亢进

一、概述

男性性欲亢进是指性欲望、性冲动过分强烈和旺盛，临床表现为频繁的性兴奋，性行为要求异常迫切，频繁（一天数次）长时间性交，甚至不分场合及时间均有性活动

（包括性交）要求，否则即感到不满足。严重者，对于性的需求可表现出"成瘾"的症状，甚至造成犯罪。本节重点讨论男性性欲亢进。

二、病因病理

男性性欲亢进多受心理因素影响。此外，内分泌、神经系统疾病、药物因素等也会导致性欲亢进。具体病因有以下几个方面：

（一）精神心理因素

性欲亢进受心理因素影响非常常见。例如：生活环境常接受强烈的性色彩影响；对性问题注意力过于集中；对配偶容貌的过分喜爱与纵情；害怕失去配偶，具有强烈的占有欲；沉迷性快感；性能力强弱攀比心强等。

（二）内分泌因素

内分泌疾病可直接影响性欲。垂体前叶促性腺激素或雄激素分泌过多（如垂体瘤、睾丸间质细胞瘤或增生），都会导致性欲亢进。垂体生长激素分泌瘤早期，可反射性地引起腺体分泌过多生长激素，出现性欲亢进，阴茎组织对正常甚至低于正常的睾酮异常敏感。甲状腺功能亢进患者，也可表现为多种形式的性欲异常，其中10% ～ 20% 的患者早期有性欲亢进。

（三）神经系统因素

癫痫和脑炎患者可以突然出现带有性释放性质的冲动型性欲和强烈的性兴奋，创伤性或血管性脑损伤、脑瘤等，可以造成下丘脑和边缘系统功能障碍，引起性欲亢进。此外，许多精神病患者的大脑皮层兴奋作用增强，抑制作用减弱，如狂躁型精神病、更年期精神病等精神异常患者也会表现性欲亢进。

（四）精囊因素

如前所述，精囊与男性性功能关系密切。研究表明，雄激素水平的升高可以增强精囊的分泌功能。在给予外源性雄激素后，伴随着血浆雄激素水平的升高，精囊的分泌功能也随之增强。分泌功能亢进会导致精囊内压力增高，性欲也随之增强，甚至出现性欲亢进。

（五）生殖道感染

尿道炎、前列腺炎、精囊炎等疾病，可产生多种炎性介质，局部炎症刺激神经末梢，造成周围神经兴奋性升高，出现性欲亢进。

（六）药物因素

研究表明，大剂量雄激素、帕金森综合征用左旋多巴治疗，可引起性欲亢进。也有研究报道，滥用苯丙胺、大麻、可卡因和巴比妥类等药物可引起性欲亢进。

（七）微循环因素

微循环障碍可能与性欲亢进有关。微血管壁细胞，如血管内皮细胞、平滑肌细胞、周细胞以及基底膜等的结构和功能异常可导致微循环障碍；全身神经内分泌系统功能变化以及血流动力学改变导致的局部反馈调节异常等，亦可导致微循环障碍。微循环障碍的表现有微血管舒缩功能紊乱、血管壁通透性升高以及血液流变学变化，并可出现微血管结构和毛细血管密度的异常。各种致病因素如尿道炎、前列腺炎等，导致微循环障碍，进而引起炎症及炎性物质的聚集。炎性物质可刺激周围神经末梢，提升周围神经兴奋性，增加神经冲动，造成性欲亢进。

三、检查

（一）体格检查

一般检查：身高，体重，乳腺发育情况，体毛分布情况等。

生殖系统检查：睾丸、附睾的大小、质地和形态，有无压痛，输精管是否缺如。直肠指检了解前列腺及精囊的大小、质地等，有无触痛。

（二）实验室检查

常规检查：血常规、凝血指标、血液流变学、肝肾功能。

内分泌检查：性激素五项（LH、FSH、E_2、T、PRL）、甲状腺功能三项（T3、T4、TSH）、皮质醇、性激素结合蛋白等。

（三）特殊检查

生殖系统多普勒超声：前列腺、精囊、射精管及血流变化。

精神心理评估。

神经系统检查：颅脑 CT 或者磁共振、脑电图、颅内多普勒血流图。

精囊磁共振：对精囊腺的分泌功能进行评估。

四、治疗

性欲亢进的治疗立足于缓解症状、控制病情，并且兼顾去除病因、防止反复。临床常采用一般治疗、西医治疗和中医治疗方法。现代研究表明，性欲亢进与微循环障碍有一定的关系，在临床治疗中常选用改善微循环药物协同治疗。

（一）一般治疗

心理因素较轻者，可先自我调节。针对药物等因素所致的性欲亢进，应防止服用可升高促性腺激素、睾酮的药物及食物。如确需使用此类药物，可咨询相关专科医师，酌情减少药物剂量，或改用其他药物治疗。

（二）西医治疗

1. 特异性治疗

如多发性硬化症、帕金森综合征等需要调整内分泌，降低雄激素水平。已经确诊的脑和垂体肿瘤、甲状腺功能亢进等神经内分泌系统疾病，应当首先控制原发病，这样性欲亢进也能逐步得到缓解。对于一些精神科疾病，如躁狂症患者，则应及时去精神心理专科诊治。

2. 非特异性治疗

（1）药物治疗：使用安眠、镇静剂以降低患者性兴奋。地西泮（安定）0.5mg，口服，每日3次；或氯米帕明25mg，每日3次口服；谷维素片30mg，口服，每日3次。严重者，可服用使中枢兴奋缓解的药物。内分泌失调、睾酮明显增高者，可给与雌激素或抗雄激素治疗。

（2）精神心理治疗：根据性欲亢进患者的具体情况和需求，采用认知和行为疗法相结合的个体化治疗方案。心理治疗在很大程度上能减轻患者的症状。针对不同的患者，强调个体化治疗方案。帮助患者对病情进行充分分析，尽可能地使患者性欲亢进的心理得到改变；当患者处于性欲亢进状态时，尝试给予帮助；对于性欲亢进的男性患者，女方要给予理解，对其过于频繁的性要求，不要无原则地妥协，要在给予一定安慰的基础上，帮助患者抑制过强的性欲；通过对患者进行解释、指导和必要的性知识教育，帮助患者建立起对性生活的合理认知；培养患者对其他事物的兴趣，多参加户外活动及体育运动，把注意力转移到工作和学习上；丰富生活内容，营造温馨的生活环境；通过其他事件的锻炼，来增强患者的自控能力等。

（三）中医治疗

性欲亢进多与"火"有关，不外乎虚实两证。虚证多为阴精亏损，水不制火，虚阳上亢；实证多为肝郁气滞，郁久化火，相火炽盛。

1. 阴虚火旺证

证候：性欲亢进，性交频繁，强禁房事则梦交遗精，头晕耳鸣，五心烦热，腰背酸痛，舌红少苔，脉细数。

治法：滋阴泻火，凉血安神。

方药：大补阴丸加减。常用药物：知母、黄柏、熟地黄、龟甲、山萸肉、怀山药、川牛膝、茯苓、泽泻等。血热妄行，相火亦生，故宜滋阴泻火，凉血安神。

2. 心肾不交证

证候：性欲亢进，性交频繁，心烦胸闷，时而心悸，头晕健忘，少寐多梦，口干欲饮，便干溲赤，舌红少苔，脉细数。

治法：清心安神，交通心肾。

方药：黄连清心饮加减。常用药物：黄连、黄芩、生地黄、当归、枣仁、远志、党参、莲子、甘草、石膏、牡蛎等。肾阴亏虚，心火妄生，故宜清心滋肾，心肾即交，相火乃平。

3. 肝经湿热证

证候：性欲强烈，性交频繁，阳强易举，头晕目赤，口苦，溲赤，舌红苔黄腻，脉滑数。

治法：清热利湿，凉血养血。

方药：龙胆泻肝汤加减。常用药物：龙胆草、黄芩、黄连、柴胡、栀子、车前子、木通、泽泻、生地黄、当归、甘草等。

五、典型病案

案1 房劳过度之性欲亢进（施今墨医案）

何先生，40余岁，性欲异常冲动，见色即举，虽白日之下亦不能自制。

处方：生龙骨 15g，生牡蛎 15g，紫石英 18g，煅灵磁石 18g，怀牛膝 10g，生地黄 6g，熟地黄 6g，砂仁 4.5g，盐黄柏 6g，盐知母 6g，山萸肉 12g，天冬 6g，麦冬 6g，制首乌 12g，白蒺藜 15g，生龟甲 15g，酒龙胆 3g，粉丹皮 10g，盐元参 12g。

方义：龙骨、牡蛎、蒺藜、石英、灵磁石以安神；生熟地、山萸肉、天冬、麦冬、龟甲养阴以制火；黄柏、知母、牛膝、胆草、牡丹皮、玄参以遏神经兴奋。

二诊：服药 4 剂后，颇能自制，然亦不免有一时兴奋。仍用前方减元参、胆草，加金樱子、益智仁，固摄精关。

三诊：症状已大减，惟恐复发，乃改丸方以善后。每日早服知柏地黄丸 10g，夜临卧服斑龙丸 10g，均用白开水送。

按：此房劳过度而得，每见女子，即涉邪思而阳物翘举，以滋阴潜阳、镇静安神为治。药证相符，故取速效。

案 2 精神分裂症之性欲亢进（徐福松医案）

张某，34 岁。1999 年 4 月就诊。

原有精神分裂症，自述性欲旺盛，房事不停，喜饮酒，性情暴躁，思欲不得，手淫致外生殖器出血，前来诊治。观其形体健壮，面红目赤，舌红少苔，脉弦数。

辨证：肝阳亢盛，相火妄动。

治法：泻肝胆湿热。

处方：龙胆泻肝汤加减。龙胆草、黄芩、栀子、黄柏、车前草、泽泻、柴胡各 9g，当归、生地黄各 10g，甘草 6g，薄荷 1.5g（后下）。水煎服，5 剂诸症得愈。

按：本例患者身体素健，突然丧偶，肝气不舒，情志郁结，久郁化火。盖肝为风木之脏，内寄相火，主疏泄条达。肝脉络器而主宗筋，为冲脉之所系。相火动于内，则风火交炽煽动，性欲亢进。故选用龙胆泻肝汤泻肝胆实火，清下焦湿热而瘥。

案 3 失眠之性欲亢进（徐福松医案）

刘某，50 岁。于 1999 年 7 月就诊。

患者自述 1 年来，每夜均难入眠，靠服安眠药稍能入眠。近 1 年来，患者性欲亢奋，几乎每夜均要求同房，方能入眠。因其妻难以满足其要求，每周仅能同房1次，故出现同房之日不需服安眠药即可入睡，但平日靠服安眠药也难以保证睡眠质量。患者常难以入眠或寐则梦多，心烦或彻夜不眠，非常痛苦。

辨证：心肾不交。

治法：交通心肾。

处方：柴胡12g，川芎12g，五味子12g，枳壳12g，牛膝10g，当归9g，丹参30g，夜交藤30g，生地黄20g，赤芍15g，白芍15g，酸枣仁15g，桃仁10g，红花10g，知母12g，麦冬20g，肉桂2g（后下），黄连3g。

服5剂后，诸症痊愈。不再服药，每周房事1次亦可安然入睡。

按： 患者年方50岁，平日多有情志不舒，日久郁积化火，致心火旺盛。"男子年过半百而精气自衰"，肾精亏虚致肾阴不足，肾水不能上济于心，心火独炽于上，肾水亏虚于下，水火不济，故性欲亢奋、失眠、多梦、心烦。心火旺盛，灼伤津液，津液亏耗，气血虚少，日久成瘀。瘀阻血脉，瘀久化热，热扰心神，则加重失眠、心烦，甚则彻夜不眠。故方选血府逐瘀汤合交泰丸，在活血化瘀、行气通络时泻心火、交心肾，使水火相济，达到心肾交通、阴阳平衡，从而使诸症迎刃而解。此外，微循环障碍是血瘀证的本质，可引起炎症及炎性物质的聚集。炎性物质可刺激周围神经末梢，提升周围神经兴奋性，增加神经冲动，造成性欲亢进。配合使用活血化瘀中药可改善微循环，预防炎性介质聚集，进而促进病情恢复。

案4　高血压之性欲亢进（徐福松医案）

方某，68岁。1999年4月初诊。

近1个月来，每见女性或受到性刺激后阴茎勃起，每天多次性要求，否则即手淫自慰。平素心烦少寐，性情急躁，口干，大便秘结。血压160/110mmHg，平时口服多种降压药物，既往性生活正常。

辨证：阳虚火旺。

治法：滋阴降火。

处方：玄参 15g，麦冬 10g，牡丹皮 10g，沙参 10g，黄连 6g，知母 10g，生地黄 10g，阿胶 10g（烊化），天麻 10g，钩藤 10g（后下），珍珠母 20g（先煎），枳实 10g，生大黄 6g（后下），肉桂 2g（后下），生甘草 10g。

二诊：服药两周后，每见女性或受到性刺激后，阴茎自勃起，但要求性交和自慰现象减少，大便通畅，睡眠改善。前方去枳实、生大黄，继服 1 周。

三诊：药后性欲亢进症状明显改善，心烦症状消失，睡眠良好，舌质红，脉弦细。继服上方两周后，症状消失而愈。

按：引火两安汤是陈士铎治疗阳强的名方。此方补阴以退阳，补阴之中又无腻重之味。方中黄连、肉桂同用，以交通心肾。心肾合而水气生，水气生而火自解。况玄参、麦冬、沙参既是退火之味，又是补水之品，所以能退浮游之火，解其元阳之刚烈也。

第三节　阴茎勃起功能障碍

一、概述

阴茎勃起功能障碍（erectile dysfunction，ED），从概念上而言是指性反应唤醒阶段（arousal phase of sexual）的一种障碍。目前定义为持续或反复无法达到和 / 或维持足够的勃起（硬度）以满足性需求，其中包括未能令人满意的性行为过程。*Campbell–Walsh–Wein UROLOGY 12th* 中所记载的 ED 定义出自 2010 年 Montorsi 等 *Summary of the recommendations on sexual dysfunctions in men* 一文："无法达到和 / 或维持足以令人满意的性交。"《吴阶平泌尿外科学（2019 年版）》《中国男科疾病诊断治疗指南与专家共识（2016 版）》等对 ED 概念的定义与上述基本一致。ED 通常还被称为"阳痿"（impotence），但由于该词具有贬义性质，故很少沿用。

Goldstein 等 2020 年的一项报道更新了巴西、中国、法国、德国、意大利、西班牙、英国及美国等八个国家的 ED 流行病学，相比之前，ED 的患病率增高。其中，意大利和巴西成年男性（≥ 18 周岁）ED 患病率分别为 48.6% 和 37.2%，位居首末位；中国成年男性（≥ 18 周岁）ED 患病率为 41.6%，位居第七位。若将年龄区间设置为 40 ～ 70 周岁，意大利和巴西成年男性 ED 患病率则分别为 52.2% 和 42.1%，仍居首末位；但中国 40～70 周岁男性 ED 患病率则上升至 47.4%，且位列第三。2019 年《BJU International》的一项报道，显示 ED 的全球患病率为 3%～76.5%，且与年龄增长有关。运用国际勃起功能指数量表（international index of erectile function，IIEF）和马萨诸塞州男性老龄化研究（massachusetts male aging study，MMAS）中的问卷调查发现，年轻男性的 ED 患病率较高；ED 与心血管疾病呈正相关。ED 患者心血管疾病的死亡风险增加；ED 患者罹患 BPH 的可能性是无 ED 男性的 1.33～6.24 倍，罹患痴呆的可能性是无 ED 男性的 1.68 倍。可见，目前 ED 在多数国家困扰着成年男性，并显著影响了他们的身心健康。

二、病因病理

阴茎勃起的生理过程是一种受到男性精神心理因素及激素水平调控的微循环范例，是复杂的神经血管反应结果，血管内皮、平滑肌、精神心理、神经及激素等元素均在其中扮演着重要角色。勃起是阴茎海绵体平滑肌松弛、阴茎动脉扩张、血流增加和静脉回流受阻等神经支配的血流动力学过程，上述生理反应的同步协调作用对于促进和维持勃起至关重要，某个环节的异常均可导致 ED。

在性刺激下，神经血管介导阴茎海绵体充血，而勃起的程度取决于动脉流入血量和静脉流出量之间的平衡。当动脉流入量低并与静脉流出量平衡时，阴茎处于松弛状态。当动脉血不断流入阴茎海绵窦，静脉血不能外流时，阴茎膨胀、勃起。当阴茎内血流持续增加，海绵体血压持续上升至与动脉血压相等，阴茎出现持续坚硬的勃起。阴茎海绵体平滑肌收缩时，阴茎处于松弛状态。性刺激时，一氧化氮（NO）从非肾上腺素能非胆碱能（NANC）神经纤维释放，乙酰胆碱从副交感胆碱能神经纤维释放后，勃起发生。cGMP 浓度增加，细胞内钙离子水平降低，平滑肌细胞松弛。随着平滑肌松弛，血液能够填充海绵体的腔隙空间，导致单侧下小静脉受压，从而阻断静脉流出（静脉阻塞）。当 cGMP 被 5 型磷酸二酯酶（PDE5）水解时，这一过程被逆转。当这些过程中的任何一个环节被中断时，都可能发生 ED。

ED 的危险因素繁多复杂。增龄是 ED 危险因素中最强的独立因素，增龄导致的激素水平变化、阴茎组织结构的病理改变及诸如伴随的心血管疾病、糖尿病、高脂血症、脑血管病等老年病均可不同程度地损害勃起功能。吸烟、嗜酒、缺乏规律运动等不良生活方式，可直接或间接协同地对勃起功能造成负面影响。MMAS 研究显示，合理锻炼的中年男性 ED 风险比静坐男性降低 70%。噻嗪类利尿药、β 受体阻滞剂等几乎所有降压药均与 ED 的发生相关，雌激素类药物亦可导致男性血清睾酮水平下降，造成性欲和勃起功能减退。多种盆腔根治性手术（如前列腺癌根治术、膀胱切除术等）高概率损伤勃起神经，继而出现医源性 ED。而脊髓损伤患者的 ED 患病率为 64% ~ 94%。此外，ED 的发生还与男性的婚姻状况、教育程度、社会地位、收入水平等生活因素具有相关性。

通常将 ED 分为器质性、心理性和混合性三种，大多数是混合性 ED。ED 的病理生理类型，包括心因性、神经源性、血管性、内分泌性、糖尿病性、老龄性、药物诱导、腰椎间盘突出症所致等。需要指出的是，微循环功能障碍往往体现在几乎所有类型 ED 的发病过程。

（一）心因性 ED（psychogenic erectile dysfunction）

大多数 ED 都存在心理因素，压力、抑郁、焦虑（如对性交失败的恐惧）等在其中扮演重要的角色。心因性 ED 的易感因素，包括曾经的创伤经历、过于严格的家庭教育、性教育匮乏及身心健康隐患等；诱发因素，包括严重的人际关系问题、家庭或社会压力及生活中遭遇的重大事件（如失业、生育）等。而导致持续性心因性 ED 的因素，则包括社交问题、身心健康问题及在 ED 治疗选择方面的知识匮乏等。有研究表明，雄性大鼠持续暴露于单一应激下会下调腰椎脊髓中的胃泌素释放肽，并导致 ED。目前，心因性 ED 发病机制仍不明确，主要有两种假说：①脊髓勃起中枢受到大脑的直接抑制；②交感神经过度活动或者外周儿茶酚胺水平增高，导致阴茎平滑肌张力增高，抑制了勃起生理过程中平滑肌的舒张。

心理应激可对微循环造成负面影响，如处于紧张状态的人甲襞微循环渗出和红细胞聚集现象明显增强。有研究表明，受到心理应激刺激后，甲襞微循环各项指标的变化显著，镜下可见微血管输入、输出支管径变窄，襻顶管径增粗，交叉、畸形增加，血流速度减慢，部分出现红细胞聚集增多，血色暗红，管襻周围有渗出现象。

（二）神经源性 ED（neurogenic erectile dysfunction）

勃起是神经血管性反应，任何影响大脑、脊髓、海绵体和阴部神经功能的疾病或功能障碍，都可引起 ED。据估计，神经源性 ED 占 10%～19%，如果将医源性和混合性 ED 算入其中，则神经源性 ED 发病率可能更高。神经源性 ED 约占所有病例的 10%～19%。神经源性 ED 主要归咎于阴茎海绵体的神经信号通路失常甚或丧失，往往继发于脊髓损伤、多发性硬化症、帕金森病、腰椎间盘疾病、糖尿病、创伤性脑损伤以及多种盆腔根治性手术（诸如根治性前列腺切除术、根治性膀胱切除术、经腹会阴直肠切除术等）。上运动神经元损伤（脊髓神经 T10 以上）不会直接导致阴茎局部改变，但可抑制中枢神经系统（CNS）介导的阴茎勃起。而骶骨病变（S2～S4 往往调控反射性勃起）使神经支配减弱后，会导致阴茎勃起功能和结构病理改变。上述损伤减弱了海绵体平滑肌中 NO 信号，而病理变化主要体现在阴茎海绵体平滑肌和血管内皮细胞的凋亡，以及导致平滑肌纤维化的相关细胞因子的表达上调，最终造成静脉闭塞功能障碍或静脉漏。

由于海绵体神经（cavernous nerve，CN）和盆腔脏器之间的密切关系，既往盆腔手术引起的医源性 ED 发病率很高。即使保留神经血管束的前列腺癌根治术（nerve-sparing radical prostatectomy，NSRP）已经不断完善，RP 术后 ED 的发生率有所降低，但仍高达 12%～96%。RP 后勃起的丧失亦与阴茎缺氧紧密相关，阴茎缺氧可导致阴茎海绵体胶原沉积、平滑肌细胞凋亡和纤维化。动物实验表明，上述病理生理改变主要与转化生长因子-β1（TGF-β1）水平升高；前列腺素 E_1（PGE_1）和环磷酸腺苷（cAMP）水平下降有关。

从中医学角度来看，阴茎 CN 在 RP 术中被手术器械损伤，与中医所谓"金刃伤"相仿，RP 后 ED 多因经络不通、经气不续，气虚血滞、宗筋失养，进而阴茎痿而不用，从这个角度而言，运用益气活血养血类中药复方改善局部微循环、血液流变学、抗组织缺氧、促进神经损伤修复可能对改善 ED 有利。

（三）血管性 ED（vasculogenic erectile dysfunction）

动脉闭塞性病变（如动脉粥样硬化）被视为导致 ED 的重要因素，执行阴茎血供功能的动脉血管内皮损伤后，改变了正常组织结构并造成局部缺血、微循环障碍，这种慢性缺血不仅导致海绵体组织血流灌注不足（慢性阴茎海绵体缺血），而且直接造成海绵体缺氧并介导氧化应激等一系列不良反应，对海绵体神经、海绵体内皮、平滑肌细胞造成损害，进而出现海绵体纤维化甚至阴茎静脉漏，使勃起功能严重受损。目前认为，ED 和心血管疾病具有同样的危险因素，ED 可能是全身性或局部性动脉病变的表现。与心因性 ED 相比，动脉功能不全所致 ED，其海绵体灌注血液的氧张力下调。PGE_1 和 PGE_2 的合成是氧依赖性的，在兔和人海绵体中，氧张力的增加有利于 PGE_2 合成并抑制 TGF-β1 信号介导的胶原合成，如若氧张力降低可能会导致海绵体平滑肌含量减少甚至静脉漏。

静脉阻塞功能失常，亦被认为是血管性 ED 最为常见的原因之一。其病理生理改变包括：①多种原因（如 Peyronie 病、老龄、糖尿病、外伤）所致的白膜对白膜下静脉和导静脉的压迫不足；②阴茎海绵体小梁、平滑肌和内皮的弹性纤维成分结构改变导致的静脉漏；③阴茎异常勃起接受手术治疗后所导致的持续性静脉分流等。

血管性 ED 患者，其微循环往往发生显著改变，如微血管密度减少、异常血管增多等，而正常人阴茎头表面微血管形态以点状、钩状、环状、半环状为主，且分布均匀。目前认为，阴茎头微循环的病理生理改变或与勃起有关。

（四）内分泌性 ED（endocrinological erectile dysfunction）

雄激素被认为是阴茎发育和生理功能的主要激素调控因子。雄激素在增强性欲和维持充足的睡眠相关勃起方面起着重要作用，但对视觉诱发的勃起作用有限。睾酮可调控阴茎内 NO 合成酶和 PDE5 的表达，动物实验表明去势会增加阴茎平滑肌 α 肾上腺素能神经的反应性，促进海绵体细胞的凋亡并降低平滑肌含量。高泌乳素血症会抑制促性腺激素释放激素，并最终减少睾酮分泌。此外，下丘脑 – 垂体轴的功能障碍、甲状腺功能亢进和甲状腺功能低下等均可导致勃起障碍。

有报道显示，去势（切除睾丸）可以降低大鼠阴茎动脉血流，诱发静脉瘘。对雄性新西兰白兔行去势手术后，其球结膜微循环结构出现病理损伤且微循环障碍显著，形态学改变表现为血管走行弯曲，细静脉管径增大且粗细不均、边缘不齐、囊状扩张，微血管瘤发生率增加，细动脉管径变细，动静脉比值减小；血流及血管周围状态表现为血流减慢、血流动态积分明显增加，红细胞聚集率增高并出现微血栓。同时，血管周围存在浅褐色或粉红色物质沉着。由此可做出合理推测，雄激素水平异常所介导的微循环障碍在 ED 中扮演重要角色，该调控过程值得进一步探索。

（五）糖尿病性 ED（diabetic erectile dysfunction）

糖尿病性 ED 的发病机制是多因素的，器质性因素或心理性因素均存在。体内持续高糖状态不仅会造成多种并发症，如血管内皮损伤、神经病变、肥胖、激素失衡、胰岛素抵抗和性腺功能减退等。同时，上述又会进一步诱发器质性 ED，形成恶性循环。而糖尿病也会影响男性自尊，导致抑郁和焦虑。

糖尿病介导的内皮功能障碍，使 NO 合成减少，从而导致海绵体平滑肌舒张障碍。在长期高血糖环境中，会导致血管内皮细胞中的一些因子、神经递质及其受体的改变，包括 NO 和 cGMP 的通路变化、糖基化终产物（AGE）损伤、内皮素（ET）-1 及其受体（ETR）的改变。NO 及其受体分子 cGMP 的减少在糖尿病 ED 的发展中发挥了重要作用。AGE 可通过上调海绵体中 Bcl-2 的方式，导致平滑肌细胞功能障碍甚至凋亡，使平滑肌细胞分布下降；同时胶原纤维积累增多，导致海绵体组织纤维化，顺应性下降。钾离子通道可以促进钙离子释放，使海绵体平滑肌舒张，早期钾离子通道的损害可能导致糖尿病性 ED 的启动，AGE 可能在分子水平通过不同途径与存在于海绵体平滑肌上的相应受体结合而使钾离子通道受损。长期高血糖状态，可使 ETR 表达增加，阴茎白膜超微结构发生改变。ET 分 3 种亚型（ET1～3），其中 ET-1 发挥主要作用，其与 NO 拮抗，通过转移钙离子和钠离子，减慢海绵体平滑肌收缩过程。ETR 分两型，即 ET-A 和 ET-B。其中主要参与血管收缩和细胞增殖的 ET-A 位于平滑肌上，平滑肌上的 ET-B 主要作用就是收缩血管，而内皮细胞上的 ET-B 可舒张血管。在健康情况下，ET-A 会促进钙离子的增加及浓缩 ET-1。在胰岛素抵抗情况下，ET-1 和 ET-B 增多，增加了钙离子内流及上调收缩蛋白的敏感性，使阴茎海绵体平滑肌长时间处于收缩状态，阴茎内血流量无法增加，最终导致 ED。此外，胰岛素可增加 NO 生成量来调控 Rho 激酶信号，高血糖状态下胰岛素缺乏或者胰岛功能障碍，会使 RhoA/ROCK 信号增强，引起血管平滑肌收缩及舒张障碍，阴茎充血不足导致 ED。阴茎海绵体主要由平滑肌细胞、内皮细胞及胞外胶原基质构成，体内糖脂代谢失调时，大血管产生病变，进而出现动脉粥样硬化，形成血栓后血流量下降。同时，糖尿病伴随的微循环障碍可促进炎症发生并释放诸如 IL-1、IL-6、TNF-α 等多种炎症因子，激活下游信号通路后，进一步造成氧化应激反应、海绵体纤维化、平滑肌含量减少等。

糖尿病神经病变主要依靠激活多元醇、PKC 这两条通路。在高血糖环境下的多元醇通路中，还原性辅酶 II 会因氧化应激反应的增强而损耗增多，其产物山梨醇含量也因此直接或间接升高。而在 PKC 通路中，血管内皮细胞所依赖的血管舒张功能，会因内皮中 PKC 被激活而下降。ROS 可加重糖尿病神经病变，进而降低磷酸化 eNOS、eNOS 及 nNOS 的水平。持续性高糖水平所造成的 CN 损伤，可直接造成阴茎组织和结构病理改变。连续 4 个月以上的高血糖状态会导致糖尿病性 ED 大鼠模型 CN 末梢结构的变化，包括神经末梢的营养缺乏、非正常积累的糖原小颗粒，以及其他结构性的改变，使神经传导速度明显下降。此外，糖尿病亦会影响睾酮的合成与分泌、破坏下丘脑 – 垂体 – 性腺分泌轴等，均与 ED 的发生相关联。

实际上，糖尿病在其发生发展过程中，往往合并广泛的血管病变，存在典型的微循环障碍。主要表现为微血管畸形数增多，管袢长度增加，微循环血流速度减慢，红细胞聚集等。同时，血液流变学异常（如黏度、红细胞刚性指数）与微循环障碍呈正相关性。结合糖尿病性 ED 的病理生理改变不难发现，微循环障碍几乎可以体现在各个环节。

（六）老龄性 ED（aging-related erectile dysfunction）

目前流行病学研究已证实，年龄是 ED 的关键危险因素之一。ED 的患病率和严重程度随年龄增长而增加，在 MMAS 研究中，13.39% 的男性在 40 岁时会出现一定程度的 ED；到 70 岁时，ED 罹患率达到 67%。老龄性 ED 的病理生理机制是多因素的。首先，阴茎血管内往往出现动脉粥样硬化，导致阴茎灌注血流减少。各种神经 / 体液信号的变化（如 α1- 肾上腺素能受体表达、肾上腺素能敏感性和 NO 合成以及关键酶的改变等），会损害阴茎血管舒张功能。同时，随着年龄的增长，血管内皮功能减退所致的血管内皮功能障碍与 ED 的发生密切相关，这也体现出心血管疾病与 ED 之间的关系。此外，高血压、血脂异常、糖尿病和肥胖等心血管危险因素会加剧内皮功能障碍和氧化应激状态下的炎症反应，进一步促进血管斑块形成，提高动脉粥样硬化易感性。在组织病理学方面，主要表现为阴茎纤维化，组织弹性和顺应性降低，以致阴茎勃起难以维持。此外，老龄男性雄激素缺乏会进一步降低阴茎海绵体平滑肌含量并使 CN 功能失常。

有学者对健康老年人甲襞微循环进行观察后发现，管袢畸形较多、数目减少、长度缩短，且血流缓慢，多呈粒线流或粒流，表明存在显著的微循环障碍。老龄所致的微血管形态异常和血液流变性改变，造成局部微血管阻塞、微血栓形成，影响了血液与阴茎组织细胞的物质交换，继而造成器官功能障碍。因此，微循环功能障碍被视为老龄性 ED 勃起组织结构功能损伤的重要病理因素。

（七）药物诱导的 ED（drug-induced erectile dysfunction）

精神类和抗高血压药物是造成 ED 的最常见的药物类别。抗抑郁药物中与 ED 显著相关的最常见的精神药物，是选择性 5- 羟色胺再摄取抑制剂和文拉法辛；引起 ED 的概率最高的是利培酮和奥氮平等抗精神病药物；引起 ED 的抗高血压药物以噻嗪类药物居首，其次是 β 受体阻滞剂。而 α- 受体阻滞剂，血管紧张素转换酶抑制剂以及血管紧张素受体阻滞剂一般不会引起 ED。动物实验证实，α- 受体拮抗剂特别是作用于 α1- 受体者，通过增加或延长对海绵体平滑肌的松弛引起勃起反应。此外，突触前 α2- 受体兴奋调节去甲肾上腺素的释放，表明 α2- 受体阻滞剂具有松弛海绵体平滑肌作用。α1- 受体阻滞剂和血管紧张素 Ⅱ 受体阻滞剂可改善性功能。

抗雄激素类药物通过抑制雄激素生成或拮抗雄激素受体导致部分或近完全性的雄激素作用阻滞。而雄激素可通过调控中枢神经系统的雄激素受体而调控性行为。此外，他汀类药物也与勃起功能障碍的发生有关。

（八）腰椎间盘突出症所致 ED（lumbar disc herniation-caused erectile dysfunction）

2003 年起，金保方教授受某些临床案例启发，开始关注腰椎间盘突出与男性性功能的关系，并开展了大量的临床研究工作。2006 年 11 月在《中国男科学杂志》发表了"腰椎间盘突出症与男性性功能异常"的综述，其后发表了大量临床研究总结和典型案例报道与分析。2015 年 10 月应主编黄宇烽教授之邀，在《中华男科学杂志》"专家谈"栏目发表"腰椎间盘突出症与男科疾病"一文，认为部分 ED 与中央型腰椎间盘突出症密切相关。本文将腰椎间盘突出症单列为介导 ED 的病理因素，原因有二：①腰椎间盘突出症是男性常见病、多发病，但提到腰椎间盘突出症，大部分临床医师往往关注的还是诸如腰腿疼痛等骨骼肌肉疾患，很少与男科疾病相联系；②研究表明，中央型腰椎间盘突出症患者，其突出的椎间盘压迫硬膜囊，造成马尾神经功能损伤，可导致 ED、早泄、慢性盆腔疼痛综合征、阴茎异常勃起、遗精等多种男科疾病，这确实是一个值得临床医师关注、重视的问题。因此，需要单列予以介绍说明。

阴茎勃起机制中，神经系统占着极为重要的地位。神经功能障碍是导致 ED 的重要因素，ED 患者中约 20% 伴有神经功能障碍。阴茎的躯体感受器汇聚于阴茎背部神经，最后传入阴部神经。阴茎背神经的刺激信号通过阈值较低的阴部感觉神经纤维在 CN 内形成潜伏期长的神经冲动，产生多突触神经反射活动，脊髓内神经反射的传入神经通路终止于脊髓灰质腰骶段中心部位。神经性 ED 包括周围神经系统损伤和脊髓、中枢神经系统损伤。脊髓神经系统损伤中，下段脊髓损伤患者只有 25% 可通过交感通路获得勃起（即心理性勃起）。骶段副交感神经元是最重要的勃起中枢，脊髓水平的疾病如椎间盘突出等影响传入与传出神经通路，会导致 ED。

从解剖学角度来看，腰椎间盘突出症常见部位为 L4～L5 及 L5～S1，L4～L5 平面以下主要为骶神经，S2～S5 位于后方，前方已没有其他神经作为缓冲，一旦髓核后突出时，挤压骶神经，引发马尾神经受损。而腰椎间盘突出多伴有腰椎管狭窄，使马尾神经活动空间狭小，此时即使是较小的髓核突出，也可加重骶神经的挤压，从而影响了脑脊液循环。脑脊液循环的破坏，可导致马尾神经功能损害。尽管突出物不至于造成神经功能不可逆损害，但如果压迫时间较长，在影响脑脊液循环的同时，引起马尾神经充血、水肿及血供障碍，引发 ED。关于两者的关系已得到相对广泛的关注，一系列的研究也证实了男性腰椎间盘突出症患者 ED 发病率明显高于正常人群，对于此类患者针对腰椎突出进行治疗，对恢复勃起功能意义重大。

（九）微循环因素（microcirculation）

Rubin 等对 67 例器质性 ED 患者（平均年龄 43.9±1.53 岁）和 20 例无 ED 的患者进

行了激光多普勒血流测定，以评估阴茎微循环。结果发现，动脉性 ED 患者的血流参数低于正常值。闭塞试验显示，动脉性 ED 患者反应性充血减弱；神经源性 ED 患者，则伴有微循环交感神经去神经迹象及呼吸反应减弱的迹象。

我国学者在研究中发现，ED 患者阴茎头微循环血流速度低于正常对照组。ED 患者全血低切黏度、血浆黏度、红细胞聚集指数、全血还原黏度、血沉方程 K 值均明显高于对照组。其中，内分泌性 ED 患者的红细胞刚性指数明显高于心因性和血管性 ED 患者；心因性 ED 患者的红细胞压积明显高于内分泌性和血管性 ED 患者。ED 患者血液呈高黏滞性，而持续性高黏血状态可降低人体器官组织小动脉血流，造成微循环障碍，引起组织缺血缺氧，而上述病理生理进程可进一步加重 ED，形成恶性循环。

实际上，平滑肌细胞和内皮细胞均是微血管的功能结构单位，微血管的正常代谢和微循环实现其功能必定要基于生理状态下的平滑肌细胞和内皮细胞。然而，上述部分所提及的 ED 病理因素往往会造成微循环障碍。在此过程中，阴茎海绵体细胞和内皮细胞必会受损，而这两类细胞的结构和功能健全又正是完成生理性勃起的先决条件。其中，微循环中最直接暴露于各种致病因素的组织就是内皮细胞。阴茎内皮层是外周血管系统的一个特殊部分，它对各种刺激做出反应，以维持体内平衡，调节血管和平滑肌收缩张力，这两者对勃起功能至关重要。内皮细胞代谢高度活跃，其自分泌、旁分泌和内分泌不断作用于自身、毗邻组织细胞及人体。因此，微循环障碍所致的阴茎海绵体内皮细胞损伤将成为介导 ED 的关键环节，甚或"始作俑者"。不难发现，微循环障碍是联系各种病理因素与 ED 的重要桥梁，而如何维护好这座"桥梁"也许是改善 ED 的重要切入点。

三、检查

在对 ED 进行诊断时，最主要的依据是患者主诉，而客观准确的病史则是关键。常规对患者病史进行细致采集后，可通过问卷量表，如国际勃起功能指数 -5（IIEF-5，表 12-1）、勃起硬度评级（EHS，表 12-2）等，客观评估患者性功能状况，包括勃起功能、勃起硬度、性高潮、性欲、射精、性交和总体满意度等。继而进行必要的体格检查、实验室及辅助检查。

表 12-1 国际勃起功能问卷 -5（IIEF-5）

	0	1	2	3	4	5
1. 对阴茎勃起及维持勃起有多少信心		很低	低	中等	高	很高
2. 受到性刺激后，有多少次阴茎能坚持进入阴道	无性活动	几乎没有或完全没有	只有几次	有时或大约一半时候	大多数时候	几乎每次或每次
3. 性交时，有多少次能在进入阴道后维持勃起	无性生活	几乎没有或完全没有	只有几次	有时或大约一半时候	大多数时候	几乎每次或每次
4. 性交时，保持勃起至性交完毕有多大困难	无性生活	非常困难	很困难	有困难	有点困难	不困难
5. 尝试性交时是否感到满足	无性生活	几乎没有或完全没有	只有几次	有时或大约一半时候	大多数时候	几乎每次或每次

评分标准：各项得分相加 ≥ 22 分为勃起功能正常；12 ～ 21 分为轻度 ED；8 ～ 11 分为中度 ED；5 ～ 7 分为重度 ED。

表 12-2 勃起硬度评级（EHS）

Ⅰ级	阴茎充血增大，但不能勃起，无法插入
Ⅱ级	阴茎有轻微勃起，但还未能达到足以插入的程度
Ⅲ级	阴茎达到足以插入的硬度，但不够坚挺或持久
Ⅳ级	完全勃起而且很坚挺，也够持久

（一）体格检查

体格检查包括患者基线资料（身高、体重、腰围等）、第二性征以及与泌尿生殖系统、内分泌系统、血管系统和神经系统相关的检查。需特别关注外生殖器，如阴茎是否存在畸形（如小阴茎、先天性痛性阴茎勃起或阴茎硬结等）以及性腺功能减退迹象（睾丸体积减小、第二性征改变、性欲减退、情绪变化、疲劳综合征等）。此外，还应注意患者下腹部、会阴、阴茎及下肢的痛觉、触觉、温度觉；球海绵体反射、提睾肌反射等。此外，因勃起障碍而求诊的患者往往心血管疾病的发病率较高，应注意评估血压、心率等。

（二）实验室检查

通过初步评估患者 ED 危险因素及其实际病情，安排个性化检查。对一般患者，建议行空腹血糖、血脂、总睾酮等检查；必要时，可行黄体生成素、卵泡刺激素、泌乳素、游离睾酮及血常规、血生化、糖化血红蛋白、甲状腺功能等检查。

（三）特殊检查

部分患者需要进一步接受一些特殊检查，包括：①原发性勃起障碍（既非器质性疾病，亦非心理障碍引起）；②有骨盆或会阴创伤病史的年轻患者，且可能通过血管手术获得痊愈；③需要通过手术矫正的阴茎畸形患者（如 Peyronie 病、先天性阴茎弯曲等）；④存在复杂精神障碍或性心理障碍的患者；⑤存在复杂内分泌疾病的患者；⑥患者或其伴侣提出特定检测要求；⑦法医学相关原因。

相关特殊检查介绍如下：

1. 夜间勃起功能检测（nocturnal penile tumescence and rigidity，NPTR）

此检查是鉴别心理性和器质性 ED 的方法，NPRT 检测至少需要进行两晚。

2. 血管活性药物试验（intracavernosal injection，ICI）

通过向阴茎海绵体内注射血管活性药物以评估阴茎血管功能，一般采用前列腺素 E1 或罂粟碱等。阳性反应判定为注射药物后 10 分钟内出现Ⅲ级以上勃起，且可持续大于 30 分钟。试验阳性表明，动脉充血及静脉闭塞功能正常，但并非结论性诊断。如反应异常，需进一步行阴茎彩超检查。

3. 彩色多普勒超声检查（color doppler duplex ultrasound，CDDU）

此检查可用于诊断血管性 ED，评价阴茎内血管功能。检查结果可反映动脉供血情况，是否存在阴茎静脉闭塞功能不全等。

4. 阴茎海绵体造影（cavernosography）

此检查又称阴茎海绵体动态灌注测压与海绵体造影术（penile dynamic infusion cavernosometry and cavernosography），主要用于静脉性 ED 的鉴别诊断。

5. 选择性阴部内动脉造影（internal pudendal arteriography）

此检查主要适用于考虑行血管重建手术的动脉性 ED 患者。

6. 早期血管功能评估

评估方法主要包括微循环血管内皮功能（endoperipheral arterial tonometry，Endo-

PAT）、肱动脉血流介导的舒张反应（brachial artery flowmediated dilation，FMD）、阴茎血管一氧化氮释放试验（penile nitric oxide release test，PNORT）等，以反映血管内皮功能。

7. 神经检查

球海绵体反射潜伏时间（bulbocavernosus reflex，BCR）超过 45ms 时，提示有神经性病变的可能；阴茎海绵体肌电图（corpus cavernosum electromyography，CC–EMG）可以直接检测阴茎自主神经功能和海绵体平滑肌功能，其与阴茎躯体感觉诱发电位（somatosensory evoked potential，SEP）一样，对于 ED 的诊断价值仍在探索中；阴茎感觉阈值测定，目前仍缺乏统一的标准。

四、治疗

在缺乏特定的可纠正病因的情况下，ED 的治疗主要是经验性的，初始基础治疗可通过改变生活方式，口服 PDE5 抑制剂是目前 ED 治疗的首选方式。二线疗法包括海绵体内注射血管活性药物、经尿道给药等。若保守治疗无效，则可进一步考虑手术治疗。在我国，中医药、针灸等依据中医学理念，亦可运用于 ED 患者的全程管理。此外，鉴于 ED 患者往往存在微循环障碍，因此基于全身或局部微循环功能失常，采用改善微循环的中、西药物进行协同干预治疗，往往可以起到增效作用，值得进一步于临床中探索、验证并推广应用。

（一）基础治疗

1. 生活方式调整

研究表明，戒烟限酒、合理膳食、控制体重以及保持合适的运动强度等，均可有益于恢复勃起功能。增加运动和减轻体重均有助于勃起功能的恢复，其机制可能是改善了微循环及血管内皮功能以及减少代谢干扰（如炎性因子、胰岛素抵抗等）等。吸烟者戒烟后，勃起功能可以得到显著的快速改善。少量饮酒，可能通过减少焦虑而改善勃起功能，但酗酒会损害肝脏功能，并导致睾丸激素水平降低和雌激素水平升高，这两者都会对勃起功能造成负面影响。

2. 基础疾病的治疗

当患者存在心血管疾病、糖尿病、高脂血症、内分泌异常、抑郁症等基础疾病时，需要与 ED 同时进行治疗。当然，在治疗过程中亦应注意某些药物也是导致 ED 的因素。ED 和心血管疾病存在共同的危险因素，ED 被视作心血管疾病的预警信号，而微循环障碍和血管内皮损伤是二者病理生理学共性。糖尿病可导致神经血管的广泛性损害，是 ED 的重要危险因素。目前有报道显示，胰激肽原酶有助于减轻糖尿病性 ED，这可能与其改善微循环作用有关。此外，通过补充外源性睾酮，有益于男性性腺功能减退伴 ED 患者。

3. 其他

ED 患者往往伴有焦虑、沮丧等精神心理症状，故在随诊过程中应注重与患者建立坦诚且相互信任的医患关系，并适当地进行心理疏导。对于那些对性生活认识存在问题的患者，应及时予以纠正，并对其进行指导，鼓励患者学习、掌握性生活的技巧，并结合个体情况，选择合适的性生活频率，以增强信心，促进勃起功能的恢复。

（二）西医治疗

1. 口服药物治疗

（1）5 型磷酸二酯酶抑制剂（phosphodiesterase type 5 inhibitors，PDE5i）：目前，口服 PDE5i 是 ED 的一线疗法。PDE5 介导海绵体平滑肌中环磷酸鸟苷（cGMP）水解，而 PDE5i 可通过抑制 PDE5 活性，维持 cGMP 水平，并降低细胞内钙离子浓度，以促使平滑肌松弛，增加阴茎动脉血流灌注，最终促进勃起。此外，持续使用 PDE5i 可显著改善 ED 患者血管内皮功能。目前常用的 PDE5i 包括西地那非、他达拉非和伐地那非，三者药理作用机制相近。PDE5i 的使用方法包括按需治疗和规律治疗，应结合患者具体情况，并依据推荐剂量或者医师经验进行选择。按需治疗的推荐剂量分别是西地那非 50/100mg、他达拉非 10/20mg、伐地那非 10/20mg。如坚持每天服用，则可减轻剂量。长期服用，可以修复阴茎血管内皮细胞，从根本上治疗 ED，因此选择长效的他达拉非（每日 5mg），效果最佳。

PDE5i 一般安全性较好，且副作用通常较轻，患者耐受性良好。副作用包括头痛（7%），消化不良（4%～10%），面部潮红（4%～10%），肌痛 / 背痛（0%～3%），鼻塞（3%～4%）和视觉障碍（如畏光、蓝视，0%～3%）。此外，需要注意的是 PDE5i 与硝酸盐类合用属绝对禁忌，可引起顽固性低血压。

尽管 PDE5i 可使多数 ED 患者受益而改善勃起，但仍存在 35% 左右的 ED 患者对该治疗无效，这类患者往往存在基础疾病（如糖尿病）或伴有严重的神经血管病变。

（2）雄激素替代疗法：主要用于内分泌性 ED 的治疗。一项荟萃分析显示，雄激素可显著改善男性性腺功能减退伴 ED 患者的勃起功能。雄激素可与 PDE5i 联合使用，以改善对单独使用 PDE5i 不敏感的老年男性（年龄 ≥ 65 岁）患者的勃起功能。对于睾酮水平正常的 ED 患者，睾酮补充治疗则缺乏循证医学证据，并不被推荐。在补充雄激素前，应常规进行前列腺直肠指检、PSA 测定及肝功能检测，并定期复查。目前用于 ED 治疗的雄激素，主要有十一酸睾酮胶丸、注射剂和贴剂等。雄激素治疗存在潜在的不良反应，且大剂量睾酮具有肝毒性。

（3）其他药物治疗：甲磺酸酚妥拉明（phentolamine mesylate）是一种非特异性 α-肾上腺素能受体拮抗剂，对阻断 α1- 和 α2- 肾上腺素受体具有同等亲和力。其作用方式可能是通过阻断突触后 α1- 肾上腺素能受体而促进阴茎海绵体平滑肌松弛。临床试验表明，对于患有轻度 ED 的男性，其有效率约为 40%。育亨宾（yohimbine），一种从育亨宾树树皮中提取的吲哚烷基胺生物碱，通过拮抗 α2- 肾上腺素受体发挥作用。阿扑吗啡（apomorphine）是一种多巴胺能药物，作用于脑室旁核，可激活 D1/D2 受体，经信号传导，促使阴茎动脉扩张，血流量灌注增加而改善勃起。鉴于其机制，可能在治疗心因性 ED 方面具有一定优势。曲唑酮（trazodone）是一种与阴茎异常勃起相关的抗抑郁药，作用于脊髓，并具有多种 5- 羟色胺能效应，其代谢物为 $5-HT_{2C}$ 受体激动剂（促进勃起），同时也是 $5-HT_{1A}$ 受体拮抗剂（抑制勃起），但曲唑酮对 ED 的治疗作用有限。

2. 海绵体血管活性药物注射治疗

对口服药物无效的患者，建议使用阴茎海绵体内注射疗法，其有效率可达 85%。临床上常用于海绵体内注射的常用药物有三种：前列地尔（alprostadil）、罂粟碱（papaverine）和酚妥拉明（phentolamine）。此外，还有血管活性肠肽（vasoactive intestinal polypeptide，VIP）。它们的作用机制，均是介导海绵体平滑肌舒张。患者需要通过正规的培训，学习正确的海绵体内药物注射方法。

（1）前列地尔：是一种天然脂肪酸前列腺素 E_1（PGE_1）的合成形态，它与平滑肌细胞上的特定受体结合，激活细胞内腺苷酸环化酶产生 cAMP，进而通过第二信使诱导平滑肌松弛。使用剂量为 10 ～ 20μg 时，70% ～ 80%ED 患者的勃起可以得到明显改善。常见的副作用，包括注射部位或勃起时疼痛（11%）、血肿/瘀斑（1.5%）、勃起时间延长/阴茎异常勃起（1% ～ 5%）和阴茎纤维化（2%）。

（2）罂粟碱：由罂粟中分离而得，是一种非特异性 PDE 抑制剂，可抑制 cAMP 和 cGMP 的降解，从而促进平滑肌组织松弛。罂粟碱还可阻止钙离子流入细胞，抑制了平滑肌收缩。罂粟碱在肝脏代谢，血浆半衰期为 1 ～ 2 小时。海绵体内给药后，其改善 ED 有效率约为 60%。其副作用或缺点，包括肝功能异常、阴茎异常勃起（35%）和阴茎纤维化（1% ～ 33%）。

（3）酚妥拉明：甲磺酸酚妥拉明在 ED 治疗中既可口服，也常作为海绵体内注射药物，通过阻断突触后 α1- 肾上腺素能受体而促进勃起。但酚妥拉明也可能抑制 α2- 肾上腺素能受体，干扰去甲肾上腺素再摄取，故又能拮抗平滑肌舒张。上述的双重作用，可能造成其单用时的疗效并不理想。

3. 经尿道给药（intraurethral administration）

药物经尿道黏膜转运至海绵体组织。主要针对如根治性前列腺切除术、膀胱切除术和创伤性 ED 且 PDE5i 治疗无效，以及希望与 PDE5i 联合使用的患者。前列地尔的特殊剂型 MUSE（medicated urethral system for erection）已被证实可以治疗 ED。MUSE 最常见的副作用，包括局部泌尿生殖道疼痛、轻微尿道出血等。

4. 经皮/局部药物疗法（transdermal/topical pharmacotherapy）

将血管活性药物直接应用于阴茎（龟头）表面，方便、简单，且不良反应有限。据报道，前列地尔经皮或局部运用，可能与经尿道给药起到相近的临床效果，但尚须进一步开展相关临床试验。

5. 物理治疗

（1）真空勃起装置（vacuum erectile device，VED）：口服或血管活性药物治疗无效或不耐受、不接受上述方案的患者，可选择 VED。VED 可通过增加动脉血流进入阴茎海绵体，达到改善微循环、抗纤维化、抑制细胞凋亡、保护内皮细胞及提高 NOS 合成的作用，从而改善勃起功能，有利于阴茎康复。VED 治疗有效率可达到 90%，但 30% ～ 70% 的患者对 VED 治疗方式的满意度较低。VED 适合于糖尿病性、血管性、前列腺癌术后、骨盆骨折尿道断裂术后及脊髓损伤所致的 ED 患者。其副作用，包括疼痛、射精困难、瘀斑、青紫及麻木等。

（2）低能量体外冲击波治疗（low-intensity shock wave therapy，Li-SWT）：体外低能量冲击波治疗（Li-SWT）逐渐作为一种治疗 ED 的新疗法，可以改善患者的阴茎血流动力学、微循环障碍及血管内皮功能。但 Li-SWT 的确切治疗方案，尚需通过进一步的临床试验进行探索。

6. 介入治疗

详见"第六章第二节"。

7. 外科手术治疗

尽管口服 PDE5i 和真空勃起装置作为临床中用以改善 ED 的一线和二线治疗选择，往往可以起到令患者满意的疗效。但对于一些患者，主要包括：①非手术疗法禁忌证；②对药物治疗无效或不良反应严重；③ Peyronie 病继发 ED 且伴随阴茎纤维化；④持续性阴茎异常勃起或严重感染；⑤创伤导致阴茎结构和 / 或血管缺陷。选择外科手术治疗则体现出一定优势。

目前，ED 外科治疗主要包括阴茎假体植入术和阴茎血管手术。接受阴茎假体手术的患者疗效满意度很高，可达到 92% ～ 100%。但术后亦存在较多潜在并发症，如感染、机械故障、三件套支撑体自发性充盈、龟头膨胀感差、勃起短缩等。阴茎血管手术需要区分动脉性 ED 或静脉性 ED，并采用相应的不同术式进行处理。阴茎血运重建术后，患者性生活满意度较低（12%）。阴茎水肿是阴茎血管手术的常见并发症。

（三）中医治疗

中医药治疗阳痿的历史源远流长，治疗方面有从脏腑论治者，有从致病因素诸如瘀、痰湿、郁、情志失调、湿热、酒毒等论治者。王琦院士提出的"阳痿从肝论治"，徐福松教授提出的"禾苗学说"，秦国政教授提出的"因郁致痿、因痿致郁"之恶性循环，李海松教授提出的"阴茎中风论"，金保方教授基于中西医结合角度提出的"生殖微循环学说""腰椎间盘突出症与ED"等理念均大大拓宽了ED的诊治思路。目前,《基于肝郁血瘀肾虚论治阳痿》专家共识更是为临床运用中医药诊治ED提供了可靠的基本思路与策略。

实际上,ED的基本病因病机是脏腑功能失调或是各种致病因素所致的气血失和而致痿。由于出现气血偏颇,阴阳失衡,经络不通,气化不及而致宗筋失养。气血失和,宗筋失养是ED的直接病因,故疏经通络、益气和血、荣筋起痿是ED的根本治法。在辨证的基础上,中药复方不仅可以针对ED患者症候群,而且亦能改善患者气血失衡状态和微循环障碍,最终达到令人满意的疗效。

1. 辨证论治

（1）肝气郁结证

证候:阳痿伴见胸胁胀满,或窜痛,或太息,情志抑郁,咽部如物梗阻,舌淡少苔,脉弦。

治法:疏肝解郁。

方药:逍遥散合四逆散加减。常用药物:柴胡、当归、白芍、白术、生姜、薄荷、枳实、炙甘草。

（2）肝经湿热证

证候:阳痿伴见阴囊潮热,或臊臭坠胀,阴囊瘙痒;胸胁胀痛灼热,厌食,腹胀,口苦泛恶,大便不调,小便短赤,肢体困倦,舌质红,苔黄腻,脉滑数。

治法:清热利湿。

方药:龙胆泻肝汤加减。常用药物:龙胆草、黄芩、山栀子、泽泻、木通、车前子、当归、生地黄、柴胡、生甘草。

（3）瘀血阻络证

证候:阳痿伴见睾丸刺痛,胸胁胀闷窜痛,性情急躁,胁下痞块,或腹、腰、阴部刺痛,舌质紫黯或有瘀斑瘀点,脉涩。

治法:活血化瘀通络。

方药:蜈蚣达络汤加减。常用药物:蜈蚣、川芎、丹参、赤芍、水蛭、九香虫、白僵蚕、柴胡、黄芪、紫梢花、牛膝。

（4）命门火衰证

证候：阳痿兼见面色㿠白或黧黑，头晕耳鸣，精神萎靡，腰膝酸软或疼痛，畏寒怕冷，或肢冷以下肢为甚；大便久泻不止，或完谷不化，或五更泻；浮肿腰以下甚，按之不起。舌淡胖，苔白，脉沉细。

治法：温补命门之火。

方药：寒谷春生丹加减。常用药物：鹿茸、淫羊藿、巴戟天、肉苁蓉、韭菜子、杜仲、仙茅、蛇床子、附子、肉桂、熟地黄、当归、枸杞子、山萸肉、人参、白术。

（5）肾阴亏虚证

证候：阳痿伴见腰膝酸软，眩晕耳鸣，失眠多梦，遗精，形体消瘦，潮热盗汗，五心烦热，咽干颧红，溲黄便干，舌红少津，脉细数。

治法：滋阴补肾。

方药：左归丸加减。常用药物：熟地黄、枸杞子、山萸肉、鹿胶、龟胶、菟丝子、牛膝、山药。

（6）痰湿阻络证

证候：阳痿伴见形体肥胖，胸闷心悸，目窠微浮，胃脘痞满，痰涎壅盛，舌胖大有齿痕，苔白腻，脉滑。

治法：化痰祛湿通络。

方药：僵蚕达络饮加减。常用药物：白僵蚕、防己、苍术、半夏、陈皮、茯苓、瓜蒌、薏苡仁、黄芪、露蜂房、生蒲黄、九香虫、桂枝、路路通。

（7）脾胃气虚证

证候：阳痿伴见纳少，腹胀，饭后尤甚，大便溏薄，肢体倦怠，少气懒言，面色萎黄或㿠白，浮肿，或消瘦。舌淡苔白，脉缓弱。

治法：补气健脾和胃。

方药：九香长春饮加减。常用药物：九香虫、露蜂房、人参、黄芪、白术、茯苓、泽泻、山药、白芍、桂枝、炙甘草。

2. 其他

除上述外，针灸、推拿、外治等其他中医学疗法对 ED 同样具有较好的临床疗效，从中医而言，其作用原理不外乎调燮全身 / 局部气血、疏经通络而荣筋起痿。值得一提的是，正确合理地推拿及牵引治疗对腰椎间盘突出症所导致的 ED 具有显效，这与推拿、牵引过程中纠正椎间盘解剖位置及改善微循环具有紧密相关性。

五、典型病案

案 1　静脉关闭不全之 ED（王琦医案）

吕某，男，50 岁，已婚，编辑。初诊：1998 年 10 月 6 日。

主诉：阴茎勃起不坚 4 个月余。

患者性生活时，阴茎勃起不坚，插入困难，服用补肾药无效。现夜间阴茎时有勃起，勃起一般，性生活时阴茎勃起困难，有时不能勃起，早泄，性欲减退，心情抑郁，大便不畅、每日 1～2 次、不干，尿频，夜尿 2 次。不嗜烟酒，无心脑血管病史。体胖，舌体活动自如，舌质淡暗，苔薄黄，舌底脉络紫暗，脉弦滑。前列腺偏大，无结节，中央沟变浅。性激素检查无异常。阴茎彩超示阴茎静脉关闭不全。

西医诊断：血管性阳痿（阴茎静脉关闭不全）；前列腺增生症。

中医诊断：阳痿。

辨证：血脉瘀滞，肝郁肾虚。

治法：活血通络，解郁益肾。

处方：柴胡疏肝散加减。柴胡 10g，枳壳 10g，香附 10g，赤芍 10g，川芎 10g，当归 10g，刺蒺藜 30g，茯苓 10g，刘寄奴 10g，丁香 6g，蛇床子 10g，肉苁蓉 15g。7 剂。

二诊：服上方 7 剂，患者性欲增强，夜间勃起硬度增加，无性生活。舌质淡，苔薄白，脉弦滑。药证相符，继用上方加红花 10g，畅宗筋血脉以振痿。14 剂。

三诊：服上方 14 剂，患者阴茎勃起角度可达 90°，性生活 3 次，每次能插入，2 分钟即射精，心情愉快。舌质淡，苔薄白，脉弦滑。上方去柴胡、枳壳、刘寄奴，加灵磁石 30g。

服药共 45 剂，患者阴茎勃起正常，性生活能持续 2～3 分钟。此次来诊，出差回来

3 天，有 1 次性生活，勃起功能可，但早泄。舌质淡，苔黄白腻，脉弦滑。上方加石菖蒲 10g，生龙骨 30g 以化痰湿，安神定志，巩固疗效。

按： 本案为阴茎静脉关闭不全。辨证为血脉瘀滞，肝郁肾虚。辨病和辨证相结合，治疗用柴胡疏肝散加当归、刺蒺藜、刘寄奴、丁香疏肝理气血，蛇床子、肉苁蓉温补肾精。二诊，阴茎勃起功能增强，加红花以增强理气血之功，进一步改善勃起。三诊、四诊，患者勃起正常，但早泄，故治疗辅以安神定志之品。

案 2 外伤致 ED（徐福松医案）

患者，男，39 岁。2011 年 5 月 12 日初诊。

患者 2 年前不慎从高处坠地致腰椎骨折，经南京某三甲医院手术及住院治疗 4 个月后，腰痛已不明显，惟阴雨天略为加重。但从此阳事不举，或勃而不坚，不能正常同房，性欲正常。患者自行服用西地那非，疗效不显。后辗转至南京某医院男科门诊，服用大剂活血化瘀中药 2 个月未见寸功。现患者时有头晕，他无明显不适，舌质紫黯有瘀点，苔薄白，脉弦细而涩。

结合病史及舌脉，当属气滞血瘀证，前医予活血化瘀当属对证之方。细思患者既已久病，当非独血瘀，当兼气虚气滞，遂以桃红四物汤合补阳还五汤加减：桃仁 10g，红花 10g，当归 10g，川芎 6g，赤芍 10g，白芍 10g，生黄芪 30g，川牛膝 10g，蜈蚣 2 条，地龙 10g，柴胡 10g，青皮 10g，陈皮 10g，广郁金 10g。水煎服。

28 剂后，勃起功能改善，已有成功性生活。继予上方加鸡血藤 15g，服用 2 个月告愈。

按： 清代韩善征的《阳痿论》言："人有坠堕，恶血留内，腹中满胀，不得前后，先饮利药。盖跌仆则血妄行，每有瘀滞精窍真阳之气难达阴茎，势遂不举。"此为对创伤性阳痿的论述。在临床上也多使用活血化瘀药，但疗效不显。然"久病多虚多瘀"，且"气行则血行"，故以益气活血之补阳还五汤加柴胡、青陈皮、广郁金、蜈蚣施治。方中重用黄芪大补元气，既可补气活血，又能补气以生血；当归、川芎、芍药、桃仁、红花活血化瘀；地龙、蜈蚣搜剔经络瘀滞；然经络瘀滞未有气机不闭郁者，而致血流更涩，故加柴胡、郁金、青陈皮疏理肝气以助血行。现代研究表明，益气活血方药在改善血液流变学及微循环障碍方面具有确切的效果。服药 3 个月，正气得复，瘀滞渐开，宗筋得养，故而顽疾可瘥。

案 3　糖尿病性 ED（金保方医案）

患者，男，55 岁，南京人。2012 年 9 月 5 日初诊。

患者 2 年前无明显诱因，出现勃起功能障碍，刚开始勃起困难伴勃起不坚，性交 2 ～ 3 分钟即射精，性欲正常，自服右归胶囊、五子衍宗丸等不效，其后未予重视。近 1 年来症状逐渐加重，甚则不能勃起，多方服药未见明显缓解。后听人介绍，遂来本处就诊。详细问其病史，得知患者 10 年前确诊为 2 型糖尿病，一直服用格列吡嗪、二甲双胍控制血糖，空腹血糖波动在 7.5 ～ 8.1mmol /L。

刻诊：患者口干，心悸汗出，烦躁易怒，双侧足跟疼痛，双目干涩，容易疲乏，纳可，大便干燥，舌红少苔，脉弦细数。

辨证：阴虚火旺。

治法：滋阴降火。

处方：二地鳖甲煎加减。生地黄 10g，熟地黄 10g，炙鳖甲 10g（先煎），石斛 10g，天花粉 10g，怀山药 20g，生黄芪 20g，荔枝核 10g，丹参 10g，牡丹皮 10g，当归 10g，川芎 6g，桑寄生 10g，川续断 10g，鸡血藤 15g。10 剂，水煎服。

10 天后，患者心悸烦躁、口干、目涩减轻，他症无明显缓解。考虑此患者为糖尿病血管病变引起，上方虽为对证良剂，亦不能以区区数剂而获显效。遂在服用中药基础上，加用他达拉非 5mg，每晚 1 次。

21 天后，患者言勃起功能明显改善，每次性交 5 ～ 7 分钟而射精，口干、汗出、足跟疼痛等症已愈。中药效果已显，原方加蜈蚣 2 条，共 14 剂。他达拉非改 5mg，隔日 1 次。

其后来诊，言性功能基本正常，复查空腹血糖 6.2mmol/L，遂停用他达拉非，予二地鳖甲煎加蜈蚣 21 剂巩固治疗。1 年后电话随访，性功能一直正常。

按：二地鳖甲煎由著名男科专家徐福松教授所创，主要治疗阴虚火旺型勃起障碍，对阴虚型糖尿病勃起障碍有良效，可使患者血清 T 浓度及 IIEF-5 评分显著改善。方中地黄、鳖甲凉血养血滋阴；石斛、天花粉滋阴生津止渴；牡丹皮、丹参凉血活血；黄芪、山药益气生津化液；桑寄生、川续断补肾益阴，蜈蚣、荔枝核、鸡血藤疏通肝经之壅滞。诸药共奏滋阴降火，凉血通络之效。

PDE5i 通过竞争性抑制 PDE5 进而减少 cGMP 的水解，提高阴茎海绵体平滑肌细胞内 GMP 浓度，从而达到治疗勃起功能障碍的效果。其中他达拉非口服吸收不受高脂饮食的影响，并且半衰期最长，因而作用最为持久。金教授在治疗血管性 ED，尤其是中药治疗不能立即取效的患者，常常加用此药作为辅助。一方面可以迅速起效，增加患者信心；另一方面与中药协同，改善阴茎供血，恢复性功能。但在患者性功能正常之后，要慢慢减药直至停药，其后服用对证方药慢慢调治巩固，这样可以有效地缩短单纯中药治疗的周期。

案 4　肝郁气滞之原发性 ED（金保方医案）

患者，男，30 岁，江苏淮安人。2011 年 3 月 5 日来诊。

结婚 2 年，性欲正常，勃起不坚，未进入阴道即痿，偶有未进入阴道即射精。从无成功性交，多方求医无明显改善。14 岁第 1 次遗精，有手淫史，手淫可射精。

刻诊：患者情志不畅，喜太息，口干略苦，小溲正常，大便偏干，无恶寒怕冷。舌质偏黯，苔薄微黄，脉弦。

查体：阴茎发育正常，睾丸左侧 18mL，右侧 20mL，双侧附睾正常，输精管及精索无异常。

辨证：肝郁气滞证。

治法：疏肝理气。

处方：四逆散合逍遥散加减。当归 10g，赤芍 15g，白芍 15g，柴胡 10g，茯苓 10g，橘叶 10g，甘草 6g，枳壳 10g，鸡血藤 15g，蜈蚣 2 条，潼蒺藜 10g，白蒺藜 10g，川牛膝 10g。7 剂，水煎服。

同时行性知识宣教，强调"前戏"的重要性，以配合药物治疗。

二诊：服药 7 剂后，患者自述勃起功能明显改善，但仍未能成功性交。予前方加川芎 6g，共 10 剂。

三诊：10 天后，患者自述已有 2 次成功性交，皆 8～10 分钟射精。继续予原方 12 剂，巩固治疗而愈。

按：肝为刚脏，体阴而用阳。肝主疏泄，喜条达而恶抑郁，其经络沿大腿内侧中线入阴毛，绕阴器。然肝气郁则血亦郁，气血郁滞不得下达则宗筋失于濡养，故而成痿。本案方中以当归、芍药养血柔肝；柴胡、枳壳、橘叶、白蒺藜疏肝解郁；茯苓、甘草培补后天之本；川牛膝引气血下行。然而久病入络，故加蜈蚣、鸡血藤通达经络之滞。方证相应，故能效如桴鼓。由于网络和书本知识的局限性，"性前戏"的重要性未能得到应有的重视。实际上，"前戏"的主要目的是使女性产生性冲动，使阴道松弛，分泌更多的润滑液，进而使阴道阻力和摩擦力减小，有利于阴茎的进入。由于阴道对龟头、冠状沟的摩擦力减小，对阴茎表面感觉神经的刺激性也减小，因而还可延长性生活的时间。我们在治疗性功能障碍时，多结合此种疗法，屡用屡验，临床上不能轻而视之。

案 5 肾虚肝郁之原发性 ED（金保方医案）

患者，男，29 岁，江西景德镇人。2012 年 8 月 4 日初诊。

结婚 4 个月，性欲正常，勃起不坚，性交稍动即痿，从无射精，但手淫时可射精。中西医求治 2 个月，未见明显疗效。刻诊：患者自觉腰膝酸痛，怕冷，略感口干，纳可，寐安，尿频，夜尿 2～3 次，大便正常。舌红苔白，脉沉细而弦。

查体：阴茎发育正常，包皮略长，双侧睾丸 20mL，附睾、输精管及精索未扪及异常。

辨证：肾虚肝郁。

治法：补肾壮阳，疏肝通络。

处方：川牛膝 10g，怀牛膝 10g，怀山药 20g，蜈蚣 2 条，露蜂房 10g，巴戟天 10g，肉苁蓉 10g，枸杞子 10g，沙苑子 10g，柴胡 10g，赤芍 10g，白芍 10g，枳壳 5g，生甘草

5g。7 剂，水煎服。

行性知识宣教，配合治疗。

二诊：进服 7 剂，勃起功能改善，可性交 1 分钟左右，后不射精而痿；自觉乏力，腰膝酸痛，怕冷略有减轻，舌红苔白略腻，脉沉细而弦。予原方加炒苡仁 20g，共 14 剂。同时嘱患者戒除手淫。

三诊：患者 14 天后复诊，述勃起功能已明显改善，可性交 5～6 分钟而射精，其他症状也明显缓解。效不更方，与前方 14 剂巩固治疗。

其后服用右归丸 1 个月善后。

按：肾为一身阴阳根本，内寄相火而主生殖。肾阳不足，命门火衰而致精气虚惫，精不化阳，阳事不振，渐而成痿。然"善补阳着，必于阴中求阳"，故于补肾阳药中加枸杞、白芍以滋阴助阳，使阳出有根。而脾胃为"后天之本"，故而以山药、薏苡仁强健脾胃，以达"后天"养"先天"的作用。这一点十分重要，但易为许多中医师所忽略。当然还要注意在辨证论治基础上加牛膝这味引经药，可引诸药下达肝肾、宗筋，其用不容小觑。特别要指出的是，二诊时嘱患者戒除手淫，目的是使正常同房时精液量增多，再加上"前戏"等性刺激的作用，精液量会分泌更多，从而使精囊腺饱满而压力升高，精囊感受器的刺激性增强，使不射精患者更易射精。

案 6　中央型腰椎间盘突出所致 ED（金保方医案）

患者，男，37 岁，安徽蚌埠人，已婚。近半年来勃起不坚，性欲正常，偶尔能够进入，4～5 分钟射精，性生活 2～3 次/月，不耐久站，久则腰酸乏力。口干，纳可，二便调，偶有盗汗，舌红苔薄白，脉弦。

查体：包皮略长，双侧睾丸 18mL，余（－）。

腰椎 CT 示：腰 4～5 椎间盘膨出改变，相应硬膜囊受压。

辨证：肝肾亏虚，经络痹阻。

治法：滋补肝肾，理气通络。

处方：天冬 10g，麦冬 10g，南沙参 10g，北沙参 10g，生地黄 10g，熟地黄 10g，紫河车 10g，留行子 20g，荔枝核 10g，干蜈蚣 3g，川续断 10g，桑寄生 10g，枸杞子 10g，浮小麦 20g，煅牡蛎 20g（先煎），生黄芪 20g。

嘱其腰椎牵引，倒退行走练习，睡硬板床。1 个月后症状好转，勃起明显改善，基本都能插入。

按： 勃起的启动需要完善的血运系统，健全的神经反射，正常的内分泌功能和正常的解剖结构，其中神经支配占据重要地位。来自阴茎感受器神经末梢的刺激和后天建立的条件反射刺激（联想、视、嗅、听等）都能引起大脑皮层兴奋，通过传出纤维诱导阴茎勃起反射。由此看出，感受器传入神经障碍或者勃起传出神经受损都可以引起阴茎勃起反射异常。同射精反射一样，马尾神经也是勃起反射的重要组成部分，马尾神经中相应的纤维受损则出现相应的症状。而腰椎病变则可能影响马尾，进而影响勃起，这可能是腰椎病变引起阳痿的主要原因。本例患者针对其腰椎病变，采取牵引、倒走、睡硬板床等措施，意在解除腰椎病变对马尾的压迫，改善局部微循环。结合其临床症状，整体辨证，以滋阴益肾为大法，取得了较好的临床疗效。

第四节　阴茎勃起异常

一、概述

阴茎异常勃起（priapism）一般指在性刺激和性高潮之后或与性刺激无关的情况下持续 4 小时以上的阴茎勃起。*Campbell–Walsh–Wein UROLOGY 12th* 中所记载的 priapism 定义：在性刺激和性高潮结束后，或与性刺激无关的情况下，完全或部分勃起状态持续超过 4 小时。阴茎异常勃起是一种相对少见的疾病，在美国的发病率大概为 1.5/100000，但实际发病率可能更高。按血流动力学，可分为低血流量（lowflow）型（缺血性）和高血流量（highflow）型（非缺血性）。其中，缺血性阴茎异常勃起是一种泌尿外科 / 男科急症，须立即进行处理，以防止不可逆性海绵体组织坏死。

尽管上述针对阴茎异常勃起的定义受到普遍认同，但《吴阶平泌尿外科学（2019 年版）》指出该定义尚存在不足之处：①不够全面或确切，如间歇性阴茎异常勃起、睡眠相关性痛性勃起、肿瘤相关性异常勃起等未能包括在内。②4小时时效概念有待商榷，对创伤等导致的非缺血性异常勃起，该时效意义有限；对可能转化为缺血性异常勃起的，该时效则可能导致处理不及时。《吴阶平泌尿外科学（2019年版）》建议将阴茎异常勃起定义为：与性欲和性刺激无关的阴茎增粗、变硬，勃起持续时间可为数小时、数天、数月或数年，对患者生理和/或心理产生不良影响的病理性勃起。并认为新定义含义更广，强化了对患者生理及心理性影响，并能够涵盖阴茎异常勃起的所有类型。

临床上不仅仅有阴茎勃起持续时间的延长，也有短时间内频繁勃起，甚则频繁射精。因此，本节以"阴茎勃起异常"论述，而非传统的"阴茎异常勃起（priapism）"，以期抛砖引玉，引起更多同行的关注。

二、病因病理

阴茎勃起异常的病因，一般分为缺血性（低血流量型）和非缺血性（高血流量型），其中缺血性阴茎勃起异常更为常见。若因静脉阻塞（静脉性）引起，常伴有静脉回流减少和静脉血流滞留，可导致进行性阴茎海绵体组织缺氧、高碳酸血症和酸中毒。复发性（recurrent）/间歇性（intermittent）缺血性阴茎勃起异常是一种特殊类型，亦被Serjeant等描述为"stuttering attacks of priapism"［*Lancet*，1985，2（8467）：1274-1276］，镰状细胞病（sickle cell disease）是最常见的病因，引起阴茎勃起异常的概率为29%～42%。因动脉血液（动脉性）灌注异常造成的阴茎异常勃起较少见，一般不出现组织缺氧和酸中毒。

（一）缺血性阴茎勃起异常（ischemic priapism，IP）

1. 病因

IP可能始于性刺激或服用药物。药物因素是导致成人IP的常见原因，国内报道有34.5%的阴茎异常勃起源于血管活性药物（如罂粟碱、酚妥拉明及前列腺素E等）海绵体内注射。可能造成阴茎勃起异常的药物类型，包括α-肾上腺素能受体拮抗剂、血管活性促勃起药物、精神类及抗抑郁药物、降压药、激素等。国内有学者报道，静脉注射藻酸双脂钠后，可使阴茎海绵体内局部血液黏滞状态改变，海绵体内出现高凝状态，导致 IP 发生。此外，滥用酒精、毒品（可卡因、大麻等），或毒虫、犬咬伤（狂犬病）也可诱发 IP。

血液系统异常是造成 IP 的重要原因，包括镰状细胞病、地中海贫血、慢性粒细胞性白血病、髓系白血病、淋巴细胞性白血病以及与高营养相关的脂肪栓塞、血液透析等。镰状细胞病可引起静脉内血栓形成，导致阴茎白膜下小静脉出现机械性阻塞，出现静脉回流障碍。血栓性因素与阴茎勃起异常密切相关，包括无脾脏畸形、使用促红细胞生成素、使用肝素进行血液透析以及停止治疗后的反弹性高凝状态等。

神经源性疾病，如腰椎间盘突出症、椎管狭窄、马尾神经受压、脊髓损伤、梅毒、脑血管意外、脑肿瘤、马尾综合征等。金保方教授认为，部分间歇性阴茎勃起异常与中央型腰椎间盘突出症密切相关，马尾神经是勃起神经的反射弧，而突出的椎间盘压迫硬脊膜，进而导致马尾神经功能损伤，诱发勃起功能异常，敏感性增高，从而容易引发阴茎勃起异常。

原发或继发于外生殖器及盆腔器官的肿瘤侵犯海绵体或压迫盆腔血管及神经，会阴部或生殖器创伤引起的组织水肿、血肿等压迫阴茎白膜下小静脉均可导致阴茎静脉回流障碍，继而引起阴茎勃起异常。此外，原因不明的阴茎勃起异常称为"特发性阴茎勃起异常"，亦多属于 IP 范畴。

2. 病理生理

目前关于 IP 的病理生理机制有两大假说：①静脉阻塞学说，即各种原因导致的数目众多或形态异常的血细胞及血小板聚集物或肿瘤细胞等造成阴茎静脉及白膜下小静脉出现机械性阻塞，导致海绵窦内的静脉血液淤积，海绵窦内压力增大，阴茎螺旋小动脉供血逐步减少，进而造成海绵体组织微循环障碍（缺血缺氧、代谢障碍）。随着海绵窦内压力进一步增大，阴茎螺旋小动脉供血进一步减少甚至阻断，最终形成恶性循环。②海绵体平滑肌失调假说：阴茎海绵体平滑肌张力变化可导致阴茎异常勃起的发生，这种失调可以发生于阴茎海绵体组织或控制阴茎勃起的中枢或外周神经系统。平滑肌失调假说可对特发性、间歇性阴茎异常勃起做出一定解释。

（二）非缺血性阴茎勃起异常（nonischemic priapism，NIP）

1. 病因

临床中，经阴茎海绵体内注射血管活性药物可使 5%～35% 患者勃起时间延长，引起持续性动脉平滑肌舒张，海绵体窦内血流灌注量不断增加，这种情况进一步延续可转化为 NIP。海绵体动脉或其分支撕裂后血液绕过正常情况下高压力的螺旋动脉床，直接灌注入海绵窦，是 NIP 的关键原因之一。导致撕裂的最常见原因是骑跨伤，其他包括暴力性交、骨盆骨折、龟头撕裂伤、阴茎疾病诊断过程中的并发症及肿瘤转移所致的血管结构浸润损害等。此外，在动脉性 ED 手术治疗时，如行动脉－海绵体直接吻合，动脉血可经异常通道直接注入海绵窦。

2. 病理生理

海绵窦内动脉过度灌注是 NIP 的主要病理生理学原因。各种原因导致的阴茎海绵体动脉或其分支破裂，使动脉血液不经螺旋动脉，直接灌注进入海绵体窦状隙，导致海绵体充血扩张。海绵体内皮细胞受到压力及高氧张力的刺激，进一步释放 NO，使平滑肌持续舒张，阴茎则长期处于勃起状态。

（三）微循环因素

阴茎血管内血液淤积、静脉回流减少，甚或闭塞是 IP 的主要病理生理学特征，阴茎微循环障碍是必经的环节。休克（shock）的主要病理生理学特点就是微循环血液灌流障碍，休克的微循环假说将休克的病理生理过程分为 3 个时期，即微循环缺血期、微循环淤血期和微循环衰竭期。这对于阐释阴茎勃起异常，特别是 IP（或 NIP 转化为 IP 后）的病理生理具有很好的借鉴意义。毫不夸张地说，IP 相当于"阴茎休克（penile shock）"。IP 病理生理包括了阴茎微循环缺血淤滞环节，以及在未能得到及时恰当处理后所出现的阴茎微循环衰竭。

1. 阴茎微循环缺血淤滞

在病理组织学方面，发生 IP 后约 12 小时的阴茎海绵体可出现间质水肿，进而海绵体内皮受损；24 小时左右可出现血小板黏附。IP 以仅有少量或无血液灌注海绵体为特征。最初静脉血液流出受阻，进而动脉血流停滞。随着病程进展，阴茎微循环血流速度减慢，血细胞出现齿轮状运动，同时伴有进行性缺氧和酸中毒。而镰刀状细胞贫血所致的 IP 可能是当红细胞变为镰刀状后，容易在海绵体窦间隙聚集淤滞所致。同时，海绵体组织有效血流灌注不足，呈缺血缺氧状态。缺血缺氧可介导酸性产物堆积，内毒素、组胺等物质产生，进一步加重阴茎微循环血液淤滞，形成严重的恶性循环。

2. 阴茎微循环衰竭

在病理组织学方面，发生 IP 约 48 小时后，海绵体窦腔内可形成血栓，出现海绵体平滑肌坏死并伴有纤维样细胞表型转化，海绵体组织无法得到氧和营养物质供给，不能完成细胞氧代谢需求和物质交换。如果未能得以紧急纠正，最终造成显著的阴茎海绵体纤维化（组织结构破坏）和 ED（勃起功能衰竭），即"阴茎衰竭"。

三、检查

详细询问患者病史，着重了解既往有无反复发作、发作 / 消退时的情况和勃起异常的持续时间。临床医师必须确定阴茎勃起异常潜在的血流动力学是缺血性还是非缺血性（阴茎勃起异常评价的要点，见表 12-3）。

当患者存在与勃起持续时间相关的进行性阴茎疼痛，且曾服用可能导致阴茎异常勃起的已知药物，或伴有镰状细胞病等血液病、某些已知的神经疾病（特别是影响脊髓的），应高度怀疑为缺血性，对 IP 需做出紧急处理。复发性阴茎勃起异常常表现为反复发作的勃起持续时间延长，往往出现于晨勃后未能消退。若不伴有疼痛，且随着勃起持续时间延长未出现进行性不适感时，则可考虑为非缺血性。具体可询问患者是否存在骑跨伤、暴力性交、阴茎注射等外伤病史。

（一）体格检查

体格检查包括全身检查和局部查体，以局部查体为主。（表 12-3）

1. 阴茎主要检查阴茎硬度、温度、触痛程度和颜色变化等。IP 的硬度为 4 级（完全勃起、硬度坚硬），皮温较低，颜色青紫，疼痛明显；NIP 硬度一般为 2 ～ 3 级（不完全勃起、硬度一般），皮温正常或稍高，触痛轻微或不明显。

2. 腹部、会阴部和肛门指检，可能发现创伤或恶性肿瘤的相关证据。

表 12-3　阴茎勃起异常评价要点

临床表现	IP	NIP
勃起硬度	坚硬	半勃起状态
阴茎疼痛	+	−
血气分析结果异常	+	−
海绵体内血液颜色	暗黑	红色
血压异常或血液系统恶性疾病	+/−	−
会阴部或阴茎创伤	−	+
对勃起的忍受程度	难以忍受	尚可忍受
是否需要紧急处理	+	+

（二）实验室检查

血液学检查：血细胞分析、血红蛋白电泳等可有助于发现 / 排除血液系统疾病。

阴茎海绵体内血气分析：区分缺血性和非缺血性阴茎异常勃起的可靠诊断方法之一，应尽早检查。IP 典型参数：$PO_2 < 30mmHg$，$PCO_2 > 60mmHg$，pH 值 < 7.25；NIP 典型参数与静脉血相仿。有学者认为，只有异常勃起持续时间超过 6 小时的血气分析结果才可靠。

（三）影像学检查

彩色多普勒超声检查：用于辅助血气分析来鉴别是缺血性还是非缺血性异常勃起。IP 患者的海绵体动脉血流减小或消失；NIP 患者则可检测到正常或高速血流。目前有研究认为，阴茎多普勒超声检查在诊断中体现的作用与血气分析无明显差异。

动脉造影：为侵入性诊断手段，主要用于非缺血性阴茎异常勃起。

磁共振成像（MRI）：目前认为 MRI 可能起到以下几方面作用：①对形成的阴茎动脉 – 海绵体窦瘘进行成像；②识别 IP 患者海绵体组织血栓存在与否及其严重程度；③评估海绵体平滑肌梗死情况；④检测阴茎海绵体是否存在恶性肿瘤或肿瘤转移；⑤排除腰骶源性因素，如椎间盘突出、椎管占位性病变。

四、治疗

阴茎异常勃起的治疗目的是消除阴茎持续勃起状态，恢复阴茎海绵体正常血流和保护阴茎勃起功能。一般推荐采取阶梯式的治疗方式，从简单无创到有创。在有创治疗前，应检测凝血功能及血常规。一般可分为西医治疗和中医治疗。

（一）西医治疗

1. IP 的特异及非特异性治疗

（1）α 受体激动剂治疗：一旦确诊，除立即冰袋冷敷、镇静、镇痛外，起始治疗可通过阴茎海绵体内抽吸灌洗，然后将 α 受体激动剂直接注入阴茎海绵体。

（2）阴茎海绵体注射药物治疗：海绵体注射拟交感神经药物，能显著提高缺血性阴茎异常勃起的缓解率，适用于异常勃起持续时间小于 12 小时。常用的拟交感神经药物，有去氧肾上腺素、间羟胺、肾上腺素及去甲肾上腺素等。有报道表明，高剂量去氧肾上腺素治疗，一般不良反应较少，可能有助于防止进一步的缺血性损伤，并有效消肿。间羟胺是一种选择性肾上腺素能受体激动剂，无间接的神经递质释放作用，对阴茎异常勃起具有较好的治疗作用，心血管不良反应也较小。肾上腺素、麻黄碱和去甲肾上腺素也有类似效果。需要指出的是，阴茎海绵体内药物注射 1 小时后，如果仍无缓解，则需进一步治疗。

（3）阴茎海绵体减压治疗：适用于异常勃起持续时间在 24 小时以内。在局麻和无菌条件下，用粗注射针头穿刺阴茎海绵体，放引出积血，直至流出的血液颜色变红、阴茎变软，以使阴茎海绵体内血流恢复正常。此后，应定期挤压阴茎海绵体以促进血液回流。此法可重复进行，有效率为 30% ～ 50%。

（4）病因治疗：积极处理患者原发疾病（如血液系统疾患等），根据病情需要进行相应的全身治疗或转专科治疗。

（5）手术治疗：非手术治疗无效，且持续时间超过 36 ～ 48 小时，应行手术治疗。术式包括阴茎海绵体 – 阴茎头分流术、阴茎海绵体 – 尿道海绵体分流术、阴茎海绵体 – 大隐静脉分流术等。

（6）抗雄激素药物：常用于预防复发，可肌注亮丙瑞林 7.5mg，每月 1 次；或口服氟他胺 250mg，每日 3 次。

2. NIP 的特异及非特异性治疗

（1）保守治疗：局部冰敷及口服血管扩张药，部分 NIP 可自行缓解。

（2）阴茎海绵体注射药物治疗：可使阴茎血管平滑肌收缩，降低血流量，但因血液流速较快，药物停留时间有限，故疗效一般。

（3）介入治疗：保守治疗无效者，可考虑应用高选择性阴部动脉栓塞术。高选择性阴部内动脉造影及栓塞术是目前诊断和治疗 NIP 较为常用、效果明确、安全迅速、预后良好的方法。

（4）手术治疗：对于积极的非手术治疗无效的患者，则应尽早选择手术治疗。通过手术结扎动脉瘘口或切除假性动脉瘤，有效率大于 60%。但手术难度较大且术后继发 ED 的概率高于 50%。

3. 特殊类型阴茎异常勃起治疗

局部对症处理并合理选择上述疗法，同时积极探寻病因，治疗原发疾病。如针对镰状细胞病性阴茎勃起异常，应积极防治红细胞进一步镰变，提高血氧饱和度；激素治疗对于预防间歇性阴茎异常勃起复发的疗效确切。

金保方教授提出，针对腰椎间盘突出症所致阴茎勃起异常，行腰椎牵引或推拿，联合中药治疗，往往能获收一定疗效。另有病例报告，通过微创腰椎减压术，有效改善了一名 33 岁男性患者的腰椎管狭窄症伴神经源性跛行和阴茎勃起异常。术后 6 周随访，其跛行和勃起异常症状完全消失。

4. 阴茎异常勃起患者的后续阴茎康复

目前常用的阴茎康复手段，包括口服 PED5i、真空负压勃起装置、阴茎海绵体内药物注射、尿道内给药或联合疗法等。

（二）中医治疗

中医学认为，本病有虚实两端。虚者多因房劳过度，肝肾阴亏，相火偏亢，或妄服温肾壮阳之品，消灼肾阴，阴虚阳亢而致；实者多因肝经火盛，湿热蕴蒸，或跌打损伤，致瘀血停滞而致。本病发病多与肝有关，病位在肝肾。中医病机学认为，热毒阻于宗筋是阴茎异常勃起的病理基础，茎络瘀阻是本病病变过程中必然出现的病理过程。在治疗上，应热者寒之，瘀者通之，以清热解毒、活血通络为本病治疗大法。

1. 辨证论治

（1）肝经火盛证

证候：阴茎持续勃起疼痛，纵挺不收；伴烦躁易怒，面红目赤，口苦咽干，目眩耳鸣。舌质红绛，舌苔干黄，脉弦而有力。

治法：清肝泻火，化瘀软坚。

方药：当归龙荟丸加味。常用药物：当归、龙胆草、芦荟、黄连、黄芩、黄柏、栀子仁、大黄、木香、麝香。

（2）肝经湿热证

证候：阴茎长硬不衰，颜色晦暗，肿胀疼痛，伴阴囊湿热；口干不欲饮，肢体困倦，汗出黏腻，排尿困难，小便黄赤。舌红绛，舌体胖大、边有齿痕，舌苔黄腻，脉滑数或弦数。

治法：清热利湿，散瘀软坚。

方药：龙胆泻肝汤加味。常用药物：龙胆草、柴胡、黄芩、炒栀子、泽泻、川木通、车前子、当归、生地黄、炙甘草等。

（3）阴虚阳亢证

证候：阴茎坚挺不倒，硬胀疼痛，或交接后仍坚挺不收，可伴见流精不止，睾丸发胀疼痛；潮热盗汗，心烦少寐，腰膝酸软，颧红口干，小便困难短少。舌红苔少，脉细数。

治法：滋肾养肝，泻火软坚。

方药：知柏地黄汤合大补阴丸加味。常用药物：熟地黄、怀山药、山茱萸、龟甲、猪脊髓、牡丹皮、泽泻、茯苓、知母、黄柏。

（4）茎络瘀阻证

证候：阳物强硬，久而不倒，茎肿而皮色紫暗，刺痛难耐；可兼见少腹拘急，尿涩而痛，烦躁不安。舌质紫暗或有瘀斑瘀点，脉沉涩。

治法：化瘀通络，活血软坚，消肿止痛。

方药：虎杖散合红花散瘀汤加减。常用药物：虎杖、麝香、当归尾、红花、苏木、乳香、大黄、僵蚕、连翘、贝母、穿山甲、皂角刺。

2. 刮痧疗法

金保方教授提倡在治疗阴茎勃起异常的过程中配合刮痧放血，可以快速改善症状。刮痧疗法是中医学非药物疗法的重要组成部分，其价值与针灸、推拿同样重要。中医认为，体表与五脏六腑有对应的经络与穴位，刮痧可以刺激该经沿途穴位，疏通经络，使气血流通，从而达到调节脏腑、活血通络的目的，起到治疗疾病的作用。

从西医学来看，刮痧部位大多为气血汇聚之所，该处可能隐藏着某些免疫功能很强的免疫组织。由于这些部位平时很少被触及，致使这些免疫组织中的免疫细胞常常处于静息状态。而刮痧是一种强刺激，可启动某些免疫机制，起到消灭病菌的作用。曾有报道给家兔刮痧，不仅可降低血清脂质含量，改变脂蛋白成分；而且能降低全血黏度和血浆黏度，抑制红细胞积聚，增加红细胞变形能力；还能抑制血小板的凝集，使家兔主动脉和心肌各部位血管内脂质斑块的形成减少。这提示刮痧具有改善机体血液流变学及微循环作用。

当然必须强调的是，本法属有创疗法（常需结合放血疗法），患者较为痛苦，且对手法要求很高。若操作不当，易造成感染、发热等不良反应，故临床应用务必慎重。

五、典型病案

案1 阴虚火旺之阳强不倒（马培之医案）

张左，心主血而藏神，肾藏精，肾水久亏，龙雷之火不藏，冲阳内动，相火随之，自气海、关元逆奔而上，直至头颠。心神忪悸，欠寐耳鸣，阳事易兴，精关不固，颇似强中之候。急为壮水养心，以摄冲阳。

处方：生地黄、龙齿、牡蛎、茯神、料豆、北沙参、女贞子、天冬、川石斛、怀山药、牡丹皮、龟甲。

按：龙雷之火，龙火指肾火，雷火指肝火。这里指肝肾之相火妄动。本案肝肾阴虚，相火旺盛，心神被扰，故心悸不寐；相火妄动，故阳强不倒。急拟壮水制火之剂，以镇摄上冲之阳。方中以生地黄、沙参、天冬、石斛、山药甘寒养阴，以壮水制火；牡丹皮苦寒入心、肝、肾三经，既清火又引诸药入经；女贞子滋养肝肾；龙齿、牡蛎、茯神重镇养心安神。诸药合用，使君火静，肝火清，心神安，阳强倒。

案2 包皮环切致静脉性阴茎异常勃起（金保方医案）

患者，男，35岁，安徽怀远人，已婚，育有1子。

2005年4月12日，患者在当地医院行包皮环切术，在阴茎根部注射1%利多卡因后，术中阴茎勃起，当时未做处理。术后常规用药（具体不详），阴茎仍持续勃起。2005年4月20日，转入另一医院住院治疗。入院时见阴茎用油纱布包扎，见伤口缝合线，阴茎皮肤水肿起泡，且部分坏死、发黑，阴茎根部青紫。实验室检查：白细胞 $10.4 \times 10^9/L$，中性粒细胞83%，淋巴细胞9%。住院后，先后3次行阴茎海绵体穿刺，用肝素生理盐水冲洗，同时给予消炎等对症治疗，局部换药，未见好转。4月28日请血管外科会诊，又给予溶栓治疗（尿激酶静滴），同时口服阿司匹林，阴茎勃起状态未见明显好转。至2005年5月13日，患者主动要求出院，来南京军区（现东部战区）南京总医院男科就诊。

查体：体温36.9℃，血压120/75mmHg，慢性病容，阴茎勃起与身体成90°角，水肿，局部皮肤溃烂、发黑，阴茎根部发紫，触痛，双侧腹股沟淋巴结肿大，局部皮肤温度升高。自诉尿线变细，尿道灼热疼痛；伴有口干舌燥，大便偏干、三日一行。舌红、尖部红绛，苔黄、中根略腻，脉弦有力。

辨证：湿热蕴结，茎络瘀阻。

治法：清热凉血，利尿通淋。

处方：淋必清汤出入。土茯苓30g，猪苓10g，茯苓10g，生地黄10g，牡丹皮10g，丹参10g，木通10g，败酱草20g，淡竹叶10g，枳壳10g，枳实10g，生甘草5g。5剂，每日1剂，水煎分2次服。

同时以四环素软膏涂敷患处。

二诊（2005年5月20日）：阴茎异常勃起如前；自诉尿道灼热疼痛感消失，口干舌燥好转，大便仍干，二日一行，苔脉同前。征得本人及家属同意，行中医刮痧放血疗法。以刮痧器沿肝经、肾经自下而上刮至阴部，再自上而下刮至阴部。循环反复多次，持续约15分钟。患者再取坐位，常规消毒，沿后背部两侧膀胱经自大杼穴至会阳穴自上而下刮痧，反复多次，持续约10分钟。最后取督脉腰阳关穴，以三棱针放血，并以透明玻璃火罐相拔。10分钟后，火罐中见紫褐色血液约3mL；撤下火罐，此时见局部皮下瘀血，皮肤发紫，阴茎勃起状况改善，勃起角度减小，患者自觉阴茎渐软。予黄芩油膏外敷阴茎。

处方：原方合四妙勇安汤加减。土茯苓30g，猪苓10g，茯苓10g，生地黄10g，牡丹皮10g，丹参10g，生黄芪20g，银花藤20g，当归15g，玄参10g，知母10g，黄柏10g，白及10g，生甘草5g。每日1剂，水煎分2次服。

并嘱家属自翌日起以手法沿上述三经自行推拿。

5日后，阴茎痿软，局部水肿减轻，坏死皮肤逐渐脱落。2周后，电话随访，阴茎完全痿软，局部水肿明显减轻，坏死皮肤脱落，长出新鲜肉芽（附彩图12-1）。

按：本病属中医学之"强中"范畴，中医学对此论述繁多，病因病机复杂。本病属于外伤而致血脉瘀阻，瘀积化热，热血相搏。治以清热凉血、利尿通淋。淋必清汤原系徐福松教授用以治疗性病后前列腺炎，该方清利湿毒之功甚强，配以四妙勇安汤去腐生肌。黄芩油膏清热凉血，去腐生肌。

在内服中药治疗的同时，联合刮痧、放血等中医外治疗法。阴茎古称"宗筋"，属肝络肾。阳强多属实证，本例患者血脉瘀阻，日久化热生毒，呈肝肾湿热瘀毒之象，遂沿肝、肾经进行刮痧治疗，以泄肝肾瘀火；背部膀胱经是人体最长、穴位最多的经络，其他脏腑的十一条经络在膀胱经均有相应的腧穴，膀胱经刮痧可以调养五脏，激活人体的免疫系统，增强机体抗炎溶栓及排毒能力；辅以腰阳关放血，以防闭门留寇，使邪有出处。诸法合用，多日顽疾终获良效。

本病的病情严重，病程长久，治疗过程复杂。笔者认为，其治疗过程中起主要作用的可能是刮痧放血。虽然其操作简单，疗效独特，但此法必须以中医理论为指导，以经络学说为依据，循经取穴，方能达到目的。本法属有创疗法，患者较为痛苦，且对手法要求很高，若操作不当，易造成感染、发热等不良反应，故临床应用慎之又慎。

案3 肾衰透析所致阴茎异常勃起（金保方医案）

患者，57岁，南京人。因"阴茎持续勃起10小时"就诊。

患者因肾功能衰竭行透析治疗15年余，2006年7月，透析治疗后无明显诱因出现阴茎异常勃起，经南京某医院泌尿外科转至我科，寻求"刮痧放血治疗"。患者精神紧张，小便短赤，大便正常，舌红苔薄白，脉数。

查体：阴茎呈持续勃起状态，根部肿胀明显，龟头皮肤颜色轻度改变，双侧腹股沟未及明显肿大淋巴结，全身多处可见静脉曲张。

因患者全身多处静脉曲张明显，不能行刮痧和放血疗法，所以根据辨证进行中药治疗。

辨证：心肝火旺，扰乱心神。而心火独亢于上，不能下济于肾，心肾不交，肾的调节功能失调，而致阴茎异常勃起。

治法：清心疏肝，宁心安神。

处方：黄连清心饮加减。黄连3g，生地黄10g，当归10g，甘草5g，酸枣仁12g，茯神10g，炙远志10g，太子参10g，莲子肉10g，川楝子10g。每日1剂水煎，分2次服。

连服14剂而愈。

按：黄连清心饮出自《沈氏尊生书》，原为治疗遗精的方剂。因与本病病机相符，异病同治而效。黄连清心肝火。生地黄滋阴凉血。当归、枣仁和血安神。茯神、远志养心宁志。人参、甘草益气和中。莲子补益心脾。另加川楝子，一为疏肝理气，二可引药归经。

案4 中央型腰椎间盘突出所致阴茎勃起异常（金保方医案）

患者，40岁，江苏江宁人。因"阴茎易勃起并伴有射精10年余"就诊。

患者婚后即出现早泄症状，而且在无性刺激或无意识状态下，阴茎异常勃起并射精。如有性刺激，勃起并射精更加频繁。特别是在站立颠簸情况下，可短时间频繁勃起并射精。平素腰酸，余无其他不适。

体检显示：阴茎无明显水肿和颜色改变，无淋巴结肿大。

腰椎 CT 检查提示：腰 4～腰 5 之间，腰 5～骶 1 之间有中央型腰椎间盘突出（CLIDH），硬膜囊明显受压。

牵引加辨病结合辨证用药。

处方：独活寄生汤加减。独活 10g，川续断 10g，桑寄生 10g，杜仲 10g，川牛膝 10g，怀牛膝 10g，细辛 3g，干蜈蚣 2 条，车前子 10g（包煎），泽兰、泽泻各 10g，青皮 10g，桂枝 10g。每日 1 剂，水煎分 2 次服。

1 周后明显好转，巩固 3 周，至今未发。

按： CLIDH 可挤压骶神经，致马尾神经受损，导致阴茎勃起障碍和射精异常。CLIDH 造成局部炎症因子如 IL-1、IL-6、TNF-α 增高，同时突出的椎间盘压迫硬脊膜，影响脑脊液循环，都可能引起马尾神经充血、水肿及功能障碍。由于马尾神经是射精反射弧的组成部分，CLIDH 引起神经传导异常，敏感性异常增高，从而容易引发阴茎异常勃起和早泄。CLIDH 椎间盘向正后方突出而压迫硬膜囊，因其没有向侧后方突出压迫神经根，故多数无伴发严重腰腿痛症状，常常不被临床所重视。牵引是公认的治疗 LIDH 的一种安全、有效的方法，且操作简单，无不良反应。其机制是通过牵引，椎间隙增大，椎间盘压力降低，形成负压，有利于椎间盘回纳，减轻或消除硬膜囊受压，减轻马尾神经的损伤，改善局部微循环并促进炎症消退，使脊髓神经反射趋于正常。

案 5　ED 注射治疗致阴茎异常勃起（金保方医案）

患者，32 岁，河南固始人。

因"药物治疗勃起功能障碍诱发阴茎异常勃起 10 小时"就诊。患者因勃起功能障碍在外院治疗，上午 9 时注射前列腺素 E_1（PGE_1）后，阴茎持续勃起。下午 3 点与妻同房后，仍不见萎软。晚 6 点，当地医师通过电话远程会诊。

先给予患者大黄粉 10g 单盲治疗，并告知为治疗阴茎异常勃起的特效药，以缓解其紧张的心理。患者服药后不久开始腹痛、腹泻，10 分钟 1 次，最后成水样泄。腹泻 5～6 次后，发现阴茎萎软。予姜茶送服黄连素、补脾益肠丸。患者翌日晨痊愈返回。

按： 本案因外地患者远程会诊，所以无法辨证施治。单用一味大黄，一可活血通脉，泄三焦之火。二是频繁腹泻，转移患者的注意力，松弛勃起神经，达到治疗效果。

案6　肝郁湿热之阴茎异常勃起（徐福松医案）

患者，32岁。1993年6月6日初诊。

素嗜烟酒厚味，有乳糜尿病史年余。2周来阴茎异常勃起时作，茎中疼痛作痒，阴囊潮湿，抓破流污，排尿涩痛，心烦口苦，尿黄混浊，大便干结，艰涩难下。舌质淡红，苔中黄厚，脉濡数。

辨证：肝郁化火，湿热下注。

治法：清热利湿，以龙胆泻肝汤、八正散化裁。

处方：龙胆草10g，栀子10g，黄芩10g，柴胡10g，生地黄10g，泽泻10g，车前子10g（包煎），木通10g，生大黄10g（后下），蒲公英30g，薏苡仁30g，虎杖30g，赤芍30g，生甘草5g。

8剂后大便畅行，小便转清。再诊加女贞子、枸杞子，1个月后阳强渐收，情欲复常。

按： 龙胆泻肝汤、八正散化裁，适用于湿热蕴结膀胱，水道不利引起少腹急痛、小便短赤、尿道涩痛、淋漓不畅甚或癃闭不通等症。方中龙胆草上泻肝火，下清下焦湿热，为本方泻火除湿两擅其功的君药；佐以清热泻火之大黄、栀子、黄芩，更增其通淋止痛之效；配以木通、车前子、泽泻、蒲公英、薏苡仁、虎杖清热利水之品，则使湿热从水道排出，利水通淋作用更强；赤芍活血兼以清肝；生甘草调和诸药，兼以解毒。诸药相合，为治湿热淋证的重要方剂。二诊复入女贞子、枸杞子，加强滋阴疏肝之效。湿性黏腻重浊，善趋下焦肝肾，湿热下注，纠缠胶着，阻滞肝脉，困阻宗筋。加之素来嗜酒，故投以清肝泻火利湿之剂，二便分消，邪有去路，经脉清顺，阳强自收。

案7　湿热瘀阻之阴茎异常勃起（徐福松医案）

患者，61岁。1986年就诊。

近一周阴茎时常勃起，数小时不衰，阴茎疼痛，色紫黯，小腹及睾丸胀痛，小便滴沥难解，烦躁不安，寐差神倦。舌质暗，舌苔少，脉弦数。

辨证：瘀血阻滞，相火亢动之强中。

治法：化瘀通络，引火归原。

处方：血府逐瘀汤加减。桃仁 10g，红花 10g，川芎 10g，赤芍 10g，山甲珠 10g，当归 12g，牛膝 12g，柴胡 12g，枳壳 12g，生地黄 15g，黄柏 15g，桔梗 6g，甘草 5g，肉桂 3g（研末吞服），醋制鳖甲 20g（先煎）。

服药 4 剂，诸症缓解，随访 1 年未见复发。

按：此病多由久病湿热，络阻血瘀；或火郁伤阴，阴虚血滞，新血不生，阴筋失养，旧血不去，宗筋不收，则阳强不倒。瘀阻气化不行，则小便滴沥难解。血活肿消，宗筋自守，阴茎自倒。

案 8　中央型腰椎间盘突出致阴茎异常勃起（金保方医案）

患者，48 岁，浙江东阳人。因"夜间仰卧位异常勃起 5 年余"就诊。患者无明显原因，夜间仰卧位时阴茎即勃起，伴疼痛，即使行完房事，熟睡后仰卧，阴茎仍会勃起，而侧卧位则不会勃起。

查体：包皮长且紧，余无异常。

腰椎 CT 提示：腰 4～腰 5 中央型腰椎间盘突出，硬膜囊明显受压。

处方：独活寄生汤加味。独活 10g，桑寄生 10g，杜仲 10g，川续断 10g，龟甲 15g（先煎），青龙齿 30g（先煎），水牛角片 30g（先煎），白芍 20g，甘草 10g，黄连 3g，黄芩 10g，茯神 10g，连翘 10g，淡竹叶 6g，黛灯芯 6g，当归 10g，车前子 10g（包煎）。

予包皮环切，行牵引治疗。症情逐步好转，3 周而愈，随访未发。

按：本例患者患有腰椎间盘突出，其平躺时可能加重突出部位对硬膜囊的压迫，造成勃起反射弧上的神经反射出现异常，引起阴茎异常勃起。同时，患者包皮过长且紧，阴茎勃起后，包皮上翻并勒于冠状沟附近，限制阴茎静脉血的回流，加重勃起状况。治疗首先行包皮环切，解除勃起加重因素，并降低某些男科疾病的发生风险。独活寄生汤以补益肝肾、祛风除湿、活血止痛为立方原则，广泛应用于腰椎间盘突出症的治疗。独活寄生汤中独活善治伏风，除久痹；细辛入少阴肾经，长于搜剔阴经之风寒湿邪，除经络留湿；秦艽祛风湿，舒筋络而利关节；桂枝温经散寒，通利血脉；防风祛一身之风而胜湿。桑寄生、杜仲、牛膝补益肝肾强筋骨，当归、白芍、川芎、熟地黄养血活血，人参、茯苓、甘草健脾益气。诸药合用，具有补肝肾、益气血之功，从而改善腰椎局部的血液循环，减轻射精神经的炎症水肿，恢复正常的射精功能。牵引治疗作为物理治疗方式，对于恢复正常的腰椎解剖结构起到很大作用。二法合用治疗腰椎间盘突出症，效果显著。

第五节 早泄

一、概述

（一）定义

早泄（premature ejaculation，PE）是一种常见的射精功能障碍。目前，对早泄的定义尚未达成共识。

早泄可以用两种方法来定义，即"客观标准"和"主观感受"。客观标准定义是根据实际射精持续时间和阴茎抽动次数来判断。主观感受定义是指男性在其本人或伴侣"期望"的时间之前射精的情况，此类男性往往感受到对射精"控制力"降低，或这种境况引起的"困扰""不满意"或"人际交往困难"。

对早泄的定义通常涉及三个方面：射精潜伏期短、射精控制力低、性满足程度低。通常推荐国际性医学学会（international society for sexual medicine，ISSM）对早泄的定义。

ISSM 对早泄的定义，包括以下三点：①从初次性生活开始，射精总是或者几乎总是发生在阴茎插入阴道前或插入阴道后 1 分钟以内（原发性早泄）；或阴道内射精潜伏期（intravaginal ejaculation latency time，IELT）显著缩短，通常小于 3 分钟（继发性早泄）。②总是或几乎不能控制和延迟射精。③消极的精神心理影响，如苦恼、忧虑、沮丧或避免性接触等。

（二）分类

美国精神病学会《精神疾病诊断与统计手册》第 4 版，将早泄分为四类。

原发性早泄（primary premature ejaculation，PPE）：是指从第一次性生活开始时就出现早泄，并且在以后的性生活中持续发生。其临床特征是：①尝试性交时，总是或几乎总是出现；②与任何性伴侣性交时，均出现；③从初次性交开始，一直如此；④射精潜伏期，大多数在 1 分钟以内；⑤不能控制射精（非必须）。

继发性早泄（secendary premature ejaculation，SPE）：是指过去曾有一段时间具有正常射精功能的男性，以后突然出现或逐渐出现早泄。其临床特征是：①一生中的某个时期出现射精过早；②发病前，射精潜伏期正常；③不能控制射精；④常具有明确的病因，如勃起功能障碍、慢性前列腺炎、甲状腺功能不全等疾病及心理或人际关系问题。

自然变异性早泄：是指反复、不规律出现的过早射精，是一种性行为的正常变异。其临床特征是：①无规律的射精过早；②延迟射精能力低下，在射精即将来临时抑制射精的能力降低或消失；③在延迟射精能力降低的同时，伴有射精潜伏期缩短。

早泄样射精功能障碍：指患者主观感觉有性交时射精过早，但实际上射精潜伏期在正常范围内，甚至更长。这种类型的早泄，不能真正看成是病理性的症状或现象，心理抑郁或伴侣关系问题可能是主诉的原因。其临床特征是：①性交时，主观感受发生射精过快和射精缺乏控制；②实际 IELT 在正常范围；③延迟射精能力低下，在射精即将来临时的抑制射精的能力降低或消失；④对自己射精控制能力的认识并不是其他疾病所引起。

二、病因病理

早泄的病因至今不清，很少的证据支持生物学和心理学的假设。近年来的学者研究多倾向于早泄是由几种因素共同导致，这些因素包括阴茎头敏感度高、射精中枢兴奋性增高、中枢性 5- 羟色胺受体的易感性、焦虑、不良性经历、甲状腺功能失调、前列腺炎、遗传倾向等。

（一）遗传因素

早泄的遗传因素很早就被提出，主要针对原发性早泄。遗传因素使早泄患者发病，可能是使其产生易患病的体质，其机制尚未明了。但随着研究的不断深入，遗传因素作为早泄的发病因素可能会受到重视，对原发性早泄的治疗有十分重要的作用。

5- 羟色胺（5-HT）在射精调控中发挥作用，有赖于 5-HT 受体、5-HT 转运体（5-

HTT）等的协同作用。5-HTT 的蛋白表达受 5-HT 转运体基因启动子区（5-HTTLPR）基因多态性影响，进而导致 5-HT 的改变，从而影响射精时间的长短。5-HT 作为一种重要的信号分子和抑制性神经递质，同时又是一种血管活性物质，分布广泛，在人体的许多功能上发挥着重要作用。

（二）精神心理因素

过快的生活节奏，过大的生活压力易使人产生焦虑、压抑的情绪，会引起早泄。同时，早泄也会使男性失去自信，加重自卑、焦虑等负面情绪，久而久之，形成了恶性循环。患有早泄的男性承受更大的精神心理负担（主要表现为焦虑和抑郁），性生活的不满意和不和谐最终导致性欲的降低、惧怕性交的失败及回避早泄问题而有意识地拒绝性交，最终降低了男女性交的频率，反而不利于早泄的治疗和恢复。

（三）中枢神经递质异常

目前已发现一些神经递质，包括中枢性 5-HT 以及多巴胺（DA）等在射精调控中起着非常重要的作用，其他包括乙酰胆碱、肾上腺素、一氧化氮、神经肽类等。

（四）球海绵体反射异常

球海绵体是环绕球部尿道的一对横纹肌，呈伞形覆盖尿道球部和尿道海绵体，受阴部神经的支配，收缩时可使尿道缩短变细，协助排尿和射精。它同其他会阴肌的阵挛性收缩有助于提高海绵体内压，将精液自尿道排出体外，阴茎皮肤、龟头、前尿道以及后尿道都可诱发球海绵体肌反射。原发性早泄患者前列腺部后尿道 - 球海绵体反射存在较高的兴奋性，这可能是原发性早泄的重要发病机制，同时也为寻找新的治疗途径提供线索。

同时，球海绵体反射也是临床常用的确定脊髓损伤后鞍区功能的检查方法，反映盆底的功能。宋启民等研究公兔骶髓缺血期球海绵体肌反射异常，表明中枢神经部位的缺血及微循环障碍可能会导致球海绵体反射异常，诱发早泄。

（五）前列腺炎

前列腺炎是成年男性常见疾病，病因复杂，可能导致早泄并发症的发生。尽管很多研究显示前列腺炎是早泄的病因之一，但其具体机制不清楚。可能的机制是前列腺的慢性炎症影响射精机制，使射精中枢的神经兴奋性升高，同时降低了射精中枢的刺激阈值。另一因素是生殖器官感觉神经兴奋性增高，使生殖器变得敏感，促使早泄的发生。总之，前列腺炎患者生殖器及盆腔组织的炎症，使其邻近参与射精的神经、血管和肌肉组织容易受到刺激而发生异常，使兴奋性发生改变。当兴奋阈值降低，敏感性增强时，射精时间即提前发生。又或者前列腺炎患者常伴有紧张、焦虑的情绪，这也是早泄发生的危险因素。

慢性前列腺炎的形成，可能是各致病因素诱导激活炎症细胞，而炎症细胞和血管内皮细胞激活可产生和释放大量氧自由基和其他炎性细胞因子，小血管收缩和毛细血管收缩，使血管闭塞，形成中医的血瘀证。微循环障碍和血液流变性异常是血瘀证的本质之一。

（六）腰椎间盘突出症

腰椎间盘突出症在 20 ~ 50 岁的青壮年中，发病率较高，约占到 70% 以上，这个年龄段也是性活动的高峰期。腰椎间盘突出若压迫神经根常常引起腰腿疼痛、麻木等症状而被临床所注意。然而中央型的腰椎间盘突出，由于椎间盘向正后方突出，没有压迫神经根，多数没有腰腿疼痛的症状，没有引起足够的重视。事实上，中央型的腰椎间盘突出，由于压迫硬膜囊，影响马尾神经功能，可能引起早泄的发生。金保方等对"不明原因"早泄患者进行影像学检查（CT/MR），发现 91% 的患者存在腰骶源性疾病，如腰椎间盘突出（主要是中央型腰椎间盘突出）、骶椎隐性脊柱裂、椎管囊肿及其他占位性病变，提示大多数"不明原因"的早泄可能存在腰骶源性疾病。其机制可能是腰椎间盘突出等脊柱病变造成局部炎症因子，如 IL-1、IL-6、TNF 增高，同时硬脊膜受到压迫，影响脑脊液循环，造成马尾神经充血、水肿及功能障碍。由于马尾神经是射精反射弧的组成部分，故而引起神经传导异常，敏感性异常增高，容易引起早泄。

硬脊膜外压力增加可能造成马尾神经受压迫而发生病理变化，Olmarker 等发现机械性压力可引起神经根营养和血流的障碍，10mmHg 的压力可以引起某些血管的闭塞，使血流减少 64%，营养减少 20% ~ 30%。Rydevic 报道，5 ~ 10mmHg 的压力会引起微循环的充血和神经损害。

通过脊髓微循环检测，Rick 研究发现马尾压迫症中最早的微循环改变是周围神经根静脉扩张、迂曲及背神经节动静脉吻合支的充血。Sting 的研究则发现脑脊液压力的升高，使蛛网膜下腔梗塞，导致了神经组织的压迫、缺血和营养供应的障碍。

（七）勃起功能障碍（ED）

早泄与勃起功能障碍间具有十分密切的关系，二者常相互影响。很多研究提示，勃起功能障碍是早泄众多病因之一，但其明确的机制至今尚不清楚。对于不同类型的早泄，其勃起功能障碍可能在有第一次性生活之前就已经存在，并作为一种伴随的症状影响着射精过程；对于获得性早泄，勃起功能障碍可能直接影响射精反射，从而作为继发性早泄的一个始发因素。

ED 是常见的男性性功能障碍，血管性因素是其一个主要原因。ED 具有与许多心血管疾病相同的致病机制和共同的危险因素，许多研究表明了 ED 与血管内皮功能的障碍密切相关。血管内皮功能受损，促使血管收缩、舒张功能下降，是导致血管性 ED 的主要原因。

郑钧等发现，心理性阳痿患者阴茎头微循环与健康人相比没有显著差别；器质性阳痿患者阴茎头微循环有明显改变，单位面积微血管减少，异常血管增多，认为可作为器质性阳痿患者的辅助诊断指标。

（八）女性因素

女性伴侣在一定程度上可以通过干扰早泄患者的精神心理状态，间接地延缓或加速早泄的发生。患者在首次出现早泄症状时，因羞愧、缺乏自信等原因，未能与配偶良好沟通，产生消极情绪，会干扰男性正常的精神心理状态，加重早泄症状。早泄令配偶对性生活长期不满意，夫妻关系紧张，出现一系列的精神心理问题，如苦恼、抱怨、焦虑及抑郁等，甚至出现性欲下降、人际沟通障碍等严重的身心问题。因性欲降低、惧怕性交失败以及回避早泄问题，有意识地抵触性交，最终降低性交频率，不利于男性性功能的恢复。当男性患有早泄时，来自配偶的关心和支持将使患者积极地看待早泄问题，并寻求诊治，能有效缓解因早泄带给患者及其配偶的身心负担，提高早泄诊治的疗效。

（九）泌尿生殖系统炎症

包皮过长、包茎使龟头长期不能暴露在外，局部皮肤较敏感，也易引起包皮龟头炎。其他泌尿生殖器官炎症如尿道炎、精囊炎，在性交时泌尿生殖器官充血，加重炎症反应，是继发性早泄的直接影响因素，局部炎症的刺激提高了神经末梢的敏感性，降低了射精阈值，从而引发早泄。

炎症发生时，大量白细胞活化，并分泌多种炎性介质、活性氧及溶酶体酶等，损伤微血管内皮细胞及组织细胞。微血管内皮细胞激活后，各种黏附因子、前炎性细胞因子阻塞微血管，加重组织炎症，最终引起微循环功能障碍。微循环障碍又可导致组织细胞的损害而释放各种炎症介质，使炎症进一步加重。

（十）微循环障碍

微循环障碍可能是继发性早泄的发病机制之一。射精过程是一种神经反射，大脑皮层的高级中枢接受由外周感觉神经通过脊髓传入的性刺激信号，不断累加，一旦达到射精阈值，大脑皮层就释放射精信号。参与射精神经反射的某一环节发生异常，导致阈值降低，则发生早泄。微循环障碍存在于各种疾病的发生发展过程中，各种病理因素如低氧、缺血再灌注、氧化应激、感染、创伤等通过多种细胞信号通路，引起微循环炎症反应、微血管通透性增加以及微血管内皮细胞功能障碍，最终导致微循环障碍。各种致病因素，如尿道炎、前列腺炎和腰椎间盘突出症等，在发病过程中出现微循环障碍，引起炎症及炎性物质的产生。炎症或炎性物质可通过刺激周围神经末梢，使周围神经的兴奋性增强，极易达到射精阈值而导致早泄的发生。

三、检查

（一）体格检查

一般检查：重点检查男性外生殖器，是否包皮过长、包茎、龟头包皮炎、阴茎弯曲畸形、阴茎硬结症等生殖器异常。睾丸大小、质地和形态，阴囊内容物检查是否存在VC、鞘膜积液和肿瘤等，附睾有无压痛结节或囊肿。肛门指诊了解前列腺、精囊的大小、质地及有无压痛等。

神经系统检查：主要针对射精反射弧的神经系统检查，包括提睾反射、球海绵体反射、肛门括约肌紧张度等。

（二）实验室检查

常规检查：血常规、尿常规、前列腺液常规检查。

内分泌检查：主要是生殖激素（LH、FSH、T、E_2、PRL）、5-HT、甲状腺激素（TSH、T3、T4）、空腹血糖及糖化血红蛋白等检查。

微生物检查：与生殖道感染有关的细菌、支原体、衣原体等。

（三）特殊检查

多普勒超声检查：生殖系统结构及血流变化。

腰椎间盘 CT/MR 检查：了解是否存在腰骶源性疾病。

阴茎神经电生理检查：客观区分 PE 的神经敏感是来自于交感神经中枢，还是外周的阴茎背神经及其分支；可以测定会阴部各类感觉阈值、诱发电位、阴茎交感皮肤反应。对于阴茎背神经体感诱发电位和阴茎头体感诱发电位值低的患者，应考虑阴茎背神经敏感；对于交感皮肤反应值低的患者，应考虑交感神经中枢敏感。

阴茎生物感觉阈值测定：可以初步判断阴茎背神经向心性传导功能。

球海绵体反射潜伏期测定：电刺激阴茎表面，在球海绵体肌插入电极，测定肌电图变化，但特异性相对较差。

（四）评估量表

为了能客观评估 PE，多种基于患者自我报告的问卷被设计出来，为 PE 的诊断和鉴别诊断提供了可靠、可解释、标准化的评价手段。推荐使用早泄诊断工具（premature ejaculation diagnostic tool，PEDT）、早泄指数（index of premature ejaculation，IPE）、早泄简表（premature ejaculation profile，PEP），其中 PEDT 使用最广泛。其他量表还有中国早泄指数（Chinese index of premature ejaculation，CIPE）和阿拉伯早泄指数（Arabic index of premature ejaculation，AIPE）。对心理因素评估，可采用汉密尔顿焦虑量表、汉密尔顿抑郁量表、症状自评量表 SCL90、明尼苏达多项人格测验等来评估 PE 患者的心理问题。

（五）IELT 评估

IELT 可以用秒表测量或自我评估，由于患者自我报告是寻求治疗和满意度的决定性因素，而秒表测量可能会破坏患者的性快感。因此，临床上建议采用患者和伴侣对 IELT 的自我评估作为确定 IELT 的方法，秒表测量的 IELT 则是用于临床试验的必需工具。

四、治疗

早泄的治疗需要对患者病情进行充分评估，包括 IELT、出现 PE 症状的时间及频率、患者对射精的控制力和性生活满意度，以及是否合并有其他生理或心理性疾病。原发性 PE，原则上建议使用选择性 5- 羟色胺再摄取抑制剂（selective serotonin reuptake inhibitors，SSRIs）类药物治疗，可有效延长 IELT，增加对射精的控制能力，提高性生活的满意度。继发性早泄应积极治疗原发病，可配合 SSRIs、局部麻醉剂的使用。对自然变异性早泄和早泄样射精功能障碍，建议运用心理治疗、行为疗法以及患者与性伴侣的性知识教育。由于微循环障碍在早泄发病的某些环节中起到一定作用，因此，在治疗早泄时，适当选择可改善血管功能的药物，起协同治疗的作用。

（一）西医治疗

1. 心理 / 行为治疗

对因心理因素所造成的早泄，或伴有心理因素的早泄患者，可以采用心理 / 行为疗法。

早泄患者常伴有不同程度的精神心理负担，因此心理治疗特别重要。心理治疗的目的是帮助患者正确认识性生活，学会控制和延迟射精，增进与性伴侣的沟通和交流，取得性伴侣的理解和配合，帮助患者克服心理障碍，建立信心。

行为治疗主要是通过一系列循序渐进的训练方法，让患者减弱对性刺激的反应，提高射精阈值，掌握控制射精的能力，以延长射精潜伏时间。行为疗法最常用的是"动 - 停法"和"阴茎挤压法"。

2. 药物治疗

（1）局部麻醉剂：在阴茎表面使用局部麻醉药物，如利多卡因、丙胺卡因、苯唑卡因等，可以减少突触传递和神经超敏反应，以降低阴茎的敏感性，延长 IELT。但局部麻醉药的使用，可能影响阴茎勃起或降低性快感。

（2）SSRIs：SSRIs 类抗抑郁药物对早泄有一定的治疗效果。目前 SSRIs 类抗抑郁药物治疗早泄主要有两种治疗方案：一种是采用按需服用，主要是达泊西汀，这是目前唯一获得批准，将早泄作为治疗适应证的药物。研究表明，性交前 1 ~ 2 小时服用盐酸达泊西汀 30mg 或 60mg 比安慰剂更有效，分别将 IELT 提高 2.5 倍和 3.0 倍，并且提高了射精控制能力，减少了患者痛苦，提高了性生活满意度。该药在原发性 PE 和继发性 PE 中疗效相似，治疗相关的副作用，呈剂量依赖性，包括恶心、腹泻、头痛和头晕。另一种是规律治疗，采用每日服药的方法，主要药物有西酞普兰、帕罗西汀、舍曲林等。盐酸帕罗西汀（每日 20 ~ 60mg）、盐酸舍曲林（每日 50 ~ 200mg）、盐酸氟西汀（每日 20 ~ 60mg）、和氢溴酸西酞普兰（每日 20 ~ 60mg）。常见的副反应，包括胃肠道反应、轻度头痛、头晕，也可能导致性欲下降、ED、性快感下降等性功能异常。有研究报道，此类药物连续使用超过 3 个月，可能引起精子质量的下降。因此，临床上使用应该权衡利弊，注意评估不良反应的发生情况，制定个体化方案。

（3）磷酸二酯酶 5 抑制剂（phosphodiesterase 5 inhibitor，PDE5i）：PDE5i 治疗早泄的机制尚不明确。有研究表明 PDE5i 可能通过中枢和外周途径发挥其作用，减少中枢交感神经传出，舒张输精管、精囊、前列腺和尿道的平滑肌，诱导外周痛觉缺失，延长勃起持续时间，增加自信及射精控制的感觉和整体性满意度，缩短射精高潮后不应期时间。对于合并有勃起功能障碍的早泄患者，可联合采用 PDE5i 治疗。

（4）α - 受体阻滞剂：α - 受体阻滞剂治疗早泄的具体机制尚不明确。可能是通过降低射精管道如输精管、前列腺和后尿道平滑肌的交感神经兴奋性，使平滑肌松弛，射精潜伏期延长而延迟射精；也可能通过抑制脊髓射精中枢的 α 受体，降低中枢神经系统的兴奋性，控制射精反射，提高射精阈值，使射精反射延迟，泄精时间延长，从而治疗早泄。

3. 手术治疗

早泄的手术治疗主要是指阴茎背神经选择性阻断术。其原理主要是减少射精过程中的感觉传入，提高患者感觉阈值，从而延长 IELT，提高患者及其伴侣性生活的满意度。其适应证为阴茎背神经分支过多，神经末梢分布较广的患者。其判断标准为：①外用麻醉药有效；②使用避孕套有效。

4. 伴随疾病的治疗

积极治疗包皮过长、包皮龟头炎、慢性前列腺炎、阴茎勃起功能障碍等可能引起继发性早泄的相关疾病，对早泄起一定的治疗作用。

（二）中医治疗

早泄的中医治疗，要辨虚实，审寒热，分阴阳。可以酌情配合活血化瘀药物，改善局部微循环，加速炎症吸收。

1. 辨证论治

（1）湿热下注

证候：行房早泄伴见尿频尿急，会阴不适，小腹胀痛，肢体困重，口苦口干，阴部湿痒，大便黏滞。舌质红，苔黄腻，脉滑数。

治法：清泻湿热。

方药：龙胆泻肝汤加减。常用药物：龙胆草、柴胡、黄芩、炒栀子、泽泻、川木通、车前子、当归、生地黄、炙甘草等。龙胆泻肝汤具有清利，化瘀止痛的作用。现代药理研究表明，龙胆泻肝汤具有抑制炎症反应、抗过敏、镇痛、抗感染作用，改善局部微循环等作用。

（2）阴虚火旺

证候：易举易泄伴见性欲亢进，遗精滑精，五心烦热，潮热盗汗，头晕耳鸣，腰膝酸软。舌质红，苔少，脉细数。

治法：滋阴降火。

方药：知柏地黄汤加减。常用药物：知母、黄柏、熟地黄、山茱萸、山药、牡丹皮、茯苓、泽泻等。

（3）肾气不固

证候：早泄滑精，射精无力；伴见性欲淡漠，腰膝酸软，面色无华，小便清长，或阳举不坚。舌质淡，苔薄白，脉沉细。

治法：益肾固精。

方药：金匮肾气丸加味。常用药物：干地黄、山萸肉、怀山药、茯苓、泽泻、牡丹皮、肉桂、附子、巴戟天、淫羊藿、肉苁蓉、金樱子等。

（4）心脾两虚

证候：行房早泄伴见神疲乏力，夜寐不安，心悸怔忡，面色无华，头晕健忘，食少纳呆，腹胀便溏，或形体肥胖。舌质淡，舌体胖大或边有齿痕，苔薄白，脉细弱。

治法：补益心脾。

方药：妙香散加减。常用药物：党参、炒白术、炙甘草、炙黄芪、茯苓、制远志、炒酸枣仁、龙眼肉、当归、木香、大枣等。

（5）肝郁化火

证候：行房早泄，性欲亢进；伴见情志抑郁，胸胁闷胀，喜太息，或急躁易怒，少寐多梦，面红目赤，口苦咽干，尿黄便结。舌质红，苔黄，脉弦数。

治法：疏肝泄火。

方药：丹栀逍遥散加减。常用药物：牡丹皮、栀子、柴胡、炒当归、酒炒芍药、茯苓、炒白术、炙甘草等。

（6）脾肾两虚

证候：早泄滑精，射精无力，性欲低下；伴见腰膝冷痛，气短懒言，口涎外溢，食少便溏，小溲清长，或四肢不温，腹痛喜按。舌质淡白，舌体胖大，苔薄白，脉沉细弱。

治法：补肾健脾。

方药：加味水陆二仙丹。常用药物：金樱子、芡实、怀山药、党参、炒白术、茯苓、泽泻、煨木香、宣木瓜、炙甘草、当归、赤芍等。

2. 推拿和牵引治疗

推拿和牵引，主要针对早泄同时有腰椎间盘突出患者的治疗。金保方等研究表明，对于影像学有明确腰椎间盘突出症的患者，建议选择推拿或腰椎牵引治疗，隔天 1 次，每次 30 分钟，15 次为 1 个疗程。结果表明，对中央型腰椎间盘突出症患者行腰椎牵引治疗，总有效率达到 93.9%，患者经 2～4 个疗程治疗后，射精时间明显延长，由治疗前的（0.5±0.2）分钟延长为（4.0±1.0）分钟，与对照组相比有显著性差异（$P < 0.01$）。

五、典型病案

案1 腰椎间盘突出致早泄（金保方医案）

患者李某，婚后 1 年，性欲及勃起正常，首次性交 10 秒射精，当晚第二次性交延长至 2 分钟，性生活每周 2～3 次，平时无腰痛，无下肢不适，无肛周坠胀，口干，纳可，二便调。舌红，苔腻略黄，脉弦。查体：包皮略长，左侧睾丸 18mL，右侧睾丸 15mL，余正常。腰椎 CT 示：腰 5～骶 1 中央型腰椎间盘突出。

辨证：肾气亏虚，湿热瘀阻。

治法：补肾固涩，清热活血。

处方：川续断 10g，杜仲 10g，桑寄生 10g，羌活 10g，独活 10g，干蜈蚣 3g，川牛膝 10g，怀牛膝 10g，桂枝 10g，细辛 3g，沙苑子 10g，芡实 10g，莲心 10g，莲须 10g，煅龙骨 20g（先煎），煅牡蛎 20g（先煎）。

并嘱其腰椎牵引，倒退走锻炼，睡硬板床。3 周后，性交时间延长至 3～5 分钟。

按： 本例患者既有早泄表现，又有腰椎间盘突出的影像学表现。辨病与辨证相结合，以孙思邈独活寄生汤为基础，结合其舌苔脉象，随证加减；并嘱其腰椎牵引，倒退走练习，以期增强腰部肌肉功能，恢复正常的腰椎解剖结构，降低对硬膜囊和马尾神经的压迫，促进局部炎症的消退，有利于局部微循环功能的恢复，从而取得了较好的临床疗效。

案2 骶椎隐性脊柱裂伴早泄（金保方医案）

吴某，男，27 岁。未婚同居半年，性欲及阴茎勃起正常，性交射精快，性生活一周 3 次，1～2 分钟射精，偶有一夜性交两次，第二次 3～4 分钟射精。平时腰酸痛，伴见会阴坠胀不适，久坐后明显。口干，易汗出，纳可，二便调，夜寐欠安。舌质偏红，苔薄微黄，脉弦涩。查体：包皮不长，双侧睾丸 16mL，双侧附睾、输精管无异常，无精索静脉曲张。内分泌正常。CT 示 S1～S2 隐性脊柱裂。

辨证：瘀血阻络，阴虚火旺。

治法：活血化瘀，滋阴清热。

处方：制乳香 5g，制没药 5g，当归 10g，丹参 10g，赤芍 20g，生地黄 10g，天门冬

10g，太子参 10g，砂仁 3g（后下），黄柏 10g，炙甘草 10g，炒白术 30g。

并嘱其坚持每天倒退走练习半小时，睡硬板床。

两周后复诊，早泄改善，每次性交时间 5 ~ 8 分钟，其他临床症状也明显改善。

按：金保方教授认为骶椎隐性脊柱裂也是早泄的重要原因之一。骶椎隐裂是一种先天性发育异常，椎弓不愈合而致马尾神经容易受到外界刺激，可能引起早泄。患者还可以表现为慢性腰痛，遗尿等症。本方为金保方教授经验方——乳没封髓汤，主治阴虚火旺型腰骶源性早泄。方中制乳香、制没药、当归、丹参、赤芍、生地黄是国医大师邓铁涛治疗腰椎间盘突出症的经验方，临床疗效显著。天冬、地黄、人参（太子参替代）、砂仁、黄柏、炙甘草则为三才封髓丹，此方出自李杲的《医学发明》，清代名医费伯雄用于治疗梦遗早泄，徐福松教授对此方推崇备至。金保方教授将两方合并，并加入炒白术 30g。重用炒白术也是徐福松教授的用药经验，一可防止方中寒性药损伤胃肠，二是大剂量白术可以治腰痛，可谓一箭双雕。

案 3　原发性早泄（徐福松医案）

张某，男，30 岁。2002 年 1 月 29 日初诊。

早泄 10 年，性交不足 1 分钟即射精，婚前有手淫史，平时汗多，失眠多梦，勃起欠佳，性欲低下，腰酸，舌苔薄白，脉细弦。

辨证：气阴双亏。阴虚则相火妄动，射精过快；气虚则卫表不固。

治法：补肾固涩为主。

处方：山药 20g，枸杞子 10g，桑椹 10g，金樱子 10g，五味子 10g，煅龙骨 20g（先煎），煅牡蛎 20g（先煎），山茱萸 10g，泽泻 10g，川续断 10g，沙苑子 10g，炙黄芪 10g，白及 10g。每日 1 剂，水煎服。

二诊：患者服药 7 剂，仍早泄，多汗失眠，脉细弦，舌质红，苔薄白。治以滋阴降火，固肾涩精法。

处方：生地黄 15g，连翘 10g，五味子 9g，青龙齿 10g（先煎），酸枣仁 15g，枸杞子 10g，川续断 10g，沙苑子 10g，桑椹 10g，牡蛎 20g（先煎），覆盆子 10g，莲子 15g。

另口服玉屏风口服液，每次 1 支，每日 2 次。

三诊：患者服药后，失眠明显改善，余症未见进退，舌质偏红，苔薄白，脉沉细。

处方：原方加干石斛 15g，麦冬 10g。

四诊：药后勃起功能增强，性交时间延长，多汗，失眠等症状已显著减轻，性欲较低。予以二地鳖甲煎。

处方：生地黄 10g，熟地黄 10g，炙鳖甲 10g（先煎），牡丹皮 10g，丹参 10g，石斛 10g，天花粉 10g，五味子 10g，枸杞子 10g，川续断 10g，牡蛎 20g（先煎），柴胡 6g，白芍 10g，金樱子 10g，菟丝子 10g。

上方加减治疗一月余，诸症悉除，随访一年未复发。

按：据患者的病史特点，结合多汗、失眠、腰酸及脉象，诊为气阴双亏证，通过补肾益气、安神固涩等中药内服，不仅治好了患者的早泄、阳痿，而且患者多年的失眠、多汗症状一并治愈。后期凉血活血药改善微循环，补而不滞。经过 1 年的随访观察，疗效稳定。此外，适当配合性教育，缓解患者焦虑急躁的心理，也是重要因素。

案 4　早泄伴淋浊（徐福松医案）

近来性欲亢进，行房即泄，咽干口苦，小便黄赤浑浊，阴囊潮湿、瘙痒，舌红，苔黄腻，脉弦滑数。追问病史，1 个月前有冶游史。

辨证：湿热下注。

治法：清利湿热。

处方：柴胡渗湿汤加减。柴胡 5g，黄芩 6g，当归 10g，生地黄 12g，泽泻 10g，木通 5g，车前子 10g（包煎），甘草 3g，黄柏 6g，栀子 10g。

7 剂后小便清，无淋浊，性交时间延长；再进 7 剂，恢复如初。

按：该病例由房事不洁，外感湿热，下注肝经，肝火偏旺，故性欲亢进、交则早泄。方中柴胡疏利肝胆，以调郁火；栀子、黄芩清肝胆实火，泻肝经湿热；泽泻、木通、车前子清下焦湿热，使湿热从小便而出；当归、生地黄养血益阴以和肝，防止苦燥伤阴，亦具有改善微循环的作用。

案 5 早泄伴阳痿（吴鞠通医案）

冯某，男，28 岁，住黄家洲。年届而立，阳痿不举，或举而不坚，或未合先泄，脉细迟。

处方：川桂枝 4.5g，杭白芍 4.5g，炙甘草 8g，煅龙骨 9g，生牡蛎 9g，雄蚕蛾 8g，鲜生姜 4.5g，红枣 8 枚。

复诊：阳痿早泄，不坚不举，昔贤选用桂枝加龙牡汤，认为久服有效，心肾不交，卫阳不固，皆能虚弱奉病，非可望速，宜耐意缓图。

处方：桂枝尖 9g，酒炒杭白芍 9g，炙甘草 6g，煅龙骨 30g，煅牡蛎 30g，鲜生姜 9g，大红枣 5 枚。桂附八味丸 18g，另分吞。

按： 阳痿不举，频繁遗泄，阴阳俱虚，予桂枝加龙牡汤调味阴阳，涩遗固精。

第六节　功能性不射精

一、概述

功能性不射精是指男性性欲正常，阴茎勃起正常，性交时无法达到性高潮和性快感，但平时可有遗精，或手淫时能射精。功能性不射精，可分为原发性不射精和继发性不射精。原发性不射精是指在清醒状态下从未有过射精；继发性不射精是指曾有在阴道内正常射精的经历，后来因其他因素影响而不能射精。

二、病因病理

西医学认为，不射精主要与大脑皮层、丘脑下部高级中枢功能紊乱，导致其兴奋性降低，性交刺激无法达到射精阈值有关。

射精是一个十分复杂的反射过程，是中枢神经、外周神经、交感神经和副交感神经、性腺内分泌和生殖器官等多系统的协调性行动。目前被广泛认同的射精反射通路：阴茎躯体感受器感受的性刺激信号经阴茎背神经传入阴部神经感觉纤维，然后通过骶丛传入腰骶髓的低级射精中枢，再经脊髓上传至下丘脑及大脑皮质前庭叶的高级射精中枢。射精信号经高级中枢综合翻译后，第一条下传通路是经下丘脑依次传至脊髓胸腰段的交感神经节、腹腔神经节、节后纤维及靶器官（精囊腺、前列腺和膀胱颈括约肌等），节后纤维发出信号使精囊腺和前列腺收缩而泄精，使膀胱颈括约肌收缩而关闭尿道内口，以防逆行射精。第二条下传通路是将射精信号经下丘脑依次传至脊髓、骶髓的 Onuf's 核、骶丛、阴部神经运动纤维。在副交感神经支配的阴茎强直性持续勃起状态下，阴部神经运动纤维将射精信号传至球海绵体肌、坐骨海绵体肌及耻骨尾骨肌，使其发生强直阵挛节律性收缩，将贮存于前列腺段尿道内的泄精经尿道外口射出并伴性快感。

射精通路任一环节的器质或功能性障碍，均可能导致不射精。一般情况下，功能性不射精的病因可归纳如下：

（一）心理因素

心理因素是功能性不射精的常见因素，如精神创伤、夫妻关系不和、环境嘈杂、新婚紧张与焦虑等都会影响性生活的各个环节，导致对性生活采取克制态度，长期抑制形成不射精条件反射。

1. 性知识缺乏

缺乏性知识，当阴茎插入阴道后未能进行大幅度的提插，使阴茎头接受刺激不够而达不到射精反射所需的性兴奋阈值，引起不射精。

2. 性焦虑

性交时紧张焦虑，或突然被惊吓，而使阴茎瞬间萎软，引起精神抑郁而不能射精。

3. 性生活不协调

夫妻关系紧张，对配偶有猜疑或不信任，对性交的压力较大，抑制射精而出现不射精。

（二）性刺激不足

1. 长期手淫

手淫时对龟头及阴茎的刺激强度较大，而性交时由于阴道产生大量润滑液体，刺激强度相对较小，达不到手淫时的射精强度，因而出现手淫能排精而性交不能排精。

2. 异常排精习惯

从小养成一种异常排精的习惯，如用大腿用力夹住勃起的阴茎方能排精；还有的患者以俯卧位，用阴茎与床板摩擦才能排精。久而久之形成了条件反射，出现性交时反而不能射精。

3. 选择性不射精

在家与妻子性交不射精，而婚外性生活时却能射精，因性兴奋达不到射精阈值之故。

（三）性疲劳

性生活过于频繁和长期频繁手淫也是引起不射精的常见原因。因长期频繁的性生活或手淫，造成脊髓的"射精中枢"过于疲乏而呈抑制状态。

（四）精囊腺分泌功能低下

金保方等研究发现，精囊腺的分泌功能也参与性功能的调节。精囊的分泌功能正常，精囊液持续分泌，精囊内压力不断增高，刺激精囊壁神经，使精囊壁收缩，从而激发性欲，引起射精。当精囊分泌功能较强时，精囊内精囊液较多，压力较大，精囊的收缩力较大，故性欲较强；反之，若精囊分泌功能减弱（如精囊炎）或完全丧失（如精囊纤维化），则精囊内精囊液较少或无，压力较小，精囊的收缩力较小，甚至不收缩，故性欲较弱，甚至完全丧失。因此，精囊腺分泌功能低下可能导致性功能减弱，或因无精液可排，出现不射精。因此，可通过改善精囊的分泌功能调控性功能，有利于射精。

（五）微循环因素

与射精相关的组织、器官的微循环障碍，也是形成不射精的可能原因之一。微循环功能障碍是导致机体局部组织或脏器功能降低的重要原因之一，与多种疾病的发生发展密切相关。有研究表明，高炎症状态与微血管功能障碍相关，诸多炎症相关因子参与微循环障碍的发生发展。微循环障碍及炎症因子导致参与射精的组织、器官出现功能下降，使射精过程的协调性失去平衡，从而出现不射精。前列腺、精囊的微循环功能障碍或炎症也可能使前列腺、精囊的分泌功能下降。若精囊腺内精囊液减少或者没有，精囊壁受到的压力较小，则精囊的收缩力较小，甚至不收缩，则性欲较弱，进而因对性神经的刺激强度小而出现不射精。

三、检查

（一）体格检查

一般检查：身高，体重，乳腺发育情况，体毛分布等。

生殖系统检查：睾丸、附睾的大小、质地和形态，有无压痛，输精管是否缺如。直肠指检了解前列腺及精囊的大小、质地等，有无触痛。

（二）实验室检查

常规检查：血常规、尿常规、凝血指标、血液流变学等。

内分泌检查：主要性激素的检查，如 T、E_2、FSH、LH、PRL。

（三）特殊检查

多普勒超声检查：生殖系统前列腺、精囊、射精管及血流变化。

阴茎神经电生理检查：阴茎背神经体感诱发电位测定、阴茎皮肤交感神经兴奋性测定，明确是否存在神经兴奋性下降。

四、治疗

对于功能性不射精症的治疗，西医目前尚缺乏规范、特效的治疗方法，多采用行为疗法、心理治疗。中医辨病和辨证相结合治疗，疗效显著。

（一）性知识教育及行为疗法

向男女双方传授性器官的解剖、生理知识和性反应知识，并介绍性交的姿势、方法，相互配合，相互刺激。对于有手淫者，建议戒除手淫，切断强刺激对正常射精的影响。

行为疗法可以通过性感集中训练来解除患者的性交压力，提高对性反应的自身感觉。通过拥抱、抚摸、按摩等触觉刺激的手段及调整性交方式，来体验和享受性的快感，解除患者对性交的焦虑和恐惧，建立和恢复性的自然反应。

（二）西医治疗

1. 药物治疗

目前尚无特效的口服药物用于治疗不射精症。

（1）麻黄素：肾上腺素受体的兴奋剂，作用于 α 和 β 受体，兴奋中枢神经系统并促使肌肉张力增加，增强输精管平滑肌收缩，性交前 1 小时口服 50～60mg，有助于恢复射精功能。

（2）育亨宾：Amano 等报道了应用育亨宾治疗 33 例不射精患者，有效率为 59.1%；特别是对于功能性不射精者，有效率达 64.3%。

（3）新斯的明及左旋多巴：可能与通过刺激下丘脑前叶多巴胺系统而激活射精有关。

2. 电按摩

用电按摩器接触患者阴茎头及冠状沟，可在 3～6 分钟内发生射精及情欲高潮，当其获得非性交射精后，可指导患者进行性活动，达到阴道内射精的目的。这种诱发的射精可使患者意识到射精是怎样的感觉，从而建立起正常的射精反射。

3. 心理治疗

心理治疗可以消除不良心理影响及错误观念，协调夫妻关系，缓解精神创伤。由于患者不射精引起精神压力大，缺乏性交的兴趣，性交时思想压力也大，性伴侣应改变敌视和不信任的态度，不要提出射精的要求，使男方消除焦虑，相互配合，提高性兴奋，建立起正常的性反应。

（三）中医治疗

功能性不射精有虚有实，在辨证时首辨虚实，实者多在肝胃为主，虚者以脾肾为主。在辨证论治的基础上，均可加开窍通精的药物，如王不留行、石菖蒲、路路通、蜈蚣、干地龙等。金保方教授创立的刺激精囊分泌，造成"遗精前状态（prespermatorrheastate，PSS）"性交，临床疗效显著。

1. 肝郁气滞证

证候：性交不射精，情志抑郁，小腹睾丸坠胀，胸胁胀痛，嗳气，善太息。舌质暗红，苔薄白，脉弦。

治法：疏肝解郁，行气通精。

方药：柴胡疏肝散加减。常用药物：陈皮、柴胡、川芎、香附、枳壳、芍药、甘草、白术、蜈蚣、路路通、王不留行等。

2. 湿热下注证

证候：阴茎勃起正常，久交不射，可有遗精；伴胸脘痞闷，食少纳差，小便短赤，或尿后白浊，阴囊湿痒。舌质红，苔黄腻，脉滑数。

治法：清热利湿，通精利窍。

方药：四妙散加味。常用药物：苍术、黄柏、薏苡仁、川牛膝、路路通、石菖蒲、牡丹皮、紫丹参。

3. 瘀血阻滞证

证候：阴茎勃起色紫暗，或兼疼痛，交而不泄；伴心烦易怒。舌质紫暗，脉沉细涩。

治法：活血化瘀，行气通精。

方药：桃红四物汤加减。常用药物：桃仁、红花、赤芍、川芎、当归、生地黄、柴胡、枳壳、桔梗、牛膝、蜈蚣、路路通等。

4. 阴虚火旺证

证候：性欲亢进，阳强不倒，溲黄便干，心烦少寐，交而不泄，梦遗滑精。舌红少苔，脉细数。

治法：滋阴降火，交通心肾。

方药：知柏地黄丸合大补阴丸加减。常用药物：黄柏、知母、熟地黄、山萸肉、黄精、山药、泽泻、茯苓、牡丹皮、龟甲、石菖蒲、路路通、干地龙。

5. 肾阳虚衰证

证候：性欲减退，阴茎举而不坚，不能射精；头晕神疲，面色无华，畏寒肢冷。舌淡，苔薄白，脉沉细无力。

治法：补肾温阳，益精通窍。

方药：右归丸加减。常用药物：熟地黄、山药、山萸肉、枸杞子、当归、鹿角胶、肉桂、附子、淫羊藿、仙茅、川牛膝、路路通、王不留行。

五、典型病案

案 1 功能性不射精伴勃起功能障碍（金保方医案）

顾某，男，26 岁。2016 年 7 月 7 日初诊。

婚后 10 个月，性生活不射而萎，或性生活经久不泄。

患者结婚十月余，女方未孕，性欲正常，性生活无规律，大多不射而萎，或功能性不射精。当地多次检查精液，有严重弱精子症。14 岁时开始遗精，平时手淫可射精。刻下略口干，纳可，二便调，舌红，苔薄白，脉弦。

查体：包皮不长，双侧睾丸 18mL，质地正常，余未见明显异常。

辅助检查：精子质量与功能分析，精液量 3.0mL，液化时间 30 分钟；浓度 149.9×10^6/mL，PR 22.9%。精子形态正常率 9%。性激素五项：FSH 5.18IU/L、LH 8.36IU/L、E_2 255pg/μL、T11.39μg/mL。生殖系统 B 超检查提示有前列腺钙化灶，其余未见明显异常。

辨证：肾虚筋痿，肝郁血瘀。

治法：补肾起痿，疏肝活血。

处方：怀山药 20g，川牛膝 10g，怀牛膝 10g，干蜈蚣 2 条，露蜂房 10g，枸杞子 10g，桑椹 10g，沙苑子 10g，淫羊藿 10g，锁阳 10g，巴戟天 10g，广郁金 10g，柴胡 10g。21 剂，水煎服。

2016 年 7 月 28 日复诊：服药期间 2 次性交，有 1 次射精。服药后无明显不适，舌红苔薄微黄，脉弦。原方加天冬 10g，麦冬 10g。共 14 剂，继服。

2016 年 8 月 11 日三诊：药后性交，大多已可射精，偶有不射精，少见不射而萎。刻下：无口干，纳可，大便调，小便正常，舌红，苔微黄略腻。原方续服 14 剂以巩固疗效。

按：正常射精动作的发生依赖正常的阴茎勃起及启动，而阴茎勃起是阴茎血流动力学改变的过程，这个过程依赖于副交感神经、NO、电生理和可能的其他多种因素。以上任意过程受到破坏就会导致勃起功能障碍的产生，进一步导致不射精的出现。阴茎勃起功能障碍是和血管功能密切相关的疾病，常伴有阴茎血管内皮功能的损伤。在生殖器官中精囊和前列腺的分泌功能对于性功能、射精及性快感具有非常重要的关系。现代药理研究表明，活血化瘀药可以扩张外周血管，改善微循环，增加微循环的血流量，对血管内皮功能也有改善作用。本案患者虽没有明显的血瘀之象，但长久的不射精、性功能质量下降，心情郁闷，必会出现肝郁所致的局部血液郁滞的存在。因此，在补肾起痿的同时，使用牛膝、郁金活血化瘀，改善性器官的微循环，提高其功能，从而使阴茎勃起功能障碍及不射精均得以治愈。

案 2　功能性不射精致不育（金保方医案）

武某，32 岁，江苏江都人。因"婚后 5 年未育，夫妻同房不射精"于 2006 年 2 月

10 日门诊。

自诉性欲及勃起正常，性交不射精，每因女方满足后自行中断，阴茎随即萎软。时有梦遗，遗精量较多。有手淫史，手淫可射精。夫妻感情好，性生活每周 2 次。

性交后首次尿中未找到精子。性激素检测均正常。超声检查：前列腺、精囊、睾丸、附睾均正常。

辨证：痰瘀阻滞精道。

治法：清化痰湿，活血通络。

处方：红白皂龙汤化裁。红花 10g，夏枯草 10g，皂角刺 10g，干地龙 10g，炮甲片 5g（先煎），路路通 10g，王不留行 20g，石菖蒲 5g，煅牡蛎 20g（先煎），川牛膝 10g，橘核 10g，橘络 10g，制淫羊藿 10g，玉桔梗 6g。14 剂，水煎服，每日 1 剂。

另他达那非，5mg，每日 1 次。养精胶囊，每次 5 粒，每日 3 次。性知识宣教：戒除手淫，每晚性刺激，观看性教育影视，或夫妇亲热，但不性交，减少性交频率，5～7 天 1 次同房。如性交不射精，可增加性交次数。

二诊：2 周后复诊，诉服药 10 天后，每次性交均可射精，他达那非及养精胶囊连续服用，中药原方淫羊藿改为 20g。

2 个月后，电话报知，性欲增强，射精正常，且妻已确诊怀孕。

按： 功能性不射精是男性不育的原因之一。本案患者以婚后 5 年不育求诊，重点是治疗功能性不射精。功能性不射精多由性知识缺乏、不良性行为、精神及性心理障碍造成，临床上无特效药物。欧洲泌尿外科学会将震动刺激诱发射精推荐为首选的治疗方式。如果震动刺激射精失败，可行电射精治疗。电刺激可诱导 90% 的不射精患者射精，但有 1/3 的患者发生逆行射精，精子的质量常较差，大多数夫妇仍需要进行体外受精，达到生育目的。因此，临床上患者多不愿意接受这类治疗。金保方教授认为，射精反射通路环节众多，机制复杂，目前临床尚无法检测，难以定位定性。但抓住"精囊腺和前列腺收缩而泄精"这一环节，从促进精囊腺及前列腺分泌入手，使精囊腺和前列腺充分充盈而泄精，可达到治疗目的。本案患者用红白皂龙汤清痰湿，活血化瘀通络；养精胶囊补肾养精，活血通络，使精囊腺内颗粒细胞数增多，分泌功能增强，进而提高性欲，改善勃起和射精功能。红花、王不留行、牛膝等活血化瘀药物改善局部微循环，提高精囊腺及前列腺的分泌功能；更嘱患者每晚性刺激，每日服他达那非而不性交，促进精囊与前列腺分泌，增加精囊和前列腺的饱满度，使精囊腺呈"遗精前状态（prespermatorrheastate，PSS）"下性交，从而一举射精，并建立正常的射精反射。功能不射精治愈后，怀孕则顺理成章。

案 3　肝郁血瘀之功能性不射精（徐福松医案）

徐某，32 岁。患者平时沉默寡言，时作长吁短叹，抑郁不乐。

患者结婚 3 年，夫妻行房久不射精，却有梦遗出现，同房后少腹刺痛，阴茎有憋胀感。常感头昏脑涨，胸胁满闷。舌边紫黯，苔薄白，脉弦涩。

辨证：肝郁血瘀，精道受阻。

治法：疏肝化瘀，通精透窍。

处方：当归 10g，桃仁 10g，赤芍 10g，枳壳 10g，麻黄 10g，川牛膝 10g，王不留行 10g，炒穿山甲 10g（先煎），蛇床子 10g，柴胡 8g，川芎 8g，生地黄 15g，路路通 20g，甘草 6g。水煎服，每日 1 剂。10 剂。

药后症状明显转轻，夫妻行房已能射精，仍守原方继服 10 剂，以巩固疗效。

按：正常射精是由中枢神经、交感和副交感神经、性腺、内分泌和生殖器官等多系统共同协调参与的复杂生理活动。其中涉及射精的相关的神经、精囊腺、前列腺、球海绵体肌、坐骨海绵体肌、耻骨尾骨肌等必须协调行动，如果射精过程任一环节的器质或功能性障碍，即可导致不射精症。局部微循环障碍导致射精的某个环节出现异常，也会出现功能性不射精。本案患者行房久不射精，却有梦遗出现，同房后少腹刺痛，阴茎有憋胀感，明显为局部微循环障碍，导致射精功能失常。中医辨证为肝郁气结，瘀阻精道。方中柴胡疏肝散理气，桃红四物汤活血化瘀，改善局部微循环，使射精功能恢复正常。

案 4　阳强兼功能性不射精（张才秋医案）

孙某，男，26 岁，农民，1986 年 12 月 10 日初诊。

述婚后 3 年余不育而就诊。询之，动念其势即勃起，久战不疲，每夜性交 2 ～ 3 次，一次可达 1 小时左右，从不射精，亦无快感，其妻亦不堪。偶有梦遗，苔黄，脉弦滑。诊为阳强不射精症。

方选用龙胆泻肝汤 3 剂无效。遂改用知柏地黄汤原方，服 2 剂后欲火大减，气平身凉，性交时间减为 5 ~ 7 分钟，每夜 1 次即可。又加王不留行、车前子以通精关，辅以针刺会阴、三阴交等穴。服 10 剂后已能射精，夫妻和谐。

按：阳强之症，又称"强中"，《外台秘要》说："强中病，茎长兴盛不疾，拾液自出。"此患者不唯强中，且不能射精，乃相火旺盛，阴虚火旺，热遏精窍。治当滋阴降火佐以通窍为法，方用知柏地黄汤清泄相火，佐车前子、王不留行开通精窍。三年痼疾，旬日而愈。

案 5 精囊发育不良致功能性不射精（金保方医案）

李某，男，安徽蚌埠人。2015 年 11 月 25 日初诊。

功能性不射精 2 年。2013 年结婚，至今无成功性交射精，在南京某三甲医院行精索静脉曲张结扎术；2015 年初，于某妇幼保健院予蚕蛹补肾胶囊加希爱力治疗。现性欲及勃起正常，但性交不射精。患者无手淫史，无遗精。平时怕热，少见感冒，无腰痛，无口干，纳可，二便调。舌红，苔薄白，脉弦细。

查体：包皮环切术后，右侧睾丸 14mL，左侧睾丸 17mL。

内分泌检查正常。精液检查，精液量 0.5mL，液化时间 20 分钟；浓度 38.9×10^6/mL，PR 25.8%。ACP、α-Glu 正常，Fru 120mg/mL。MRI 示双侧精囊发育不良。

辨证：肾阴亏虚，元精不足。

治法：滋阴补肾，开通精道。

处方：生地黄 10g，熟地黄 10g，天冬 10g，麦冬 10g，南沙参 10g，北沙参 10g，锁阳 10g，淫羊藿 10g，沙苑子 10g，枸杞子 10g，玉桔梗 5g，车前子 10g（包煎），泽泻10g，制水蛭 10g，王不留行 20g。28 剂，水煎服。

安特尔，每次 40mg，每日 2 次。并嘱女方参与，增加性刺激。

患者服用一个月后，性交有性高潮，有射精感觉，但精液量少。按上方随证调整，再用 3 个月，精液量逐渐增多，可正常射精（精液量仍偏少，每次 1mL 左右）。建议 IVF 解决生育问题。

按：精浆 70% 来自精囊腺，30% 来自前列腺。患者性欲及勃起功能正常，性生活不射精，无手淫史，且平素无遗精，说明精液分泌出现异常。精浆生化检查 Fru 低，MR 证实精囊腺先天发育不良。故以经验方养精胶囊为主，加减化裁。基础研究证实，养精胶囊可以促进雄激素分泌，增加精囊大颗粒细胞数量，促进精囊分泌。因精囊与前列腺皆为雄激素依赖器官，故适当地外源性补充雄激素，可以提高精囊与前列腺的分泌功能。

本案虽然解决了功能性不射精问题，但鉴于精液量少，前向运动精子绝对值低，故向患者夫妇做宣教，建议 IVF 解决生育问题。

案 6　不射精兼频繁遗精（金保方医案）

陈某，男，26 岁，江苏无锡人。2013 年 8 月 8 日初诊。

患者婚后半年，性欲正常，有时难以勃起，或有时勃起不射精。性生活时，每因体力不支而中断。有手淫史，3～4 次 / 周，手淫可射精。婚后少有手淫，遗精 2～3 次 / 周。平时怕冷，时常感冒，口干纳可，二便调。无腰痛，舌红苔薄白，脉弦。

查体：阴茎发育正常，包皮不长，双侧睾丸 18mL。

辨证：脾肾气虚，封藏失司。

治法：补肾健脾，调摄精关。

处方：生黄芪 20g，炒白术 20g，炒白芍 20g，防风 10g，金樱子 10g，芡实 10g，川牛膝 10g，怀牛膝 10g，怀山药 20g，沙苑子 10g，枸杞子 10g，柴胡 10g，郁金 10g，当归 10g。共 21 剂，水煎服。

嘱咐患者戒除自慰习惯。

2013 年 11 月 14 日复诊：药后性功能明显改善，遗精 1 次 / 周，性交可射精，遂擅自停药。后勃起功能下降，略口干，纳可，二便调。舌红苔薄白，脉弦。原方去金樱子、芡实；加干蜈蚣 3g，露蜂房 10g。共 21 剂，水煎服。

2013 年 12 月 5 日三诊：药后勃起功能改善，偶有不坚，无遗精，射精量少，性生活

2～3 次 / 周。略口干，二便调，舌红苔薄白，脉弦。原方去枸杞子加淫羊藿 10g，巴戟天 10g。共 21 剂，水煎服。

2013 年 12 月 26 日四诊：性功能恢复正常，性生活可正常射精，守方再服 14 剂而愈。

按： 患者平素频繁遗精同时又伴有轻度的性功能障碍，脾肾两虚而不能固摄精关，肝气郁滞则宗筋失用。脾气虚则固摄无权，故以玉屏风散补脾益气。金樱子性酸而微温，善于收敛固涩，临床上常用于补肾益气、摄精止遗；芡实味甘而平，《本草》中提出芡实可以益肾止渴，治疗小便不固、遗精滑精、女子带下病。两药相伍，能够补肾敛精，固本培元，一在水而另一在陆，故名为水陆二仙丹，两药相伍，部为治疗滑精梦遗之良方。肾阴不足，肝气瘀滞，湿邪内滞，宗筋不得濡养，萎而不用，以川怀牛膝、怀山药、沙苑子、枸杞子补肝肾、强筋骨、壮腰膝，并以柴胡、郁金以疏肝理气。蜈蚣以行走窜之力，后加淫羊藿、巴戟天以补肾壮阳，增加精液分泌。脾气充则统摄有权，遗精自减。肾气足，肝气疏，则宗筋得以濡养，则射精正常。

第七节　性快感缺失

一、概述

性快感缺失是指性交时性高潮和性快感水平降低甚至消失，常与精液量分泌过少有关。

二、病因病理

精液、尿道与射精快感及性高潮有密切关系。射精过程分为泄精和射精两个阶段。当性刺激积累到一定强度时，位于脊髓的反射中枢发出交感神经冲动，致使附睾、输精管壶腹部收缩，将精液挤至后尿道，随后前列腺外周的平滑肌收缩，继而精囊也收缩，将前列腺液和精囊液排出，并推动精液前移至后尿道完成泄精。当性刺激达到足够强度时，后尿道受到刺激发出信号，通过阴部神经传入脊髓骶段，随之脊髓发出节律性冲动至坐骨海绵体肌和球海绵体肌，并使其发生强直阵挛节律性收缩，将精液经尿道口射出体外。此时，参与射精的肌肉收缩、充足的精液量及分布于尿道黏膜上的神经末梢所感受的液体流动感，共同激发了性高潮时快感的产生。而在射精时，若通过尿道黏膜的精液量不足，其所诱发的性快感则会减弱甚至消失。

一般情况下，性快感缺失的病因可归纳如下：

（一）精液量的减少

1. 短时间内反复射精，导致精液量得不到及时的补充；或射精阈值下降，当后尿道精液量尚未聚积到一定量时便已射出。

2. 精囊、前列腺疾病使精液量减少。金保方教授等研究发现，当精囊分泌功能较强时，精囊内精囊液较多，压力较大，精囊的收缩力较大，故性欲较强，性快感亦强烈；反之，若精囊分泌功能减弱（如精囊炎）或完全丧失（如精囊纤维化），则精囊内精囊液较少或无，压力较小，精囊的收缩力较小，甚至不收缩，射精乏力，性快感即差。因此，男性附属性腺（包括精囊腺和前列腺）分泌功能低下，可导致射精前在后尿道蓄积的精液量不足以使后尿道产生足够的充盈感，从而使射精时的性快感下降。

（二）坐骨海绵体肌和球海绵体肌等相关肌肉收缩无力

前列腺炎、精囊炎、后尿道的长期反复充血等原因，导致坐骨海绵体肌和球海绵体肌等相关肌肉收缩无力，尿道内压力不足以使精液"射"出而只是流出或溢出，导致射精的感觉不是在一瞬间得到释放，而是缓慢地释放，快感降低。

（三）外周神经的感觉减弱

前列腺炎、精囊炎、后尿道的长期反复充血等原因导致后尿道水肿，尿道黏膜上的感觉神经末梢敏感度下降。

（四）因疲劳、夫妻关系不合等原因

患者因疲劳、夫妻关系不合或其他原因对参与性生活缺乏主动性，也会导致射精时缺乏足够的性快感。

（五）药物对中枢的抑制作用

如苯二氮䓬、巴比妥等类药物的镇静、安眠作用，可能对欣快感的产生有抑制作用。是否存在脑中的介质，如脑啡呔等消耗后得不到及时补充尚待研究。

（六）微循环因素

与射精相关的组织、器官的微循环障碍，可能成为性快感缺失的原因之一。微循环障碍是导致机体局部组织或脏器功能降低的重要原因之一。有研究表明，糖尿病时高血糖状态与生殖系统微循环障碍相关。由于缺乏胰岛素刺激，Leydig 细胞功能和睾酮水平降低，并且 FSH 和 LH 水平也会伴随胰岛素的下降而降低，造成精子输出和生育力的下降。微循环障碍及激素水平的变化，导致参与射精的组织、器官出现功能下降，可造成精囊腺、膀胱和尿道的肌张力缺失，进而使精液量减少，从而出现性快感缺失。此外，在高血糖早期，被破坏的交感神经末梢重塑、再生，导致精囊交感神经分布发生重大改变；组织微循环中胺浓度变化，可引起去甲肾上腺素能神经递质重摄取、释放及合成改变，引起射精功能紊乱。

三、检查

（一）体格检查

一般检查：身高，体重，乳腺发育情况，体毛分布等。

生殖系统检查：睾丸、附睾的大小、质地和形态，有无压痛，输精管是否缺如。直肠指检了解前列腺及精囊的大小、质地等，有无触痛。

（二）实验室检查

常规检查：血常规、尿常规、凝血指标、血液流变学等。

内分泌检查：主要是性激素的检查，如 T、E_2、FSH、LH、PRL；血糖测定。

精液检查：主要观察精液量、pH 值、ACP、Fru。

（三）特殊检查

多普勒超声检查：生殖系统前列腺、精囊、射精管及血流变化。

阴茎神经电生理检查：阴茎背神经体感诱发电位测定、阴茎皮肤交感神经兴奋性测定，明确是否存在神经兴奋性下降。

四、治疗

对于性快感缺失的治疗，临床应重视积极查找导致精液量过少的病因，有针对性地采用中西医治疗方法。由于性快感缺失与微循环障碍存在一定关系，故治疗时可积极辅以改善微循环的药物以提高疗效。

（一）性知识教育及行为疗法

对于有手淫者，建议戒除手淫，避免由频繁射精导致精液量减少，对正常射精时性快感的影响。向男女双方传授性器官的解剖、生理知识和相关病因病理知识，并介绍性交的姿势、方法，相互配合，相互刺激。行为疗法可以通过性感集中训练来解除患者的性交压力和提高其对性反应的自身感觉。通过拥抱、抚摸、按摩等触觉刺激的手段及调整性交方式，来体验和享受性的快感。

（二）西医治疗

目前尚无特效的口服药物用于治疗性快感缺失。

伪麻黄碱：肾上腺素受体的兴奋剂，作用于 α 和 β 受体，可兴奋精道平滑肌，并有较强的中枢兴奋作用，可提高射精中枢的兴奋性，有助于改善射精力度。

新斯的明肌肉注射联合吡啶斯的明口服：可增强射精时相关肌肉收缩，改善射精无力状态。

（三）中医治疗

本病辨证重在分清虚实。虚证以肾虚为主，或见气血不足。肾虚者，又有肾精亏虚、肾气不足之别。实证者，或瘀血阻滞，或湿热蕴阻，以致精道痹阻。治疗应根据不同的病证，虚者补之，实者泻之，瘀者通之。临证之时，常可加用疏通精窍、促精施泄之中药，如穿山甲、急性子、路路通等。

1. 中药治疗

（1）肾精亏虚证

证候：性快感下降，精液量过少，健忘耳鸣，腰膝酸软，神疲乏力，舌淡红，苔薄白，脉沉细。

治法：填补肾精。

方药：生精赞育丹加减。常用药物：人参、山药、肉苁蓉、菟丝子、鹿茸、紫河车、熟地黄、当归、枸杞子、桑椹、麦冬、龟甲胶、山萸肉、五味子、柏子仁等。

（2）气血两虚证

证候：射精快感消失，精液量过少，神疲乏力，形体消瘦，心悸气短，面色淡白无华，舌淡苔白，脉沉细。

治法：气血双补。

方药：十全大补汤加减。常用药物：人参、黄芪、茯苓、白术、甘草、当归、熟地黄、白芍、川芎、紫河车、鹿角胶等。

（3）热蕴精室证

证候：射精无快感，常伴有精液量过少；五心烦热，口燥咽干，心烦失眠，舌红少苔，脉细数。

治法：滋阴清热，养阴生精。

方药：大补阴丸加减。常用药物：熟地黄、知母、黄柏、龟甲、猪脊髓、桑椹、枸杞子、女贞子、紫河车等。

（4）精道阻塞证

证候：射精快感降低或有射精痛，精液量过少；兼胸胁痞闷，少腹、会阴、睾丸抽痛，发热，食欲不振，口咽干燥，脉沉弦或涩，舌暗，有瘀斑瘀点。

治法：活血化瘀，疏通精脉。

方药：精脉疏通汤加减（《男科纲目》方）。常用药物：急性子、路路通、穿山甲、延胡索、丹参、桃仁、红花、牛膝、荔枝核、菟丝子、锁阳、制香附。

其中急性子、路路通、穿山甲走窜通络；延胡索、丹参、桃仁、红花、牛膝活血化瘀。本病其他各个证型均可酌情选用2～3味理气活血之品以改善微循环。

2. 针刺

针刺关元、会阴等穴位，可明显缓解局部肌肉的痉挛，加速局部血液循环，可联合其他疗法一起治疗性快感缺失。

五、典型病案

案1　性快感缺失伴精液量少（金保方医案）

李某，男，29岁，安徽阜阳人。2013年6月4日初诊。

患者射精时无快感2年，伴精少。结婚3年未育，平素潮热盗汗，手足心热，易出汗，咽干，时有心烦失眠。舌红苔少，脉细数。

查体：双侧睾大小各 16mL，附睾、精索、输精管均可扪及，其余无明显异常。

辅助检查：精液常规检查示精液量 0.3mL，液化时间 30 分钟，pH 值 7.4，密度 $50.32 \times 10^6 /$mL，a 级精子 33.27%，b 级精子 21.22%，畸形率 30%。

辨证：阴虚火旺证。

治法：补益肝肾，滋阴降火。

处方：二地鳖甲煎加鹿角胶 10g，紫河车 10g，龟甲胶 10g，薏苡仁 20g，木香 12g。28 剂，水煎服。

2013 年 7 月 5 日二诊：患者服药后，性生活已有少许欣快感，潮热减轻，睡眠可，无口干。复查精液常规，精液量 1mL 左右。守上方再进 1 个月。

2013 年 8 月 3 日三诊：药后患者射精时性快感基本正常，口干潮热缓解，睡眠可，舌淡红，苔薄白，脉平。复查精液常规，提示精液量 2.3mL，密度、活力、畸形率均正常。上方去鹿角胶、紫河车、龟甲胶，再进 14 剂，巩固疗效。

按：本案患者性生活时快感缺失，精液量稀少，液化时间偏长，并伴有阴虚火旺之征象。《内经》云"阳化气，阴成形"，精津同源属阴。阴津亏虚，生殖之精亦化生不足，反之亦然。因此，患者精液量少而阴虚火旺明显，故以二地鳖甲煎补肝肾之阴，以期"壮水之主以制阳光"，达到滋阴助阳的作用。所谓精不足者，补之以味。因此，本方多用鹿角胶、紫河车、龟甲胶等血肉有情之品以补肾精。但此类药多滋腻厚重，不利于胃的气机升降，故又以茯苓、薏苡仁、木香等少量健脾理气之品以佐其用，如此可保无虞。有研究证明，男性生殖器官以及生殖腺体的正常生理功能有赖于体内雄激素的维持。因此，外源性补充一定量雄激素，可以促进精囊腺的分泌。但外源性性激素的长期补充有无其他潜在的毒副反应，业内一直有争议。中医药在辨证论治特发性精液量稀少症中有明显的优势。精液量少应先辨虚实：虚证以肾虚为主，又有肾精亏虚、肾气不足、命门火衰之别；实证者，分瘀血阻滞、湿热蕴阻。治疗原则应遵循虚者补之，实者泻之，瘀者通之的原则。肾阴虚者当补肾填精；肾阳虚，命门火衰者当温补命门之火；肾气不固者当补肾气，固精收涩；脾阳不温者，应温阳健脾；瘀血阻滞者当活血化瘀，疏通精道；湿热蕴阻者以清热利湿，滑利精道为主。中医药不仅可以通过下丘脑－垂体－睾丸性腺轴调节雄激素的分泌，同时也可以改善附属性腺的血液供应以及局部微循环的状态，促进精囊腺的分泌。

案 2　性快感下降伴少腹胀痛（金保方医案）

王某，男，27 岁。2014 年 3 月 27 日初诊。

患者射精无力，性快感下降 1 周；伴性生活后少腹胀痛，股内侧疼痛，腰痛。无尿频尿急，夜尿正常，情绪易激动，口干略苦，纳可，便调，舌红苔白腻，脉弦。结婚 1 年未生育，勃起正常。

查体：包皮不长，双侧睾丸 18mL，无精索静脉曲张。

辨证：肝郁气滞夹湿。

治法：行气化湿解郁。

处方：川楝子 10g，醋延胡索 10g，醋柴胡 10g，赤芍 20g，白芍 20g，生甘草 5g，枳壳 5g，留行子 20g，煅牡蛎 20g（先煎），车前子 10g（包煎），马鞭草 20g，川牛膝 10g，怀牛膝 10g，川续断 10g。14 剂，水煎服，每日 1 剂，早晚饭后 1 小时服用。

2014 年 4 月 10 日二诊：药后性快感大为好转，少腹稍有隐痛，便调，舌红苔薄白，脉弦。原方加广郁金 10g，干蜈蚣 3g。再服 7 剂而告愈。

按：本案患者行房时快感下降，同房后少腹胀痛，明显为局部微循环障碍，导致射精乏力、快感下降。少腹为足厥阴肝经循行部位，故少腹痛多从肝经论治。此案患者少腹胀痛伴股内侧疼痛且情绪易激动，脉弦。此肝郁气滞，瘀阻精道之象。同时口干略苦，苔腻，亦有湿邪阻滞肝经。湿为重浊有形之邪，最易留滞于脏腑经络，阻遏气机，而气机郁滞则湿邪更不得散，故治疗此类病证时强调气湿同治。以四逆散疏肝散理气，透邪解郁；金铃子散疏肝止痛并杜其化火之源，车前子、马鞭草利湿祛浊，王不留行、煅牡蛎行气散结，川牛膝增强通经祛湿之功，辅以怀牛膝、川续断强壮腰府。

方中四逆散出自《伤寒论》，原治阳郁厥逆证，后世多用作疏肝理脾之基础方。现代临床常被用于慢性肝炎、胆囊炎、肋间神经痛、胃溃疡、附件炎、急性乳腺炎等属肝胆气郁、肝脾不调者，而金保方教授将其用于男性泌尿生殖系疾病表现为肝经受邪之症，进一步拓展了此方的治疗范围，同时体现了辨病与辨证相结合的治疗思路。此外，四逆散中所含芍药甘草汤可明显降低血清和脊髓中 PGE_2、NO 浓度而起到抗炎镇痛作用。金铃子散，方仅两药，用量相等，一泄气分之热，一行血分之滞。时珍曰："用之中的，妙不可言。方虽小制，配合存神，却有应手取愈之功。"现代药理学研究表明，金铃子散中延胡索所含总碱的镇痛效价约为吗啡的 40%，尤以延胡索乙素镇痛作用最强，其镇痛作用与中枢多巴胺受体活性有关，可在半小时内达到峰值，并维持约两小时，故可迅速缓解病情。川楝子与延胡索配伍后，其生物碱的含量明显提高，故金铃子散在理气止痛方面的药效较延胡索更为显著。二方合用，共同达到改善生殖道局部微循环之目的，在抗炎镇痛的同时增强射精功能，使末梢神经恢复正常感受，性快感亦因此得以实现。

第八节　射精痛

一、概述

射精痛（painful ejaculation）是指男性在射精过程中发生的阴茎、尿道、阴囊内、会阴部、下腹部等任何一个部位出现疼痛。这种疼痛可表现为胀痛、刺痛或隐痛，少数患者疼痛剧烈。因疼痛发生在射精过程中，射精结束后常随之缓解或消失，故将其视作射精功能障碍之一。

一般而言，射精痛本身并不是独立的疾病，而是许多疾病所出现的一个共同的临床表现。这一症状常常使患者对性生活有顾虑，甚至不敢进行性生活。如射精痛长时间得不到缓解，则可能引发精神因素的性功能障碍。

二、病因病理

西医学认为，射精过程是精液（包括精子和由附属性腺分泌的精浆）由生殖道经尿道口排出体外的过程，是男子在性高潮阶段，在神经支配和性腺内分泌激素作用下，由内生殖器官主要包括附睾、输精管、精囊、精阜、前列腺和尿道等从内到外相继出现节律性收缩而发生的。男性因局部组织、器官的节律性收缩而产生主观的欣快感，不会产生疼痛和不适。如果参与射精过程的上述组织、器官发生病变时，则有可能引起射精痛。

射精动作是一个整体活动，由神经、性腺、肌肉等相互协调而完成，当上述组织或器官发生病变时，会通过释放痛性介质引起躯体的痛性反应，痛觉作为人体的一种保护性反射，可引起人们的注意而发现潜在疾患。

射精痛的病因可归纳如下。

（一）器质性因素

1. 疾病因素

各种泌尿生殖系统疾病是引起射精疼痛的主要原因，其中又以感染引起的射精疼痛居多，如精囊炎、前列腺炎、膀胱炎、睾丸炎、附睾炎、精索炎，后尿道炎、包皮龟头炎等，导致组织器官充血水肿、痛阈降低。当射精时，伴随这些器官的节律性收缩，而出现射精疼痛。此外，前列腺或精囊结石、生殖系统（前列腺、附睾、精囊、尿道）肿瘤、尿道狭窄、严重包茎、阴茎结石症也会引起射精痛。

2. 损伤因素

主要是指外伤和医源性损伤两个方面。外伤如骑跨伤所致会阴部损伤、尿道损伤、球海绵体肌损伤等；医源性损伤如包皮环切术后、男性输精管结扎术后，以及其他生殖系统手术或通过尿道内窥镜检查、治疗之后，如膀胱镜检查、精囊镜检查、尿道扩张、前列腺增生组织电切除术等。

（二）非器质性因素

1. 心理因素

心理因素主要是精神或心理异常，或因环境、性伴侣等影响，在性生活过程中出现过度紧张、焦虑。

2. 行为因素

行为因素包括在性活动过程中前戏不够，使阴茎插入干燥的阴道；或性交过于粗暴激烈；或禁欲很长一段时间后，性交时过于兴奋；或短时间内性交过频或性交时间过长等。

（三）微循环因素

与射精相关的组织、器官的微循环障碍可能是射精疼痛发生的重要原因之一。当参与射精过程的内生殖器官如附睾、输精管、精囊、前列腺等部位发生炎症或损伤时，随着局部病程的进展，诸多炎症介质如一氧化氮、内皮素、血小板活化因子、氧自由基、肿瘤坏死因子等参与其中，可通过减少器官微循环灌注；或微血管发生持续痉挛，导致微循环缺血；或直接损害血管内皮细胞，增加毛细血管的通透性等途径引起微循环障碍，导致局部组织和周围神经损伤。此时，感觉神经元表现出对肾上腺素能受体激动剂和交感神经传出冲动异常敏感，当交感神经兴奋启动射精过程的同时也诱发了疼痛的发生。

三、检查

（一）体格检查

一般检查：身高，体重，乳腺发育情况，体毛分布等。

生殖系统检查：睾丸、附睾的大小、质地和形态，有无压痛。直肠指诊以了解前列腺及精囊的大小、质地以及有无触痛。

（二）实验室检查

常规检查：血常规、尿常规、凝血指标、血液流变学等。

前列腺液常规、尿三杯试验：了解有无前列腺炎。

（三）特殊检查

多普勒超声检查：生殖系统前列腺、精囊、射精管、膀胱及血流变化。

CT 或 MR 检查：生殖系统前列腺、精囊、射精管、膀胱有无结石、囊肿、憩室及其他占位性病变。

病理切片检查：阴茎或其他肿瘤必要时可做病理切片检查。

四、治疗

对于射精痛的治疗，目前多采用行为疗法、中西药治疗。治疗前需积极追查原因，针对原发病治疗。由于射精痛与微循环障碍有一定的关系，可配合改善微循环的药物来辅助治疗。

（一）性知识教育及行为疗法

因性交时过于兴奋或动作过于剧烈、粗暴而引起的射精痛，应在以后的性生活过程中加以注意；因性生活过频引起的射精痛，则应减少性交次数，或增加禁欲数天；因干燥性交而引起的射精痛，则应增强性交前戏（如亲吻、爱抚等），或性交时使用润滑剂。以上由于性行为不当引起的射精痛，一般只要在性活动过程中予以克服，并加强夫妻间沟通，症状随之消失，无需特殊处理。

（二）西医治疗

1. 病因治疗

以治疗原发病为主，同时予以对症治疗。生殖系统感染是引起射精痛的最常见病因，可采用抗菌药物治疗。由于男性生殖系统解剖及生理学特点，往往存在生殖系统的多器官感染，这些引起多器官感染的病原体可以具有相同或相似的生物学性质及药物敏感性，但也可具有完全不同的生物学性质及药物敏感性。因此，在男性生殖系统感染的治疗中，最重要的是正确选择与有效使用抗生素。

2. 心理治疗

由于心理因素不同程度地存在于患者疾病发生、发展和转归过程中，因此对射精痛患者进行心理治疗是很重要的方面。医生首先应理解患者，并取得患者的信任，建立良好的医患关系。针对患者精神、心理上的问题，进行相应的性生理、性心理的辅导和答疑，以改变或改善患者的情绪，消除不良心理，树立治疗信心；转移其集中在性问题上的注意力，缓解紧张、焦虑、不安等情绪；也可根据需要，对夫妻双方同时进行心理辅导，以提高心理治疗的效果。必要时，可酌情服用抗焦虑药物。

（三）中医治疗

射精痛有寒热虚实之分，但以热证、实证居多，寒证、虚证为少，间有虚实夹杂之症。此病在辨证论治之时，应重视辨疼痛部位及疼痛性质，并随症加减：阴茎痛加干地龙、生草梢；会阴或阴阜痛加四逆散；胀痛加金铃子散；灼痛加黛灯心、木通；瘀痛加失笑散、炙乳没；掣痛加赤白芍、生甘草；涩痛加矾郁金、车前子；肿痛加马鞭草、虎杖。

1. 肝经湿热证

证候：性兴奋时，下腹部、腹股沟、会阴部疼痛，射精时更甚；或伴有尿频、尿急、尿后淋沥不尽，或茎中刺痛，舌质红，苔黄腻，脉弦滑数。

治法：清利湿热，行气止痛。

方药：龙胆泻肝汤加减。常用药物：龙胆草、黄芩、栀子、车前子、木通、泽泻、生地黄、当归、柴胡、枳壳、黄芩、甘草、延胡索等。

2. 气滞血瘀证

证候：少腹、会阴、腹股沟、阴囊等部刺痛，或可触及癥瘕痞块，触之痛甚，性兴奋时痛剧；伴性情抑郁，急躁易怒，舌紫暗或见瘀斑，脉涩。

治法：行气活血止痛。

方药：血府逐瘀汤加减。常用药物：柴胡、芍药、枳壳、甘草、桃仁、红花、牛膝、桔梗、川芎、当归、生地黄、赤芍等。其中桃仁、红花、川芎、当归、生地黄、赤芍活血化瘀而养血；牛膝又可通利血脉，引瘀血下行。

3. 肝肾阴虚证

证候：性冲动时，下腹部、腹股沟、会阴部隐痛，尤以射精时为甚；神疲，腰膝酸软，头晕耳鸣，健忘失眠，舌质红，苔少干，脉细数。

治法：滋阴降火，理气止痛。

方药：大补阴丸加减。常用药物：知母、黄柏、牡丹皮，熟地黄、旱莲草、龟甲、龙骨、五味子、芡实、石菖蒲、路路通、干地龙。

五、典型病案

案 1　肝肾阴虚之性交痛（徐福松医案）

赵某，27 岁。

结婚 2 年，性生活正常，已育有一女孩，近一年每次性交阴茎疼痛，有时还有痒感。服壮腰补肾片 3 个月之久，汤药百余剂，效果不显，自认为不治之症，经介绍到我处治疗。该患者精神萎靡不振，烦躁不安，面红气粗，舌质红少苔黄，脉弦细。

辨证：肝肾阴虚，血脉瘀滞。

治法：滋补肝肾，活血逐瘀。

处方：一贯煎加减。枸杞子 12g，当归 12g，山萸肉 10g，制首乌 10g，刺蒺藜 10g，陈皮 6g，牡丹皮 10g，赤芍 10g，白芍 10g，熟地黄 10g，茯苓 10g，煅龙骨 30g，煅牡蛎 30g。

服中药 3 周后，症状若失。

按：肝肾之阴相互滋生，以养外肾，则宗筋充实，自然"伎巧出焉"。有所失养，阴物或痿软不用，或挺纵不收，皆不利施为。

案 2　射精睾丸痛（金保方医案）

范某，男，25 岁，河南商丘人。2012 年 10 月 16 日初诊。

患者婚后不足 1 年，每届行房，睾丸剧痛不可忍。有时行房一次，三日不得恢复。外生殖器体检（－），其妻妇检均正常。患者平素常觉腰酸腿软，面色晦滞，脉沉细，舌淡红，舌尖少许瘀点。

辨证：气滞血瘀，肝肾不足。

治法：活血化瘀为法。

处方：桃红四物汤合失笑散出入。桃仁 10g，红花 5g，生地黄 10g，熟地黄 10g，川芎 6g，赤芍 10g，青皮 10g，陈皮 10g，橘核 10g，橘络 10g，川楝子 10g，延胡索 10g，三棱 10g，莪术 10g，失笑散 15g（包煎），生甘草 5g。水煎服。

服药 14 剂后，疼痛大减，但时有遗精，嘱其增加性生活频率；再服 14 剂后，症状完全消失。

按：射精痛是指在性交达到性高潮射精时，发生性器官诸如阴茎、睾丸、会阴以及下腹部等部位的疼痛。射精痛并不多见，可能由于心理性或器质性病变（如急、慢性前列腺炎）引起。在一组包括 163 例前列腺炎患者调查中，69% 的患者在射精前或射精后感觉疼痛。西医学治疗此病则以追查病因，对原发病进行对症治疗，临床效果不满意。

中医文献尚无该病的记载，相当于阴痛、阴茎痛。如《诸病源候论·虚劳阴痛候》中说："肾气虚损，为风邪所侵，邪气流注于肾气，与阴气相击，正邪交争故令阴痛。"唐荣川《血证论》中提出："前阴属肝，肝火怒动，茎中不利，甚则割痛。"现代中医则称为"房事茎痛"。方中桃仁、红花、川芎、赤芍活血通络；青皮、陈皮、橘核、橘络理气散结；川楝子清肝；延胡索、三棱、莪术、失笑散化瘀止痛。活血祛瘀药有改善血液循环，促进组织因缺血、缺氧所造成损害的修复。

案3 射精痛并血精症（金保方医案）

黄某，男，37岁，江苏扬中人。2015年1月6日初诊。

射精疼痛1个月余。

患者结婚8年，平素精神欠佳，性功能正常，性生活每周2次，射精时疼痛，会阴部及大腿内侧有放射痛；伴有肉眼血精，精液量少、色鲜红，腰酸，口干喜饮，溲黄，夜寐盗汗，舌红苔微黄，脉弦细数。

查体：外生殖器官无异常，双侧睾丸体积14mL，左侧Ⅱ度精索静脉曲张，右侧正常。

精液常规检查：精液1.5mL，精子密度58×10^6/mL，前向运动（PR）精子25%，红细胞满视野。

辨证：阴虚火旺，热伤血络。

治法：滋阴降火，凉血止痛。

处方：二至地黄汤加减。女贞子10g，旱莲草20g，生地黄炭10g，牡丹皮炭20g，山茱萸10g，怀山药20g，茯苓10g，泽泻10g，水牛角30g（先煎），仙鹤草20g，炒黄芩10g，大蓟10g，小蓟10g，白茅根20g，地龙10g，牛膝15g。7剂，每天1剂，水煎服。

嘱其规律性生活，每周2～3次。

2015年1月13日复诊：药后精液颜色变淡，仍有射精痛，但放射痛改善。原方加知母10g，黄柏6g，通草10g，淡竹叶10g。继服14剂。

2015年1月27日三诊：射精痛、放射痛均已消除，肉眼血精已消失。复查精液常规：精液2.4mL，精子密度68×10^6/mL，PR精子35%，未见红细胞。再以原方巩固。

按：本案射精痛属阴虚火旺，热伤血络，故见射精痛及放射痛；虚火煎灼，故精液量少，色鲜红。加之素体亏虚，肾阴不足，发而为病。治疗应以理血定痛为主，佐以清源固本。二至地黄汤由二至丸与六味地黄汤合方而成。二至丸中女贞子甘苦平，补肝肾，泻相火；旱莲草甘酸凉，滋肾养肝，凉血止血。两药成于冬夏二至，故以二至为名。全方药味少而性平和，补肝肾、养阴血而不滋腻。六味地黄汤方中易熟地黄为生地黄炭、牡丹皮为牡丹皮炭，以增凉血止血之力；山茱萸滋肾益肝，山药滋肾补脾，共奏补肾治本之功；茯苓、泽泻渗泻湿浊，使邪有出路；另以水牛角、大蓟、小蓟、白茅根凉血止血，仙鹤草收敛止血。地龙、牛膝活血祛瘀，能够解除全身微血管痉挛，促进微血管血流加速，降低毛细血管通透性，改善微循环，并可改善细胞组织的供血供氧，有利于组织器官功能的恢复。

案4 射精痛并精囊炎（金保方医案）

王某，男，29岁，安徽宿州人。2014年3月2日初诊。

射精痛2周伴阴囊潮湿。

患者婚后3年，生育一胎，性欲及勃起正常，性交2～3分钟射精，性生活每周1次。近期性交时，出现射精痛及灼热感，精液量多，质地稠，时有肉眼血精；略口干，阴囊潮湿，时有尿频尿急，尿无力，尿后余沥不尽，夜尿1次，夜寐不安，便调，舌红苔黄略腻，脉弦滑。

体检：阴茎发育正常，包皮长，龟头红肿，有包皮垢，双侧睾丸体积16 mL。

精液常规：精液2.5 mL，精子密度38×10^6/mL，PR精子32%，红细胞和白细胞满视野。

辨证：湿热下注，灼伤血络。

治法：清热利湿，凉血止痛。

处方：程氏萆薢分清饮合四妙散加减。水牛角30g（先煎），川萆薢10g，石菖蒲10g，黄柏10g，川牛膝10g，茯苓15g，苍术10g，白术10g，莲子心10g，车前子10g（包煎），黑山栀10g，薏苡仁20g，丹参10g。7剂，每天1剂，水煎服。

嘱其规律性生活，每周2～3次。

2014年3月9日复诊：药后射精痛消失，血精止。仍见尿频尿急，时有左少腹隐痛，睾丸痛，舌红苔薄白，脉弦。原方加柴胡10g，赤芍20g，白芍20g，生甘草10g。再进14剂。

2014年3月23日三诊：左少腹和睾丸隐痛缓解，血精时有反复，射精时尿道有灼热感，便溏日二三行，舌红苔薄白，脉弦。原方去茯苓、薏苡仁；加仙鹤草20g，金钱草20g，地榆炭10g。再进14剂。

2014年4月7日四诊：药后未见肉眼血精。复查精液常规：精液2.0mL，精子密度48×10⁶/mL，PR精子35%，未见红细胞。射精时灼热感改善，睾丸疼痛消失，但左少腹隐痛仍在，舌红苔白略黄腻，脉弦。以疏肝止痛、养血扶正为法，方选失笑散、芍药甘草汤合四物汤加减。处方：益母草20g，柴胡10g，炒黄芩10g，五灵脂10g（包煎），蒲黄10g（包煎），赤芍20g，白芍20g，生甘草10g，煅牡蛎20g（先煎），连翘10g，熟地黄10g，制黄精10g，当归10g，川芎6g。继服14剂。药后症状完全消失。

按：射精痛较常见的原因是精囊炎。本案中湿热毒邪蕴阻下焦，扰动精室，血络被灼。湿热毒邪可引起精囊的炎症反应，表现出尿路刺激症、生殖器疼痛以及血精等症状。此外，患者包皮长，龟头红肿，湿热毒邪可从尿道口袭入，循经上沿，熏蒸精室，血热妄行而成血精。本案射精痛乃因湿热下注引起，湿热不去，疼痛难除。治疗应以清源为主，佐以理血固本。程氏萆薢分清饮出自清代程钟龄《医学新悟》，功用清热利湿、分清别浊、活血祛瘀、清心安神。本方以川萆薢为君药，利湿通淋，分清别浊；配合黄柏清热燥湿；车前子利水通淋，清利下焦湿热；石菖蒲化湿通窍，定心志以止小便频数。佐以茯苓、白术健脾祛湿，使脾旺能运化水湿；另配莲子心、丹参清心火，养血安神；再加黑山栀、水牛角清热凉血；川牛膝引火下行，逐瘀通经，可降低毛细血管通透性，改善微循环。

案5　房事后腹痛（薛立斋医案）

一男子夏月入房，食冰果腹痛，用附子理中而愈。有同患此者不信，别用二陈、芩连之类而殁。

按：此案虽涉暑月，然非暑伤人。皆因暑而致虚寒者，宜温散，不宜寒凉。此案正是此法。

第九节 女性性功能障碍

一、概述

女性性功能障碍（female sexual dysfunction，FSD）是指女性个体在性反应周期中的一个或几个阶段发生障碍或出现与性交有关的疼痛，而不能参与或不能达到其所预期的性生活，造成心理痛苦和人际交往困难。FSD 的分类无金标准和客观指标，根据女性性生活反应周期，可将 FSD 分为性欲障碍、性唤起障碍、阴道润滑障碍、性交疼痛障碍、性高潮障碍和性满意度障碍六类。

在中国，针对性功能障碍的科学研究和临床治疗主要聚焦于男性，这是由于在宗教和传统文化的影响下，中国女性对性相关问题讳莫如深，因此女性性功能方面的问题常常被忽视。然而，有关研究显示，FSD 的发病率与男性性功能障碍接近，甚至更高。FSD 的发病率随着女性年龄的增长而逐渐升高，18～44 岁女性 FSD 的发病率约为 10%，45 岁以后女性 FSD 的发病率升高至 15%，然后在 65 岁之后逐渐降低至 9%。国内的流行病学调查显示，中国大陆女性 FSD 的整体发病率为 26.1%～73.2%。同时，性欲障碍、性唤起障碍、阴道润滑障碍、性高潮障碍和性交疼痛障碍的患病率分别为 23.6%、25.4%、36.8%、30.6% 和 21.8%。

二、病因病理

造成 FSD 的原因，包括心理、年龄、躯体疾病、激素异常、药物等因素。

（一）心理因素

正确的性观念、和睦的伴侣情感及健康的心理，是影响女性性功能的重要因素。研究表明，约 90% 以上 FSD 的发生有心理因素的参与，不论是否存在器质性病变，心理因素在 FSD 的发生发展过程中始终起着重要作用。导致 FSD 的常见心理因素包括：①与性伴侣的情感关系（最重要的因素）；②既往负面的性经历或性伤害史；③自我性认同水平低；④自我身体认同水平低；⑤缺乏安全感；⑥对性的错误或消极认识；⑦情绪紧张、抑郁或焦虑；⑧体力或精神疲劳。心理因素可导致女性对性生活丧失生理欲望，主要引起性欲障碍和性唤起障碍等症状。

（二）器质性因素

1. 性激素水平异常

女性体内正常的雌激素水平对维持生殖器官敏感性、弹性、分泌功能、pH 值和微生物菌群起着重要作用，因此其与女性正常性功能密切相关。研究显示，血液循环中 E_2 水平低下可导致生殖器微循环障碍，平滑肌舒缩功能紊乱，引起女性阴道润滑障碍、性交疼痛障碍、性高潮障碍等 FSD 症状。

女性体内雄激素水平与女性性功能之间的关系尚存在争议。对更年期前女性的研究表明，FSD 症状与女性体内雄激素水平无显著相关性。然而，约 75% 的更年期后且伴有性欲低下症状的 FSD 患者，其体内睾酮水平低于正常范围。有学者提出，女性体内总睾酮水平降低与性欲低下、性唤起障碍、性高潮障碍等 FSD 症状有关。

泌乳素是一种垂体前叶激素，其受体广泛分布于中枢神经系统内，特别是在皮质、海马体、杏仁核和下丘脑等参与调节性活动的部位。泌乳素的分泌受到下丘脑多巴胺的抑制控制，而多巴胺的分泌也受到泌乳素释放的影响。性活动时，多巴胺对激发性欲、性唤醒和性高潮起着重要的刺激作用。因此，泌乳素可能通过与多巴胺之间的密切相互作用影响女性性功能。

2. 躯体疾病

多种躯体疾病可以直接影响内分泌或循环系统功能导致 FSD，也可以在长期的病程中对患者身心健康造成损伤间接影响性功能和性满意度。

（1）神经系统疾病：高位脊髓损伤可导致女性阴道润滑功能缺失，出现阴道干涩、性交疼痛等症状。大脑皮质、海马体、杏仁核等性活动控制区域的病变主要可导致性欲和性唤起障碍。颅脑损伤、多发性硬化、精神运动性癫痫、中风等神经系统疾病也可导致 FSD。

（2）循环系统疾病：由于性反应中的阴道充血和阴蒂勃起供血是维持女性正常性功能的基础，所以良好的外生殖器血运对正常的性功能具有重要作用。因此，循环系统器质性病变如高血压、高血脂和血管病变等会导致 FSD。

（3）内分泌系统疾病：糖尿病患者长期的高血糖状态可使其生殖器血管处于慢性低度炎性状态，一方面影响体内性激素水平，另一方面降低生殖器血供，最终导致 FSD。

甲状腺功能异常，如甲状腺功能亢进或减退、甲状腺炎等可导致不同类型的 FSD 症状。

（4）精神系统疾病：大部分精神系统疾病，如精神分裂症、躁狂症等本身就会影响女性性功能。同时，一些治疗药物如抗精神分裂症药物阿立哌唑可加重 FSD 症状。患病率更高的心理障碍如抑郁症、焦虑症和强迫症等也与 FSD 密切相关。

此外，膀胱过度刺激、压力性尿失禁等泌尿系统疾病，盆底手术和肿瘤等可以通过影响局部神经控制或血液循环造成性唤起障碍，也可以造成身体状态下降或者慢性疼痛影响性功能和性兴趣。

（三）药物因素

凡是能影响女性心理状态、神经功能、生殖器官血液循环和性激素水平的药物，都可能导致女性的 FSD。其中最常见的药物是用于治疗抑郁或焦虑的选择性 5- 羟色胺再摄取抑制剂。中枢神经系统中的 5- 羟色胺水平与性功能关系密切，当其含量和功能降低时可显著提升性欲和性功能。选择性 5- 羟色胺再摄取抑制剂可回收中枢神经系统多余的 5- 羟色胺，从而对性功能产生不利影响。研究显示，选择性 5- 羟色胺再摄取抑制剂可导致约 40% 的抑郁症服药患者出现性功能障碍，包括性欲障碍、性唤起障碍、阴道润滑障碍和性高潮障碍。除此之外，治疗心血管疾病和高血压的药物，如降脂药、β - 受体阻滞剂、螺内酯等；激素类药物，如丹那唑、GnRH-a、口服避孕药等也会导致 FSD。

（四）年龄因素

随着年龄的增长，女性身体会发生一系列变化，这些变化会导致 FSD 的发病率逐渐增高。衰老可以引起女性血液循环中性激素水平下降，导致外阴阴道萎缩、阴道干燥、润滑减少，在性生活过程中出现性欲障碍、阴道润滑障碍和性交疼痛障碍等症状。同时，随着年龄的增长，女性盆底血液循环下降，代谢营养物质减少，盆底肌肉松弛，进而可导致盆腔器官脱垂，出现尿急、排尿困难和反复尿路感染症等一系列复杂的泌尿系统功能紊乱症状。这些症状统称为"更年期泌尿生殖系统综合征"，可从心理和生理上影响女性性生活的体验感和满意度，进而导致女性性生活频率降低，甚至抵触性生活。

（五）生育因素

女性妊娠、生育及产后所经历的身体变化、心理转变和角色变化是 FSD 的危险因素。

研究显示，生育引起的会阴部创伤会增加产后生殖器 – 骨盆疼痛综合征的发生风险，同时此类女性发生性欲、性交痛、性高潮和性满意度障碍的几率高于一般女性。哺乳期母乳喂养也可引起阴道干燥，从而引起 FSD 症状。产后抑郁症发病率较高，严重影响患者的身心健康，同时也与性欲和性唤起障碍等 FSD 症状相关。此外，女性产后的角色变化、与父母及伴侣的关系变化、新生儿健康问题和慢性睡眠中断等因素都与产后性功能障碍相关。

（六）微循环因素

微循环可调控女性性器官血管张力、通透性，以及血管内皮细胞的功能和血管的生成等过程。生殖系统微循环与女性性功能密切相关，但导致 FSD 的报道在国内外仍较少见。有研究报道 2 型糖尿病损伤女性生殖器官微循环而致 FSD，具体机制可能是胰岛素抵抗引起血管内皮功能障碍和慢性低度炎性状态，NOS 和血管活性肠肽释放减少，导致生殖器官血液供应减少；氧化应激、慢性高血糖引起血管内皮功能障碍，导致 NO–cGMP 通路激活抑制，NO 生物利用度下降、生成受损，引起生殖器官平滑肌松弛不足；慢性高血糖还可导致晚期糖基化终产物及其受体形成增加，加速动脉粥样硬化（atherosclerosis，AS），改变血管壁结构和功能，引起组织损伤。

三、检查与诊断

女性性功能障碍病因复杂，常无明确的阳性体征，诊断较为困难。临床上 FSD 的诊断主要通过详细的病史采集和必要检查相结合的方式，用以识别性相关病理体征或消除患者对疾病的心理顾虑。

（一）病史采集

详细的病史采集对 FSD 的诊断至关重要，临床上病史采集最常见的手段是问诊结合调查问卷，应该包括以下方面：

一般情况采集：包括患者的职业、生活方式、生育状况等。

慢性病史采集：包括神经系统疾病（如中风、帕金森病、癫痫）、内分泌系统疾病（如糖尿病、甲状腺功能紊乱）、心血管系统疾病（如高血压）和精神心理疾病（如焦虑症、抑郁症、精神分裂症）等。

性相关病史采集：包括患者的性取向、性经历、性伴侣数量及与伴侣的关系和 FSD 症状的性质、开始时间和变化情况等。

国外使用较多的调查问卷是 female sexual function index（FSFI），FSFI 是一份针对女性近一个月性功能的多维调查问卷，包括 19 个问题，涉及女性性周期的各个时期（性欲、性唤醒、阴道润滑、性高潮、性满足和性交疼痛）。除此之外，还有 brief sexual function index for women（BSFI-W）、sexual function questionnaire（SFQ）、the arizona sexual experience scale（ASEX）等问卷用于临床对 FSD 的诊断和评估。这些问卷不仅用于对 FSD 的诊断，也可用于普查，其主要缺点是结果的主观性较强。因此，诊断 FSD 还需要结合客观情况。

（二）体格检查

完善病史采集后，临床医生应对 FSD 患者进行细致的体格检查。检查前，临床医生应对 FSD 患者进行关于盆底和生殖器解剖的简短教育，这有助于确保患者在检查过程中能够对不适症状的位置及严重程度进行及时反馈。

一般检查：身高，体重，皮肤色泽，血压与心率，乳腺检查，甲状腺检查等。

生殖系统检查：外阴部检查、阴道检查、宫颈检查、子宫附件检查和盆腔检查等。生殖系统检查阳性体征与可能的病因及其引起的 FSD 的症状见表 12-4。

表 12-4　性功能障碍相关专科检查的阳性体征

阳性体征	可能的病因	引起 FSD 症状
外阴皮肤弹性、厚度、颜色、完整性异常	外阴硬化性苔藓、非特异性外阴炎、外阴阴道假丝酵母菌病、前庭大腺炎	性交痛
阴毛稀疏	低雄激素水平	性欲下降
阴道或阴唇萎缩	低雌激素水平	性交痛、性欲下降
阴唇、阴蒂、处女膜异常	先天性发育异常	因异常程度不同而表现为多种症状，包括性欲下降、性交痛等
阴道前后壁膨出、子宫脱垂、沿外阴前庭的压痛	盆底器官脱垂、外阴前庭炎	性欲下降、性交痛

阳性体征	可能的病因	引起 FSD 症状
阴道分泌物异常	阴道炎症	性交痛
子宫固定、后倾位，穹隆压痛结节，宫骶韧带触痛	盆腔子宫内膜异位症	深部性交痛
盆底肌肉松弛或高涨	盆底功能障碍性疾病、阴道痉挛	性欲下降、性高潮障碍、性交痛

（三）辅助检查

常规检查：血常规、尿常规、凝血指标、血液流变学等。

内分泌系统检查：包括性激素 6 项，即 E_2、T、P、PRL、LH、FSH；甲状腺功能 5 项，即 TSH、TT4、TT3、FT4、FT3 等。

血糖血脂检查：包括空腹血糖、甘油三脂、总胆固醇等。

阴道分泌物检查：包括分泌物 pH 值、细菌、支原体、衣原体、弓形虫、滴虫、病毒等。

多普勒超声检查：生殖系统结构及血流变化。

（四）特殊检查

有关 FSD 的特殊检查，主要是通过一些特殊手段检测阴道局部血流量。其手段尚不成熟，且没有相关循证医学支撑，故在门诊开展较少。特殊检查手段详见表 12-5。

表 12-5　女性性功能障碍的特殊检查方法及证据级别

诊断方法	推荐级别	诊断方法	推荐级别
阴部动脉造影	B	热成像	D
阴道体积描记	C	阴蒂和阴唇体积描记	D
生殖感官分析仪	C	双相多普勒超声	D
激光血氧仪	D	阴道和阴唇热敏电阻	D
激光多普勒灌注成像	D		

注：B 级推荐，至少是尚可的证据提示该医疗行为所带来的获益超过其潜在的风险；临床医生应对适用的患者讨论该医疗行为。C 级推荐，至少是尚可的科学证据提示该医疗行为能提供益处，但获益与风险十分接近，无法进行一般性推荐；临床医生不需要提供此医疗行为，除非存在某些个体性考虑。D 级推荐，至少是尚可的科学证据提示该医疗行为的潜在风险超过潜在获益；临床医生不应该向无症状的患者常规实施该医疗行为。

综上所述，通过问卷调查和病史采集，可对大部分 FSD 患者做出初步诊断；同时完善体格检查与相关辅助检查，有助于发现潜在的相关疾病、明确病因。

四、治疗

在治疗前，临床医师应根据第四部分诊断方法，全面评估患者情况。通过患者问卷自测、问诊和必要检查，明确 FSD 患者的病因、痛苦程度及治疗的动机，进行诊断及确立临床分型，针对不同患者确定个性化的治疗方案。目前 FSD 临床治疗手段多样，主要包括心理治疗、药物治疗、物理治疗、手术治疗及中医辨证论治等。

（一）西医治疗

1. 药物治疗

（1）激素类药物

雌激素替代治疗（estrogen replacement therapy，ERT）：适用于自然、手术或药物绝经后的 FSD 患者，临床上可分为全身性 ERT 和局部性 ERT。全身单独应用低剂量雌激素疗法或与黄体酮联合，除了可改善更年期综合征外，对 FSD 症状也有一定的疗效，如提高外生殖器敏感性、改善性欲、减轻性交痛等。临床上常用药物为 7 - 甲异炔诺酮，常用剂量为每天 2.5mg。然而，全身应用雌激素在改善更年期综合征和 FSD 症状的同时，会增加女性高雌激素相关疾病的发生风险，如月经紊乱、乳腺癌和子宫内膜癌等。有子宫的女性长期使用雌激素 1～3 个月后，应予孕激素以对抗雌激素的副作用。局部性 ERT 主要是指低剂量阴道雌激素治疗，可上调上皮细胞和平滑肌细胞中 NOS 和雌激素受体的表达，增强其分泌功能，显著改善女性阴道润滑和性交疼痛等 FSD 症状。因此，其具有雌激素全身应用类似的疗效，同时避免了雌激素全身吸收的弊端。临床上低剂量阴道内雌激素疗法的常用药物为结合雌激素乳膏。此外，ERT 不建议用于非雌激素减退状态引起的 FSD，在开始全身或局部性 ERT 治疗之前，应完善体格及相关实验室检查，以诊断与雌激素减退相关的 FSD。

雄激素类药物治疗：研究表明补充雄激素可显著改善 FSD 患者的性欲、性唤起和性高潮障碍症状。短期使用雄激素类药物可以被认为是治疗有性欲、性唤起和性高潮障碍的绝经后妇女的一种治疗选择。临床上常用的雄激素类药物制剂有口服制剂、注射制剂、贴剂、睾酮植入剂和鼻内凝胶制剂等，可选择舌下含服 0.5mg 睾酮或外用 300 ～ 450μg 经皮睾酮基质贴片。如选择雄激素类药物治疗 FSD，应在使用 3 ～ 6 周后评估患者血清雄激素水平，根据结果调整药物剂量，以确保血清雄激素水平保持在正常范围内。如需长期应用，应定期检测血清雄激素水平及评估雄激素的毒副作用。雄激素类药物可导致女性患者出现多毛、痤疮和声音变粗等男性化症状；长期应用，可能会增加女性心血管疾病及患癌风险。

（2）非激素类药物

氟班色林：是 5- 羟色胺（5-HT）受体的激动剂和拮抗剂，在 2015 年被 FDA 批准用于治疗非抑郁症绝经前妇女的性欲低下症状。推荐剂量为 50mg，每日 2 次；或 100mg，每日 1 次。其一方面作为 5-HT2A 受体的拮抗剂，另一方面又是 5-HT1A 受体激动剂，因此对 5- 羟色胺受体具有双向作用，既降低 5- 羟色胺的抑制作用，又增强多巴胺的兴奋作用，对女性性欲低下症状有一定的治疗效果。然而近期的一项荟萃分析表明，氟班色林对性欲低下的 FSD 患者的治疗效果并不明显，且药物导致的不良反应（如头晕、嗜睡、恶心和疲劳）发生率较高。因此，临床上使用该药物需充分评估患者药物适应证和使用风险。

奥培米芬：于 2013 年被 FDA 批准用于治疗绝经后女性性激素水平异常导致以性交痛为主的 FSD。奥培米芬是一种选择性雌激素受体调节剂，对雌激素有协同和拮抗双向作用，能有效调节阴道血管血流量，改善局部微循环，缓解绝经后女性外阴和阴道内萎缩，增强其分泌功能，进而有效地改善绝经后女性性交困难和疼痛等症状。常用方法：每次 60mg，口服。然而奥培米芬可能会增加深静脉血栓、出血性卒中和子宫内膜癌的发病率。因此，FDA 建议，奥培米芬的治疗周期应尽可能缩短。

PDE5 抑制剂：主要用于治疗男性勃起功能障碍，其代表性药物为西地那非、他达拉非等，推荐剂量 50mg，性交前 4 小时服用。研究表明，女性阴蒂、阴唇和阴道中有磷酸二酯酶（PDE）的表达，因此西地那非可以抑制女性阴蒂、阴唇和阴道 PDE 的功能，延缓 cGMP 的降解，增加阴蒂、阴唇和阴道的血流，从而改善 FSD 患者性唤起、阴道润滑和性交疼痛等症状。

α1- 受体阻滞剂：酚妥拉明为非特异性 α1- 肾上腺素能受体阻滞剂，能引起阴蒂海绵体和血管平滑肌舒张，已被用于治疗男性性功能障碍并取得不错的治疗效果。用法：口服，每日 40mg，≤ 4 次 / 周且≥ 3 次 /2 周。对绝经期 FSD 的研究结果表明，酚妥拉明可增加阴道血流量，提高患者的性兴奋。

此外，还有一些药物如增加 NO 含量的左旋精氨酸，以及中枢神经递质调节剂如阿扑吗啡、布雷默浪丹等也可以改善 FSD 症状，但大多数仍处于临床研究阶段。

2. 物理治疗

（1）盆底肌肉锻炼：腹部肌肉、盆底肌肉和大腿肌肉在性活动时发挥重要作用，与血管充盈、神经传导功能成为影响性功能的三个重要因素。其中，盆底肌肉参与性活动的大部分过程，对维持正常性生活尤为重要。盆底肌肉锻炼是通过让患者进行提肛运动，自主收缩肛门括约肌，提高盆底周围肌肉收缩力，有意识地形成条件反射，控制盆底肌肉运动，能很好地改善女性阴蒂、阴唇和阴道等性器官局部微循环功能，增加性兴奋程度和持续性，提高性生活质量。盆底肌肉锻炼不受环境改变影响，且有简单易学、经济等优点，患者接受度高。

（2）生物反馈电刺激治疗：盆底生物反馈电刺激是利用电刺激对盆底肌肉进行唤醒，强化 FSD 患者盆底 I 类和 II 类肌肉收缩力。同时，把与心理生理过程有关的人体功能活动的生物学信息加以处理和放大，在不同生物反馈模块下完成锻炼。盆底生物反馈电刺激治疗可解除阴道局部肌肉的过度痉挛和松弛的状态，增加盆底肌肉群的血液循环，改善性生活质量。同时，可以训练 FSD 患者对自身生物学信息的识别能力，有意识地控制自身的生理心理活动，解除性紧张、性焦虑和性恐惧，提高性感觉。此外，盆底生物反馈电刺激还能促进因分娩所致的盆底组织及神经损伤恢复，诱导雌激素分泌，对性功能障碍恢复有积极作用。

3. 手术治疗

针对 FSD 的手术治疗可分为两类，一种是针对引起 FSD 的原发疾病的治疗，如阴道或子宫脱垂所导致的 FSD。此类手术已常规开展且疗效确切。术后可显著改善患者外阴形态及泌尿生殖系统症状，从而缓解患者的性功能障碍症状。另一类是近年来兴起的女性生殖器整形手术（female genital cosmetic surgery，FGCS），主要包括阴道紧缩术、大小阴唇整形术和G点增强术等。研究表明，大部分接受FGCS的FSD患者对手术疗效较为满意，术后FSD症状缓解，性生活满意度提升。

4. 心理治疗

健康的心理和人际关系是保证女性性功能的重要因素，绝大多数FSD患者合并精神心理因素，如与性伴侣的情感关系、情绪紧张、抑郁或焦虑、自我性和身体认同水平低等，对女性性功能具有不良影响。因此，采取积极的心理干预措施是治疗FSD的必然选择，FSD的心理治疗主要包括一般心理治疗和性心理治疗。

（1）一般心理治疗

认知行为治疗（cognitive behavioral therapy，CBT）：对性不合理的认知和错误思维方式是心理性FSD的重要原因，CBT的重点是识别和改变不正确的性行为和认知，通过摆事实、讲道理和布置作业，让患者纠正不合理的认知和错误思维方式，以达到治疗目的。研究显示，CBT可显著缓解FSD患者性唤起障碍、阴道润滑障碍、性交疼痛障碍等症状，提高患者成功性交次数。

基于正念的干预（mindfulness-based interventions，MBI）：MBI是只关注目的而不对当下的事物进行评判而产生的意识，对MBI的研究已经证实了其对心理健康的积极影响，包括缓解健康受试者的精神压力、降低抑郁症及焦虑症患者疾病的严重程度和复发几率等。MBI同时也适合FSD的治疗，因为大量的证据支持其可缓解女性在性活动过程中的负面心理症状，改善患者的性欲、性唤起、性交痛和性满意度等。

家庭系统治疗：家庭系统治疗的出发点是基于性生活是家庭整体生活的组成部分。FSD的产生与夫妇双方均有关系，因而夫妇双方应加强交流，女方更应主动提出自己的喜好，在性生活中积极参与主动配合。夫妇双方作为一个整体需加强沟通，互相主动，以治疗FSD。

（2）性心理治疗：是一种通过专业的咨询来解决性欲、觉醒、性高潮和疼痛等一系列与女性性功能相关问题的治疗。性心理治疗，通常包括心理教育、夫妇性敏感区认知和咨询。性心理治疗的核心是夫妇同时进行治疗。首先，应对患者及其配偶进行必要的性知识普及教育，这会大大减少对性生活有心理问题夫妻的负担和焦虑。其次，性心理治疗应采用循序渐进的方式，将双方重新引入性活动，增强彼此间亲密关系，提高夫妻之间的性交流。性心理治疗的主要方式是通过咨询来完成的，这种咨询最好在诊室内单独进行，杜绝其他患者围观或旁听等，尊重患者的隐私，给患者充裕的陈述时间。

5. 其他治疗

（1）神经调节治疗：是通过植入神经调节器来调控盆腔神经的功能，如骶神经调节等。一些证据表明，骶部或阴部神经调节可以提高初级传入信号强度，降低阴部神经末梢运动延迟，从而提高女性性唤起和性满意度。

（2）基因疗法：近年来，基因疗法在临床应用中取得了长足的进步。女性性器官位于体表且血液循环较慢，适用于基因治疗。未来可以将特异基因转入到 FSD 患者中，从而达到改善、治疗 FSD 的目的。

（3）射频治疗：此疗法是通过射频治疗仪发射射频能量，增加阴蒂、阴唇及阴道等外生殖器上皮中成纤维细胞沉积，从而增强上皮组织结构的完整性。同时改善外生殖器的神经和血管功能，提高其对激素的敏感性。研究显示，射频治疗可显著缓解 FSD 患者的性欲、性唤醒、润滑和性高潮障碍症状。

（二）中医治疗

1. 心肾不交证

证候：阴道痉挛或性交疼痛、出血；伴虚烦不寐，心悸健忘，急躁易怒，头晕耳鸣，腰膝酸软。舌红少苔，脉细数。

治法：滋阴养血，交通心肾。

方药：黄连阿胶汤合交泰丸加减。常用药物：黄连、阿胶、白芍、当归、生地黄、五味子等。

2. 心肾阳虚证

证候：性欲低下或性高潮缺如，甚至闭经；伴心悸怔忡，神疲气短，畏寒喜卧，腰膝冷痛，带下清稀，舌淡苔白滑，脉沉微细。

治法：以温肾助阳养血为主。

方药：二仙汤合金匮肾气丸加减。常用药物：仙茅、淫羊藿、巴戟天、山萸肉、山药、熟地黄、泽泻、茯苓、肉桂等。

3. 心脾两虚证

证候：性交疼痛或性欲低下，性高潮缺如；伴月经淋漓不尽，带下绵绵不断，头晕乏力，心悸少寐。舌质淡嫩，脉细弱。

治法：补益心脾，养血安神。

方药：归脾汤加减。常用药物：党参、生黄芪、炒白术、当归、柴胡、茯神、远志、龙眼肉、珍珠母、酸枣仁等。

4. 心肝血虚证

证候：性欲低下，性交疼痛、出血，或性高潮缺如，阴道痉挛；伴月经量少色淡，甚至闭经，阴道干涩，咽干目涩，心烦少寐，头晕目眩，舌红苔薄，脉细数。

治法：以养心补血，降火除烦为主。

方药：二至丸合导赤散加减。常用药物：女贞子、旱莲草、生地黄、木通、麦冬、竹叶、莲子心、当归、赤芍、仙鹤草等。

5. 痰火扰心证

证候：性交疼痛、出血，性厌恶；伴月经紊乱，阴痒灼热，带下色黄，心烦易怒，目赤咽干，口舌生疮，大便干燥。舌质红，苔黄腻，脉滑数。

治法：以清心豁痰，活血宁神为主。

方药：泻心汤合温胆汤加减。常用药物：黄芩、黄连、大黄、柴胡、半夏、胆南星、橘红、远志、菖蒲、茯苓、合欢皮、知母、生龙骨等。

6. 瘀阻气滞证

证候：性交疼痛，痛不可忍，肛门坠胀，时有便意，经行腹痛且趋加剧，乳房胀痛，经前性交缺乏快感。苔薄腻，质偏瘀黯，脉弦紧。

治法：活血化瘀，理气止痛。

方药：桃红四物汤合血竭散加减。常用药物：桃仁、红花、丹参、赤芍、川芎、生蒲黄、血竭、川楝子、枳壳、莪白术、焦山楂等。

五、典型病案

案1 性交痛（乐秀珍医案）

臧某，女，38岁。1992年8月22日初诊。

患者结婚5年未孕，有明显性交痛，恐惧房事；经前乳胀，经行少腹胀痛；肛门坠胀，BBT双相不明显。苔薄腻，质偏瘀黯，脉细弦。

检查：1991年9月5日，输卵管造影提示双侧输卵管不通。1991年4月B超提示有子宫内膜异位。1992年9月B超提示子宫大小62mm×49mm×40mm，子宫后位内部光点欠均匀；内测及14mm×21mm×13mm回声光团，边界不甚清晰。结论：子宫肌腺瘤。1992年10月，输卵管通液提示有阻力。

诊断：性交痛（瘀阻气滞型）。

治法：活血化瘀，理气止痛。

处方：桃红四物汤合血竭散加减。桃仁9g，红花9g，生蒲黄12g（包煎），刘寄奴12g，赤芍9g，青皮6g，陈皮6g，焦山楂12g，鸡内金12g，枳壳9g，川楝子9g，丹参9g，徐长卿10g，莪术9g，白术9g，血竭粉3g（吞服）。水煎服，每日1剂。

再配以灌肠Ⅰ号方灌肠、丹皮酚注射液隔日肌注4mL。

内外同治1个月，性交痛即明显减轻，经前乳胀减轻；1993年9月，性交痛基本消除，心情愉快，性生活和谐。

按：患者经行少腹胀痛，肛门坠胀，舌质瘀黯。考虑其性交痛原因之一为盆腔微循环障碍，原因之二为子宫内膜异位。现代药理研究表明：活血化瘀药具有改善盆腔血液流变学和微循环的作用。桃红四物汤源自《医宗金鉴》，血竭散出自《济阴纲目》。方中桃仁、红花、丹参、赤芍活血化瘀；血竭、生蒲黄化瘀止痛（疼痛剧烈可用血竭，程度减轻后勿用，脾胃功能差者也可用一阶段后停用或装胶囊服用）；川楝子、枳壳理气通络；莪白术、焦山楂化瘀行血，健脾而不伤正。瘀化气行，则性交痛自然消除。

案2 性欲低下（丁禹占医案）

钭某，女，30岁。1998年3月7日初诊。

患者自诉性欲低下2年多。20岁结婚，性功能正常，已育2胎，27岁行"输卵管结扎术"，对性生活逐渐淡漠并日益加重，以至全无兴趣。勉强过性生活也毫无快感，无高潮，阴道干燥，渗液极少。刻诊：18 岁月经初潮，月经周期 30～36 天，色黯，多瘀块，量中；经行小腹痛，喜温。白带很少。面色青白，四肢不温，溲清便软。舌暗淡，苔白，脉沉。

诊断：性欲低下（寒凝血瘀型）。

治法：温经散寒，活血化瘀。

处方：少腹逐瘀汤加味。当归 10g，川芎 10g，赤芍 10g，红花 10g，桃仁 10g，五灵脂 10g，生蒲黄 10g，延胡索 5g，没药 5g，干姜 5g，肉桂 3g（后下），小茴香 3g。水煎服，每日 1 剂。

5 剂后，性功能恢复正常；嘱续服 5 剂，以资巩固。

按：女性性欲是由肾上腺皮质分泌的雄激素维持的；雄激素明显减少时，患者的性欲也会显著减退，有的表现为性高潮能力减弱或性高潮反应消失。阴道微循环障碍、垂体功能减退、性腺功能不足等亦是性欲低下的原因。少腹逐瘀汤出自清代王清任之《医林改错》，主治少腹部位瘀血所致诸症。患者术后多瘀，加之其体质偏寒，方中小茴香、干姜、官桂温里，符合"气血贵在流通，血得温则行，得寒则凝"之理；当归、川芎、赤芍、五灵脂、蒲黄、川牛膝、丹参、没药均可活血；延胡索行气止痛，推动血液运行。全方共同发挥改善盆腔局部微循环的作用。现代药理研究表明：当归能提高肾上腺皮质功能，延胡索乙素能促进大鼠垂体分泌促肾上腺皮质激素，二者均有利于肾上腺皮质分泌更多的雄激素，进而维持性欲。此外，当归、川芎含有较高的微量元素锌，可以改善性腺功能。上述药理研究为本方治疗女性因雄激素减少、阴道微循环障碍、垂体功能减退、性腺功能不足所致的性欲低下，提供了可靠的理论依据。

案 3　阴道干涩症性交痛（班秀文医案）

李某，女，28 岁。1984 年 8 月 10 日初诊。

患者 3 年前结婚，婚后次年分娩一女，不幸夭折。自此，月经周期延长至 2～3 个月，量少，色泽暗淡。平时少腹、胸胁胀闷，经将行时又胀又痛，性功能减退，性交时干涩，乳房萎缩。舌苔薄白，舌边有瘀点，脉细涩。

诊断：阴道干涩症，性交痛（肝郁血瘀型）。

治法：疏肝养血，化瘀止痛。

处方：四逆散加味。柴胡 6g，当归 12g，白芍 6g，枳壳 6g，黄精 15g，鸡血藤 20g，合欢花 60g，素馨花 6g，甘草 5g。水煎服，每日 1 剂。

2 周后二诊：上方连服至第 5 剂时，月经来潮，经将行及经中少腹、小腹及胸胁痛大减，月经色量较上次为佳，无血块，经期 4 天。舌苔薄白，舌边瘀点减小，脉沉细。舒养之法已见初效，转用温肝养血之法。

处方：当归身 12g，白芍 6g，熟地黄 15g，巴戟天 10g，党参 15g，山萸肉 10g，吴茱萸 3g，炙甘草 6g。水煎服，每日 1 剂。每 3 天蒸炖鲜胎盘 1 个（酌加油盐及配料），分 2 次吃。服用胎盘时，即停汤药。

4 个月后三诊：数月来坚持遵服上方。每周服汤药 5 剂，鲜胎盘 2 只。现精神较好，性功能较佳，经行色、量正常，经中无不适，但月经周期延长 1 周。舌苔薄白，舌质如平，脉细缓。药已对证，效不更方。上方去吴茱萸；加炙北芪 15g，艾叶 6g。水煎服，每日 1 剂。以鲜蛤蚧易胎盘，每次酌加料蒸吃 1 只，每 3 天一只。服用蛤蚧时，则停汤药。

9 个月后四诊：上方连服 2 个月，月经周期正常，色量均佳，乳房如常，性交舒宜，即自行停药。

按：阴道干涩可导致性交痛。阴道的液体分泌量高度依赖于阴道充血的程度，因此，阴道微循环障碍有时可使阴道分泌液量减少而导致性交痛。案例中患者因小女夭折致肝郁，日久影响气血运行，渐致血虚血瘀。方中柴胡、合欢花、素馨花疏肝解郁；当归、鸡血藤养血活血；白芍柔肝，与甘草合为芍药甘草汤，有缓急止痛之用。现代药理研究亦表明：白芍具有镇静、解痉、镇痛作用，与甘草合用能治疗中枢性及末梢性肌肉痉挛及痉挛引起的疼痛。因此，可以通过疏肝养血、活血化瘀等改善微循环的方法来治疗阴道干涩症及其引起的性交痛。

案4　性欲低下兼阴道干涩症（高智医案）

胡某，女，36岁。2013年6月10日初诊。

患者性欲低下2年。勉强同房，毫无兴趣，厌恶房事。同房后少腹下坠不适，腰困。月经：2～3/40～50天，量少，色暗，有血块。刻下：月经延期13天未潮。带下量少，阴道干涩。心烦，纳眠可，二便调。面色黧黑，舌红苔薄白，脉沉涩。

辨证：肾虚血瘀，肝气不舒。

治法：补肾活血，疏肝理气。

处方：桃红四物汤加减。熟地黄18g，当归15g，川芎12g，赤芍10g，桃仁15g，红花10g，三棱12g，莪术12g，土鳖虫10g，炙甘草10g，醋柴胡12g，醋香附15g，郁金15g，水蛭10g，川牛膝15g。5剂，每日1剂，水煎服。

上方加减服用3个月后，性欲明显增强，同房正常；月经已能按月来潮，经量正常。半年后随访，性生活和谐。

按：女性性欲低下，患者多秘而不宣，若见此病，必日久病深。古人云："久病多虚，久病多瘀，久病入络。"故需补肾、活血并用，必要时加入虫类药活血通络，方可获良效。西医认为，女性性欲低下可能与盆腔、阴道和阴蒂的血流量减少、局部微循环障碍有关，故采用活血化瘀之桃红四物汤加味治疗。此外，"女子以肝为先天"，肝主疏泄，患者病久无处诉说，势必导致肝郁气滞，进一步加重血瘀，故而加用柴胡、香附、郁金之类以疏肝理气、调畅情志。

【参考文献】

[1]丘勇超，杨槐，陈铭，等.性欲低下的中西医结合诊断与治疗[J].中国性科学，2012，1（7）：3-8.

[2]张敏建，常德贵，贺占举，等.勃起功能障碍中西医结合诊疗指南（试行版）[J].中华男科学杂志，2016，22（8）：751-757.

[3]李路，徐浩，杨竣，等.勃起功能障碍研究新进展—第27届欧洲泌尿外科年会（EAU）会议摘要[J].中国男科学杂志，2012，26（7）：60-62.

［4］姜辉，邓春华，商学军，等."他达那非 5mg 每日一次治疗勃起功能障碍"中国专家共识［J］.中国男科学杂志，2018，32（1）：57-62.

［5］中国微循环学会糖尿病与微循环专业委员会.糖尿病微循环障碍临床用药专家共识（2021 年版）［J］.中国医学前沿杂志（电子版），2021，13（4）：49-57.

［6］泌尿外科杂志（电子版）编辑部.《阴茎异常勃起诊疗指南》解读［J］.泌尿外科杂志（电子版），2011，3（1）：54-56.

［7］中国中医药信息学会男科分会.早泄中西医结合多学科诊疗指南（2021 版）［J］.中国男科学杂志，2021，35（3）：66-72.

［8］中国中西医结合学会男科专业委员会.早泄中西医结合诊疗指南（试行版）［J］.中华男科学杂志，2018，24（2）：176-181.

［9］郭军，王福，耿强，等.国际性医学会（ISSM）《早泄诊治指南（2010 年版）》解读［J］.中国性科学，2011，20（7）：5-8.

［10］王涛，刘继红.欧洲泌尿外科学会射精功能障碍诊疗指南［J］.中国男科学杂志，2005，19（6）：68-70.

［11］张唯力.男性性功能障碍的定义及诊断问题［J］.医学新知杂志，2006，16（2）：66-69.

［12］Morelli A, Coronag, Filippi S, et al. Which patients with sexual dysfunction are suitable for testosterone replacement therapy［J］. J Endocrinol Invest, 2007, 30（10）：880-888.

［13］Pfaus J G. Pathways of sexual desire［J］. J Sex Med, 2009, 6（6）：1506-1533.

［14］Nimbi F M, Tripodi F, Rossi R, et al. Male Sexual Desire: An Overview of Biological, Psychological, Sexual, Relational, and Cultural Factors Influencing Desire［J］. Sex Med Rev, 2020, 8（1）：59-91.

［15］Meissner V H, Schroeter L, Köhn F-M, et al. Factors Associated with Low Sexual Desire in 45-Year-Old Men: Findings from the German Male Sex-Study［J］. J Sex Med, 2019, 16（7）：981-991.

［16］Corona G, Isidori A M, Aversa A, et al. Endocrinologic Control of Men's Sexual Desire and Arousal/Erection［J］. J Sex Med, 2016, 13（3）: 317-37.

［17］Raisanen J C, Chadwick S B, Michalak N, et al. Average Associations Between Sexual Desire, Testosterone, and Stress in Women and Men Over Time［J］. Arch Sex Behav, 2018, 47（6）: 1613-1631.

［18］Niccoli G, Milardi D, Dg-mario D, et al. Hypotestosteronemia is frequent in ST-elevation myocardial infarction patients and is associated with coronary microvascular obstruction［J］. European Journal of Preventive Cardiology, 2015, 22（7）: 855-863.

［19］姚月丽. ERK1/2 和 PI3K/AKT 信号通路在甲状腺功能减退致雄性大鼠生殖损伤中的作用机制研究［D］. 兰州: 兰州大学, 2019.

［20］陈宏谋, 郑捷敏, 闫宪磊, 等. 溴隐亭对垂体泌乳素腺瘤血管形成的影响及其分子作用机制研究［J］. 实用心脑肺血管病杂志, 2016, 24（3）: 43-48.

［21］王鑫, 聂青, 张琴, 等. 左旋甲状腺素对亚临床甲状腺功能减退症孕妇血管内皮功能及血清促甲状腺激素和脂质水平的影响［J］. 中国妇幼保健, 2019, 34（14）: 3182-3185.

［22］Gonzales G F. Test for androgen activity at the male reproductive tract in infertile men［J］. Arch Androl, 1994, 32（3）: 235-242.

［23］Almenara A, Escalante G, gazzo E, et al. Transillumination to evaluate spermatogenesis: Effect of testosterone enanthate in adult male rats［J］. Arch androl, 2001, 46（1）: 21-27.

［24］洪文宾. 高糖环境对大鼠睾丸间质细胞功能及再生调控的初步研究［D］. 广州: 暨南大学, 2018.

［25］李海露, 王瑞, 张卫星, 等. 男性性欲与血清生殖激素水平相关性分析［J］. 中华男科学杂志, 2019, 25（6）: 509-513.

［26］王玉林, 吕林林, 王霞, 等. 枸杞多糖减轻过氧化氢诱导的人内皮样细胞 EA. hy926 氧化损伤［J］. 中国病理生理杂志, 2018, 34（6）: 975-981.

[27]周霞，张文倩，刘炬，等.从血管内皮生长因子及其受体调控角度探讨地黄梓醇促血管新生作用及分子机制研究[J].实用心脑肺血管病杂志，2020，28（2）：64-68.

[28]刘琳，柴志勇，刁云辉，等.当归多糖对氧化型低密度脂蛋白诱导的血管内皮细胞损伤的保护作用研究[J].中国临床药理学杂志，2020，36（7）：818-821.

[29]刘恒，孙凡，徐倩倩，等.黄芩苷对脑小血管病模型大鼠认知功能及脑内血管内皮生长因子和内皮抑素表达水平的影响[J].吉林大学学报（医学版），2019，45（5）：1080-1085+1197.

[30]李芳芳，张琪.川芎嗪对血管内皮损伤的保护作用机制研究进展[J].中国医药导报，2020，17（8）：25-28.

[31]Muna Asiff，Hatta Sidi，Ruziana Masiran，et al. Hypersexuality As a Neuropsychiatric Disorder: The Neurobiology and Treatment Options[J]. Curr Drug Targets, 2018, 19（12）：1391-1401.

[32]常曼丽，于天龙，景森，等.甲状腺功能亢进症与血管内皮损伤关系的临床研究[J].中华地方病学杂志，2019（11）：918-921.

[33]田有勇.VEGF对多巴胺能细胞的保护作用及VEGF基因治疗帕金森病的实验研究[D].武汉：华中科技大学，2007.

[34]马亚玲，赵宇涛，李姣姣，等.前列腺分泌功能与早泄的相关性研究[J].临床泌尿外科杂志，2021，36（1）：54-56.

[35]何新新，张璐，田静媛，等.Toll样受体及肉桂醛在多发性硬化发病机制中的作用研究[J].中华神经医学杂志，2019，18（10）：1065-1069.

[36]杨宝芹，李鲜，李玲玲.加味当归芍药散对慢性盆腔炎患者MMP-2、ICAM-1、血液流变学及炎症的影响[J].中国实验方剂学杂志，2019，25（21）：80-85.

[37]邹纯才，鄢海燕，王莉丽，等.基于网络药理学分析瓜蒌阿司匹林配伍抗血小板聚集和抗血栓的作用机制研究[J].中国中药杂志，2019，44（8）：1654-1659.

[38]冯晓玲，蒋莎，陈静，等.妇炎舒胶囊联合抗生素治疗对盆腔炎患者炎性因子的影响[J].中国中药杂志，2019，44（12）：2637-2643.

［39］谢婧.温病湿热证"湿热交蒸"实质的实验研究［D］.广州：广州中医药大学，2018.

［40］汪海东，吴晴，王秀薇，等.中医湿病的现代认识［J］.中医杂志，2015，56（13）：1089-1092.

［41］Burnett A L, Nehra A, Breau R H, et al. Erectile dysfunction：AUA guideline［J］. J Urol, 2018, 200（3）：633-641.

［42］Montorsi F, Adaikan G, Becher E, et al. Summary of the recommendations on sexual dysfunctions in men［J］. J Sex Med, 2010, 7（11）：3572-3588.

［43］Goldstein I, Goren A, Li V W, et al. Epidemiology update of erectile dysfunction in eight countries with high burden［J］. Sex Med Rev, 2020, 8（1）：48-58.

［44］Kessler A, Sollie S, Challacombe B, et al. The global prevalence of erectile dysfunction：a review［J］. BJU Int. 2019（10）：1111.

［45］Mitidieri E, Cirino G, d'Emmanuele di Villa Bianca R, et al. Pharmacology and perspectives in erectile dysfunction in man［J］. Pharmacol Ther, 2020（208）：107493.

［46］Yafi F A, Jenkins L, Albersen M, et al. Erectile dysfunction［J］. Nat Rev Dis Primers, 2016（2）：16003.

［47］Shamloul R, Ghanem H. Erectile dysfunction［J］. Lancet, 2013, 381（9861）：153-165.

［48］Dean R C, Lue T F. Physiology of penile erection and pathophysiology of erectile dysfunction［J］. Urol Clin North Am, 2005, 32（4）：379-395.

［49］张轶，吴纪凯，范雪颖.渐进性松弛训练对心理应激状态人群甲襞微循环影响的研究［J］.重庆医学，2014，43（19）：2410-2411，2414.

［50］Thomas C, Konstantinidis C. Neurogenic erectile dysfunction. Where Do We Stand？［J］. Medicines（Basel）, 2021, 8（1）：3.

［51］赵凡，张翔，石兵，等.结合根治性前列腺切除术后勃起功能障碍的发病机制初探其中医药防治思路［J］.中国男科学杂志，2017，31（6）：66-69.

［52］郑均，黄宇烽，徐建平，等．血管性阳痿阴茎血流动力学研究及微循环检测［J］．男科学报，1999，5（3）：149-150.

［53］Chung E. Sexuality in ageing male: review of pathophysiology and treatment strategies for various male sexual dysfunctions［J］. Med Sci（Basel），2019，7（10）：98.

［54］宋哲峰，朱旖，丁丽丽．健康老年人的甲襞微循环状况［J］．微循环学杂志，1999，9（3）：51-52.

［55］Rubin P M, Bogoliubov S V, Dmitriev B V. Laser Doppler flowmetry in differential diagnosis of organic erectile dysfunction［J］. Urologiia，2008（3）：52-55.

［56］吕伯东，陈昭典，朱选文，等．阴茎勃起功能障碍患者血液流变学分析［J］．中华泌尿外科杂志，2001，22（6）：52-54.

［57］Castela Â, Costa C. Molecular mechanisms associated with diabetic endothelial-erectile dysfunction［J］. Nat Rev Urol，2016，13（5）：266-274.

［58］Wespes E, Amar E, Hatzichristou D, et al. EAU Guidelines on erectile dysfunction: an update［J］. Eur Urol，2006，49（5）：806-815.

［59］谭志高，钟峰，石文英，等．基于数据挖掘的古代针灸治疗阳痿的处方分析［J］．中国针灸，2021，41（6）：685-689.

［60］赵凡，赵剑锋，张春和，等．基于"气血理论"刍议阳痿病机及治法［J］．中国性科学，2017，26（8）：90-92.

［61］Lu Z, Lin G, Reed-Maldonado A, et al. Low-intensity extracorporeal shock wave treatment improves erectile function: a systematic review and meta-analysis［J］. Eur Urol，2017，71（2）：223-233.

［62］Scroppo FI, Pezzoni F, Gaeta F, et al. Li-Eswt improves hemodynamic parameters thus suggesting neoangiogenesis in patients with vascular erectile dysfunction［J］. Int J Impot Res，2021（10）：1038.

［63］Ladegaard PBJ, Mortensen J, Skov-Jeppesen SM, et al. Erectile dysfunction a prospective randomized placebo-controlled study evaluating the effect of low-Intensity extracorporeal shockwave therapy（LI-ESWT）in men with erectile dysfunction following radical prostatectomy［J］. Sex Med, 2021, 9（3）: 100338.

［64］陈可冀. 血瘀证与活血化瘀治疗的研究［J］. 中国中医药现代远程教育, 2005, 3（11）: 10-12.

［65］寇娜, 薛梅, 王铭铭, 等. 实验动态可视微循环与活血化瘀研究［J］. 中国中西医结合杂志, 2017, 37（3）: 371-374.

［66］王宝君, 张庆翔, 张蕾, 等. 益气活血中药配合双联抗血小板治疗对急性心肌梗死大鼠血栓形成的影响［J］. 中医杂志, 2013, 54（14）: 1225-1229.

［67］Albersen M, Fandel T M, Zhang H, et al. Pentoxifylline promotes recovery of erectile function in a rat model of postprostatectomy erectile dysfunction［J］. Eur Urol, 2011, 59（2）: 286-296.

［68］Chen G T, Yang B B, Chen J H, et al. Pancreatic kininogenase improves erectile function in streptozotocin-induced type 2 diabetic rats with erectile dysfunction［J］. Asian J Androl, 2018, 20（5）: 448-453.

［69］万方, 仝小林. 仝小林从络辨治阳痿验案一则［J］. 上海中医药杂志, 2011, 45（11）: 37-38.

［70］Mishra K, Loeb A, Bukavina L, et al. Management of priapism: A contemporary review［J］. Sex Med Rev, 2020, 8（1）: 131-139.

［71］Serjeant G R, de Ceulaer K, Maude G H. Stilboestrol and stuttering priapism in homozygous sickle-cell disease［J］. Lancet, 1985, 2（8467）: 1274-1276.

［72］Wakrim S, Ziouziou I, Ralph D, et al. Penile doppler ultrasound study in priapism: A systematic review［J］. Prog Urol, DOI: 10.1016.2021.03.009.

［73］Salonia A, Eardley I, Giuliano F, et al. European association of urology guidelines on priapism［J］. Eur Urol, 2014, 65（2）: 480-489.

［74］Muneer A, Ralph D. Guideline of guidelines: priapism［J］. BJU Int, 2017, 119（2）: 204-208.

［75］王昭龙.刮痧疗法［J］.按摩与导引，1995（5）：35.

［76］中国中医研究院基础理论研究所（刮痧课题组）.刮痧对家兔血液流变学的影响［J］.河南中医，1996，16（1）：26-27.

［77］Sidhu A S，Wayne G F，Kim B J，et al. The hemodynamic effects of intracavernosal phenylephrine for the treatment of ischemic priapism［J］. J Sex Med，2018，15（7）：990-996.

［78］Nichols N M L，Yerneni K，Chiu A B，et al. Priapism associated with lumbar stenosis：case report and literature review［J］. J Spine Surg，2019，5（4）：596-600.

［79］Althof S E，McMahon C G，Waldinger M D，et al. An update of the International Society of Sexual Medicine，guidelines for the diagnosis and treatment of premature ejaculation（PE）［J］. J Sex Med，2014，11（6）：1392-1422.

［80］郭军，韩强，张修举，等. 5-HTTLPR 基因多态性与原发性早泄关系研究进展［J］.中国性科学，2017，26（2）：8-9.

［81］Kirshblum S C，Waring W，Biering-sorensen F，et al. Reference for the 2011 revision of the International Standards for Neurological Classification of Spinal Cord Injury［J］. J Spin Cord Med，2011，34（6）：547-554.

［82］宋启民，唐先扩，栾金利，等.球海绵体括约肌肌反射在公兔骶髓缺血急性期的变化［J］.中华神经医学杂志，2017，16（3）：279-284.

［83］刘军莲，宋剑南.中医血瘀证本质研究概况［J］.辽宁中医杂志，2006，33（9）：1092-1093.

［84］李秀凤，伊娜，高钧.活血化瘀治疗慢性前列腺炎的理论基础［J］.中国医药指南，2013，11（34）：496-497.

［85］李占全，王毅.早泄的研究进展及治疗现状［J］.中国性科学，2010，19（4）：24-27.

［86］冯建刚，王飞，扈文海.马尾神经压迫症实验研究近况［J］.中国矫形外科杂志，2000，7（4）：376-378.

［87］罗丽珊，孙嘉．微循环障碍相关细胞信号通路的研究进展［J］．微循环学杂志，2013，23（1）：67-70．

［88］Olmarker K，Rydevik B，Hansson T，et al. Compression-induced changes of the nutritional supply to the porcine cauda equine［J］. J Spinal Dis，1990，3（1）：25-29．

［89］Rydevik B，Nordborg C. Changes in nerve function and nerve fibre structure induced by acute，graded compression. Journal of Neurology［J］. Neurosurgery and Psychiatry，1980，43（12）：1070-1082．

［90］Rick B Delamarter，Angelesl，et al. Experimental lumbar spinal stenosis：Analysis of the cortical evoked potentials，microvasculature，and histopathology［J］. The Journal of Bone and Joint Surgery，1990，72（1）：110-120．

［91］Stin M，Jespersen，Ebbe S. Two level spinal stenosis in minipigs. Hemodynamic effect sofe xercise［J］. Spine，1995（24）：2765-2773．

［92］蒋波．勃起功能障碍与血管内皮因子的相关性研究进展［J］．现代中西医结合杂志，2017，26（6）：679-682．

［93］郑钧，黄宇烽．男子勃起功能障碍患者阴茎微循环检测［J］．中华男科学杂志，1999，13（1）：20-22．

［94］罗丽珊，孙嘉．微循环障碍相关细胞信号通路的研究进展．微循环学杂志，2013，23（1）：67-70．

［95］张建新，程国祚，李龙，等．丹参对大鼠急性坏死性胰腺炎并发肺损伤的影响［J］．中华急诊医学杂志，2002，11（2）：101-104．

［96］Patrick D L，Rowland D，Rothman M. Interrelationships among measures of premature ejaculation：The central role perceived control［J］. J Sex Med，2007，4（3）：780-788．

［97］Althof S E，Symonds T. Patient reported outcomes used in the assessment of premature ejaculation［J］. Urol Clin North Am，2007，34（4）：581-589．

［98］张泽鑫，黄志凯，曾慕，等．龙胆泻肝汤的药理研究进展［J］．国医论坛，

2018, 33 (4): 67-70.

[99] Asimakopoulos A D, Miano R, Finazzi Agrò E. Does current scientific and clinical evidence support the use of phosphodiesterase type 5inhibitors for the treatment of premature ejaculation? A systematic review and meta-analysis [J]. J Sex Med, 2012, 9 (9): 2414-2416.

[100] 宋小飞, 巫嘉文. 盐酸坦洛新缓释片、舍曲林联合使用与舍曲林单用治疗早泄的临床对照研究 [J]. 中国男科学杂志, 2016, 30 (3): 56-58.

[101] 刘昊, 陈炽炜, 谢建兴. 他达那非联合疏肝起痿汤对SSRIS类抗抑郁药所致男性勃起功能障碍患者血管内皮功能、心理状态、性生活质量的影响 [J]. 现代中西结合杂志, 2019, 28 (27): 3015-3019.

[102] 梅芳瑞, 张峡, 李长青. 腰椎间盘突出症的非手术治疗 (40例前瞻性研究) [J]. 颈腰痛杂志, 1999 (3): 165-167.

[103] 姚德鸿. 射精障碍诊疗进展 [J]. 中国男科学杂志, 2002, 16 (3): 187-190.

[104] 孟祥虎, 樊龙昌, 王涛, 等. 不射精的诊治 [J]. 中国男科学杂志, 2010, 24 (12): 56-58.

[105] 徐新宇, 余郭芳, 黄明玉, 等. 中医药治疗功能性不射精症的研究进展 [J]. 中医药学报, 2020, 48 (3): 70-73.

[106] Fedirehuk B, Song L, Downie J W, et al. Spinal distribution of extracellular field potentials generated by eleetrieal stimulation of pudendal and perineal afferents in the cat [J]. Exp Brain Res, 1995, 59 (3): 517-520.

[107] Mang M, Mahadevan R. Male sexual dysfunetion with spinal cord injury and other neurologic diseases [J]. Natl J Androl, 2002, 8 (2): 79-87.

[108] 杨建华, 韩从辉. 安特尔治疗克氏综合征对其精囊腺发育以及性功能影响的观察 [J]. 中国男科学杂志, 2006, 20 (11): 46-48.

[109] 刘燕君, 胡镜清, 呼思乐. 非活血化瘀类中药治疗常见疾病微循环障碍的研究进展 [J]. 微循环学杂志, 2019, 29 (4): 78-82.

[110] Kluz J, Kopec W, Jakobsche-Policht U, et al. Circulating endothelial cells,

endothelial apoptosis and soluble markers of endothelial dysfunction in patients with systemic lupus erythenatosus−related vasculitis [J]. Int Angiol, 2009, 28 (3): 192−201.

[111] Stoleru S, Gregoire M C, Gerard D, et al. Neuroantomical correlates of visually evoked sexual arousal in human males [J]. Arch Sex Behav, 1999, 28 (1): 1−21.

[112] 王涛, 刘继红. 欧洲泌尿外科学会射精功能障碍诊疗指南 [J]. 中国男科学杂志, 2005, 19 (6): 68−70.

[113] Mang M, Mahadevan R. Male sexual dysfunetion with spinal cord injury and other neurologic diseases [J]. Natl J Androl, 2002, 8 (2): 79−87.

[114] Drummond K G. The queering of Swan Lake: a new male gaze for theperformance of sexual desire [J]. J Homosex, 2003, 45 (2−4): 235−55.

[115] Bodenmann G, Ledermann T, Blattner D, et al. Associations among everyday stress, critical life events, and sexual problems [J]. NervMent Dis, 2006, 194 (7): 494−501.

[116] 贾金铭, 罗少波. 改善射精, 提高性快感 [J]. 中国性科学, 2007 (10): 27−28.

[117] Tanji N, Satoh H, Takagi−Morishita Y, et al. Induction of apoptosis by castration in epithelium of the mouse seminal vesicles [J]. Arch Androl, 2003, 49 (6): 409−415.

[118] 张湘杰, 何永恒. 花椒、延胡索、没药、三七4味中药止痛作用的药理学研究进展 [J]. 中国中医药现代远程教育, 2009, 7 (1): 96.

[119] 凤良元, 鄢顺琴, 吴懔清, 等. 芍药甘草汤镇痛作用及机理的实验研究 [J]. 中国实验方剂学杂志, 2002, 8 (1): 23.

[120] 姚德鸿. 射精障碍诊疗近展 [J]. 中国男科学杂志, 2002, 16 (3): 187−190.

[121] Waldinger M D. Lifelong premature ejaculation: from authority−based to evidence−based medicine [J]. BJU Int, 2004, 93 (2): 201−207.

[122] Luzzi G. Male genital pain disorders [J]. Sexual Relationship Ther, 2003 (18): 225 −235.

[123] 张其杰, 夏佳东, 宋宁宏. 射精相关的神经生理机制研究进展 [J]. 中华男科

学杂志，2018，24（12）：1126-1131.

[124] 白文俊，于志勇. 射精与射精功能障碍 [J]. 中国临床医生，2012，40（9）：16-18.

[125] 刘燕君，胡镜清，呼思乐. 非活血化瘀类中药治疗常见疾病微循环障碍的研究进展 [J]. 微循环学杂志，2019，29（4）：78-82.

[126] 李宏军. 女性性功能障碍的治疗进展 [J]. 中华男科学杂志，2014，20（3）：195-200.

[127] 陈波，朱兰. 女性性功能障碍影响因素的流行病学研究进展 [J]. 中华妇产科杂志，2013，48（5）：385-387.

[128] 赵婉君，罗晗，韩倩倩，等. 成都市女性性功能障碍的调查与相关因素的探析 [J]. 中国性科学，2017，26（6）：61-65.

[129] 李致远，党云，雷骏，等. 甘肃省女性性功能障碍影响因素分析 [J]. 中国性科学，2021，30（3）：23-26.

[130] SHIFREN J L, MONZ B U, RUSSO P A, et al. Sexual problems and distress in United States women: prevalence and correlates [J]. Obstet Gynecol, 2008, 112 (5): 970-978.

[131] MA J, PAN L, LEI Y, et al. Prevalence of female sexual dysfunction in urban chinese women based on cutoff scores of the Chinese version of the female sexual function index: a preliminary study [J]. J Sex Med, 2014, 11 (4): 909-919.

[132] 储兆瑞. 性功能障碍的心理因素 [J]. 中国性科学，2006，15（8）：43-44.

[133] 杨静，熊元洪. 女性性功能障碍的心理原因分析及护理 [J]. 中国实用护理杂志，2015（z2）：190-191.

[134] 刘娟，吴洁. 盆底功能障碍症状对中老年女性性功能的影响因素调查 [J]. 中国妇产科临床杂志，2020，21（2）：192-194.

[135] 鞠蕊，阮祥燕，许新，等. 围绝经期及绝经后女性性功能障碍状况及与更年期症状的关系分析 [J]. 首都医科大学学报，2020，41（4）：503-507.

[136] Portman D J, Gass M L. Vulvovaginal Atrophy Terminology Consensus Conference

Panel. Genitourinary syndrome of menopause: new terminology for vulvovaginal atrophy from the International Society for the Study of Women's Sexual Health and the North American Menopause Society [J]. Menopause. 2014, 21 (10): 1063-1068.

[137] Sipski M L. Central nervous system based neurogenic female sexual dysfunction: current status and future trends [J]. Arch Sex Behav, 2002, 31 (5): 421-424.

[138] SANTANA L M, PERIN L, LUNELLI R, et al. Sexual Dysfunction in Women with Hypertension: a Systematic Review and Meta-analysis [J]. Curr Hypertens Rep, 2019, 21 (3): 25.

[139] 韦柳凤, 罗佐杰. 2型糖尿病女性合并性功能障碍的研究进展 [J]. 中华糖尿病杂志, 2021, 13 (5): 505-508.

[140] PALMER B F, CLEGG D J. Gonadal dysfunction in chronic kidney disease [J]. Rev Endocr Metab Disord, 2017, 18 (1): 117-130.

[141] FATTON B, de TAYRAC R, COSTA P. Stress urinary incontinence and LUTS in women-effects on sexual function [J]. Nat Rev Urol, 2014, 11 (10): 565-578.

[142] 戴继灿. 雄激素与女子性功能障碍 [J]. 中国男科学杂志, 2007, 21 (11): 67-69.

[143] 李宏军. 女性性功能障碍的常见病因 [J]. 生殖医学杂志, 2014, 23 (8): 609-613.

[144] LORENZ T, RULLO J, FAUBION S. Antidepressant-Induced Female Sexual Dysfunction [J]. Mayo Clin Proc, 2016, 91 (9): 1280-1286.

[145] 陆林龙, 姜睿. 高血压对女性性功能的影响 [J]. 中华男科学杂志, 2011, 17 (12): 1121-1124.

[146] ROSEN R, BROWN C, HEIMAN J, et al. The Female Sexual Function Index (FSFI): a multidimensional self-report instrument for the assessment of female sexual function [J]. J Sex Marital Ther, 2000, 26 (2): 191-208.

[147] 方姗, 张祖娟, 谢臻蔚. 女性性功能障碍门诊检查方法 [J]. 实用妇产科杂志, 2018, 34 (6): 403-405.

［148］TURNA B, APAYDIN E, SEMERCI B, et al. Women with low libido: correlation of decreased androgen levels with female sexual function index ［J］. Int J Impot Res, 2005, 17（2）: 148-153.

［149］张越林. 泌乳素与女性性功能障碍的关系探讨［J］. 福建中医药, 2002, 33（3）: 5.

［150］赵雪单, 潘玉荣. 女性甲状腺功能异常与性腺功能的影响［J］. 中国社区医师, 2015, 31（33）: 100, 102.

［151］GABRIELSON AT, SARTOR RA, HELLSTROM W. The Impact of Thyroid Disease on Sexual Dysfunction in Men and Women［J］. Sex Med Rev, 2019, 7（1）: 57-70.

［152］Bek E, Marcisz C, Krzemińska S, et al. Relationships of sexual dysfunction with depression and acceptance of illness in women and men with type 2 diabetes mellitus［J］. Int J Environ Res Public Health, 2017, 14（9）: E1073.

［153］ARORA N, BROTTO LA. How Does Paying Attention Improve Sexual Functioning in Women? A Review of Mechanisms［J］. Sex Med Rev, 2017, 5（3）: 266-274.

［154］BROTTO L A, BASSON R, LURIA M. A mindfulness-based group psychoeducational intervention targeting sexual arousal disorder in women［J］. J Sex Med, 2008, 5（7）: 1646-1659.

［155］饶婷, 张孝斌, 吴飞, 等. 雌激素对老年雌鼠阴道 NOS 及雌激素受体的影响［J］. 中国老年学杂志, 2009, 29（22）: 2909-2911.

［156］张晶, 陆璐, 姚婷, 等. 女性性功能障碍药物治疗研究进展［J］. 中国性科学, 2020, 29（5）: 123-125.

［157］Lobo R A, Rosen R C, Yang H M, et al. Comparative effects of oral esterified estrogens with and without methyltestosterone on endocrine profiles and dimensions of sexual function in postmenopausal women with hypoactive sexual desire［J］. Fertil Steril. 2003, 79（6）: 1341-52.

［158］乔庐东．磷酸二酯酶（PDE）抑制剂对于女性性功能障碍中的作用［J］．中国男科学杂志，2008，22（10）：5.

［159］油迪，王平．2020 ACOG委员会意见：选择性女性生殖器整形手术（No. 795）解读［J］．实用妇产科杂志，2021，37（4）：261－263.

［160］Parnell B A, Howard J F Jr, Geller E J. The effect of sacral neuromodulation on pudendal nerve function and female sexual function［J］. Neurourol Urodyn. 2015, 34（5）: 456-60.

［161］Farmer M, Yoon H, Goldstein I. Future Targets for Female Sexual Dysfunction［J］. J Sex Med. 2016; 13（8）: 1147-65.

［162］唐红，吴辉．产后性功能障碍、盆底肌障碍治疗及锻炼对患者盆底功能与性功能的影响分析［J］．中国妇幼保健，2018，33（21）：4854－4857.

［163］潘玲佩，倪旭红，朱敏．盆底生物反馈电刺激和盆底肌肉锻炼治疗产后女性性功能障碍的疗效［J］．中国妇幼保健，2021，36（9）：2022－2025.

［164］熊玲，朱国平．凯格尔球联合电刺激疗法治疗产后性交痛的疗效分析［J］．中国性科学，2019，28（4）：91－94.

［165］GOODMAN M P, PLACIK O J, BENSON R R, et al. A large multicenter outcome study of female genital plastic surgery［J］. J Sex Med, 2010, 7（4 Pt 1）: 1565-1577.

［166］KRYCHMAN M, ROWAN C G, ALLAN B B, et al. Effect of Single-Session, Cryogen-Cooled Monopolar Radiofrequency Therapy on Sexual Function in Women with Vaginal Laxity: The VIVEVE I Trial［J］. J Womens Health（Larchmt）, 2018, 27（3）: 297-304.

［167］丁禹占，夏耀全，李美莺．少腹逐瘀汤治疗女性性功能障碍举隅［J］．陕西中医，2002，23（5）：458－459.

［168］黄鑫，高园园，田志丽，等．高智治疗女性性欲低下的经验［J］．光明中医，2016，31（13）：1866－1867.

第十三章 微循环与卵巢疾病

卵巢是女性的性腺，其生理功能主要是产生卵子及分泌生殖激素。卵巢疾病可分为卵巢功能性疾病及卵巢器质性病变，前者主要是指卵泡发育异常和内分泌疾病，后者主要指卵巢体积变化及卵巢异常占位（包块）。常见的卵巢疾病有卵巢早衰、多囊卵巢、卵巢炎症、卵巢萎缩、卵巢过度刺激、卵巢巧克力囊肿以及卵巢肿瘤等。

近年来的大量研究表明，多种卵巢疾病均伴有卵巢微血管的损伤，这是多种卵巢疾病的病理基础。从治疗上来讲，改善卵巢血液供应，优化卵巢微循环是治疗卵巢疾病的有效途径之一。本章重点介绍卵巢早衰、多囊卵巢及卵巢巧克力囊肿。

第一节 卵巢早衰

一、概述

近年来，卵巢早衰（premature ovarian failure，POF）的发病率逐年上升且呈低龄化趋势。据统计，30～40岁女性POF发病率在1%～2%；在原发性闭经妇女当中，发病率高达10%～28%；在继发性闭经妇女中，发病率为4%～18%。由于POF病因不清、发病机制复杂，治疗困难，严重危害妇女的身心健康。

女性卵巢功能减退是一个逐渐进展的过程。POF是卵巢功能衰退的终末阶段，与之相关的另外两个疾病状态分别是卵巢储备功能减退（diminished ovarian reserve，DOR）和早发性卵巢能够不全（premature ovarian insufficiency，POI）。DOR是指卵巢内卵母细胞的数量减少和/或质量下降，伴抗缪勒管激素水平降低、窦卵泡数减少、FSH升高，表现为生育能力下降，但不强调年龄、病因和月经改变。POI 是 POF 的早期阶段，主要表现为月经异常、FSH 水平升高、雌激素波动性下降、生育能力降低。POF 是指初潮以后到 40 岁之前，由于各种原因导致卵巢内卵泡破坏或耗竭而发生卵巢功能衰竭，引起月经失调、性欲减退、性功能下降、不孕、围绝经期综合征等一系列症状的疾病。其主要特征是血清高 FSH 水平、高 LH 水平和低 E_2 水平，一般要满足血清 FSH > 40mIU/mL、E_2 < 25pg/mL。目前全世界比较公认的 POF 诊断标准为：①年龄 < 40 岁；②闭经时间 ≥ 6 个月；③两次（间隔 1 个月以上）血 FSH > 40mIU/mL。

二、病因病理

POF 的病因及发病机制目前并不清楚。大量研究表明，POF 患者存在卵巢血流灌注异常或者卵巢微循环障碍。临床上，可以通过阴道多普勒超声监测卵巢的血流动力学指标以及卵巢基质的血流状况，评估卵巢储备功能及卵巢的反应性。POF 患者卵巢内血流灌注常呈低下状态，即存在卵巢微循环障碍。然而，目前关于卵巢微循环与 POF 之间的"因果关系"仍然缺乏系统而深入的研究，今后有可能成为生殖医学研究的热点之一。

通常来讲，POF 的病因包括以下几类。

（一）遗传学因素

约 10% 的 POF 患者有家族史，姐妹数人或祖孙三代可共同发病，既可表现为原发性闭经，也可表现为继发性闭经。X 染色体数目及结构异常、X 染色体基因突变、常染色体基因突变都可引起 POF。

1. X 染色体数目异常

卵巢功能的正常维持，依赖于两条结构完整的 X 染色体。正常女性核型为 46，XX，其中一条 X 染色体为失活的，但位于这条 X 染色体上的部分基因可以逃逸失活，并参与卵巢功能的维持。45，XO 及其各种嵌合体 45，X/46，XX；45，X /47，XXX；45，X/46，XX/47 等是最常见的遗传性 POF 病因。

2. X 染色体结构异常

Xp 缺失，尤其是近端缺失与卵巢早衰有关。Rao 等发现嵌合体 45，X /46，X，del（X）（p11.1–p22.3）可引起 POF。Xq13–26 也是维持卵巢功能的重要区域，包括 Xq26–

Xqter（POF1 位点）和 Xq13.3-21.1（POF2 位点）。X 染色体与常染色体的平衡易位会导致 POF，这可能是异位破坏了卵巢功能相关的基因或者影响了这些基因的表达。X 染色体在减数分裂前期不能完全配对，减数分裂阻滞。此外，等臂 X 染色体也可引起 POF。较小的染色体片段缺失一般引起继发性闭经，较大的片段缺失则可引起原发性闭经。

3. X 染色体基因突变

脆性 X 智力发育迟缓基因（fragileX mental retardation 1，FMR1）位于 Xq27.13 上，是最重要的 POF1 候选基因。

4. 常染色体的基因突变

GDF-9、INHA、FOXL2、FSHR 等常染色体基因突变也可导致 POF。

（二）免疫因素

5% ~ 30% 的 POF 患者合并其他内分泌腺或系统的自身免疫性疾病，以桥本甲状腺炎为常见，其次为 Addison 病、类风湿性关节炎、系统性红斑狼疮、突发性血小板减少性紫癜等。

胸腺属于中心免疫器官，动物实验证实胸腺缺如易发生 POF。有研究表明，幼年期动物若接受大剂量胸部放射线照射，可引起胸腺损伤，最终发生 POF。

动物实验中也常常利用免疫学原理构建 POF 动物模型，例如卵巢抗原免疫造模法、透明带免疫造模法、初生小鼠胸腺切除造模法等，这从反面证实了免疫因素可能是 POF 发生的重要原因之一。但是，目前仍然缺乏令人信服的临床数据。

（三）酶缺陷

研究表明，半乳糖 -1 磷酸酶尿苷转移酶缺乏可引起 POF。半乳糖对卵巢的影响主要和循环血中异常的 FSH 有关。

此外，17- 羟化酶、17, 20 碳链裂解酶的缺乏导致性激素水平低下，促性腺激素反馈性增高，使卵巢内卵泡闭锁速度加快，出现 POF。

（四）促性腺激素作用障碍

部分 POF 患者卵泡并未完全耗竭，但这些卵泡对促性腺激素缺乏反应，即卵巢抵抗综合征（resistant ovarian syndrome，ROS），这可能是由于 FSH 缺乏生物活性或者 FSH 受体基因突变所造成两者结合障碍；或有可能是促性腺激素与受体结合后，下游分子功能异常造成。研究发现，TGF-β 的异常升高，可能促使卵泡闭锁加速，从而发生 POF。

（五）原始卵泡储备过少，卵泡闭锁或耗竭过快

如果胚胎时期从卵黄囊迁入卵巢内的生殖细胞过少，或卵泡膜颗粒细胞不能合成足够的卵母细胞成熟分裂抑制因子（meiosis inhibiting factor，MIF），而使仅有的少数卵细胞在提前完成第一次成熟分裂后过早退化，可引起 POF。

（六）卵巢微循环障碍（血管源性因素）与 POF

各种卵巢或卵巢毗邻部位的手术均有可能损伤卵巢血液供应，从而导致 POF。主要包括子宫切除、输卵管结扎或切除、子宫内膜异位症的保守或半根治手术，输尿管盆腔段手术、卵巢肿瘤剥除术或一侧卵巢切除术等。

子宫动脉栓塞（UAE）目前应用于很多妇产科良性及恶性疾病的治疗中。但是，UAE 手术往往损伤卵巢的血供。研究表明，几乎所有患者行 UAE 治疗后，卵巢血管受阻加重，会发生非目标性的卵巢动脉栓塞而致 POF。

对比来看，卵巢功能正常者，盆腔血流丰富，子宫动脉血管网充盈；然而 POF 患者，大多数卵巢血供明显减少。因此，无论是由何种原因造成的卵巢血供减少，均可能导致卵巢微循环障碍，卵巢代谢异常，从而引发 POF。卵巢微循环异常可能是 POF 的病理基础。

（七）感染及环境因素

流行性腮腺炎性卵巢炎患者由于卵巢受到抗体攻击，罹患 POF 的几率增加。此外，严重的盆腔结核、疟疾、水痘、痢疾杆菌、巨细胞病毒和单纯疱疹病毒等也可导致卵巢功能受损，引起 POF。

环境毒物破坏卵泡会导致 POF。大剂量接触杀虫剂，以及镉、砷、汞等均可损伤卵巢组织，引起 POF。

（八）心理因素及生活习惯

现代女性的生活、工作压力大，长期焦虑、忧伤、恐惧等负面情绪可能直接影响下丘脑－垂体－卵巢轴的功能，导致 FSH、LH 异常分泌，进而影响卵巢功能，出现排卵障

碍、闭经，严重者可引发 POF。

饮食、生活习惯的不良亦是 POF 发生的危险因素。例如，吸烟女性较不吸烟女性更易发生 POF，严重失眠、长期熬夜或常年夜班的女性的 POF 发病率增加。

（九）特发性因素

大部分 POF 患者无明确病因，称为"特发性 POF"或"染色体正常的自发性 POF"。目前认为，特发性因素是 POF 发病的最主要分类，包括卵泡缺失和卵巢抵抗综合征。卵巢抵抗综合征又名"Savage 综合征"，目前发病机制不清，可能为卵巢内缺乏促性腺激素受体，或其受体的变异，或局部调节因子异常，亦可能是免疫功能异常等引起。

三、检查及诊断

（一）病史及体格检查

闭经或不孕往往是 POF 患者前来就诊的主要原因，少部分患者在青春期前发生 POF，表现为原发性闭经，常常影响第二性征的发育。卵巢手术史、肿瘤的放化疗史是引起卵巢衰竭的主要医源性因素。病毒感染史也是引起卵巢衰竭的原因之一，特别是流行性腮腺炎和 AIDS 感染病史。由于 POF 与自身免疫的相关性，所以需询问家族或本人有无自身免疫性疾病史，如 Addison 病、甲状腺疾病、糖尿病、红斑狼疮、类风湿关节炎、白癜风和克隆病等。

（二）血清激素检查

POF 患者血清激素的特征是高 FSH、LH 及低 E_2、P 水平，FSH/LH 比值异常增高。有研究者将 FSH/LH > 3.6 作为评价卵巢储备力降低的标准。

INHB 是卵巢颗粒细胞分泌一种蛋白激素，直接作用于垂体并负反馈抑制 FSH 的分泌。血清 INHB 水平随着月经周期的进行而发生变化，早卵泡期水平最高，黄体期水平最低。在卵巢功能减退的过程中，INHB 水平逐年下降的变化明显早于 FSH 逐年上升的变化，故可更早地对卵巢功能进行评估。

近年来，AMH 被认为是预测卵巢功能的最佳指标之一。AMH 是由早期生长卵泡分泌的，可特异性反映功能性卵巢储备水平，且含量较为稳定，不随月经周期发生变化。在 40 岁之前的卵巢衰老患者中，血清 AMH 值每年下降 5.6%，窦卵泡（2 ~ 10mm）计数每年下降 4.4%，卵巢体积每年下降 1.1%。AMH 已成为预测卵巢储备的一个更为可靠的指标。

（三）阴道 B 超检查

窦状卵泡（AFC）的数目是评估卵巢储备能力的简单易行的方法，IVF 周期所获取的卵子数与治疗前 AFC 数量显著相关。AFC 的数量随着年龄增长而下降；对 FSH 具有高度敏感性和反应性，且与 INHB 和 AMH 具有高度相关性。

卵巢的功能状态与卵巢的大小密切相关。在卵巢衰退的过程中，体积的变化早于 FSH 的改变。经阴道彩色多普勒超声检查卵巢体积及血流变化，是目前评估 POF 患者卵巢衰竭程度的常用检查手段之一。

卵巢间质血流与卵泡群的周期性募集、成长和排卵息息相关，与卵泡池的规模和维持呈正相关，与女性年龄呈负相关。在接受 IVF 治疗的女性中，若卵巢间质血流明显减少，则其对超排卵药物的反应性明显减弱。有学者提出，POF 患者的卵巢间质血流临界值为：PSV ≤ 8cm/s 和 RI ≥ 0.75。鉴于卵巢间质血流与卵巢储备和 IVF 反应性关系密切，有研究者认为可以将其作为卵巢早衰的预测指标。

四、治疗

由于 POI 的发病机制尚不明确，西医学目前暂无确切、有效的恢复卵巢功能的方法，多以维持月经或改善症状的治疗为主。中医辨证与辨病相结合，临床疗效显著。近年来，针灸改善 POI 也取得了令人瞩目的成绩。

（一）西医治疗

1. 激素替代治疗

模拟卵巢生理周期的雌孕激素序贯疗法（HRT），是目前消除 POF 患者临床症状的常用方法。国内常用的雌激素剂量为雌二醇 2mg/d，结合雌激素 0.625mg/d 或经皮雌二醇 50μg/d，配伍孕激素的剂量一般为每周期口服地屈孕酮 10 ～ 14 天，10mg/d；或服用雌孕激素复方制剂（芬吗通）。HRT 不仅能缓解患者因雌激素减少引起的血管舒缩不稳定症状、植物神经功能紊乱症状，并可防止性器官萎缩、骨质疏松及因血脂代谢紊乱引起的心血管疾患。也有研究者认为，HTR 治疗仅能提高患者的激素水平和改善相应症状，但对恢复生育能力意义不大，且有增加血栓和乳腺癌患病几率的风险。

理论上，通过周期性补充雌孕激素，经负反馈作用，使FSH下降，减少促性腺激素对卵泡的刺激，并协同体内FSH诱导卵泡颗粒细胞上的自身促性腺激素受体生成，使卵泡复苏。

此外，有研究报道雌孕激素序贯治疗可以改善卵巢的血流灌注，优化卵巢血流动力学参数。这提示雌孕激素序贯治疗可能是通过改善卵巢微循环，从而部分恢复卵巢功能。

2. 辅助药物治疗

目前报道用于治疗POF的药物，主要有DHEA、辅酶Q10、褪黑素、免疫抑制剂等。DHEA是合成雄烯二酮、睾酮、雌二醇的重要物质，可增加POF患者的卵泡数及获卵数，提高卵泡质量，提高妊娠率。辅酶Q10是体内组成呼吸链的必需成分，是电子传递链中的递氢体，是线粒体合成ATP的必要成分，具有抗氧化、清除自由基和膜稳定作用。有研究表明，联合DHEA和辅酶Q10治疗，较单纯补充DHEA能更好地改善卵巢的储备能力。

3. 干细胞治疗

卵巢干细胞治疗是目前POF研究领域较为热门的课题之一。干细胞具有自我更新、多向分化潜能的细胞，可以为POF患者的卵巢细胞再生提供新的治疗方法。目前应用较多的是间充质干细胞（MSCs），包括骨髓MSCs、外周血MSCs、脐带MSCs、胎盘MSCs及羊水MSCs。间充质干细胞具有来源方便，易于分离、培养、扩增和纯化，多次传代扩增后仍具有干细胞特性，避免了免疫排斥反应和不涉及伦理道德问题等优点。间充质干细胞具有强大的增殖能力和多向分化潜能，在适宜的体内或体外环境下，具有分化为肌细胞、脂肪细胞、软骨细胞、基质细胞等多种细胞的能力。MSCs治疗POF的机制，可能通过在卵巢中或人体内分化成特定类型的细胞并分泌VEGF促进卵巢血管重建，间接改善卵巢功能。临床数据表明，MSCs移植可改善卵巢早衰患者的临床症状并增加受孕几率。

总之，卵巢干细胞治疗是通过改善卵巢微循环，促进卵巢新陈代谢而起到治疗作用。

4. 卵巢移植

卵巢移植可部分恢复POF患者的卵巢功能，可分为自体卵巢移植和异体卵巢移植。

目前具有一定临床价值的是异体卵巢移植，但尚存在供体来源不足、组织相容性白细胞抗原（histocompatibility leukocyte antigen，HLA）配型困难、免疫排斥反应、移植物抗宿主综合征以及移植后长期的免疫抑制剂应用所引起的健康损害等许多难以解决的问题，大大限制了卵巢（组织）异体移植的应用。

（二）中医治疗

1. 辨证论治

中医学并无"卵巢早衰"的病名。从其疾病特点来看，与古人描述的"月水先闭""经水早断"相吻合，可归属于"闭经""血枯""经断前后诸症""不孕症"等范畴。一般认为，POF 的发病以肾虚为本，同时与肝、脾、心、冲任等多脏腑有关，虚实夹杂，病因纷杂。目前临床中 POF 常见的中医证型，包括肝肾阴虚、脾肾阳虚、肝郁气滞、寒凝血瘀、气血亏虚等多种类型。具体到每个患者，则多表现为综合证型。

（1）肝肾阴虚证

病机：素禀肾虚，或五志化火，内劫真阴。肝肾阴虚，精血匮乏，天癸乏源，冲任空虚，血海无源以泄，终致月经早绝。

证候：月经先期或闭经，双目干涩，头晕乏力，腰膝酸软，手足心热，潮热盗汗，口干喜饮，牙齿松动，失眠健忘，舌红苔少，脉沉细无力。

治法：补益肝肾，养血添精。

方药：轻症用一贯煎加减，重症以大补阴丸＋当归养血汤加减。常用药物：生地黄、龟甲、枸杞子、麦冬、沙参、当归等。

中医认为，肝藏血、肾藏精，精血可以互相化生，正所谓肝肾同源或乙癸同源。治疗上，补精可以生血，养血可以添精，补肾养肝，乙癸同治。补真阴者唯龟甲、地黄不用，枸杞子肝肾同补，当归养血活血，使补而不腻，养血以生精。

（2）心肾不交证

病机：生理情况下心肾相交，水火既济。如果心火亢盛，损耗肾水或者肾精亏虚，不能上制心火，心肾不交，水火分离，冲任失调，以致月经不调，不孕不育。

证候：心烦失寐，心悸不安，上热下寒，内热外寒，咽干口燥甚则口腔溃疡，下肢怕冷甚则腰腹冰冷，月经先期或闭经，宫寒不孕，舌红苔少，脉沉细无力。

治法：交通心肾，滋阴养血。

方药：交泰丸合天王补心丹加减，或用陈士铎引火汤加减。常用药物：黄连、肉桂、麦冬、熟地黄、巴戟天、炙远志、怀牛膝、丹参、当归等。

方用熟地黄为君，大补肾水；麦冬、五味为佐，重滋其肺金，金水相资，水旺足以制火矣。又加入巴戟之温，则水火既济，水趋下，而火已有不得不随之势，更增茯苓之前导，则水火同趋而共安于肾宫。黄连清心火，肉桂引火归原，怀牛膝引火下行，远志交通心肾。一味丹参功同四物，丹参味苦，微寒，归心经、肝经，活血养血，血脉通畅，水火相济。

（3）脾肾阳虚证

病机：过度节食，损伤脾气；或久泻不止，损伤脾肾之阳，肾阳虚无以温煦脾土，脾虚无以生精益肾，导致天癸早竭，冲任空虚，血海无源以泄，月经早绝。

证候：闭经日久伴有不孕，面色㿠白，畏寒肢冷，带下清冷，情欲淡漠，不思饮食，终日倦怠思睡；或见小便频数，余沥不尽，或夜尿频多。舌淡胖或边有齿痕，舌苔白滑，脉沉细迟弱。

治法：温补脾肾，行气养血。

方药：附子理中丸或傅山温土毓麟汤加味。常用药物：巴戟天、炒白术、党参、补骨脂、淫羊藿、枸杞子、附子、肉桂等。

傅青主认为，脾胃气虚的根源在肾气不足。脾胃之气虽充于脾胃之中，实生于两肾之内，无肾中之火气则脾气不能化。治法当以补肾气为主，兼以补脾胃之品。佐以川芎、熟地黄理气养血，周游百脉，营养脏腑，使气血生化有源，血海充盈，卵泡发育，月经复潮。

（4）肾虚血瘀证

病机：久病则虚，久病则瘀，虚可致瘀，瘀可致虚。虚则气血运行不畅，瘀滞即生。气血受阻，天癸欠充，致冲任亏虚且瘀，血海不能满溢，月经早绝。

证候：闭经日久伴有不孕，腰膝酸软，下腹隐痛，四肢不温，乏力怕冷，经来腹痛，舌质暗淡，脉细涩无力。

治法：补肾养血，活血调经。

方药：肾四味合温经汤加减。常用药物：菟丝子、淫羊藿、补骨脂、枸杞子、当归、阿胶、赤芍、川芎等。

肾四味是李可老中医补肾之专方，药性平和，温而不燥，润而不腻。温经汤出自《金匮要略》被誉为调经种子第一方，具有温经散寒、养血祛瘀之功效。

一般认为，肾精亏虚是POF的发病基础，而血瘀与本病的发生密切相关。POF患者常表现为闭经。《血证论》指出："女子胞中之血，每月一换，除旧生新，旧血即是瘀血，此血不去，便阻气化。"这说明，古代医家亦认为卵巢早衰的发病与血瘀有关。金保方等基于"精血同源"理论，认为肾虚血瘀是卵巢早衰的核心病机。肾虚为本，精血亏虚为变，闭经、不孕为外相；治疗上宜补肾活血，即以补肾活血为基础治疗。在此基础上，审查病机，脉症合参，综合辨证施治。柴嵩岩名老中医也认为，在治疗卵巢早衰时最基本的用药法则为补肾填精，同时活血化瘀。大量研究表明，补肾养血中药可能通过改善卵巢微循环，调控血清内分泌水平，使FSH显著下降，E_2显著上升，缓解患者临床症状，治疗POF。动物实验表明，补肾活血中药治疗POF的机制可能是通过抑制特异性免疫损伤，改善卵巢微循环，使卵巢内残存的少数滤泡得以复苏，部分恢复卵巢功能。

2. 针灸治疗

针灸治疗POF，已积累了丰富的经验。针刺常用穴位有神庭、百会、本神、天枢、中脘、关元、带脉、足三里、大赫、三阴交、卵巢穴、太溪、太冲，每周3次，1个月为一疗程，一般建议治疗2个疗程，疗效明显。通过针灸治疗，可以使患者FSH下降明显，E_2明显上升，从而改善卵巢功能。

详见"第七章第七节"。

五、典型医案

案1 多次IVF致POI自然怀孕（金保方医案）

曾某，女，30岁，江苏南京人。2019年3月20日初诊。

患者以原发不孕7年，多次IVF超促排卵/取卵，致早发性卵巢功能低下（POI）

就诊。

结婚 7 年未怀孕。2017 ～ 2019 年，先后于多家医院行 IVF 治疗，移植数次，着床 1 次，胚停清宫。丈夫精子参数正常，无明显身体不适。

基础性激素：FSH/LH 25.3/6.1，E_2 18nmol/L，AMH 0.46ng/mL。

近半年来，月经紊乱，2 ～ 3/15 ～ 28 天，LMP：2019 年 3 月 7 日。经量偏少，色红，有血块。平素腰痛，经前乳胀。平素乏力，怕冷，时常感冒，口不干，纳眠可，大便时溏。舌淡红，苔薄白，脉细滑。

辨证：脾肾阳虚兼肝郁。

治法：健脾补肾，疏肝解郁。

方药：温土毓麟汤 + 玉屏风化裁。巴戟天 10g，炒白术 20g，党参 10g，白芍 10g，茯苓 10g，黄芪 20g，防风 6g，鸡血藤 20g，广郁金 10g，川芎 6g，香附 10g，生薏仁 30g。

以上方加减，患者先后服用 2 月余，自然怀孕。遂予寿胎丸加紫河车、葛根、太子参等保胎，直至怀孕 3 月余，停中药。年底顺产一男婴，母子康健。

按： 本案患者原发不孕 7 年，多地、多家医院多次行 IVF 助孕，由于反复超促排卵、取卵，造成早发性卵巢功能不全。在这种情况下，如果一味地进周期超促排卵，往往事倍功半，甚至卵巢功能进一步衰竭，无法进行下一个促排周期。患者需要做的是停止周期，休养生息，让卵巢休息恢复一段时间，此时如果配合中药调理，可以更好地恢复或提高卵巢功能，为下次 IVF 周期，做好充分的准备。

本例患者素体脾虚，大便溏泻，生化乏源，久病及肾，腰痛乏力。多年不孕，多次 IVF 未果，所愿未遂，兼有肝郁。中医认为肾为先天之本，脾为后天之本，气血生化之源。在女性不孕症的诊疗过程中，对于病程较长，尤其是久治不愈的患者，往往长期服用大量中、西药物，损伤脾胃功能，脾虚运化不足，气血生化乏源，血行缓滞，血瘀经络。脾为后天之本也，脾胃一伤，五脏随之失养，卵巢功能下降。对于此类患者，金保方教授强调要密切关注患者的脾胃状况，养胃健脾，以后天养先天；同时非常重视患者免疫力的改善，在调理脾胃的基础上加用玉屏风散，现代药理证明，玉屏风散可以较好地改善慢病患者的免疫力。

此外，对于有胚停流产病史患者，一旦发现怀孕，应尽早服用中药保胎，尤其是既往服用中药怀孕的患者，此时如果突然停用中药，类似于逆水行舟或釜底抽薪，戛然停药，再次发生胚停的风险显著增加。同时，传统中医保胎，往往以补益肝肾为主，事实上，子宫微循环障碍是影响早期胚胎发育的主要原因之一。现代药理证明，葛根可以改善组织器官的微循环灌注，又避免传统活血药有动血之虞，在补肾调肝保胎治疗的同时，酌情加用葛根、羌活、白芍等改善微循环的中药，可以收到更加满意的效果。

案 2 卵巢早衰试管成功妊娠（金保方医案）

刘某，女，32 岁，安徽巢湖人。2016 年 6 月 20 日初诊。

因 IVF 失败，闭经 6 个月就诊。

患者因卵巢功能下降，双侧输卵管通而不畅，于 2015 年 6 月行 IVF 治疗，微刺激方案获卵 3 枚，获胚 1 枚，后冻胚移植未孕。近半年来月经不调，闭经。

平素二便调，纳眠尚可。刻下诉口干、眼干，腰酸乏力，余无明显不适，舌质略暗淡，脉沉细。2016 年 6 月因闭经自行口服黄体酮软胶囊撤退性出血，LMP：2016 年 6 月 18 日。经量偏少，颜色略偏暗，无痛经。

16 岁初潮，既往月经规律，5/28 天，量中，无痛经。2008 年结婚，婚后 1 年顺产一孩，体健。2011 年因个人因素，人工流产 1 次。2012 年开始备孕 2 胎，2012 ～ 2014 年曾行数次促排指导同房未孕。

实验室检查：2015 年 5 月，月经第 2 天性激素：FSH10.28IU/L，LH9.71IU/L，$E_2$20nmol/L，RL160.56mIU/mL。B 超：子宫 4.0cm×3.2cm×2.8cm，左卵巢 2.0cm×1.6cm，右卵巢 1.6cm×1.2cm，基础卵泡左侧 4 枚，右侧 6 枚。

今日复查性激素：FSH42.10IU/L，LH20.34IU/L，$E_2$18.89nmol/L，PRL148.36mIU/mL。B 超提示：子宫 4.0cm×3.2cm×2.8cm，左卵巢 1.8cm×1.2cm，右卵巢 1.3cm×0.9cm，基础卵泡左侧 1 枚，右侧 1 枚。

辨证：肝肾阴虚，冲任不足。

治法：调补肝肾，养血填精。

方药：一贯煎合四物汤加减。枸杞子10g，菟丝子20g，北沙参10g，麦冬20g，黄精20g，桑椹20g，续断15g，杜仲15g，赤芍30g，熟地黄30g，当归10g，桃仁10g，川芎6g。28剂，水煎服。

2016年7月18日二诊：服药后，患者口干、眼干已无，腰酸消失，稍觉乏力，脉沉细，略有滑意。自诉服药期间有白带增加现象（天癸渐充之象），但月经依然未潮。考虑到患者已有氤氲之相，遂予四物调冲汤10剂，活血理气调经，促使月经来潮。

2016年7月28日三诊：服药期间月经来潮，LMP：2016年7月24日。经量中等，色红，无痛经，稍腰酸。效不更方，继投一贯煎合四物汤，28剂。嘱其月经来潮1～3天，再进IVF周期。

2016年8月18日四诊：诸症已无，月经自然来潮，LMP：2016年8月15日。经量中等，色红。

复查性激素：FSH7.10IU/L，LH6.23IU/L，$E_2$24nmol/L，PRL160.56mIU/mL。B超检查提示：子宫4.0cm×3.2cm×2.8cm，左卵巢2.0cm×1.5cm，右卵巢1.5cm×1.3cm；基础卵泡左侧2枚，右侧4枚。

考虑到患者已进入IVF周期，在原方基础上加紫河车、巴戟天，鼓动卵泡发育。

2016年9月10日五诊：患者于2016年9月1日取卵，获卵4枚，冻存3枚优质胚胎。

患者于2016年11月，行冻胚移植，成功受孕。怀孕后给予中药寿胎丸保胎治疗，翌年顺产一女。

按：卵巢早衰总脱不了与"肾虚"的关系。肾为先天之本，五脏六腑之根，藏真阴而寓元阳，是人体生长发育和生殖的根本。中医肾的盛衰主宰着天癸的"至"与"竭"，冲任的"盛"与"通"、月经的"行"与"止"，在肾－天癸－冲任－胞宫的环节中占主导地位。正如《傅青主女科》云"经水出诸肾""肾气虚，何能盈满而化经水外泄"。同时，中医认为肝肾之间的关系极为密切，有"肝肾同源""精血同源"之说。肝藏血，肾藏精，精能生血，血能化精。肝血需要肾精的资助，肾精足则肝血旺，肾精也需要肝血的滋养，肝血旺则肾精充，在补肾的同时注意养肝。此外，金保方教授在传统辨证论治的基础上，尤其重视养血活血药物的应用，认为药物最终发挥功效，需要借助脉管系统输布全身及病灶，在调补肝肾的基础上，加用活血药物，可以改善卵巢微循环，促进卵巢代谢，增强卵巢功能，起到事半功倍之效。

本案中，患者表现为肝肾阴虚之象，遂重用菟丝子、熟地黄、黄精、桑椹补肾填精，枸杞子肝肾同补，续断、杜仲补肝肾强筋骨，赤芍、当归、桃仁活血养血，川芎活血行气、气帅血行。诸药合用，切中病机，中西（思路）合参，终获良效。

案3　卵巢早衰自然怀孕（金保方医案）

郑某，女，35岁，江苏丹阳人。2016年11月2日初诊。

因卵巢巧克力囊肿术后1年不孕来院咨询。

患者因双侧卵巢发现巧克力囊肿（左侧：4cm×5cm；右侧：6cm×7cm），2015年10月于当地医院行腹腔镜治疗，术中示盆腔粘连较重。术后月经不调，时有闭经，现备孕1年不孕，前来就诊。患者平素畏寒怕风，腰酸乏力，下腹冰冷，月经量少，色暗，有大血块，痛经较剧烈，二便调，睡眠欠佳，时做恶梦，舌质暗淡有瘀斑，脉沉细涩。

13岁初潮，既往月经规律，5/28～32天，量偏多，近3年来月经量逐渐减少，痛经多年，有时疼痛难忍，甚则头痛呕吐。2011年因左侧卵巢囊肿，曾行手术治疗，具体不详。2014年结婚，婚前曾人流2次。现婚后2年，夫妻生活正常，未避孕，至今未孕。丈夫精液检查正常。2015年当地HSG示双侧输卵管通而不畅，盆腔造影剂弥散不均匀。

基础性激素：FSH40.13IU/L，LH20.42IU/L，$E_2$31nmol/L，PRL120.33mIU/mL。B超检查提示：子宫6.0cm×5.2cm×3.1cm，左卵巢1.0cm×0.8cm，右卵巢1.1cm×1.2cm；基础卵泡左侧1枚，右侧2枚。

辨证：肾虚血瘀。

治法：补肾活血。

方药：肾四味＋温经汤加减。枸杞子10g，菟丝子20g，补骨脂10g，淫羊藿20g，吴茱萸5g，当归10g，赤芍20g，川芎6g，肉桂9g（后下），麦冬10g，鹿角胶10g（烊化）。21 剂，水煎服。

2016 年 11 月 15 日二诊：服药后，患者畏寒怕冷明显好转，腰酸大缓，仍诉睡眠欠佳；月经来潮 1 次，量少，血块较多，痛经已缓解，脉沉细，舌上有瘀斑。考虑到患者瘀血较重，原方加水蛭 5g，丹参 20g，路路通 20g，茯神 20g。21 剂。嘱患者积极试孕，若发现怀孕，停前药，复诊调方保胎。

患者先后服药 3 月余，诸症渐缓，痛经消失，经量增加，经血已无血块。于 2017 年 2 月 12 日复诊告知已怀孕。遂予寿胎丸加减保胎治疗。

按： 中医古籍中把女性生殖器官（卵巢、子宫等）称为"肾"的文献记录相对较少。但基于"肾藏精，主生殖"理论，中医肾与卵巢功能关系最为密切。正如《素问·上古天真论》所说："女子七岁，肾气盛……二七而天癸至，任脉通，太冲脉盛，月事以时下，故有子……"由此推断，中医肾、天癸的概念与西医学卵巢的功能相对应，卵巢功能状态的变化会影响肾精、天癸的盛衰。

本例患者因卵巢囊肿多次行卵巢手术，卵巢体积缩小，卵巢功能受损，出现肾虚、天癸及月经的变化，在一定程度上印证了女子卵巢与中医肾的关系。患者还有 2 次人工流产病史，手术必然损伤胞宫脉络，致瘀血内停，经血逆行，渐生祸端，子宫内膜异位卵巢，并发巧克力囊肿。瘀血阻络，月经量少，色暗有血块。瘀血不除，新血不生，心神失养，睡眠不佳，恶梦连连。患者出现较为典型的肾虚血瘀表现，选择补肾活血的思路进行治疗。方中肾四味是补肾之重剂专方，补而不燥，不伤阴血；温经汤养血活血，去瘀生新，冲任脉盛，血海充盈，月经复潮。诸药合用，药症相合，终获良效，成功孕育。

第二节　多囊卵巢综合征

一、概述

多囊卵巢综合征（PCOS）是育龄期妇女常见的一种复杂的内分泌及代谢紊乱所致的疾病，以雄激素过多、排卵障碍、胰岛素抵抗、月经失调为主要特征，发病率为

6% ～ 8%。其发病具有遗传易感性，主要临床表现为月经稀发或者闭经、不孕、多毛和 / 或痤疮，是生殖临床最为常见的女性内分泌疾病。

二、病因病理

PCOS 的病因复杂，迄今为止，其发病机制尚不十分明确。一般认为，PCOS 与下丘脑 - 垂体 - 卵巢轴功能失常、肾上腺功能紊乱、遗传、代谢等因素有关。卵巢多囊样改变系无排卵所致的结果，同时认为 PCOS 的发生与高雄激素血症和糖脂代谢紊乱密切相关。

近年来，研究者认为 PCOS 的发生与卵巢新血管生成异常密切相关，这提示 PCOS 与卵巢微循环及卵巢代谢状况有关，卵巢微循环研究可能是揭开 PCOS 神秘面纱的重要途径之一。

（一）遗传因素和基因异常

PCOS 的发病机制尚未完全阐明，遗传因素仍被认为是 PCOS 的主要原因之一。PCOS 患者存在家族易感性，母亲和妹妹的患病率分别为 24% 和 32%，显著高于正常女性人群的 4% 和 10%。PCOS 为多基因联合致病，这些基因多与类固醇激素合成、糖脂代谢等有关。主要包括 GnRH/GnRH-R、FSH/FSH-R、LH/LH-R、芳香化酶基因 CYP19/ CYP17/ CYP20、11β-HSD 等。

（二）下丘脑 - 垂体 - 卵巢轴功能紊乱

PCOS 患者垂体对下丘脑 GnRH 的敏感性增加，导致 LH 分泌增加。过量的 LH 可以刺激卵泡间质、卵泡膜细胞，使其分泌过多的雄激素，同时 LH 还能诱导卵巢合成胰岛素样生长因子 IGF-I 受体，使其结合量增加，并可诱导卵泡膜细胞增生，促进卵巢雄激素的合成和分泌。临床上有 80% ～ 85% 的 PCOS 患者有雄激素过多。高雄激素可以抑制卵泡成熟，引起发育中的卵泡闭锁，使卵巢内多个小卵泡分泌较低水平的 E_2，升高的 LH 又影响卵泡发育、成熟及排出，进一步升高雄激素水平，形成恶性循环，最终形成卵巢多囊样改变。

（三）胰岛素抵抗和高胰岛素血症

40% ～ 60% 的 PCOS 患者存在胰岛素抵抗（insulin resistance，IR）和高胰岛素血症，

特别是在肥胖型 PCOS 患者中表现尤为突出。高胰岛素使垂体分泌 LH 的脉冲幅度增大，过量的 LH 刺激卵泡膜细胞产生过多的雄激素；同时，高胰岛素血症可以抑制肝脏合成 SHBG，增加游离雄激素水平。

（四）肥胖

肥胖与 PCOS 如影随形，肥胖也是造成 PCOS 的常见因素之一。PCOS 患者多数存在肥胖，且多表现为中心性肥胖。BMI 越大者，合并 IR 及高雄激素血症概率越高。一方面肥胖能够抑制肝脏合成 SHBG，促进雄激素和胰岛素的分泌进而导致 IR，而高水平的胰岛素和雄激素又进一步加重了脂肪分布异常；另一方面肥胖加重 PCOS 患者的代谢异常，导致患者更容易发生 IR。肥胖可通过提高脂肪组织的氧化应激水平，激活炎症信号通路，提高脂肪细胞炎症因子的表达，延长 PCOS 患者慢性炎症状态并加重 IR 程度。

（五）肾素血管紧张素系统功能亢进

研究发现，卵巢组织内也含有肾素血管紧张素（renin-angiotensin system，RAS），调节组织局部血流和血管紧张性，促进血管平滑肌的生长和代谢，并对卵泡的发育、排卵及黄体形成等卵巢生物学行为起重要的调节作用。RAS 异常可能与 PCOS 病因密切相关。卵巢组织内不同的细胞成分合成 RAS 系统中的效应分子肾素（PRA）和血管紧张素 Ⅱ（AT Ⅱ）的能力呈周期性变化；LH 兴奋实验中，PCOS 患者 AT Ⅱ 的增加更为明显，过高的 AT Ⅱ 可诱导卵子成熟分裂的异常启动，AT Ⅱ 还可以调节卵巢性激素的合成，主要表现为 P 和雄激素的增加，而 E_2 下降，致卵泡内 P/E_2 和 T/E_2 升高，这可能与 AT Ⅱ 抑制芳香化酶的活性有关。总之，肾素血管紧张素系统功能亢进引起的卵巢血供及微循环异常可能与 PCOS 的发病有关。

（六）卵巢微循环与 PCOS

卵巢是血管生成最活跃的器官之一，其血管生成受许多因素影响。女性从青春期开始到绝经前，卵巢组织结构经历着每月一次的周期性变化，这种变化被称为"卵巢周期"。卵巢血管也发生周期性的血管生成和终止。卵巢周期过程中如果血管生成障碍或异常，将会导致 PCOS、卵巢过度刺激综合征、卵巢癌等病变的发生。

PCOS 的患者卵巢的特点是，双侧卵巢均匀地增大，可为正常妇女的 2～5 倍。卵巢体积增大的主要原因是卵巢血管增生与扩张、血流丰富。病理学特征为卵巢间质和卵泡膜中血管呈现增生性改变，切面可见卵巢白膜均匀性增厚，呈灰白色，硬化，皮质表层纤维化，细胞少，有明显的血管存在，包膜下可见许多直径 < 1mm 的囊性卵泡。彩色多普勒超声下可见 PCOS 患者卵巢间质内血管显示清晰，数量丰富，多有一支纵向贯穿卵巢间质的较粗的血管，且卵巢间质内动脉阻力降低，血供增加。可见血管生成在 PCOS 的发生、发展中起重要作用，而超声检查卵巢间质血流丰富程度是目前诊断 PCOS 的方法之一。

血管内皮生成因子是新血管生成过程中最关键的调控因素。多种血管生成因子，在 PCOS 卵巢的血管生成中发挥重要调控作用，主要包括 VEGF、内分泌腺来源血管内皮生长因子（EG-VEGF）、碱性成纤维生长因子（bFGF）和血管紧张素（ANG）等。PCOS 患者血清中 VEGF 和 EG-VEGF 的水平均高于正常妇女。VEGF 主要由卵巢颗粒细胞分泌，PCOS 患者卵巢颗粒细胞 VEGF 的表达显著增强。EG-VEGF 是一种新的内皮细胞促有丝分裂素，EG-VEGF 基因定位于 1 号染色体的 p21，在其启动子上有一个潜在的类固醇因子 -1（SF-1）结合位点。对于生成类固醇的内分泌腺上皮组织，EG-VEGF 是具有高度选择性的内皮细胞促分裂剂，选择性地作用于内分泌腺毛细血管内皮组织，诱导内皮细胞增殖、迁移和形成膜孔，加速激素流入血液。EG-VEGF 在人类和灵长类动物卵泡期，包括排卵前和闭锁卵泡，以及在整个黄体期皆有表达，而体外培养也发现人卵巢颗粒细胞表达 EG-VEGF。腺病毒转录的 EG-VEGF 在卵巢有明显的血管生成潜能，但在骨骼肌或皮肤等其他组织未见明显血管生成。EG-VEGF 的过度表达能够促进卵巢血管生成，与 PCOS 的发生相关。

三、临床表现

（一）月经稀发或闭经、不孕

月经失调是 PCOS 最重要的症状，月经稀发或闭经是持续性无排卵状态下的临床表现。不孕是 PCOS 患者卵泡发育不良和无成熟卵泡排出的结果，也是患者就诊的主要原因之一，PCOS 妇女不孕症的发生率为 35% ~ 94%。

（二）高雄激素血症

雄激素血症是 PCOS 的主要病理生理改变之一，患者血清游离睾酮升高、雄烯二酮、DHEA、硫酸去氢表雄酮（DHEAS）升高。其中睾酮、雄烯二酮和 DHEA 直接由卵巢分泌，约 50% 的多囊卵巢性无排卵妇女 DHEAS 升高几乎全部来自肾上腺，但并非所有 PCOS 患者均有睾酮升高。

（三）肥胖

肥胖与 PCOS 往往互为因果，其肥胖发生率约 50%。肥胖常始于青春期，多呈男性型肥胖，主要表现为腰臀比例增加，一般认为腰臀比例在 0.85 及以上则提示为男性型脂肪肥胖。肥胖可能与胰岛素抵抗和高胰岛素血症有关，超重或者肥胖无排卵的 PCOS 患者几乎都存在胰岛素抵抗现象。另外的研究发现，PCOS 患者血清瘦素水平和体重指数存在相关性。

（四）多毛和痤疮

多毛是 PCOS 高雄激素血症最常见的临床表现，这主要与患者体内的雄激素水平相关。高雄激素水平的 PCOS 患者，70% 表现有多毛体征，性毛增粗、增多是其多毛的特征。性毛增加，主要表现为唇、胸、腹部中线及乳晕和阴毛等部位，阴毛增多可达肛周；性毛增粗可伴或不伴面部痤疮，亦有多毛不明显但存在面部痤疮者。

（五）黑棘皮征

PCOS 妇女中有 30% ～ 50% 存在黑棘皮征，主要表现为颈后部、腋部、乳房下、关节的伸面和阴部皮肤棕黑色沉着，扪诊可有绒毛感。组织学显示角化过度，真皮乳头增生。这可能是高胰岛素血症的一种皮肤病变。因此，PCOS 患者出现黑棘皮征，提示存在胰岛素抵抗。

四、诊断

目前对于 PCOS 的诊断并不统一，国际上多采用鹿特丹标准来诊断，即符合以下 3 条中的 2 条，并且排除其他可以导致相关变化的疾病：①稀发排卵或无排卵；②临床症状和（或）生化指标提示雄激素过多症，如多毛、痤疮、脱发、血清总睾酮或游离睾酮升高；③卵巢多囊样改变，即双侧或单侧卵巢内超过 12 枚直径 2 ～ 9mm 的卵泡。上述

3 条中符合 2 条，并排除其他疾病如先天性肾上腺皮质增生、库欣综合征、分泌雄激素的肿瘤等，可诊断为 PCOS。

五、治疗

（一）西医治疗

1. 改善生活方式和饮食结构

通过调整饮食结构，限制热卡摄入，合适比例的糖、蛋白质、脂肪饮食，适当增加运动量等，可有效减轻体重，改善相关的生化指标和临床症状。研究表明，体重减轻 5%，相关生化指标能得到显著改善，并对月经周期的改变和排卵的恢复有一定的效果。

2. 药物治疗

治疗 PCOS 的药物主要分为 3 类。这 3 类药物既可以单独使用，也可以联合使用。

（1）抗雄激素药物：主要包括达英 -35、螺内酯、氟他胺、非那雄胺等。达英 -35 是最常用的短效避孕药，调节月经周期的同时可减少雄激素的产生，每日 1 片，疗程一般为 3 ～ 6 个月；螺内酯是醛固酮受体的抑制剂，可降低肾上腺和卵巢的雄激素合成功能，常用剂量为每日 40 ～ 200mg。

（2）胰岛素增敏剂：用于肥胖或胰岛素抵抗者，主要包括二甲双胍、噻唑烷二酮类等常用方案：二甲双胍，500mg，每日 2 ～ 3 次，口服。

（3）促排卵药物：用于有生育要求者，主要包括雌激素拮抗剂、促性腺激素、来曲唑等。常用方案：氯米芬 / 来曲唑，每日 1 ～ 2 片，连用 5 天。若效果不佳，联用促性腺激素。

3. 手术治疗

手术治疗适用于克罗米芬抵抗、促性腺激素治疗无效的 PCOS 患者。传统的卵巢楔形切除术的手术创伤较大，对卵巢功能影响大；且术后自然妊娠率低，可能发生卵巢周围粘连、卵巢损伤等，故已很少采用。目前，腹腔镜下卵巢打孔是治疗 PCOS 的常用手术方法，但是如果打孔数量太多、功率过高、作用时间过长，可能对卵巢功能带来负面影响，严重者可导致卵巢早衰。所以手术治疗 PCOS 要慎重。

（二）中医治疗

PCOS 属于中医学"月经后期""闭经""不孕""崩漏""癥瘕"等范畴。中医对

PCOS 病因病机的认识主要在"虚""痰""瘀"3 个方面。在脏腑方面，主要涉及肾、肝、脾三脏。临床常见证型以肾虚为基础，兼有痰湿、气血瘀滞、肝郁等类型，病性多属虚实夹杂。

1. 辨证论治

（1）肾虚血瘀证

病机：PCOS 的根本病变脏腑在于肾，主要病机是肾 – 天癸 – 冲任 – 胞宫生殖轴的失调，而肾虚血瘀是肾 – 冲任 – 胞宫 – 生殖轴的功能失常的外在反映。

证候：月经后期或闭经，月经量少，带下量少或异常增多；形体肥胖，部分患者多毛，腰膝酸软，少腹怕冷。舌苔白腻，舌质黯淡，脉象细濡而滑。

治法：补肾化痰，活血调经。

方药：补肾活血汤。巴戟天、菟丝子、熟地黄、龟甲、鹿角胶、紫石英、桃仁、红花、赤芍、川芎等。

方中巴戟天、菟丝子、熟地黄大补肾精、肾气；龟甲、鹿胶阴阳双补；紫石英温暖胞宫，鼓动肾气；桃仁、红花、赤芍活血养血，川芎理气。诸药联合，补肾填精，活血化瘀，直中病机。

根据近年来的文献报道和临床研究结果，一般认为肾虚血瘀是 PCOS 的主要病因病机，补肾活血是治疗 PCOS 的基本治则，可以促使卵泡发育及排卵，恢复月经周期。其作用途径主要在于：①调整内分泌紊乱状况，显著降低 PCOS 患者 LH、FSH、雄激素水平及体质量指数；②调整代谢紊乱，显著降低血清胰岛素水平，增强胰岛素敏感性。动物实验还表明，补肾活血中药可以改善卵巢局部血液循环，促进卵巢颗粒细胞生长、发育、成熟。此外，活血中药可明显增加大鼠卵巢 – 子宫静脉血中前列腺素的含量，尤其是前列腺素 F2α（PGF2α）的含量。当出现 LH 高峰时，局部产生较高浓度 PGF2α，促使卵巢间质内平滑肌纤维收缩，导致卵泡破裂而排卵。

（2）脾虚痰湿证

病机：脾气亏虚、运化失司使津液代谢失衡，湿聚成痰，阻滞冲任、胞宫；气血运行受阻使经道不通，致月经后期、闭经乃至不孕。痰湿蕴结体内，亦可致肥胖多毛。

证候：月经后期或闭经，月经量少，带下量多，久婚不孕；形体肥胖，喉间多痰，四肢倦怠，疲乏无力，大便稀溏。舌体胖大，舌苔白厚腻，脉沉滑或沉细无力。

治法：化痰祛湿，活血通络。

方药：苍附导痰丸加减。苍术、香附、胆南星、枳壳、半夏、陈皮、茯苓、桃仁、地鳖虫、甘草、生姜。

方中半夏、胆南星、陈皮化痰治其标，苍术、茯苓健脾利湿治其本，香附、枳壳理气行滞，桃仁、地鳖虫活血通络，生姜、甘草健脾和胃。全方有化痰祛湿，活血通络，健脾通经之功。

（3）肝失疏泄证

病机：肝主疏泄，调畅气机，若失调达，疏泄不时，气机郁滞，会引起脏腑功能的失衡，卵泡发育障碍，月经紊乱，先后不定期，或淋漓不净或经闭不行。

证候：月经稀发、量少，甚则经闭不行；心情烦躁，夜梦频多，胸胁乳房胀痛，小便赤黄或大便秘结，带下量多，下阴瘙痒。舌质红，舌苔黄厚，脉沉弦数。

治法：疏肝理气，活血通络。

方药：丹栀逍遥丸加减。牡丹皮、栀子、柴胡、黄芩、当归、白芍、白术、茯苓、薄荷、甘草。

方中黄芩、栀子清泻肝火，牡丹皮凉血，柴胡、薄荷疏肝解郁，白术、茯苓健脾利湿，当归、白芍养肝和血，甘草调和诸药。全方泻中有补，疏肝解郁，养血活血，使肝气条达，疏泄有常，月经可期。

2. 中药周期疗法／中药序贯疗法

国医大师夏桂成主张采用中药周期疗法即"补肾调周法"治疗女性月经病及不孕症。其特点是将月经周期分为4期，即经后期—经间期—经前期—经期对应西医学的卵泡期—排卵期—黄体期—经期。治疗上，根据4期的病理生理特点，分期论治，进行阶段性、序贯性用药。具体来讲，经后期以滋补肾阴为主，促进卵泡生长发育；经间期以补肾调理气血、促排卵为重点；经前期养血助阳为主；行经期和营调经为主。具体方药如下：

（1）经期：治以疏肝理气、和营调经为主，越鞠丸合五味调经散加减。药用制苍术、川芎、制香附、牡丹皮、山楂、丹参、赤芍、五灵脂、益母草、茯苓、川续断等。

（2）卵泡期：治以养血滋肾、疏肝和络为主，方宜归芍地黄汤加减。药用炒当归、赤芍、白芍、制香附、怀山药、山萸肉、牡蛎、茯苓、泽泻、川续断、桑寄生、山楂等。

（3）排卵期：治以滋肾助阳、活血和络为主，方用补肾促排卵汤加减。药如当归、赤白芍、山药、山萸肉、牡丹皮、茯苓、川续断、鹿角片、五灵脂、红花、川芎等。

（4）黄体期：治以养血补阳、疏肝和络为主，方用毓麟珠合逍遥散加减。药如当归、白芍、山药、牡丹皮、茯苓、川续断、鹿角片、紫石英、川楝子、延胡索、山楂等。

夏老认为 PCOS，患者长期处于经后期阶段，治疗应重视经后期的调理，强调"静能生水"的重要性；经后初期在养阴滋肾基础上，加用宁心安神、收敛固涩药物，避免滑利之品，以达到静能生水。

3. 辨病治疗——从调经到调卵

对于 PCOS 的治疗，无论是辨证论治，还是夏老的调周理论，仍属于中医四诊合参、审证求因的传统思维。传统中医很早就认识到月经不调的重要性，治疗上应当"疏其血气，令其调达"；加上受"经水出诸肾""肾主生殖""血（水）得热则行，得寒则凝"等观念的影响，认为月经延期或闭经，多属寒凝血瘀。在这种思潮的影响下，医者的着眼点往往都在调经、通经、温肾上，并创立了大黄牡丹皮汤、桂枝茯苓丸、大黄䗪虫丸、温经汤等名方，临床沿用至今。

20 世纪 50 年代，超声技术进入妇科领域，妇科专家逐渐认识到月经现象是伴随着卵泡发育、排卵的顺势而为。只要卵泡发育、排卵正常，由于月经黄体的寿命是 14 天左右，那么 12～16 天后，月经即会自然来潮。超过 16 天即意味着怀孕。PCOS 即是因为窦卵泡过多而发育缓慢甚至不发育，排卵缓慢甚至不排卵，继而导致月经不潮甚至闭经。因此，在治疗上促排卵逐渐被临床所接受，并取得了很好的临床效果。但中医妇科囿于阳虚血瘀的传统思维，治疗仍局限于温肾调经，临床疗效一般。金保方教授根据临床多年实践经验，结合西医学的认识，早在多年前就主张对于 PCOS 的治疗，必须由"调经"向"调卵"转变。医者的着眼点应该放在患者的卵泡期，着力营养卵巢，促进卵泡生长，并适时促排卵。至于排卵后，中药的作用仅仅是经量的多少，而无关月经的来潮与否。

因此，PCOS 的卵泡期用药可选择归芍地黄汤，或以六味地黄汤、二至丸、四物汤加减化裁，既符合了夏老调周理论即卵泡期滋肾养血法则，同时，养血也是滋阴，且可以改善微循环，改善卵巢和子宫的血供，营养卵子和子宫内膜，提高卵子质量和子宫内膜的容受性，临床疗效大大提高。这也是西医学中西融合、辨证与辨病相结合的体现。

4. 针灸治疗

针灸治疗 PCOS 也有一定效果，可以降低患者胰岛素水平，LH/FSH、雄激素水平以及体质量数。临床常用穴位有三阴交、关元、子宫、血海、中极，临证时应结合辨证论治加减穴位。

六、典型医案

案 1 肾虚血瘀型 PCOS（金保方医案）

申某，女，32 岁，江苏泰州人。2020 年 4 月 1 日初诊。因 PCOS、月经不调就诊。

婚后 10 年，12 岁月经初潮，其后非人工周期不潮，2013 年促排指导同房，成功剖宫产一女，之后仍非人工周期不潮。2015 年后曾行健黄体治疗，怀孕 2 次，均胚停，行清宫手术，现上环。

LMP：2020 年 3 月 10 ~ 14 日（黄体酮撤退性出血）。经量少，色淡，无血块。平素略烦躁，口干，纳可，便秘较重，经期 4 ~ 5 天，白带量少，舌红，苔薄白，脉细。

月经第 3 天性激素检查：LH/FSH15.15/6.01，T2.70nmol/L。B 超检查提示子宫大小 4.2cm×3.5cm×2.1cm，未见优势卵泡，双侧卵巢多囊样改变。

辨证：肾虚血瘀。

治法：滋肾养血。

处方：桃仁 10g，红花 10g，当归 10g，川芎 6g，赤芍、白芍各 10g，熟地黄 10g，山萸肉 10g，怀山药 20g，茯苓 10g，牡丹皮 10g，泽兰 10g，泽泻 10g，紫河车 10g，柏子仁 10g，枳壳 10g。28 剂，水煎服。

患者通过互联网医院，以上方加减调整治疗至今。网上告知，近 3 个月的月经可正常来潮。LMP：2020 年 9 月 23 ~ 27 日。经量中等，色红，无血块。

按:《傅青主女科》有云"经水出诸肾"。只有肾精充沛，冲任通畅，气血调和，胞宫充盈，月事方能以时下。女子以肾为本，以血为用。若肾精匮乏，不能化生为血，则冲任不充，血海不盈。肾精亏虚日久，阴虚及阳，则肾气虚弱，无力推动血行，血行迟滞可成瘀，即如王清任所说"元气既虚，必不能达于血管，血管无气，必停留而瘀"。

本例患者素来禀赋不足，月经不潮。人工促排卵管第一次收功（生育1女），但之后肾精仍亏。因此，产后经水依然不潮，更甚者随后两次怀孕均出现胚停，这提示肾精耗竭，无以养胎。患者有两次清宫手术病史，胞宫受损，势必留瘀。肾虚血瘀，卵子无力发育，妄谈排卵，经水闭绝。本案中，用紫河车联合六味地黄汤大补肾精，精足则血生；桃红四物汤补血养血，活血祛瘀；当归、柏子仁养血滋阴，加以枳壳可以润肠通便，增加肠腑蠕动功能，改善盆腔环境，亦有利于子宫卵巢微循环改变。诸药合用，切中病机，数十年顽疾竟获痊愈，月水逐月来潮。

案2 脾虚痰湿型PCOS（张新东医案）

苏某，女，28岁，江苏丹阳人。2015年10月18日初诊。因PCOS备孕2年而不孕就诊。

婚后3年，月经不调。14岁初潮，既往月经规律，5/28～30天，量中。婚前曾人工流产1次。婚后生活习惯不佳，餐无定时，体重增加20斤，形体肥胖，BMI：28kg/m²，渐现月经不调，甚至闭经。偶来月经，量少色淡，有小血块，轻度痛经。近来食纳不佳，稍怕冷，睡眠不佳，气短乏力，大便溏薄，舌苔薄白腻，脉细滑。

月经第3天性激素检查：LH/FSH12.33/5.28，T3.40nmol/L。B超检查提示子宫大小4.2cm×3.5cm×2.1cm，双侧卵巢多囊样改变。

辨证：脾虚痰湿。

治法：健脾化痰，活血通络。

方药：苍附导痰丸＋傅青主加减补中益气汤加味。苍术15g，炒白术15g，香附6g，姜半夏10g，胆南星10g，党参10g，黄芪30g，陈皮10g，茯苓10g，茯神20g，桃仁10g，红花10g，地鳖虫10g。14剂，水煎服。

2015年11月2日二诊：药后食纳已增，精神好转，睡眠尚可，舌苔薄白，脉细滑。

初见成效。原方加厚朴 10g，路路通 20g，再进 15 剂。

2016 年 4 月 20 日三诊：患者诉 3 个月来一直坚持服药，当地自行监测可排卵，B 超提示双侧卵巢多囊状态已无，并告知已怀孕。刻下暂无明显不适，舌苔薄黄，脉滑。拟香砂六君子汤加味以安胎。

按：《丹溪心法》云："若是肥盛妇人，禀受甚厚，恣于酒食，经水不调，不能成胎，谓之躯脂满溢，闭塞子宫，宜行湿燥痰……痰积久聚多，随脾胃之气以四溢，则流溢于肠胃之外，躯壳之中，经络为之壅塞，皮肉为之麻木，甚至结为窠囊，牢不可破，其患因不一矣。"这段条文形象地描述了肥胖妇女发生 PCOS 的过程，恣意饮食，脾虚不能运化，水饮痰湿积聚于卵巢，排卵障碍，渐成 PCOS。这说明脾虚痰湿也是 PCOS 发病的重要原因之一。《傅青主女科》提出："肥胖者多气虚，气虚者多痰涎……则胖之妇，内肉必满，遮隔子宫，不能受精，此必然之势也。"此分析未必是肥胖者不孕的真正病机，但起码说明早在几百年之前，中医已经认识到肥胖与不孕的关系。

现代社会，很多人普遍存在工作／生活压力加剧，饮食起居不规则，缺乏运动，以及思虑过度、耗伤阴血，导致脾气不振、气化功能失常而成痰饮，痰湿阻滞气机使气血运行障碍，痰湿血瘀互结，久则成多囊卵巢。本案患者因为体胖痰多，加上流产瘀血阻络胞宫，故取苍附导痰丸化湿消壅；加桃仁、红花、地鳖虫化瘀通络，活血调经。药证吻合，终获良效。

案 3 肝郁血虚型 PCOS（张新东医案）

吴某，女，23 岁。2018 年 9 月 10 日初诊。因 PCOS、月经不调求治。

患者未婚，素来月经不调，外院多次 B 超检测提示双侧 PCO，曾服用西药人工周期来潮，停药后依然如故。自 15 岁月经初潮，月经周期 2～6 个月，经量尚可，无痛经。刻下月经已 2 个月未潮。

患者为小学教师，平素时感心烦，头晕、乏力，睡眠一般，夜梦较多，口干微苦，脉弦细，舌淡红，苔白瘀点。

诊断：肝郁化火，血虚瘀阻。

治法：疏肝解郁，养血活血。

方药：丹栀逍遥丸加味。牡丹皮、栀子、柴胡、当归、赤芍各 10g，茯苓 15g，生白术 12g，生甘草 10g，薄荷 6g（后下），地鳖虫 10g，生水蛭 5g，丹参 30g，鸡血藤 30g，桃仁 10g，红花 10g，川牛膝 10g。14 剂，一天 1 剂，水煎服。

嘱咐患者：若月经来潮，即可复诊。

2018 年 9 月 26 日二诊：患者诉服药期间，未用黄体酮，月经自然来潮，LMP：2018 年 9 月 23 日。经量中等，有少量血块。服药后，心烦好转，夜寐安，仍觉乏力。继续以丹栀逍遥丸加味。药用牡丹皮、栀子、柴胡、当归、赤芍、桂枝各 10g，菟丝子、杜仲各 20g，续断 15g，熟地黄 20g，泽兰 10g，黄芩 15g，阿胶 10g，香附 10g，陈皮 10g。14 剂，一天 1 剂，水煎服，嘱其服药期间 B 超监测排卵。

2018 年 10 月 9 日三诊：药后诉近一周来白带增加，呈蛋清样。B 超提示有 1 枚优势卵泡 16mm×18mm。继续使用第一次的处方，14 剂。患者通过互联网医院告知，服药后月经如期来潮。

按：《临证指南医案》有云："女子以肝为先天。"女性月经、孕育与肝的功能密切相关。《医宗金鉴·女科心法要诀》记载："闭经见脉弦出寸口，则知其心志不遂，情志之为病，多属肝热。"若素性忧郁或烦躁易怒，耗伤肝血，肝藏血功能失常，则引起月经量少、月经后期或闭经等。本例患者心烦口苦，头晕乏力，情志不畅，肝郁血虚，初诊时月经 2 个月未潮，舌质有瘀点，反映患者体内当有湿热瘀阻，以丹栀逍遥丸加地鳖虫、水蛭、丹参、桃仁、红花、鸡血藤等破血、活血、养血，使血流通畅。二诊时月经已潮，体内瘀阻排出之后，宜增强补肾填精之力，遂以疏肝解郁、补肾养血为主。用丹栀逍遥丸加菟丝子、杜仲、熟地黄、泽兰、黄芩、阿胶补肾养血的同时，兼以清火、活血，补而不腻，促使卵泡发育，如果能够排卵，月经自然来潮。

案 4 肝郁肾虚型 PCOS（金保方医案）

何某，女，28 岁，安徽马鞍山人。2016 年 4 月 12 日初诊。

因 PCOS，备孕 2 年不孕就诊。

结婚 2 年余，未避孕而未孕。14 岁初潮，6 ～ 7/30 ～ 60 天，量中，时有痛经。患者为中学教师，自感日常工作繁琐，时感两胁胀满，经期乳房胀痛。

2015 年 10 月 21 日外院查 B 超示：双侧卵巢多囊样表现，未见优势卵泡。性激素检查：FSH3.56U/L，LH12.2IU/L，PRL24.01ng/mL，T2.76nmol/L，$E_2$76.3pg/mL。LMP：2016 年 1 月 6 日（黄体酮撤退性出血）。经量中等，经期 5 天。平素纳眠尚可，多梦，便调，舌偏红，苔薄黄腻少津，脉弦细。

辨证：肝郁肾虚。

治法：调肝益肾，调和冲任。

方药：一贯煎合左归丸加减。北沙参 10g，枸杞子 10g，当归 15g，生地黄 10g，熟地黄 10g，麦冬 10g，香附 6g，赤芍 10g，枸杞子 10g，菟丝子 10g，杜仲 10g，怀山药 10g，怀牛膝 10g。每日 1 剂，水煎服。

二诊：2016 年 4 月 30 日。LMP：2016 年 4 月 18 日。经量中等，无痛经；略感乳胀伴腰酸，同房时分泌物不多，未见拉丝白带。舌黯边尖红，苔薄腻少津，脉细软。

辨证：肝肾不足，精血衰少。

治法：补肾益气，养血调经。

处方：赤芍 10g，枸杞子 10g，女贞子 10g，菟丝子 10g，巴戟天 10g，淫羊藿 10g，黄精 10g，生地黄 9g，熟地黄 10g，白芍 9g。每日 1 剂，水煎服。

三诊：2016 年 5 月 16 日。自诉 1 周来白带增多，乳房略胀，有卵泡发育及排卵之兆。舌质略暗红，苔薄腻少津，脉细弦。治拟补肾活血，疏肝和络。

处方：菟丝子 10g，杜仲 10g，桃仁 10g，红花 5g，地鳖虫 10g，蒲公英 15g，路路通 20g，王不留行 20，香附 10g，川楝子 10g，熟地黄 10g，川芎 6g。每日 1 剂，水煎服。

四诊：2016 年 5 月 22 日。月经过期未至，脉有弦滑之相。检查尿 HCG（＋），证实为早孕。治拟补肾养血安胎。

处方：党参 20g，葛根 10g，白芍 10g，续断 10g，杜仲 10g，菟丝子 12g，阿胶 10g（烊化），神曲 6g，苎麻根 10g。每日 1 剂，水煎服。

按：本例根据夏桂成国医大师补肾调周法的序贯治疗。首诊患者肝肾不足，调补肝肾，重在补肾填精，稍佐疏肝，使得补而不腻。二诊患者肾精渐充，但仍未达盈满之期，继以补肾助阳。三诊患者已达排卵期，顺势给予补肾活血通络。四诊发现怀孕，给予补肾养血安胎。根据患者所处月经周期的时相，精准施治，用药月余，当即受孕，堪称如桴应鼓。

第三节　卵巢囊肿

一、概述

卵巢囊肿是指卵巢部位发生的囊性病变，主要包括单纯性卵巢囊肿和巧克力囊肿。单纯性卵巢囊肿属卵巢瘤样病变之一，其病因不清。临床特点为病程较长，囊肿逐渐增大，表面光滑，包膜完整，活动好，单侧多见，是一种良性潴留性囊肿。病变常为局限性，当囊腔增大到一定程度后，不再增大。本节重点讨论卵巢巧克力囊肿。

卵巢巧克力囊肿又称"卵巢子宫内膜异位囊肿"，是子宫内膜异位症的一种病变类型，其异位的子宫内膜种植在卵巢上并继续生长形成异位病灶或异位囊肿。子宫内膜异位症是育龄期妇女常见病和多发病。调查显示，不孕症女性子宫内膜异位症的发病率为21%～47%，身体的各个部位都可能发生子宫内膜异位，依次是卵巢（44.0%）、直肠子宫陷凹（34.0%）、盆腔腹膜、腹壁切口、膀胱壁、子宫颈、输卵管、肠壁、外阴、阴道及其他部位。如果内膜异位到卵巢并出现囊性病灶，囊内含有巧克力样渗出物，即称为"巧克力囊肿"。

二、病因病理

（一）发病机制

卵巢子宫内膜异位症（ovarian endometriosis，OEM）的发生机制依然不清，目前主要有3种学说。①异位种植学说：该学说认为，卵巢子宫内膜异位系子宫内膜来源，其转移到宫腔以外种植并生长，最终形成子宫内膜异位症。宫腔子宫内膜转移的途径主要有四种，即经血逆流、血管播散、淋巴播散和医源性种植。②体腔上皮化生学说：该学说认为，腹膜和子宫内膜均起源于体腔上皮细胞，体腔上皮细胞在卵巢激素和慢性炎症的反复刺激下化生为子宫内膜组织，并继续生长，最终发展成子宫内膜异位症。因此，推测卵巢上皮在卵巢激素和慢性炎症的反复刺激下，可发生卵巢子宫内膜异位症。③诱导学说：该学说是体腔上皮化生学说的扩展，认为未分化的腹膜组织在血管生长因子、转化生长因子（TGF）等的诱导下形成子宫内膜组织。④其他：卵巢子宫内膜异位症的发生机制，可能还涉及遗传、免疫、内分泌、炎症和环境因素的影响，即多因素共同作用的结果。

（二）对卵巢功能的影响

卵巢功能与卵泡的发育密不可分，卵泡的发生过程起始于卵巢皮质。异位的子宫内膜可在卵巢皮质种植、生长并可引起卵巢发生炎症反应。因此，卵巢子宫内膜异位症可能影响卵子的发生、发育，并可使卵巢储备功能降低。

卵巢子宫内膜异位症还通过对卵巢皮质和髓质的损伤，造成卵巢组织自分泌和旁分泌的生长因子减少，影响窦前卵泡的发生和募集。随着病情发展，卵巢异位囊肿体积进一步增大，通过挤压卵巢组织来影响卵巢的血运，减少卵巢组织中 FSH、LH 受体数量，使得卵巢组织对促性腺激素反应降低，从而影响卵泡的发育成熟，同时影响卵子质量。卵巢子宫内膜异位症患者临床常表现为排卵功能障碍，发生率高达 17%～27%，因此有不少卵巢子宫内内膜异位症患者发生不孕。

此外，卵巢子宫内膜异位可直接破坏卵巢髓质，影响卵巢血运，导致卵巢卵泡发育能力及内分泌功能障碍。

（三）微循环与子宫内膜异位囊肿

异位内膜的种植、生长必须依赖于足够的血运。卵巢子宫内膜异位囊肿是一种血管依赖性疾病，种植灶子宫内膜的快速生长需要大量的新生血管，新生血管形成是卵巢子宫内膜异位症发生的关键步骤。

VEGF 是内皮细胞特异性的有丝分裂原，在生理及病理性血管生成中均有重要作用。VEGF 与内皮细胞膜上的特异受体结合，通过旁分泌机制刺激血管内皮细胞增生、移位和结构形成。同时 VEGF 还有增加血管通透性的作用，促进血浆蛋白的渗出，形成富含纤维的基质，诱导内皮细胞、成纤维细胞及炎性因子的增生，最终形成高度血管化的间质。研究表明，卵巢子宫内膜异位囊肿患者的卵巢液中 VEGF 表达显著增加。VEGF 的促血管生成作用，主要是通过与激酶插入区受体（kinaseinsert domain receptor，KDR）结合，刺激血管形成，以及增加血管通透性，为子宫内膜的种植、浸润和远处转移提供合适的物质基础。

抗血管生成可能作为治疗卵巢子宫内膜异位症的方法，阻断 VEGF 信号通路而阻止异位病灶的种植。研究表明，血管生成抑制剂内皮抑素可诱导血管内皮细胞凋亡、抗血管生成，并可抑制裸鼠异位子宫内膜病灶的生长。这些现象均说明，卵巢局部微循环异常与子宫内膜异位囊肿的发生密切相关。

三、临床表现与诊断

卵巢子宫内膜异位症的临床表现既有子宫内膜异位症的共性，又有自己特殊的症状和体征。

（一）临床表现

1. 症状

（1）盆腔疼痛：卵巢子宫内膜异位囊肿随着经期囊内不断出血，囊肿体积、压力也随之增大。部分患者若腹压增加时，可发生囊肿破裂，囊内容物流入腹腔，引起化学刺激性腹膜炎，导致剧烈腹痛，伴有恶心、呕吐和肛门坠胀等症状。

（2）不孕：卵巢子宫内膜异位病灶影响卵巢功能，改变盆腔微环境状态，造成盆腔粘连，导致盆腔解剖结构异常或输卵管功能异常，从而导致不孕。

（3）性交不适：如果卵巢子宫内膜异位症与盆腔周围组织粘连，使子宫后倾固定或合并直肠子宫陷窝有子宫内膜异位病灶时，可引起性交不适或者性交痛。

2. 体征

卵巢子宫内膜异位症病灶较小，尚未形成囊肿时，可无体征。当囊肿较大时，妇科体检可扪及单侧或者双侧活动性较差的盆腔囊性包块，并有不同程度的触痛。

（二）诊断

卵巢子宫内膜异位症是盆腔子宫内膜异位症的一种类型，其诊断方法相同，主要基于病史及辅助检查。B 超检查是诊断卵巢子宫内膜异位症的主要手段，当超声诊断有异议时，可考虑行 MRI 或 CT 检查。血清 CA125 的浓度与子宫内膜异位症的严重程度成正比，但其敏感性和特异性均较低，一般不作为单独诊断指标。腹腔镜检查是目前临床上诊断卵巢子宫内膜异位症最好的方法，必要的话可以对病灶进行活检以进一步明确诊断。

四、治疗

治疗卵巢子宫内膜异位囊肿，应根据患者的治疗目的和需求，结合其年龄、卵巢储备功能及囊肿的数量、大小等制定个体化的治疗方案。

（一）西医治疗

1. 药物治疗

（1）激素抑制治疗：主要作用是降低雌激素水平，达到假孕或假绝经状态，使子宫内膜异位病灶萎缩、退化或坏死，具体方法有以下两种。

假孕疗法：6 ～ 12 个月，诱发假孕，造成人工闭经，抑制卵巢子宫内膜异位症病灶的发展，并缓解临床症状。常用药物有短效避孕药和高效孕激素。短效避孕药，可连用 6 ～ 9 个月；甲羟孕酮，一般用法为 30mg/d，连用 6 个月。

假绝经治疗：应用 GnRH 类似物抑制垂体合成和分泌 FSH、LH，显著降低血清雌激素水平，导致闭经。常用药物有亮丙瑞林、曲普瑞林和戈舍瑞林。用法：月经第 1 天皮下或肌注 1 支，每隔 28 天使用 1 次，一般可用 3 ～ 6 个月。

（2）对症治疗：采用非甾体类消炎镇痛药物抑制前列腺素合成，治疗盆腔疼痛及痛经，但不能阻止卵巢子宫内膜异位症的发展。

2. 手术治疗

（1）穿刺手术：B 超引导下行卵巢子宫内膜异位囊肿穿刺术已广泛应用于临床，这不仅能避免手术对正常卵巢组织的损伤，又能防止术后盆腔粘连及对卵巢血运的影响。

（2）腹腔镜及开腹手术：手术方式有开腹手术和腹腔镜手术两种。目前认为，腹腔镜手术是本病最佳的处理方法，有条件的医院应将腹腔镜手术作为治疗卵巢子宫内膜异位症的首选治疗方法。开腹手术仅适用于不具备开展腹腔镜手术条件的医疗机构。

（二）中医治疗

卵巢囊肿属于中医癥瘕、积聚病的范畴。癥瘕的主要病机是正气虚弱，气滞血瘀，痰凝湿聚，湿热瘀阻等虚、瘀、痰、湿四个方面。正如《医宗必读·积聚》所云："积之成也，正气不足，而后邪气居之。"正气虚弱包括脏腑、冲任、气血虚弱，脏腑以肝、脾、肾为主。

1. 气滞血瘀证

病机：在众多有形之邪中，瘀血最为常见，是积聚、癥瘕的基本病因。不当的治疗，或者妇产科手术，如分娩、人工流产或者盆腔手术等直接损伤胞脉、胞络，可导致医源性的气滞血瘀证。

证候：下腹部结块，触之有形，按之痛或不痛，小腹胀满；月经先后不定期，经血多有血块，月经难净，经色暗；精神抑郁，胸闷不舒，口干不欲饮，面色晦暗。舌紫暗，舌尖边有瘀点或瘀斑，脉沉涩或沉弦。

治法：行气活血，化瘀消癥。

方药：《济生方》香棱丸。药用木香、丁香、小茴香、枳壳、川楝子、青皮、三棱、莪术。

方中木香、丁香、小茴香温经理气，气行则血行；青皮、枳壳、川楝子疏肝解郁，理气止痛；三棱、莪术活血化瘀消癥。全方共奏理气止痛，活血化瘀之功效。

2. 痰凝湿聚证

病机：除瘀血之外，痰湿也是比较常见的有形之邪。寒温失节，饮食不节，均可损伤脾胃功能，致水湿不运，聚而生痰，痰湿阻滞冲任，胞宫、胞脉渐成癥积。医源性痰湿现象也时有发生，如临床长期过量使用含有雌激素的药物，可使患者出现恶心呕吐、唾液增多、口淡、头晕、舌苔白腻等典型的痰湿内阻现象，容易诱发卵巢囊肿、子宫肌瘤等。

证候：小腹有结块，按之不坚，时或作痛；带下量多，色白质黏；胸闷或欲呕，月经后错或闭经。舌淡胖，苔白腻，脉弦滑。

治法：化痰除湿，活血消癥。

方药：桂枝茯苓丸加减。药用桂枝、茯苓、牡丹皮、桃仁、陈皮、半夏、鸡内金、地鳖虫、生姜。

3. 湿热瘀阻证

病机：经行产后，余血未尽，血室开放，脉络空虚，或不禁房事，或感染湿热邪毒，与血搏结，瘀阻冲任、胞宫、胞脉，渐成癥积。

证候：小腹包块疼痛拒按，痛连腰骶；带下量多、色黄或赤白相杂，腥臭难闻；子宫异常出血，发热口渴，烦躁易怒，便秘，尿少色黄。舌黯红，有瘀斑，苔黄腻，脉弦滑数。

治法：清利湿热，化瘀消癥。

方药：大黄牡丹汤。药用大黄、牡丹皮、桃仁、冬瓜子、芒硝、红藤、败酱草、石打穿。

4. 肾虚血瘀证

病机：肾气不足，推动无力，血行受阻；肾阳虚衰，虚寒内生，血得寒则凝；肾阴亏虚，阴虚内热。血为热灼，均可导致肾虚血瘀；瘀血内积，阻滞冲任、胞宫、胞脉，日久成癥。

证候：下腹部结块，触痛；月经量多或少，经行腹痛较剧，经色紫黯有块；婚久不孕或反复流产，腰膝酸软，头晕耳鸣。舌黯，脉弦细。

治法：补肾活血，消癥散结。

方药：补肾化瘀汤。药用巴戟天、续断、杜仲、地鳖虫、皂角刺、桃仁、川芎等。

五、典型医案

案1　卵巢巧克力囊肿（金保方医案）

贾某，女，40岁，江苏淮安人。2016年6月14日初诊。因痛经10年，卵巢巧克力囊肿复发1年就诊。

10年前人工流产后，出现痛经，逐年加重，疼痛难忍，甚则呕吐。3年前B超检查发现卵巢囊肿，外院行腹腔镜下卵巢巧克力囊肿剥除手术。1年前，B超提示巧克力囊肿复发。LMP：2016年5月26日。月经量适中，血块较多，痛经较重，下腹怕冷，伴有腰痛。平素怕冷，手脚凉，纳谷不香，头晕乏力。舌淡红，苔薄白，脉细略数。

14岁初潮，月经尚规律，月经周期28～32天。2005年结婚，2006年剖宫产一女，体健。2006～2010年上环4年。2010～2013年先后怀孕3次，均行人工流产手术。

B超检查提示子宫大小6.3cm×5.1cm×5.2cm；子宫前壁见散在液性暗区，提示为腺肌症；左侧卵巢囊肿4.3cm×2.7cm，包膜完整。CA12578.5U/mL；CA19946.3U/mL。

辨证：肾虚血瘀。

治法：补肾活血，散瘀消癥。

处方：巴戟天20g，续断15g，杜仲10g，附子9g，细辛5g，地鳖虫10g，三棱20g，莪术20g，皂角刺10g，桃仁10g，川芎6g，怀牛膝10g。21剂，1日1剂，水煎服。

2016年7月20日二诊：药后腰痛、乏力、头晕、怕冷等症状明显缓解。LMP：2016年6月28日。经量较前增多，痛经明显好转，血块减少。效不更方，原方再用21剂。

2016年8月15日三诊：诉痛经已无，纳眠可，头晕无。复查B超，左侧卵巢囊肿大小：2.3cm×1.2cm，较前明显缩小；CA125、CA199已降至正常水平。

按：正如王清任在《医林改错·膈下逐瘀汤所治之症目》中说："气无形不能结块，结块者，必有形之血也。"然而，瘀血的产生多先因气病，进而气血同病。如气滞血流不畅，气虚推动无力，血得寒则凝，血为热灼，都可以发生血瘀。气滞血瘀必伤及冲任、胞宫、胞脉，日久形成癥积。

血液流变学研究的结果也表明，活血化瘀中药可以明显改善患者的微循环状态，影响血液流变状态，从而缓解子宫内膜异位症因血瘀所致的一系列临床症状和体征，治疗痛经，促进卵巢包块的吸收。

长期以来，中医已形成了一套独特的治疗卵巢子宫内膜异位囊肿的方法。除口服中药之外，还包括中医外治、针灸、刮痧以及综合疗法等。这些治疗方法各具特色，具有远期疗效好、副反应小的特点。

案2 巧克力囊肿术后不孕（张新东医案）

赵某，女，34岁，已婚。2019年12月23日初诊。因巧克力囊肿术后继发不孕而求治。

患者初婚10年，孕3产1，人工流产2次。2016年再婚，未避孕，至今未孕。

患者 2014 年曾行腹腔镜下巧克力囊肿（6cm×5cm）摘除术，术后注射达必佳 2 支。2016 年因巧克力囊肿复发，于外院行囊肿穿刺手术。半年后，巧克力囊肿再次复发，再次行腹腔镜下囊肿剥离手术，术中见左侧囊肿 4cm×3cm，右侧囊肿 5cm×2cm，盆腔多发异位病灶予以电灼清除。

相关检查：2017 年 6 月本院 HSG：宫腔形态正常，右侧输卵管通而不畅，左侧输卵管通畅，24 小时盆腔造影剂局部积聚。性激素检查：FSH/LH10.34/8.33mIU/mL；AMH1.02ng/mL。基础窦卵泡：左侧 4 个，右侧 3 个。监测有排卵，内膜 11.6mm。

男方精液密度：每毫升 8980 万；（PR+NP）精子总活力：47.2%；前向运动精子总数：4610 万；正常形态率：4.8%。

月经史：14 岁初潮，7/30 天，轻到中度痛经，经量正常，经期腹凉；便溏，腰酸。

平素怕冷，纳谷不香，稍觉气短，性欲低下，大便时溏，脉沉细涩。

辨证：脾肾两虚，胞宫瘀阻。

治法：补肾健脾，温阳活血。

方药：并提汤合温经汤。巴戟天 30g，熟地黄 20g，炒白术 20g，党参 10g，黄芪 20g，枸杞子 10g，吴茱萸 5g，柴胡 6g，川芎 6g，鹿角胶 10g，赤芍 15g，肉桂 5g，桃仁 10g，路路通 20g，地鳖虫 10g。21 剂，1 天 1 剂，水煎服。

二诊：药后患者诸症缓解，食纳正常。自诉精神好转，性欲恢复，房事后仍觉腰酸。原方去地鳖虫、路路通；加杜仲 20g，菟丝子 20g。再进 28 剂。

服药期间，网络告知已然怀孕，嘱其复诊保胎治疗。

按：本例患者肾虚血瘀，巧克力囊肿多次复发，反复手术，损伤卵巢，进一步加重肾虚血瘀之困，再婚多年不孕。"并提汤"出自《傅青主女科》，旨在治疗胸满不思食不孕。傅氏认为，终日不思饮食，倦怠乏力，不欲行房或房事后痛苦难忍，好似病于脾胃，实乃肾气不足，不能为脾胃升腾化气。治疗重点在补益肾气以助脾胃，重用巴戟天、白术，先后天并治，顾名思义"并提汤"。余每用于治疗脾肾两虚型不孕症，其典型表现为纳差、性欲低下或性交不适，抓住主症，常获显效。本例患者因巧克力囊肿及手术损伤，尚存寒凝血瘀之象，遂加用温阳活血代表方"温经汤"。药症相合，用药两月余，多年不孕竟获良效。

【参考文献】

[1] 黄旭春, 曹晓静, 林楠, 等. 卵巢早衰中医诊疗指南评价与修订 [J]. 河南中医, 2019, 39 (1): 82-86.

[2] 郭薇, 王琳琳, 王洋, 等. 多囊卵巢综合征评估和管理的国际循证指南的建议 [J]. 中华生殖与避孕杂志, 2019, 39 (4): 259-268.

[3] 崔世超, 侯海燕, 李幼平, 等. 不孕症临床指南的系统评价 [J]. 中国循证医学杂志, 2013, 13 (8): 947-954.

[4] 中国医师协会生殖医学专业委员会. 高龄女性不孕诊治指南 [J]. 中华生殖与避孕杂志, 2017, 37 (2): 87-100.

[5] Goswami D, Conway GS. Premature ovarian failure [J]. Hormone Research in Paediatrics, 2005, 68 (4): 196-202.

[6] Donnez J, Dolmans M M, Pellicer A, et al. Restoration of ovarian activity and pregnancy after transplantation of cryopreserved ovarian tissue: a review of 60 cases of reimplantation [J]. Fertility & Sterility, 2013, 99 (6): 1503-1513.

[7] 徐苓, 宋亦军. 卵巢早衰的临床表现和诊断标准 [J]. 实用妇产科杂志, 2003, 19 (4): 195-196.

[8] 王亚光, 吕维富, 李兵. 子宫肌瘤子宫动脉栓塞术中瘤体与卵巢血供的相关性及临床观察 [J]. 介入放射学杂志, 2015, 24 (3): 206-209.

[9] 孙海翔, 丁利军. 卵巢衰老的临床干预新进展 [J]. 生殖医学杂志, 2018, 27(3): 199-203.

[10] 王世继, 闫国珍. 经阴道彩色多普勒超声诊断卵巢早衰的相关研究进展 [J]. 医学综述, 2012, 18 (5): 769-771.

[11] 段丽, 周慧丽, 向红. 卵巢早衰患者经阴道彩色多普勒超声检查的声像图特征 [J]. 中国全科医学, 2010, 13 (18): 2051-2053.

[12] 李洁, 陈必良. 卵巢早衰动物模型的研究进展 [J]. 中国妇幼健康研究, 2011, 22 (4): 563-565.

［13］刘嘉茵．卵巢早衰患者卵泡刺激素受体基因突变的初步研究［J］．生殖医学杂志，1997（3）：157-161.

［14］Jeon Y J，Choi Y，Shim S H，et al. Vascular endothelial growth factor gene polymorphisms in Korean patients with premature ovarian failure［J］. Eur J Obstet Gynecol Reprod Biol，2011，159（1）：138-142.

［15］Chatterjee S，Chowdhury R G，Dey S，et al. Pregnancy in a lady with premature ovarian failure following dehydroepiandrosterone（DHEA）treatment［J］. 2015，2（1）：40.

［16］Alipour F，Rasekhjahromi A，Maalhagh M，et al. Comparison of Specificity and Sensitivity of AMH and FSH in Diagnosis of Premature Ovarian Failure［J］. Disease Markers，2015，2015：1-4.

［17］刘贤莲，杨蕾．腹腔镜下卵巢囊肿剥除术中不同止血方式对患者卵巢功能和血流动力学的影响［J］．海南医学院学报，2014，20（11）：1560-1562.

［18］张吟．补肾活血法对卵巢早衰干预作用的临床研究［D］．南京：南京中医药大学，2006.

［19］陈莉萍，杨鹰．卵巢早衰中西医治疗前后的血流动力学变化［J］．中国妇幼健康研究，2014（3）：482-484.

［20］蔡立荣，李大金，孙晓溪，等．补肾活血方对小鼠实验性卵巢早衰防治作用的研究［J］．中国中西医结合杂志，2001，21（2）：126-129.

［21］Wang S，Ling Y，Min S，et al. The Therapeutic Potential of Umbilical Cord Mesenchymal Stem Cells in Mice Premature Ovarian Failure［J］. BioMed research international，2013，2013（5976）：690491.

［22］夏良君，夏有兵．近20年针灸治疗卵巢早衰的临床研究及作用机制进展［J］．中国针灸，2018，38（5）：565-570.

［23］Silber S J. Fresh ovarian tissue and whole ovary transplantation［J］. Seminars in Reproductive Medicine，2009，27（6）：479-485.

［24］李晓阳，曹妍杰，羊璞，等．针药联合治疗早发性卵巢功能不全疗效的Meta

分析［J］.世界中医药，2021，16（13）：1982-1989，1997.

［25］Apridonidze T, Essah P A, Iuorno M J, et al. Prevalence and characteristics of the metabolic syndrome in women with polycystic ovary syndrome［J］. The Journal of Clinical Endocrinology & Metabolism，2005，90（4）：1929-1935.

［26］Arefi S, Mottaghi S, Sharifi A M. Studying the correlation of renin-angiotensin-system（RAS）components and insulin resistance in polycystic ovary syndrome（PCOs）［J］. Gynecological Endocrinology，2013，29（5）：470-473.

［27］Errara N, Frantz G, Lecouter J, et al. Differential Expression of the Angiogenic Factor Genes Vascular Endothelial Growth Factor（VEGF）and Endocrine Gland-Derived VEGF in Normal and Polycystic Human Ovaries［J］. American Journal of Pathology，2003，162（6）：1881.

［28］何晓彤，孟祥雯，张雪娇，等.多囊卵巢综合征病因与发病机制的研究进展［J］.中国妇幼保健，2017，32（7）：238-241.

［29］王滟，梁占光，杨业洲，等.多囊卵巢综合征患者血浆及卵泡液血管内皮生长因子的测定及其与血清胰岛素水平的相关性研究［J］.华西医学，2007，22（4）：764-766.

［30］周洁春，柏海燕，郑建淮.血管紧张素Ⅱ在多囊卵巢综合征中的作用［J］.国际生殖健康/计划生育杂志，2005，24（5）：229-232.

［31］甘静，陈娟.多囊卵巢综合征从肾论治探讨［J］.浙江中医杂志，2014，49（7）：486-487.

［32］张翌蕾，潘文，汪永娟.多囊卵巢综合征病因病机中西医研究进展［J］.中国中医基础医学杂志，2016，22（7）：1004-1006.

［33］张东琦，贾丽妍，常惠，等.针药联合治疗PCOS不孕症临床研究进展［J］.江苏中医药，2020，52（1）：91-93.

［34］潘文，王晓萍，王贵霞.补肾活血法治疗多囊卵巢综合征的中医研究现状［J］.中国中医基础医学杂志，2013（12）：1508-1510.

［35］杨正望，谈珍瑜，尤昭玲，等.补肾活血法治疗多囊卵巢综合征临床观察［J］.中西医结合学报，2006，4（4）：422-424.

［36］许志芃，骆世存，岑莉，等.苍附导痰丸加减对多囊卵巢综合征疗效观察［J］.中华中医药学刊，2010，28（7）：1493-1494.

［37］Cui W，Jing L I，Sun W，et al. Effect of electroacupuncture on oocyte quality and pregnancy of patients with PCOS undergoing in vitro fertilization and embryo transfer［J］. World Journal of Acupuncture-Moxibustion，2012，22（1）：23-29.

［38］Artini P G，Obino M E R，Sergiampietri C，et al. PCOS and pregnancy：a review of available therapies to improve the outcome of pregnancy in women with polycystic ovary syndrome［J］. Expert Review of Endocrinology Metabolism，2018，13（2）：87-98.

［39］García-Manero M，Alcazar J L，Toledo G. Vascular endothelial growth factor（VEGF）and ovarian endometriosis：correlation between VEGF serum levels，VEGF cellular expression，and pelvic pain［J］. Fertility Sterility，2007，88（2）：513-515.

［40］Bancroft K，Vaughan Williams C A，Elstein M. Pituitary-ovarian function in women with minimal or mild endometriosis and otherwise unexplained infertility［J］. Clinical Endocrinology，2010，36（2）：177-181.

［41］Nisolle M，Casanasroux F，Marbaix E，et al. Transplantation of cultured explants of human endometrium into nude mice［J］. Human Reproduction，2000，15（3）：572-577.

［42］孙梅，陈子江.子宫内膜异位症对妇女生育力的影响［J］.实用妇产科杂志，2012，28（8）：609-611.

［43］翟敬芳，丛林，欧玉荣.血管内皮生长因子及其激酶插入区受体在卵巢子宫内膜异位症中的表达及意义［J］.蚌埠医学院学报，2010，35（4）：343-346.

［44］马颖，何援利.抗血管生成抑制裸鼠异位子宫内膜的生长［J］.南京医科大学学报（自然科学版），2010，30（11）：1599-1603.

［45］刘建华.卵巢子宫内膜异位囊肿手术和卵巢功能保护［J］.中国实用妇科与产科杂志，2009，25（9）：668-671.

［46］顾洪丽. 少腹逐瘀汤治疗卵巢巧克力囊肿病案举隅［J］. 中医药导报, 2008, 14（5）: 85-85.

［47］曹毅君. 补肾祛瘀清热利湿方治疗卵巢巧克力囊肿临床分析［J］. 现代中西医结合杂志, 2014, 23（17）: 1891-1892.

［48］吴正芳, 时燕萍, 许家莹. 中医药抗子宫内膜异位症血管生成的研究新进展［J］. 河北中医, 2015, 37（5）: 790-793.

［49］陈钧洁. 补肾化瘀方对肾虚血瘀型子宫内膜异位囊肿腹腔镜术后防治的临床观察［D］. 长春: 长春中医药大学, 2015.

［50］楼雪莉, 陈旻. 针药并用治疗卵巢巧克力囊肿37例［J］. 上海针灸杂志, 2013, 32（11）: 970.

第十四章　微循环与子宫疾病

子宫疾病是指子宫区域发生的各种病变，如炎症、损伤、肿瘤以及癌前病变等，是女性常见的疾患之一。子宫动脉为髂内动脉前干分支，分为上、下两支，上支又有分支与卵巢动脉末梢吻合。子宫微循环的变化源于子宫内膜组织周期性的变化，这一特点有别于其他脏器。子宫体微血管本身的树枝状构型及窦状隙结构能够保证局部的物质交换，满足子宫不同生理周期的需要。流产、放取环等宫腔操作以及感染等原因，可导致子宫疾病，包括子宫内膜炎、子宫内膜异位症、子宫肥大、子宫息肉、子宫肌瘤、子宫囊肿、子宫脱垂、子宫内膜癌等。本章仅就内膜异常、子宫腺肌症、子宫肌瘤的诊治介绍如下。

第一节　内膜异常

一、概述

内膜异常主要表现为子宫内膜薄、内膜形态不佳，伴随内膜腺上皮增生差、子宫动脉血流阻力高、血管生成减少等。良好的子宫内膜厚度和形态是胚胎着床及成功妊娠的关键，而薄型子宫内膜或内膜形态不佳会导致子宫内膜容受性降低，影响胚胎植入，最终降低妊娠率。薄型内膜是目前生殖领域重要的研究方向，临床上对薄型子宫内膜的定义是指在黄体中期（排卵后 6 ～ 10 天）子宫内膜厚度 < 7mm，其主要临床特征为月经周期正常，但月经量过少（< 30mL）。内膜形态异常主要是指近排卵期 A 型或 B 型内膜伴高回声团块致内膜回声不均匀或 C 型内膜，子宫内膜形态不佳、回声紊乱亦能影响子宫内膜的容受性，进而影响妊娠结局。

二、病因病理

内膜异常的病因病理迄今尚未完全明确。相关研究表明，内膜异常主要受下列因素影响。

（一）全身因素

全身因素包括内分泌系统功能紊乱及年龄因素等。子宫内膜雌激素及孕激素受体减少，可导致雌、孕激素效能下降；GH 分泌不足或排卵障碍等，可影响子宫内膜正常生长，导致内膜血流阻力增加；内膜腺上皮细胞、内膜血管密度减少，VEGF 表达下调，血管生成减少。女性随着年龄的增长，体内调节免疫功能的生物活性物质较少，子宫内膜血流减慢，雌、孕激素受体相应减少，子宫内膜细胞的增殖与分化受限，也可导致子宫内膜厚度变薄、形态变差。

（二）局部因素

局部因素包括宫腔操作史（多次刮宫及输卵管通液术等造成的子宫内膜粘连、损伤等），宫腔严重感染，子宫内膜结核，子宫肌瘤（多发、巨大或黏膜下子宫肌瘤）及先天性子宫畸形等。这些局部因素，可以降低子宫内膜的厚度，破坏内膜的形态，影响内膜的血供，使子宫内膜基底层和功能层受损。其机制，可能在于损伤的细胞中线粒体处于长期缺氧状态，导致局部微血管发生闭锁。

（三）外在因素

长期（≥5 年）服用避孕药，可使子宫内膜长时间受刺激而导致内膜生长受限，并可降低胚胎移植成功率。突然或长期的工作压力增大及环境应激等，均可成为导致内膜异常的潜在因素。此外，某些基础疾病（原发性高血压、糖尿病等），不良生活习惯（吸烟、喝酒等）及体质量过轻均与内膜异常存在一定相关性。

（四）不明因素

部分患者虽然生长发育正常，内分泌系统功能正常，性激素水平无异常，无明确子宫内膜损伤史，且可排除其他诱因，但宫腔镜检查仍可发现黄体中期子宫内膜菲薄（厚度＜7mm）、光滑呈淡白色、宫腔无粘连、子宫内膜呈发育不良状态。这类内膜异常的病因尚需进一步研究。

（五）微循环因素

子宫是女性特有器官，其微循环结构有别于其他脏器。通常状态下，子宫体微血管排列呈树枝状，管径较细，微血管之间的间距较大（有利于局部组织的物质交换），子宫毛细血管与静脉之间并不是直接连接，其间有一个窦状隙结构，窦状隙壁上的纤维网眼，像海绵一样。血液经过窦状隙时，血浆向整个组织内渗透并进行物质交换，后再回到静脉中。此外，子宫为肌性器官，微动脉有完整的平滑肌，神经、体液等因素调节均能改变血管的舒缩状态，调控微循环血流量。彩色多普勒超声对子宫内膜下螺旋动脉的检查结果显示，子宫内膜薄、内膜形态不佳患者内膜下的螺旋动脉在增生期及分泌期中的动脉血流阻力指数、血流搏动指数及血流速度峰/谷比，均较子宫内膜正常者显著升高，提示内膜异常患者的子宫内膜血流灌注明显低于正常者。彩色多普勒对卵巢动脉的检查结果显示，子宫内膜薄、内膜形态不佳患者排卵期和黄体期卵巢动脉的血流阻力指数、血流搏动指数及血流速度峰/谷比，均显著高于内膜正常者，提示内膜异常患者卵巢血流灌注也明显低于内膜正常者。

从分子生物学角度来看，子宫内膜异常与 ER、VEGF、MMP 等有关。子宫内膜腺上皮细胞中 ER 的表达水平对子宫内膜的生长发挥重要的调控作用。ER 表达减少，使雌激素刺激组织增殖作用减弱，细胞分裂及增殖活动降低，局部组织增生不良而导致薄型子宫内膜形成，从而出现月经量过少。VEGF 被认为是调控子宫内膜新生血管形成的特异性最高且最有效的因子之一。VEGF 主要通过与 VEGF 受体 KDR 和 Flt-1 结合，诱导内皮细胞有丝分裂，促进内皮细胞增殖，形成毛细血管袢，诱导间质产生及促进新血管形成。MMP 具有降解局部组织的能力，月经过少者的增殖期子宫内膜腺上皮和间质中 MMP-11 的表达水平显著低于子宫内膜正常者，而在分泌期腺上皮中，月经过少者与子宫内膜正常者的 MMP-11 表达水平相似，但月经过少者间质中 MMP-11 的表达水平却显著低于内膜正常者。因此，MMP-11 在子宫内膜的增殖、重建及分化中发挥了一定作用，月经过少及子宫内膜过薄可能与 MMP-11 表达低有关。

三、检查

（一）病史

一般以月经过少或者不孕症前来就诊。需要了解发病时间，病程经过，有无停经史，以往治疗经过。注意患者年龄、月经史、婚育史，是否服用避孕药物，是否有刮宫等宫腔操作史，是否存在引起全身或生殖系统异常的如高血压、糖尿病等相关疾病。

（二）体格检查

妇科检查常无阳性体征，应注意子宫的大小、质地、活动及压痛情况，以及排除炎症、肿瘤等器质性病变。

（三）辅助检查

内分泌激素测定：对性腺功能低下引起月经过少、子宫内膜过薄的诊断有参考意义。

B 超：B 超下子宫内膜常见的三种形态是 A 型、B 型和 C 型。A 型内膜：常见于内膜增生早期（月经第 6 ～ 10 天），此时内膜厚度为 4 ～ 9mm。常说的三线型，外层和中央为强回声线，外层和宫腔中线间为低回声区或暗区。B 型内膜：常见于内膜增生晚期（月经第 11 天排卵），排卵时内膜厚度为 9 ～ 12mm，为均一的中等强度回声，宫腔强回声中线断续不清。C 型内膜：常见于黄体期（即排卵后到下次月经来潮前），厚度 10 ～ 14mm，为均质强回声，无宫腔中线回声，此时"三线征"消失。

诊断性刮宫：可发现子宫内膜炎、子宫内膜结核等病变。

宫腔镜检查：或可发现宫腔粘连。

子宫造影：了解宫腔是否有粘连。

四、治疗

治疗内膜异常，如果能找到具体的原因，应根据原因对症下药。但对于部分内膜异常患者的病因并不能明确，只能根据病史以及检查结果，采用经验性治疗。基于微循环障碍是其共态，改善微循环治疗常作为基础疗法。

（一）西医治疗

1. 药物治疗

（1）激素治疗：子宫内膜的增殖需要依赖雌激素，并且这种依赖会诱导孕激素受体的产生。薄型内膜患者接受雌激素治疗，能够促进子宫内膜的增殖。大部分关于雌二醇（E_2）治疗内膜异常的研究都是在接受冻存胚胎移植的患者中进行。起始剂量一般为戊酸雌二醇 2～4mg，1～2 次 / 天；后续根据内膜情况调整用药剂量，最高可达 8～12mg/d。如口服雌激素对促进子宫内膜增殖无满意效果，则可考虑其他途径摄入雌激素。经皮摄入效果最稳固，但经阴道摄入可获得最高的血清药物浓度和内膜增殖率，所以经阴道用药应成为其他摄入方式无效后的选择。有学者在接受卵子捐献的患者中发现，经阴道摄入雌激素与经口摄入相比，能够更有效地改善内膜厚度（≥ 7mm），并且经阴道摄入药物的时间延长到移植前 4～6 周，最终妊娠率可提高到 70%。因此，建议口服药物失败的患者，选择经阴道摄入雌激素。

（2）GnRH-a：随机对照研究表明，IVF 周期中内膜厚度＜ 7mm 的患者，如在黄体中期注射 GnRH-a，可提高妊娠率。该研究随机选择患者于取卵日、胚胎移植日及移植 3 天后注射 0.1mg 曲普瑞林，同时随机选择患者于上述时间点接受安慰剂注射。结果显示，用药组的移植成功率及妊娠率有显著升高，并且内膜厚度和形态也有明显改善。这可能是因为 GnRH-a 直接影响了内膜厚度及黄体，而且应用 GnRH-a 后黄体生成激素的水平也有提高，同时导致生长因子、细胞因子及黏附分子分泌的增加。

2. 手术治疗

子宫内膜微刺激术是指通过对子宫内膜的局部机械性损伤，诱导其自身修复，改善子宫内膜容受性，从而提高胚胎着床率的方法，主要包括子宫内膜活检及刮匙搔刮。国外研究以子宫内膜活检为主，国内多采取刮匙搔刮。单纯宫腔镜检查也属于子宫内膜轻微刺激，其对提高着床率有积极作用。子宫内膜微刺激术治疗机制尚不明确，目前研究主要认为与以下几方面相关：①内膜损伤后所引起的一系列细胞修复及炎性反应过程中，可分泌出细胞因子和生长因子并以此来刺激内膜修复，改善容受性；②在受损部位引起免疫细胞的募集，可能促进着床；③刺激术可能引起基因表达的改变和容受性因子表达升高，因子主要包括骨桥蛋白（OPN）、LIF 和连接蛋白 43（CX43）。

3. 其他治疗

要成功地实现受精卵着床，子宫内膜必须完成一系列的准备，包括一些表面标记物的表达、特定的生长因子分泌以及细胞因子的激活。

（1）粒细胞集落刺激因子（granulocyte colony stimulating factor，G-CSF）：G-CSF能够诱导损伤部位的干细胞定向分化，并应用该因子改善了内膜异常大鼠模型的子宫内膜厚度。G-CSF诱导了细胞角蛋白和维生素的大量表达，促进损伤部位子宫内膜细胞的增殖，进而改善了子宫内膜厚度和形态。常用方案：300μg行宫腔灌注。

（2）再生医学：再生医学是一门新兴学科，旨在用人类自身来源的干细胞治疗目前用药物尚无法有效控制的疾病，这些干细胞主要来自胚胎、成体器官或组织。干细胞是一类具有未分化性和多能性的细胞群体，其有能力分化为不同的细胞系、在体外大量扩增且免疫原性低。子宫内膜成体干细胞的存在最先被Prianishinikov于1978年证实，后由Padykula等确认，并使这些细胞经过侧群干细胞分选技术鉴定。尽管子宫内膜成体干细胞已发现了30余年，但是将其应用于再生医学近10年才开始。有学者建立了人类子宫内膜体外细胞系，并将其注射到联合免疫缺陷小鼠的肾被膜下，成功地使人类子宫内膜组织再生。

（二）中医治疗

中医学典籍中无"内膜异常"的记录，但根据其临证表现，可将其纳入中医的"月经过少""不孕症"等疾病。肾气－天癸－冲任－胞宫轴是调控女性生殖活动的核心，"肾"作为主导环节与胞宫通过经络密切相连，影响女性的经孕产乳等生理功能。子宫内膜为有形之物，为精血所化。若肾气亏损，天癸至却不充，精血虚弱，则子宫内膜过薄、形态不佳，在临床上表现为月经过少，加之"妇人受妊，本于肾气旺也，肾旺是以摄精"。只有当肾精充盛到一定的程度，才能更好地摄精成孕，这与西医学中"胚胎和子宫内膜发育同步""子宫内膜容受性"等说法如出一辙。若肾精虚损，胞宫容物失常，故而难以受孕。女子"元气即虚，必不能达于血管，血管无气，必停留而瘀"。各种原因引起的肾气不充，肾精不足，阴阳虚损，都可由气血失调而瘀血阻滞冲任，冲任二脉不能相资，血海不足，则经行量少、胞宫则难以容物。综上所述，本病核心病机可总结为：肾精亏虚为主导，经血不足为基础，瘀血阻滞、冲任胞宫失养为其标，终成虚实夹杂之证。

1. 肾精亏虚证

证候：月经量少，淋漓不净，色淡红，质稀，无血块；腰酸头昏，神疲乏力，形体或有畏寒，小便频，夜寐不佳。舌质淡红，脉沉弱。

治法：补肾益精，养血调经。

方药：补肾固冲汤加减。常用药物：阿胶、艾叶、怀山药、川续断、炒五灵脂、炒蒲黄、鹿角霜、杜仲、补骨脂、人参等。

2. 阴血不足证

证候：经量减少，则点滴即净，色淡红，质清稀，无块；多伴月经后期，头昏眼花，腰背酸楚，或有耳鸣，平时带下少。苔薄白，脉细弦。

治法：补肾调经，滋阴养血。

方药：小营煎加减。常用药物：当归、熟地黄、山药、白芍、枸杞子、黄精、炙甘草、丹参、怀牛膝、山楂等。

3. 血虚寒凝证

证候：月经量少，色黯或淡，质清稀；小腹冷痛，腰膝酸冷，神疲乏力，小便清长，大便溏薄，面色青白。舌淡胖嫩，脉弱无力。

治法：温经养血，散寒调经。

方药：温经汤加减。常用药物：当归、赤芍、白芍、莪术、党参、川续断、川牛膝、川芎、制香附、肉桂、炙甘草等。

4. 阴虚血热证

证候：月经先期量少，色红，质稀或黏，无血块；头晕腰酸，心烦口渴，手足心热。舌质红，少苔，脉细数。

治法：滋阴清热，凉血调经。

方药：两地汤合柏子仁丸加减。常用药物：生地黄、玄参、赤白芍、柏子仁、牡丹皮、地骨皮、麦冬等。

5. 瘀血阻滞证

证候：月经先期，量少，色紫红，有血块；小腹胀痛，胸闷烦躁，口渴不欲饮。舌质紫暗或有斑，脉弦涩。

治法：活血化瘀，调经止痛。

方药：加味失笑散。常用药物：丹参、当归、赤芍、制香附、益母草、艾叶、山楂、合欢皮、五灵脂、川续断、甘草等。

（三）微循环治疗

有学说认为，内膜异常是由子宫内膜血流减少引起的，改善子宫内膜血流灌注可能促进子宫内膜增殖。

1. 低剂量阿司匹林

Weckstein 等选取了 28 例因薄型子宫内膜（≤ 8mm）接受了人工周期治疗的患者。结果表明，接受低剂量阿司匹林治疗（81mg/d）患者的子宫内膜厚度增加，并且可获得更高的种植成功率及临床妊娠率。

2. 己酮可可碱和维生素 E

己酮可可碱是一种甲基黄嘌呤衍生物，能够促进血管扩张；维生素 E 有抗氧化效果。有人将这 2 种药物联合应用于排卵前内膜厚度＜ 6mm 的患者（己酮可可碱 800mg/d+ 维生素 E 1000IU/d），结果发现：内膜厚度显著改善，妊娠率及活产率也显著提高。当常规治疗方法均无法改善子宫内膜厚度时，可以尝试应用这 2 种药物，约对 40% 的患者有效。

3. PDE5i

PDE5i 应用于内膜异常的治疗是因其具有较强的血管扩张作用，效果与 NO 类似。Sher 等研究了经阴道摄入 PDE5i 对内膜薄的不孕症人群子宫内膜厚度的影响，证明 PDE5i 可以有效改善子宫动脉血流量，从而促进子宫内膜增殖，患者的种植成功率和妊娠率均有提高。这种用药方法在宫腔粘连的患者中同样有效。有研究认为，子宫内膜过薄是由于子宫动脉血流阻力升高引起的。结果表明，维生素 E、L– 精氨酸和 PDE5i 分别改善血管阻力 72%、89% 和 92%，改善子宫内膜厚度 52%、67% 和 92%；且使用了维生素 E 的患者可以观察到子宫内膜腺体的增加、血管的发育和内膜 VEGF 蛋白表达的增加。

五、典型病案

案 1　薄型子宫内膜，ART 期间自然怀孕（金保方医案）

李某，女，41 岁，江苏仪征人。2021 年 7 月 14 日初诊。

初婚顺产 1 胎，人流 2 次。现再婚 5 年，婚后有 2 次不良孕史。2017 年孕 6 个月，小产；2019年孕2个月，B超未见胎心，空囊。2020年12月，取卵5枚，冻胚2枚，FET 2次失败，现无冻胚。月经史：2～3/23～32天。LMP：2021年7月6日。经量少，色暗红，有小血块；腰酸乳胀，无腹痛。刻下：怕热，不易感冒，口干口苦，纳可，牙龈肿胀，便溏，白带少。舌红，苔薄黄，脉弦。

治法：养血活血，清热养阴。

处方：广郁金10g，柴胡10g，当归10g，川芎6g，赤芍10g，白芍10g，熟地黄10g，生甘草10g，紫河车10g，黄芪20g，黄精20g，枸杞子10g，地骨皮10g，野菊花10g，鸡内金10g，煨木香10g。14剂，水煎服。

2021年8月20日二诊：患者行微刺激方案治疗，2021年7月20日行取卵术，获卵1枚，D3形成1枚Ⅱ级卵裂胚，因B超提示内膜3.3mm，未行鲜胚移植。之前因疫情中断治疗，现疫情好转，至门诊继续治疗。LMP：2021年7月31日。经期5天，量少，色深红，少量血块；轻微腹痛，腰酸，乳胀。刻下：口干，纳可，寐可，大便不成形，一日一次，白带正常，余无不适。舌红，苔薄黄，脉弦。

治法：养血活血，补肾填精。

处方：鸡血藤20g，广郁金10g，当归10g，川芎6g，炒白术20g，炒白芍20g，熟地黄10g，制香附10g，柴胡10g，黄芪20g，黄精20g，怀山药20g，山萸肉10g，紫河车10g，太子参10g。14剂，水煎服。

2021年9月1日线上三诊：患者自测已自然怀孕。刻下：停经32天，无腹痛，2021年8月28日见粉色分泌物，无恶心呕吐，轻微腰酸，乳胀，自觉口腔干涩，纳可，寐可，大便不成形，余无不适。9月2日查：β-HCG 5133.9mIU/mL，P 14.5ng/mL。继续中西医综合保胎治疗。

处方：炒黄芩6g，阿胶珠10g（烊化），川续断10g，桑寄生10g，枸杞子10g，怀山药20g，太子参10g，炒白术20g，炒白芍20g，茯苓10g，生甘草5g，葛根10g，紫河车10g。16剂，水煎服。同时，达芙通10mg，2次/日。

9月16日当地超声：宫内见孕囊，可见胚芽和正常胎心搏动。中西药联合保胎继续。

按：患者有2次人流史以及2次不良孕史，对子宫的损伤较大，子宫内膜容受性下降，以致再婚 5 年有两次不良孕产史。加之高龄，卵巢功能衰退，故采用微刺激方案取卵，但取卵日 B 超示子宫内膜仅有 3.3mm，表明子宫内膜过薄，故放弃移植。患者有月经量少、色暗红、小血块的情况。月经量少表明子宫内膜血管网分布不足或血管充盈度不足；经色暗、有血块表明子宫内膜动静脉血的比例失调，动脉供血不够，静脉代谢不足，导致毒素沉积。故确定改善微循环、营养子宫内膜为本案的主要治疗方向，兼顾卵巢功能。处方以四物汤为基础，四物汤被称为"妇科圣方"，也是补血调经的基本方，该方动静结合，补血而不滞血，活血而不伤血。再加上紫河车、黄精、怀山药、山萸肉等脾肾双补之品，先天不足后天补，补后天以养先天，可提高子宫内膜的容受性，增加怀孕几率或提高下次取卵的获卵率和受精率。

案 2　薄型子宫内膜，卵巢储备功能减退（金保方医案）

李某，女，33 岁，上海人。2019 年 12 月 25 日初诊。

结婚 3 年，同居 6 年未避孕未育，性生活正常。男方轻度畸形精子症，女方 2019 年 10 月于外院促排卵 1 次，仅获卵 1 枚，未形成可用胚胎。2019 年 11 月促排卵 1 次，获卵 1 枚，异常受精。2019 年 12 月促排卵 1 次，未获卵。月经史：3 ～ 4/30 天；LMP：2019 年 12 月 21 日。无明显不适；PMP：2019 年 11 月 27 日，量少，色暗，无血块。刻下：怕热，不易感冒，口干，纳可，便干，1 ～ 2 日一行，白带正常，舌红苔薄白，有裂纹，脉弦细。

检查：AMH1.0ng/mL，AFC4 个；月经第 2 天性激素 5 项：$E_2$51.4pg/mL，FSH14.8IU/L，LH7.1IU/L，PRL11.8ng/mL，T0.5ng/mL。既往排卵日子宫内膜：6.9mm，回声欠佳。

治法：卵泡及排卵期滋阴养血，调和阴阳；黄体期补肾助阳。

卵泡及排卵期处方：熟地黄 10g，怀山药 20g，菟丝子 10g，桑寄生 10g，枸杞子 10g，山茱萸 10g，怀牛膝 10g，桑椹 10g，制首乌 10g，紫河车 10g，川续断 10g，当归 10g，川芎 6g。10 剂，水煎服。

黄体期处方：菟丝子 10g，补骨脂 10g，鹿角霜 10g，怀山药 20g，川续断 10g，桑寄生 10g，紫河车 10g，当归 10g，川芎 6g，炒白术 20g，炒白芍 20g，老苏梗 10g，黄芪

20g，黄精 20g。14 剂，水煎服。

上方加减使用 5 个月后，复查 AMH1.8ng/mL，AFC8 个；月经第二天性激素 5 项：E$_2$47.4pg/mL，FSH11.7IU/L，LH6.8IU/L，PRL0.4ng/mL，T0.5ng/mL。排卵日子宫内膜：8.6mm，回声均匀。

再行 IVF，移植第 14 天查血 HCG，提示已孕。2020 年 6 月 26 日至门诊保胎，自述近 2 日见少量褐色分泌物，无腹痛，无恶心呕吐，偶有腰酸，无乳胀，无口干，纳可，寐差，易醒，大便偶有不成形，余无不适。

治法：补血固冲安胎方。

处方：炒黄芩 6g，苎麻根 20g，阿胶珠 10g（烊化），川续断 10g，桑寄生 10g，枸杞子 10g，炒白术 20g，炒白芍 20g，老苏梗 10g，葛根 10g，紫河车 10g，太子参 10g，黄芪 20g，黄精 20g。

按：卵巢储备功能减退（DOR）是导致女性不孕的主要原因之一，DOR 可进一步发展为早发性卵巢功能不全（POI）、卵巢早衰（POF），并引起月经量少。从中医角度分析，DOR 以及月经量少属于肾精亏虚，阴血不足，阴阳转化失调。肾为先天之本，主一身阴阳，肾阴为火中之水，生化精血，使天癸形来有源，为卵泡发育提供物质条件，并促进子宫内膜的增长。肾阳为水中之火，弥散化气，为肾阴化生精血提供动力，促使卵泡进一步发育成熟及诱发排卵，并使经行。唯有"阳化气，阴成形"协作有常，阴阳交感平衡，天癸才可顺利至冲任，正常孕育。经后期即卵泡期，随着经血排泄，血海空虚，阴气在阳气温煦、推动作用下不断滋长，化精生血，为卵泡发育生长提供物质基础。故月经量少、卵泡发育不良者，当注重于此时应用滋肾养阴生血之方药，以助使"阴成形"。该患者卵泡期以左归丸为主方加减，并以紫河车、川续断温补肾阳，以求阳中取阴，使补而不滞、生化不息；同时佐以少许活血药当归、川芎，通阳化气，以改善卵巢局部血液循环，加速卵泡的发育成熟。黄体期阴充阳长、血海满盈，子宫内膜在黄体分泌的孕激素作用下，由增生期转化为分泌期。故用黄体期方补肾助阳，推动阴阳转化，促使"阳化气"；佐以当归、川芎等温经活血之药辅温肾助阳之品，加强营养内膜、健黄体之功。

案3 补肾调周法治疗薄型子宫内膜及不孕症（夏桂成医案）

江某，女，29岁。2014年3月9日初诊。

月经量少、月经频发1年，近1年未避孕未孕。患者既往月经正常，初潮14岁，7/30天，量偏少，色质正常，无痛经。2012年结婚后，因生活原因先后行2次人工流产术。2013年出现月经量少，伴月经频发，5/21天，色红夹块；伴形体瘦弱，腰膝酸软，性情急躁，夜寐盗汗等。迭经雌孕激素序贯治疗，促排卵治疗未果。

妇科检查未见异常。B超检查未见子宫附件异常，排卵日测子宫内膜厚度6mm，回声欠佳。子宫输卵管碘油造影，提示双侧输卵管通畅。半年来BBT高温相偏短，仅6～7天。排卵期锦丝状带下偏少。舌质偏红，苔薄黄腻，脉弦细数。

治拟补肾调周法。初诊时恰逢月经来潮，即按经期论治，予疏肝理气，化瘀调经，方取五味调经散合加味失笑散。

处方：丹参10g，赤芍10g，香附10g，苍术10g，牡丹皮10g，山楂10g，五灵脂10g（包煎），蒲黄10g（包煎），益母草10g，川续断10g，茯苓10g，广木香9g。7剂，水煎服。

2014年3月16日二诊：服药7剂后，月经干净。复诊时，告知药后血块消失。患者BBT高温相偏短，经间期锦丝状带下不多，显示出阴长阳短的运动形式，所以治疗上着重经后期滋阴养血，疏肝益肾。经后初期，取二至地黄汤合越鞠丸加减。

处方：女贞子10g，墨旱莲10g，白芍10g，干地黄10g，山药10g，山萸肉10g，牡丹皮10g，茯苓10g，川续断10g，桑寄生10g，苍术10g，广郁金9g。7剂，水煎服。

2014年3月23日三诊：服药7剂后，全身症状改善，带下渐增，且锦丝状带下较前增加，转从阴中求阳，调理气血，以促转化，用补肾促排卵汤加减。

处方：丹参10g，赤芍10g，白芍10g，山药10g，山萸肉10g，牡丹皮10g，茯苓10g，川续断10g，菟丝子10g，紫石英10g（先煎），熟地黄10g，五灵脂10g（包煎），广木香10g。7剂，水煎服。

2014年3月30日四诊：服药7剂后，BBT上升至高温相，提示进入经前期，用补肾助阳、疏肝化瘀的方法，取毓麟珠合越鞠丸加减。

处方：制香附 10g，制苍术 10g，丹参 10g，赤芍 10g，白芍 10g，山药 10g，牡丹皮 10g，茯苓 10g，川续断 10g，杜仲 10g，紫石英 20g（先煎），五灵脂 10g（包煎），绿萼梅 6g。7 剂，水煎服。

前后调理 4 个月，月经量较前明显增多，月经周期恢复至 30 天。BBT 双温相，高温相已达到 12 天。月经来潮，色暗红，无血块；排卵日测子宫内膜厚度 10mm，回声均匀。继续治疗 4 个月后受孕，转入补肾保胎治疗。

按： 该患者肾精不足，虚热内生，久婚不孕，肝郁气滞，瘀热内扰，血海不宁，月经过少伴先期而下。月经量少、月经先期是妇科常见病，辨证必须重视月经的量、色、质变化，并结合脉症、基础体温曲线变化以辨别虚、实、热。本病治疗重在调整月经周期，重视平时调治，临床多从补肾入手。补肾调周法，即在行经期、经后期、经间期、经前期采用不同的方药以顺应四期的阴阳气血转化，与现代妇产科学的生殖内分泌理论不谋而合，且内涵更大，这是夏桂成教授对现代中医妇科学的伟大贡献。

案 4　薄型子宫内膜，多次 IUI 及 FET 失败（夏天医案）

赵某，女，39 岁。2015 年 7 月 22 日初诊。

IUI 失败 5 次，FET 失败 1 次。2014 年 10 月长方案治疗获卵 17 枚，获囊胚 4 枚，均冻存。2015 年解冻移植 2 枚囊胚，孕后 2 个月因稽留流产行清宫术。其后多次尝试自然周期、激素替代周期等多种内膜准备方案，均因子宫内膜过薄而放弃。平素性情急躁，手脚冰凉，纳可，寐欠安，多梦易醒，大便不成形，小便调，舌暗红，苔白腻，脉沉细。月经规律，5～7/26 天，量少，色可，有血块，痛经。LMP：2015 年 7 月 12 日。经期 5 天，量少，色黯，有血块，痛经。

辅助检查：月经周期第 2 天性激素 6 项：$E_2$30.4pg/mL，FSH4.8IU/L，LH4.1IU/L，PRL10.7ng/mL，T＜20.0ng/mL；2015 年 7 月 22 日经阴道超声：子宫前位，大小 48mm×51mm×42mm，内膜 6.0mm，C 型，回声欠均。子宫肌壁间可见多个低回声区，较大者位于子宫右前壁，大小 22mm×17mm×25mm；双附件未见明显异常。

治法：补肾暖宫祛瘀。

处方：菟丝子30g，川续断10g，石斛20g，山药30g，茯苓15g，泽泻10g，炒白术10g，当归10g，紫河车9g，红参5g，阿胶珠10g（烊化），丹参20g，红藤30g，柴胡10g，郁金10g，黄柏10g。7剂，水煎服。

2015年7月28日二诊：月经第17天，患者诉服药平和，大便情况改善。近期腰酸，纳眠可，小便调，舌暗红，苔薄白，脉沉细。

处方：上方加鹿角霜20g，橘核10g。10剂，水煎服。

2015年9月7日三诊：LMP2015年8月11日。2015年8月24日自然周期解冻移植囊胚2枚，移植前1日TVS示子宫内膜7.9mm，A型。2015年9月7日查血β-HCG625IU/L，P21.8ng/mL，$E_2$190.0pg/mL。现服用地屈孕酮10mg，2次/天。刻下：精神紧张，偶感腰酸，阴道少量出血、色褐；伴轻微腹痛，纳可，寐欠安，大便偏稀，小便调，舌暗红，苔薄黄，脉沉数。

处方：生黄芪30g，女贞子20g，阿胶珠10g（烊化），菟丝子30g，川续断10g，桑寄生15g，覆盆子15g，黄芩炭10g，苎麻根30g，炒白术10g，茯苓10g，生地黄炭10g，山萸肉10g，山药20g，陈皮10g，炙甘草6g。10剂，水煎服。

嘱患者地屈孕酮继服，告知密切观察。若腹痛或阴道出血加重，随诊，定期复查血β-HCG、孕酮。

后期电话随访：阴道出血等症状消失，孕期平和。

按： 该患者既往超促排1次，清宫术1次，损伤肾精肾气，且平素手脚冰凉，大便不成形，痛经。予中药以补肾调冲，暖宫祛瘀。其中菟丝子、川续断、石斛补益肾精肾气；山药、白术健脾，补后天以养先天；茯苓、泽泻利湿；患者易急躁，故予柴胡、郁金疏肝解郁；紫河车、红参、阿胶珠补气血，养胞脉；患者胞脉寒瘀互结，日久可致癥瘕，超声提示多发子宫小肌瘤，故加当归、丹参、红藤养血活血；黄柏清热，防止诸药温燥。诸药配合，共同达到补肾益气、健脾除湿、疏肝调血助孕的目的。二诊时患者服药平和，考虑患者癥瘕日久，并伴腰酸，故加橘核增强疏肝散结之效，添鹿角霜温肾补血。患者经治受孕，然素体禀赋虚实夹杂，孕早期宜注意保胎，予中药以固肾安胎。方中菟丝子、续断、覆盆子补益肾气安胎，女贞子、山萸肉、桑寄生、阿胶珠补益肝肾，养血固胎，乃寿胎丸之原方应用；茯苓、白术、黄芪、山药、陈皮健脾补气，保气血生化而有源，气足可摄胎有力，血盈而胎有所养，故补肾亦重健脾；苎麻根、黄芩炭、生地黄炭清热止血安胎，同时防止补益药温热动血。

案 5 薄型子宫内膜，多次 IVF-ET 失败（蔡滨医案）

孙某，女，31 岁。2020 年 6 月 15 日初诊。

婚后 3 年未避孕未育，性生活正常。患者先后于 2017 年 4 月及 2019 年 3 月因宫外孕行"双侧输卵管切除术"，后行 3 次体外受精 - 胚胎移植（IVF-ET），均因子宫内膜过薄失败。

月经史：2 ～ 4/29 天，LMP2020 年 6 月 9 日。经量少，色淡，无血块。上周期排卵日子宫内膜 5.2mm。刻下：面黄肌瘦，精神萎靡，疲倦无力，少气懒言，皮肤干燥，畏寒肢冷，食纳尚可，二便调，夜寐安，舌淡，苔薄白，脉弱。

治法：补养阴血，活血调经。

药用：紫河车 10g，黄芪 20g，黄精 20g，阿胶珠 10g（烊化），党参 10g，炒白术 20g，茯苓 10g，炙甘草 5g，当归 10g，白芍 10g，川芎 10g，熟地黄 10g，鸡血藤 20g，桑椹 10g。

先后诊治 3 个月，共计 90 剂。复查子宫内膜，排卵期已达 8.5mm。遂行 IVF-ET，于 2020 年 9 月 30 日来诊，查血 β-HCG 阳性，证实怀孕，随访至今，胎儿一切正常。

按：在月经周期中，子宫内膜受雌激素和孕激素的影响，由增殖期发育成分泌期，使受精卵能在子宫内膜顺利着床和发育，如子宫内膜发育不良或与受精卵发育不同步，均会影响胚胎的着床而造成不孕。必要的子宫内膜厚度是受孕的基本条件，声像形态学研究表明：当排卵期子宫内膜小于 6mm 时，胚胎种植发生率为 0。中医学认为，子宫内膜发育不良多乃气血不足，冲任失调，日久血少，胞宫失养，故治疗以补气养血之八珍汤，加上血肉有情之品紫河车、阿胶珠；配补益肝肾之桑椹，佐以养血活血之鸡血藤。全方补气养血，以促进过薄之子宫内膜生长。药理研究表明，活血化瘀可调节血液循环，增加血流量，促进卵巢子宫性激素的分泌，促使卵泡发育和内膜生长。

第二节　子宫腺肌病

一、概念

子宫腺肌病（adenomyosis，AM）是指具有生长功能的子宫内膜腺体和间质在各种致病因素的作用下侵入子宫肌层而引起的以月经量过多、经期延长、继发性进行性痛经为主要临床表现的性激素依赖性良性疾病。该病好发于 30 ~ 50 岁的育龄期妇女，其发病率在不同人群中存在差异，总体发病率为 8% ~ 62%。

二、病因病理

（一）雌激素过多

类固醇激素在子宫腺肌病的发病中起着核心作用。子宫腺肌病患者在位和异位子宫内膜的局部芳构化增加，局部雌激素代谢降低，被认为是导致雌激素增多的原因。子宫腺肌病患者的异位或者在位子宫内膜的异常分泌活动，导致了超生理范围的雌激素水平，其月经血中雌二醇水平显著高于外周血。

在健康的子宫内膜中，孕激素有对抗雌激素促进子宫内膜生长的作用。但在子宫腺肌病患者中，孕激素的这种作用丧失。子宫腺肌病患者子宫内膜功能层和基底层细胞对在位子宫内膜中孕激素受体的 β 亚型与健康子宫内膜相比具有较低的免疫反应性，最终形成孕激素抵抗。因此，在月经周期中，雌激素对子宫内膜的增殖作用未被孕激素充分拮抗，导致子宫内膜异常增生。

（二）子宫结合带组织损伤修复机制

子宫结合带也称"内膜下肌层"，位于子宫内膜与子宫外肌层之间，是雌孕激素依赖性转化区，呈周期性变化。在子宫腺肌病中，由于超生理水平雌激素的产生，可能会促进缩宫素介导的子宫活动，引起子宫内膜增生和蠕动增强，从而增加机械应力和张力，会导致子宫结合带的微损伤，并且激活了自我更新的组织损伤修复机制。子宫结合带组织损伤修复机制的激活，促进局部生成白细胞介素 -1，并诱导 COX-2 的激活，导致前列腺素 E_2 的生成。类固醇急性调节性蛋白和细胞色素 P450 芳香化酶随后被激活，使雄激素形成并芳构化为雌激素，促进在位子宫内膜的高雌激素状态。雌激素通过雌激素受体，发挥增殖和促进愈合的作用。在正常的愈合过程中，雌激素的分泌增加会停止，但在腺肌病的子宫中，高水平的雌激素通过雌激素受体刺激缩宫素介导的蠕动，从而抑制愈合过程。因此，产生正反馈机制，通过该机制，子宫结合带中的慢性蠕动促进自体创伤及修复的反复循环，导致肌壁中的肌纤维不断破裂。随着每个周期的加重，子宫内膜基底层进入子宫肌层，最终导致子宫腺肌病的形成。

（三）胚胎多能缪勒管残体分化

缪勒管是原始胚胎结构，在胎儿生命中发育成女性子宫、输卵管和阴道上部。缪勒管由表面上皮和泌尿生殖嵴间充质组成，具有分化为子宫内膜腺体和间质的能力。成人女性子宫壁内的胚胎多能缪勒管残体的分化可能导致异位子宫内膜组织的建立，造成子宫腺肌病。组织学揭示了子宫腺肌病具有平滑肌增生和纤维化的典型特征，深部子宫内膜异位结节也被认为是缪勒管分化的一种可能的结果。

（四）子宫内膜干细胞学说

成年女性的子宫内膜中存在极少量的上皮和间质干细胞。内膜干细胞位于子宫内膜基底层，异常脱落后可经输卵管进入盆腔，形成内异症。如果内膜干细胞异常迁移而侵入子宫肌层，则形成子宫腺肌病。来源于子宫切除标本的子宫内膜和间质细胞的集落形成单位鉴定出了具有克隆活性的上皮和间质成体干细胞群。这些干细胞位于子宫内膜基底细胞中，负责月经后子宫内膜功能层的周期性修复。在健康的子宫内膜中，子宫内膜基底细胞的存在是再生和更新的关键因素，但它也能无限制地生长，甚至可以延伸到子宫内膜之外。子宫内膜干细胞可能在组织损伤后被激活，子宫结合带和子宫内膜基底部的组织微损伤可能导致干细胞的异常改变，使其分化后代向子宫肌层移动而不是向子宫内膜功能层移动，这可能导致子宫腺肌病的形成。

（五）上皮间充质转化

迁移和侵袭因素被认为是子宫腺肌病进展的关键因素。上皮间充质转化（epithelial-mesenchymal transition，EMT）是一种涉及胚胎发育、组织修复和细胞迁移的生物学过程。在此过程中，固定的极化上皮细胞失去细胞间的黏附，并转化为具有高度运动能力的间质细胞，迁移和侵袭能力增强。因此，上皮细胞中细胞黏附分子 E-cadherin（E- 钙黏附蛋白）表达的丧失和间质标志物 N-cadherin（N- 钙黏附蛋白）和 vimentin（波形蛋白）表达的增加被认为是 EMT 的一个标志。与正常子宫内膜相比，在子宫腺肌病的病灶上皮细胞中发现 E-cadherin 表达减少，N-cadherin 和 vimentin 表达增加，提示 EMT 很可能是支持和促进子宫腺肌病的病灶侵袭和进展的原因。

（六）微循环因素

子宫腺肌病多发生于 30 ～ 50 岁经产妇，为激素依赖性疾病。其发病机制尚不明确，但越来越多的研究认为"黏附 - 侵袭 - 血管形成"是子宫腺肌病病灶形成的病理过程，多次宫腔操作史与孕产史使子宫内膜受到损伤，基底内膜经过黏附并侵入子宫肌层，种植灶部位炎症细胞募集，病灶周围新生血管形成，内膜细胞增殖，最终导致异位病灶形成；而且异位病灶的渗透深度及扩展范围与临床症状的轻重密切相关。随着近年来对子宫腺肌病的深入研究，认为新生血管形成是异位子宫内膜侵入肌层并生长的必要条件；在血管形成过程中，血管生长因子和血管生成抑制因子两个系统的平衡状态被打破，当血管生成因子占优势时，可诱导新的血管生成。

1. VEGF

VEGF 是参与调控血管生成的最重要的血管生长因子，它在组织中的表达反映了该组织的血管生成活性。有研究表明，VEGF 在子宫腺肌病患者的在位内膜及异位内膜中的表达率分别为 85.71%、92.86%，较正常子宫内膜组织中的 VEGF 的表达率明显升高。这提示子宫腺肌病时，子宫内膜组织及平滑肌组织血管活性增加，使它具有很强的血管生成能力得以在异位内膜中存活，并进一步侵袭、发展，使病灶不断扩大，加速异位内膜的种植。子宫腺肌病患者在位内膜 VEGF 表达明显高于正常子宫内膜，与内异症患者子宫内膜 VEGF 表达强度明显高于正常人的结果相似，提示子宫腺肌病患者在位内膜可能因VEGF 过度表达而表现比正常子宫内膜更强的血管生成能力。子宫腺肌病患者 VEGF 表达的增强，使子宫内膜间质血管渗透性增加，并导致间质水肿和纤维素沉积，诱导血管生成，为子宫内膜侵入子宫肌层创造条件，使异位内膜获得血供进一步侵袭、发展，病灶不断扩大。

2. PLGF/Flt-1

PLGF 是 VEGF 家族新成员，最初于 1991 年在人类胎盘中发现。PLGF 有 3 个亚型，即 PLGF-1、PLGF-2、PLGF-3。PLGF 可与 VEGFR-1（Flt-1）和 VEGFR-2（KDR）相结合，引起受体磷酸化，进而与磷脂酶 C 结合，从而激活磷脂酶 C-蛋白激酶 A 传导通路。通过信号传导，介导 VEGF 促进血管内皮细胞增殖和促血管通透性升高的生物活性；同时，血管内皮细胞胞浆内钙离子浓度迅速增加，通过磷酸肌醇 C 途径刺激磷酸肌醇（IP3）的形成，介导信号传导，完成其生物学效应。血管内皮生长因子受体 1（Fms-like tyrosine kinase-1，Flt-1），为一同聚酪氨酸激酶受体，是 VEGF 的高亲和性受体之一，Flt-1 与 VEGF 的亲和力至少比 KDR 高 10 倍，Flt-1 广泛存在于血管内皮细胞和滋养细胞等。Flt-1 与血管岛、血管形成和造血有关，也促使血管内皮细胞排列形成管腔。PLGF 可能由以下几个机制促进血管新生：① PLGF 与 VEGFR-1 结合，可以通过激活 p38MAPK 直接促进血管内皮细胞，尤其是微血管内皮细胞的增殖，具有诱导血管内皮细胞增殖、迁移和激活的作用；② PLGF 可以从 VEGFR-1 置换出 VEGF-A，促进更多 VEGF-A 与 VEGFR-2 结合而发挥作用；③ PLGF 能增强低浓度 VEGF-A 对血管内皮细胞的生物学作用；④ PLGF 和 Flt-1 结合以后，能够诱导单核细胞产生组织因子，促进单核细胞和巨噬细胞的趋化性聚集和活化，而单核细胞和巨噬细胞的趋化性聚集和活化在血管形成中起重要作用；⑤ PLGF 和 Flt-1 结合，对骨髓中的造血祖细胞的动员、归巢、分化起着一定的作用。

3. COX-2

COX 是前列腺素合成过程中的重要限速酶，在哺乳动物体内一般有 COX-1、COX-2 两种亚型。COX-1 被认为是看家基因，在大多数正常组织中都呈稳定的表达；而 COX-2 被认为是快速反应基因，在大多数正常组织中不表达，但在细胞受到各种刺激，如炎性介质、生长因子、细胞因子、促癌剂等的诱导下迅速合成，参与炎症过程和肿瘤的发生。COX-2 表达的调控主要是转录水平的调控，即细胞受到细胞内外的各种刺激后，经过一系列的信号转导，促进 COX-2 转录，从而诱导 COX-2 的表达。子宫内膜 COX-2 高表达，可能参与局部组织血管生成、细胞的增生和抑制免疫监督。有研究表明，COX-2 在异位子宫腺肌病组织中的阳性表达率达到90.48%，提示COX-2可能对子宫腺肌病的发生、发展有重要作用。

4. MMP-2

在正常情况下，子宫内膜基底层具有一定的抵制内膜向肌层方向生长的作用，异位的内膜组织必须降解基底膜和其他的细胞外基质成分，破坏正常间质细胞的连接，进而侵袭子宫肌层及病灶周围组织，在子宫肌层深处成功浸润生长。所以异位子宫内膜的侵袭性增强，导致细胞外基质降解和重建，是子宫腺肌病发病的关键环节。这个过程主要依靠MMP、纤溶酶原激活剂、组织蛋白酶D蛋白水解酶等。其中，MMP-2可以降解基底膜的主要成分：胶原和明胶。有实验发现，通过抑制MMP的分泌，可阻止异位病灶的形成。MMP-2在异位内膜周围肌层组中的阳性表达率明显高于正常肌层组，说明腺肌病子宫内膜和平滑肌在生物学行为上与正常子宫有差异，可能是MMP-2的高表达使蛋白水解酶活性增强，改变了细胞外基质生长和合成，增强了子宫内膜腺上皮和间质细胞侵入肌层异位种植形成病灶的能力，并促使子宫平滑肌细胞过度增生。

三、检查与诊断

（一）病史

一般以经量增多和经期延长（40%～50%）以及逐渐加剧的进行性痛经（25%）为主要症状。痛经常在月经来潮的前1周就开始，至月经结束，疼痛位于下腹正中。约35%患者无任何临床症状。

（二）体格检查

妇科检查可发现子宫呈均匀性增大或有局限性结节隆起，质硬而有压痛，经期时压痛尤为显著。合并内异症时，子宫活动度较差。约半数患者同时合并子宫肌瘤，无症状者术前难以区分。

（三）辅助检查

超声：到目前为止，B超仍是诊断子宫腺肌病最常用的手段。TVUS观察显示，子宫腺肌病患者子宫壁异位病灶内呈星点状彩色血流信号，可探及低流速血流，病灶周围极少探及规则血流。

磁共振：子宫腺肌病的 MRI 表现主要有两个特征：第一个特征是病灶本身的 MRI 信号低于周围正常肌肉组织，但与周围组织边界不清，病灶内可见散在点状强回声，系由侵入肌层的子宫内膜岛出血形成；因为病变信号的强度与结合带很接近，子宫结合带增宽是另一个重要特征。

血清学诊断：子宫腺肌病的血清学诊断指标主要是血清 CA125 水平测定。子宫肌腺病患者血清 CA125 阳性率达 80%，而子宫肌瘤患者的血清 CA125 阳性率仅为 20%。

四、治疗

子宫腺肌病的治疗应视疾病的严重程度、年龄及有无生育要求而定。对年轻、有生育要求、近绝经期者或不愿意手术者，可期待试用中医中药、GnRH-a 或孕三烯酮等药物治疗。对无生育要求，且病变广泛、症状重、保守治疗无效、合并子宫肌瘤或者存在子宫内膜癌的高危因素者，建议手术治疗。

（一）西医治疗

1. 药物治疗

（1）GnRH-a：GnRH-a 是目前应用相对有效的药物，一般认为它是通过调节垂体上的促性腺激素释放激素受体（gonadotropin releasing hormone receptor，GnRH-R），对垂体产生降调作用，促使 LH 和 FSH 分泌急剧减少，从而抑制卵泡发育和排卵，使雌、孕激素水平下降至绝经水平，导致内膜萎缩、子宫缩小、闭经，缓解痛经。近年来发现，GnRH-a 除了通过对下丘脑 – 垂体 – 性腺轴的降调节来发挥药物作用外，还可通过与子宫内膜细胞上的 GnRH-R 结合，抑制 VEGF 的分泌，对子宫内膜细胞发挥直接的作用，达到降调节子宫内膜的血管生成活性及抑制子宫内膜异位生长的药效。用法：月经第 1 天皮下或肌注 1 支（3.6 ～ 3.75mg），每隔 28 天使用次，一般可用 3 ～ 6 个月，长期应用 GnRH-a 易出现低雌激素症状、围绝经期症状（如潮热、盗汗、阴道干燥、性欲下降、情绪波动、失眠）以及骨质丢失、骨密度下降等副作用，可反向添加小剂量雌激素。

（2）左炔诺孕酮宫内缓释系统（levonorgestrel-releasing intrauterine system，LNG-IUS）：LNG-IUS 在宫腔局部缓慢释放左炔诺孕酮，抑制细胞增生及雌激素受体在子宫内膜的表达，从而拮抗内膜增生，使月经量明显减少甚至闭经。放置 LNG-IUS 后的不良反应轻，包括点滴出血、闭经、脱环、环移位、乳房压痛和卵巢囊肿等。

（3）孕激素：口服地屈孕酮可用于治疗近绝经期、有月经过多和痛经的子宫腺肌病患者。孕酮通过拮抗雌激素，使子宫内膜萎缩，进而减少月经量、缓解痛经。如甲羟孕酮 30mg/d，可连用 3～4 个月。但停药 6 个月后，有 30%～50% 患者再次出现上述症状。

（4）雄激素类衍生物：达那唑能阻断垂体促性腺激素的合成和释放，抑制卵巢甾体激素的合成，并可与子宫内膜雌、孕激素受体相结合，从而使子宫内膜萎缩而导致患者短暂绝经。用法：月经第 1 天起，口服 200mg，2～3 次 / 天，持续用药 6 个月。由于达那唑会产生雄激素的相关副作用，治疗子宫腺肌病疗效不确切，临床上已较少应用。

（5）芳香化酶抑制剂：芳香化酶是睾酮和雄烯二酮向雌激素转化的最后、最关键的限速酶，芳香化酶抑制剂（aromatase inhibitors，AIs）可以抑制异位内膜局部产生的雌激素和卵巢及脂肪产生的循环雌激素。AIs 联合 GnRH-a 治疗围绝经期子宫腺肌病，有效缓解子宫腺肌病引起的严重痛经症状，明显缩小子宫及腺肌病灶体积。来曲唑是第 3 代 AIs，它可以有效地阻断卵巢及卵巢外组织中雄激素向雌激素转化，降低血清及异位病灶局部雌激素水平，发挥治疗子宫腺肌病的作用。用法：每次 2.5mg，隔日 1 次。近年研究还表明，异位病灶局部存在 COX-2- 前列腺素 E_2- 芳香化酶 - 雌激素之间的一种自动分泌方式的正反馈循环，使得局部雌激素水平持续增高及前列腺素聚积，雌激素及 PGE2 等炎症因子均对子宫腺肌病的进展起促进作用。应用芳香化酶抑制剂，可以阻断异位病灶局部雌激素、COX-2 与 PGE2 之间的正反馈，降低局部雌激素及 PGE2 含量，形成不利于异位内膜种植生长的微环境，从而起到治疗作用。此外，子宫腺肌病的病灶存活和生长依赖于足够的血液供应，血管形成是发病过程的关键环节之一，来曲唑可能通过降低病灶局部 VEGF 蛋白表达，减少新生血管形成，从而阻止异位内膜的种植、生长和转移。

（6）米非司酮：米非司酮是作用于受体水平的抗孕酮药物，它通过与孕酮竞争性结合受体而起到阻断孕酮的作用，从而抑制卵巢功能，使异位的内膜萎缩。用法：25～100mg/d。米非司酮同时有抑制 VEGF 产生，抑制内膜螺旋动脉的血管生长等作用。米非司酮虽然不能与 ER 结合，却能对抗雌激素诱导的子宫内膜增生，称为"非竞争性抗雌激素作用"。米非司酮治疗者的 PR 阳性表达水平低于未治疗者，异位病灶组织中微血管计数降低，血管面积也明显减少，提示米非司酮能够干扰、控制腺肌病患者异位内膜的生物学活性，通过抑制血管的生长而降低子宫内膜异位的种植、浸润和生长的能力，并能抑制异位内膜继续增生的能力。

2. 手术治疗

（1）子宫切除术：子宫切除术是目前治疗子宫腺肌病的主要方法，适用于无生育要求、临床症状重的难治性子宫腺肌病患者。腹腔镜子宫切除术和阴式子宫切除术已经普遍应用，但采用开腹子宫切除术可减少异位病灶残留。不过，子宫切除会产生一系列并发症，包括周围脏器损伤、出血过多、术后感染及卵巢功能降低而引起的围绝经期症状（潮热、易怒、焦虑、抑郁等）和继发子宫内膜异位症。

（2）子宫腺肌病病灶切除术：适用于年轻、要求保留生育功能的局限性子宫腺肌病患者，可有效改善症状、增加妊娠几率。术前应用 GnRH-a 治疗 3 个月，可缩小病灶，利于手术；术后应用 GnRHa 半年，可降低痛经的复发率。腹腔镜子宫腺肌病的病灶切除术后妊娠，可能出现子宫破裂甚至死亡，对年轻有生育要求者应提高缝合技术，保证创面良好愈合。

（3）子宫内膜切除术（transcervical resection of the endometrium，TCRE）：适用于无生育要求的患者。其机理在于切除了大部分子宫内膜及浅肌层内的子宫腺肌病病灶，使月经量减少甚至闭经。手术后痛经症状的缓解，可能与局部内膜来源的前列腺素释放减少有关。单用 TCRE 治疗时，宫壁内的内膜腺体难以切除干净，往往容易出现复发。TCRE 术后联合放置 LNG-IUS 可以有效减少 TCRE 术后宫腔粘连的发生，同时可有效防止单纯放置 LNG-IUS 引起的淋漓出血。

（4）子宫动脉栓塞术（uterine arterial embolization，UAE）：适用于有典型临床症状和体征，如子宫明显增大、月经量多、痛经明显的患者。其治疗机制是通过栓塞子宫动脉，使子宫内的病灶坏死、吸收、萎缩，从而达到治疗目的。多个研究表明，短期内可以有效缓解月经过多和痛经，但中长期疗效不确切，多在 2 年内复发。

（5）高强度聚焦超声（high intensity focuse dultrasound，HIFU）消融术：HIFU 是一

种新的非侵入性的热消融技术，通过将较低强度超声波从体外聚焦于体内的子宫异位内膜病灶，使靶区组织细胞变性坏死，从而达到减少月经量、缓解痛经的目的。HIFU消融术的远期疗效及对生育功能的影响尚待进一步的多中心、大样本临床对照研究。

（二）中医治疗

在中医学文献中无本病的记载，相关记载见于"痛经""癥瘕""不孕"等疾病中，《妇人大全良方·妇人腹中瘀血方论》曰："妇人腹中瘀血者，由月经闭积，或产后余血未尽，或风寒滞瘀，久而不消，则为积聚癥瘕矣。"提示外邪入侵、情志内伤、素体因素或手术损伤等可导致机体脏腑功能失调，冲任损伤，气血失和，部分经血不循常道而逆行，以致"离经"之血瘀积，留结于下腹，阻滞于冲任、胞宫、胞脉、胞络而发病。瘀血阻滞，不通则痛，故见痛经；瘀积日久形成癥瘕，瘀阻冲任、胞宫，胞脉受阻，冲任不能相资，两精不能相搏，故不孕；瘀血不去，新血不能归经，因而月经量多，经期延长，甚则漏下不止。总之，本病的关键在于瘀，而导致瘀血形成的原因又有虚实寒热的不同。

我们在临床实践中发现，本病随着月经周期的演变而变化。经后期阴长阳消，内在之瘀结亦随之增长；经间期阳长阴消，内在的瘀结亦随之有所控制，并逐渐溶化，故前人称之为"血瘕"。本病主要责之于肾阳偏虚，气血不足，瘀浊内结，脉络不畅，与素体不足、肾虚和经产有关。经行产后，血室空虚，胞脉胞络不足，离经之瘀浊排除不尽，留于血室，结于胞脉胞络，并随月经周期的阴阳消长变化。阴长则瘀浊亦长，阳长则瘀浊有所化，排经时瘀浊阻碍经血排出，反而逼迫好血妄行，故经行量少、腹痛。好血去而瘀浊留，反致血瘕加重，形成顽症。

此外，血瘕的形成和发展常与气虚、气滞有关。气虚者，正气不足，脾气虚弱，既不能统摄血液，又不能排除瘀血，故有助于血畼的发展；气滞者，肝郁气滞也，既影响月经周期中的阴阳消长转化，特别是肾阳的演变，又影响经期的瘀浊排出，从而加重瘀血内结。

1. 主要证型

肾虚瘀结证

证候：经行腹痛，以经前1～2天和经期第1～3天为甚；痛剧则恶心呕吐，肛门坠痛，大便溏泄；经来阵发性量多或量少，色暗红，夹血块；腰腹以下冷感，小便清长。舌质紫黯或有紫斑，苔白，脉沉细。

治法：温经暖宫，调血止痛。

方药：温经汤合金氏克异汤（金保方经验方）加减。常用药物：吴茱萸、炒当归、赤芍、川芎、延胡索、五灵脂、蒲黄、细辛、干姜、肉桂、牡丹皮、丹参、川续断、全蝎粉、甘草等。

2. 兼夹证型

（1）兼气滞证

证候：精神抑郁，胸闷烦躁，经前乳房胀痛，经行少腹胀痛剧烈；经量或多或少，色紫红，有小血块。舌质紫黯，舌边或有瘀点，苔薄腻，脉沉弦或弦紧。

治法：疏肝解郁，化瘀止痛。

方药：逍遥散合膈下逐瘀汤加减。常用药物：柴胡、当归、赤芍、白芍、白术、茯苓、川楝子、延胡索、制香附、乳香、没药、全蝎、红花、五灵脂等。

（2）兼气虚证

证候：经期或经将净时，小腹及肛门隐隐坠痛；经行量少，色淡红或黯红，无血块；伴有纳差神疲，四肢乏力。舌质淡红，苔薄白，脉细弱。

治法：补气温阳，化瘀止痛。

方药：圣愈汤加减。常用药物：黄芪、党参、白术、川芎、茯苓、陈皮、柴胡、炒当归、赤芍、五灵脂等。

五、典型病案

案 1　子宫腺肌病合并卵巢子宫内膜异位囊肿（金保方医案）

许某，女，30岁，江苏宜兴人。2015年9月18日初诊。

患者原发性痛经15年，婚后3年未避孕未孕，男方精液检查无异常。经行腹痛，遇冷加重。2015年8月17日B超示卵巢囊肿多枚，最大47mm×30mm×39mm。当地医院建议腹腔镜手术治疗，但患者欲中药调理，并期望自然怀孕。刻下：胸闷不舒，面色晦暗，四肢冷，无口干，纳可，大便溏，寐安。白带正常，无异味，外阴无瘙痒。舌质暗红，脉沉细弦。月经史：5 ～ 6/28 ～ 30 天；LMP：2015 年 9 月 5 日。经量中等，色暗红，少量血块，伴痛经。妇科检查：子宫增大，伴有多处结节隆起，质硬，压痛。B 超示：子宫体积增大，子宫肌层不均匀，局部增厚隆起。查血 CA125：178IU/L；CA199：46IU/L。

治法：温经散寒，理气活血。

方药：金氏克异汤。失笑散 20g（包煎），生山楂 20g，当归 10g，川芎 6g，赤芍 20g，生甘草 10g，柴胡 10g，香附 10g，细辛 3g，干姜 10g，黄芪 20g。21 剂，水煎服。

2015 年 10 月 8 日二诊：LMP：2015 年 10 月 2 日。经期 5 天，量可，色暗红，少量小血块；痛经较前缓解，情绪较前好转。舌质暗，脉细弦。原方细辛改为 5g，加煅牡蛎 20g（先煎），继续服用 21 剂。

2015 年 10 月 29 日三诊：月经第 28 天，自测已孕。隔日查 β–HCG 翻倍正常。予中药保胎治疗至孕 3 个月，停药。建议生产时选择剖宫产 + 子宫内膜异位灶剜除。

按：患者为子宫腺肌病合并卵巢子宫内膜异位囊肿，“离经”之血不循常道而逆行，留结于下腹，阻滞于子宫肌层、卵巢而发病。瘀血阻滞，不通则痛，故见痛经。瘀积日久形成癥瘕，瘀阻冲任、胞宫，冲任不能相资，两精不能相搏，故不孕。金氏克异汤为金保方教授所创，方中失笑散、生山楂、当归、川芎活血化瘀；柴胡、香附理气，黄芪补气，共同助力活血化瘀，有“气行则血行”“通则不痛”之意；芍药甘草汤柔肝缓急止痛；细辛、干姜温通经脉，鼓动下焦，亦增加活血之功，加大行气之力。全方合用，活血止痛，温经散寒。临床用于子宫内膜异位症，尤其是子宫腺肌病的治疗，调经止痛，疗效显著，屡试不爽。

金教授认为，子宫腺肌症和卵巢巧克力囊肿皆非不孕症的绝对性因素，手术联合术后降调治疗，一是耽搁怀孕时间，二是不能保证怀孕，三是对卵巢功能造成不可逆性损伤。所以临证时多在患者充分知情状况下，运用中药治疗，自然怀孕几率较高。生产时，金教授多主张选择剖宫产，顺便解决子宫腺肌症和 / 或卵巢巧克力囊肿。

补充说明：该患者原计划剖宫产，但足月时计划外顺产。产后三年拟生育二胎，再次中药治疗成功，再次计划外顺产。二胎产后两年，痛经又作，遂针对性腹腔镜手术治疗。

案 2　气血亏虚、寒瘀互结型子宫腺肌病（金保方医案）

王某，女，31 岁，江苏宿迁人。2020 年 7 月 9 日初诊。

婚后 6 年未避孕未育，性生活正常。男方精液常规检查正常。月经史：3 ～ 5/29 ～ 31 天；LMP：2020 年 7 月 1 日。经量中等，色红，有少许血块，重度痛经；面色㿠白，形体偏瘦，畏寒肢冷，腰酸胀痛，尿时有隐痛。舌淡，苔薄白，脉细。

妇检及性激素，双侧输卵管碘油造影均正常。B 超监测提示卵泡发育及排卵均正常，但子宫增大，子宫后壁肌层内有多个散在的结节样低回声反射。查血 CA125：115.6IU/L；CA199：35IU/L。

治法：补养气血，化瘀散寒。

方药：党参 20g，炒白术 20g，茯苓 10g，炙甘草 10g，当归 10g，熟地黄 10g，赤芍 10g，白芍 10g，川芎 6g，黄芪 20g，橘核 10g，桂枝 6g，黑附片 10g，细辛 3g，干姜 5g，制香附 10g，延胡索 10g。28 剂，水煎服。

2020 年 8 月 7 日二诊：上方连服 28 剂，LMP：2020 年 8 月 1 日。经期 4 天，量中，色红，无血块，痛经较前明显减轻；畏寒肢冷明显减轻，无腰酸胀痛，尿时无隐痛。但时有腹胀。原方加砂仁 3g（后下），木香 10g。

2020 年 9 月 5 日三诊：自诉无特殊不适，守方继进 28 剂，以兹巩固。

2020 年 10 月 30 日，患者微信告知已怀孕。

按：该患者为本虚标实。本乃气血不足，运气乏力；标乃寒瘀互结。证属中医学"腹痛""癥瘕"等范畴。治以补气养血之八珍汤加减，并配以散寒化瘀之品。配以桂枝、黑附片、干姜温阳化气。全方补虚泻实，寓攻补兼施之意，共奏补虚泻实、标本兼顾之效。

案 3　补肾调周法分期论治子宫腺肌病（夏桂成医案）

杜某，女，30 岁。2008 年 7 月 12 日初诊。

患者 3 年前起痛经且逐渐加重，经量较多，色红，夹有血块；伴腰酸，肛门坠胀。2008 年 5 月 23 日 B 超示：子宫大小 7.8cm×7.6cm×7.6cm；子宫后壁见局限性强回声区，大小约 5.2cm×4.3cm。月经史：5/30～35 天；LMP：2008 年 7 月 11 日。经量多，色红，夹有血块，伴小腹坠痛。刻下：腰酸有冷感，纳食一般，大便偏稀。舌红苔薄腻，脉细弦。患者顺产两胎，人流 1 次，现无再生育计划。

从经期治疗，治拟温经散寒、行气止痛。方取温经汤合夏老经验方内异止痛汤加减。

处方：肉桂 5g（后下），丹参 10g，牡丹皮 10g，赤芍 10g，五灵脂 10g（包煎），炒蒲黄 10g（包煎），益母草 15g，延胡索 12g，莪术 10g，川续断 12g，茯苓 12g，吴茱萸 5g，制苍术 10g，全蝎 3g（吞服）。5 剂，水煎服。

2008 年 7 月 18 日二诊：服上药后痛经较前轻微缓解，经期 5 天，量中，血块少，伴腰酸。刻下：月经第 8 天，白带量中等，无拉丝带；纳寐可，腰酸不显，二便调，舌红苔薄，脉细。从经后期治疗，治拟滋阴养血、化瘀消癥。

处方：牡丹皮 10g，丹参 10g，赤芍 10g，白芍 10g，山药 12g，山萸肉 10g，茯苓 10g，川续断 10g，菟丝子 10g，生山楂 15g，莪术 10g，广陈皮 6g，白术 10g。7 剂，水煎服。

2008 年 7 月 25 日三诊：月经第 15 天，带下量略增多，见拉丝白带；无明显不适，纳寐佳，二便调，舌红，苔薄，脉细弦。从经间排卵期治疗，治拟滋阴助阳、调气活血。

处方：牡丹皮 10g，丹参 10g，赤芍 10g，白芍 10g，山药 12g，山萸肉 10g，熟地黄 10g，茯苓 10g，川续断 10g，紫石英 10g（先煎），杜仲 10g，菟丝子 10g，五灵脂 10g（包煎），荆芥 9g，红花 9g。7 剂，水煎服。

2008 年 8 月 3 日四诊：月经第 23 天，基础体温上升 4 天，白带量少，腰略酸，小腹不适，纳谷尚可，夜寐自安，二便自调，舌红，苔薄白腻，脉细弦。经前期当补肾助阳，化瘀消癥。

处方：炒当归 10g，赤芍、白芍各 10g，山药 10g，牡丹皮 10g，茯苓 10g，川续断 10g，巴戟天 12g，紫石英 20g（先煎），杜仲 10g，石打穿 15g，生山楂 15g，制苍术 10g，莪术 10g。10 剂，水煎服。

2008 年 8 月 13 日五诊：服上药 9 剂后患者月经昨日来潮，量中，色红，夹小血块，伴痛经，腰酸腿软，纳谷一般，大便稀溏，舌淡红、苔薄腻，脉细弦。从经期论治，温经汤合内异止痛汤加减。服药 5 剂，此次患者痛经明显减轻。

如此按调周法治疗近半年，患者月经量减少，且痛经明显好转。复查 B 超示：子宫大小 7.1cm×6.0cm×5.6cm；子宫后壁见局限性强回声区，大小约 4.0cm×2.3cm。

按：子宫腺肌病据其症状、体征，可归属于中医学"癥瘕""痛经"范畴。历年来，中医治疗子宫腺肌病痛经均以活血化瘀为主要方法，总的疗效尚不确定。夏老据此在原有活血化瘀法基础上，进一步拓展，辨证与辨病相结合，分期治疗。本案患者大产 2 次，人流 1 次，损伤肾气，肾虚气弱，余血流注于子宫冲任脉络之外，导致脏腑失和，气血失调，离经之血不循常道，阻滞冲任胞宫，不通则痛而见痛经；瘀血积聚，日久遂成癥瘕。夏老认为，治疗子宫腺肌病痛经不仅要按月经周期中的不同时期特点进行调经，恢复患者月经周期中肾的阴阳消长转化，更要重视经间排卵期的温肾助阳。因为只有通过促进阳长，阳长至重才能较好地溶解异位子宫内膜性质的瘀浊，而且子宫之外的瘀浊必须完全溶解后才能被吸收，达到控制和消散的目的，从根本上治疗本病。患者经治疗后，不仅痛经症状好转，而且子宫后壁包块明显缩小。

案 4　瘀热互结型子宫腺肌病（蔡滨医案）

刘某，40 岁。2018 年 1 月 9 号初诊。

患者经行腹痛 2 年伴进行性加重 3 个月。月经史：14 岁初潮，8 ~ 10/25 ~ 26 天，量多，色暗红，有较多血块，重度痛经；伴有腰酸，经前乳胀。平素白带量稍多。有 2 次带节育环史。LMP：2018 年 1 月 9 日。经行第 1 天，腹痛剧烈，量较多。舌质暗，边有瘀点，苔白，脉沉细数。

妇科检查：外阴已婚已产型，阴道通畅，宫颈肥大光滑，宫体前位，偏大质硬，轻压痛；左附件区增厚，右附件未及异常。B 超提示子宫腺肌病（宫体大小：8.6cm×6.5cm×4.7cm，肌层增厚，回声粗糙，反射不均质）。查血 CA125：83.2IU/L；CA199：29.6IU/L。

治法：理气止痛，化瘀清热。

处方：川芎 10g，延胡索 10g，当归 10g，白芍 10g，五灵脂 10g（包煎），香附 10g，茜草 15g，三七粉 3g，马齿苋 20g，炙甘草 5g。10 剂，水煎服。

2018年1月20日二诊：月经已净，舌淡苔薄白，边有瘀点，脉沉细。

治法：活血消癥，清热化瘀为主，兼以滋肾补气。

处方：丹参10g，生牡蛎20g（先煎），浙贝10g，香附10g，当归10g，川芎10g，党参10g，生蒲黄10g（包煎），五灵脂10g（包煎），玄参10g，三棱10g，制内金10g，连翘10g，炒山药20g，山萸肉10g，枸杞10g，炙甘草5g。14剂，水煎服。

当经后期，脾肾不足，气血虚弱，酌加炒山药以补脾益气，山萸肉、枸杞滋肾养血。

经治疗3个月，经期腹痛缓解，月经量减少，阴道B超提示子宫较前明显缩小。复查血CA125：13.4IU/L；CA199：10.6IU/L。停药随访2个月，月经基本正常。

按：子宫腺肌病系子宫内膜功能层种植于子宫肌层，随经期周期性剥脱出血所致。此即中医所谓体内瘀血浊液留滞于胞宫，恶血阻滞，不通则痛，发为痛经。血瘀停滞，瘀久化热，迫血妄行，则月经过多。治以活血消癥、清热化瘀，使瘀血畅行，块膜排出，则腹痛随之减轻；气行血行，瘀热得清，新血得安，则经乱自调。经期行气活血，散瘀止痛以治标；非经期活血化瘀，益气扶正以标本兼治。此外，临床上也可随证加减。气滞，重用香附、川芎；痰瘀热互结，加夏枯草、生鳖甲、苍术；热盛伤阴，加生地黄、麦冬；气虚甚，加党参、白术；热毒者，酌加贯众、败酱草、红藤等清热解毒止血；肾虚，加熟地黄、续断、杜仲等，不必拘泥不变。

案5　阳虚瘀阻型子宫腺肌病（蔡滨医案）

赵某，女，39岁。2019年4月6日初诊。

患者痛经进行性加剧6年，每值经期腹痛剧烈而不能工作，需卧床休息，经色黯红夹血块，经量增多，经期延长。刻下：时值经前，肛门坠胀。平素面色少华，腰酸肢冷，腿软乏力，食欲不振，脘腹胀满，喜温喜按，性欲低下，带多质稀，体胖。舌质淡，多个紫斑，苔薄白，脉沉细迟。

妇科检查：子宫呈均匀性增大，伴有局限性结节隆起，质硬而有压痛。B超示：子宫体积偏大，子宫肌层回声不均匀，查血CA125：55IU/L。

治法：养血扶阳、温经散寒、化瘀止痛为主。

处方：当归 10g，炒白芍 20g，桂枝 10g，细辛 3g，炙甘草 10g，生黄芪 20g，益母草 20g，柴胡 10g，香附 10g，五灵脂 10g（包煎），生蒲黄 10g（包煎）。6 剂，水煎服。

2019 年 4 月 13 日二诊：诉服上药第 2 剂后月经来潮，腹痛明显减轻，经色红；4 剂后经量增多，后渐少。为巩固疗效，嘱每次经前 2～3 天开始以上方连服 10 剂，腹痛逐渐消失，经期、经量逐渐正常。6 个月后随访，经期、经量正常，痛经消失。

2019 年 10 月 10 日复查 B 超示：子宫体积正常大小，肌层回声基本正常。查血 CA125：18IU/L。

按：临床上患者痛经多伴有畏寒肢冷、喜温喜按等特点，且因本病患者经量常偏多，气随血脱，易致气血亏虚。子宫腺肌病多系阳气不足，血虚寒凝，外受寒邪，寒湿凝滞下焦，冲任之脉失其调畅，血脉不通所致。因此，子宫腺肌病之病机当以血瘀为标，阳气不足、血虚寒凝为本。其治疗当重视阳虚寒凝一面，宜采用养血扶阳、温经散寒、化瘀止痛散结之法，故选当归四逆汤合失笑散加减。当归四逆汤载于《伤寒论》，具有养血温经、散寒降逆之效，主治手足厥寒、脉细欲绝、内有久寒者，正合子宫腺肌病的血虚寒凝病机。当归、白芍补血养血，活血和营；桂枝、细辛辛甘而温，温经散寒止痛；益母草活血调经，祛瘀止痛；柴胡、香附疏肝行气止痛；炙甘草、黄芪益气健脾；白芍、炙甘草相配以酸甘化阴，缓急止痛。合失笑散以加强活血祛瘀、散结止痛之作用。诸药合用，共奏温经养血散寒、化瘀镇痛之功效。温阳化瘀散结汤治疗血虚寒凝型子宫腺肌病疗效显著，不良反应少，可明显缓解患者痛经，减少月经量，调整月经周期，缩短经期，缩小子宫体积，其作用机制有待于进一步研究。

第三节　子宫肌瘤

一、概述

子宫肌瘤是女性生殖系统最常见的良性肿瘤，由平滑肌及结缔组织组成，多发生于 30～50 岁妇女。据资料统计，35 岁以上妇女有约 20% 发生子宫肌瘤，但多数患者因肌瘤小、无症状而未能发现，临床上报告肌瘤发生率仅在 4%～11%。

二、病因病理

子宫肌瘤确切病因尚未完全明确，西医学多认为是由正常肌层的体细胞突变、性激素、局部生长因子间的相互作用等因素共同作用的结果。近些年研究显示，子宫肌瘤的形成与微循环异常有密切关系。一般情况下，子宫肌瘤的病因可归纳如下。

（一）遗传因素

1. MED12 基因突变

Markowski 等研究表明，20% 的子宫肌瘤存在着反复的染色体变化，大多数的平滑肌肿瘤已检测出 MED12 基因突变。MED12 基因突变通常出现在女性生殖器肿瘤的始发阶段，该基因的突变会影响 Wnt 信号通路，此信号通路是一个复杂的蛋白质作用网络，与胚胎发育和肿瘤发生有密切关系。有研究通过全基因组测序分析子宫肌瘤突变基因，发现 MED12 基因存在于大多数的子宫肌瘤组织中。进一步检查子宫肌瘤患者的外显子，发现在 27 对子宫肌瘤外显子数据中，有 15 对 MED12 基因突变阳性。Matsubara 等研究也表明，MED12 基因突变经常出现在传统平滑肌瘤中。尤其是 Schwetye 等通过人类病理学研究认为，在 50% ～ 70% 的子宫肌瘤患者中存在 MED12 基因的外显子 2 突变。

2. DNA 突变和基因多态性

基因检测和分子生物标志显示，10.4% 的子宫肌瘤患者或存在线粒体 DNA 突变，或存在基因多态性，或两者兼而有之。线粒体 DNA 突变或者基因多态性，可能使女性更早进入细胞退化过程，影响氧化磷酸化的能力，从而加速子宫平滑肌肿瘤细胞的产生。

3. 增殖细胞核抗原（PCNA）

PCNA 与细胞 DNA 合成关系密切，在细胞增殖的启动中起重要作用，是反映细胞增殖状态的良好指标。有学者检测 PCNA 在子宫肌瘤组织、肌瘤旁平滑肌组织及正常子宫平滑肌组织中的表达，发现 PCNA 在子宫肌瘤细胞中高表达，提示其可能参与子宫肌瘤的发生。

（二）内分泌因素

1. 雌激素

子宫肌瘤呈雌激素依赖性，经常发生于育龄期，很少出现在青春期和绝经后期。在妊娠或外源性高雌激素作用下，肌瘤生长较快，反之肌瘤生长缓慢甚至缩小。有研究也证实，肌瘤内雌二醇的水平较正常高，并且肌瘤中雌激素受体浓度明显高于周边的肌组织。

2. 孕激素

Sefton 等研究表明，子宫肌瘤孕激素的行为涉及对基因经典核受体的影响和控制，孕激素是子宫肌瘤的生成和推动者。越来越多的证据表明，孕激素直接激活的孕激素受体（PR）及其生长因子相互作用，促进子宫肌瘤细胞的有丝分裂和增殖。Yoshida 等证实各种选择性孕激素受体调节剂对子宫肌瘤的治疗作用也表现突出。一项队列研究表明，使用口服避孕药、体质量指数 ≥ 25kg/m^2 可能升高育龄妇女子宫肌瘤的发生风险。

3. 糖皮质激素

在子宫肌瘤的病因中，性激素和肌瘤的生长因子有密切的关系。有研究显示，子宫组织含有丰富的糖皮质激素受体（GR），但它的功能和作用却经常被忽视。子宫肌瘤的样本和与其匹配的子宫肌层存在着 GR 表达，这表明 GR 在子宫肌瘤的发病机制中有潜在的作用。进一步研究显示，糖皮质激素可调节存在雌激素的子宫肌瘤细胞的增殖，能明显降低 S 期细胞比例。有学者采用全基因组基因芯片研究方法比较糖皮质激素和雌激素在治疗子宫肌瘤中的作用，结果糖皮质激素在调节子宫肌瘤基因的表达和细胞生长中发挥显著作用，从而证明其对子宫肌瘤的治疗有重要意义。

4. 肾上腺髓质素

肾上腺髓质主要分泌的儿茶酚胺，包括肾上腺素、去甲肾上腺素，是收缩血管的重要激素，临床经常用于急救。近年来研究表明，肾上腺髓质素在子宫肌瘤的表达与血管密度和内皮细胞增殖相关。血管生成及内皮细胞增生在子宫肌瘤的瘤体明显活跃，其微血管密度及内皮增生指数高于正常子宫肌层。可见，子宫肌瘤的产生与微循环异常也有密切联系。因此，针对治疗良性肿瘤的抗血管生成，肾上腺髓质素被确定为一个新的目标。

（三）细胞外基质因素

1. 胶原蛋白

子宫肌瘤是富含细胞外基质的最常见的良性肿瘤。肌瘤细胞本身不会迅速增殖，子宫肌瘤的生长主要是由于肿瘤细胞过量产生混乱的细胞外基质。细胞外基质异常的结果是过度产生胶原蛋白亚型和蛋白多糖,增加促纤维化的细胞因子(转化生长因子 β1、β3),降低或破坏基质金属蛋白酶。一般而言,许多正常的子宫肌层和肌瘤组织中的透明质酸的量是非常低的,然而硫酸化的糖胺聚糖(硫酸乙酰肝素、硫酸角质素、硫酸软骨素和肝素)的比例明显较高。后者降解释放细胞因子,此因子会促进肿瘤的生长和刺激胶原蛋白的生物合成。

2. 1, 25- 二羟基维生素 D_3 [1, 25-(OH)$_2$$D_3$]

Halder 以邻近的正常子宫肌层为对照,研究子宫肌瘤维生素 D 受体(VDR)的表达水平。蛋白质印迹法发现,至少 60% 子宫肌瘤患者 VDR 表达呈现低水平。Bluer 等研究证实,1, 25-(OH)$_2$$D_3$ 能够抑制体外培养的子宫肌层细胞和子宫肌瘤细胞,因此维生素 D 在子宫肌瘤的生长中可能发挥作用。Sharan 等研究证明,维生素 D 通过下调增殖细胞核抗原(PCNA)、细胞周期依赖性激酶(CDK1)、Bcl-2 蛋白,来抑制人类子宫肌瘤细胞的生长,并抑制人类子宫肌瘤细胞转移酶的表达和活性。因此,维生素 D 缺乏是子宫肌瘤的危险因素。

(四)微循环相关因素及其他细胞因子与子宫肌瘤

1. 血管内皮生长因子(VEGF)

VEGF 是主要的血管生成促进因子,已被证明在肿瘤组织中的血管生成中起着核心作用,在许多肿瘤组织中表达显著增强,参与女性各种生殖器官病理及血管生成紊乱性疾病的发生,如子宫肌瘤、子宫内膜异位症、子宫内膜癌等。VEGF 有 5 个亚型,其中 VEGFR1 和 VEGFR2 可与 VEGFA 特异性结合,结合后能促进内皮细胞分裂增生及新生血管形成,增加血管的通透性,促进可溶解血管基底膜和间质纤维酶的表达而促进新生血管的生长。有研究证实,VEGF(VEGFR1 和 VEGFR2)表达水平在子宫肌瘤组织中明显高于非瘤子宫肌层组织,并且在月经周期中无差别。这充分说明在整个月经周期中,VEGFR1 和 VEGFR2 都发挥着重要的相似作用,这种作用共同促进了子宫肌瘤的发生。但值得注意的是,血清中的 VEGF 水平并不能准确预测子宫肌瘤的详细情况。

2. 一氧化氮（NO）

NO 是一种结构简单的自由基，在生物体内可以较自由地通过生物膜，所以它可作为介质、信使或细胞功能调节因子，参与机体的许多生物活性和生理、病理过程。NO 易被氧化，生物体内半衰期只有几秒钟。NOS 是合成 NO 唯一限速酶，通过测定 NOS 活性可间接反映组织中 NO 含量。NOS 在人类子宫内分布广泛，存在于子宫内膜间质细胞、子宫平滑肌细胞、肌瘤组织等。NO 在保证肿瘤最大血供方面起重要作用，包括维持肿瘤组织中血管的扩张和促进肿瘤血管形成。NO 同时能使小动脉扩张，减少白细胞和内皮细胞之间的相互作用，增加血管通透性。有研究发现，子宫肌瘤组织中 NOS 活性明显高于周围肌层组织，同时肌瘤组织中动脉平均直径也大于肌层组织，且 NOS 活性与动脉直径呈正相关，说明 NO 在子宫肌瘤生长中起一定的作用。NO 通过扩张血管，增强子宫肌瘤组织血液供应，促使肌瘤细胞的生长。

3. 转化生长因子 β_3（TGF-β_3）和碱性成纤维生长因子（bFGF）

在子宫肌瘤的病因中，TGF-β_3 和 bFGF 的作用尤其重要。Norian 等研究证实，二者既具有促进有丝分裂的作用，又具有促进细胞外间质产物形成的作用。而细胞外基质的降解与合成失衡，参与子宫肌瘤的产生和发展过程。

4. 胰岛素样生长因子 I（IGF-I）

在子宫肌瘤的病因中，IGF-I 也发挥着重要作用，因为它具有较强的促有丝分裂能力，其多肽及其受体在肌瘤中均过高表达。

5. 表皮生长因子（EGF）

EGF 在肌瘤有丝分裂活性达最高峰的黄体期间高表达。有研究发现，EGF 可以刺激平滑肌细胞 DNA 合成与染色体的多倍体化，而染色体的多倍体化在肌瘤的形成中起重要作用。

（五）其他因素

1. 种族

研究显示，黑人女性在年轻的时候暴露出影响子宫肌瘤发生的一系列激素反应，由此导致出现早发性子宫肌瘤。非洲裔妇女肌瘤组织中有芳香化酶最高水平的表达，这使雌激素浓度升高，导致较高的患病率和早期发病率。与白人女性相比，黑人女性诊断出子宫肌瘤的年龄低于白人平均年龄。此外，子宫肌瘤的患病人群具有"家庭聚集现象"，子宫肌瘤患者的亲代肌瘤发生率接近30%，是正常人群的2倍。

2. 环境

外源性硫化氢（H_2S）是继一氧化氮和一氧化碳之后被发现的第3种气体信号分子，它广泛分布在心血管、神经、呼吸、消化、泌尿、内分泌等系统，它参与调节这类系统病理生理的过程。有研究显示，在人体不同组织肿瘤的生成和扩散过程中，内源性或外源性 H_2S 发挥着重要作用，它能调节肿瘤细胞的增殖与凋亡状况。何英新等通过研究证实，外源性 H_2S 可抑制人类子宫肌瘤细胞的增殖，加速其凋亡，该作用可能与硫化氢上调 p53 的表达同时下调 Bcl-2 的表达有关。

随着环境污染的日趋严重，环境内分泌干扰物（EEDs）引起了全球的广泛关注。在 EEDs 中有一大类物质具有雌激素样活性，它可以模拟内源性雌激素的生理、生化作用，并且具有拮抗雄激素的效应，称为"环境雌激素"（EEs）。沈杨等认为，随着社会工业化的发展，人类自身越来越多的暴露在 EEDs 中，子宫肌瘤的患病人群逐年递增的现象可能与此相关。

3. 生活危险因素

年龄被研究者认为是子宫肌瘤发生的重要危险因素之一，可能是由于随着患者年龄的增长，患者体内的内源性雌激素不断累积，也可能是自身免疫功能的改变，抑或是暴露于外源性危险因素的不断增多，导致具有生殖能力的女性，年龄越大，子宫肌瘤发病的危险性越高。

日常生活中持久的精神压力可以影响女性的雌激素和孕激素的水平，雌孕激素水平的升高正是子宫肌瘤发病的危险征兆。流行病学研究显示，受教育程度较高的女性患子宫肌瘤的风险也较高，这些与女性的精神压力有关。精神压力导致女性血压升高，尤其是舒张压的升高，而后者与子宫肌瘤发病密切相关。Boynton-Jarrett 等研究表明，在调整了年龄、种族、民族、身体质量指数以及生育史的协变量的情况下，舒张压每增加 10mmHg（1mmHg = 0.133kPa），子宫肌瘤的患病风险率上升 8%。

三、检查与诊断

（一）病史

大的肌壁间肌瘤和黏膜下肌瘤可引起经量增多及经期延长等症状，黏膜下肌瘤伴感染时，可出现大量脓样白带、不规则阴道流血或血样脓性排液。子宫前壁下段肌瘤压迫膀胱可出现尿频、尿急；宫颈肌瘤可引起排尿困难、尿潴留；子宫后壁肌瘤压迫直肠可导致便秘。还可能伴有下腹坠胀、腰酸背痛等不适，经期加重。

（二）体格检查

妇科检查：子宫不规则增大或均匀性增大，如浆膜下肌瘤在子宫表面可扪及单个或数个结节状突起，质硬；黏膜下肌瘤有时可使宫口开大，并通过宫口触到宫腔内肌瘤的下端；如悬垂于阴道内，可看到瘤体并触摸到其蒂部。白带增多，如黏膜下肌瘤伴感染时，阴道内可见大量脓样白带，若有溃烂坏死，可见流血或血样脓性排液。

（三）辅助检查

较小的肌瘤，尤其是黏膜下肌瘤，仅靠妇科检查诊断比较困难，需要借助辅助检查协助诊断。

1. B超：是最常用的辅助检查手段，能区分子宫肌瘤和其他盆腔肿块，并可以较明确显示肌瘤大小及部位。

2. MRI：可准确判断肌瘤大小、数目和位置。

3. 其他：如有需要，还可以选择腹腔镜、宫腔镜以及输卵管造影等协助诊断。

四、治疗

治疗应根据患者的症状、年龄、生育要求，以及肌瘤的类型、大小、数目全面考虑。无症状肌瘤一般不需要治疗，特别是近绝经期妇女。绝经后肌瘤多可萎缩和症状消失。但每3～6个月随访一次。对于子宫肌瘤导致月经过多、贫血和压迫症状，不愿手术者；子宫肌瘤剔除术或子宫切除术前预处理纠正贫血、缩小肌瘤和子宫体积者；子宫肌瘤患者孕前缩小子宫体积和肌瘤体积，为妊娠做准备；多发性子宫肌瘤剔除术后，预防肌瘤复发或有手术治疗禁忌证者。可以采取中、西药物治疗。对于子宫肌瘤合并月经过多或异常出血甚至导致贫血；或压迫泌尿系统、消化系统、神经系统等出现相关症状，经药物治疗无效；子宫肌瘤合并不孕；子宫肌瘤患者准备妊娠时，若肌瘤直径≥4cm或绝经后未行激素补充治疗但肌瘤仍生长者，可行手术治疗。

（一）西医治疗

1.药物治疗

治疗子宫肌瘤的药物可以分为两大类：一类只能改善月经过多的症状，不能缩小肌瘤体积，如激素避孕药、氨甲环酸、非甾体类抗炎药（NSAID）等。另一类，既可改善贫血症状，又能缩小肌瘤体积，如促性腺激素释放激素激动剂（GnRH-a）和米非司酮等。

（1）NSAID：子宫内膜的前列腺素受体可促进异常血管和新生血管形成，导致异常子宫出血；NSAID抑制环氧合酶，在子宫内膜水平减少前列腺素的合成，减少月经出血。研究发现，经NSAID治疗可减少30%患者的月经出血量，可作为治疗月经过多的一线药物，同时能痛经有缓解作用。不同类型NSAID的疗效无差异，控制与月经相关的贫血和疼痛的同时不影响肌瘤或子宫大小。

（2）止血药：氨甲环酸能与纤溶酶和纤溶酶原上的纤维蛋白亲和部位的赖氨酸结合部位吸附，抑制纤溶酶、纤溶酶原与纤维蛋白结合，从而达到止血效果。氨甲环酸用于治疗月经过多的疗效确切，也适用于子宫肌瘤合并月经过多。一般成人每次0.25～0.50g静脉滴注，必要时可每日1～2g，分1～2次给药。应用本品要监护患者以降低血栓形成的可能性，谨慎用于有血栓形成倾向及心肌梗死倾向患者。常见的不良反应有胃肠道不适，如恶心、呕吐、腹泻。对缺铁性贫血者，在止血的同时还应使用铁剂和维生素C，可提高铁的吸收率。重度贫血者，可肌内注射或静脉点滴右旋糖酐铁或蔗糖铁注射液。

（3）复方口服避孕药（COC）：COC不能缩小子宫肌瘤的体积，但可以减少月经量，控制月经周期，能治疗子宫肌瘤相关的点滴出血和月经过多。尚无证据表明低剂量COC能促进肌瘤的生长，WHO推荐子宫肌瘤患者服用COC。

（4）左炔诺孕酮宫内缓释系统（LNG-IUS）：LNG-IUS通过使子宫内膜萎缩，可以有效治疗与子宫肌瘤相关的月经过多，提高血红蛋白含量，但缩小子宫肌瘤体积的作用不明显。LNG-IUS不适合黏膜下肌瘤，子宫腔过大者，放置LNG-IUS容易脱落。

（5）米非司酮：米非司酮为抗孕激素制剂，与孕激素受体的相对结合力是孕酮的 5 倍，具有抗排卵、抗着床、诱导月经及促进子宫颈成熟等作用。米非司酮可使肌瘤组织中的 PR 数量明显降低，影响肌瘤组织中表皮生长因子受体（EGFR）、血管内皮生长因子（VEGF）的表达，减少子宫动脉血流，并且可以使子宫肌瘤出血缺氧、变性坏死以致肌瘤体积缩小。米非司酮最大的优势是廉价、优效且不良反应较少。米非司酮可以快速达到止血，提高血红蛋白含量，缩小肌瘤体积的目的。因此，临床多用作术前预处理或围绝经期有症状的患者。我国一般用于治疗子宫肌瘤的剂量为 12.5mg/d，国外多集中在 2.5mg/d、5mg/d 和 10mg/d。应用米非司酮期间，患者可能会出现停经、潮热出汗、头痛、头晕、恶心、呕吐、乏力、乳房胀等。停药后，这些症状会逐渐消失。严重的心、肝、肾疾病患者及肾上腺皮质功能不全者，禁用米非司酮。

（6）GnRH-a：GnRH-a 间接地减少垂体分泌促性腺激素，通过"降调节"，能有效地抑制卵巢功能。治疗子宫肌瘤的药物中，以 GnRH-a 缩小肌瘤体积及子宫体积最为显著，患者治疗后痛经、非经期下腹痛和压迫症状等均可迅速缓解。治疗 3 个月时，子宫体积较前平均缩小约 50%，闭经率达 95% 以上，90% 以上的患者血清雌二醇达到去势水平。GnRH-a 是国外最常用的治疗子宫肌瘤的有效药物，近年来在国内的应用也明显增多。疗程为 3～6 个月，超过 6 个月时必需行反向添加。GnRH-a 治疗停止后的 3～6 个月，随着卵巢功能的恢复，子宫肌瘤往往会"反弹"到治疗前的大小。因此，要维持疗效需要持续用药。

2. 手术治疗

（1）肌瘤切除术：保留子宫的手术。适用于 40 岁以下希望保留生育功能的患者。多剖宫或腹腔镜下切除；黏膜下肌瘤部分可经阴道或宫腔镜摘除。

（2）子宫切除术：肌瘤大，个数多，症状明显，不要求保留生育功能，或疑有恶变者，可行剖宫或腹腔镜下全子宫切除术。必要时，可于术中行冰冻切片组织学检查。依具体情况决定是否保留双侧附件。术前应做宫颈刮片细胞学检查，排除宫颈恶性病变。

（3）子宫动脉栓塞术：子宫动脉栓塞术（UAE）用于治疗子宫肌瘤，可以使异常子宫出血减少，症状减轻或消除，月经周期恢复正常，贫血改善，子宫和肌瘤的体积均明显减小。术后 3 个月，平均减少 40% ～ 60%，并在随后的时间内体积还会继续缩小。对于症状性子宫肌瘤，尤其是伴有严重的贫血或盆腔疼痛，传统非手术治疗失败者，子宫动脉栓塞术是有效的，尤其是对于那些希望保留子宫的患者是可供选择的治疗方案之一。有研究对 UAE 术后的肌瘤内部和周围血供情况进行监测，发现子宫肌瘤患者平均流速、收缩期峰值流速、最粗动脉血管直径缩小，阻力指数提高。虽然 UAE 对子宫肌瘤一起的症状改善较好，但对生育年龄女性来说，尚存在造成卵巢缺血或卵巢早衰的风险。

（二）中医治疗

子宫肌瘤属中医"癥瘕"范畴。其基本病机为冲任失调，瘀血凝滞。活血消癥，调补冲任为治疗本病的根本大法。由于瘀血凝滞为子宫肌瘤的基本病机，因而活血化瘀法要贯彻本病治疗的始终。临床上主要分为五种证型。

1. 气滞血瘀证

证候：小腹胀痛或刺痛，精神抑郁，经前有乳房胀痛，月经超前或闭经，经期延长、淋漓不尽，或痛经，或白带增多，舌边可见瘀斑或瘀点，舌苔薄白，脉弦。

治法：疏肝理气，活血化瘀。

方药：少腹逐瘀汤或桂枝茯苓丸加减。常用药物：小茴香、干姜、延胡索、没药、当归、川芎、桂枝、赤芍、蒲黄、五灵脂、茯苓、桃仁、牡丹皮等。

2. 寒湿凝滞证

证候：患者表现为小腹冷痛喜温，经期延后，月经量少、色淡，同时伴有大便溏泄。舌暗淡，舌苔白而润，脉沉紧。

治法：温化寒湿，通经化滞。

方药：暖肝煎合良附丸加减。常用药物：当归、枸杞子、茯苓、小茴香、肉桂、乌药、沉香、高良姜、香附等。

3. 痰湿瘀阻证

证候：患者表现为下腹部胀满，胃脘部饱胀，满闷不舒，痰多，带下量多、黏腻。舌胖，舌质暗，苔白腻，脉沉滑。

治法：燥湿化痰，化瘀散结。

方药：胃苓汤合橘核丸加减。常用药物：苍术、厚朴、陈皮、白术、茯苓、泽泻、猪苓、肉桂、橘核、川楝子、香附、荔枝核、小茴香等。

4. 湿热夹瘀证

证候：患者表现为腰骶部酸痛，带下量多、颜色发黄有异味，部分患者可出现低热。舌红，苔黄腻，脉滑数。

治法：清热化湿，活血散结。

方药：四妙散合桃红四物汤加减。常用药物：苍术、黄柏、牛膝、薏苡仁、桃仁、红花、当归、川芎、白芍、熟地黄。

5. 阴虚内热证

证候：患者经血暗红，五心烦热，口干咽燥，大便干燥，偶尔可见崩下。舌红，苔薄，脉细数。五心烦热：两手两足心发热，并自觉心胸烦热。

治法：养阴清热，养血散瘀。

方药：知柏地黄丸加减。常用药物：知母、黄柏、山萸肉、茯苓、山药、茯苓、泽泻、生地黄、当归等。

五、典型病案

案 1　气滞血瘀型子宫肌瘤（金保方医案）

常某，女，35 岁，江苏泰州人，已婚。2015 年 3 月 20 日初诊。

发现患子宫肌瘤 1 年余，月经不调，痛经，月经量少，色暗，有血块，月经淋漓不净，经期较长。2014 年 2 月 28 日，B 超发现子宫前壁黏膜下见一个大小约 16mm×10mm 低回声包块，形态欠规则，边界清楚，诊为子宫肌瘤。治疗半年，疗效欠佳。2014 年 10 月 2 日复查 B 超示子宫前壁可见一个大小约 17mm×11mm 的低回声区。西医劝其手术治疗，患者因惧怕手术而转求中医治疗。舌质偏暗，脉细涩。

查体：三合诊未扪及明显异常。

辨证：气滞血瘀，胞宫瘀阻。

治法：理气活血，化瘀消癥。

处方：桂枝 12g，茯苓 12g，当归 12g，川芎 10g，桃仁 10g，赤芍 12g，三棱 10g，

莪术 10g，制乳香 6g，制没药 6g，丹参 15g，益母草 20g。10 剂，水煎服。

2015 年 4 月 4 日二诊：服药后，恰逢月经刚净，腹痛减轻，血块减少，经期 8 天。前方加红花 12g，继服 22 剂。

2015 年 4 月 27 日三诊：患者正值经期第 2 天，无腹痛，血量增多，色鲜红，无血块，舌暗减轻，脉沉涩。继续予上方加减 3 月余，2015 年 8 月 1 日复查 B 超示：子宫切面形态大小正常，宫壁回声均匀，内膜线居中，宫腔内未见异常回声。

按： 子宫肌瘤为中青年妇女常见、多发病，活血化瘀为治疗本病的基本大法。方中当归活血补血，川芎、桃仁、赤芍、丹参、益母草、三棱、莪术、制乳香、制没药活血行气化瘀，桂枝温通经络而止痛。诸药合用，温通与养血活血并举，更相得益彰，故获良效。

案 2 痰湿瘀阻型子宫肌瘤（陈广辉医案）

路某，女，41 岁。2015 年 8 月 16 日初诊。

患者以近 5 个月来经量增多，持续 8 ～ 30 天方净前来就诊。月经史：8 ～ 30/31 ～ 35 天，量多，色紫暗，有小血块，轻度痛经，带下量多、黏腻。2015 年 8 月 6 日 B 超检查提示子宫肌瘤（子宫前壁黏膜下可见 31mm×20mm 低回声光团）。患者平素咽中痰多，胃脘痞满，下腹部胀满较甚。舌暗胖，苔白腻，脉沉滑。

查体： 三合诊于下腹部可扪及一实性包块，质地较硬。

辨证： 痰湿内蕴，瘀血阻络。

治法： 化痰散结，活血通络。

处方： 苍术 15g，厚朴 12g，陈皮 12g，白术 12g，茯苓 15g，清半夏 9g，泽泻 9g，猪苓 9g，桂枝 10g，桃仁 12g，赤芍 12g，三棱 12g，莪术 12g。14 剂，水煎服。

2015 年 8 月 30 日二诊：今日月经第 10 天，月经量较多，色暗夹有小血块，无腹痛，带下量减，咽中痰量减少，胃脘及下腹部胀感减轻，纳呆，舌质暗，有齿痕，苔白腻，脉沉滑。前方加炒鸡内金 15g，炒麦芽 15g。14 剂，水煎服。

2015 年 9 月 15 日三诊：月经已干净 7 天，白带不多，咽部痰多已愈，胃脘及下腹部胀满明显减轻，纳增，舌质暗，有齿痕，苔白腻，脉沉滑。前方减炒麦芽，加山慈菇10g。14剂，水煎服。

2015年9月30日四诊：月经尚未来潮，无明显不适。舌质淡暗，有齿痕，苔白腻，脉沉。2015年8月16日方改茯苓20g，加生牡蛎20g（先煎）。继服30剂。

2015年11月1日五诊：LMP：2015年10月2日。经量中等，色鲜红，经期7天，余无明显不适，舌质暗，苔薄腻，脉沉。上方继续服用60剂。2016年2月复查B超示：子宫肌瘤（子宫前壁黏膜下可见18mm×15mm低回声光团）。

按：本例患者平素带下量多，咽中痰多，胃脘痞满，纳呆，苔白腻，可为痰湿体质。痰湿日久，阻滞经络，必致气机不利，血行受阻而为瘀。瘀血阻滞，血不归经，故血量多而色暗，痰湿凝聚，下趋胞宫则白带量多、色淡。痰浊、瘀血相互搏结，日久不愈而成有形包块。故本案以二陈汤、平胃散燥湿理气化痰，以桂枝茯苓丸活血化瘀，以生牡蛎、山慈菇软坚散结消瘤，以茯苓、白术健脾化湿，以绝生痰之源。全方合用，标本兼治，共奏健脾化痰、活血散结之功效。

案3 湿热夹瘀型子宫肌瘤（黄彦肖医案）

周某，女，36岁，2016年4月21日初诊。患者以结婚3年未孕前来就诊。

患者自诉3年前开始出现月经不调，5/20～25天，量多，深红色，有血块，无腹胀、腹痛，LMP：2016年4月20日。患者平素白带多、黄稠、有异味，腰酸困，头晕心烦，小便频数灼热，自觉会阴部潮痒，舌红苔黄腻，脉滑数。2013年6月在某三甲医院行超声检查示：子宫多发肌瘤，最大者42mm×36mm。建议手术切除。患者表示拒绝，遂转求中医治疗。

查体：三合诊于小腹触及一质硬包块。白带检查：白带清洁度Ⅳ度。

辨证：湿热下注，瘀血阻滞。

治法：清热利湿，活血化瘀。

处方：苍术15g，黄柏10g，牛膝15g，薏苡仁30g，桃仁12g，红花12g，当归10g，川芎6g，炒白芍20g，红藤15g，败酱草20g，生牡蛎20g（先煎），皂角刺15g。14剂，水煎服。

2016年5月5日二诊：患者白带减少、色淡黄，腰酸困减轻，头晕心烦，小便频数灼热减轻，会阴部潮痒减轻，舌红苔黄腻，脉滑略数。前方加车前子12g（包煎）。继服14剂。

2016年5月19日三诊：LMP：2016年5月18日。经量中等，色深红，有少量血块，无腹胀、腹痛，白带量少，颜色正常，腰酸困、头晕、心烦、小便频数、灼热已愈，会阴部潮痒明显减轻，舌红，苔薄黄腻，脉滑。2016年5月5日方加夏枯草15g，浙贝母15g，玄参15g，三棱12g。继服60剂。

2016年7月18日四诊：LMP：2016年6月18日。经量中等，颜色鲜红，无血块，经期6天，会阴部潮痒痊愈，舌红，苔薄黄腻，脉沉滑。查B超：子宫多发肌瘤，最大者36mm×32mm。上方继服30剂。2016年8月20日，患者已怀孕。

按： 多发子宫肌瘤，即各种类型的多个肌瘤常发生在同一子宫，即使单个瘤体较小也使手术难度增加，有导致患者生育能力受损的风险。因此，对于年轻的、需要保留生育能力的多发性子宫肌瘤患者，采用药物治疗消除肌瘤或控制肌瘤生长，显得尤为重要。本例患者拒绝西药及手术治疗，尝试中药治疗。患者平素白带量多、黄稠、有异味，腰酸困，头晕，心烦，小便频数灼热，会阴部潮痒，舌红苔黄腻，脉滑数，皆为湿热内蕴之象，故用四妙散合红藤败酱散清利湿热。湿热久蕴而致瘀血阻络，故合桃红四物汤、消瘰丸活血化瘀，软坚散结。

【参考文献】

[1] 邵小光，魏晗，房圣梓. 辅助生殖技术中薄型子宫内膜的诊断标准与临床处理[J]. 中国实用妇科与产科杂志，2020，36（6）：496-500.

[2] 赵静，黄国宁，孙海翔，等. 辅助生殖技术中异常子宫内膜诊疗的中国专家共识[J]. 生殖医学杂志，2018，27（11）：1057-1064.

[3] 郎景和. 子宫肌瘤的诊治中国专家共识[J]. 中华妇产科杂志，2017，52（12）：793-800.

［4］郎景和，陈春林，向阳，等．子宫肌瘤及子宫腺肌病子宫动脉栓塞术治疗专家共识［J］．中华妇产科杂志，2018，53（5）：289-293.

［5］郎景和，张国楠，向阳，等．实施腹腔镜下子宫（肌瘤）分碎术的中国专家共识［J］．中国实用妇科与产科杂志，2020，36（7）：626-632.

［6］超声引导经皮热消融治疗子宫肌瘤全国多中心研究协作组．超声引导经皮微波（射频）消融治疗子宫肌瘤临床应用指南（2017）［J］．中华医学超声杂志（电子版），2018，15（2）：90-94.

［7］Siristatidis C S，Sertedaki E，Vaidakis D，et al. Metabolomics for improving pregnancy outcomes in women undergoing assisted reproductive technologies［J］．Cochrane Database Syst Rev，2018，3（3）：D11872.

［8］潘萍，李予，杨冬梓．粒细胞集落刺激因子治疗薄型子宫内膜的研究进展［J］．实用妇产科杂志，2017，33（1）：20-23.

［9］曹文，贾书娜，刘颖，等．中医药改善子宫内膜容受性提高妊娠率的研究进展［J］．河北中医，2017，39（11）：1746-1751.

［10］余璐萍，刘英．干细胞治疗薄型子宫内膜的研究进展［J］．国际生殖健康／计划生育杂志，2016，35（4）：331-334.

［11］黎雪茹，王中海．薄型子宫内膜的研究进展［J］．中华妇幼临床医学杂志（电子版），2015，11（1）：113-116.

［12］俞凌，王淑芳，叶明侠，等．薄型子宫内膜治疗新进展［J］．国际生殖健康／计划生育杂志，2016，35（2）：165-169.

［13］曾品鸿，叶虹．子宫内膜容受性的超声评价［J］．实用妇产科杂志，2015，31（1）：12-14.

［14］魏丽坤，张雷，王蔼明，等．子宫内膜微创术对薄型子宫内膜容受性的影响［J］．山东医药，2015，55（25）：66-68.

［15］刘艳佳，丁岩．子宫内膜增生症的诊断进展［J］．国际妇产科学杂志，2015，42（1）：38-41.

［16］常亚杰，梁晓燕. 辅助生殖技术周期中薄型子宫内膜的相关机制及临床对策
［J］. 实用妇产科杂志，2014，30（11）：820-823.

［17］刘明慧，晁贺，高巍，等. 干预治疗对子宫内膜形态不良者体外受精-胚胎移
植结局的影响［J］. 实用妇产科杂志，2014，30（9）：667-670.

［18］徐慧颖，李娜，张云山. 胚胎植入-子宫内膜容受性是关键［J］. 生殖医学杂
志，2014，23（3）：198-202.

［19］Kasius A，Smit J G，Torrance H L，et al. Endometrial thickness and pregnancy rates
after IVF: a systematic review and meta-analysis［J］. Hum Reprod Update，2014，20（4）：
530-541.

［20］Gellersen B，Brosens J J. Cyclic decidualization of the human endometrium in
reproductive health and failure［J］. Endocr Rev，2014，35（6）：851-905.

［21］Ruan YC，Chen H，Chan HC. Ion channels in the endometrium: regulation of
endometrial receptivity and embryo implantation［J］. Hum Reprod Update，2014，20（4）：
517-529.

［22］许咏思，嵇波. 人体子宫微循环及其影响因素［J］. 微循环学杂志，2013，23
（2）：70-72.

［23］回学英，雷慧，杜会博，等. 微循环障碍的中医认识及治疗现状［J］. 现代中
西医结合杂志，2009，18（24）：2996-2998.

［24］郝翠芳，陈子江，张宁，等. 阴道超声和宫腔镜检查对不孕患者子宫内膜病变
的诊断价值［J］. 中国实用妇科与产科杂志，2005，21（12）：733-735.

［25］Deligdisch L. Hormonal pathology of the endometrium［J］. Mod Pathol，2000，13
（3）：285-294.

［26］茹慧波，马瑞红，夏天，等. 夏天教授治疗胚胎移植中薄型子宫内膜的经验撷
菁［J］. 世界中医药，2018，13（1）：134-137.

［27］曾玉燕，关永格，李坤寅. 雌激素及其受体、芳香化酶在子宫腺肌病中的作用
［J］. 南方医科大学学报，2017，37（3）：383-387.

［28］范小雪，王烨，魏绍斌. 中医药治疗子宫腺肌病的临床研究进展［J］. 湖南中医杂志，2017，33（6）：198-200.

［29］郭银树，段华. 微创技术保守性治疗子宫腺肌病的现状与进展［J］. 中国微创外科杂志，2016，16（2）：181-184.

［30］Tan A L, Luo R Y, Gong M. Value of using gonadotropin-releasing hormone agonist pretreatment in adenomyosis patients before adenomyomectomy［J］. Zhonghua Fu Chan Ke Za Zhi, 2016, 51（12）：909-913.

［31］陶婷，陈士岭，陈薪，等. 子宫腺肌病对体外受精-胚胎移植临床结局的影响［J］. 南方医科大学学报，2015，35（2）：248-251.

［32］Shaaban O M, Ali M K, Sabra A M, et al. Levonorgestrel-releasing intrauterine system versus a low-dose combined oral contraceptive for treatment of adenomyotic uteri：a randomized clinical trial［J］. Contraception, 2015, 92（4）：301-307.

［33］Benagiano G, Brosens I, Habiba M. Structural and molecular features of the endomyometrium in endometriosis and adenomyosis［J］. Hum Reprod Update, 2014, 20（3）：386-402.

［34］Cheng C, Gui T, Huang M H, et al. Treatment of adenomyosis patients by bushen huoxue sanyu decoction：a clinical study［J］. Zhongguo Zhong Xi Yi Jie He Za Zhi, 2014, 34（11）：1302-1305.

［35］Weimar C H, Macklon N S, Post U E, et al. The motile and invasive capacity of human endometrial stromal cells：implications for normal and impaired reproductive function［J］. Hum Reprod Update, 2013, 19（5）：542-557.

［36］赵靖雅，孔丽娜. PLGF/Flt-1 与子宫腺肌病关系的新进展［J］. 安徽医学，2012，33（2）：237-239.

［37］叶青，侯晓，张福霞，等. 子宫腺肌病发病相关因素及中医证候探讨［J］. 中国中医基础医学杂志，2012，18（2）：139-141.

［38］王小霞，康佳丽，邵雪飞，等. GnRHa 对子宫腺肌病在位内膜细胞凋亡及

VEGF 分泌的影响［J］.细胞与分子免疫学杂志，2012，28（1）：72-75.

［39］Maheshwari A，Gurunath S，Fatima F，et al. Adenomyosis and subfertility：a systematic review of prevalence，diagnosis，treatment and fertility outcomes［J］. Hum Reprod Update，2012，18（4）：374-392.

［40］王春玉，刘军兰.血清 CA125 在子宫内膜异位症和子宫腺肌病中的临床应用价值探讨［J］.中国妇幼保健，2011，26（15）：2280-2282.

［41］宋淑芳，尹利荣，齐之迎.来曲唑治疗大鼠子宫内膜异位症模型作用及机制的研究［J］.现代妇产科进展，2011，20（1）：35-38.

［42］Brown J，Pan A，Hart R J. Gonadotrophin-releasing hormone analogues for pain associated with endometriosis［J］. Cochrane Database Syst Rev，2010（12）：D8475.

［43］秦凤雪，张英娥，刘昕. MMP-2 与 VEGF 在子宫腺肌病中的表达和意义［J］.中国妇幼保健，2007，22（13）：1794-1796.

［44］叶飞，张静，覃建庆，等. COX-2、VEGF 在子宫腺肌病中的表达及临床意义［J］.哈尔滨医科大学学报，2006，40（3）：233-235.

［45］周应芳，白文佩.子宫腺肌病诊断及治疗研究进展［J］.中华妇产科杂志，2006，41（2）：142-144.

［46］李允光，濮德敏，姚冬梅，等.子宫腺肌病中异位和正位子宫内膜血管发生的研究［J］.中国组织化学与细胞化学杂志，2005，14（6）：639-643.

［47］Markowski Dominique Nadine，Bartnitzke Sabine，Löning Thomas，et al. MED12 mutations in uterine fibroids-their relationship to cytogenetic subgroups［J］. International Journal of Cancer，2012，131（7）：1528-1536.

［48］Matsubara Akiko，Sekine Shigeki，Yoshida Masayuki，et al. Prevalence of MED12 mutations in uterine and extrauterine smooth muscle tumours［J］. Histopathology，2013，62（4）：657-661.

［49］Schwetye Katherine E，Pfeifer John D，Duncavage Eric J. MED12 exon 2 mutations in uterine and extrauterine smooth muscle tumors［J］. Human Pathology，2014，45（1）：

65-70.

［50］Yoshida Shigeki, Ohara Noriyuki, Xu Qin, et al. Cell-type specific actions of progesterone receptor modulators in the regulation of uterine leiomyoma growth［J］. Seminars in Reproductive Medicine, 2010, 28（3）: 260-273.

［51］Qin Jiabi, Yang Tubao, Kong Fanjing, et al. Oral contraceptive use and uterine leiomyoma risk: a meta-analysis based on cohort and case-control studies［J］. Archives of Gynecology and Obstetrics, 2013, 288（1）: 139-148.

［52］Halder S K, Osteen K G, Al-Hendy A. 1, 25-Dihydroxyvitamin D3 reduces extracellular matrix-associated protein expression in human uterine fibroid cells［J］. Biology of Reproduction, 2013, 89（6）: 1-13.

［53］Bluer M, Rovio P H, Ylikomi T, et al. Vitamin D inhibits myometrial and leiomyoma cell proliferation in vitro［J］. Fertility and Sterility, 2009, 91（5）: 1919-1925.

［54］Sharan C, Halder S K, Thota C, et al. Vitamin D inhibits proliferation of human uterine leiomyoma cells via catechol-O-methyltransferase［J］. Fertility and Sterility, 2011, 95（1）: 247-253.

［55］刘笑梅, 张蕾, 陈桂玲, 等. 坤泰胶囊对雌激素、孕激素联合诱发子宫肌瘤大鼠激素水平及相关生长因子的影响［J］. 中医杂志, 2017, 58（11）: 960-965.

［56］杜亚青, 贾林燚, 赵爱民, 等. 宫瘤宁胶囊对气滞血瘀证子宫肌瘤瘤体的抑制作用［J］. 中国实验方剂学杂志, 2016, 22（24）: 177-181.

［57］王振骏, 周洪贵. 子宫肌瘤的病因学研究进展［J］. 医学综述, 2016, 22（16）: 3158-3161.

［58］蒋文蔚, 黄学锋. 中医活血化瘀法治疗子宫肌瘤的临床治疗效果及安全性分析［J］. 辽宁中医杂志, 2014, 41（10）: 2161-2163.

［59］王艳, 李刚. 雌激素受体、孕激素受体、血管内皮生长因子及其受体在子宫肌瘤中的表达和临床研究［J］. 中国妇幼保健, 2014, 29（8）: 1194-1195.

［60］张茜薇, 阮氏水, 王娜, 等. 益气消癥方对雌激素诱导子宫肌瘤模型豚鼠子宫

组织血管生成的影响 [J]. 中医杂志, 2014, 55 (5): 412-415.

[61] 朱雪莲, 陈冰. 消宫瘤颗粒对大鼠子宫肌瘤抑制及一氧化氮合酶活性的影响 [J]. 时珍国医国药, 2006, 17 (12): 2499-2500.

[62] 沈美娟, 施瑾, 任晓冰, 等. 一氧化氮合成酶在子宫肌瘤的表达及与性激素的关系 [J]. 中国肿瘤, 2001, 10 (10): 613-613.

[63] 陈文辉, 周建蓉. 自拟化瘀消癥方联合西药治疗痰瘀互结型子宫肌瘤的疗效及对患者血流动力学和性激素水平的影响 [J]. 四川中医, 2020, 38 (2): 154-157.

[64] 刘长慧, 鲁昌辉. 活血消瘤汤结合亮丙瑞林治疗子宫肌瘤疗效及对微血管密度的影响 [J]. 中华中医药学刊, 2020, 38 (1): 248-252.

[65] 史红杰, 张兴伟, 马二梅, 等. 活血化瘀法治疗子宫肌瘤的疗效及对子宫内膜 MVD、血清 Ang-2、VEGF 的影响 [J]. 四川中医, 2019, 37 (12): 177-180.

[66] 唐洁, 熊苏慧, 李诗卉, 等. 中药抗子宫肌瘤动物实验研究进展 [J]. 湖南中医药大学学报, 2019, 39 (8): 1040-1043.

[67] 张晓颖. 活血化瘀方治疗子宫肌瘤的疗效观察及对血液流变学、性激素水平的影响 [J]. 中国合理用药探索, 2018, 15 (11): 126-129.

[68] 乔丽丽. 中医活血化瘀治疗子宫肌瘤的效果分析 [J]. 中医临床研究, 2019, 11 (12): 33-35.

[69] 王亚光, 吕维富, 李兵. 子宫肌瘤子宫动脉栓塞术中瘤体与卵巢血供的相关性及临床观察 [J]. 介入放射学杂志, 2015, 24 (3): 206-209.

[70] 尹燕平, 刘文英. 介入栓塞术对子宫肌瘤患者子宫血供及卵巢功能的影响 [J]. 中国性科学, 2016, 25 (8): 48-51.

第十五章 微循环与女性生殖系统炎症

女性生殖系统炎症是女性常见病和多发病，包括由细菌、病毒、支原体、霉菌、滴虫等多种病原体的侵袭引起的女性生殖系统特异性感染性疾病以及女性生殖系统的非特异炎性病变。女性生殖道感染性疾病主要有阴道炎、前庭大腺炎、宫颈炎、内膜炎、附件炎、盆腔炎等，严重影响了育龄妇女的生殖健康和生活质量。中医无"炎症"的说法，女性生殖系统炎症属于中医"热入血室""妇人腹痛""癥积""带下病"等范畴。

中医治疗女性生殖系统炎症尤其是慢性盆腔炎、子宫内膜炎和输卵管炎，具有明显的优势和特色，包括中药汤剂、中成药辨证内服、直肠灌肠、坐浴等中医特色治疗，可明显改善临床症状和体征，通过清解热毒、祛瘀生新等治法，促进代谢及免疫，优化盆腔微环境，可以达到标本兼治，预防复发的效果，明显减少输卵管炎性不孕和异位妊娠的发生。

第一节　慢性盆腔炎

一、概念

盆腔炎主要是指女性内生殖器及其周围结缔组织的炎症，多发生于产后、流产后或妇科手术后，炎症可局限于一个部位，也可同时发生在多个部位，严重时可累及整个盆腔脏器。盆腔炎性疾病（pelvic inflammatory disease，PID）是指一系列女性上生殖道炎性疾病，包括子宫内膜炎、输卵管炎、输卵管卵巢脓肿、盆腔腹膜炎及其任意组合。盆腔炎性疾病多发生于性活跃期、有月经的妇女，而初潮前、绝经后或未婚妇女很少发生盆腔炎性疾病。盆腔炎可分为急性盆腔炎（acute pelvic inflammatory disease，APID）和慢性盆腔炎（chronic pelvic inflammatory disease，CPID）两大类，APID 若未接受规范、及时有效的治疗可转为 CPID，导致一系列后遗症的发生，主要包括慢性盆腔痛（炎）、不孕症和异位妊娠等。

二、病因病理

（一）病原体及其致病特点

1. 外源性病原体

主要为性传播疾病的病原体，如有衣原体、淋病奈菌及支原体，其他有绿脓杆菌、结核杆菌等。

盆腔炎的主要病原体是衣原体及淋病奈瑟菌。在美国，40%～50% 盆腔炎是由淋病奈瑟菌引起的；10%～40% 的盆腔炎可以分离出沙眼衣原体。在我国，由淋病奈瑟菌或衣原体引起的盆腔炎在明显的增加，由此引起输卵管炎性堵塞的患者也随之增加，已引起人们重视。

2. 内源性病原体

来自原寄居于阴道内的菌群，包括需氧菌及厌氧菌，可以仅为需氧菌或仅为厌氧菌感染，但以两者混合感染为多见。主要的需氧菌及兼性厌氧菌有金黄色葡萄球菌、溶血性链球菌及大肠埃希菌，厌氧菌有脆弱类的杆菌、消化链球菌等。

（二）感染途径

上行性感染：病原菌由肛门、外阴进入阴道，沿黏膜上行，通过子宫颈、子宫、输卵管蔓延至卵巢、腹腔，是淋球菌、葡萄球菌感染的主要途径。

经淋巴系统扩散：细菌经阴道、子宫颈侵入后，经淋巴系统扩散至盆腔蜂窝组织及子宫附件以至腹腔，常为链球菌、葡萄球菌的感染方式。

直接蔓延：由邻近脏器的感染蔓延而来，如腹膜炎、阑尾炎、结肠炎、膀胱炎等均可蔓延至子宫、输卵管而引起盆腔炎。

经血液循环传播：病原体侵入人体后进入血液系统，经血液循环，感染生殖系统，为结核菌感染的主要途径。血行播散，多先有其他脏器如肺、肾盂感染，而后经血液循环扩散至生殖器官。

（三）高危因素

了解盆腔炎的高危因素，有利于盆腔炎性疾病的正确诊断及预防。

年龄：据国外资料显示，盆腔炎性疾病的高发年龄为 15～25 岁。年轻妇女容易发生盆腔炎性疾病，可能与性活动频繁、宫颈柱状上皮异位、宫颈黏液机械防御能力较差有关。

性活动：盆腔炎性疾病多发生在性活跃期妇女，尤其是初次性交年龄小、有多个性伴侣、性交过频以及性伴侣有性传播疾病者。

下生殖道感染：下生殖道感染，如淋病奈瑟菌子宫颈炎、衣原体子宫颈炎以及细菌性阴道病与盆腔炎性疾病的发生密切相关。

子宫腔内手术操作：如刮宫术、输卵管通液术、子宫输卵管造影术、宫腔镜检查等，由于手术所致生殖道黏膜损伤、出血、坏死，导致下生殖道内源性病原体上行感染。

邻近器官存在炎症：如阑尾炎、腹膜炎等直接蔓延至盆腔，病原体以大肠埃希菌为主。

既往有盆腔炎病史：盆腔炎性疾病所致的盆腔广泛粘连、输卵管损伤、输卵管防御能力下降，容易造成再次感染，导致急性发作。

（四）病理及发病机制

1. 急性子宫内膜炎及子宫肌炎

子宫内膜充血、水肿，有炎性渗出物，严重者内膜坏死、脱落，形成溃疡。镜下见大量白细胞浸润，炎症若向深部侵入，可形成子宫肌炎。

2. 急性输卵管炎、输卵管积脓、输卵管卵巢脓肿

急性输卵管炎因病原体传播途径不同而有不同的病变特点。

（1）炎症经子宫向上蔓延：首先引起输卵管黏膜炎，输卵管黏膜肿胀、间质水肿及充血、大量中性粒细胞浸润。严重者，输卵管上皮发生退行性变或成片脱落，引起输卵管黏膜粘连，导致输卵管管腔及伞端闭锁。若有脓液积聚于管腔内，则形成输卵管积脓。淋病奈瑟菌及大肠埃希菌、类杆菌以及普雷沃菌除直接引起输卵管上皮损伤外，其细胞

壁脂多糖等内毒素引起输卵管纤毛大量脱落，导致输卵管运输功能减退甚至丧失。因衣原体的热休克蛋白与输卵管热休克蛋白有相似性，感染后引起的交叉免疫反应可损伤输卵管，导致输卵管黏膜结构及功能的严重破坏，并引起盆腔广泛粘连。

（2）病原菌通过宫颈的淋巴播散：通过子宫旁结缔组织，首先侵及浆膜层发生输卵管周围炎，然后累及肌层，而输卵管黏膜层可不受累或轻度受累。病变以输卵管间质炎为主，其管腔常可因肌壁增厚受压变窄，但仍能保持通畅。轻者，输卵管仅有轻度充血、肿胀、略增粗；严重者，输卵管明显增粗、弯曲，纤维素性、脓性渗出物增多，造成输卵管与周围组织粘连。由于白膜是良好的防御屏障，一般来讲，卵巢很少单独发炎，常与发炎的输卵管伞端粘连而发生卵巢周围炎，称为"输卵管卵巢炎"，习称"附件炎"。

（3）急性盆腔腹膜炎：盆腔内器官发生严重感染时，往往蔓延到盆腔腹膜，发炎的腹膜充血、水肿，并有少量含纤维素的渗出液，形成盆腔脏器粘连。当有大量脓性渗出液积聚于粘连的间隙内，可形成散在小脓肿；积聚于直肠子宫陷凹处，形成盆腔脓肿。脓肿前面为子宫，后方为直肠，顶部为粘连的肠管及大网膜，脓肿可破入直肠而使症状突然减轻，也可破入腹腔引起弥漫性腹膜炎。

（4）急性盆腔结缔组织炎：病原体经淋巴管进入盆腔结缔组织，引起结缔组织充血、水肿及中性粒细胞浸润，其中以宫旁结缔组织炎最常见。开始局部增厚，质地较软，边界不清，以后向两侧盆腔壁呈扇形浸润。若组织化脓，形成盆腔腹膜外脓肿，可自发破入直肠或阴道。

（5）败血症及脓毒血症：当病原体毒性强、数量多、患者抵抗力降低时，常发生败血症。发生盆腔炎性疾病后，若身体其他部位发现多处炎症病灶或脓肿者，应考虑有脓毒血症存在，但需经血培养证实。

（6）肝周围炎（Fitz-Hugh-Curtis综合征）：是指肝包膜炎症而无肝实质损害的肝周围炎。淋病奈瑟菌及衣原体感染均可引起。由于肝包膜水肿，吸气时右上腹疼痛。肝包膜上有脓性或纤维渗出物，早期在肝包膜与前腹壁腹膜之间形成松软粘连，晚期形成琴弦样粘连。5%～10%输卵管炎可出现肝周围炎，临床表现为继下腹痛后出现右上腹痛，或下腹疼痛与右上腹疼痛同时出现。

（五）微循环因素

1. 微循环调节因子

炎症与微循环关系密切，各种炎症性反应常导致血管内皮细胞及中性粒细胞氧自由基的生成和释放，自由基的生成和释放会刺激巨噬细胞产生和分泌大量的细胞因子，其中肿瘤坏死因子等可作用于血管内皮细胞引起内皮素的合成与分泌增加，引起小血管和毛细血管收缩与闭塞以及血液黏度的升高。

一般认为，与盆腔炎的发病有关的微循环因子主要包括：

（1）NO：是近几年被证实的具有多种生物效应的氮自由基分子，其由 NOS 催化 L-精氨酸而成。它作为重要的细胞毒效应分子，不仅能对抗侵入机体的微生物及病原体，同时对其附近的正常组织也具有毒性作用。

（2）VEGF：又名血管通透因子，主要有促进内皮细胞的增殖、促使血管生成以及增加血管通透性等生物学功能。研究发现，VEGF 的高表达，促使粘连组织中产生更多的新生毛细血管，从而导致 VII 因子的高表达。

（3）TNF-α：TNF-α 是影响炎症进程的细胞因子之一，是细胞炎症因子网络的关键部分，在炎症反应中起核心作用。因此，与盆腔炎的发病机理有一定关系。

（4）血管内皮细胞功能损伤的相关指标：有研究发现，慢性盆腔炎模型组大鼠外周血中的 ET-1、TXB_2、6-keto-PGF1 含量异常升高，提示存在一定程度上的血管内皮损伤。而补肾活血中药，可降低模型大鼠血清中 ET-1、TXB_2、6-keto-PGF1 的含量。

2. 血液流变学改变

大量研究说明，PID 后遗症患者都存在程度不一的血液流变学异常。血液流变学指标可以反映血瘀的程度，因此，血液流变学指标的改善可以提示微循环的恢复程度。中医药治疗可以在一定程度上纠正血液黏、凝、浓、聚状态，从而改善微循环。同时，没有相关不良反应，而且复发率也低。

3. 微循环障碍

实验研究表明，CPID 患者因病变局部有微血栓形成而处于高凝状态，血液流变学指标明显升高，尤其全血黏度、血浆黏度、红细胞压积等指标的异常，说明慢性盆腔炎患者的血液处于浓、黏、凝、滞状态。这种异常，导致血液循环和微循环的障碍，引起组织缺血、缺氧、代谢和功能失调等一系列严重后果。炎症可以致瘀，炎症是瘀症的表现形式之一，CPID 患者机体内存在明显的血液循环功能障碍。

三、诊断与检查

（一）诊断标准

急性 PID 的诊断是困难的，原因主要包括：①症状和体征无特异性，且差异很大；②致病菌种类繁多；③难以获得盆腔内标本进行检测及培养；④致病菌检测及培养耗时长；⑤特异性的诊断标准往往是有创性的。但 PID 诊断和治疗的延误，可能导致严重的上生殖道炎症后遗症，如输卵管性不孕、异位妊娠等。

因此，鉴于 PID 诊断的困难性以及对女性生殖健康的潜在损害，建议应采用较低的临床诊断阈值。

表 15-1　PID 的诊断标准（美国 CDC 诊断标准，2021 版）

最低标准	附加标准	特异性标准
➢ 子宫压痛 ➢ 附件压痛 ➢ 宫颈举痛	● 口腔温度 ≥ 38.3℃ ● 子宫颈或阴道黏液脓性分泌物 ● 阴道分泌物显微镜检查白细胞增多 ● 红细胞沉降率升高 ● C 反应蛋白水平升高 ● 实验室检查证实有子宫颈淋病奈瑟菌或沙眼衣原体感染	◆ 子宫内膜活检显示有子宫内膜炎的组织病理学证据 ◆ 经阴道超声检查或 MRI 检查，显示输卵管管壁增厚、管腔积液，可伴有盆腔游离液体或输卵管卵巢包块 ◆ 腹腔镜检查见输卵管表面明显充血、输卵管水肿、输卵管伞端或浆液层有脓性渗出物等

▲ 在排除其他可能病因，并满足以上三个最低标准之一者，就应诊断为 PID 并给予 PID 经验性治疗。

▲ 如同时满足以上一个或多个附加标准者，诊断 PID 的准确性增加。

▲ 满足以上任意一个特异性标准者，可直接诊断 PID。

（二）实验室检查

分泌物直接涂片：取样可为阴道、宫颈管的分泌物，或尿道分泌物，或腹腔液（经后穹窿，腹壁，或经腹腔镜获得），做直接薄层涂片，干燥后以美兰或革兰染色，凡在多形核白细胞内见到革兰阴性双球菌者，则为淋球菌感染。沙眼衣原体的镜检，可采用荧光素单克隆抗体染料，凡在荧光显微镜下观察到一片星状闪烁的荧光点即为阳性。

病原体培养：标本来源同上，应在30秒内将其接种于Thayer-Martin培养基上，置35℃温箱培养48小时，以糖酵解法进行细菌鉴定。近年来，新的相对快速的衣原体酶测定已逐渐代替了传统的检测方法。细菌学培养还可以检测其他需氧和厌氧菌株，并作为选择抗生素的依据。

（三）特殊检查

超声波检查：主要是B型或灰阶超声扫描、摄片，这一技术对于识别来自输卵管、卵巢及肠管粘连在一起形成的包块或脓肿有85%的准确性，但轻度或中度的盆腔炎很难在B型超声影像中显示出特征。

腹腔镜检查：如果不是弥漫性腹膜炎，患者一般情况尚好，腹腔镜检可以在盆腔炎或可疑盆腔炎以及其他急腹症患者施行，腹腔镜检不但可以明确诊断和鉴别诊断，还可以对盆腔炎的病变程度进行初步判定。

四、治疗

西医治疗以抗炎治疗为主，根据药敏实验选择抗生素较为合理，但通常在获得实验室结果前即给予抗生素治疗，因此，往往根据经验用药。中医治疗主要以活血化瘀，清热解毒为主。

（一）西医治疗

1.药物治疗

PID多系细菌的混合感染所致，多种病原体长期寄生于内生殖器。当机体抵抗力降低时，易造成炎症反复发作。慢性盆腔炎多为无菌性炎症。长期炎症刺激，导致周围组织纤维化、粘连，炎症不易吸收，故治疗上针对各种致病菌的特点，选用抗生素联合用药。全身用药多用于急性或亚急性期，或伴明显炎性包块形成，目的是较快地控制症状，局限病情。但对于CPID者一般采用局部用药的方法，所用药物包括各类抗生素、糜蛋白酶、透明质酸酶、地塞米松/强的松龙、普鲁卡因、利多卡因、干扰素等，用药途径包括经直肠、宫腔内注射、宫颈穹窿部注药、盆腹腔置管给药、骶管联合用药等，也有静脉给药、肌注或口服给药。若患者一般情况较好，症状轻，可选用口服药物治疗，如氧氟沙星 400mg 口服，每日 2 次。若一般情况较差或伴有发热、呕吐等症状，抗生素治疗以静滴或联合用药为宜，如头孢西丁钠 2g、静脉滴注、4 次 / 天，可加多西环素 100mg、3 次 / 天、静滴或口服。

2. 手术治疗

CPID 患者多数选用药物进行保守治疗，若长期治疗无效或患者症状严重，特别是盆腔已形成炎性包块，如输卵管积水或输卵管卵巢囊肿等，为保证治疗效果，可考虑手术治疗。患者因盆腔粘连而不孕，可选择手术剥离粘连，促进妊娠。

3. 心理治疗

心理治疗是对 CPID 患者非常重要的辅助治疗，对于精神过度紧张或有神经症的妇女，患慢性盆腔炎的比例增高，盆腔症状可能与精神因素有一定关系。CPID 长期发病，亦反复发作，迁延难愈的患者易出现一定程度的精神紧张、焦虑甚至抑郁情绪，故做好 CPID 患者的心理疏导工作十分重要。

（二）中医治疗

CPID 属于中医"带下病""妇人腹痛""癥瘕"等范畴。中医辨证论治，三因制宜，并结合辨病治疗，如提高免疫力、改善局部血管代谢等，无论短期疗效，还是长期疗效，都有明显优势。

1. 辨证论治

（1）气滞血瘀证

证候：下腹胀痛或刺痛，经期或劳累后加重；带下量多，月经不调，经色紫黑有块，瘀块排出则腹痛减；经前情志抑郁，乳房胀痛。舌质紫黯，或有瘀斑、瘀点，苔薄，脉细弦。

治法：行气活血，化瘀止痛。

方药：膈下逐瘀汤加减。常用药：桃仁、红花、赤芍、川芎、柴胡、枳壳、延胡索、乌药、乳香、没药、青皮、川楝子。

（2）湿热瘀阻证

证候：下腹隐痛，或疼痛拒按，痛连腰骶，经行或劳累时加重；带下量多，色黄，质黏稠，有臭气；低热起伏，胸闷纳呆，或口干不欲饮，小便黄赤，大便干结或不爽。舌质红，苔黄腻，脉弦数或弦滑。

治法：清热利湿，活血止痛。

方药：银甲丸加减。常用药物：银花、连翘、蒲公英、紫花地丁、红藤、大青叶、茵陈、椿根皮、生鳖甲、蒲黄、血竭。

（3）寒湿凝滞证

证候：小腹冷痛，或坠胀疼痛，经行腹痛加重，得热痛减；带下清稀量多，经行后期，量少色黯；腰骶冷痛，神疲乏力。舌淡黯，苔白腻，脉沉迟。

治法：温散寒湿，活血祛瘀。

方药：少腹逐瘀汤加减。常用药物：小茴香、干姜、五灵脂、赤芍、川芎、当归、肉桂、香附、水蛭、九香虫、乌药。

（4）气虚血瘀证

证候：下腹疼痛或坠痛，缠绵日久，痛连腰骶，经行加重；带下量多，色白质稀，经期延长，经血量多有块；精神萎靡，体倦乏力，食少纳呆。舌淡黯，或有瘀点瘀斑，苔白，脉弦细或弦涩无力。

治法：益气活血化瘀。

方药：妇炎康复汤加减。常用药物：生黄芪、川楝子、红藤、败酱草、当归、延胡索、炒赤芍、没药、土鳖虫、桂枝、熟大黄、生甘草。

（5）脾虚瘀浊证

证候：少腹疼痛，隐隐而作，缠绵不休；带下增多，色白黏稠；大便溏，精神疲倦，四肢乏力，食欲不振，有时低热。舌质淡黯，苔薄白，脉细缓。

治法：健脾祛湿，活血止痛。

方药：理冲汤合桂枝茯苓丸加减。常用药物：党参、白术、天花粉、知母、三棱、莪术、茯苓、木香、桂枝、赤芍、桃仁、鸡血藤、黄芪、丹参、薏苡仁、甘草。

（6）肾虚瘀滞证

证候：少腹疼痛，绵绵不休，腰脊酸痛；白带增多，头晕目眩，神疲乏力。舌黯或有瘀点，苔薄白，脉沉细。

治法：补肾活血，化瘀止痛。

方药：左归丸加减。常用药物：熟地黄、山药、枸杞子、山茱萸、菟丝子、鹿角胶、赤芍、桃仁、补骨脂、血竭、九香虫、水蛭。

（7）阴虚血热证

证候：少腹疼痛，午后潮热，盗汗，手足心热；月经量少，甚或闭经，或月经失调。舌红，苔少或薄黄，脉细数。

治法：养血清热，活血止痛。

方药：知柏地黄丸加减。常用药物：知母、黄柏、地黄、牡丹皮、茯苓、泽泻、山茱萸、山药、丹参、地骨皮。

2. 中医外治

（1）外敷：双柏散 200g 水蜜调，外敷下腹部。

（2）中药敷脐疗法：取红藤、透骨草、蒲公英、败酱草各 30g，丹参、鸡血藤、香附、茯苓、萆薢各 20g。制法：将以上诸药研末，用米醋或黄酒调成糊状，并在铁锅内炒热后取适量敷于脐部，覆盖消毒纱布一块，再用胶布固定。每日换药 1 次，连用 10 天为 1 个疗程。一般治疗 1 ～ 3 个疗程。

（3）保留灌肠：例如复方冬青灌肠液 100mL，保留灌肠。也可以根据患者四诊合参，辨证论治，一人一方。灌肠治疗可使药物直达病所，作用时间长，生物利用度高，促进患者盆腔腹膜血液循环以及淋巴回流，提高患者免疫力，临床疗效确切。

（4）其他：如阴道用药、针灸推拿治疗、中药离子导入、穴位注射等疗法。

五、典型病案

案 1 盆腔益气养血汤治疗 CPID（金保方医案）

患者杨某，41 岁，已婚，江苏启东人。2005 年 10 月 23 日初诊。

有 CPID 病史 10 年余，经多方治疗，选用红藤败酱散等清热利湿之品，仍时作时止，反复迁延。经人介绍，延余门诊。自诉时有少腹疼痛，呈隐痛或胀痛，略拒按，牵及腰骶部酸痛，多在感冒、劳累后或进食辛辣大热之品后发作。刻下：略怕冷，无口干，纳可，便调，带下量多，偶尔色黄。舌质淡红有紫气，苔白略腻，脉弦涩。

治法：健脾补气，活血化瘀。

方药：自拟盆腔益气养血汤。黄芪20g，黄精20g，炒白术30g，防风10g，桂枝10g，怀山药20g，生苡仁20g，党参10g，茯苓10g，泽兰10g，泽泻10g，生甘草5g，鸡血藤20g，当归10g，川芎6g，赤芍10g，制香附10g，乌药10g。

服15剂后，带下量多症状基本消失，小腹疼痛明显好转。再服30剂，带下恢复正常。以原方调整巩固2个月，诸症消失。随访多年未发。

按： 金保方教授认为，目前女性CPID同男性CP/CPPS一样，临床诊治存在很大误区。由于女性的腹腔是开放的，通过输卵管、子宫、宫颈、宫口、阴道跟外界相连。而女性的外阴长期相对潮湿，又是交媾之处，容易藏污纳垢，滋生病原体。病原体即可沿阴道、宫口、宫颈、子宫、输卵管逆行而上，进入盆腔，在人体免疫力低下时发病。因此，CPID是女性独有的疾病，而男人不可能有CPID。因为男性腹腔是密闭的，跟外界不通。这是由男女各有特殊的解剖结构所决定的。因而，临床上可根据阴道分泌物培养，通过药敏试验，选择性地使用抗生素。看似推演准确，本应药到病除，但实际情况是要么无效，要么一时有效，劳而复发，迁延不已。

根据临床疗效，金保方教授提出质疑：一是既然是病原体沿着阴道、宫口、宫颈、子宫、输卵管上行至盆腔，患者为何没有阴道炎、宫颈炎、子宫内膜炎、输卵管炎等次第病史？二是先天性输卵管缺如、输卵管梗阻或结扎后女性，通道被阻断，是否就不会患原发性CPID？三是根据药敏试验选择的抗菌治疗后复查，阴道分泌物未检测到致病菌，是否腹痛等症状即已消失？显然，临床所见无法解释这三个问题。CPID患者不一定有沿途感染病史，输卵管结扎患者同样可以有CPID，根据药敏试验选择使用抗生素，"病原体"检查阴性，但症状仍可存在。其实，即使在超声监测下穿刺抽取盆腔积液做细菌培养及药敏试验，再选择性使用抗生素，也存在同样问题。说明细菌培养阳性并非意味着真正的病原体，这跟CP/CPPS是何等的相似！

鉴于此，金保方教授推测CPID的发病机制首先是免疫功能低下，其次是无菌性感染（大部分），再次是微循环障碍。据此设立的治疗原则为健脾益气，利水渗湿，活血化瘀。

自拟盆腔益气养血汤，其实就是玉屏风合八珍汤（腹痛重者以公英葫芦茶代替四物汤）化裁。玉屏风作为提高免疫力的首选方剂，无论在临床还是基础研究，都得以证实。八珍汤中的四君子汤益气健脾，盖脾为后天之本，气血生化之源。现代研究证实，四君子汤既能调节胃肠功能，同时还具有增强免疫功能、促进代谢、改善微循环、抗血小板聚集、抗应激反应等作用，以此配合玉屏风散增加和提高免疫功能，同时增加对盆腔渗出液的吸收代谢。四物汤被后世医家称为"妇科第一方""调理一切血证是其所长"及"妇女之圣药"等，因久病必瘀，CPID 必然存在着微循环障碍、局部组织的水肿（缺血性和充血性都有可能），以此来改善微循环障碍，提高血液流变学水平，增加炎性因子的代谢、吸收。现代药理研究证实，该方可纠正贫血，抗血小板聚集，抗血栓形成，抗缺氧，抗自由基损伤，抑制肉芽增殖，调节免疫功能。

金保方教授将此方加减应用于治疗 CPID，标本兼治，屡试不爽。这也体现其一贯的中西融合、中西互补、疗效叠加的临床理念。

案 2　湿热瘀阻型 CPID（李晓影医案）

李某，女，32 岁，已婚已产。2011 年 7 月 15 日初诊。

主诉：腰腹胀痛反复发作 1 年，加重 2 个月。

既往史：既往月经规律，月经初潮 13 岁，4～5/28～30 天，量较多、色暗、有血块，小腹胀痛，经后小腹疼痛减缓。近 2 个月小腹胀痛逐渐加重，曾先后经抗生素治疗，未见明显效果，故来我院门诊治疗。LMP：2011 年 7 月 3 日。现腰腹胀痛，腰骶酸痛，劳累及性生活后加重，经期延长至 5～8 天，精神尚好，饮食正常，睡眠良好，小便正常，大便干燥。既往：孕 2 产 1，人流 1 次。舌质红，苔黄腻，脉滑数。

妇科检查：外阴已婚已产型；阴道通畅，阴道黏膜重度充血；分泌物量多，色黄，味臭；宫颈 Ⅱ 度糜烂；子宫后位，常大，质硬，活动度差，压痛（++）；双侧附件增粗、增厚，压痛（++）。

超声检查：子宫后位，大小 54mm×42mm×45mm；子宫内膜回声清晰，厚 5.0mm。右侧卵巢大小 28mm×22mm，左侧卵巢大小 30mm×25mm；双侧附件区未见异常回声，子宫直肠陷窝可见一 23.7mm×9.3mm 大小的液性暗区。

治法：清热利湿，活血化瘀。

处方：大戟 5g，大黄 3g，当归 15g，瞿麦 10g，赤芍 15g，桃仁 10g，杜仲 15g，牛膝 10g，川芎 10g，青皮 10g，薏苡仁 25g，蒲公英 25g，川木通 10g。

上方水煎，取汁 200mL，每次 100mL，每日 2 次，口服。治疗两周为 1 个疗程。经期停药，嘱患者服药期间及平时少食辛辣寒凉之品，多吃蔬菜水果，劳逸结合，消除紧张情绪，并嘱其在治疗期间禁房事、禁止盆浴。

二诊：2011 年 8 月 17 日就诊。患者服药后，自觉腰腹胀痛明显减轻。经期仍长，经量仍多，色红，有血块；大便正常。舌脉无显著变化。继以前方增加延胡索 15g，莪术 15g，去蒲公英，服法不变。

三诊：2011 年 9 月 19 日就诊。患者自述腰腹痛症状消失。经量正常，血色鲜红无血块。B 超报告显示：盆腔积液为 0.3cm。妇科检查右附件区稍增厚，余均正常。继服前方不变，嘱其经净后继服 6 剂，巩固治疗。连续治疗 3 个疗程后随访，患者腹痛、腹胀等的症状明显好转，痊愈。

按：大戟散出自宋代《太平圣惠方》。功效清热利湿，活血化瘀。主治妇人血分，心腹胀满，手足浮肿，肩背烦疼。大戟为君药，其味苦、辛，性寒，功能泻水逐饮，散结解毒。《药性论》云："下恶血块，通月经，擅治血瘀。"大黄为臣药，有清热利湿、泻下攻积、泻火解毒、凉血祛瘀的功效。于妇科病主治蓄血、经闭、产后瘀滞腹痛、积聚、癥瘕等。瞿麦、赤芍、桃仁、当归等活血利湿共为佐药。青皮为佐使药，长于疏肝理气、消积化滞，理气有助于血行，行气亦可使邪有出路，故为佐使药。上方合用，可起到清热利湿、活血化瘀之功。现代药理学研究表明：大戟散可从 4 个方面作用于慢性盆腔炎：抗菌、抗病原微生物；消炎，抑制炎性反应；调节人体免疫功能，增强人体免疫能力；活血化瘀，阻止血小板聚集，改善微循环。

案 3　内外同治 CPID（白艳华医案）

辜某，女，23 岁。初诊日期：2001 年 11 月 10 日。

主诉：下腹疼痛 1 年余。

现病史：2000 年 10 月 4 日，月经错后 10 余天而至，量中，淋漓 20 日未净。出血第 20 天时，突感整个下腹疼痛明显，遂往某医院求治，诊断为急性盆腔炎。B 超示盆腔积液多，双附件不清，输抗生素治疗 7 日后好转，遂停止治疗。此后常感下腹疼痛，尤以左侧明显，时轻时重，劳累后加重；带下时多时少，色偏黄，有异味；常觉身有低热。曾服克拉霉素胶囊、桂枝茯苓胶囊，以及输抗生素液等治疗，无明显效果。

孕 1 产 0，2001 年 5 月人流 1 次。月经史：6 ～ 7/28 ～ 34 天，量中，无不适。现工具避孕，舌淡红，苔白，脉细滑数。妇科检查：外阴（－）；阴道通畅，分泌物多；宫颈光滑，宫体后位常大，有压痛；附件：左后可及一 5cm×3cm×2cm 包块，右附件压痛。2001 年 11 月 10 日 B 超提示左附件炎性包块。

治疗经过：慢盆汤（红藤 30g，败酱 15g，薏苡仁 12g，白花蛇舌草 15g，蚤休 30g，丹参 15g，赤芍 12g，白芍 12g，桂枝 12g，茯苓 6g，木香 10g，丹皮 10g，延胡索 12g，川楝子 10g。加三棱 10g，莪术 10g，山慈菇 12g，炮山甲 12g）。同时采用中药灌肠加离子导入治疗。经治 10 余天后，患者即感腹痛、带下等症状明显减轻；又治疗 2 个疗程后，患者痊愈。随访一年未复发。

按： 本例患者由于经期感染引发急性盆腔炎，未能引起足够重视，治疗不彻底，使病情迁延转为慢性盆腔炎，左附件区形成包块。此时运用抗生素效果不佳，故运用综合疗法治疗。慢盆汤中加入三棱、莪术、炮山甲、山慈菇以清热利湿，活血化瘀，软坚散结。再配以中药灌肠加离子导入治疗，具有改善血液循环，降低毛细血管脆性，改善通透性，增加血流量，促进微循环，减少渗出，促进炎症的吸收，促使包块消散。

案 4　调周分期论治 CPID（夏桂成医案）

何某，35 岁，职员。

主诉：小腹疼痛 1 年余。

现病史：患者于 1 年前行人流术，半月后小腹疼痛伴发热，带下色黄如脓，量多气臭，反复发作，持续至今。初潮 14 岁，3 ～ 5/23 ～ 30 天，量偏少，色红，有小血块，或有痛经。25 岁结婚，1-0-2-1。妇科检查：外阴已产式，阴道通畅，可见较多脓性分泌物；宫颈轻度炎症，举痛；宫体后位略大，质中，压痛，活动差；右侧附件增厚，有压痛；左侧可触及乒乓球大小囊性包块，触痛明显。住院治疗后热退，左侧附件包块消失，脓性带下已少，常因劳累发作，反复不已。刻下：少腹隐痛，有时坠胀，劳累后加剧；腰膝酸软，面色晦暗，形体消瘦，大便有时不实，纳食较差；月经先期，经量偏少，色暗红，有小血块，经行第1天腹痛有所加剧。舌质红，苔黄白腻，脉弦细。

治疗：该患者适值经间排卵期，依据症状，属脾肾不足，湿热内阻，以补肾健脾、调理气血为主，佐以清利，用补肾促排卵汤加减。

处方：丹参、赤芍、白芍、山药、牡丹皮、茯苓各10g，山萸肉6g，紫石英10g（先煎），五灵脂12g（包煎），败酱草15g，薏苡仁20g，广木香9g。

服药5剂后，BBT上升，按经前期论治，以补肾助阳、疏肝清利为法，上方去山萸肉，加钩藤15g（后下），制香附9g。

至行经期转用疏肝调经法，方取越鞠二陈汤合五味调经散加减。

处方：制苍术、制香附、炒牡丹皮、山楂各10g，丹参、赤芍、泽兰叶、五灵脂、马鞭草各12g，茯苓10g，薏苡仁15g。

经净后，再予经后期常用方，即滋肾生肝饮合红藤败酱散。

处方：丹参、赤芍、白芍、山药各10g，山萸肉6g，牡丹皮、茯苓、川续断、桑寄生各10g，炒柴胡5g，红藤、败酱草各15g，广木香6g，薏苡仁20g。

如大便溏泄，从木香六君汤加减。前后调治5个月经周期，患者恢复健康，精力充沛，面色红润。妇科检查：宫体正常，双侧附件未扪及异常，慢性盆腔炎已痊愈。

按：慢性盆腔炎主要与气滞血瘀有关，治疗多从理气解郁、和络止痛入手，同时佐以清利湿热的方法。夏桂成教授常用的慢性盆腔炎Ⅰ号方和Ⅱ号方颇有效验，逍遥散、橘核丸、膈下逐瘀汤等也有一定的效果。然而治标不治本，复发率较高，稍有劳累，或性情忧郁、急躁、紧张以及感受寒凉等即行发作或加重。为此，夏桂成教授倡用补肾调周法治疗本病，有月经失调的不孕者更应采用该法。

案5 瘀热内阻型 CPID（徐志华医案）

吴某，女，30岁，干部，已婚。初诊日期：1992年10月28日。

平时感小腹疼痛，近日腹痛加剧，腰酸，带下色黄。妇科检查：阴道分泌物增多，黄白相兼，质稠；右侧附件可触及包块约 4cm×3cm×3mm 大小，周围粘连，压痛明显。B超检查提示：慢性附件炎。舌淡红，苔薄黄，脉弦细。

辨证：胞脉瘀热互结。

治法：活血化瘀，清热解毒。

方药：二丹败酱红藤汤。牡丹皮 10g，丹参 10g，红藤 10g，败酱草 10g，当归 10g，赤芍 10g，三棱 10g，莪术 10g，延胡索 10g，黄芩 5g，薏苡仁 5g，甘草 5g。5剂，水煎服，每日1剂。

1992年11月4日复诊：服药后腹痛等症减轻，带下量减，药已中病，效不更方，继服10剂。

1992年12月23日三诊：诸症消失，B超复查子宫附件正常。追访半年，未见复发。

按： 瘀热邪气内蕴，阻塞气机，恶血内结，凝聚少腹，使冲任受阻，日久形成癥瘕。盆腔炎性包块的发生多在经行、产后或人流术后，身体正气虚弱，防御功能下降情况下，病邪乘虚而入，郁阻血脉，导致盆腔炎。病邪长期滞留未去，伤及气血经络，引起气滞血瘀，积久成癥。徐志华教授认为，病在血分非用活血化瘀之品不足以奏效，故以丹参、牡丹皮、三棱、莪术、赤芍、当归疏通经脉、消肿止痛；红藤、败酱清热消痈，使气血畅通，瘀积渐消。

案6 气滞血瘀型 CPID（堵吉医案）

刘某，女，43岁，职员。

主诉：下腹隐痛伴带下量多2年余，加重1周。

现病史：患者生育2胎后，近2年来下腹隐痛伴带下量多，劳累涉雨后明显加重，间断服用妇科千金片及抗生素，效果不显著，经期腹痛加重。近1周来，小腹隐隐作痛，腰骶酸痛，带下量多色黄，舌暗红，苔黄腻，脉弦滑。妇科检查：宫体及双侧附件区轻压痛，宫颈举痛不显。

B超：子宫及双侧附件区未见明显异常，盆腔积液。血常规正常。

方药：血府逐瘀汤加减。桃仁10g，红花6g，当归10g，甘草6g，赤芍15g，生地黄10g，制香附10g，红藤15g，败酱草15g，桂枝10g，延胡索10g，川芎10g。

上方服用7剂后，腹痛减轻，带下明显减少。再服7剂，腹痛消失，月经来潮时无腹痛症状，经血色质正常，无血块。

按： 慢性盆腔炎初期多为素体体质欠佳，复感湿热之邪，湿热下注而发病。但"久病多瘀"，瘀久入络，若只是抗炎或者清热利湿，效果往往不佳，且寒凉药物易伤脾阳及正气。以理气活血化瘀为主，再酌加清热利湿药物，对于此类患者，效果反而更佳。这可能与现代药理研究所揭示的活血化瘀药物本身具有抗炎作用，以及改善微循环的作用有关。

第二节　子宫内膜炎

一、概述

子宫内膜炎（endometritis）是各种原因引起的子宫内膜发生炎性改变，细菌可沿阴道、宫颈上行，或沿输卵管下行，以及经淋巴系统到达子宫内膜。通常宫腔有良好的引流条件及周期性内膜剥脱，使炎症极少有机会长期停留于子宫内膜。但如急性期炎症治疗不彻底，或经常存在感染源，则炎症可反复发作；严重者可影响子宫肌层，成为子宫肌炎。

子宫内膜炎可分为急性子宫内膜炎和慢性子宫内膜炎。慢性子宫内膜炎常与慢性宫颈炎、慢性输卵管炎同时存在，是导致流产的最常见原因之一。

二、病因病理

（一）妊娠和分娩

产褥感染和感染性流产是急性子宫内膜炎的常见原因。分娩后宫腔内残留少量胎膜或胎盘，或胎盘附着部位的子宫复旧不全，可引起慢性子宫内膜炎。

（二）宫腔手术和放置宫内避孕器

宫腔内手术操作尤其是非正规人工流产，可导致细菌入侵发生感染。宫内避孕器的长期刺激可引起慢性子宫内膜炎。

（三）不注意个人卫生

经期性交及与患有性病的异性性交，也易发生此病。

（四）子宫腔内病变

子宫内膜息肉、黏膜下肌瘤或子宫内膜癌坏死，可引起子宫内膜感染。

（五）其他妇科炎症

宫颈炎、阴道炎的上行感染；输卵管、卵巢炎症的下行蔓延，均可导致子宫内膜炎的发生。

（六）雌激素水平低下

更年期或绝经期后，体内雌激素水平下降，阴道内酸度下降及宫颈黏液栓减少，人体的生理屏障功能减弱，细菌易于侵入。

（七）微循环因素

1. 转化生长因子-β1（transforming growth factor，TGF-β1）

TGF-β1是一类促进和调节血管生成的重要因子，TGF-β1可对血管内皮细胞的趋化和迁移，诱导VEGF，从而促进新生血管的形成。它在促进细胞的增殖、细胞外基质的沉积、血管的生成、炎细胞的浸润及组织纤维化等过程中起着重要的作用。研究发现，子宫内膜炎模型大鼠子宫组织中TGF-β1蛋白表达明显高于正常组。

2. 内皮抑素（endostatin，ES）

ES是已知的最强内源性血管生成抑制因子，它可直接抑制血管内皮细胞的增生，也能通过特异性阻断VEGF、bFGF等生长因子的信号传导通路，阻滞内皮细胞的生长周期，诱导其凋亡；同时也对MMP有刺激作用，降解细胞外基质，引起内皮细胞的迁移。

3. CD105

CD105（endoglin）是一种由同型单体组成的相对分子质量为1.8万KD的二聚体糖蛋白，它主要表达在血管内皮细胞（EC）的表面，其次还可见于体外培养的人脐静脉内皮细胞和足月胎盘合体滋养层细胞等细胞的表面，为转化生长因子（TGF）β1和β3的细胞膜受体，可以参与血管形成。慢性子宫内膜炎由于组织发生炎症时，伴随大量的新生毛细血管的出现，使CD105的表达增强。

4. VEGF

VEGF有改变细胞外基质，促进内皮细胞增殖，提高血管通透性，加速血管舒张，抑制血栓形成和增加内皮细胞转运葡萄糖等功能。子宫内膜细胞中VEGF随月经周期性变化，可促进内皮细胞迁移、增殖，增加微血管通透性。在月经周期阶段，VEGF还可促进MMP在基质细胞的表达，增加出血概率和延长出血周期。

5. TNF-α

子宫内膜炎是以局部炎症为主的全身性疾病。炎症反应对机体造成的损害主要是通过炎性因子实现的。研究表明，TNF-α能够增加血管内皮细胞的通透性，并通过与其受体结合或直接激活胶原酶、蛋白酶、氧自由基等，对血管内皮细胞造成损伤，导致细胞间隙增大，细胞坏死脱落，从而影响内皮细胞的功能。血管内皮细胞受损后，通过分泌多种血管活性物质或引起白细胞在其表面的黏附而出现炎症作用，引起血管扩张，血管内微血栓形成。

三、检查

（一）阴道检查

应尽量采取宫腔排液送细菌培养及药敏试验，同时涂片检菌，供作用药的参考。

窥器检查可见子宫口有大量脓性或污秽血性臭味分泌物外溢。双合诊时，子宫颈举痛。宫体因充血、水肿而胀大，柔软，压痛明显。

（二）血常规检查炎性反应指标

白细胞总数及中性白细胞计数增多，炎性指标如C反应蛋白、血沉等增高。

（三）诊断性刮宫

此可明确发病原因及排除恶性病变。术前应控制炎症3天，术后继续给予抗生素。术中操作应轻柔，因感染的宫壁脆弱，易致子宫穿孔。老年宫腔镜性子宫内膜炎的内膜菲薄，刮取时更应注意。流产后，子宫内膜炎可能残留胚胎组织，应仔细全面刮取，可同时起到治疗作用。

（四）宫腔镜检查

主要用于慢性子宫内膜炎的诊查，典型特征为子宫内膜局部或弥漫性充血、间质水肿及微小息肉形成。

（五）病理检查

此检查可明确病因。组织学表现为子宫内膜浅层水肿，间质细胞密度增高，内膜间质内有大量浆细胞及淋巴细胞浸润。炎症时间较久者，可见纤维母细胞及毛细血管增生。CD138是浆细胞的特异性标志物，其免疫组织化学技术常用于慢性子宫内膜炎的诊断。

四、治疗

西医治疗主要有抗生素治疗、宫腔内给药以及手术清理宫腔。中医治疗子宫内膜炎，急性期以清热解毒镇痛为法，慢性期以扶正化瘀佐以清利为法。

（一）西医治疗

1. 抗生素治疗

抗生素治疗原则：经验性、广谱、及时和个体化。选择抗生素应覆盖所有可能的病原体，或根据病原培养及药敏的结果选择抗生素治疗。具体用药方案同"第十五章第一节"。

2. 宫腔内给药

对已婚患者，可采用宫腔内给药的方式。操作前，先行双合诊，明确子宫大小及位置，外阴及阴道消毒、探测宫腔深度后，将灭菌导尿管自宫口送入宫腔，以小于宫腔深度0.5cm即可；将选定的药物经导尿管缓慢注入宫腔，待药液全部进入宫腔后，拔出导尿管，平卧或臀高位卧床1～2小时，每日1次，经期停用。本方法能使药物直接作用于病灶处，往往疗效显著。对口服抗生素效果不佳的患者，可以局部宫腔灌注抗生素治疗。另有学者认为，宫腔灌注（绒毛膜促性腺激素、集落刺激因子、富血小板血浆、生长激素等）治疗还可以改善宫腔内微环境，改善内膜血流，提高胚胎着床率及改善妊娠结局。

3. 手术清理宫腔

发生于分娩或流产后的子宫内膜炎，如疑有胎盘组织残留，应在使用抗生素的同时，立即予以清除，待抗生素达到一定剂量、炎症得以控制时，方可行刮宫术，以防炎症扩散。如果子宫有活动性出血时，可在应用足量抗生素的情况下清理宫腔。

（二）中医治疗

本病的辨证论治，可分为两大阶段。即急性期，辨证以发热、腹痛、带下为主；慢性期，以下腹作痛、带下、经行不畅利为主。治疗上，急性期清热解毒镇痛为法，慢性期以扶正化瘀佐以清利为法。

1. 急性期

（1）热毒蕴胞证

证候：经期产后，突然小腹剧烈疼痛，拒按，腰骶胀痛；带下量多，色黄如脓样，或夹杂血丝，质黏稠，有臭秽气；伴有高热寒战，食欲不振，小便短赤，大便秘结。舌红苔黄而燥，脉象洪数或弦数。

治法：清热解毒，化瘀止痛。

方药：五味消毒饮合复方红藤煎。常用药物：金银花、蒲公英、野菊花、紫花地丁、天葵子、丹参、赤芍、红藤、败酱草、延胡索、制乳香、制没药等。

（2）湿热阻宫证

证候：小腹疼痛，拒按，伴腰骶胀痛；带下黄稠、量多，有臭秽气；发热，食欲不振，神疲乏力，小便短赤，大便或秘或溏，腹胀矢气。舌质红，苔黄白腻，根部厚腻，脉象弦数或濡数。

治法：清热利湿，化瘀止带。

方药：银翘红藤解毒汤合四妙丸。常用药物：金银花、连翘、红藤、败酱草、丹参、赤芍、薏苡仁、制苍术、炒黄柏、延胡索、广木香、鱼腥草等。

2. 慢性炎症期

（1）湿热瘀阻证

证候：小腹作痛作坠，带下量较多，色黄白，质黏稠有臭秽气；或有低热，纳食不馨，小便黄少，大便或溏或秘；经行淋漓，经期延长，经量少，色紫红。舌质偏红，苔黄白腻，脉象细弦带数。

治法：清热利湿，化瘀止痛。

方药：复方红藤败酱散。常用药物：红藤、败酱草、丹参、赤芍、白芍、广木香、延胡索、制苍术、薏苡仁、寄生、山楂、茯苓等。

（2）气滞血瘀证

证候：小腹胀痛，胸闷脘痞；带下或多或少，色黄白，质黏稠，或夹血丝；腰骶酸痛，经行淋漓不畅，色紫黑，有血块，经期延长。脉象细弦，舌质边紫，苔色黄白腻。

治法：理气行滞，化瘀固宫。

方药：七制香附丸加减。常用药物：制香附、炒当归、炒莪术、炒牡丹皮、艾叶、乌药、川芎、延胡索、红花、炒柴胡、马鞭草、荆芥等。

（3）寒湿凝滞证

证候：小腹冷痛，持续不已，喜热按，遇冷则痛甚；腰骶疼痛下坠，畏冷形寒；带下量多，色白质稀；经期腹痛加重，经量偏少，色紫黯，有小血块。舌质淡红，苔薄白，脉象沉弦或沉紧。

治法：温经散寒，化瘀止痛。

方药：少腹逐瘀汤。常用药物：当归、川芎、小茴香、干姜、肉桂、炙乳香、炙没药、延胡索、五灵脂、川续断等。

五、典型病案

案 1　气血两虚之子宫内膜炎（金保方医案）

李某，33 岁，江苏扬州人，已婚。2010 年 7 月 6 日初诊。

主诉：清宫术后，小腹疼痛伴阴道流血 3 天。

现病史：患者有生育计划，一月前查 B 超提示胚胎停育，遂予"米非司酮＋米索前列醇"药流。服用米索前列醇当日，阴道出血不多，未至医院复查 B 超。其后出现腹痛伴有阴道出血，至医院复查 B 超提示宫内妊娠物残留，遂行清宫术。术中 B 超监测未见妊娠物残留，术后小腹疼痛伴阴道流血 3 天。下腹隐痛，腰骶酸痛，出血量不多，色淡红。舌质淡略有紫气，脉涩无力。

诊断：子宫内膜炎。

治法：益气养血活血。

方药：八珍汤加减。鸡血藤 20g，泽兰 10g，泽泻 10g，当归 10g，川芎 6g，炒白术 20g，炒白芍 20g，熟地黄 10g，制香附 10g，生黄芪 20g，怀山药 20g，生苡仁 20g，党参 10g，茯苓 10g，生甘草 5g。

3 剂后阴道流血减少；7 剂后症状基本消失，小腹疼痛明显好转；再服 15 剂，无阴道流血，小腹未见疼痛，临床已基本痊愈。

按：人流后多属气血两虚，但不宜峻补之品。八珍汤气血双补，且药理轻缓，用之相宜。这里不必担心四物汤会加重出血，引起流产后出血不止。因脾主统血，四君子汤健脾补气，中气足，则血自止。

案 2　湿热瘀阻之子宫内膜炎（朱庭舫医案）

患者，女性，37 岁。2009 年 7 月 3 日就诊。

现病史：患者平时月经规则，经期 6 天；LMP：2009 年 6 月 23 日。初始量、色如常，6 月 26 日冒雨涉水后感疲惫不适，经血淋漓不净、量少，使用护垫即可，色红，伴小腹隐痛及腰酸。6 月 30 日始，自服头孢拉定片及氨甲苯酸片 3 天，症状未见好转，故 7 月 3 日来我院就诊。妇检：外阴（-），阴道畅，内见少量血性分泌物，宫颈光；子宫平位，正常大小，质中，轻压痛；双附件区无特殊。B 超显示：内膜 3.2mm，内回声欠均匀。查血 HCG 及血常规，未见明显异常。患者平素带下偏多，时有带下色黄，睡眠欠安，胃纳可，有便秘，舌边尖红，苔黄微腻，脉弦数。

辨证分析：患者素体有热，经期体质较虚，抗邪能力差，冒雨涉水后感受湿邪，入里化热，热伤冲任，迫血妄行，故见经血淋漓不净、色红；湿热毒邪循经下注，阻于冲任之脉，使气血运行不畅，故见小腹隐痛及腰酸。

治法：清热解毒，活血散瘀，止血补虚。

处方：连翘 15g，金银花 15g，蒲公英 15g，茯苓 12g，炒黄芩 10g，生蒲黄 10g（包煎），血竭 6g，茜草炭 15g，丹皮炭 12g，生地黄炭 15g，三七片 10g，地榆炭 20g，山药 15g，鹿衔草 15g，煨木香 12g，炒延胡索 12g，制香附 12g，桑寄生 15g，生甘草 3g。4

剂，每日1剂，水煎分2次服。

2009年7月7日复诊：阴道出血已断1天，小腹隐痛消失，仍有便秘及睡眠欠安。上方去蒲公英、炒延胡索、三七片、血竭、生蒲黄；加地骨皮15g，太子参15g，夜交藤15g，合欢皮15g，柏子仁15g。继服6剂。之后随访一年，月经正常。

按： 该病结合病史，以子宫不规则漏出暗紫色血性分泌物及少腹隐痛为辨证要点。其特点为虚实夹杂："虚"指脏腑气血功能失调，正气亏虚；"实"指湿热下注，阻滞气机，日久生瘀，瘀血内阻，气滞血瘀。故湿热内蕴、气滞血瘀、正气亏虚的主要病理变化，导致该病呈慢性过程，即有病程长、反复发作、不易治愈的特点。解决湿、热、瘀、虚并存是辨治该病之关键，其中"湿"和"瘀"首当其冲。中医有"瘀血不去，出血不止""祛瘀而生新""见血休止血，祛瘀首当先"以及"久病必瘀，久病入络，久病必虚"等经验之谈。故结合病机特点，拟定清热解毒、活血散瘀、止血补虚为治疗大法。

方中连翘、金银花、紫花地丁为清热凉血解毒之要药；黄芩清热燥湿、凉血解毒止血，善清中上焦湿热，黄芩炒炭止血效果更佳；木香行气止痛；生蒲黄、血竭、茜草炭、三七片化瘀止血，使止血不留瘀；丹皮炭、生地黄炭、地榆炭凉血止血；鹿衔草、仙鹤草收敛止血；山药益气养阴，健脾化湿；与甘草配伍，甘以缓之，缓急止痛，益气补中，调和诸药。全方标本兼治，邪去不伤正，止血不留瘀。

案3 阴虚火旺之子宫内膜炎（徐志华医案）

龙某，女，40岁。初诊日期：1994年6月20日。

主诉：带血3年，加重半年。

10年前上环，术后月经尚正常，无明显不适，3年前始现白带中夹血丝，未治疗常自行好转。近半年带中夹血丝出现频繁，带不多；伴口干心烦，失眠多梦，腰酸胀不适。在贵州省人民医院就诊，诊为子宫内膜炎，服过金鸡冲剂，带血仍现。就诊时，带仍有血丝，腰酸隐痛，口干神疲，心烦易怒，透视环位正常。舌瘦红，苔少，脉细。

诊断：赤带（子宫内膜炎），阴虚内热证。

治法：养阴清热，止带止血。

方药：清带汤加味。山药 15g，生地黄 15g，白芍 15g，山萸肉 12g，荆芥炭 12g，北柴胡 9g，牡蛎 12g（先煎），芡实 12g，薏苡仁 12g，败酱草 15g，莲子 12g，白术 12g，墨旱莲 12g，阿胶珠 12g（烊化）。5 剂，水煎服，每次 200mL，每日 3 次，嘱其少食辛辣。

二诊：带血变淡，口干减，上方不变，续服 5 剂。

三诊：带血止，余症减轻，续服 5 剂善后。

按：此例属阴虚内热之赤带证，用清带汤为主加生地黄、败酱草、墨旱莲、阿胶珠等养阴止血药获效满意。患者上环数年，环为有形之物搁置宫腔，日久宫腔郁热，热邪损伤血络，故见带下夹血 3 年不愈，带血日久伤阴，故见带中夹血丝出现频繁、口干心烦、失眠多梦、腰酸胀不适。方中山药、山萸肉、白芍、生地黄、莲子、白术滋真阴，固元气；牡蛎、芡实、荆芥炭收敛止血；墨旱莲、阿胶珠滋阴止血；北柴胡、败酱草清宫腔郁热；薏苡仁健脾渗湿。全方养阴清热益气，固冲止血止带。

案 4　药流不全之子宫内膜炎（堵吉医案）

王某，女，20 岁，学生。

主诉：药流后不规则阴道出血伴小腹隐痛 1 周余。

现病史：患者婚前怀孕，在 B 超提示宫内妊娠孕 40 天时，于当地社区医院服用"米非司酮"药流。药流后仍然坚持上课，未休息。1 周前，出现不规则阴道流血及小腹隐痛。自行购买头孢及"断血流"片口服，效果不显，遂至我院就诊。就诊时有少量阴道出血，小腹隐痛，腰酸隐隐，体倦乏力，舌质暗红有紫气，苔薄白，脉弦涩无力。

血常规及凝血功能均正常。B 超：宫腔内见一范围约 3.2cm×1.8cm 的稍高回声，提示药流不全可能。

方药：少腹逐瘀汤加减。当归 15g，川芎 10g，五灵脂 10g（包煎），生蒲黄 10g（包煎），益母草 15g，鸡血藤 15g，赤芍 10g，炮姜 6g，没药 10g，延胡索 10g，党参 10g，黄芪 15g。

上方服用 3 剂后，腹痛减轻，阴道出血较前略增多；1 周后复诊，诉阴道出血已停，腹痛症状已消失。复查 B 超：宫内未见明显残留组织，子宫及双侧附件区未见明显异常。

上方去炮姜、生蒲黄，重用黄芪、炒白术、炒防风，嘱其再进 7 剂，告愈。

按： 药流后引起的子宫内膜炎，妇科临床较为常见。对于单纯药流不全，首选千古名方生化汤。但对于药流不全引起的子宫内膜炎，少腹逐瘀汤效果更佳。

第三节　输卵管炎

一、概述

由于病菌的感染，造成输卵管的炎症性变化者，称为"输卵管炎"，是盆腔生殖器炎症中最为常见的一种疾病。它常与卵巢炎合并存在，有时与盆腔腹膜炎、盆腔结缔组织炎同时存在，并互相影响。根据临床的发病过程，输卵管炎可分为急性输卵管炎和慢性输卵管炎。急性输卵管炎主要由细菌如淋菌、衣原体等所引起，慢性输卵管炎常为急性输卵管炎未经及时治疗或治疗不彻底；或患者体质较差，迁延日久所致。

二、病因病理

（一）急性输卵管炎

常见的致病菌有链球菌、葡萄球菌、大肠埃希菌、厌氧性链球菌和脆弱杆菌等，近些年来淋球菌和沙眼衣原体感染日益增多。据报道，国外以淋球菌及沙眼衣原体感染为最多，其他如厌氧菌及需氧菌的混合感染；国内则以厌氧菌、需氧菌的感染最多。

1. 产后、剖宫产后、流产后，细菌通过胎盘剥离面或残留的胎盘、胎膜、子宫切口等感染肌层、输卵管、卵巢而发生炎症。

2. 月经期子宫内膜的剥离面有扩张的血窦和血凝块，均为细菌的良好滋生环境，如月经期性交或使用不洁的月经垫，可使细菌侵入，发生炎症。

3. 妇科手术，如放宫内避孕器、人工流产、宫颈糜烂电烫术、输卵管通液、造影、腹腔镜绝育术、人工流产穿透子宫壁、盆腔手术、误伤肠管等均可发生炎症，炎症可波及输卵管、卵巢。临床上也可见到子宫内膜未治愈时，即放置宫内避孕器所发生的严重盆腔炎患者。

4. 邻近器官炎症的蔓延，最常见的为急性输卵管炎和腹膜炎等。

5. 慢性炎症急性发作，如有慢性输卵管炎、卵巢炎，在未治愈前有性生活或不洁性交等可引起炎症的急性发作。

6. 全身性疾病，如败血症、菌血症等，细菌也可达输卵管及卵巢，从而发生急性炎症。

7. 淋球菌及沙眼衣原体多为上行性感染，病原体多自尿道炎、前庭大腺炎等上行至输卵管及卵巢。

（二）慢性输卵管炎

慢性输卵管炎症，一般多从急性炎症迁延而来，对急性炎症未能治愈，或虽经治疗而不彻底，或因患者体质较差，病情迁延而来，甚至无急性炎症的过程直接发生慢性炎症。部分慢性输卵管炎为急性输卵管炎遗留的病理改变，并无病原体。

（三）微循环因素

1. VEGF

VEGF 是一种重要而有效的血管生成因子，主要表现在刺激血管的发生、生长及血管的通透性方面。在成年机体生理状态下，血管生成被关闭，VEGF 呈低水平表达，只有在女性生殖或伤口愈合时，血管形成才被重新开放，但受到相关因子的严格调控。

2. 血流动力学改变

现代病理生理研究指出，炎症是机体对各种损伤的反应，它包括一系列的微循环变化，以及血液和结缔组织的变化。炎症过程中，局部受刺激后引起组织损伤，并激活化学介质，血管通透性增加，血浆渗出，白细胞向炎症局部趋化，肉芽形成、结缔组织增生，致使血液黏滞度增加、局部血管通畅度下降，使血液形成"浓、黏、凝、聚"的病理变化，导致在血管中的循行不畅甚至不通。慢性输卵管炎患者的血液流变学指标（如全血黏度、红细胞刚性指数、红细胞聚集指数、红细胞压积等）均高于正常。

三、检查

（一）急性输卵管炎

1. 体格检查

发热，脓性或脓血性白带，下腹部疼痛、压痛，附件区增厚或扪及包块。

2. 实验室检查

（1）血白细胞升高，中性粒细胞数增加。

（2）血沉增快。

3. 特殊检查

（1）B超检查发现输卵管肿大或形成包块，边界欠清。

（2）后穹窿穿刺可抽出渗液或脓液，并送细菌培养及药敏。

（二）慢性输卵管炎

1. 体格检查

（1）下腹疼痛，月经紊乱，继发不孕，白带增多，性交疼痛。

（2）盆腔检查显示子宫后倾、活动度差，附件区增厚或扪及包块。

2. 特殊检查

（1）B超检查可见子宫及附件边界欠清，可伴或不伴积液。输卵管积水可呈烧瓶状图像，内为液性回声区。有时可见盆腔粘连形成的炎性包块回声。

（2）子宫输卵管碘油造影，常见子宫正常，输卵管不通、通而不畅或积水。

四、治疗

输卵管炎的治疗以药物治疗为主，必要时可行手术治疗，具体方案应根据患者的病情、接受程度、花费及诊治目的等综合考虑。

（一）西医治疗

1. 药物治疗

（1）抗感染治疗：大量广谱抗生素控制感染，根据培养及药敏试验结果调整抗生素（具体用药方案同"第十五章第一节"）。

（2）肾上腺皮质激素：肾上腺皮质激素具有抗炎及抑制免疫作用，急性输卵管炎时可适当加用肾上腺皮质激素，如地塞米松等，以促进炎症吸收和消散。也可用于慢性输卵管炎，此类药物可以阻断局部的免疫损伤过程，对于组织损伤造成的盆腔粘连进行阻断，提高慢性输卵管炎性不孕的受孕率。

（3）酶类药物：糜蛋白酶、透明质酸酶等在治疗中具有软化结缔组织、抗粘连等作用，常用于慢性输卵管炎。可用糜蛋白酶 2.5 ~ 5mg 或透明质酸钠 1500U 肌内注射，隔日 1 次，共 5 ~ 10 次。也可用菠萝蛋白酶 6 万单位，每日 3 次，7 ~ 10 日为一疗程。

（4）局部联合用药：可用抗生素加地塞米松注入侧穹窿封闭治疗。每日或隔日 1 次，7 ~ 8 次为一疗程，必要时在下次月经后重复注射，一般需注射 3 ~ 4 个疗程；也可用抗生素如青霉素、庆大霉素等加透明质酸钠、糜蛋白酶或地塞米松行宫腔输卵管内注射，可有效改善输卵管粘连，疏通输卵管，提高怀孕几率。

（5）水蛭素：作为水蛭（俗名蚂蟥）的主要成分，已经过大量研究发现其有抗炎、抗凝、溶栓和促进血液循环作用。阻塞性输卵管炎的病理基础是炎症渗出、出血、纤维沉着积聚，类似血管堵塞。研究表明，水蛭素经盆腔灌注后，能明显减轻大鼠输卵管炎症，提高受孕率；水蛭素经盆腔灌注给药后，能抑制模型大鼠输卵管上皮细胞 Bcl-2 蛋白和 EGFR 蛋白的表达，促进炎症细胞及其他增生细胞凋亡，调节细胞生长，促进受损组织修复，从而发挥抗炎作用，这可能是治疗输卵管炎性阻塞性不孕的作用机制之一。

2. 手术治疗

抗生素治疗不满意的输卵管卵巢脓肿和形成盆腔脓肿者，以及疑为脓肿破裂者，应在给予大剂量抗生素的同时立即手术治疗。对反复发作的慢性输卵管炎、巨大输卵管积水及输卵管卵巢囊肿或输卵管形成团块，需考虑切除输卵管。对年轻患者应尽量保留卵巢功能。输卵管炎性不孕者，可采用宫腹腔镜、放射介导选择性输卵管造影、疏通术及辅助生殖技术等。

3. 物理疗法

物理疗法可以促进血液循环，以利炎症吸收。常用的方法有短波、超短波、微波、激光、透热电疗、红外线照射、离子透入（可加入各种消炎药物）等。

（二）中医治疗

1. 急性期

（1）热毒炽盛证

证候：经期或产后，突然两侧少腹剧烈疼痛，灼痛拒按，牵引腰骶；带下量多，脓血样，有臭秽气。伴高热寒战，纳食不馨，口苦口渴，或尿频、尿急、尿痛，大便秘结。

舌质红，苔黄燥厚，脉象洪数或滑数。

治法：清热解毒，化瘀止痛。

方药：银翘散、五味消毒饮。常用药物：金银花、蒲公英、紫花地丁、野菊花、天葵子、连翘、红藤、败酱草、当归、赤芍、白芍、青木香、延胡索等。

（2）湿热蕴结证

证候：两侧少腹疼痛拒按，腰骶坠痛；带下量多，色黄，质黏腻如脓样，有异臭气。伴发热恶寒，纳欠神疲；或伴尿频、尿少，大便或秘或溏。舌质红，苔黄腻中根部厚，脉象弦数或濡数。

治法：清热利湿，化瘀止痛。

方药：复方红藤煎合四妙丸加减。常用药物：红藤、败酱草、薏苡仁、桃仁、青木香、延胡索、制苍术、炒黄柏、土茯苓、怀牛膝、赤芍、白芍等。

2. 慢性期

中医认为输卵管炎的慢性期主要为气滞血瘀，其次是湿热瘀阻、寒湿留滞，三者治疗各不相同。

（1）气滞血瘀证

证候：少腹一侧或两侧胀痛，或刺痛，或坠胀；劳累后，或经期加甚，经期延长，经量或多或少有血块，块下痛减。胸闷烦躁，情绪抑郁；带下量多，色黄或白，质黏稠，或有臭气。脉象细弦，舌质黯红，苔薄黄。

治法：疏肝理气，活血通络。

方药：血府逐瘀汤加减。常用药物：桃仁、红花、熟地黄、当归、赤芍、川芎、柴胡、桔梗、甘草、川牛膝、丝瓜络、川续断等。

（2）湿热瘀阻证

证候：少腹作痛，或有灼热性痛；带下量多，色黄质黏稠，有气味。低热起伏，纳差神疲，或时腹胀，大便偏溏；或则经行腹痛，经量增多，色红，质黏稠，有小血块；尿少色黄。脉象细弦，舌质偏红，苔色黄腻。

治法：清热利湿，化瘀通络。

方药：红藤败酱薏仁散加减。常用药物：红藤、败酱草、赤芍、白芍、薏苡仁、延胡索、制苍术、炒黄柏、怀牛膝、茯苓、煨木香、桑寄生等。

（3）寒湿留滞证

证候：少腹冷痛，得热则舒，腰骶酸痛；带下量多，色白淡黄，质黏或稀；形体作寒，小腹作胀。脉象细弦，舌质淡红，苔白腻。

治法：温经散寒，化瘀止痛。

方药：温经汤加减。常用药物：炒当归、赤芍、川芎、川续断、小茴香、肉桂、莪术、川牛膝、艾叶、茯苓、川桂枝、炙甘草等。

五、典型病案

案1　气虚湿阻型输卵管炎（金保方医案）

患者王某，女，29岁，江苏江宁人。2006年9月初诊。

结婚6年未采取避孕措施而未孕，性生活正常。男方精子状况正常。平素月经尚规则，经量少，色淡，无经行腹痛。白带量多，色白质黏稠，无气味。平素易感冒，少腹时有隐痛，大便偏溏，口不渴，面色淡白，纳差神疲，二便尚调。舌质淡红，苔薄白，脉象细弱。初潮15岁，3～4/24～26天；LMP：2006年9月19日。

妇科查体示子宫正常大小，双侧附件区有轻微压痛。HSG示：双侧输卵管通而欠畅，右侧输卵管轻度扩张。24小时弥散相，见造影剂盆腔分布均匀，双侧输卵管有少量造影剂残留。

此乃素体气血两虚，寒湿之邪困阻少腹，遂酿此疾。

辨证：气虚湿阻。

方药：八珍汤化裁。党参10g，炒白术20g，茯苓10g，炙甘草5g，白芍10g，熟地黄10g，全当归10g，川芎6g，怀山药15g，马鞭草20g，陈葫芦20g，黑附片5g，桂枝5g。

二诊：上方连服30剂，诉大便偏溏，日行2～3次，无腹痛。妇检双侧附件区压痛基本消失。前方去全当归，加砂仁5g（后下），陈皮10g。

三诊：自诉无特殊不适，守方继进15剂，以兹巩固。随访3个月后，患者已孕。

按：本病主要病机为气虚寒湿瘀阻，本虚标实，虚实夹杂。治以八珍汤补益气血，配以桂枝、黑附片温阳化气；陈葫芦、怀山药健脾利湿；马鞭草活血利水。全方补虚扶正，寓"正气存内，邪不可干"之意，共奏补虚泻实、标本兼顾之效。

对于输卵管疾病要特别强调的是，检测输卵管是否通畅以及判断其功能的金标准是宫腹腔镜联合做检查。但因其属于创伤性检查，因此很难被医患所接受，但碘油造影、碘水造影、超声造影等其他检查都存在明显不足。对于输卵管近端不通或通而不畅，如果考虑为炎症充血水肿期，中西药均有一定的疗效。如果是炎症所致的陈旧性病灶，势必会影响输卵管功能，药物治疗则毫无意义。判断输卵管是炎症期还是陈旧性，功能是否正常，非腹腔镜不可。对于输卵管远端不通或有积水患者，药物只能治疗炎症，很难使输卵管复通；建议腹腔镜手术，根据术中所见，才能决定下一步是选择自然怀孕，还是直接试管婴儿。

案2　气血两虚型输卵管积水（金保方医案）

患者黄某，女，31岁，江阴人。2007年11月3日初诊。

患者结婚5年未孕，3年前HSG示双侧输卵管伞端粘连、梗阻、远端积水，行腹腔镜下输卵管伞端分解剥离加造口术，术后1年未孕。复查HSG，又见双侧输卵管伞端粘连、梗阻、远端积水。患者拒绝再次腹腔镜治疗，要求直接行IVF。1次IVF-ET、2次FET未成功。现有冻胚3枚。患者少腹时有隐痛，带下量多，色黄质黏稠，有气味；月经尚规则，经量少，色淡。无痛经，无乳房胀痛，面色淡白，纳差，神疲，二便尚调。舌质偏红，苔微黄略腻，脉象细弦。

此乃素体气血两虚，复感湿热之邪，遂酿成此疾。治以清热利湿为主，佐以益气补血。

方药：蒲公英20g，陈葫芦20g，台乌药10g，瞿麦10g，车前子10g（包煎），马鞭草20g，猫爪草20g，茯苓10g，当归10g，生黄芪20g，怀山药15g，砂仁5g（后下），蔻仁5g（后下）。30剂，每日1剂，水煎服。

2007年12月2日二诊：药后大便偏溏，日行2~3次，无腹痛。复查B超，示双侧输卵管积水明显减少。前方去当归、马鞭草、猫爪草；加炒白术20g，陈皮10g，泽兰

10g，泽泻 10g。再服 30 剂。

2008 年 1 月 4 日三诊：自诉无特殊不适，B 超下未见输卵管异常声像。守方继进 15 剂，以兹巩固。

2008 年 1 月 26 日，自然周期 FET。其后 14 天，抽血查 β-HCG：953IU/L。孕 50 天 B 超示双胎，见胎心搏动。2008 年 10 月 2 日，剖宫产龙凤胎，2 婴儿 Apgar 评分 10 分。

按：输卵管积水对 IVF-ET 或 FET 的结局有直接影响，可使种植率及临床妊娠率降低，流产率增加。目前西医的治疗主要是输卵管切除术和输卵管造口术，前者由于损伤了子宫动脉的卵巢支和卵巢动脉在输卵管 – 卵巢系膜内吻合组成的动脉弓，导致同侧卵巢血供减少，从而影响卵巢黄体激素的合成及卵泡的发育；后者又有再次积水的风险。中医药对于本病的治疗有一定的特色，特别是对于手术后复发而再度积水的患者，为减少手术创伤，选择中医药治疗，消炎并促进积水吸收后，再行 FET。

上述两例输卵管积水皆属于气血两虚，湿热蕴结。然案 1 系输卵管通而欠畅，仍有自然怀孕可能；案 2 为钝性分离后再粘连，只能在解决积水后选择 IVF。病机相似，目的有别，治疗同中有异。

案 3　肾虚血瘀之输卵管炎（夏桂成医案）

邱某，女，31 岁，公司职员。2004 年 3 月 5 日初诊。

主诉：继发不孕 2 年。

26 岁结婚，近 2 年夫妇同居而未孕。月经初潮 15 岁，7/30 天，LMP：2004 年 2 月 22 日。经量中等，色红，有少量小血块，小腹隐痛。0-0-1-0，2004 年曾在妊娠 60 天时行人工流产术。妇科检查：宫颈轻度糜烂，子宫中后位，双侧附件轻度压痛。HSG 示双侧输卵管通而不畅。男方精液检查正常。刻下：月经周期第 13 天，带下量中等，呈蛋清样，两少腹时痛，腰酸，舌淡红，苔白腻，脉细弦。

辨证：肾气虚弱，湿热内蕴胞脉胞络，冲任失滋。

治法：从经间期，补肾促排卵，佐以通络。

方药：补肾促排卵汤加减。丹参、赤芍、白芍、怀山药、山萸肉、牡丹皮、茯苓、川续断、菟丝子、紫石英（先煎）、五灵脂、山楂各 10g，广木香、红花各 6g，天仙藤 10g。

2004 年 3 月 12 日：服上方 7 剂后，带下量中等，基础体温仍处低相，小腹作胀，神疲乏力，遂转入调周法，佐以通络。拟归芍地黄汤加减，原方去紫石英、五灵脂、红花，加陈皮 6g，炒白术 10g。

2004 年 3 月 16 日三诊：基础体温上升 4 天，乳房胀痛，脘腹胀满，便溏。治从经前期，健脾补肾，疏肝和胃，方选健固汤加减。

2004 年 3 月 23 日四诊：基础体温高温相 11 天，双侧乳房微胀，右侧少腹隐痛，腰酸，腹胀矢气，大便欠实，夜寐多梦，考虑有妊娠可能，故用养血补肾理气法治之。

2004 年 3 月 30 日五诊：基础体温高温相 18 天，尿妊娠试验（+），小腹隐痛，乳房抽痛，右少腹时有抽痛，遂养血补肾、和胃安胎以收全功。

按： 长期以来，中医药治疗本病以内服中药为主，疗效不显著。近年来，输卵管注药术常和内服中药结合使用。慢性输卵管炎大多由急性炎症演变而来，临床上亦可能无症状出现，只在输卵管造影时发现。其病变的特点是病程长，疗程长，反复发作，劳累之后极易发作。由于炎症的阻塞及局部组织增厚增粗，常伴疼痛，故中医学将其称作"瘀滞证"。由于反复发作，劳累后易发作，中医古籍有称之为"下瘀证"。夏桂成教授认为，本病的治疗有以下步骤和措施：①本病以瘀滞为主，治疗重在化瘀通络、疏肝理气，以单纯的内服药为第一步。夏老多用验方通管散加减，药用当归、赤白芍、天仙藤、丝瓜络、山甲片、川续断、山楂、怀牛膝等。②内治与外治相结合。由于本病的复杂与顽固，因此内外合治非常必要。夏老常用桂枝茯苓丸加减灌肠治疗。③辨证内服药，结合西医通液疗法。④活血化瘀与补肾调周法结合应用，亦是局部与整体治疗相结合。一般慢性输卵管炎之所以反复发作，大多伴有月经不调、少腹疼痛，并常在经间排卵期或行经期加重。因此，结合调周法有着重要意义。

案 4 气滞血瘀型慢性输卵管炎（堵吉医案）

徐某，女，38 岁，职员。

主诉：左侧小腹疼痛间作 1 年，加重 2 周。

现病史：患者 1 年前因左侧输卵管异位妊娠行 MTX 保守治疗，复查 HCG 降至正常。其后左侧小腹隐痛间作，服用抗生素后好转，劳累及游泳后又有所加重。近 2 周来，疼痛未缓解，遂至我院就诊。就诊时，左侧小腹隐痛，带下量多，色白，舌质暗红，边有瘀点，苔薄白，脉弦涩。

B 超：左侧输卵管增粗，左侧卵巢及右侧附件正常，盆腔少量积液。

妇科检查：左侧附件区压痛，增厚，活动度差；宫体及右侧附件区无明显压痛。

方药：膈下逐瘀汤加减。当归 10g，川芎 10g，桃仁 10g，牡丹皮 10g，赤芍 10g，乌药 10g，延胡索 10g，枳壳 10g，五灵脂 10g（包煎），红花 10g，甘草 6g，香附 10g。

上方服用 7 剂后，诉左侧腹痛减轻；再服 7 剂，腹痛消失，告愈。

按： 慢性输卵管炎以输卵管积水多见，与支原体、衣原体等微生物感染有一定关联，采用清热利湿方药治疗，效果显著。但本例患者因宫外孕保守术后所致输卵管炎，其本身具有气滞血瘀的病理基础，且异位妊娠组织活性虽被 MTX 杀灭，但其机化组织仍残留于输卵管中，不通而痛，发为癥瘕。故治疗重在改善输卵管局部微循环，选用膈下逐瘀汤加减，取得较好疗效。

【参考文献】

［1］樊尚荣，黎婷．2015 年美国疾病控制中心性传播疾病诊断和治疗指南——盆腔炎的诊断和治疗指南［J］．中国全科医学，2015，18（28）：3423-3425.

［2］《中成药治疗优势病种临床应用指南》标准化项目组．中成药治疗盆腔炎性疾病后遗症临床应用指南（2020 年）［J］．中国中西医结合杂志，2021，41（3）：286-299.

［3］赵静，黄国宁，孙海翔，等．辅助生殖技术中异常子宫内膜诊疗的中国专家共识［J］．生殖医学杂志，2018，27（11）：1057-1064.

［4］李世蓉，张三元．盆腔炎性疾病发病机制的现代研究［J］．中国妇幼保健，2011，26（27）：4299.

［5］段丹梅．妇科千金片对慢性盆腔炎模型大鼠 TNF-α、IL-2、IL-6 表达的影响［J］．中医学报，2014，29（10）：1467-1468.

［6］Wang qiuchao, Chen yumin, et al. Efficacy Observation of Chronic Pelvic

Inflammation of Different Differentiated Patterns/syndromes Treated with Acupoint Embedding Therapy [J]. Zhong Guo Zhen Jin, 2013, 32 (12): 1081-1083.

[7] Abraham D J, Shiwen X, et al. Tumor Necrosis Factor-a Suppresses the Induction of Connective Tissue Growth Factor by Transforming Growth Factor-β in Normal and Scleroderma Fibroblasts [J]. The Journal of Biological Chemistry, 2000, 275 (20): 15220-15225.

[8] Ihling C, Bohrmann B, Schaefer H E, et al. Endothelin-1 and endothelin conver enzyme-1 in human atherosclerosis novel targets for pharmacotherapy in atherosclerosis [J]. Curr Vasc Pharmacol, 2004, 2 (3): 249-258.

[9] Rossi G P, Colonnas, Pavan E, et al. Endothelin m-1 and it Mrna in the wall layers of human arteries ex-vivo [J]. Circulation, 1999, 99 (9): 1141-1145.

[10] 李伟莉, 余世强, 徐云霞等. 综合干预疗法对慢性盆腔炎患者血液流变性和细胞因子的影响 [J]. 安徽中医学院学报, 2009, 28 (5): 32.

[11] 金秀萍, 马英兰. 血府逐瘀汤加减治疗慢性盆腔炎疗效及部分疗效机制研究 [J]. 世界中医药, 2020, 15 (3): 421-425.

[12] 王若光, 尤昭玲. 试论妇产科血瘀证形成特点及与雌激素的关系 [J]. 中国中医药信息杂志, 2002, 9 (1): 10-13.

[13] 赵俊娟, 裴颖. 慢性盆腔炎患者血液流变学指标的变化 [J]. 中国血液流变学杂志, 2001, 11 (2): 128.

[14] 刘小玉, 李丽芸, 梁君儿, 等. 复方毛冬青液保留灌肠治疗慢性盆腔炎的临床研究 [J]. 广州中医药大学学报, 1996, 13 (1): 13-14.

[15] 董巧娥, 张淑艳. 盆腔炎汤治疗慢性盆腔炎的疗效及机制研究 [J]. 中医临床研究, 2008, 10 (18): 101.

[16] Liu Y, Yin H, Chen K. Platelet and its advanced application for research of blood stasis syndrome and activated blood circulation herbs of Chinese medicine [J]. Sci China Life Sci, 2013, 56 (11): 1000-1006.

[17] Juan M X, Jun Y H, Hospital X, et al. Research Progress of Correlation between

Blood-stasis Syndrome and Inflammation ［J］. Chinese Journal of Integrated Traditional and Western Medicine, 2007, 27（7）: 669.

［18］王晓姗. 温胞饮加减治疗肾虚血瘀型慢性盆腔炎的临床观察［D］. 哈尔滨: 黑龙江中医药大学, 2012.

［19］李晓影. 大戟散加减治疗慢性盆腔炎（湿热蕴结证）的研究［D］. 长春: 长春中医药大学, 2012.

［20］白艳华. 综合疗法治疗慢性盆腔炎60例临床观察［D］. 天津: 天津中医学院, 2000.

［21］Lin D Y, Lin S M. Nonsurgical treatment of hepatocellular carcinoma［J］. Gastroenterol Hepatology, 1997, 12（9）: 5319.

［22］Takahashi Y, Bucana C D, Cleary KR, et al. P53, vessel count, and vascular endothelial growth factor expression in human colon cancer［J］. Intern J Cancer, 1998, 79（1）: 34-38.

［23］Giatromanolaki A, Koukourakis M I, Kakolyris S, et al. Vascular endothelial growth factor, wild-type p53, and angiogenesis in early operable non-small cell lung cancer［J］. Clinical Cancer Research, 1998, 4（12）: 3017-3024.

［24］Lindmark G, Gerdin B, Sundberg G, et al. Prognostic significance of the micro vascular count in colorectal cancer［J］. Journal of Clinical Oncology, 1996, 14（2）: 461-466.

［25］Vermulen P B, Gasparini G, Fox S B, et al. Quantification of angiogenesis in solid human tumors: an international consensus on the methodology and criteria of evaluation［J］. Eur J Cancer, 1996, 32（14）: 2474-2484.

［26］Shazia Malik, Kate Day, Isabelle Perrault, et al. Reduced levels of VEGF-A and MMP-2 and MMP-9 activity and increased TNF-α in menstrual endometrium and effluent in women with menorrhagia［J］. Hum Reprod, 2006, 21（8）: 2158-2166.

［27］孙兰, 李家春, 林楠, 等. 桂枝茯苓胶囊对子宫内膜炎大鼠的影响［J］. 世界科学技术–中医药现代化, 2014, 16（6）: 1401-1405.

［28］许莹莹．隐丹参酮脂质体制备及对大鼠子宫内膜炎模型的治疗试验［D］．咸阳：西北农林科技大学硕士学位论文，2014.

［29］袁静，陈超，张颖．慢性子宫内膜炎对生育影响的研究进展［J］．国际生殖健康／计划生育杂志，2021，40（3）：256-259.

［30］Wu D，Kimura F，Zheng L，et al．Chronic endometritis modifies decidualization in human endometrial stromal cells［J］．Reprod Biol Endocrinol，2017，15（1）：16-24.

［31］沈江平．朱庭舫副主任医师治疗子宫内膜炎的经验［J］．广西中医药，2011，34（4）：52.

［32］田晓迎．输卵管炎性不孕患者盆腔内环境、AsAb、NO、TNF-α、IFN-γ的相关性及中医证型分布研究［D］．广州：广州中医药大学，2006.

［33］季银芬，石一复，陈利友，等．血管内皮生长因子在输卵管妊娠母胎界面的表达［J］．科技通报，2007，23（1）：63-66.

［34］赵广兴，王春田，马宝璋，等．大鼠输卵管炎性不孕症模型的建立［J］．中国比较医学杂志，2004，14（1）：23-26.

［35］杨新鸣，侯丽辉，吴效科．妍婷颗粒对输卵管炎性不孕大鼠模型ICAM-1的影响［J］．北京中医药大学学报（中医临床版），2006，13（2）：1-4.

［36］朴海兰．丹参对输卵管炎性阻塞大鼠输卵管ICAM-1蛋白及血液流变学的影响［J］．山东医药，2009，49（1）：36-37.

［37］张静芬．水蛭素盆腔灌注对大鼠输卵管炎性阻塞性不孕模型病理及Bcl-2、EGFR蛋白表达的影响［D］．南昌：南昌大学，2015.

［38］陈丹，林妙珊．中西医结合治疗输卵管炎性不孕症的研究进展［J］．光明中医，2019，34（19）：3057-3059.

［39］潘毓宁，潘洪平，吴隐雄，等．八珍汤对老龄大鼠血液流变学改善作用的研究［J］．广西医学，1997，19（4）：581-584.

［40］Workowski K A，Bachmann L H，Chan P A，Johnstoncm，et al．Sexually Transmitted Infections Treatment Guidelines，2021［J］．MMWR Recomm Rep，2021，70（4）：1-187.

第十六章　微循环和复发性流产

复发性流产（recurrent spontaneous abortion，RSA）占妊娠总数的 5%，是威胁女性身心健康的疑难病症，由于 RSA 病因存在复杂性和异质性，加之 40% ～ 50% 以上患者的流产原因不明，给临床治疗带来极大的困难和盲目性。因此，RSA 的规范化诊治是生殖健康领域亟待解决的重大问题。

一、概述

流产（abortion）通常是指妊娠不足 28 周、胎儿体重不足 1000g 而终止者。发生在 12 周以前的称为"早期流产"，发生在 12 周以后的称为"晚期流产"。

美国生殖医学学会将 2 次或 2 次以上的流产，称为"RSA"；英国皇家妇产科医师学会的定义为：与同一性伴侣连续发生 3 次或 3 次以上，并于 24 周前妊娠失败。在我国，RSA 指连续发生 3 次或 3 次以上的 28 周前的自然流产。RSA 中 80% 为早期流产（early recurrent spontaneous abortion，ERSA），少数为晚期流产。

由于既往自然流产史可作为后续妊娠失败的独立危险因素，流产次数越多，RSA 发生的几率越大，若自然流产超过 3 次，再次妊娠发生流产的风险高达 40%。很多专家认为与同一性伴侣连续发生 2 次流产即要引起足够的重视，因为连续 2 次流产者发生再次流产的概率和连续 3 次者相近。

二、病因病理

引起 RSA 的因素繁多复杂，且常为多种因素共同作用所致。RSA 的病因和偶发性流产的病因基本一致，只是所占比例有所差别。目前研究表明，导致 RSA 的病因有染色体异常、生殖道解剖异常、内分泌失调、免疫因素、血栓前状态、感染因素及环境因素等。

除此之外，仍有超过 40% 的患者发生 RSA 的病因不明，称为"原因不明型复发性流产"（unexplained recurrent spontaneous abortion，URSA）。近年来，微循环与 RSA 的关系受到广泛关注，越来越多的研究表明，RSA 的发生与母胎微循环障碍关系密切。妊娠期母体血液处于高凝状态，凝血功能增强，纤溶功能降低，血管阻力增大以及血管生成异常等均可能导致胎盘血液灌注不足、胎盘纤维沉着、胎盘梗死灶等，引起胎盘缺血缺氧，导致胚胎发育不良引起流产。

（一）染色体异常

胚胎染色体异常是目前公认的最常见的自然流产的病因，且孕周越小的自然流产，染色体异常的概率越高。早期流产中，染色体异常的概率为 50%～60%，染色体异常导致的 RSA 占 4.5%～25%，主要包括夫妇双方染色体异常和胚胎染色体突变等。

1. 夫妇双方染色体异常

夫妇双方染色体异常包括染色体数目异常、结构异常和染色体多态性。RSA 患者夫妇中存在染色体异常的 2%～8%，大多是结构异常，包括易位、倒位、重复和缺失等。其中最常见的是易位，有平衡易位和罗氏易位。倒位包括臂间倒位和臂内倒位，最常见的是 9 号染色体臂间倒位，发生率为 1%～3%。染色体数目异常主要包括非整倍体、多倍体和嵌合体。夫妇任何一方或双方出现较多的常染色体非整倍体时，常导致流产，而单一的常染色体非整倍体的胎儿常存活。染色体多态性，是指染色体的微小变异，主要表现为异染色质的变异，染色体多态性造成流产可能与影响染色体运动、减数分裂配对和姐妹染色单体凝聚有关。

2. 胚胎染色体突变

在配子形成或受精卵分裂过程中，胚胎染色体突变可造成胚胎发育异常，引起早期流产。早期流产约 50% 为胚胎染色体异常所致，包括染色体数目异常（86%）、少数为染色体结构异常（6%）及其他如染色体镶嵌现象及亚显微染色体异常等（8%）。年龄是影响胚胎染色体异常的重要因素，随着母方年龄增长，纺锤体形成的差错增多；男方精子的非整倍体率，也随年龄的增长而增长。此外，肥胖也可能导致配子染色体突变，造成流产。

（二）生殖道解剖异常

生殖道解剖异常导致 RSA 的比例为 12% ～ 15%，可分为先天性和后天性两种。先天性生殖道畸形和发育不良主要是子宫畸形，往往伴有内膜和子宫动脉发育异常或缺如而影响胚胎的种植和血液供应导致流产。后天性生殖道解剖异常，包括宫腔粘连、宫颈机能不全、子宫肌瘤或息肉等。

1. 子宫畸形

有 8% ～ 15% 的 RSA 与子宫畸形有关。常见的畸形依次为纵隔子宫、双角子宫、双子宫和单角子宫，其导致流产的原因主要是与宫腔狭小、血流供应不足有关，再加上妊娠后宫腔压力逐步增大，易发生流产。

（1）纵隔子宫（uterus septus）：60% 子宫畸形造成 RSA 的原因是纵隔子宫。纵隔子宫指两侧缪勒管已完全融合，但中间管壁形成的隔吸收不全。完全未吸收者为完全纵隔子宫，部分吸收者为不完全纵隔子宫，子宫外形均正常。纵隔上内膜发育不全，纵隔组织内的血管、结缔组织含量减少，导致蜕膜形成不良和胎盘形成障碍，使胚胎植入和进一步发育受到影响。同时，纵隔子宫容易导致不协调子宫收缩，也增加了流产的风险。

（2）双角子宫（uterus bicornis）：双角子宫是由于胚胎发育期间双侧副中肾管未完全融合，导致双侧部分或完全分离的内膜腔连接同一个宫颈。在宫颈内口处分开为完全双角子宫，在宫颈内口之上的任何部位分开为不完全双角子宫。双角子宫因宫腔形态异常、容积小、血供差等因素，使妊娠结局较差，流产率可达 28% ～ 61%。

（3）双子宫（uterus didelphys）：双子宫是指两侧缪勒管发育正常，但在中线处完全未融合，各自发育，形成双子宫。左侧及右侧子宫各有一个单一的输卵管和卵巢。双子宫患者的宫腔较小，子宫局部供血不足，蜕膜形成不良，不利于受精卵发育及存留，还易并发宫颈功能不全。双子宫者的流产率为 20% ～ 32%，流产大多发生在妊娠早期，但如能继续妊娠的结局多良好。

（4）单角子宫（uterus unicornis）：单角子宫时，由于胚胎发育期间，副中肾管融合时只有一侧存在，双侧不愈合，对侧既无子宫，也没有输卵管和卵巢，部分还合并肾脏缺如。因子宫容积小，一侧血流供应缺失，妊娠后流产率较高。

2. 宫腔粘连

宫腔粘连是指因为各种原因导致的子宫内膜和肌层损伤，引起子宫肌壁的互相粘连。最常见的原因是人流等宫腔操作导致内膜的直接损伤，如 Asherman 综合征。宫腔粘连常因宫腔容积缩小、内膜局部炎症和内膜纤维化导致流产。人流次数越多，子宫动脉的阻力越大，子宫胎盘血流灌注不良，越容易引起流产。

3. 宫颈机能不全

宫颈机能不全导致流产是由于正常宫颈的组织结构遭到破坏，失去了正常的应力作用，不能耐受逐渐增加的宫腔压力，宫颈管逐渐扩张直至消失，羊膜囊自宫颈突出，受力不均发生胎膜破裂，引发宫缩，是孕中晚期自然流产和早产的主要原因，如不纠正则会反复发生。宫颈机能不全在女性中的发生率为 0.1% ～ 0.2%，妊娠 16 ～ 28 周的 RSA 中约有 15% 是由宫颈机能不全引起。分娩、引产、清宫及锥切术等均可能引起后天性宫颈机能不全。宫口开大 5cm 以上后，剖宫产由于子宫下段切口过低，也有可能造成宫颈机能不全。锥切术引起宫颈机能不全与锥切术后颈管的长短有关，若宫颈锥切的深度大于 10mm，则会明显增加其早产和晚期流产的风险。此外，胚胎期接触乙烯雌酚后可引起宫颈发育不良。有研究发现，宫颈机能不全患者的妊娠期血清 ACA 和抗核抗体（antinuclear antibody，ANA）阳性率均高于正常孕妇，表明宫颈机能不全的发生可能与母体自身免疫异常或凝血纤溶系统紊乱有关。

4. 子宫肌瘤

子宫肌瘤是女性最常见的良性肿瘤，育龄期女性发病率最高，因肌瘤生长的部位不同，可分为浆膜下肌瘤、肌壁间肌瘤和黏膜下肌瘤。浆膜下肌瘤对妊娠的影响最小，黏膜下肌瘤对妊娠的影响最大。肌壁间肌瘤和黏膜下肌瘤造成宫腔占位，并且影响子宫内膜基底层的血液供应，干扰胚胎着床黏附，易导致不孕及反复流产。较大的肌壁间肌瘤和黏膜下肌瘤还能影响宫腔形态，刺激子宫收缩，同样增加流产的概率。

5. 子宫内膜息肉

内膜息肉易致血供不足及内膜发育不良，尤其是妊娠后的血供不足更加严重，子宫供血不良影响妊娠后蜕膜形成，继而使胎儿发育成长受阻而导致流产。

（三）内分泌失调

下丘脑－垂体－卵巢轴的功能正常是妊娠的基础，任一环节出现差错都有可能导致妊娠失败。内分泌因素，包括黄体功能不全（luteal phase deficiency，LPD）、PCOS、高泌乳素血症（hyperprolactinemia，HPRL）、甲状腺功能异常、子宫内膜异位症（endometriosis，EMs）、糖尿病等，因内分泌因素造成的 RSA 占 13% ～ 20%。

1. LPD

早期的 RSA 中，因 LPD 所致的占 25% ～ 40%。LPD 患者体内孕激素水平低下，影响内膜的发育以及胚胎着床，孕酮的缺乏不能为胎盘形成提供成熟的内膜层，往往造成胎盘发育不良。35% ～ 40% 不明原因的 RSA 的致病因素是 LPD 或黄体期缺陷，表现为血清孕酮水平低下及内膜活检时提示内膜发育不同步。

女性的卵巢血流阻力在月经周期不同阶段存在一定的波动，卵巢动脉的血流 RI 是超声多普勒反映卵巢血供的重要指标。RI 越高，卵巢血管阻力越大，卵巢血供越少。有研究表明，在卵泡期，RI 较高，排卵后下降，黄体早中期降至最低，黄体萎缩后又上升，表明黄体功能和卵巢组织的供血有关。此外，孕激素有舒张子宫平滑肌的作用，LPD 患者孕激素分泌减少，子宫肌层及内膜血流灌注减少，这些都提示 LPD 导致流产可能与卵巢和子宫局部的微循环有关。

2. PCOS

PCOS 患者中有 30% ～ 40% 存在自然流产史。PCOS 导致流产可能与肥胖、子宫内膜容受性差、LH 水平增高、高胰岛素血症、IR、高雄激素血症（hyperandrogenemia，HA）以及易栓倾向有关。

（1）子宫内膜容受性差：PCOS 患者子宫内膜的雌、孕激素受体减少，雌、孕激素不能发挥对子宫内膜应有的效应，导致内膜发育异常；血清免疫抑制性糖蛋白的表达低，会抑制子宫内膜分化；MMP-9 和金属蛋白酶抑制物 -1（tissue inhibitor of metalloproteinase-1，TIMP-1）的比例失调，使蜕膜细胞外基质过度降解。以上机制均可造成子宫内膜的容受性降低，胚胎不能着床或胚胎着床后发育不良而导致流产。

有学者用超声多模态子宫内膜评分标准来衡量子宫内膜容受性的好坏，利用二维和三维超声多普勒对 RSA 患者的子宫内膜厚度、分型、内膜运动、内膜及内膜下血流分布、内膜体积和内膜血管血流指数等多方面指标进行评估，发现 RSA 患者内膜形态学指标、血流有关指标和蠕动波等方面存在单项或多项的异常，内膜厚度、容积、血管–血流供应等均低于正常妊娠人群。

（2）LH 升高：LH 升高是 PCOS 的一项重要生化特征，81% 复发流产的 PCOS 患者发现 LH 分泌异常。异常升高的 LH 导致卵母细胞第二次减数分裂过早完成，使卵泡过早成熟，卵子质量相对较差且卵泡和内膜的发育不同步，影响了受精和着床过程，导致流产的发生。

（3）IR 和高胰岛素血症：IR 是 PCOS 的病理生理特征之一，在其发病中起着核心作用。50% ～ 70% 的 PCOS 患者存在 IR，可引起代偿性高胰岛素血症。有学者认为，高胰岛素血症和 IR 是 PCOS 患者妊娠早期流产的主要原因。其机制可能为：高胰岛素血症上调血浆 PAI 水平，诱发绒毛血栓形成，影响胎盘血供，使滋养层发育不良，以致发生 RSA。此外，高胰岛素血症的 PCOS 患者有胰岛素样生长因子–I（insulin–like growth factor–I，IGF–I）水平升高和 IGF 结合蛋白降低。IGF–I 刺激细胞有丝分裂，导致子宫内膜增生。IGF–I 降低，则影响了内膜的蜕膜化反应，子宫内膜能量代谢发生异常，影响子宫内膜功能，这可能与 PCOS 患者发生 RSA 有关。

（4）HA：是 PCOS 患者的典型表现之一。HA 导致流产的机制，可能和影响内膜的生长有关。高浓度的雄激素可以竞争结合 ER，影响子宫内膜增生和分泌转化，从而影响胚胎着床。HOXA10 是子宫内膜容受性的分子标志之一，HA 可以下调 HOXA10 的表达，从而损伤内膜的容受性。蛋白 P14 可保护胚胎免受母体免疫系统的攻击，在胚胎着床过程中发挥重要作用，雄激素水平高的孕妇子宫内膜上的蛋白 P14 在围着床期表达减少。此外，高雄激素水平常伴有高胰岛素血症，可以通过改变 IGF 间接影响内膜。高雄激素对卵细胞质量和胚胎生命力也可能存在不利影响。

（5）易栓倾向：PCOS 患者体内 PAI 活性较一般人高，表明 PCOS 患者的凝血功能异常，再加上部分患者调经需要长期服用雌、孕激素，易使血液呈高凝状态，母体的凝血功能改变使子宫内膜局部的血液供应减少，影响胚胎的植入和发育。PCOS 合并

RSA 患者的凝血因子 V（Factor V，FV）基因突变频率显著高于不合并 RSA 的 PCOS 患者，蛋白 C（Protein C，PC）缺陷和亚甲基四氢叶酸还原酶（methylene tetra hydrofolate reductase，MTHFR）的基因突变也远高于非 PCOS 人群，这都可能是造成 PCOS 患者血栓形成倾向导致流产的原因。关于 PCOS 流产血栓形成倾向的研究现已深入到基因水平，M2 haplotype of ANXA5 基因已经被认定为 RSA 和血栓形成倾向相关妊娠并发症的危险因素，M2 haplotype 携带者 RSA 风险是育龄妇女的 3.4 倍，是随机人群的 2.1 倍。

（6）肥胖：大约 35% 的 PCOS 患者伴有肥胖的情况，与 HA 和高胰岛素血症导致的代谢异常有关。有研究表明，当身体质量指数（body mass index，BMI）> 30kg/m² 时，RSA 的风险增加 3 倍；当 BMI > 34.9kg/m² 时，流产率是 BMI 正常女性的 4.3 倍。后续有研究报道，初产妇肥胖易导致流产，而 BMI 高的经产妇流产的概率和 BMI 正常的女性相仿。进一步分析发现，流产的初产妇体内脂肪与非脂肪的成分比值远高于未流产者，而经产妇则没有该情况。肥胖女性多伴有血脂代谢异常，当血浆中血脂水平超过一定限度时，血液的黏稠度增加，血脂沉积在血管壁，导致血管内皮细胞受损，血运不畅，血液循环障碍，使胚胎发育受阻，引发流产。

3. HPRL

早期妊娠胎盘的发育、母胎血液循环建立，对于成功妊娠至关重要。毛细血管内皮存在 PRL 基因的表达并且通过自分泌及旁分泌的作用方式调控血管内皮细胞的增殖，完整的 PRL 分子（23kD）通过 MAPKs 信号通路发挥促血管生成作用，而 23kD 的 PRL 分子在组织蛋白 D 的作用下分解出的 14、16、18 kD 的 PRL 片段则因抑制生长因子介导的 MAPKs 信号通路而表现为抗血管生成作用。HPRL 还能够抑制 LH 对黄体的营养作用，使颗粒细胞黄素化的维持作用减弱而致 LPD，造成不孕或流产。

4. 甲状腺功能异常

妊娠期间的甲状腺功能状态和妊娠结局直接相关，甲亢和（亚）甲减均会升高 RSA 的发生率。TSH 水平与流产密切相关，TSH 升高会影响胎儿神经智力的发育，造成不良妊娠结局。妊娠期过多分泌的甲状腺激素能抑制垂体分泌促性腺激素，从而影响了三羧酸循环而致 ATP 储存不足，导致胎盘功能低下，也会造成流产的发生。甲状腺抗体

（antithyroid antibodies，ATA）水平增高与 RSA 有关，可能与改变透明带、HCG 受体及其他胎盘抗原有关。

甲状腺激素有促进脂肪分解、降低血中胆固醇等作用，甲状腺功能异常会造成血脂代谢紊乱，血管壁脂质堆积，影响血管功能。妊娠期甲减时，肝脏合成蛋白减少，血浆胶体渗透压降低，组织水肿，外周血流阻力升高。此外，妊娠早期 TSH 升高可刺激甲状腺分泌和蓄积过氧化氢及其他氧自由基，损害血管上皮，增大血管阻力。甲状腺激素还能调控胎盘滋养层螺旋动脉侵入子宫内膜的过程，若甲状腺激素水平低下，可导致螺旋动脉侵入不足，影响胎盘形成和子宫胎盘血液循环，造成流产。

5. EMs

EMs 患者盆腔微环境中的多种细胞因子表达异常，可导致卵子质量异常、胚胎发育不良及内膜容受性降低、在位内膜结构和功能的改变，从血管生成和免疫等多方面影响胚胎着床。EMs 患者体内的前列腺素合成及代谢异常、内膜和腺腔液中的前列腺素升高，可影响胚胎的种植环境以及早期的胚胎发育。前列腺素升高，还会引起子宫收缩，也同样容易造成流产。研究发现，EMs 病理过程与免疫炎症反应和氧化应激反应息息相关，而这两者均能影响血管生成，导致局部微循环受损。有研究表明，EMs 患者内膜组织中，活性氧大量蓄积，抗氧化损伤能力降低，内膜组织抗氧化和氧化能力失衡，而氧化应激反应参与血管生成和血管内皮损伤过程，提示 EMs 可能通过影响血管生成和血管损伤而引起子宫供血不足，影响胚胎发育。

6. 糖尿病

糖尿病患者体内糖及胰岛素的代谢异常，可使子宫内膜发生腺体减少、间质水肿等组织学改变，影响胚胎着床；内膜葡萄糖转运蛋白的表达，可引起子宫内膜对胰岛素产生抵抗，进而导致子宫内膜细胞功能障碍；高浓度葡萄糖能够抑制囊胚细胞增殖和分化，从而影响囊胚着床和生长发育，同时还可以通过诱导 Bcl-2 家族的 Bax 凋亡基因的表达而产生胚胎毒性作用。此外，糖尿病患者存在子宫局部和母胎界面的血管功能障碍，可导致子宫胎盘功能不全、梗死而发生胎儿缺血缺氧，最终发生流产。血糖控制良好的糖尿病患者，流产的发生率与非糖尿病无差异，但血糖控制不良者的流产率可高达

15%～30%。糖化血红蛋白（Hemoglobin A1c，HbA1c）增加了早期流产风险，HbA1c高于 7.5% 时，不良妊娠结局和自发流产率比正常人群高 4 倍。

（四）免疫因素

免疫功能异常在 RSA 中的作用越来越受到重视。由此导致的流产，分为自身免疫型与同种免疫型。自身免疫型约占 1/3，同种免疫型约占 2/3。

1. 自身免疫型

与 RSA 有关的自身抗体，分为非器官特异性抗体和器官特异性抗体两大类。非器官特异性抗体，主要有 APA、ANA、抗 DNA 抗体；器官特异性抗体，包括 ATA、AsAb、抗子宫内膜抗体（anti-endometrial antibody，EMA）和抗人绒毛膜促性腺激素抗体（anti-human chorionic gonadotropin antibody，AHCGA）等。

（1）APA：主要包括 ACA、狼疮抗凝物（lupus anticoagulant，LA）及抗 β_2 糖蛋白 1 抗体（anti-beta 2 glycoprotein 1 antibody，β_2-GP1）等。APA 阳性是引起 RSA 的主要免疫因素。APA 属于一种凝血活性物质，其作用机制是诱使磷脂成分与 β_2-GP1 结合，暴露抗原位点，抗体与血管内膜和血小板膜上的 β_2-GP1 结合后，损伤血管内皮细胞，激活血小板凝集作用，血栓素 A2 释放，血管收缩，产生微血栓，导致胚胎缺血缺氧。此外，APA 还可能通过抑制体内凝血系统内抗凝蛋白的活化作用，导致血管内皮细胞损伤，继而分泌出干扰血栓素，使子宫对胚胎接受性的降低，胎盘血供减少，多发性胎盘小梗死灶形成，造成自然流产。近年来，还有研究发现 APA 可直接与滋养细胞结合，从而抑制滋养细胞功能，影响胚胎着床。APA 阳性患者若不予治疗，其自然流产的发生率为15%～20%。

（2）ANA：ANA 作用于胎盘血管内皮细胞的膜磷脂，使 PGI_2 合成减少，干扰血栓降解素及纤维蛋白溶酶系统活性的释放，导致血栓形成和滋养层细胞功能改变，形成胎盘梗死，胎死宫内，进而导致流产的发生。

（3）ATA：ATA 有抗甲状腺球蛋白抗体（antithyroglobulin antibody，TGAb）和抗甲状腺过氧化酶抗体（antithyroid peroxidase antibody，TPOAb）两种，ATA 的存在破坏了甲状腺的功能，一定程度上减少了甲状腺素的分泌，通过改变血脂代谢、氧化应激、子宫胎盘微循环等多个方面影响胚胎的着床和发育，从而导致流产。ATA 可以通过对胎盘的作用导致不良妊娠结局；也能够提高母体对胎盘的敏感度，产生免疫反应对胎盘产生排斥；还会作用于 HCG 等激素受体，影响胎盘功能。也有研究表明，ATA 可能使母体免疫系统本身和具有酶活性的免疫系统异常激活，使母体发生了免疫功能的异常亢进，对胚胎产生攻击而导致流产。

（4）ASA：ASA 是与精子表面抗原特异性结合的抗体，它可以抑制精子穿透宫颈及在子宫和输卵管中运行，干扰精子穿过卵子透明带，影响精卵融合。早期胚胎上有精子抗原，与 ASA 结合后，能通过补体介导，引起受精卵溶解，导致流产。ASA 还可以抑制早期的胚胎卵裂，大大降低胚胎质量，进而影响胚胎的生长发育，同时阻碍胚胎的植入，导致早期流产的发生。

（5）EMA：育龄妇女子宫内膜周期性剥脱随经血排出体外，一般不诱导机体免疫应答。受子宫内膜炎、EMs、人工流产等因素影响，子宫内膜可转化成抗原或半抗原，刺激机体产生自身抗体 EMA，发生抗原抗体反应；同时激活补体系统，引起子宫内膜免疫性病理损伤，影响内膜腺体功能，干扰胎儿胎盘生长，引起流产。

（6）AHCGA：HCG 是妊娠早期关键的激素之一，在孕 8～10 周达到高峰。HCG 可促进妊娠黄体发育及雌孕激素的分泌，促进子宫内膜细胞发育成熟，为胚胎着床准备条件。此外，HCG 在母体子宫血管生成、子宫内膜蜕化和免疫耐受等多方面发挥作用，有利于胚胎植入和发育。AHCGA 可阻断 HCG 的作用，导致妊娠不能维持，引起胚胎停育，发生流产。

2. 同种免疫型

胎儿的基因一半来自父方，一半来自母方，母体只有对父方来源的胎儿组织产生免疫识别和耐受，才能保证妊娠的顺利进行。若母体不能识别来自父方来源的胎儿组织，胎儿的局部免疫耐受环境遭到破坏，受到母体的免疫攻击，易导致 RSA。URSA 患者多属于此类别。

（1）封闭抗体：正常妊娠期母体血清中存在抑制免疫识别和免疫反应的封闭因子，也称"封闭抗体"。封闭抗体可直接作用于母体淋巴细胞，也能和滋养细胞表面的特异性抗原结合，阻断母儿间的排斥反应。封闭抗体还能够抑制男方人类白细胞抗原（human leukocyte antigen，HLA）特异性抗体的淋巴细胞毒活性，从而抑制异体移植的排斥。RSA与封闭抗体不足或缺乏有关。

（2）Th1/Th2：早期适量的Th1因子有利于滋养细胞形成，并在着床期促进血管生成，但过度表达则对胚胎的存活有不利影响。fg12凝血酶原酶是最近被发现的一种促凝因子，又称为"纤维白细胞素"，可直接作用于凝血酶原，使其转变为凝血酶，从而启动凝血过程。Th1可上调fg12来激活母－胎界面的血管内皮细胞促凝剂，导致母体高凝状态，诱导胎盘血栓形成。Th1细胞能分泌TNF-α及干扰素γ（Interferon γ，IFN-γ）等免疫杀伤因子。TNF-α可以分解滋养细胞DNA，启动滋养细胞死亡程序；还能上调凝血酶原的表达水平，引起胎盘绒毛血管血栓形成。INF-γ可将凝血酶原转变为具有活性的凝血酶，进而刺激内皮细胞分泌IL-8，募集多形核白细胞（polymorphonuclear neutrophil，PMN），而PMN可以破坏蜕膜内皮细胞，导致蜕膜血管内凝血。Th2细胞分泌的IL-4、IL-6及IL-10等细胞因子除了能阻止上述凝血过程，降低内皮细胞内PMN的活性外，还具有强大的免疫能力和抑制作用，可以抑制多种炎性细胞因子的表达，辅助体液免疫，产生免疫耐受，减少母体对胎儿的免疫排斥反应，对胚胎的着床与发育有利。正常情况下，Th1/Th2处于一个动态平衡，妊娠后，Th1/Th2平衡向Th2偏移。若Th1过表达，则会导致流产的发生。

（3）自然杀伤（natural killer，NK）细胞：NK细胞在妊娠过程中起着重要的作用。NK细胞有子宫自然杀伤（uterine natural killer，uNK）细胞和外周血自然杀伤（peripheral natural killer，pNK）细胞。uNK是NK免疫调节因子的主要来源，可限制细胞毒性活性，有利于胚胎的着床。RSA患者蜕膜组织中人类杀伤细胞免疫球蛋白样受体（killer cell immunoglobulin like receptors，KIR）抑制性受体KIR2DL1的表达明显低于正常妊娠女性，NK细胞表面受体减少，对NK细胞的抑制作用降低，NK细胞活性异常导致流产的发生。胚胎染色体正常而发生流产的妇女，其孕前NK细胞活性比成功妊娠的妇女高很多。有研究表明，妊娠时蜕膜中的NK细胞能够促进血管生成因子、化学因子和细胞因子的分泌，对滋养细胞侵入蜕膜，促进血管生成有重要作用。

（4）调节 T 细胞（regulatory T cell，Treg）/Th17：Treg 是在胸腺中形成的一种独立的细胞亚群，可以通过细胞间的接触依赖机制和分泌多种细胞因子来参与机体的免疫调节，在母胎耐受中起重要作用，早孕期增多，中孕期达到高峰，产后迅速下降。若 Treg 表达异常，则会造成流产。Th17 细胞能够分泌 IL-17 参与机体的免疫炎症反应，妊娠后蜕膜组织中的 Th17 含量明显增加，表明 Th17 在妊娠的维持方面存在一定的作用。Treg/Th17 平衡异常和 URSA 的发生密切相关，URSA 患者外周血和蜕膜中的 Treg 含量减少，Th17 含量增加，Treg/Th17 向右偏移，导致母胎界面免疫亢进，影响胎儿的种植和生长发育。动物实验表明，Treg 缺乏会引起子宫炎症及纤维化，导致子宫局部微环境及血流灌注改变，不利于妊娠的建立和维持。

（5）Fas/Fasl 表达异常：细胞凋亡的增加也是导致 RSA 的重要病理原因之一。Fas 是母胎界面的一种凋亡因子，与其配体 Fasl 的表达异常，也会增加 RSA 的发生率。Fas 可以诱导子宫蜕膜细胞的凋亡，造成胎盘血管网形成不佳，胎盘血流灌注不足，最终导致流产。Fasl 的表达降低，外周血的淋巴细胞凋亡增加，胚胎受到免疫攻击而流产。

抗卵巢抗体（antiovarian antibodise，AOA）导致的局部炎症反应，可以影响卵巢生殖内分泌功能，减少雌、孕激素分泌，最终导致流产的发生。抗单链 DNA（抗 single-stranded DNA，抗 ss-DNA）也与 RSA 密切相关。维生素 D（vitamin D，VD）对各种免疫效应细胞，包括 T 细胞、B 细胞和 NK 细胞的调控起着重要的作用。VD 缺乏，增加了体液和细胞免疫异常，可能引起 RSA。此外，HLA-G、巨噬细胞、趋化因子等均能通过介导母胎界面的免疫耐受作用来激活母体的免疫系统，产生免疫反应，杀伤胚胎，造成流产。

（五）PTS

PTS 是指多种因素引起的凝血、抗凝和纤溶系统功能失调或障碍的一种病理过程，有易导致血栓形成的多种血液学改变。生理状态下，机体的血管功能，血液细胞成分和血液循环中的凝血因子、抗凝因子和纤溶系统处于动态平衡，维持正常的血液流动。妊娠后机体的凝血因子浓度增加，抗凝因子水平下降及纤溶活性减弱，使妊娠期处于一个生理性高凝状态。若妇女妊娠期间因血管内皮细胞功能、血小板数量和功能、凝血、抗凝、纤溶系统以及血液流变学等出现异常，可发生病理性高凝，即为 PTS。PTS 在未孕前无任何表现，受孕后表现为高凝状态，使子宫局部组织和胎盘形成微血栓和梗死灶，导致胎盘血液灌注量下降，从而影响胚胎与母体间的物质交换，可发生于整个孕期，早孕期易导致自然流产。PTS 包括遗传性和获得性两种。前者主要是由于凝血和纤溶有关的基因突变造成，后者主要是机体存在的各种引起血液高凝状态的疾病。

1. 遗传性 PTS

（1）人活化蛋白 C 抵抗（activated protein C resistance，APCR）：活化性 PC 是凝血因子 Va 及 VIIIa 的生理性抑制因子。APCR 由于活化的 PC 无法有效地水解、灭活 Va、VIIIa，使凝血酶原及凝血酶反馈增多，血液黏稠度增加，形成体内高凝状态，诱发胎盘微血栓的形成，使胎儿供血不足导致流产。产生 APCR 的原因复杂，其中 95% 的 APCR 由 FV 突变引起。此外，FVIII 基因突变、PC 或 PS 异常、血栓调节蛋白的异常、凝血酶原异常、APC 抑制物活性增加等都会导致 APCR 的产生。

（2）FV 突变：FV 在血液中具有抗凝作用和促凝作用。FV 发生基因突变，基因的 1691 位由 G 变成 A，使 FV 氨基酸序列第 506 位点的精氨酸被谷氨酰胺所替代，称为 "FVLeiden 突变"（FV Leiden，FVL）。该突变使 FV 对活化 PC 反应降低，产生 APCR，从而发生流产。

（3）抗凝血酶Ⅲ（antithrombin Ⅲ，AT-Ⅲ）缺乏：AT-Ⅲ为肝素依赖性丝氨酸蛋白酶抑制剂，能灭活 FIIa、Xa、XIa、XIIa。当 AT-Ⅲ在人体内以较高浓度存在时，能够较好地维持凝血与抗凝平衡，防止血栓形成。抗 AT-Ⅲ活性降低时，凝血与抗凝血失衡，机体血液呈高凝状态，子宫螺旋动脉或绒毛血管微血栓形成，导致 RSA 的发生。

（4）凝血酶原基因突变：1996 年，由 Poort 首次发现凝血酶原 3'-UT 区 20210 位点核苷酸序列 G → A 置换，该突变导致血循环中凝血酶原水平增高 20% ～ 50%，此类女性发生血栓栓塞的危险性增加 3 倍。这种基因突变在美国人群的发生率为 1% ～ 4%，其报道发生率仅次于 FVL。凝血酶原水平升高是血栓形成的一个独立危险因素。

（5）PC 和 PS 缺陷症：PC 是肝脏合成的维生素 K 依赖性丝氨酸蛋白酶抑制物，凝血酶及胰蛋白酶均可激活 PC，使其变为活化 PC，具有抗凝和促纤溶作用。机体 PC 缺陷，抗凝和纤溶作用减弱，易导致血栓形成。PS 可加速 PC 灭活因子 Va、VIIIa 的活化过程，是活化 PC 发挥抗凝作用的一个重要辅助因子，PS 缺陷同样可造成血栓形成风险的增加。

（6）高同型半胱氨酸血症及 MTHFR 基因突变：育龄期女性体内同型半胱氨酸（homocysteine，HCY）水平较高，最终导致自然流产的机制主要有：①对胎儿有直接的毒性。②在氧化过程中刺激自由基和过氧化氢等物质的产生和释放。一方面激发血管内皮细胞表面的多种凝血因子，促进血小板的活化、聚集，导致患者凝血功能提高，纤溶降低，血流速度减慢，造成血运不佳，形成高凝状态，并对血管内皮造成损伤，进一步栓塞血管而导致血运不畅，无法有效对胎盘进行血液灌注。另一方面抑制血管内皮细胞 NO 的合成释放，使得脂质过氧化物等对细胞损伤效应增大，最终破坏子宫内膜血管的完整性。③影响绒毛组织和滋养层毛细血管的通透性，抑制血管生成，阻碍绒毛血管对胚胎的血液供应。④干扰机体的甲基化反应，损伤 DNA；破坏胚胎细胞的正常细胞周期，诱发胚胎细胞凋亡。⑤增高受孕子宫收缩频率。实验表明，当 HCY 超过 9.9μmol/L 时，早期妊娠丢失几率是普通孕妇的 2 倍左右；当 HCY 超过 12.3μmol/L 时，其流产发生率则升至 3.6 倍。MTHFR 是 HCY 代谢过程的关键酶，若催化区域第 677 位丙氨酸被缬氨酸取代而发生突变，可使 MTHFR 的酶活性只有 30%，导致体内 5，10- 亚甲基四氢叶酸向 5- 甲基四氢叶酸转化功能障碍，最终导致流产。近期很多研究表明，PCOS 患者血浆中 HCY 水平明显增高，与患者 HA 及 IR 有密切关系。

2. 获得性 PTS

（1）抗磷脂综合征（antiphospholipid syndrome，APS）：目前认为，APA 引起血栓形成可能有以下途径：①通过与 β_2-GP1 结合，干扰其抗凝功能。②阻止 PGI_2 的合成，引起全身和胎盘血管的痉挛缺血，使血栓形成。③增加血小板活性因子合成，促进血小板聚集，加速血栓的形成。④活化的 PC，可降解某些凝血因子，起到抗凝作用；而 aPL 可以通过抑制 PC 的活性，导致血栓形成。⑤干扰纤溶酶原激活剂的释放，抑制纤溶酶原向纤溶酶转化，引起纤维蛋白聚集。

（2）获得性高 HCY 血症：血浆 HCY 浓度增高可由许多获得性因素引起，譬如叶酸、维生素 B_6 或维生素 B_{12} 缺乏；甲状腺功能降低、糖尿病、肾衰竭、炎症、恶性肿瘤等疾病；吸烟、咖啡摄入以及药物或年龄增长等。其常见的原因是食物中缺乏 HCY 代谢中必需的辅助因子，如叶酸、维生素 B_6 或维生素 B_{12}。

（3）获得性 APCR：获得性 APCR 可能是临床上很多血栓形成的罪魁祸首。高 HCY 血症、口服避孕药、绝经后激素替代治疗、妊娠、感染以及自身免疫性疾病（如系统性红斑狼疮）均可产生获得性 APCR；肿瘤患者的化疗可以使 PC 和 PS 的水平下降，Ⅷ 因子水平增高等也可以产生获得性 APCR。

（六）感染因素

感染包括全身感染和生殖道感染。任何导致菌血症或脓毒血症的全身感染均可产生胚胎毒性作用引起自然流产，包括急性肾盂肾炎、急性胰腺炎和急性阑尾炎等。由感染引起的 RSA 约占 2%，RSA 合并感染性因素的占 8% ～ 10%。引起早期自然流产的生殖道感染病原体，主要有支原体（ureaplasma urealyticum，UU）、沙眼衣原体（chlamydia trachomatis，CT）、风疹病毒、巨细胞病毒（human cytomegalovirus，HCMV）、弓形虫等。

UU 感染可能引起子宫内膜慢性炎症，干扰母体免疫系统，产生大量的 TNF-α，导致血管内皮细胞损伤及血液凝固，影响子宫及胎盘血流灌注，干扰胚胎植入和胎儿发育；还可以通过产生磷脂酶 A、C，促进细胞膜中游离花生四烯酸的释放途径，引起子宫前列腺素的合成增加，宫缩反应增强，血管收缩痉挛，影响胚胎着床，导致流产。男方感染 UU 后，精子卷曲、畸形、活力下降，UU 胞浆内毒性蛋白及类脂进入精子细胞内，损伤、破坏精子，通过分解尿素产生有害物质，影响精子正常代谢，使精子死亡率升高；同时，刺激机体产生 AsAb，使精子穿过宫颈黏液受阻，并影响精子酶活性、干扰精卵结合，从而干扰受精卵和胚胎发育。CT 逆行感染则可延伸至子宫内膜，引起蜕膜和滋养细胞感染，使前列腺素增加以及胎膜脆性改变，血管收缩痉挛，血流灌注减少，导致流产。同时，孕期激素水平的变化使 CT 毒性增加，胚胎发育受损，亦可导致胚停。HCMV 感染后，机体出现 NK 细胞，TNF-α 被激活，局部的炎症反应导致细胞凋亡，滋养层细胞的增殖受到抑制，胚胎着床能力下降，导致流产的发生。妊娠初期风疹病毒感染者的流产率较高。人免疫缺陷病毒（human immunodeficiency virus，HIV）与流产密切相关，HIV-1 抗体阳性是流产的独立相关因素。细菌性阴道病（bacterial vaginosis，BV）诱导宫内膜炎性反应，花生四烯酸与前列腺素增加，影响胚胎着床与胎盘发育，从而引起流产。由于病原体长期存在母体的生殖道，可以直接导致胚胎死亡，或者通过引起母体生殖道的炎症反应杀死胚胎，子宫内膜感染还能影响胚胎的着床以及造成胚胎染色体的畸变，这些都会造成早期流产。但目前多认为感染性因素与偶发性流产相关，尚无明确的证据证明其与 RSA 的关系。

由于各种感染性因素或手术操作史合并炎症导致的输卵管远端闭锁积水可间断地倒流入宫腔，对胚胎直接产生损伤并影响种植的环境，也容易导致流产的发生。

（七）环境因素和不良生活习惯

引起流产的环境因素可分为物理性因素、化学性因素和生物性因素 3 种类型，个人不良的生活习惯亦可引起 RSA。如有电离辐射的环境或药物影响以及吸烟、饮酒、过量饮用咖啡都会增加 RSA 的几率。此外，麻醉气体和四氯乙烯、异维甲酸也可增加自然流产的发生率。研究报道，尼古丁等有害物质有缩血管作用，可使血液呈高凝状态，血流阻力增大，胎盘血管减少，胎儿脐动脉阻力升高，主动脉根部内径减小，导致胎儿血供减少，阻碍母胎间营养物质运输，造成流产。

（八）心理因素

RSA 患者因反复多次流产而产生巨大的心理负担和压力。近年来有学者提出，RSA 与心理精神因素互为因果。临床统计发现，50% 的患者流产后，存在不同程度的心理创伤，包括悲伤、焦虑、抑郁等一系列负面情绪。国外有研究表明，孕期焦虑、紧张等负面情绪可引起交感 – 肾上腺髓质系统功能亢进，儿茶酚胺类激素分泌增多，导致全身小动脉痉挛，子宫血管强烈收缩，引起血管内皮损伤，造成胎盘缺血缺氧，诱发流产。

（九）男方 DFI

精子 DNA 的完整性在胚胎的形成、分裂和发育中均起着至关重要的作用。精子 DFI 是反映精子 DNA 完整性的指标，当 DFI ≥ 30% 时，一般无良好的妊娠结局。精子携带的父系遗传物质在精卵结合后开始表达，若 DNA 完整性较差，则可能在胚胎的发育过程中表达异常，凋亡增加，导致胚胎形成异常或停止发育，导致流产。年龄、药物、生殖道炎症、环境污染、不良生活方式等可以通过升高活性氧水平或导致组蛋白修饰异常、鱼精蛋白缺陷、组蛋白/鱼精蛋白比值升高而造成精子 DNA 损伤。此外，精子 DNA 甲基化等修饰异常也与流产相关。

（十）微循环因素

RSA 的病因虽然复杂多样，但究其根本主要可分为胚胎因素、母体因素和母胎共同因素 3 种情况。在妊娠过程中，如果胚胎生长发育的母体微环境遭到破坏，则会导致流产。若认识不清或未及时纠正，就会造成 RSA 的发生。近年来，母体微循环在 RSA 的作用逐渐受到重视，学者们发现 RSA 患者通常存在血流灌注不足、血液高凝、胎盘绒毛毛细血管数目减少、血管生成因子表达异常、胎盘血管形成障碍等情况，由此认为 RSA 的发生和母胎的微循环有着密切的关系。

1. 子宫动脉阻力与 RSA

子宫的血流灌注调节子宫内膜的容受性，是影响胚胎种植发育的因素之一。妊娠期间子宫的血供发挥着重要作用，子宫血供主要来源于子宫动脉及其分支，包括供应子宫肌层的弓形动脉及子宫内膜的螺旋动脉。正常的育龄期女性在卵巢产生的雌孕激素的调控下，子宫和卵巢的血流情况在月经周期的不同阶段有着相应的变化。在排卵前 2～3 天，外周血中的雌激素水平较高，子宫动脉扩张，血管阻力下降。在黄体中期，黄体的分泌功能最为旺盛，除了雌激素外，血清中的孕激素水平也达到高峰，孕激素可以使平滑肌松弛，进一步降低血管阻力，子宫和卵巢血流速度达到最高，阻力最低，子宫血管的灌注量增加，更有利于胚胎的种植。妊娠后，子宫螺旋动脉被滋养细胞浸润，由非孕时屈曲状态逐渐变直，血管变粗，管腔扩大且弹性降低，血流速度增快，以低阻高速状态来提高子宫血流灌注，将富含营养物质的母血运送至绒毛间隙，与胚胎的血液进行物质交换。

若滋养细胞对胎床蜕膜螺旋动脉的侵蚀受到抑制，子宫螺旋动脉的扩张受到影响，母体血液流过血管受到的阻力增大，子宫的血流灌注量减少，引起胎盘灌注不良甚至梗塞，影响胚胎的发育和生存，最终会导致流产的发生。而流产次数和子宫动脉的阻力也密切相关，流产次数越多的患者，其子宫动脉阻力越高，这也可能是 RSA 患者反复流产后再妊娠流产率居高不下的原因之一。很多研究都证实了子宫动脉血流灌注和 RSA 的发生息息相关，RSA 患者的子宫动脉阻力明显升高。在超声下，子宫动脉血流 PI 和血流速度峰谷比（S/D）值都可以反映子宫动脉血流阻力。有研究报道，RSA 早孕患者的子宫动脉 S/D 值和 PI 均明显高于正常早孕患者，高阻力血流波形发生率也明显增高。对 RSA 患者进行病因学分类后，行多普勒超声检查发现，子宫解剖结构异常、抗磷脂抗体综合征等因素导致的 RSA 和 URSA 的患者，其 PI 显著高于正常妊娠女性。

2. 凝血功能异常与 RSA

凝血、抗凝和纤溶系统在胚胎着床和滋养细胞侵入和胎盘形成过程中起重要作用。RSA 患者往往因胎盘微血栓形成而导致胎盘血液循环功能发生障碍，进而影响胎儿正常血氧供给，从而导致不良妊娠结局。RSA 患者的胎盘绒毛周围有大片纤维素沉着，导致绒毛间质硬化和血管堵塞，使绒毛变成无血管的纤维岛而丧失功能，母体血液不能通过绒毛间隙，进而导致 RSA。血栓弹力图（thrombelastography，TEG）可以对凝血和纤溶的整个过程实施动态监测，及时发现凝血功能的异常，最大振幅（maximum amplitude，MA）值是 TEG 中的一个监测指标，可以反映血小板聚集功能的活跃程度。多位学者研究表明，RSA 患者的 MA 值显著增高，并且和流产的次数呈正相关，由此认为凝血功能的异常是导致 RSA 的重要原因。血小板聚集功能异常增强使患者凝血功能提高，纤溶降低，子宫螺旋动脉和绒毛血管中均易形成血栓，并可以损伤血管内皮，加重血管栓塞，导致血流不畅，胎盘的血液灌注不足，从而导致流产。还有研究发现，RSA 患者凝血功能在非孕期已出现异常，若未及时治疗就再次妊娠，流产率将大大提高。URSA 患者血栓调节蛋白的相关抑制作用降低。纤溶系统的基因多态性和 RSA 有关，发病机制可能是通过抑制纤维蛋白的溶解活性来影响胚胎植入。这些都反映了凝血功能和 RSA 的发生存在一定的相关性。

3. 血管生成异常与 RSA

胚胎成功着床并持续生长直至分娩，与胎盘的血管形成和血管化程度密切相关。受精卵是否能够在子宫内着床并发育成胎儿，胎盘血管的生成与生长是提高胎盘血流灌注率的关键。胚胎发育是以胎儿体内、胎盘、子宫内膜的血管生长为特点，血管化和血管发生是胎盘构建子宫内膜蜕膜血管网及胚胎着床、侵入的基础，丰富的血管网为胎儿的生长发育、组织分化和母胎间物质的交换提供了基本的保障。近年来研究表明，许多URSA 的发生与胎盘组织中血管增生平衡和胎儿血液供应不足有密切关系。

VEGF 是血管内皮细胞特异性的肝素结合生长因子，是最主要的促进血管形成增生调节因子，其主要结构是高度保守的同源二聚体糖蛋白，能够促进内皮细胞生长、刺激血管增生、增加血管通透性等，在保持蜕膜组织中的血管密度、有效血流量和维持胎儿营养供应及在早期胚胎发育过程中起到了至关重要的作用。国外有研究报道，胚胎能否成功植入取决于胚胎自身的血液充盈和血流供应情况，以及植入部位的血管生成情况。VEGF 在子宫内膜血管发生及形成的过程中，能直接决定胚胎能否着床，VEGF 释放的数量可以决定其妊娠结局。另有研究表明，妊娠早期 VEGF 的表达随妊娠发展而增加，于孕 16 周左右达到高峰，这一时间与胎盘形成发育时间一致；进一步形态学分析发现，VEGF 表达区域正是绒毛血管形成的区域。可溶性的 fms 样酪氨酸激酶 -1（soluble fms-like tyrosinekinase，sFlt-1）是一种主要由胎盘合体滋养细胞分泌的血管内皮生长因子受体，具有分泌性，与 VEGF 的亲和力强，和 VEGF 结合后，可形成异源二聚体，阻断VEGF 的生物学活性，抑制胎盘血管形成，使胎盘绒毛血管网形成不良或滋养细胞分化浸润异常。sFlt-1 也可直接作用于血管内皮细胞，引起其形态异常和功能紊乱，并抑制新生血管的生成，使子宫螺旋小动脉重铸过程障碍而造成胎盘缺氧，进一步导致胚胎停育。

RSA 常因多方面异常共同导致，除了遗传因素外，临床上很难准确地认定某项因素是最终造成 RSA 发生的原因。人体是一个有机统一的整体，各系统间的相互作用和影响复杂多样又充满奥秘，目前认为的很多和 RSA 发生相关的因素，其具体致病机制尚未明确，还存在很多争议，RSA 的病因仍需要进一步的深入研究。

三、检查

（一）体格检查

一般检查：身高，体重，乳腺发育情况，体毛分布等。

生殖系统检查：子宫大小及形态、子宫及附件区有无肿物（大小、形态、质地等）、骶韧带及后穹窿有无触痛。

（二）实验室检查

常规检查：血常规、血型。

遗传学检查：夫妇双方染色体核型分析及相关基因检测。

内分泌检查：性激素检查（FSH、LH、E_2、PRL、P、T）、抗缪勒管激素、空腹血糖、葡萄糖耐量实验、HbA1c、胰岛素释放试验、甲状腺功能。

血液系统检查：凝血纤溶功能、血小板聚集率、HCY、PC、PS、XII因子、组织型纤溶酶原激活物、纤溶酶原激活抑制剂 –1、TEG 等。

免疫检查：ANA、ACA、LA、抗 β-G_2P1、封闭抗体、抗 SSA 抗体、抗 SSB 抗体、抗双链 DNA 抗体、风湿因子、NK 细胞数量及活性、ASA、EMA、AOA 等。

肿瘤标记物：CA125、CA19–9 等。

其他：维生素 B_{12}、输血前八项、病毒五项等。

男方精液检查：主要是精子 DFI 的检查。

（三）辅助检查

生殖道解剖结构及动脉血流检查：B 超、三维超声、宫腔镜、腹腔镜。

宫颈机能检测：宫颈扩张试验、宫颈气囊牵引试验、宫颈指检、子宫输卵管造影（hysterosalpinography，HSG）等。

既往流产胚胎绒毛染色体核型检测。

感染因素检查：阴道分泌物检查，支原体、衣原体、淋球菌检查等。

四、治疗

对于 RSA 的治疗，最重要的是要先明确病因，然后才能对症处理。很多 RSA 的发生是多种因素综合导致的，因而在治疗中也要注重各方面的综合判断。关于 URSA，目前临床上尚缺乏统一规范的治疗方案，抗凝治疗和免疫治疗也存在一定的争议性。

（一）西医治疗

RSA 的西医治疗主要包括抗凝、内分泌、免疫、抗感染等药物治疗，以及手术治疗和人类 ART 治疗。

1. 药物治疗

（1）抗凝治疗：抗凝治疗是目前临床上公认的治疗 PTS 和自身免疫异常导致 RSA 的有效方案，常用的药物有低分子肝素（low molecular weight heparin，LMWH）、阿司匹林、叶酸等。

①LMWH：是临床上常用的抗凝剂，半衰期长达200～300分钟，是普通肝素的2～4倍，生物利用度更高，持续时间更长，而且对血小板的影响更小，因此在 RSA 中的应用远大于普通肝素。LMWH 通过抑制凝血因子Xa及凝血酶Ⅱa的活性发挥抗凝作用，增加抗凝血酶Ⅲ的活性，降低血液黏稠度，减小血管阻力，增加胎盘的血供，此外，LMWH 还能够有效阻断纤维蛋白原转化为纤维蛋白，减少纤维蛋白在胎盘血管基底膜的沉积，增加胎盘血流灌注，改善胎盘微循环，从而改善胚胎的种植和生长环境；LMWH 具有良好的抗炎效果，能够抑制补体活性，影响滋养细胞的增殖分化，可以通过增加 MMP 的活性来增强滋养细胞的侵袭能力，有助于胚胎的生长和发育。

LMWH 的使用可选择在确定妊娠后，一般用法是4000～5000U 皮下注射，每天 1-2 次，具体使用剂量应根据个人情况选择预防量或治疗量。若患者无近期血管栓塞表现及相关病史，可选择预防量，否则推荐使用治疗量。在治疗过程中，若胎儿发育良好，符合孕周且凝血 – 纤溶指标恢复正常，可考虑停药。但停药后，必须每月复查凝血 – 纤溶指标及监测胎儿发育情况，有异常时重新用药。必要时，治疗可维持整个孕期，一般在终止妊娠前 24 小时停用。产褥期是否继续使用 LMWH 存在争议，国外推荐产后 1～6 周继续使用，尤其对于剖宫产产妇。我国有学者认为，产后 3 个月发生血栓的风险较高，可考虑继续使用至产后 6～12 周，也有专家认为，产褥期深静脉血栓的发生率极低，无需常规抗凝治疗，建议只对具有产后高血栓风险的产妇继续治疗，比如剖宫产分娩者、肥胖者、发生子痫前期者及年龄大于 35 岁者等。

LMWH 不通过胎盘屏障，不分泌于乳汁中，在哺乳期也同样可以安全使用。但长期使用可能会造成出血、血小板减少、过敏反应及骨质疏松等副作用，在使用时应密切监测血小板数量和凝血纤溶指标，并合理补充钙剂。

②阿司匹林：能有效抑制血小板的环氧酶活性和血栓素 A2，减少前列腺素的生

成，阻止血小板聚集，可用于治疗 APA 阳性和免疫异常的 RSA 患者。推荐剂量在 25 ~ 75mg/d，一般从孕前开始使用，可维持整个孕期。目前临床上用于治疗 RSA 的阿司匹林剂量较小，孕期使用小剂量阿司匹林尚未发现致畸现象，但动物实验发现孕期使用阿司匹林对 SD 大鼠有母体毒性、胚胎毒性和致畸作用，表现在外观形态和骨骼方面，对内脏器官影响不大，有报道称，大剂量阿司匹林（650 ~ 2600mg/d）对胎儿存在致畸作用，而小剂量（< 150mg/d）不会，阿司匹林对胎儿的安全性还需要进一步研究。用药过程中应定期监测凝血功能及肝肾功能的变化。

LMWH 和阿司匹林可单独使用，也可联合使用。小剂量阿司匹林联合低分子肝素能有效缓解患者 PTS，提高子宫动脉血液灌流量，明显提高活产率。有研究发现，针对遗传性 PTS 单独使用阿司匹林和联合使用 LMWH 妊娠结局并无差异，并不推荐常规联合使用 LMWH。而对于获得性 PTS，单独使用 LMWH 治疗即可有效改善母胎结局，不建议常规加用阿司匹林。

对于既往有血栓史的患者，孕前可用华法林，在使用过程中需将国际标准化比值控制在 2.0 ~ 3.0。但华法林可以通过胎盘屏障，孕期使用可造成华法林综合征或中枢神经系统缺陷，属于美国食品药品监督管理局（food and drug administration，FDA）认证的 D 类药品，因此在确定妊娠后需改为 LMWH 治疗。

对于获得性高 HCY 血症，补充叶酸，维生素 B_6 和维生素 B_{12} 有一定作用，但其用药时间以及确切效果仍有待深入的研究。

（2）内分泌治疗：内分泌异常是导致 RSA 的常见因素之一，内分泌治疗主要用于改善黄体功能、调节 IR、降低血糖及 HPRL 等。

地屈孕酮：地屈孕酮和内源性孕激素结构相似，与孕激素受体结合发挥保胎作用，代谢稳定，无雌激素、雄激素及肾上腺皮质激素作用，不会导致女胎男性化，且可以通过口服吸收。另一方面，地屈孕酮能促进内皮细胞合成 NO，舒张母体和胎盘的血管，降低血管阻力，提高子宫和胎盘的血流。此外，还有研究表明，地屈孕酮在改善母胎界面的免疫方面也有一定功效，可以诱导淋巴细胞产生孕激素，诱导封闭因子，从而防止滋养细胞炎症反应的发生，并能够降低蜕膜中 NK 细胞的活性，减少母体免疫对胚胎的清除作用，因此，对于同种免疫型 RSA 患者也有一定的疗效，但目前主要用于 LPD 患者。常用剂量：20 ～ 40mg/d。

黄体酮：黄体酮是临床上常用的改善黄体功能的药物，还可以加速子宫内膜腺体的增长，增强子宫内膜的血流，改善子宫血管网的血流灌注，使子宫内膜的厚度增加。常用剂量 20mg，隔日或每日肌注（针剂）；200 ～ 300mg/d 阴塞（胶囊），至孕 10 周左右停药。但有研究发现，妊娠早期使用黄体酮会增加男婴尿道下裂的风险，因此药物的安全性还需要进一步验证。

注射用 HCG：HCG 在妊娠早期具有重要作用，可以促进胚胎着床和胎盘形成，促进母体对胎儿产生免疫耐受等。常用剂量 1000 ～ 4000U，隔日或 3 日肌注 1 次。

二甲双胍：二甲双胍作为口服降糖药的一种，现已被广泛应用于生殖领域。可以用来降低 PCOS 患者的雄激素和 LH 的水平以及 IR 情况，也能减轻部分患者的体重。二甲双胍还能够加强子宫的血液供应，降低血浆内皮素 -1 的水平，提高黄体期血清胎盘蛋白水平。此外，二甲双胍可以通过 LKB1 介导的腺苷酸活化蛋白激酶通路，调节机体的应激反应，这些均有利于胚胎的种植。服用二甲双胍的过程中，可能会出现呃逆胀气、腹泻腹痛等不良反应，一般会随着使用时间的增加逐渐产生耐受。尽管二甲双胍可以透过胎盘屏障，在 FDA 分类中属于 B 类药品，但目前的临床研究未发现其对胎儿发育存在致畸作用，药物安全性较高。

溴隐亭：溴隐亭是多巴胺受体激动剂，可以有效抑制泌乳素的分泌，恢复性腺功能，治疗高泌乳素血症来改善妊娠结局。临床上多是经验用药，用量、用药时间、控制水平均建议个体化治疗。有学者建议：妊娠后若观察到胎心搏动，即可逐渐减量，至孕 12 周停药。

对于甲状腺功能异常的 RSA 患者，孕期应坚持服药治疗，甲亢患者使用抗甲状腺药物，如丙硫氧嘧啶；甲减和亚甲减患者应服用甲状腺激素，并可适当补充碘剂。对于 ATA 阳性的 RSA 患者，也可考虑使用小剂量甲状腺素治疗。糖尿病患者应将血糖控制平稳后备孕，计划妊娠前 3 个月可考虑改胰岛素治疗。

（3）免疫治疗

主动免疫治疗（lymphocyte immunization therapy，LIT）：女方注射丈夫或者第三方健

康男性静脉血淋巴细胞的方法，通过反复刺激女方的免疫系统，使其产生主动免疫，从而提高患者免疫反应性，使其获得封闭抗体。主动免疫治疗能下调 Th1 型细胞因子，上调 Th2 型细胞因子，促使 Th1/Th2 平衡，诱导免疫耐受。目前 LIT 方案尚无统一标准，疗效和使用也存在一定争议。

被动免疫治疗：女方静脉输注免疫球蛋白，可中和母体循环中的自身抗体，抑制补体介导的细胞毒作用和调节细胞因子的释放，可降低 NK 细胞的水平，减轻对胚胎的毒性，调节 Th1、Th2 细胞因子的产生，维持 Th1、Th2 细胞因子之间的平衡。但价格较为昂贵，且存在过敏反应等较为严重的副作用，因此并不推荐使用。

免疫调节治疗：主要用于抑制所谓的"过度免疫反应"，通过介导母胎界面的免疫调节来抑制母体对胎儿的免疫攻击。

①TNF-α 拮抗剂：TNF-α 是一种促炎因子，参与机体内抗感染、调节免疫和损伤血管内皮等过程。多项研究表明，TNF-α 参与妊娠的多个环节，并能造成流产的发生。有研究报道，TNF-α 导致流产和母胎微循环有关。一方面，TNF-α 能阻碍滋养细胞分化，影响胎盘血管网的形成，导致胎盘着床受阻；另一方面，TNF-α 可以促进凝血酶原激活，使纤维蛋白在胎盘滋养血管内沉积，造成胎盘微血栓形成，影响胎盘血供。除此之外，TNF-α 还能直接对脐带血内皮细胞产生毒性损伤，导致动脉粥样硬化和血栓形成，从而造成胎盘血液灌注减少，胚胎供血不足。因此，TNF-α 拮抗剂可以通过抑制免疫炎症反应，降低母胎界面免疫攻击、改善胎盘血流灌注等方面而降低流产率，改善 RSA 患者的妊娠结局，但因药物安全性存在争议，目前没有广泛应用于临床。

②糖皮质激素：常用药物为泼尼松，用量 5～15mg/d，主要利用泼尼松对于自身免疫的作用。妊娠早期，机体的微炎症状态失调，炎症介质释放增加与 RSA 的发生有着密切的联系。泼尼松具有抗炎、抑制组织增生及抗过敏的功效，能够抑制巨噬细胞的吞噬作用，影响淋巴细胞的识别，阻止免疫细胞的增殖，加快致敏淋巴细胞的解体，抑制免疫反应。泼尼松还能影响磷脂酶 A2 活性以及降低 ACA 的活性，减少血小板的破坏，抑制血栓形成。长期大量应用的不良反应较重，如水钠潴留、机体抵抗力下降引发感染、骨质疏松等均是常见的副反应。FDA 分类中，泼尼松为 B 类药物。泼尼松虽然可通过胎

盘屏障，但妊娠期小剂量使用未见不良反应报道。

③G-CSF：G-CSF 是由巨噬细胞、淋巴细胞和内皮细胞分泌的一种细胞因子，对干细胞的生长增殖有刺激作用，能够刺激中性粒细胞的增殖分化，并参与卵泡颗粒细胞、子宫内膜细胞和胎盘细胞的生长发育。G-CSF 对母胎界面具有双向调节作用，既对免疫细胞具有抑制作用，又对滋养细胞生物学功能具有促进作用，可以通过自分泌和旁分泌的方式促进内膜增殖分化，调节内膜基质细胞蜕膜化，有利于胚胎着床。G-CSF 用于介导母胎免疫，一般使用皮下注射。G-CSF 宫腔灌注还能参与子宫内膜血管重塑，改善内膜血流灌注，提高子宫内膜容受性。

④脂肪乳：脂肪乳能够降低 TNF-α 的表达，降低流产率；增加 IL-6，减少淋巴细胞的增殖；脂肪乳可使 NK 细胞毒性明显减少，但也会使高密度脂蛋白对血管内皮细胞活化的保护作用有一定干扰。脂肪乳在临床应用中还需要对多种问题予以有效解决，需要多种试验证实脂肪乳的安全性与有效性。

⑤羟氯喹（hydroxychloroquine，HCQ）：HCQ 能稳定溶酶体膜、抑制前列腺素形成以及抑制多形核细胞的趋化作用，是风湿免疫系统疾病的常用药。因其参与免疫调节和抗血栓形成等作用，对于 RSA 的免疫治疗也取得了一定的疗效。当 LA、ANA、抗 SSA、抗 SSB、抗 dsDNA、抗 β_2-GP1 异常时，建议使用 HCQ。国内外的临床研究均显示，HCQ 在 APS 的治疗中取得较好的疗效，能抑制 APA 与 β_2-GP1 复合物形成，发挥抗血栓作用；还可以通过阻断血小板聚集和黏附，抑制血栓形成，改善局部血液循环，降低早期流产风险，而且药物毒副作用小，安全性高。常用剂量 200mg/d。

⑥环孢素 A（cyclosporin A，CsA）：CsA 可以正向调节细胞毒 T 淋巴细胞相关抗原 -4 的表达，同时降低母胎界面的 CD80/CD86/CD28 水平，调节 Th1/Th2 平衡；还能促进滋养细胞增殖、侵袭及迁移能力，改善妊娠结局。

（4）抗感染治疗：RSA 的抗感染治疗是针对明确的感染因素行特异性治疗。甲硝唑、克林霉素等常用药在 FDA 分类中均属于 B 类药物，甲硝唑在啮齿类动物实验中曾出现致畸作用，但就目前临床应用中尚未发现妊娠时使用甲硝唑对胎儿有致畸等不良影响。当然，如果有可能应尽量在孕前控制感染，孕早期避免使用全身性抗生素。

2. 手术治疗

对于生殖道解剖异常导致的 RSA，可行手术治疗。纵隔子宫可行宫腔镜下子宫纵隔切除术；双角子宫可行双角子宫矫形术；肌壁间和黏膜下子宫肌瘤可行腹腔镜和（或）宫腔镜下肌瘤剔除术；内膜息肉可行宫腔镜下息肉摘除术；宫腔粘连可行宫腔镜下粘连分离术，并根据粘连的严重程度，术后给予放环及口服激素治疗；宫颈内口松弛可于妊娠前行宫颈内口修补术；若已妊娠，于妊娠 13 ～ 14 周行宫颈内口环扎术。

3. ART 治疗

ART 指在体外对配子和胚胎进行显微操作以达到妊娠目的的一系列方法，包括 IUI、IVF-ET、ICSI 以及胚胎植入前遗传学筛查 / 诊断（preimplantation genetic screening/preimplantation genetic diagnosis，PGS/PGD）等。RSA 患者常常是多种因素共同影响所致，能否使用 ART 作为有效的治疗手段取决于 RSA 的病因。

（1）IVF：对于各种原因导致的输卵管积水等因素所造成的 RSA，可选择 IVF 治疗。根据患者的年龄、卵巢功能等具体情况，考虑先行手术处理输卵管积水，然后取卵，形成胚胎后鲜胚移植；或先获取相应数目的胚胎冷冻，后手术处理输卵管积水，再行冻胚移植。对于高龄或 EMs 等原因造成的卵子质量差所致的 RSA，也可通过行 IVF 治疗筛除一部分质量差的卵子和胚胎，减少一部分 RSA 的发生。

（2）PGS/PGD：对于存在一方或双方染色体异常的 RSA 患者，可通过 PGS/PGD 选择染色体正常的胚胎进行移植，可以提高着床率，降低流产率以及先天性染色体疾病的发生率。

如果男方 DFI 数值高且久治不愈，或女方高龄、胚胎染色体异常而多次治疗失败的患者，可考虑供精和赠卵，行 ART 治疗。

（对于男方精子 DFI 高所导致的 RSA 的具体治疗，详见本书"第七章第一节"）。

（二）中医治疗

中医理论中并无 RSA 病名，但是依据 RSA 的临床表现，可将其归属为"屡孕屡堕""数堕胎""滑胎"范畴。《女科集略》云："女子肾脏系于胎，是母之真气，子所系也。若肾气亏损，便不能固摄胎元。"肾虚乃胎堕之根本，《傅青主女科》中也提到"肾水足而胎安，肾水亏而胎动"。女性孕期经血聚以养胎，冲成血海，任主胞胎，冲任充盈，胎有所养；冲任不固，胎元不健。脾为后天之本，气血生化之源。母体脾虚血少，则胎失所养，胎自殒堕。"凡妊娠之数见堕胎者，必以气脉亏损而然。"屡孕屡堕，必伤元气，加重肾虚无力载胎，进而导致再次流产。血虚濡养乏源，气虚提摄不固，则冲任不固，无力系胎。气血亏虚，无力推动血液流动，瘀血内停。若流产后调摄不慎，寒邪入体，也可致寒凝血瘀。《医林改错》云："常有连伤数胎者，不知子宫内，先有瘀血占其地，胎至三月再长，其内无容身之地，胎病靠挤，故先见血；血既不入胞胎，胎无血养，故小产。"血瘀长期存在血流不畅，再而影响新血的形成，气血灌注不足，胎元失养，以致滑胎。肝藏血，主疏泄，肝失调达，触动肝火则肝不藏血，或肝火触动相火，热灼胞胎而伤精，胎元不固，亦可致堕胎。肾阴亏虚、脾肾两虚、脾胃虚弱、肝郁血热、气血不足等均能导致冲任二脉损伤；加之血瘀阻滞冲任，胎失所养而滑胎。多次反复，气血两伤，加重肾虚；加之脾胃失调，血瘀不散，情志郁结，循环往复，故而屡孕屡堕。

RSA 的主要发病机制是胎元不固，原因有虚有实。虚者多因肾虚、脾虚、气血虚，实者常为血热、血瘀，对于该病的治疗，应主要从补肾健脾、养血益气、疏肝和胃以及清热和血等方面着手。

1. 肾虚血瘀证

证候：腰膝酸软，小腹胀痛，头晕，口干，纳差，夜眠欠安，舌质紫暗有瘀点，苔薄，脉沉涩。

治法：补肾活血，祛瘀安胎。

方药：寿胎丸合四物汤加减。常用药：菟丝子、桑寄生、阿胶、续断、杜仲、当归、川芎、赤芍、熟地黄、丹参、甘草等。

2. 肾虚肝郁证

证候：月经先后不定，经前乳胀，腰酸痛，小腹胀，倦怠无力，纳差，胸闷，面色晦暗，目框黑，心神不安，忧郁失眠，舌淡红，苔薄白，脉弦细。

治法：补肾疏肝，行气通络。

方药：定经汤加减。常用药：菟丝子、熟地黄、白芍、柴胡、当归、茯苓、怀山药、荆芥炭、夜交藤等。

3. 脾肾亏虚，气血虚弱证

证候：平素头晕乏力，畏寒，易感冒，腰膝酸软，带下绵绵，经量少，面色无华，舌质淡，苔薄，脉沉弱。

治法：补肾健脾，养血调经。

方药：泰山磐石散加减。常用药：别直参、黄芪、当归、川续断、川芎、炒白芍、炒白术、甘草、熟地黄、砂仁、紫河车、鹿角胶等。

4. 脾肾两虚，血热夹瘀证

证候：腰膝酸软，头晕耳鸣，神疲乏力，心烦口干，失眠，尿黄，便结，月经色红夹血块，舌质红有瘀斑，苔薄黄或黄腻。

治法：益肾健脾，清热和血。

方药：安子合剂。常用药：菟丝子、桑寄生、杜仲、太子参、白术、苎麻根、黄芩、钩藤、当归、丹参等。

5. 肝郁脾虚证

证候：胸胁胀痛，少腹痛，纳差，大便时干时溏，舌淡红，苔稍腻，脉弦细。

治法：疏肝健脾，行气养血。

方药：逍遥散加减。常用药：柴胡、白芍、当归、白术、茯苓、薄荷、生姜、怀山药、甘草等。

6. 心阳气虚，心肾不交证

证候：心悸怔忡，胸闷气短，惊惕不安，坐卧不宁，精神萎靡，四肢寒冷，舌淡胖，苔白滑，脉沉。

治法：补心温阳，补益阴血。

方药：桂枝甘草汤加减。常用药：桂枝、炙甘草、茯苓、远志、柏子仁、酸枣仁、五味子、菟丝子、桑寄生、川续断、杜仲、黄芪、当归等。

（三）微循环治疗

母胎微循环障碍与RSA的发生密切相关，母体凝血、抗凝和纤溶系统功能失调等导致血液病理性高凝、血流速度慢、血栓形成等都能引起子宫局部血液灌注减少，胎盘供血供氧不足，最终诱发流产。近年来，微循环治疗在 RSA 患者中的运用也逐渐受到重视和认可。

1. 抗凝药物治疗

目前常用的抗凝药物，主要有阿司匹林和 LMWH。阿司匹林主要的作用是抗血小板聚集，能抑制血小板活性，预防微血栓形成，改善血液循环。LMWH 有良好的抗凝作用，还能抑制补体活性，增强滋养细胞的侵袭力。大量研究表明，小剂量阿司匹林和 LMWH 单独或联合使用，可明显改善患者的凝血状态、子宫胎盘局部血流动力学和微循环，从而改善 RSA 患者的再妊娠结局。有学者发现，小剂量阿司匹林治疗后，RSA 患者黄体中期子宫内膜厚度增加，内膜和双侧子宫动脉血流 PI、RI 和 S/D 比值降低，血栓弹力图及凝血功能检查结果提示血液凝集率降低，表明阿司匹林可通过改变 RSA 患者血流动力学和增强子宫循环灌注来改善妊娠结局。另有文献报道，对于 D- 二聚体升高的 RSA 患者，使用 LMWH 治疗，保胎成功率高达 80% 左右。还有研究显示，LMWH 联合小剂量阿司匹林治疗 RSA，可显著降低妊娠丢失率，提高活产率，且不会增加不良反应及妊娠期并发症。

2. 补肾活血中药

RSA 在中医系统属于"滑胎"范畴，辨证主要以肾虚血瘀为主，母体血液高凝，PTS 也符合中医"血瘀"的表现。肾乃先天之本，肾虚易使胎动不安，肾气不足无力推动血行，滞留气血，久则瘀积，瘀血阻于胞宫，胎失所养，导致滑胎。因此，治疗原则以补肾安胎，活血化瘀为主。临床实验表明，补肾活血药（寿胎丸）加味能改善 RSA 患者血液高凝状态，改善子宫局部微循环，增加胎盘血流灌注，提高妊娠率和活产率，并降低流产、早产率和胎儿畸形率。还有研究认为，补肾活血方不仅可以提高血流速度，降低血液黏稠度，抑制血小板聚集及血栓形成，而且还能改善母胎界面炎性及免疫微环境，促进和维系妊娠。

3. 改善微循环在 RSA 治疗中的应用

微循环的改变导致了血流动力学异常，进而造成 RSA 的发生。因此，通过增加子宫的血液供应和内膜的血流灌注来改善微循环已成为治疗 RSA 的新思路。内膜的增生、脱落和血管的重塑对于胚胎的着床和生长至关重要，女性正常的内分泌基础是调节内膜周期性变化的必要条件。雌激素的浓度直接影响子宫动脉的血流动力学参数，进而影响内膜的生长，孕激素可以舒张子宫平滑肌和母体及胎盘的血管，降低血管阻力，加强血液流通。LMWH、阿司匹林等抗凝药物使凝血、抗凝和纤溶系统的动态平衡得以维持，纠正母体的高凝状态，提高血流灌注，保证胚胎的供血供氧，减少不良妊娠结局的发生。NO 可以改善胎盘的血流灌注，同时有抗炎和抗血栓的作用。有研究发现，20mg 单硝酸异山梨酯（一种 NO 供体）片口服，可以显著提高黄体期子宫动脉的血流；5mg 舌下含服，可有效降低子宫动脉的血管阻力。还有研究表明，西地那非可以增强内膜血供，降低 RSA 的发生。各种免疫治疗降低了母胎界面的免疫反应，抑制母体对胎儿的免疫攻击，从而减少蜕膜细胞的凋亡，加强滋养细胞的侵袭作用，促进新生血管的生成，以此增加胚胎的供血。中医药补肾健脾、养血益气、疏肝化瘀等治疗也是通过改善微循环来降低 RSA 的发生率。

由于 RSA 的具体病因并未完全明确，很多机制也还在进一步的研究探索中，临床上关于 RSA 的治疗尚达不到理想的疗效。RSA 的发生常因多种因素同时相互作用、相互影响所致，目前主张多因素综合个体化治疗。除上述治疗措施外，胚胎染色体异常导致的 RSA 可以通过微阵列技术、单核苷酸多态性和比较基因组杂交技术等一些新手段进行干预。此外，嘱患者改变生活方式，减肥、戒烟、戒酒等在一定程度上也可以改善妊娠的结局。RSA 的患者因反复流产所导致的心理压力，以及焦虑恐慌等负面情绪也对再次妊娠有诸多不良影响。因此，对于患者进行适当的心理疏导也至关重要。

五、典型案例

案 1　微循环障碍之 ERSA（金保方医案）

张某，女，32 岁，上海人。3 次 ERSA。2018 年 1 月 11 日初诊。

婚后 1 年，怀孕 1 次，胚停人流。婚前怀孕 4 次，其中主动流产 2 次，胚停人流 2 次。

相关检查：双方染色体核型正常；封闭抗体（＋）。女方 ANA、ACA、抗 β_2-GP1Ab、

D-dimer、HCY、AMH、内分泌均未见明显异常；抗血小板凝集率略升高；子宫内膜薄。男方精液常规、精子形态学、DFI未见异常。

月经6/30～35天，LMP：2017年12月21日。经量偏少，色紫，有血块。腹部不适，经前乳房胀痛，无腰酸。平时无冷热之虞，不易感冒，无口腔溃疡、荨麻疹、湿疹等病史。刻下：口干，纳差，恶心，便秘，大便二日一行。舌红，苔薄白，脉弦。

辨证：血瘀证。

治法：活血化瘀，行气通络。

方药：桃红四物汤加味。桃仁10g，红花10g，当归10g，川芎6g，赤芍10g，白芍10g，生地黄10g，熟地黄10g，煨木香10g，路路通10g，肉苁蓉10g，制首乌20g，炙鸡内金10g，黄芪20g，黄精20g。21剂，水煎服。嘱避孕。

上方加减使用4个月后，复查血小板凝集率、排卵期内膜正常，月经期量、色、质正常。备孕成功。孕早期"阴道点滴出血伴轻微腹痛、腰酸"通过网络求诊。

方药：补血固冲安胎方。炒黄芩6g，苎麻根20g，阿胶珠10g（烊化），煅牡蛎20g（先煎），川续断10g，桑寄生10g，枸杞子10g，生甘草3g，炒白术20g，炒白芍20g，老苏梗10g，炙鸡内金10g，葛根10g，紫河车10g。14剂，水煎服。

上方加减使用保胎至孕三月停药，后足月分娩一胎。2021年1月再次门诊，中药调理三月后备孕二胎，现已正常怀孕，保胎至孕三月，现待产。

按：患者3次ERSA病史，根据月经、血小板凝集率、子宫内膜等状况，判断其属中医"血瘀"、西医"微循环障碍"。金教授认为，月经量少表明子宫内膜血管网分布不足或血管充盈度不足；经色暗表明子宫内膜动静脉比例失调，动脉供血不够，静脉代谢不足，导致毒素沉积。在此基础上建立的新的周期子宫内膜营养和厚度均有不足，故确定改善微循环、营养子宫内膜为大方向。因其兼有便秘一症，故以桃红四物汤为主方，随症化裁，极为相宜。桃红四物汤始于《医宗金鉴》，为调经要方之一。该方由四物汤加味桃仁、红花而成，功效为养血活血。现代研究表明，桃红四物汤具有扩张血管、抗炎、抗疲劳、抗休克、调节免疫功能、降脂、补充微量元素、抗过敏等作用，故可作为调理微循环障碍导致ERSA的首选方药。

对于 ERSA，金教授一直强调两个问题：一是 ERSA 没有绝对性因素，免疫、内分泌、子宫内膜等可变性自不必说，即使染色体罗伯逊易位也是相对性因素，也有可能正常孕育并分娩。二是再次怀孕后的中西医综合性保胎至关重要，特别是中药的使用。因为西药的保胎处理还是病因性单机制处理，如黄体酮、地屈孕酮、肝素等。而流产的机制错综复杂，并且有很多的未知因素，这对于中医的审证求因、辨证论治而言，正是其长处。正如朱丹溪所云："欲知其内者，当以观乎外；诊于外者，斯以知其内。盖有诸内者，必形诸外。"根据四诊表现的针对性治疗，有可能改变那些西医学未知的病理因素。中药治疗后怀孕（包括自然怀孕或辅助生殖成功），金教授主张跟进性保胎就是基于这一认识。复方中药有可能激活了某个怀孕或流产的相关机制，一旦停药，这个机制有可能关闭。所以，主张综合保胎至孕三月后，方可停药。

案 2　免疫功能低下之 ERSA（金保方医案）

陈某，女，23 岁，河北涿州人。2016 年 12 月 27 日初诊。

婚后 4 年，3 次孕二月余胚停，1 次生化妊娠。

相关检查：双方染色体核型正常；封闭抗体 CD_3^+（－）、CD_4^+（－）、CD_8^+（＋）。女方 HCY 偏高，其余正常。男方精子密度 $40.4×10^6/mL$，PR30.7%，精子正常形态 1%，DFI12.05%。

月经 4/30 天，LMP：2017 年 4 月 5 日。经量正常，色红，无血块，偶有腹痛，经期无其他不适。平素怕冷，不易感冒。无口干，偶口苦，纳可，便调，白带正常。舌红，苔薄白，脉弦。

辨证：气虚血瘀型。

治法：调和气血，兼疏肝解郁。

方药：玉屏风散合四物汤加减。黄芪 20g，黄精 20g，炒白术 20g，炒白芍 20g，防风 10g，怀山药 20g，生薏苡仁 20g，桂枝 10g，生山楂 10g，当归 10g，川芎 6g，熟地黄 10g，柴胡 10g，广郁金 10g。30 剂。

男方用药：右归胶囊 4 粒，3 次 / 日；胰激肽原酶 240U，3 次 / 日。嘱双方工具避孕。

患者服药 3 个月后复查，封闭抗体：CD_3^+（＋）、CD_4^+（＋）、CD_8^+（－）。上方加减继续服用 2 个月后复查，封闭抗体（＋），男方精液三项检查正常，开始备孕。备孕期间，以夏桂成调周法用药，1 个月后怀孕。中药保胎至怀孕 3 个月。其后微信告知，顺产一女。

按：患者怕冷，封闭抗体异常，考虑其反复流产与免疫功能低下有关。正如《黄帝内经》云："正气存内，邪不可干；邪之所凑，其气必虚。"治疗多用益气健脾之玉屏风散加味；而多次人流术，势必造成子宫内膜损伤，引起局部微循环障碍，治疗多用养血活血圣品——四物汤化裁。现代药理研究表明，玉屏风散能够显著降低淋巴细胞中 CD_3^+、CD_8^+ 细胞的含量，且可提高 CD_3^+、CD_4^+、T 细胞 /CD_3^+、CD_8^+、T 细胞比值，从而提高机体免疫功能。四物汤首见于《仙授理伤续断秘方》，方中熟地黄、白芍以养血为主，当归、川芎以活血为主，四药合用动静相宜，共奏"补而不滞、行而不伤"之养血活血功用，临床多用于改善微循环障碍。本案中男方 DFI 正常，告知患者夫妇，弱、畸精子症不是导致 ERSA 的原因，但致孕机会相对减少，建议同时治疗，以便女方治疗正常后，可增加怀孕机会。

案 3　卵子质量因素之 ERSA（金保方医案）

黄某，女，32 岁，江苏徐州人。2017 年 12 月 1 日初诊。

原发性不孕 3 年余。排卵障碍，江苏省人民医院 3 次促排卵 +IUI 未孕。2016 年 10 月起，3 次取卵。第 1 次取卵 7 枚，IVF 未受精，补救性 ICSI，受精 3 枚，得胚Ⅲ×1，ET 后生化妊娠。第 2 次取卵 7 枚，ICSI 得胚Ⅲ×2，ET 后生化妊娠。第 3 次取卵 5 枚，ICSI 得胚Ⅰ×1、Ⅲ×1，ET 后生化妊娠。既往有排卵障碍史，2 次促排卵后的卵巢反应不良。

双方染色体核型正常。其他针对性检查无明显异常。

月经 7/30 天，LMP：2017 年 11 月 23 日。经量正常，色红，有血块，略腹痛，腰酸胀，无乳房胀痛。平素略怕冷，遇冷则鼻炎发作，症状较轻，鼻塞、流涕、喷嚏，无荨麻疹，无口腔溃疡等病史。刻下：无口干，纳可，便调，带下正常。舌红，苔薄白，脉细弦。

治法：益气养血，补肾健脾。

自拟方：益母草 20g，鸡血藤 20g，当归 10g，川芎 6g，地黄 10g，黄芪 20g，黄精 20g，炒白术 20g，炒白芍 20g，防风 10g，怀山药 20g，生薏苡仁 30g，紫河车 10g，川续断 10g，枸杞子 10g，路路通 10g。14 剂，每日 1 剂，水煎服。

上方用药 3 个月后，重新取卵，获卵 8 枚，得胚 5 枚，质优，冻胚。第二个月 FET 成功，后足月成功分娩一胎。

按：患者 IVF 不受精，此也可解释婚后 3 年不孕、3 次 IUI 未成功的原因。对精卵不结合的推测，可能为卵子因素，可能为精子因素，也可能精卵双方因素。但本案中，男方精子可以满足 IUI，DFI 亦在正常范围，所以，卵子的问题可能性更大。女方有排卵障碍史，曾 2 次促排卵后的卵巢反应不良。加之其后的三次取卵，获卵尚可，但受精率低、得胚率低、优质胚胎率低，也可以证实卵巢功能确实有问题。3 次移植生化妊娠，除了胚胎本身质量不高外，也不能不考虑子宫容受性问题。患者有轻度过敏性鼻炎，虽症状较轻，但也可反映免疫功能低下。综合考虑，患者的处理范围可以圈定为：改善卵巢功能，增加子宫营养，提高免疫功能。基于此，以四物汤结合玉屏风散为基本方，加怀山药、生薏苡仁、紫河车健脾益气，增加免疫功能；加益母草、鸡血藤、路路通养血活血，提高改善微循环之功；川续断、枸杞子、怀山药可以补肾，并可调节内分泌，补充卵子生长发育所需之微量元素。这种以西医学病因病理分析，以中医中药组方治疗，很好地体现中西医的融合理念，在循证医学证据缺乏的背景下，不失为一种有益的临床选择。

案 4 免疫系统功能异常伴反复妊娠丢失（金保方医案）

鲁某，24 岁，安徽芜湖人。2017 年 2 月 27 日初诊。

结婚 2 年，2 次胚停史。月经规则，4/30 天，量一般，色红，无血块，无腰酸乳胀，无腹痛。平素怕冷，不易感冒，面部过敏，时有红疹瘙痒，略口干，纳可，便调，白带少。舌红，苔薄白，脉弦。因封闭抗体阴性行主动免疫治疗 10 余次，疗效欠佳。

近期复查封闭抗体：CD_3^+（-）、CD_4^+（-）、CD_8^+（+），其余各项检查均未见明显异常。

处方：黄芪 20g，黄精 20g，炒白术 20g，炒白芍 20g，防风 10g，鸡血藤 20g，当归

10g，川芎 6g，生地黄 10g，熟地黄 10g，柴胡 10g，怀山药 20g，生苡仁 20g，茯苓 10g，川牛膝 10g，怀牛膝 10g。

2017 年 3 月 27 日二诊：月经第 3 天，无腰痛乳胀，面部过敏减轻，口干，纳可，便溏，腹痛，舌红，苔薄白，脉滑。

处方：黄芪 20g，黄精 20g，炒白术 20g，炒白芍 20g，防风 10g，陈皮 10g，怀山药 20g，生苡仁 30g，炙鸡金 10g，炒当归 10g，川芎 6g，补骨脂 10g，煨木香 10g。

2017 年 4 月 17 日至 6 月 10 日规律就诊，经期月经量一般，色暗红，小血块，乳胀，面部过敏瘙痒，口干，纳可，便溏 3～4 次/日，舌红，苔薄白，脉弦。

处方：黄芪 20g，黄精 20g，炒白术 20g，炒白芍 20g，防风 10g，陈皮 10g，怀山药 20g，生苡仁 30g，炙鸡金 10g，炒当归 10g，川芎 6g，补骨脂 10g，煨木香 10g，蝉蜕 6g，细辛 3g，荆芥 10g，白芷 10g，宣木瓜 10g，茯苓 10g，川牛膝 10g，怀牛膝 10g。

2017 年 7 月 10 日复查封闭抗体：CD_3^+（+）、CD_4^+（+）、CD_8^+（+）。经量正常，色红，少量血块，经前乳胀腰酸，无腹痛；面部过敏基本消失，无口干，纳可，便溏 2～3 次/日。舌红，苔薄白，脉弦。嘱边吃药边备孕。

处方按夏老调周法用药。

（1）卵泡期：黄芪 20g，黄精 20g，益母草 20g，泽兰、泽泻各 10g，女贞子 10g，旱莲草 20g，紫石英 30g（先煎），紫河车 5g，生地黄 10g，熟地黄 10g，怀山药 20g，山萸肉 10g，茯苓 10g。

（2）排卵前后：广郁金 10g，地鳖虫 10g，炒当归 10g，川芎 6g，赤芍 10g，白芍 10g，熟地黄 10g，柴胡 10g，黄芪 20g，黄精 20g，炒白术 20g，防风 10g，怀山药 20g，补骨脂 10g。

（3）黄体期：菟丝子 10g，补骨脂 10g，鹿角霜 10g，怀山药 20g，川续断 10g，桑寄生 10g，枸杞子 10g，炒当归 10g，川芎 6g，炒白术 20g，炒白芍 20g，老苏梗 10g，黄芪 20g，黄精 20g。

2017 年 10 月 26 日停经 29 天，自测尿妊娠（+），血 HCG217IU/L，P18.9ng/mL。无特殊不适。

保胎用药：炒黄芩 6g，苎麻根 20g，阿胶珠 10g（烊化），川续断 10g，桑寄生 10g，枸杞子 10g，葛根 10g，紫河车 10g，炒白术 20g，炒白芍 20g，老苏梗 10g，黄芪 20g，黄精 20g，太子参 10g，杜仲 10g，炙鸡金 10g，川朴 10g，煅牡蛎 20g（先煎），肉苁蓉 10g，锁阳 10g，党参 10g，生甘草 5g，巴戟天 10g。服至孕 50 天、70 天各行超声检查 1 次，根据检查结果及临床表现，适当调整用药至孕 3 月。

达芙通，10mg，2 次 / 日。孕 10 周后，用量每周递减至孕第 14 周停药。

2018 年 7 月 1 日孕足月顺娩一女婴。

按：患者 2 次不良妊娠史，封闭抗体阴性，主动免疫治疗效果不佳。平素怕冷，面部过敏，说明患者免疫力低下，中医治疗多以补气养血、益肾健脾为主，以玉屏风散结合八珍汤化裁。患者免疫异常造成既往不良妊娠史，封闭抗体阴性使母胎界面免疫反应异常，母体对胚胎的免疫攻击增强，母胎界面免疫异常可影响新生血管的生成，导致胚胎供血不足，患者屡孕屡堕，气血亏虚，故兼见风疹反复发作。原方基础上加入消风散后，症状迅速得以控制，此时再复查封闭抗体转阳，亦可提示风疹块既是免疫功能低下的临床表现，其发作与否及发作程度、频次也可以作为免疫功能改变的依据。此朱丹溪"有诸内者，必形诸外"理论又一体现也。

案 5 血液高凝 + 宫腔粘连术后复发性流产及不孕（金保方医案）

胡某，32 岁，江苏盐城人。2018 年 11 月 21 日初诊。

2014 ～ 2017 年共 4 次胚停史，其间查 D- 二聚体升高，2016 年行宫腔粘连分离术。曾行 3 次 IUI 未孕，后行 IVF-ET 治疗，取卵 1 次，获卵 5 枚，正常受精 3 枚，形成 3 枚 Ⅱ级卵裂胚，移植 1 枚 Ⅱ级卵裂胚未孕，剩余 2 枚 Ⅱ级卵裂胚冻存。月经规则，4/30 天，LMP：2018 年 11 月 16 日。经量少，色暗红，无血块，无明显不适。冬季手脚凉，不易感冒，无口干，纳可，便调，白带正常。舌红，苔薄白，脉弦。

处方：黄芪 20g，黄精 20g，炒白术 20g，炒白芍 20g，防风 10g，怀山药 20g，生苡仁 30g，葛根 10g，桂枝 10g，鸡血藤 20g，当归 10g，川芎 6g，生地黄 10g，熟地黄 10g，路路通 10g。28 剂，水煎服。

2018 年 12 月 18 日二诊：LMP：2018 年 12 月 15 日。经量少，色暗，无血块，无明显不适。无口干，纳可，便调，舌红，苔薄白，脉弦。

处方：当归 10g，川芎 6g，赤芍 10g，白芍 10g，生地黄 10g，熟地黄 10g，鸡血藤 20g，路路通 10g，紫河车 10g，黄芪 20g，黄精 20g，川续断 10g，桑寄生 10g，枸杞子 10g，桑椹 10g。14 剂，水煎服。

2018 年 12 月 26 日三诊：现月经周期第 12 天，时感左下腹刺痛，余无不适。舌红，苔薄白，脉滑，近期多梦。

处方：黄芪 20g，黄精 20g，炒白术 20g，炒白芍 20g，防风 10g，怀山药 20g，生苡仁 30g，鸡血藤 20g，当归 10g，川芎 6g，熟地黄 10g，炙甘草 10g，煅龙骨 20g（先煎），煅牡蛎 20g（先煎），炒枣仁 15g，柴胡 10g，广郁金 10g。14 剂，水煎服。

2019 年 1 月 15 日四诊：月经周期第 32 天，查血 HCG1252IU/L，P114.43ng/mL。偶有阴道出血，量少，无腹痛，无口干，纳可，便调，白带正常，舌红，苔薄白，脉滑。

处方：炒黄芩 6g，阿胶珠 10g（烊化），川续断 10g，桑寄生 10g，枸杞子 10g，太子参 10g，葛根 10g，紫河车 10g，炒白术 20g，炒白芍 20g，老苏梗 10g，怀山药 20g，黄芪 20g，黄精 20g。14 剂，水煎服。

同时配合达芙通 10mg，每日 2 次。

2019 年 1 月 30 日五诊：B 超提示孕囊大小 26mm×22mm×28mm，见胎心。无腹痛，无阴道出血，无口干，纳谷一般，轻度恶心，便调，夜寐欠安。舌红，苔薄白，脉滑。

处方：原方加川朴 10g，炙鸡金 10g，煅龙骨 20g（先煎），煅牡蛎 20g（先煎）。14 剂，水煎服。达芙通用法同前。

2019 年 2 月 15 日六诊：B 超提示孕囊大小 57mm×34mm×52mm，CRL21mm，相当于孕 62 天。无腹痛，无阴道出血，恶心轻，口干，纳可，便调，白带正常。舌红，苔薄白，脉滑。

处方：炒白术 20g，炒白芍 20g，老苏梗 10g，太子参 10g，茯苓 10g，生甘草 5g，葛根 10g，紫河车 10g，怀山药 20g，炒黄芩 6g，川续断 10g，桑寄生 10g，枸杞子 10g，炙鸡金 10g。28 剂，水煎服。达芙通每周逐渐减量。

2019年9月10日顺娩一女婴。

按： 血液高凝状态是导致RSA的常见因素之一。患者既往4次胚停史，查D-二聚体升高，提示其血液呈高凝状态，具有较高血栓形成风险，会造成子宫螺旋动脉或胎盘绒毛微血管血栓形成，导致微循环障碍，从而发生反复流产。又因多次人工流产术导致宫腔粘连后行手术治疗，子宫内膜血管网受损，血流灌注不足，子宫内膜容受性差，同样容易导致流产或不孕。妊娠前益气活血，补肾健脾；妊娠后补肾健脾，安胎和胃。对复发性流产患者而言，健黄体，促孕酮，外源性补充孕激素尤为重要。

案6　子宫畸形+脐带血管血栓致胚停和胎死宫内（金保方医案）

高某，30岁，江苏高淳人。婚后4年，3次不良孕产史。2015年初就诊。

2012年胚停行清宫术，未查绒毛染色体核型。2013年发现子宫纵隔并行宫腔镜下子宫纵隔切开术。2014年再次胚停行清宫术，绒毛染色体核型结果正常。2015年初就诊，双方染色体、甲功、凝血、INS、Glu、ACA、ANA、抗β₂-GP1等检查结果均正常。2015年妊娠时嘱口服阿司匹林50mg/d，于孕3月自行停药，孕22周三维超声提示单脐动脉，孕25周胎死宫内引产，脐带解剖病理提示3条脐血管，其中2条内见血栓。2017年初再次妊娠，患者拒绝中药治疗，予以肌注LMWH，1支/天，至24周停药，孕37周自娩一女婴。

按： 患者2012年胚停清宫，未查绒毛核型，按偶然因素导致流产未行任何处理。2013年发现子宫纵隔，考虑前次妊娠失败可能是由于子宫畸形导致，故予以手术纠正。2014年胚停绒毛膜染色体核型正常，考虑母体本身存在导致流产的因素，加上患者已2次胚停，予以全面检查，但结果均正常。2015年再次妊娠，试验性使用小剂量阿司匹林，患者自觉妊娠状态可自行停药，22周超声提示单脐动脉，考虑胎儿可能存在供血供养不足，嘱严密随诊，后于25周胎死宫内。脐带病理发现胎儿存在3条脐血管，2条内有血栓，考虑患者血液病理性高凝导致血栓形成，影响胎盘血流灌注，从而造成RSA，遂于下次妊娠期间予以LMWH治疗，妊娠结局良好。子宫纵隔和PTS均是导致RSA发生的原因，子宫纵隔是子宫畸形的一种，可以影响胚胎的着床和生长而导致流产，可行手术纠正。PTS 指孕妇血液病理性高凝状态，可以改变母体微循环所造成胚胎及附属物供血供氧不足而致流产。LMWH 可以降低血液的黏稠度，纠正血液高凝状态，避免血栓的形成，通过调节微循环来改善妊娠结局。

【参考文献】

［1］自然流产诊治中国专家共识编写组．自然流产诊治中国专家共识（2020 年版）［J］．中国实用妇科与产科杂志，2020，36（11）：1082-1090．

［2］李洁．2016 年中国"复发性流产诊治的专家共识"与 2017 年欧洲"复发性流产诊治指南"的解读［J］．实用妇产科杂志，2018，34（11）：822-825．

［3］中华医学会妇产科学分会产科学组．复发性流产诊治的专家共识［J］．中华妇产科杂志，2016，51（1）：3-9．

［4］林其德．复发性流产免疫学诊断和治疗共识［J］．生殖医学杂志，2008（1）：4-5．

［5］王璐，赵文慧，王天磊，等．玉屏风散在提高免疫力中的应用［P］．河南：CN105920083A，2016-09-07．

［6］曾柳庭，刘慧萍，杨凯麟，等．四物汤有效成分的关联性分析［J］．中成药，2017，39（3）：576-582．

［7］ESHRE Guideline Group on RPL，Bender Atik R，Christiansen OB，et al. ESHRE guideline：recurrent pregnancy loss［J］．Hum Reprod Open，2018（2）：1-12．

［8］肖世金，赵爱民．复发性流产病因学研究进展［J］．中国实用妇科与产科杂志，2014，30（1）：41-45．

［9］周佳任，尚涛，张丹．宫颈机能不全患者妊娠期血清抗心磷脂抗体及抗核抗体的阳性率及其临床意义［J］．中华围产医学杂志，2013，16（6）：371-373．

［10］焦岩，水旭娟，余彩茶，等．超声多模态评分在复发性自然流产患者子宫内膜容受性评价中的应用研究［J］．中国全科医学，2020，23（3）：299-304．

［11］王欣欣，李红．甲状腺自身抗体与自然流产的关系及相关机制［J］．生殖医学杂志，2015，24（6）：509-513．

［12］李妞妞，郭广玲，王铁延. 子宫内膜异位症与免疫炎症、氧化应激及血管生成的相关性研究［J］. 标记免疫分析与临床，2018，25（4）：468-471.

［13］蔺莉，蔡晓辉. 复发性流产免疫学病因研究进展［J］. 中国实用妇科与产科杂志，2013，29（2）：152-154.

［14］尚婧，冯晓玲，陈璐，等. 甲状腺自身抗体与复发性自然流产的关系及治疗方法［J］. 现代中医药，2014，34（4）：80-82.

［15］颜妍. 绒毛膜促性腺激素基因多态性与复发性流产［J］. 实用妇产科杂志，2017，33（3）：179-182.

［16］Mcnamee K, Dawood F, Farquharson R. Recurrent miscarriage and thrombophilia: an update［J］. Current Opinion in Obstetrics & Gynecology, 2012, 24（4）：229-234.

［17］成雁，郭红玲，滕银成. Treg/Th17 平衡失调在复发性流产中的作用［J］. 中国细胞生物学学报，2016，38（3）：322-328.

［18］Wu S, Stephenson M D. Obstetrical antiphospholipid syndrome［J］. Seminars in Reproductive Medicine, 2006, 24（1）：40-53.

［19］Milica Jovanović, Milica Bozić, Tamara Kovacević, et al. Effects of anti-phospholipid antibodies on a human trophoblast cell line（HTR-8/SVneo）［J］. Acta Histochemica, 2010, 112（1）：34-41.

［20］施旭，喻才骞，黄东晖. 吸烟对妊娠及后代发育的影响［J］. 生殖医学杂志，2020，29（4）：550-554.

［21］张红. 心理应激对复发性流产患者母儿的影响及作用机制探讨［J］. 重庆医学，2017，46（11）：1562-1564.

［22］王磊，洪向丽，鲍时华，等. 复发性流产患者子宫动脉血流的超声多普勒变化［J］. 生殖与避孕，2014，34（6）：471-476.

［23］Lazzarin N, Vaquero E, Exacoustos C, et al. Midluteal phase Doppler assessment of uterine artery blood flow in nonpregnant women having a history of recurrent spontaneous abortions: correlation to different etiologies［J］. Fertility & Sterility, 2007, 87（6）：1383-

1387.

［24］康丹阳，杨巧妮，乔宠．应用血栓弹力图监测不同流产次数的复发性流产患者凝血功能变化情况［J］．中国计划生育和妇产科，2017，9（2）：22-25.

［25］Jamal A，Abbasalizadeh F，Vafaei H，et al. Multicenter screening for adverse pregnancy outcomes by uterine artery Doppler in the second and third trimester of pregnancy［J］. Medical ultrasonography，2013，15（2）：95-100.

［26］王萌璐，陈倩．子宫动脉血流与复发性流产的关系［J］．中国生育健康杂志，2016，27（5）：488-490.

［27］Amirchaqhmaqhi E，Rezaei A，Moini A，et al. Gene expression analysis of VEGF and its receptors and assessment of its serum level in unexplained recurrent spontaneous abortion［J］. Cell J，2015，16（4）：538-545.

［28］陈智鹏．MTOR、VEGF与复发性流产相关性研究进展［J］．西医药卫生，2018，34（21）：3330-3332.

［29］付建华，林秀英，王雪，等．血管内皮生长因子与复发性流产的相关性分析［J］．中国妇幼保健，2018，33（21）：4951-4952.

［30］孙金霞．VEGF及可溶性受体sFIT-1与孕期复发性流产的相关性［J］．中国实用医刊，2017（44）：107-108.

［31］吴淑燕，张建平．复发性流产的抗凝治疗［J］．中国实用妇科与产科杂志，2017，33（7）：671-675.

［32］管桂雪．免疫－凝血相关性复发性流产治疗进展［J］．国际生殖健康/计划生育杂志，2018，37（2）：145-149.

［33］李施阳，张晓莉．TNF-α抑制剂在复发性流产中的应用［J］．中国妇幼保健，2019，34（17）：4110-4112.

［34］童重新，金鸿雁，杨慧霞．环孢素A调节妊娠的分子机制研究进展［J］．中华妇产科杂志，2016，51（12）：946-949.

［35］张镱严，李丽华，谭玲，等．阿司匹林对早期复发性流产患者子宫血液及妊娠

结局影响［J］. 中国计划生育学杂志，2020，28（1）：68-71.

　　［36］柏杏丽，王静，赵淑云，等. 低分子肝素联合丹参治疗复发性流产的疗效分析［J］. 实用妇产科杂志，2019，35（10）：774-779.

　　［37］梁荣丽，罗宋. 低分子肝素联合小剂量阿司匹林对原因不明复发性流产患者血栓前状态及免疫功能的影响［J］. 中国计划生育学杂志，2019，27（2）：184-188.

　　［38］韩春艳，孙自学，胡晓华，等. 加味寿胎丸治疗血栓前状态致复发性流产的疗效及对凝血因子的影响［J］. 中国实验方剂学杂志，2020，26（10）：51-56.

　　［39］常卓，李娜，张杨，等. 补肾活血方对抗心磷脂抗体阳性复发性流产患者血清和蜕膜中环氧化酶 2 及前列腺素 E_2 的影响研究［J］. 中国全科医学，2020，23（9）：1158-1163，1168.

第十七章　微循环与 ART

人类辅助生殖技术（assisted reproductive technology，ART），是指对配子（精子和卵子）、胚胎或者基因物质等进行体内外操作而获得新生命的技术。广义的 ART 技术，包括人工授精（AI）和体外受精 – 胚胎移植（IVF–ET）、单精子卵泡浆内注射（ICSI）、植入前遗传学诊断（PGD/PGS）、卵母细胞体外成熟（IVM）、配子 / 胚胎冷冻保存及其衍生技术。本章重点介绍 IVF–ET 与生殖微循环的关系，以及中医药对 ART 的干预研究。

第一节　概述

1978 年 7 月 25 日，世界首例试管婴儿 Louis Brown 在英国诞生，这成为生殖医学史上的里程碑，标志着人类 ART 进入新纪元。ART 为治疗不育不孕提供了新的途径，还可用于阻断遗传性疾病的发生。IVF–ET 通过在自然周期和促排卵周期中，将卵母细胞从成熟卵泡中取出，在体外环境与精子受精形成胚胎，再把卵裂期或囊胚期的胚胎移植至宫腔内继续发育成熟。

随着不孕不育等生殖疾病的发病率逐年增加，越来越多的夫妇需要借助 ART 技术达到妊娠目的。ART 为无数的不孕不育症患者带来了福音，自 1978 至 2018 年已有超过 800 万个试管婴儿诞生，中国每年有逾 20 万例试管婴儿，业已成为世界辅助生殖技术治疗的第一大国。但是，ART 妊娠成功率仅有 30% ～ 40%。ART 目前仍存在卵巢反应低下（9% ～ 24%）、取消率高（15% ～ 24%）、流产率高、活产率低（20% ～ 30%）及容易发生卵巢过度刺激综合征（ovarian hyperstimulation syndrome，OHSS）、异位妊娠等不足。

因此，如何提高 ART 活产率、降低其并发症是国内外研究者关注的热点问题。

近年来，微循环在 ART 过程中的作用和机制越来越得到重视。微循环是循环系统中最基层的结构，它的基本功能是向全身组织细胞运送氧气及营养物质，排泄代谢产物，并且调节组织内液与血管内液的动态平衡。微循环障碍主要指微血管与微血流水平发生的功能或器质性紊乱，从而造成微循环血液灌注的障碍。微循环可以作为很多病理过程和疾病的原发或继发的应答器官，各种致病因素所致组织器官的功能受损，其最终的病理变化均表现为微循环功能障碍。

传统中医药在微循环领域有着独特的优势。中医学认为，女子以血为本，经水为血液所化，而血液来源于脏腑。脏腑之中，心主血，肝藏血，脾统血，脾胃同为气血生化之源。只有脏腑安和，血脉流畅，血海充盈，则经候如期，胎孕乃成。生殖系统是多血多气，气血活动非常活跃的脏器。中医从整体观念出发，运用药物辨证施治，调养冲任，补益精血，调整机体阴阳平衡，调节性腺功能，促进子宫内膜的发育，改善子宫内膜容受性，可以提高 ART 成功率，降低其并发症。这在很大程度上与中药改善子宫内膜微循环，增加局部血液灌流量；改善卵巢血液循环，调节卵巢代谢有关。

第二节　ART 术前准备与微循环

优质的精子和卵子，适宜的子宫环境以及女性良好的体质，是 ART 成功的保障。临床上拟进行 ART 治疗的患者，除了少部分为不明原因特发性不孕外，多数患者或多或少存在导致不孕的病因，比如人工流产或刮宫手术造成内膜受损、输卵管 / 卵巢手术导致的卵巢损伤、严重的痛经或者月经量少等。流产或者手术往往造成瘀血阻滞，久病必瘀，患者常常表现为瘀血体质，大多存在微循环障碍的情况。因此，改善微循环，改变瘀血体质，对于优化配子（卵子和精子），改善子宫环境和内膜质量，提高 ART 成功率具有重要的意义，是进行 ART 助孕前非常有必要的准备工作。

一、提高 ART 前精子质量

虽然研究显示采用不同来源的精子进行 ICSI 治疗可获得相似的临床妊娠率，但是不同来源的精子的受精率仍有差异。这表明质量高的精子受精率高，在妊娠率不变的情况下，仅需要更少的卵子。这在女方卵巢功能不佳或卵子数量少、卵子质量不高的情况下显得尤其重要，可能会影响最终的妊娠结局。如果经过治疗后，男方精子数量和质量能显著改善，那么对于 ART 方案的选择，减少后代遗传风险以及节约患者开支等都大有益处。近来的研究发现，补肾活血中药联合胰激肽酶原（改善睾丸微循环）可以通过降低精子 DFI 以减少畸形率，提高精子浓度和活力，提高 IVF-ET 和 ICSI 治疗中的受精率，并且还可提高 ART 周期的优胚率及妊娠率。金保方团队运用补肾活血方联合他莫昔芬、十一酸睾酮治疗 DAZ（deleted in azoospermia）缺失患者 28 例，ICSI/PGD 后，正常受精数 34 例，生化妊娠 5 例，临床妊娠 3 例，临床妊娠率 33.3%，活产 2 例，有效率 35.7%，探索了利用补肾养血法治疗生精基因缺失所致无精子症的方法。

二、调整患者月经及全身状况

进入 ART 周期前，应该详细评估患者的身体情况，尤其是患者的月经量、色、质的变化，是否痛经以及患者的体质状况，这是非常重要而又常常被现代生殖医学所忽视的方面。在开始 ART 治疗之前，还应该关注患者心理及体质因素，优化患者的生殖生理状况，以适应即将进行的 ART 治疗。正如《济阴纲目·论求子先调经》所述"求子之法，莫先调经"。有学者采取"补肾－活血化瘀、补肾－活血调经"的中药治疗 2～3 个疗程后，再采用 IVF-ET 治疗，其治疗后的获卵数、胚胎种植率和妊娠率均显著优于单纯 IVF-ET 组，这说明中药人工周期疗法有助于患者整体机能的改善和协调，从而提高 ART 成功率；另有针对 2 次或 2 次以上 IVF/ICSI-ET 周期未能成功孕育、卵巢反应低下的患者，给予银杏叶制剂，连服 2 个月经周期之后行 IVF/ICSI-ET，可以显著提高妊娠率。其机制可能在于银杏叶改善子宫和卵巢动脉搏动指数，提高雌激素水平，增加卵泡数和提高子宫内膜厚度有关。

三、典型医案

案 1　高促性腺激素型无精子症（金保方医案）

李某，男，28 岁，江苏浦口人。2017 年 9 月 12 日初诊。

因"婚后半年余未育，多次精液检查无精子"就诊。患者结婚半年余，一直未避孕，性生活基本正常。体格检查：双侧睾丸约 9mL，质地一般；输精管局部有串珠样结节改变。多次精液常规检查无精子，精液量和 pH 值均正常。性激素检查：LH20.20IU/L，FSH20.37IU/L，T8.64nmol/L。外周血染色体及 AZF 检查未见异常。

既往史：患者 7 岁时曾患肺结核，后治愈。

刻诊：口干，咽燥，纳差，胃部胀满，无嗳气，便溏、日行 1 次，小便调，舌红，苔黄腻，脉弦。

辨证：上热下寒，湿瘀精道。

治法：清热化湿，健脾益气。

方药：半夏泻心汤加减。黄芩 10g，黄连 3g，法半夏 10g，干姜 10g，炙甘草 10g，太子参 10g，紫苏叶 10g，茯苓 10g，苍术 10g，炒白术 10g，怀山药 20g，泽兰 10g，泽泻 10g，陈皮 10g，生苡仁 30g，仙鹤草 20g。30 剂，水煎服。

合用他莫昔芬 10mg，每日 2 次；十一酸睾酮 40mg，每日 2 次。

2017 年 10 月 12 日二诊：药后诸症均有改善。近日头皮屑增多，痤疮明显，口气重，舌红，苔黄腻，脉弦。体质改善，以生精治疗为主。

治法：补肾活血，健脾化湿。

方药：养精汤加减。熟地黄 10g，黄芪 20g，黄精 20g，怀山药 20g，川牛膝 10g，怀牛膝 10g，生苡仁 30g，黄芩 6g，仙鹤草 20g，王不留行 20g，制水蛭 10g，紫河车 5g，木瓜 10g，枸杞子 10g，沙苑子 10g，淫羊藿 10g。30 剂，水煎服。

继续合用他莫昔芬和十一酸睾酮。

2017 年 11 月 14 日三诊：今日取精 2mL，离心未见精子。近日脱发明显，右肩、胸部及两侧大腿外侧皮疹瘙痒。无口干，纳可，二便调，口气重，舌红，苔薄白，脉弦。药用黄芪 20g，黄精 20g，炒白术 20g，炒白芍 20g，防风 10g，荆芥 10g，蝉蜕 6g，细辛 3g，怀山药 20g，生苡仁 30g，紫河车 10g，当归 10g，川芎 6g，熟地黄 10g，黄芩 6g，仙鹤草 20g，路路通 10g，共 30 剂，水煎服。

继续合用他莫昔芬和十一酸睾酮。

2017 年 12 月 19 日四诊：近期后枕部斑秃，皮肤瘙痒，咳痰，口干，纳可，二便调，舌红，苔薄白，脉弦。

方药：上方去细辛、路路通；加用柏子仁 10g，杏仁 10g，浙贝母 10g，陈皮 10g。续用 30 剂。

2018 年 1 月 30 日五诊：今日取精 4mL，离心见 9 枚活动精子，其中 7 枚前向运动精子。斑秃未见改善，皮肤瘙痒消失，口干，有口气，痰少，二便调，舌红，苔白略腻，脉弦。

方药：前方加白芥子 10g，续用 30 剂。

2018 年 4 月 3 日六诊：已冻精 4 管，拟近日行 ICSI，要求继续巩固用药。刻下：斑秃明显改善，咽干，纳可，二便调，舌红，苔薄白，脉弦。

方药：黄芪 20g，黄精 20g，炒白术 20g，炒白芍 20g，防风 10g，荆芥 10g，蝉蜕 6g，怀山药 20g，生苡仁 30g，当归 10g，川芎 6g，生地黄 10g，熟地黄 10g，柏子仁 10g，陈皮 10g。共 28 剂，水煎服。

2018 年 7 月 20 日就诊告知，女方 ICSI 后已孕。

按： 高促性腺激素性性腺功能减退症是指原发性睾丸障碍引起的性腺功能减退，表现为睾酮水平低下，促性腺激素升高（高 LH 和 FSH）和精子发生障碍。目前对于高促性腺激素型无精子症的各大指南均无推荐的治疗方案，FSH 大于 20IU/L 者多建议放弃治疗，进行供精或领养。但我们前期运用他莫昔芬联合十一酸睾酮，配合补肾活血中药治疗，可以调控生殖内分泌和睾丸局部微循环，治疗多例高促性腺激素型无精子症，大多可以获得精子，并通过 ART 生育自己的后代。值得注意的是，由于本病的发病机制仍不清楚，对于有全身症状者，除了中药补肾活血辨病治疗外，还应根据症状联合辨证论治，有时可收到意想不到的疗效。本案患者根据其症状判断，可能存在全身免疫功能的紊乱，因此治疗中使用了玉屏风散和健脾养血中药调节免疫功能。

案 2　低促性腺激素型无精子症（金保方医案）

吴某，男，31 岁，江苏南通人。2014 年 8 月 28 日初诊。

因"婚后 3 年余未育，多次精液检查无精子"就诊。患者结婚 3 年余，未避孕，性生活正常。体格检查：无胡须，喉结小，乳房发育丰满，阴毛稀少，阴茎短小，双侧睾丸 2mL。多次查精液常规，未见精子。外院行睾丸穿刺，未见生精细胞。性激素检查：FSH2.11IU/L，LH0.07IU/L，T < 0.29ng/mL。AZF 检查，未见异常。染色体：46，XY。

刻诊：时有疲劳乏力，纳可，二便调，舌暗淡，苔薄，脉沉。辨为肾虚血瘀。治以补肾活血。使用 hCG2000 IU 和 hMG75 IU，肌内注射，每周 2 次；养精胶囊 3 粒，每日 3 次，口服。共 3 个月。

2014 年 11 月 26 日二诊：取精 4mL，离心后未见精子，性激素：FSH0.48IU/L，LH0IU/L，T2ng/mL。原治疗方案不变，继续治疗 2 个月。

2015 年 2 月 10 日三诊：取精 3.2mL，离心后见 7 枚精子，前向运动 3 条。性激素：FSH7.91IU/L，LH0.78IU/L，T2.09ng/mL。肝肾功能检查正常。原治疗方案再进 1 个月。

2015 年 3 月 10 日四诊：取精 3mL，浓度 2.2×10^6/mL，PR 为 0，正常精子形态 4%，DFI8.19%。原方案再进 1 个月，并嘱女方 IVF/ICSI 术前准备。

2015 年 4 月 8 日五诊：今日取精 3mL，浓度 4.4×10^6/mL，PR18.2%/2.4×10^6。建议冻精，并行 ICSI 治疗。

2015 年 5 月 20 日，女方取卵 14 枚，受精 10 枚，Ⅰ级胚胎 2 枚，Ⅱ级胚胎 6 枚，Ⅲ级胚胎 2 枚，其中 2 枚Ⅰ级冻胚，余 8 枚作囊胚培养，成功 4 枚。7 月 13 日移植 2 枚冻胚。7 月 27 日查血 hCG132.6IU/L。2016 年 3 月 28 日女方顺产一女婴。

按： 特发性低促性腺激素性性腺功能减退症（IHH）是由于先天性下丘脑促性腺激素释放激素（GnRH）神经元功能受损，GnRH 合成、分泌或作用障碍，导致垂体分泌促性腺激素减少，进而引起性腺功能不足。称为"特发性"，是因为这些患者的病因不明确。不过近年来，随着基因检测技术的发展，发现越来越多的基因突变发育到了 IHH 的发病过程，但临床还未得到推广应用。目前治疗方案主要有 3 种，包括睾酮替代治疗、促性腺激素生精治疗和脉冲式 GnRH 生精治疗。3 种方案可根据患者下丘脑 - 垂体 - 性腺轴的功能状态以及患者的年龄、生活状态和需求进行选择，并可互相切换。其中雄激素替代治疗主要用于无生育要求的患者，可促进男性化，使患者能够完成正常性生活和射精，但不能产生精子。而脉冲式 GnRH 治疗，由于价格昂贵，限制了其临床应用。

促性腺激素（hCG+hMG）治疗主要用于育龄期有生育要求的患者，可促进自身睾丸产生睾酮和精子；70%～85%患者在联合用药0.5～2.0年内产生精子。我们在使用促性腺激素治疗的同时，常联合补肾活血中药、胰激肽原酶等增强睾丸微循环和生精功能，从而进一步提高了激素治疗的有效率。值得注意的是，睾丸初始体积和治疗过程中的睾酮水平是预测是否成功生精以及生精多少的主要因素，睾丸体积大于4mL，睾酮水平大于3.47nmol/L者为有利因素。因本患者两大有利因素均不符合，所以在成功生精后，建议其适时选择辅助生殖技术，达到生育目的。

案3　DFI过高OAT患者IVF-ET术前准备（金保方医案）

魏某，男，34岁，江苏阜宁人。2017年12月1日初诊。

婚后8年未育，夫妻同居未避孕，性功能正常。2011年10月，江苏省人民医院查轻度OAT。经治疗，前向运动精子及精子形态学均得以改善，但精子密度改善不大，建议IVF。患者因治疗"焦虑症"直至2015年才开始IVF，女方先后三次取卵，得卵率正常，受精率低，无优质胚胎。5次FET，3次失败，2次生化妊娠。曾经有4枚鲜胚行囊胚培养，无一枚成功。染色体、AZF正常；内分泌FSH11.52IU/L，LH5.87IU/L，T4.01ng/mL。

2017年10月18日再查：精液3mL，液化正常，pH值7.4，精子浓度6.7×10^6/mL，PR7.0%/1.4×10^6，精子正常形态0.9%，DFI60.77%。患者口干，纳可，二便调，舌红，苔薄白，脉细弦。体检：包皮不长，阴茎正常，双侧睾丸16mL，质地正常，左附睾小结节，右侧输卵管略增粗，无挤压痛。

治法：补肾活血，填精助阳。

方药：养精汤化裁。生地黄10g，熟地黄10g，天冬10g，麦冬10g，黄芪20g，黄精20g，王不留行20g，制水蛭6g，紫河车6g，煅牡蛎20g（先煎），枸杞子10g，沙苑子10g，淫羊藿10g，荔枝核10g。30剂，水煎服。

同时嘱正常性生活，每周2～3次。

患者以上方加减治疗3个月后复查，精子浓度7.6×10^6/mL，PR21.5%，精子正常形态15.2%，DFI18.79%。女方再次取卵8枚，得胚6枚，囊胚培养成功4枚，其后FET

成功。

按：患者原有轻度 OAT，原因不明。后因抗焦虑治疗，致使精子质量进一步下降。临床资料表明，DFI 过高，不仅影响受精率、得胚率、优质胚胎率、着床率，同时可能导致 ERSA。对 DFI 高于 30% 者，则严重影响试管婴儿的成功率及妊娠结局。与精子活动力、形态学不同，DFI 不可以人为筛选。因此，IVF/ICSI 前对 DFI 的重视和调控极为重要。

案 4 女性 IVF-ET 术前准备（张新东医案）

苏某，女，32 岁，已婚。2017 年 7 月 17 日初诊。

拟 FET，月经量少，求治。

患者 2005 年结婚，婚前曾人工流产 1 次，婚后未再怀孕。2008 年在徐州市某医院因 PCOS，一侧输卵管不通，一侧输卵管不畅，行 IVF 治疗。取卵 15 枚，2 枚分裂胚，4 枚囊胚。先后移植 3 次，内膜厚度正常（8.5 ～ 10mm），1 次未着床，2 次生化妊娠。

月经史：15 岁初潮，月经周期 28 ～ 37 天一潮，经量尚可。2004 年人流手术后，月经后期，45 天一潮，甚至闭经。月经量少，色暗，轻度痛经。

平素手脚冷，乏力头晕，腰酸困，口稍干，白带少，舌质淡红，舌苔薄白，二便尚调，纳眠可，脉细弦。体型偏胖，BMI26。

辨证：肾虚血瘀，胞宫瘀阻。

治法：补肾填精，活血通络。

方药：温经汤合当归四逆汤加减。当归 10g，赤芍 20g，川芎 6g，熟地黄 30g，鹿角胶 10g（烊化），肉桂 6g（后下），党参 15g，黄芪 15g，细辛 3g，炙甘草 5g，巴戟天 15g，小通草 10g。

以上方加减，患者连续服用 2 个月，月经周期恢复 30 天一潮。月经量、颜色、质地基本正常，痛经已无。遂嘱患者进入 FET 周期，移植囊胚 1 枚，成功怀孕，翌年顺产一男孩，体健。

按：本例患者因做人工流产手术，造成子宫内膜损伤，月经量少，色暗，伴痛经腰酸。移植周期尽管内膜厚度正常，但 3 次移植，均未获临床妊娠。如果排除胚胎因素，那么主要考虑内膜血流异常。从中医辨证的角度看，患者肾精亏虚，气滞血瘀，末梢循环欠佳（手足不温等）。选用补气养血的温经汤，联合温经散寒，养血通脉的当归四逆汤。由于方证相应，疗效明显。用药 2 个月余，患者月经恢复正常，痛经消失，宫腔瘀去新生，内膜血流丰富。再次移植，果然成功孕育。

ART 技术是解决女性不孕的有力工具。在 IVF–ET 周期，现代生殖医学往往仅关注内膜厚度，而忽视了月经情况。事实上，月经量、色、质直接反映了内膜的微循环及血流灌注情况。月经量丰沛，颜色正常，没有血块，说明内膜组织代谢良好，土地肥沃，更加适合胚胎的生长发育。传统中医在调经助孕，改善子宫血流，优化内膜微循环方面积累了较为丰富的经验，值得进一步深入研究。

第三节　ART 术中治疗与微循环

卵巢是个血供丰富的器官，卵泡发育与卵巢微循环密切相关。卵泡的发育及排卵过程受到体内激素水平的精密调控。在超排卵的过程中，由于促性腺激素（Gn）的使用，短时间内卵泡急速发育，天癸大量分泌，耗损肾之阴阳，造成肾中精血的相对不足，形成肾虚血瘀的证候群。此时适当运用女贞子、旱莲草、熟地黄等补肾养血之药，可促使肾中阴阳平衡；在注射 hCG 日，温肾活血、促卵泡排出，起种子育胎的"扳机"作用，还可以减少 hCG 用量，有效预防 OHSS 的发生；在黄体期常规应用黄体酮以维持黄体的基础上，辅以补肾健脾、养血安胎中药，可提高胚胎的种植率及临床妊娠率。

卵泡发育不良患者，由于对 Gn 的反应性下降，常常无法获得成熟卵子，或者卵子异常。这类患者在 Gn 同时加用补肾养血中药，则可以增强卵巢的反应性，促进卵泡发育。研究表明，补肾养血法可能通过上调褪黑素受体的表达或调节激素及细胞因子的表达，改善卵泡发育及排卵。

大样本随机对照实验显示，在月经第 2～3 天开始使用 Gn 的同时，加用二至丸合四物汤；在月经第 8 天，根据 B 超监测卵泡发育和子宫内膜生长情况，改用二仙促孕汤合四物汤加减，联合应用中药治疗，能增加子宫内膜厚度、优质胚胎率、冻存胚胎率。Gn

用量和使用天数、获卵总数、受精率、卵裂率等方面呈现良性趋势。因此认为，补肾养血中药与 Gn 配合应用于超促排周期，能够提高胚胎质量，改善子宫内膜的状态，为提高 IVF–ET 的成功率奠定基础。

典型医案

案 1　多次 IVF，卵子异常（金保方医案）

戴某，女，28 岁，江苏江阴人。2017 年 5 月 11 日初诊。

患者结婚 7 年，正常同居，夫妻生活正常。2011 年，当地医院因左侧卵巢囊肿（具体不详）行腹腔镜下囊肿挖除手术，术后左侧卵巢萎缩。男方精液检查正常。2013～2014 年，多次促排卵指导同房不孕。2015 年行 IVF 助孕，先后取卵 3 次。一次获卵 4 枚，未受精；一次获卵 2 枚，ICSI 受精，养囊失败；一次获卵 2 枚，透明带异常，ICSI 受精后，胚胎不发育。至此，三次取卵，均未获得可用胚胎。生殖中心建议供卵 IVF，患者拒绝，今来门诊要求中医治疗。

月经：经期 5 天，周期 25 天，量一般，色红，有血块，轻度痛经。

平素腰酸乏力，口干，纳可，便调，舌质暗红，间有瘀斑，舌苔薄白，脉细涩。结合手术病史及既往 IVF/ICSI 结局，辨为气血两伤，肾精亏虚。处以八珍汤合肾四味加减调治 2 个月，养血补气，补肾填精，改善卵巢功能。进入 IVF 超排周期后，根据补肾（养血）调周法，在 Gn 当天服用二至丸合四物汤加减，服用 7 天左右。若有 10mm 以上卵泡，则改用二仙促孕汤合四物汤加减。

患者于 2017 年 8 月 16 日取卵 6 枚，冻胚 3 枚。胚胎评分：2 枚 3 分，1 枚 4 分。拟长效达必佳后 FET。

按：本例患者因卵巢手术，造成卵巢损伤。多次促排卵指导同房，进一步耗竭卵巢，最终肾精肾气亏损，经络气血不通。IVF 技术只是通过超排药物的刺激下，将患者的卵子取出体外，该技术本身并不能很好地改善卵子质量。因此，该患者反复多次取卵，因卵子质量不佳，无可用胚胎。根据体征及手术病史推测，患者卵巢血液循环不良，新陈代谢低下，卵泡发育环境不佳。遂给予补肾填精，养血通络中药治疗。进入超排卵周期后，以四物汤为底，养血和血通络，结合补肾调周的思路，通过补肾养血，提高卵巢机能，改善卵泡发育环境。经治疗后，再次取卵，得到了较好的卵子。结果令前次 ART 医生颇感意外，反问患者："我没给你用什么好药啊，怎么会有这样的好卵子？"一年后随访，该患者移植后，顺利怀孕，生育一女。

案 2　高龄内膜受损，反复着床失败（金保方医案）

何某，女，43 岁，安徽淮南人。2012 年 6 月 12 日初诊。

婚后 5 年未孕，婚前曾有 6 次人流史。曾在上海某院行 IVF 助孕，先后 3 次取卵，5 次种植未成功，尚有一枚 II 级胚胎。

相关检查：双方染色体核型正常；生殖免疫抗体未见异常。子宫内膜 7～8mm。男方精液常规参数、DFI 正常。

月经经期 4 天，周期 28 天，LMP：2012 年 6 月 5 日。经量偏少，色偏暗红，有小血块；偶有腹痛，腰酸困。平素怕冷乏力，二便调，纳眠尚可，舌淡红，苔薄白，脉细弦。

辨证：气虚血瘀，冲任不足。

治法：补气养血，调补冲任。

方药：玉屏风合八珍汤加减。黄芪 20g，黄精 20g，炒白术 20g，炒白芍 20g，防风 10g，党参 10g，炒白术 10g，茯苓 10g，赤芍 10g，白芍 10g，当归 10g，川芎 6g，熟地黄 10g，紫河车 10g。21 剂，每日 1 剂，水煎服。

上方加减服用，月经量逐渐恢复正常，内膜厚度 8～9mm，3 个月后 FET 成功，剖宫产一女。

按：本例患者，先后 6 次人流，耗伤气血；加之高龄，冲任不足，胞宫失养。先后 3 次取卵，5 次移植均未成功。究其原因，可能与内膜受损，血流不畅，代谢异常，内膜容受性下降有关。补气养血提高子宫内膜血流灌注量，改善子宫内膜缺血缺氧状态，滋养子宫内膜，增加了内膜厚度，使子宫内膜容受性提高。八珍汤为四君子汤、四物汤的合方，气血双补。玉屏风散是增强人体免疫力的代表方剂，可以调节母胎界面的免疫状态。经过 3 个月的治疗后，内膜厚度增加，容受性增强，FET 一枚 II 级胚胎，成功孕育。中医药可以有效改善子宫内膜营养状况，对于反复着床失败患者，可显著提高着床成功率。

患者治疗后，曾强烈要求改至南京再次取卵，后经劝说原处继续移植最后一枚Ⅱ级胚胎成功。主要考虑女方高龄，重新取卵未必肯定能获得更多更好的卵子和胚胎。既然子宫内膜情况改善，就有移植成功的可能。

案 3　输卵管积水，着床失败（金保方医案）

黄某，女，31 岁，安徽安庆人。2007 年 11 月 3 日初诊。

婚后 5 年，夫妻生活正常，未避孕而未孕。3 年前，因子宫输卵管碘油造影（HSG）示双侧输卵管伞端粘连、梗阻、远端积水而行腹腔镜下输卵管伞端分解剥离加造口术，术后 1 年未孕。复查 HSG，又见双侧输卵管伞端粘连、梗阻、远端积水，拒绝再次腹腔镜治疗，要求直接行 IVF 助孕。2006 年 6 月 28 日，取卵 15 枚，IVF 受精 12 枚，得胚 10 枚，ET2 枚优质胚胎未成功。其后又 2 次 FET，均未成功。现有冻胚 3 枚。详细追问病史，患者诉每次移植 B 超下均发现输卵管积水，其中 1 次积水较明显，在植入手术前一天，曾行穿刺抽吸。

平素少腹时有隐痛，带下量多，色黄质黏稠，有异味；月经尚规则，经量少，色淡，无痛经，无乳房胀痛；面色淡，纳差，神疲，二便尚调。舌质偏红，苔微黄略腻，脉象细弦。

相关检查：妇检带下色黄，子宫正常大小，双侧附件区压痛明显。B 超提示子宫正常大小，双侧输卵管积水直径分别为 3.5cm /3.0cm，有少量盆腔积液。

辨证：气血两虚，湿热瘀阻。

治法：清热利湿，益气补血。

方药：加味公英葫芦茶。蒲公英 20g，陈葫芦 20g，台乌药 10g，瞿麦 10g，车前子 10g（包煎），马鞭草 20g，猫爪草 20g，茯苓 10g，当归 10g，生黄芪 20g，怀山药 15g，砂仁 5g（后下），豆蔻仁 5g（后下）。30 剂，每日 1 剂，水煎服。

2007 年 12 月 2 日二诊：诉药后大便偏溏，日行 2 ～ 3 次，无腹痛。复查 B 超示双侧输卵管积水分别为 1.5cm/1.0cm，较前明显减少。

方药：前方去当归、马鞭草、猫爪草；加炒白术 20g，陈皮 10g，泽兰 10g，泽泻

10g。再服 30 剂。

2008 年 1 月 4 日三诊：自诉无特殊不适，B 超下未见输卵管异常声像。守方继进 15 剂，以兹巩固。

2008 年 1 月 26 日，自然周期 FET。14 天后，抽血查 β–HCG953IU/L。孕 50 天 B 超示双胎，见正常，胎心搏动。2008 年 10 月 2 日，剖宫产龙凤胎，Apgar 评分 10 分。

按：输卵管积水对胚胎着床可能有负面影响，可使种植率及临床妊娠率降低，流产率增加。目前西医的治疗主要是输卵管切除和输卵管造口术，前者由于损伤了子宫动脉的卵巢支和卵巢动脉在输卵管－卵巢系膜内吻合组成的动脉弓，导致同侧卵巢血供减少，从而影响卵巢甾体激素的合成及卵泡的发育；后者存在输卵管再次积水的风险。中医药对于本病的治疗有一定的特色。根据其临床表现，多属中医学之"腹痛""癥瘕""带下"等范畴。多由经期、产后、人工流产及手术后，湿热邪毒乘虚而入，导致冲任阻滞，胞脉失畅，瘀血阻滞，水液不化。因此，本病主要病机为湿热瘀阻，病以虚为本，以实为标，多为虚中夹实证。金保方擅用公英葫芦茶治疗妇科类病症。方中蒲公英、陈葫芦清热利湿共为君药，生黄芪、怀山药、全当归养血益气健脾为辅。全方补虚扶正，寓"正气存内，邪不可干"之意，共奏补虚泻实、标本兼顾之效。

<hr>

第四节 ART 并发症（OHSS）与微循环

一、概述

OHSS 是 IVF/ICSI-ET 常见并发症。随着药物促排卵越来越普遍，OHSS 的发生率有上升趋势。OHSS 的典型表现为卵巢体积增大，双侧卵巢多个卵泡发育，毛细血管通透性增加，体液从血管内向第三腔隙渗透，引起第三间隙液体潴留，造成血液浓缩、电解质紊乱、肝肾功能受损、血栓形成等。其机制在于，促排卵后卵巢来源的血管活性因子导致全身血管通透性增加，血管内液体大量外渗，全身血流动力学发生改变，血液浓缩，有效血容量降低，从而血液高凝状态，影响微循环灌注；继发肾灌流量减少，尿量减少、甚至无尿，同时可伴发肝肾功能受损、水电解质紊乱、血栓形成等，严重者可危及生命。

二、临床表现

OHSS 临床表现主要有腹胀腹痛、食欲差，进食少、少尿、不同程度的胸水、腹水以及呼吸困难等。临床上对于 OHSS 的分度类型有很多种：①根据疾病发生的部位，可将 OHSS 分为局部型和全身型。局部型指病变局限在卵巢；全身型除指卵巢外，病变还涉及其他的脏器或系统，比如腹胀、腹痛等消化系统症状，胸闷气短等呼吸系统症状以及血液浓缩、血栓形成等血液系统症状等。②根据疾病发生的早晚，可将 OHSS 分为早发型和晚发型。一般以 hCG 注射日为分度界限，应用 hCG 后 3～7 天内发病者属于早发型 OHSS，应用 hCG10～12 天后发病者属于晚发型 OHSS。③按 OHSS 病情的严重程度，可将其分为轻度（Ⅰ级和Ⅱ级）、中度（Ⅲ级）和重度（Ⅳ级和Ⅴ级）。Ⅰ级 OHSS 患者仅有轻度腹胀和不适；Ⅱ级患者腹胀的症状较Ⅰ级稍重，并合并恶心、呕吐或腹泻，卵巢体积增大，但直径不超过 5cm；Ⅲ级 OHSS 患者的腹胀明显，超声可见腹腔积液，卵巢直径 5～10cm；Ⅳ级 OHSS 患者出现腹腔积液的临床表现；Ⅴ级 OHSS 患者出现少尿或无尿、血细胞比容 ≥ 0.45 或比基线升高 ≥ 0.30、白细胞计数 $\geq 15 \times 10^9$/L、血肌酐 88.4～132.6μmol/L、肌酐清除率 $\geq 50\%$。轻度 OHSS 最为常见，轻中度 OHSS 发病率 3%～10%，重度 OHSS 发病率 0.1%～3%。

三、病理机制及与微循环的关系

OHSS 患者的血液处于微循环的高凝状态，同时患者活动量减少，使血流缓慢，以致血液在深静脉内不正常凝结，导致静脉回流障碍，形成静脉血栓，最常见部位为下肢深静脉血栓；该并发症极为少见，但一旦发生血栓脱落则预后不良，严重者可导致肺栓塞。早在 2002 年，Elford 等首次报道，在 ART 治疗中，OHSS 并发脑血栓形成的病例，在予以低分子肝素治疗后，患者完全恢复，并顺产一个健康的婴儿。有研究显示，OHSS 患者发生微循环障碍，一些血浆凝血参数异常，如凝血酶、抗凝血酶Ⅲ和 α_2- 抗血纤维蛋白溶酶复合物水平在 hCG 注射后数日内开始上升，黄体中期达到显著的高水平状态；合并妊娠的 OHSS 患者，这些参数在发病后 3 周依然持续上升。OHSS 中还有其他凝血参数的一些特征性变化，如抗凝血酶和前激肽释放酶水平的下降及活化部分凝血激酶时间的缩短，这一系列变化导致血液系统微循环障碍，值得引起重视。

近年来对于 OHSS 的发病机制研究众多，包括高雌激素学说、RAS 学说、VEGF 学说、细胞因子学说等。虽然目前 OHSS 发生机制尚未完全阐明，但 OHSS 的发生依赖于 hCG 的应用是明确的。排卵前注射 hCG 促卵泡成熟，以及使用 HCG 进行黄体支持都是 OHSS 发生的重要诱因。OHSS 发生的关键在于 hCG 诱导而致微循环异常，特别是毛细血管通透性增加，可能与 hCG 介导受刺激卵巢分泌血管活性物质有关。这些血管活性物质涉及 VEGF、PAF、RAS 以及其他细胞因子。hCG 可能会增加 IL-6 及 VEGF 的水平，从而增加了血管的通透性，引起血液浓缩。在 OHSS 中，凝血和纤溶系统的多项不稳定因素也诱导微循环障碍和局部血栓的形成。

RAS 中的多种成分如肾素原和活性肾素可在人类卵泡膜细胞合成，并以自分泌、旁分泌等方式调节卵巢功能。卵泡微循环中含有完整的 RAS 组分，包括肾素、血管紧张素转移酶、血管紧张素原、血管紧张素 I、血管紧张素 II。超排卵过程中，LH 和 hCG 激活 RAS，促使无活性的血管紧张素 I 变为有活性的血管紧张素 II。血管紧张素 II 可调节血管壁通透性，增加组织间隙水肿。研究发现，OHSS 女性的卵泡液内含有较高的活性肾素，且活性肾素的表达水平和 OHSS 的严重程度相关。研究证实，重度 OHSS 患者腹水中总肾素和肾素原的浓度，均明显高于血液。动物实验发现，应用血管紧张素转化酶抑制剂（angiotensin converting enzyme inhibitors，ACEI）可以使 OHSS 发生率下降 30%～40%，提示 ACEI 在人类 OHSS 的治疗中有一定的价值。这些有关 OHSS 和微循环的研究，进一步揭示了 OHSS 的发病机制，并为 OHSS 提供了新的治疗思路。

VEGF 是微循环系统重要的调控因子之一，可以刺激血管内皮细胞增殖、新生血管形成，以及使血管渗透性增加。目前认为，VEGF 是 hCG 介导 OHSS 发生的主要细胞因子。VEGF 通过与 VEGFR 结合，调节受体磷酸化来发挥生物学效应。研究发现，VEGF 在生殖系统微循环广泛表达，尤其在窦卵泡中的卵巢颗粒细胞和卵巢血管内皮细胞高表达。为证实 VEGF 的卵巢来源，有研究观察注射 hCG 48 小时后的大鼠血管，发现其血管通透性增加的同时伴有卵巢 VEGF 的 mRNA 表达增加，VEGF 和 VEGFR 表达量达到峰值，毛细血管通透性明显增加，二者呈正相关；而卵巢切除的大鼠在使用促性腺激素后，其血管通透性没有改变。近年来对于 VEGF 导致血管通透性增加的分子机制也有了深入研究，包括细胞间黏附蛋白和细胞骨架的改变，即 hCG 能够促进 VEGF 的产生，减少微循环内皮细胞封闭蛋白 -5 的表达，使细胞间紧密连接蛋白减少，内皮细胞连接松散，从而导致微循环血管通透性增加。微循环 VEGF 和血管紧张素 II 是造成 PCOS 患者发生 OHSS 病的重要参与因素。溴隐亭和卡麦角林等多巴胺受体激动剂能够抑制 VEGFR-2 介导的血管高通透性作用，降低 VEGFR 的表达，减少 OHSS 的发生。还有研究提出，前列腺素可能是 OHSS 的发病介质，前列腺素 E_2 可以通过拮抗血管紧张素 II 和去甲肾上腺素的肾血管收缩作用，对重度 OHSS 患者维持肾功能稳定起重要作用。已有学者尝试应用前列腺素合成酶抑制剂预防 OHSS 患者胸腹水的发生，取得了一定的疗效。

OHSS 特殊高危人群如 PCOS 患者，结合内分泌代谢和微循环理论可以采取一些行之有效的预防和治疗方案。目前 50%～70%PCOS 患者伴有胰岛素抵抗、高胰岛素血症和微循环障碍。患者体内产生过量的活性氧，会促进 VEGF 的表达及血管平滑肌细胞迁移和增殖。二甲双胍可调节 VEGF，减少 FSH 受体的表达，降低 FSH 刺激芳香化酶的活性。PCOS 患者在进行 IVF-ET 治疗前使用二甲双胍，能够降低血中胰岛素水平，并在分子水平调节卵巢内外 VEGF 水平；通过减少 FSH 受体的表达以降低 FSH 刺激芳香化酶的表达和活性，可使中重度 OHSS 的发生风险降低 80% 左右，但对提高妊娠率无明显效果。

四、西医治疗概况

从治疗上来讲，OHSS 是一种自限性疾病，轻度不必特殊处理；中度患者，可指导其自行监测，包括卧床休息、摄入足够液体、监测尿量及体重，部分患者可住院观察；重度 OHSS 患者需住院治疗，其治疗的目的在于保持足够血容量，纠正血液浓缩，维持正常尿量，最大程度改善症状，避免严重并发症发生，如休克、血栓形成和血栓栓塞、水电解质平衡紊乱等。对于 OHSS 最有效的治疗是准确预测和采取及时预防措施。准确评估超排对象：对特殊高危患者（如 PCOS 患者）采用降调节方案，降低促性腺激素用量，缩短用药刺激时间。考虑到 OHSS 与微循环理论的关系，近些年对有 OHSS 倾向者，可以预防性给予小剂量阿司匹林片以及预防性静滴低分子右旋糖酐进行扩容。此外，还可以应用前列腺素合成酶抑制剂预防胸腹水的发生；使用溴隐亭和卡麦角林等多巴胺受体激动剂，能够抑制 VEGFR-2 介导的血管高通透性作用，降低 VEGFR 的表达，减少 OHSS 发生。

一项荟萃分析研究显示，495 例 OHSS 高风险患者，分为治疗组和对照组。治疗组 258 例，静脉注射羟乙基淀粉（hydroxyethyl starch，HES）液组 258 例；对照组 237 例，注射等量生理盐水。结果发现：相比安慰剂 / 无治疗组，静脉注射羟乙基淀粉可显著降低 OHSS 的发生风险（$P=0.0006$）。另一项 2570 例 ART 患者的荟萃分析中使用阿司匹林组（控制性卵巢刺激起始日给予阿司匹林 100mg/d，直至妊娠）1575 例，结果显示：相比安慰剂 / 无治疗组，阿司匹林可显著降低 OHSS 的发生风险（$P=0.03$）。

五、中医治疗概况

根据 OHSS 的病理和临床表现，中医辨证认为其病机以脾虚兼瘀血、水湿内停为主，有学者选择当归芍药散调和肝脾、活血利水之功效来改善微循环，取得了良好效果。当归芍药散见于《金匮要略》的"妇人妊娠病篇"和"妇人杂病篇"，方中重用芍药，酸泻肝木以安脾土；配合当归、川芎养血柔肝兼能活血化瘀，白术健脾；佐以茯苓、泽泻，又能渗湿泄浊。共奏调和肝脾，活血利水之功效。可根据患者的不同病情变化，适当加用丹参以助活血化瘀。金保方教授等运用公英葫芦茶治疗中重度 OHSS，也取得了较好的临床疗效。

近年来，张新东从维持血管稳定性的思路出发，辨病（血管稳定性）与辨证相结合，临床运用活血化瘀中药组方姜黄四物汤（自拟）用于体外受精 - 胚胎移植患者以预防 OHSS 的发生，结果取得较好效果：中药组血清 E_2 水平显著下降（$P < 0.05$），平均获卵数减少，但获胚率相同；中药组 OHSS 发生率、周期取消率均显著下降（$P < 0.05$）。两组患者临床妊娠率基本相同，但中药组流产率显著下降。这说明，改善微循环药物可以降低 OHSS 的发生，且不降低 IVF-ET 患者获胚率及临床妊娠率。

中药预防 OHSS 发生的机制可能是通过改善卵巢局部的内分泌免疫功能，诱发了一系列的排卵机制，同时改善微循环障碍，有效降低了体液外渗，改善血液浓缩状态，防止了中重度 OHSS 的发生。近期的实验研究发现：当归芍药散可以调节免疫，改善血流变，降低血液黏度与红细胞的聚集性，改善微循环。其确切作用机制尚待进一步阐明。

六、典型病案

案 1 姜黄四物汤预防 OHSS 发生（张新东医案）

孔某，女，29 岁，常州人。2018 年 8 月 23 日初诊。

患者婚后 4 年，素未生育，双侧 PCO。2017 年因双侧输卵管不通，当地医院行 IVF 治疗，长方案促排，Gn10 天，获卵 22 枚，得胚 4 枚，重度 OHSS，放弃鲜胚移植。静脉注射白蛋白 2 瓶，先后抽腹水 2 次，4000mL/3500mL，后移植 2 次均未着床。

拟再次 IVF，长方案促排，患者担心再次 IVF，寻求中医治疗。

相关检查：月经第 2 天 B 超提示基础卵泡左 / 右：15/12 个。性激素，LH/FSH12.50/4.74，$E_2$21.82pg/mL，AMH6.8ng/mL。体重指数 BMI28。

月经素来不规则，3 个月到半年一潮，月经量尚可，色红，不痛经。平素二便尚调，纳眠正常，不喜运动，动则气喘。

患者为 OHSS 高危人群，多囊卵巢综合征，肥胖，AMH > 3.36ng/mL，既往有 OHSS 病史。

辨证：脾虚痰湿，肾精亏虚。

治法：健脾利湿。

方药：姜黄四物汤加减。姜黄 20g，郁金 10g，莪术 10g，赤芍 10g，当归 10g，川芎 5g，生地黄 10g，黄芪 15g，益母草 20g。超排周期，Gn 第 1 天开始服用，一直服用到移植前 1 天。每天 1 剂，水煎服。

2018 年 11 月 6 日取卵 15 枚，未出现过度刺激表现；11 月 9 日鲜胚移植 2 枚，11 月 22 日 hCG 276.40mIU/mL，P > 27.21nmol/L。中药继续保胎至移植后 44 天停药。B 超见单活胎，孕 7 周$^+$。随访顺产一男婴，身体健康。

按：OHSS 作为医源性疾病，重在预防。既往的研究多集中在 OHSS 的治疗，即 OHSS 发生后，针对 OHSS 的临床症状进行干预治疗，缓解症状，防治并发症。西医学的三级预防原则包括"未病先防""已病防传"及"既病防变"。中医"治未病"相当于"未病先防"，是中医的特色诊疗阵地，南京鼓楼医院生殖中心在长期的诊疗实践中，贯彻治未病的诊疗理念，利用姜黄四物汤预防 OHSS 的发生，取得了较好的临床效果。

气滞血瘀，血管内液外渗，可能是 OHSS 的基本病机之一。中医药在防控 OHSS 的发生方面积累了一定的经验。姜黄四物汤是在中医经典名方四物汤（赤芍、当归、川芎、生地黄）的基础上，重用姜黄、郁金、莪术等含姜黄素比较高的药物，本着辨病与辨证相结合，现代与传统相结合的思路组方而成。姜黄素是目前较为明确的可以显著降低毛细血管通透性的药物，动物实验表明，姜黄素可以通过下调 OHSS 模型大卵巢血管内皮细胞生长因子及其受体（VEGF、VEGFR）的表达，降低毛细血管通透性，达到防治 OHSS 发生的作用。研究表明，桃红四物汤可以抑制血栓形成，降低毛细血管通透性。在姜黄四物汤中，去掉桃仁、红花等活血动血之药，以免有出血之虞。加了黄芪、益母草两味中药，黄芪补气统血，气为血之帅，统帅有力，血不外渗。研究也表明，黄芪总苷可以降低毛细管通透性，减少炎性渗出。益母草活血利水，其功效与 OHSS 的病机相吻合。《本草汇言》云："益母草，行血而不伤新血，养血而不滞瘀血，诚为血家之圣药。"现代中药药理也表明，益母草总生物碱可以降低小鼠腹腔毛细血管通透性，抑制炎症发生。此外，方中黄芪、当归又暗含当归补血汤之意。体外细胞实验表明，当归补血汤可以改善内皮单层膜的通透性，维持正常的内环境稳定，阻止血管内液外渗。

OHSS 作为 IVF 促排卵周期较为常见的医源性并发症，已成为生殖医学界密切关注并亟待解决的问题。中医药防治 OHSS 的发生，具有相对安全、经济、有效等优点。对 OHSS 高危患者，在超排卵周期预防性服用中药治疗，能有效降低 OHSS 发生率，增加鲜胚移植率，同时不影响 IVF-ET 成功率，具有积极的临床价值及实用意义，但仍需进一步研究其作用机制。

案 2　卵巢过度刺激综合征（金保方医案）

吕某，女，35 岁，常州人。2007 年 11 月 20 日初诊。

患者鲜胚移植 14 天，查尿 HCG 阳性。因为取卵过多，E_2 异常升高，继发 OHSS，胸腔、腹腔积水，累及心脏，急诊入院，要求中药辅助治疗。

患者婚后 7 年未育。男方勃起功能障碍，手淫排精，精液检查正常，当地 4 次夫精宫腔内人工授精，未成功。2007 年 11 月行 IVF 治疗，11 月 4 日取卵 18 枚，11 月 7 日移植 2 枚鲜胚。

刻诊：腹胀，腹大如鼓，口不干，大便干结难解，小便不利，纳差，舌体胖嫩，苔薄白，脉弦滑略数。

辨证：气虚水停。

治法：补气利水，兼以安胎。

方药：加味公英葫芦茶。蒲公英 20g，陈葫芦 20g，车前子 10g（包煎），马鞭草 20g，生黄芪 20g，猪苓 10g，茯苓 10g，怀山药 15g，潞党参 10g，炒白术 20g，炙鸡金 10g，桂枝 10g，老苏梗 10g，川续断 10g，桑寄生 10g。7 剂，水煎服。

2007 年 11 月 27 日复诊：当日查血 β-HCG1073IU/L（ET 后第 18 天）。腹胀明显减轻，二便调，纳可，舌红，苔薄白微腻，脉弦滑。效不更方，原方去车前子、马鞭草。7 剂，水煎服。

2007 年 12 月 18 日三诊：B 超示胸腹水基本消失，单胎见胎心，孕 65 天。中药保胎方服至孕 90 天。2008 年秋，其家属电话告知，已在当地医院平安产子。

按：OHSS 是辅助生殖技术最常见的并发症之一，重者可危及生命。OHSS 发病与妊娠黄体的功能相关。妊娠比未妊娠患者病程长，病情严重，白蛋白扩容治疗的用量大及时间长，需要腹腔穿刺放腹水治疗的比例高，故在病情难以控制或有严重并发症时必须终止妊娠以挽救生命。公英葫芦茶系广东名老中医黄耀燊教授治疗尿潴留之验方，原方中含有大量活血化瘀中药，如王不留行、三棱、莪术、川牛膝。现代药理研究证实，可能有抗着床、抗早孕作用，故弃之不用。酌情增加健脾补肾之品，如党参、白术、茯苓健脾利湿；川续断、桑寄生补肾安胎。金保方教授运用此方加减，不仅可以促进腹水的吸收、排出，而且还具有促进胚胎着床、安胎的作用，可谓一举两得。

第五节　ART 术后治疗与微循环

ART 术后的一系列病理生理过程，如胚胎着床、先兆流产，以及反复 ART 失败后的调理等，均可沿着微循环这条思路展开。

一、胚胎着床与微循环

自然妊娠状态下，受精发生在排卵后的 12 小时内，整个受精过程约需 24 小时。受精卵开始进行有丝分裂的同时，在输卵管内借着输卵管蠕动和纤毛推动，向子宫腔方向移动，在受精后的第 3 ～ 4 日，分裂成由 16 个细胞组成的实心细胞团，称"桑椹胚"，继续发育成为囊胚。在受精后的第 4 ～ 5 日，早期囊胚进入子宫腔并继续发育成晚期囊胚。在受精后的第 6 ～ 7 日，晚期囊胚将自己包埋进子宫内膜中，这个过程即胚胎着床。胚胎着床是在特定条件下完成的，主要包括胚泡的孵出、子宫内膜的蜕膜化，以及胚胎黏附、溶解、侵入。当着床完成时，着床部位有淋巴细胞浸润以及大量的血管形成，此后被增生的上皮取代，子宫内膜发生蜕膜反应。胚胎种植除了与胚胎本身的状态有关外，还与子宫内膜容受性密切相关。

子宫内膜容受性是指子宫内膜对胚胎的接受性，即允许胚胎定位、黏附直至植入完成的特定阶段，受严格的时间和空间限制，子宫内膜仅在很短的一段时间内接纳胚胎着床，此即种植窗。正常情况下，种植窗一般是受精后的 3 ～ 5 天。种植窗期的内膜受下丘脑 – 垂体 – 卵巢轴调控，子宫内膜形态、局部蛋白合成，细胞因子的分泌等会发生一系列变化，从而具备最佳的接受胚胎种植的能力。

生理情况下，在卵泡晚期，子宫内膜增厚，腺体增生，螺旋动脉舒张期血流灌注丰富，血流呈低阻力，子宫内膜超声提示"三线征"。三线征提示良好的子宫内膜血液灌注，子宫内膜血流灌注情况直接反映胚胎着床部位的微循环，预示着良好的子宫内膜容受性，对于受精卵成功着床非常重要。胞饮突是评估子宫内膜容受性的一个重要的形态学指标。胞饮突是指在扫描电镜下所见到的子宫内膜上皮细胞膜顶端出现的光滑膜性、足状或蘑菇状突出物。在啮齿类，它的出现与子宫内膜着床窗完全一致。人类在正常情况下，胞饮突出现在月经周期第 20 天，是囊胚开始与子宫内膜黏附的时期，胞饮突参与胚胎的黏附过程，胞饮突的数量与胚泡着床间存在正相关的关系。因此，胞饮突被认为是子宫内膜容受性建立和植入窗开放的重要形态学指标。胞饮突的出现、发育及退化与内膜"种植窗"的时间一致，成熟期胞饮突的出现标志着子宫内膜处于最佳状态。有研究表明，胞饮突缺乏的患者，其胚胎着床率低。IVF-ET 反复失败的患者进行内膜活检并在电镜下观察，只有半数患者内膜标本上出现胞饮突，还有部分胞饮突皱缩退化。但胞饮突是否能够用来准确评估子宫内膜容受性仍然存在争议。有学者认为，胞饮突在黄体期的子宫内膜持续存在，单凭胞饮突的情况并不能精确判断种植的"窗口期"。

胚胎着床过程伴随着丰富的微血管新生，因此，血管生成相关因子可以影响子宫内膜容受性。目前的研究认为，子宫内膜下血流越丰富，子宫内膜容受性越好，胚胎着床率、临床妊娠率越高。子宫内膜在月经周期中经历增殖、分化和脱落的周期性变化，子宫动脉和螺旋动脉的血流也随之呈周期性改变。月经周期不同阶段的子宫内膜微血管血流也不同，这种血流变化受体内雌孕激素的调控。排卵前，子宫血管阻力和雌激素的水平呈负相关；排卵后，孕酮可以进一步降低子宫血流阻力；分泌中晚期，子宫动脉的阻力最低，血流灌注最好，有利于胚胎着床。内膜血流的这种周期性变化过程与血液供应、血管新生和血管通透性的改变密切相关。研究表明，VEGF 参与这一调控过程。VEGF 是第一个被发现的具有组织特异性的血管生成因子，可以促进血管内皮细胞分裂，影响内皮细胞的生长和修复，促进子宫内膜血管生成、重建、舒张及增加血管通透性等，在调控子宫内膜容受性方面发挥重要作用。在胚胎植入子宫内膜、与母体建立血液联系的过程中，血管生成是最活跃的。种植窗期 VEGF 增多，有助于子宫内膜容受性的增加，有利于胚胎着床和早期绒毛血管的形成；当 VEGF 表达不足，着床部位血管生成减少，导致早期绒毛生成不良，子宫内膜容受性下降，从而影响胚胎种植。其他因子还有 ANG、血管紧张素系统等，也通过调节血管生成和重建，参与调控子宫内膜的容受性。

二、反复种植失败（repeated implantation failure，RIF）与微循环

胚胎种植失败是影响 ART 成功率的主要原因之一。RIF 给不育患者带来了沉重的精神、心理压力以及经济负担。RIF 定义为：连续两次及以上的试管婴儿周期（IVF、ICSI）或者冷冻胚胎移植周期，累计移植优质卵裂胚 ≥ 4 个，或者囊胚 ≥ 2 个，未获得临床妊娠。国内大多数生殖中心将 3 个有优质胚胎的移植周期失败认定为 RIF。

RIF 的主要原因有胚胎因素和母体因素两大方面：①胚胎因素：如胚胎染色体异常，胚胎发育缺陷（如 TUBB8 和 PADI6 等胚胎关键发育基因突变）、透明带过厚、胚胎培养条件差等，导致胚胎侵袭力降低。②子宫因素：子宫纵隔、宫腔粘连、内膜息肉、黏膜

下肌瘤、子宫腺肌症、子宫内膜炎等各种病变都会有一定程度地降低胚胎着床率；子宫内膜容受性差，如胚胎黏附分子表达异常；输卵积液中含有前列腺素、炎症因子等有害因子，若输卵管积液倒流进宫腔，会导致胚胎毒性及子宫内膜容受性变差。③免疫因素：自身免疫性疾病如系统性红斑狼疮、类风湿关节炎、甲状腺自身抗体阳性等。免疫异常会引起母胎界面免疫排斥反应，阻碍胚胎黏附及种植，部分免疫疾病或抗体异常还会影响母体凝血纤溶系统异常，导致血液高凝或微血栓形成，造成全身或子宫局部血管血液流速慢，血管内皮受损，血流灌注不足，同样降低胚胎着床的成功率。

目前针对 RIF 的治疗，主要集中在增强胚胎侵袭能力和改善内膜容受性这大方面。其主要治疗方法有：胚胎植入前遗传学筛查；激光辅助孵化技术；服用大剂量雌激素、阿司匹林等以调整内膜厚度，改善局部血液供应；子宫内膜搔刮或宫腔镜治疗；免疫抑制剂治疗等。

大量资料显示，胚胎着床失败的原因，有一半以上是子宫内膜容受性异常。目前认为，影响子宫内膜容受性的因素主要包括：子宫内膜形态异常、血栓形成倾向（易栓症及免疫系统疾病等）、胚胎着床相关因子。

易栓症是指存在抗凝蛋白、凝血因子、纤溶蛋白等遗传性或获得性缺陷，或者存在获得性危险因素而具有血栓形成倾向。易栓症的女性患者，其纤溶和抗凝系统失衡，血液呈病理性高凝状态，阻碍了胚胎的供血供氧，容易造成胚胎着床失败或流产。易栓症的血栓栓塞类型主要为静脉血栓栓塞，可能与胚胎着床失败和不良妊娠结局有关。在遗传性易栓症中，凝血因子 V 突变是最常见的；其次为凝血酶原基因突变，蛋白 S 缺乏，蛋白 C 缺乏和抗凝血酶缺陷，其他还包括异常纤维蛋白原血症、异常纤溶酶原血症、组织型纤溶酶原活化物缺乏、纤溶酶原活化、高同型半胱氨酸血症等。汉族人群遗传性易栓症以蛋白 C 或蛋白 S 缺乏为主，抗凝血酶缺乏相对少见。

除遗传因素外，易栓症以抗磷脂综合征（APS）比较常见。APS 是一种非炎症性自身免疫性疾病，以反复动脉或者静脉血栓，同时伴有抗心磷脂或者狼疮抗凝物实验持续阳性为特征，会影响胚胎着床或导致复发性流产。APS 血栓形成的临床表现取决于受累血管的种类、部位和大小，可以表现为单一或多个血管累及。APS 的静脉血栓形成比动脉血栓多见，以下肢深静脉血栓最常见。APS患者体内存在自身免疫性抗体（APA）的种类众多，常见的有狼疮抗凝物、ACA和β_2-GP1抗体。APS导致不良妊娠的具体机制尚不十分清楚，可能存在以下病理现象：①抗磷脂抗体（APL）结合并破坏内皮细胞，释放炎症因子，抗原抗体复合物与血小板结合，使血小板聚集黏附增多，导致胎盘微血栓形成，进而影响胎儿的生长发育。②APL抑制胎盘滋养层和蜕膜细胞功能，减少人绒毛促性腺激素生成，增加流产风险。

子宫肌层的收缩运动也会引起子宫内膜的蠕动，从而影响子宫内膜容受性。一方面，蠕动过强影响胚胎的定位和黏附，甚至可能会将胚胎挤出宫腔；另一方面，频繁的蠕动还会影响内膜的血流供应，导致胚胎养分供给不足，导致着床失败。近年来，缩宫素抑制剂，如间苯三酚、阿托西班等被临床应用于RIF患者，可明显提高临床妊娠率和持续妊娠率。

近年来研究发现，微循环在胚胎着床过程中发挥了重要作用，子宫内膜容受性降低和子宫内膜微循环异常有关。微循环障碍可以影响胚胎着床及其发育过程，从而造成RIF。生理状态下，内膜的血流变化受雌孕激素的调节，排卵前雌激素可以使子宫血流阻力降低，排卵后孕酮会进一步降低血流阻力，对于内膜菲薄的RIF患者，添加雌激素治疗可以增加内膜厚度，改善内膜血流。有研究发现，雌激素促进内膜增长是基于其诱导内膜上皮细胞表达VEGF，并通过旁分泌作用于内皮下的血管网，引起新生血管增多，血管阻力降低，血管通透性增加，从而引起子宫内膜血流增加。母体凝血和抗凝异常会造成血栓前状态，从而影响子宫局部的血流供应，使胚胎缺血缺氧，导致着床失败。

微循环障碍导致胚胎着床失败可能与氧自由基产生过多和（或）清除能力下降有关，氧化和抗氧化失衡，过氧化脂质产物参与炎症反应，从而影响血管内皮细胞结构和功能。阿司匹林可以抑制血小板聚集，舒张血管，降低血管血流阻力，改善血流灌注，预防血栓形成，提高胚胎种植率，这也从侧面反映了微循环对胚胎着床的重要意义。

新近的研究发现，对于RIF患者进行宫腔镜检查，约50%能够发现问题，包括宫腔粘连、内膜息肉或微小病变等，所以宫腔镜检查对于RIF患者的意义在于能够全面直观地发现宫腔存在的问题，并在检查的同时对异常情况予以处理，为后续的胚胎着床提供更合适的宫腔环境。子宫内膜搔刮术能够提高 RIF 患者的妊娠率，其原因可能是内膜搔刮术可以去除子宫内膜局灶性病变，如息肉、不规则增生等。内膜搔刮术还会造成一定程度的内膜损伤，从而促进了内膜基底层细胞的快速增生，导致内膜再生和增殖，内膜炎性反应增加，细胞因子、生长因子等分泌增多，内膜容受性增强，更利于胚胎植入。此外，也有学者认为内膜搔刮术给子宫提供了一次预先刺激，能降低其对后续胚胎的排斥反应。此外，宫腔灌注 hCG、粒细胞刺激因子等方法也被证实可以通过改善免疫及刺激新生血管生成，改善子宫局部血流灌注等，从而提高 RIF 患者的内膜容受性，更有利于胚胎着床。当然，RIF 病因复杂，有些病因仍然无法明确，上述治疗方法并不能完全满足临床需求。

传统中医药在微循环领域有着独特的优势，近些年在微循环防治及基础研究方面取得了一些进展。微循环障碍类似于中医理论的"气滞血瘀"，补气养血、活血化瘀、理气通络药可以改善生殖器官的血流灌注和血液流变学，不仅可以通过血管代谢增加营养，排出代谢产物，而且还可以通过促进细胞血管活性物质的释放和内皮细胞增殖、减少细胞凋亡等机制以保护卵巢和子宫血管的内皮细胞。

随着微血管功能研究的逐渐深入，国内外对中药改善微循环障碍的作用机制进行了深入研究，结合传统中医理论和现代西医理论，把动态实验研究与微观指标相结合，揭示中药作用机制，验证中药对微循环障碍的治疗效果。具体到临床上，中医强调整体观，辨证施治，运用中药调养冲任、补益精血，调整机体阴阳平衡，调节性腺功能，促进子宫着床区微循环，增加局部血液灌流量，促进子宫内膜的发育，改善子宫内膜容受性，标本兼治，提高胚胎着床率。

除中药之外，针灸也可以改善微循环。中医认为，五脏六腑与全身各部通过经络紧密联系，针灸通过针灸刺激或者热效应，促进机体血液循环，改善子宫的血供和子宫内膜的容受性，从而提高胚胎着床几率。另有研究显示，针刺足三里、三阴交还能提高子宫内膜白细胞抑制因子和白介素 –12 的表达，从而提高内膜容受性，改变 RIF 患者的妊娠结局。

三、反复 IVF 失败与微循环

反复 IVF 失败涉及的因素多而复杂，主要与胚胎质量欠佳、子宫内膜容受性降低或者多重因素的交互影响有关。从中医辨证分析来看，多次 IVF-ET 失败患者以肾虚肝郁及血瘀较多。长期不孕及 IVF 反复失败，患者的精神压力较大，以致肝主疏泄失常，或肝郁化火以致气血失和，月经失调。IVF 手术后，由于超排卵或者穿刺取卵，大量卵泡短时间内耗竭一空，耗伤肾气、肾精，手术造成内部出血，离经之血便为瘀血。因此，反复 IVF 失败患者，往往肝肾不足，气滞血瘀；气血不足，脉络瘀阻。中医全身辨证用药，可迅速调整患者的身心状况，缩短恢复时间，为下一次孕育做好相应的准备。笔者根据补肾调周、养血活血理论，以中医辨证与辨病相结合为法，对 480 例反复不明原因 IVF-ET 失败的患者进行治疗，并对患者行中药保胎治疗。结果：52 例患者自然受孕，其中 42 例坚持中药保胎后，40 例正常妊娠或成功分娩。因此，对反复不明原因 IVF-ET 失败患者选择中药治疗是一种有益的尝试，部分患者可能自然受孕。此外要提醒的是，如果服用中药自然怀孕，继续服用中药进行保胎治疗很有必要。

中医药在现代生殖领域发挥着重要作用，中医以辨证论治为手段，可以多角度、多途径改善生殖系统功能。主要包括：调控精原干细胞，促进精子发生；改善卵巢功能，调节输卵管的收缩与蠕动，增强子宫内膜容受性；调节内分泌，促进精卵结合，助着床，减少妊娠并发症等。目前的研究仍然存在不少问题，很多课题仅仅停留在临床疗效观察，对具体机制的研究相对不足。考虑到微循环的重要性，对于探讨中医中药对生殖系统微循环的影响，可能是今后生殖医学研究的重点方向之一。

四、典型医案

案 1　多次 IVF 未果，自然怀孕（金保方医案）

韩某，女，32 岁，江苏南京人。2017 年 3 月 14 日初诊。

8 ～ 10 次取卵，5 ～ 6 次移植，未成功。

患者婚后 4 年余，正常同居，未曾怀孕。卵巢储备功能下降，基础卵泡左侧 2 ～ 3 枚，右侧 1 ～ 2 枚。共取卵 8 ～ 10 次，每次获卵 1 ～ 2 枚，均诉卵泡液"发黑"，共获得胚胎 5 ～ 6 枚，质量一般；移植 5 ～ 6 次，仅有 2 次生化妊娠。男方精液参数基本正常。双方染色体核型正常。

患者月经期 3 ～ 4 天，周期 25 ～ 28 天，量少，色暗，有血块，腹痛。月经第 3 天性激素检查：FSH/LH12.25/8.72，AMH0.46ng/mL。

平素怕冷，口不干，纳可，胃脘隐痛，无嗳腐泛酸，既往服用中药时便溏，白带正常，舌红，苔薄白，脉弦细。

病机分析：患者卵巢储备下降，提示肾虚；胃脘不适，容易便溏提示脾虚；月经量少提示血虚或瘀血；月经色暗、腹痛，卵泡液"发黑"提示瘀血。

辨证：肾精亏虚，气虚血瘀。

方药：龟鹿二仙膏、平胃散合四物汤加减。龟甲、鹿角胶、熟地黄、菟丝子、巴戟天、北沙参、厚朴、苍术、赤芍、川芎、丹参、桃仁、制香附、木香等。

方中龟甲、熟地黄大补真阴；鹿胶、菟丝子、巴戟天补肾养血；北沙参、厚朴、苍术、木香调补脾胃；赤芍、川芎、丹参、桃仁、制香附活血理气。全方合用大补真元，养血活血。

患者服药2月余，2017年5月9日因月经到期未至，抽血检查发现怀孕。hCG510IU/L，P27.23nmol/L。5月12日复查，hCG1929IU/L，P75.25nmol/L。中药继续保胎治疗，后顺产一女。

按： 本例患者多次取卵，卵泡液颜色异常。卵泡液是由卵泡颗粒细胞分泌和卵泡膜血管渗出液组成，构成了卵细胞发育成熟的微环境。正常卵泡液应该是无色透明液体，而该患者卵泡液颜色晦暗，提示可能存在局部感染或者卵泡细胞代谢"废物"的蓄积。尽管西医学对卵泡液颜色异常的现象鲜有描述，但从中医微观辨证的角度来讲，卵泡可能存在代谢及微循环异常，导致毒素沉积。依据这一思路，采用补肾填精、养血活血的方法治疗，竟然使得多次IVF助孕未果、卵巢储备低下的患者自然孕育。这也反证了微循环在卵巢功能、卵泡发育、子宫内膜容受性及胚胎着床过程中的重要性，以及对于多次IVF助孕失败患者进行中药干预的价值。

案2 反复种植失败，中药助着床成功（张新东医案）

魏某，女，35岁。2017年12月1日初诊。

多次IVF，4次移植未获临床妊娠。

患者结婚 8 年，夫妻同居，未避孕未孕。男方轻度少、弱、畸形精子症，经治疗精子浓度改善不明显。2015 ～ 2017 年，患者在多家生殖医学中心多次尝试 IVF 助孕，先后移植 4 次，1 次生化，3 次失败。其中 2 次共 4 枚优质胚胎，移植未果。现剩余 1 枚冻胚，质量一般。

个人史：患者为银行职员，长期久坐，缺乏运动。

患者平素怕冷，手脚冰凉，腹凉；月经量适中，颜色偏暗，有血块；痛经，腰酸，经前乳房胀痛，自述有乳腺小叶增生。舌质暗淡，舌苔薄白，脉细。

辨证：气滞血瘀，肾阳虚衰。

治法：活血化瘀，补肾温阳。

方药：毓麟珠合桃红四物汤加减。党参 10g，白术 10g，菟丝子 10g，杜仲 20g，鹿角胶 10g（烊化），熟地黄 30g，赤芍 15g，当归 10g，桃仁 10g，红花 6g，路路通 10g。

嘱患者服用 1 ～ 2 个月，待体质好转，月经正常后，再尝试下次移植。同时嘱咐患者不要久坐，加强有氧运动。诸法合用，以期促进血液循环，改善内膜血流，优化宫腔环境，增强内膜容受性。

患者在服药的同时，每天坚持慢跑 30 分钟左右。一月后复诊，诉手脚已不凉，下腹已温，经色红，血块无，腰不酸。嘱患者继续服药并考虑移植。次月患者抱着试试看的心态，将最后一枚胚胎移植，结果成功着床，移植 14 天后的 hCG300IU/L。一年后随访，分娩一健康男孩。

按：本例患者因个人体质、职业因素以及缺乏锻炼，存在较明显的气滞血瘀，末梢循环差的情况。月经颜色暗、有血块，痛经，舌质暗，提示有瘀血；怕冷、手脚凉，提示末梢循环差。尽管患者子宫内膜厚度正常，然而多次移植均未着床。究其原因，可能由于气血瘀阻，子宫内膜血流不畅，内膜容受性低下，所以发生 RIF。中医采取活血化瘀的思路，同时嘱咐患者加强有氧运动，通过改善机体大循环，进而改善子宫内膜的微循环，促进新陈代谢，增强内膜容受性，最后将一枚质量并不算佳的胚胎种植，亦成功怀孕。这说明血液循环尤其是子宫内膜微循环状态，对于着床至关重要。

案 3 高龄 IVF 失败，自然怀孕（金保方医案）

尹某，女，45 岁，安徽和县人。2017 年 3 月 9 日初诊。

再婚 3 年，多次 IVF 未果。

患者初婚生育二胎，药流 2 次。2015 年，左侧卵巢畸胎瘤手术切除。现丈夫亦为再婚，初婚曾生育 1 胎。精液分析正常。患者 2016 年 9 月于南京某医院行 IVF 助孕，第 1 次取卵 1 枚（2 枚空卵），冻胚 1 枚；11 月第 2 次获卵 2 枚，冻胚 1 枚。2017 年 1 月初，FET 冻胚 2 枚，生化妊娠。

月经期 3 天，周期 22 ～ 23 天，LMP：2017 年 2 月 20 日。经量正常，色红，无血块。乳房胀痛，余无不适。

平素怕冷，不常感冒，偶口干；纳可，便调，白带少，舌红，苔薄白，脉细。

辨证：气血虚衰，宫寒不孕。

治法：养血补气兼暖宫散寒。

方药：四物汤合玉屏风加减。广郁金 10g，当归 10g，川芎 6g，赤芍 10g，白芍 10g，生地黄 10g，熟地黄 10g，柴胡 10g，黄芪 20g，黄精 20g，防风 10g，炒白术 20g，桂枝 10g，怀山药 20g，紫石英 30g（先煎）。21 剂，水煎服。

患者从 2016 年 9 月至 2018 年底，在多家医院多次试管，均未成功。获卵率低、受精率低、得胚率低、优质胚胎率低，移植均未成功。其间，一直坚持中药治疗，偶有中断。自然怀孕两次：第一次孕 50 天，超声见少许胚芽，无胎心。第二次自然怀孕双胎，孕 50 天，超声检查见一枚成活。于 2019 年 7 月，足月剖宫产一健康男婴。

按： 患者为重组家庭，再生育愿望迫切。多次 IVF 助孕均失败，甚至取卵即终止。加之高龄，患者几近绝望。尽管 IVF 技术本身非常强大，但该技术对患者自身生育力的改善非常有限。本例患者 IVF 失败的原因，可能与患者高龄、脏腑功能减退、气血亏虚以及情绪压力等有关。经中药调理后，自然怀孕 2 次，第 1 次完成了受精、着床，但无以为继，胚胎停止发育。这说明经过中药干预后，患者的卵子质量、受精能力、胚胎质量、内膜容受性、着床能力得到了优化和提高。尽管后来胚胎停止发育，但是依然让患者看到了希望和坚持走下去的信心。医患双方统一认识，中药可以改善生育能力，提高试管婴儿的成功率，同时也存在自然怀孕的可能。第二次自然怀孕后，中西药联合保胎至怀孕4个月方停止，最终成功产下一健康男婴。

案4 高龄供卵IVF（金保方医案）

王某，女，54岁，江苏高淳人。2009年6月1日初诊。

高龄失独，拟供卵助孕。

患者54岁，49岁绝经，53岁失独。初诊时，患者刚经历丧子之痛，尚未从悲伤中走出。医者仁心，不忍拒诊。患者近三个月口服雌孕激素，人工周期来潮。同时等待卵源，拟供卵IVF助孕。

相关检查：双方染色体核型正常；B超双侧卵巢几乎未探及回声。男方精液常规检查提示轻度少弱精子症。

辨证：肾精亏虚，天癸衰竭。

治法：补肾填精，调补冲任。

方药：二至地黄汤合桃红四物汤加减。女贞子20g，墨旱莲20g，生地黄20g，熟地黄20g，山萸肉6g，丹皮10g，泽泻10g，怀山药15g，桃仁10g，红花6g，赤芍20g，白芍20g，川芎6g，当归10g。14剂，水煎服。

2009年6月15日二诊：诉老年阴道炎反复发作，阴道干燥，外阴瘙痒，改玉屏风、八珍汤合完带汤加减，14剂后阴道炎好转。继续守前方加减治疗。

先后共治疗半年余，供卵+夫精IVF，仅1枚Ⅱ级胚胎，两个月后FET成功，中西药联合保胎至孕7个月，剖宫产一女。

按：患者54岁高龄，绝经5年，生理学上已无自然孕育能力。患者自知生育机会渺茫，且即使供卵IVF-ET成功，由于高龄，妊娠期、围产期并发症、妊娠结局及母婴风险均非常高，依然强烈要求尝试。

《黄帝内经》云："女子七岁，肾气盛，齿更发长……七七，任脉虚，太冲脉衰少，天癸竭，地道不通，故形坏而无子也。"本例患者已过七七之限，天癸已竭，地道不通，闭经5年。尽管人工月经来潮，但气血阴阳俱衰，加上高龄丧子，情绪悲伤，健康状态堪忧。患者幸运得到供卵机会，卵源宝贵。在冻胚移植前，调整好身心状态、子宫环境显得尤其重要。

此患者治疗目的只在改善子宫容受性，配合人工月经周期，增加子宫血流灌注，改善子宫营养及代谢。至于卵巢功能已无修复可能，考虑怀孕后有西药的黄体支持，中医治疗不必旁骛。

女性更年期多属肝肾阴虚。二至丸源自《六科准绳》，由墨旱莲、女贞子二药组成，有养阴益精、滋补肝肾之效。主治肝肾阴虚，失眠多梦，体倦乏力等。六味地黄丸三补三泄，滋补肝肾。二方性质平和，均补而不腻，适合久服。桃红四物汤是活血养血的代表方，养血也是滋阴，可以改善人体血液循环，促进新陈代谢，改善子宫微循环，增加子宫营养。诸药合用，阴成形而阳化气，子宫得以营养而功能恢复。患者坚持服用半年有余，身心健康和月经状况均得到改善，冻胚移植，孕育成功。

怀孕后的中药保胎，是保证子宫的营养需求。桃红四物汤虽然可以改善子宫微循环，但其活血作用亦可致子宫痉挛性收缩、子宫出血而加大流产风险。因此，孕后保胎方中除了滋补肝肾外，可以用白芍、大枣、阿胶及葛根等养血通络之品替代。

【参考文献】

［1］中华医学会生殖医学分会第一届实验室学组.人类体外受精－胚胎移植实验室操作专家共识（2016）［J］.生殖医学杂志，2017，26（1）：1-8.

［2］胡琳莉，黄国宁，孙海翔，等.辅助生殖技术临床关键指标质控专家共识［J］.生殖医学杂志，2018，27（9）：828-835.

［3］赵静，黄国宁，孙海翔，等.辅助生殖技术中异常子宫内膜诊疗的中国专家共识［J］.生殖医学杂志，2018，27（11）：1057-1064.

［4］董艳玲，漆洪波.ACOG"妊娠期遗传性易栓症指南（2018）"解读［J］.中国实用妇科与产科杂志，2019，35（3）：298-303.

［5］胡琳莉，孙莹璞.中国辅助生殖技术发展历程和现状［J］.生殖医学杂志，2019，25（10）：303-308.

［6］Pgi A, Jkb A, Gtl A, et al. How frequent is severe ovarian hyperstimulation syndrome after GnRH agonist triggering in high-risk women? A systematic review and meta-analysis ［J］. Reproductive BioMedicine Online, 2021, 42（3）: 635-650.

［7］Sood A, Mathur R. Ovarian hyperstimulation syndrome ［J］. Obstetrics, Gynaecology & Reproductive Medicine, 2020, 30（8）: 251-255.

［8］宋成, 曾勇, 胡晓东, 等. ICSI 中不同来源精子对临床结局的影响 ［J］. 中华男科学杂志, 2009, 15（9）: 822-824.

［9］连方, 孙金龙, 孙振高. 补肾法改善精子质量提高体外受精-胚胎移植技术受精率的初步研究 ［J］. 中华男科学杂志, 2011, 17（4）: 377-380.

［10］高志云, 罗国群, 高修安. 针刺结合中药周期疗法对 IVF-ET 失败患者不良子宫内膜容受性、胚胎种植率及妊娠率的影响 ［J］. 针灸临床杂志, 2019, 35（3）: 35-38.

［11］张明敏, 黄光英, 陆付耳, 等. 银杏叶制剂对体外授精治疗中卵巢反应低下患者的作用 ［J］. 中国中西医结合杂志, 2003, 23（3）: 171-174.

［12］桓楚凤, 王媛媛, 吴克明. 补肾养血活血法治疗卵泡发育不良研究 ［J］. 亚太传统医药, 2017, 13（5）: 82-84.

［13］梁婷, 王道, 施晓波, 等. 血管内皮生长因子及脂联素与卵巢过度刺激综合征相关性的研究 ［J］. 中国妇幼保健, 2019, 34（4）: 874-876.

［14］范燕宏, 陈贵安. 肾素活性、血管紧张素Ⅱ与卵巢过度刺激综合征的相关性的研究 ［J］. 中华妇产科杂志, 2001, 5（1）: 16-18.

［15］李晓琴, 张新东, 孙超峰, 等. 姜黄四物汤预防卵巢过度刺激综合征 110 例临床研究 ［J］. 江苏中医药, 2019, 51（10）: 36-38.

［16］林丹换, 覃春容. 辅助生殖技术中子宫内膜容受性指标的评价 ［J］. 中国计划生育和妇产科, 2020, 12（7）: 13-16.

［17］孙成瑜. 经阴道超声对不孕症患者子宫内膜容受性的探讨 ［J］. 中国超声医学杂志, 2011, 27（1）: 63-66.

［18］陈芊, 郝翠芳. 针灸对反复种植失败患者子宫内膜血流及胞饮突表达的影响

［J］．生殖与避孕，2015，35（3）：159-165.

［19］高星，杜惠兰．辅助生殖技术中子宫内膜容受性治疗的研究进展［J］．中华中医药杂志，2016，31（2）：591-594.

［20］李华，李蓉，刘洋，等．芬玛通改善反复胚胎移植失败患者子宫内膜血流和提高妊娠率的研究［J］．生殖医学杂志，2014，23（1）：37-41.

［21］李冲，董利琴．宫腔镜检查联合宫腔搔刮术用于反复种植失败不孕患者的临床研究［J］．检验医学与临床，2020，17（11）：1557-1560.

［22］土增荣，高瑞璠，王丽媛，等．间苯三酚与阿托西班在反复种植失败者行解冻胚胎移植的比较研究［J］．中国药物与临床，2020，20（11）：1765-1767.

［23］李春．抗磷脂综合征的诊断及处理［J］．中华风湿病学杂志，2019，23（7）：501-502.

［24］陈芊，郝翠芳．针灸对体外受精－胚胎移植者妊娠结局的影响［J］．中国针灸，2015，35（4）：313-317.

［25］王学乾，梁路，黄德清，等．针灸应用于体外受精－胚胎移植（IVF-ET）的临床研究进展［J］．世界最新医学信息文摘（电子版），2017，17（9）：29-31.

［26］刘颖，殷潜生，黄菊，等．中药复方联合针灸疗法改善胚胎种植及妊娠预后的临床观察［J］．中国中西医结合杂志，2014，34（2）：239-241.

［27］周月希，张娟，王立群．中医药在治疗反复移植失败中的应用［J］．中华中医药杂志，2018，33（9）：4002-4005.

［28］贾梅琳，许愫芸，李兴宇，等．中医药在辅助生殖技术中调节子宫内膜容受性的对策浅述［J］．健康之路，2017，16（5）：228.

附录一　参考文献

一、专著

［1］赵学敏．本草纲目拾遗［M］．2版．北京：人民卫生出版社，1983.

［2］张有寯．中国男科医案［M］．天津：天津翻译出版公司，1990.

［3］谢文英，王一飞，江鱼．男性学［M］．上海：上海科学技术出版社，1991.

［4］史宇广，单书健．代名医临证精华·男科专辑［M］．北京：中医古籍出版社，1992.

［5］陈贵廷．本草纲目通释［M］．北京：学苑出版社，1992.

［6］田牛．微循环方法学（增订版）［M］．北京：原子能出版社，1993.

［7］乐秀珍．妇科名医证治精华［M］．上海：上海中医药大学出版社，1995.

［8］夏桂成．实用妇科方剂学［M］．北京：人民卫生出版社，1997.

［9］田牛．微循环学［M］．北京：原子能出版社，1999.

［10］陈可冀，史载祥．实用血瘀症学［M］．北京：人民卫生出版社，1999.

［11］陈志强，江海身．男科专病中医临床诊治［M］．北京：人民卫生出版社，2000.

［12］谈勇．中国百年百名中医临床家丛书·夏桂成［M］．北京：中国中医药出版社，2001.

［13］夏桂成．月经病中医诊治［M］．北京：人民卫生出版社，2001.

［14］郭应禄，辛钟成．男子生殖医学［M］．北京：北京医科大学出版社，2002.

［15］王琦.男科疾病中西医汇通［M］.沈阳：辽宁科学技术出版社，2003.

［16］夏桂成.中医妇科理论与实践［M］.北京：中国中医药出版社，2003.

［17］尤昭玲，文乐兮.妇产科常用药对［M］.北京：人民军医出版社，2004.

［18］王心如，周作民.生殖医学［M］.北京：人民卫生出版社，2004.

［19］何清湖，秦国政.中西医结合男科学［M］.北京：人民卫生出版社，2005.

［20］任东青，郭鹞.微循环学基础与实验方法［M］.西安：第四军医大学出版社，2005.

［21］夏桂成.妇科方药临证心得十五讲［M］.北京：人民卫生出版社，2006.

［22］张丽珠.临床生殖内分泌与不育症［M］.北京：科学出版社，2006.

［23］张金哲，杨启政，刘贵麟.中华小儿外科学［M］.郑州：郑州大学出版社，2006.

［24］王琦.王琦男科学（第二版）［M］.郑州：河南科学技术出版社，2007.

［25］夏桂成.中医临床妇科学（第二版）［M］.北京：人民卫生出版社，2007.

［26］秦国政.男科病特色专科实用手册［M］.北京：中国中医药出版社，2007.

［27］王鸿利，周新，洪秀华.现代实验诊断学［M］.北京：世界图书出版公司，2007.

［28］徐福松.徐福松男科临证指要［M］.北京：人民卫生出版社，2008.

［29］高新彦，王永安.古今名医男科医案赏析［M］.北京：人民军医出版社，2008.

［30］蒋智铭.前列腺诊断病理学［M］.上海：上海科技教育出版社，2008.

［31］杨惠洁.疾病与微循环［M］.天津：天津科学技术出版社，2008.

［32］肖承悰，吴熙.中医妇科名家经验心悟［M］.北京：人民卫生出版社，2009.

［33］石一复.输卵管疾病［M］.北京：人民军医出版社，2009.

［34］徐福松.徐福松实用中医男科学［M］.北京：中国中医药出版社，2009.

［35］夏桂成.夏桂成实用中医妇科学［M］.北京：中国中医药出版社，2009.

［36］全松，陈雷宁.体外受精与辅助生殖［M］.北京：人民卫生出版社，2009.

［37］何清湖.名医明案·妙方解析·男科病［M］.北京：人民军医出版社，2009.

［38］胡国华.中医膏方经验选［M］.北京：人民卫生出版社，2010.

［39］苏庆英.中医临床常用对药配伍［M］.北京：人民卫生出版社，2010.

［40］徐福松.徐福松男科医案选［M］.北京：人民卫生出版社，2011.

［41］徐福松，黄馥华.徐福松男科纲目［M］.北京：科学出版社，2012.

［42］中华中医药学会.中医妇科常见病诊疗指南［M］.北京：中国中医药出版社，2012.

［43］邓春华，戴宇平，陈炜.男科手术学［M］.北京：人民卫生出版社，2012.

［44］宾彬，郑泽棠.中西医结合男科学［M］.广州：广东高等教育出版社，2012.

［45］陈在贤.实用男科学［M］.北京：人民军医出版社，2013.

［46］吴阶平.吴阶平泌尿外科学［M］.济南：山东科学技术出版社，2013.

［47］张贤生，梁朝朝.早泄诊断和治疗［M］.合肥：安徽科学技术出版社，2014.

［48］那彦群，叶章群，孙颖浩，等.中国泌尿外科疾病诊断治疗指南（2014版）［M］.北京：人民卫生出版社，2014.

［49］曹泽毅.中华妇产科学［M］.北京：人民卫生出版社，2014.

［50］谈勇.坤壶撷英［M］.北京：人民卫生出版社，2014.

［51］张柏梁，胡丽杰.血液学检验［M］.南京：江苏凤凰科学技术出版社，2015.

［52］张镜源.夏桂成学术评传［M］.北京：中国盲文出版社，2015.

［53］华克勤，丰有吉.实用妇产科学（第三版）［M］.北京：人民卫生出版社，2015.

［54］秦国政.实用男科病临床手册［M］.北京：中国中医药出版社，2016.

［55］李宏军.男科诊疗常规［M］.北京：中国医药科技出版社，2016.

［56］大卫·贝林，张冰，王纬.百病之源——微循环障碍［M］.北京：东方出版社，2016.

［57］陈蓉.大国医经典医案诠解病症篇妇科杂病［M］.北京：中国医药科技出版社，2016.

［58］叶天士.叶天士医学全书［M］.太原：山西人民出版社，2016.

［59］夏桂成．夏桂成中医妇科诊疗手册［M］．北京：中国中医药出版社，2017．

［60］黄宇烽，李宏军．实用男科学［M］．2版．北京：科学出版社，2017．

［61］秦国政．中医男科学［M］．北京：科学出版社，2017．

［62］张敏建，郭军．中西医结合男科学（第二版）［M］．北京：科学出版社，2017．

［63］尤启东．药物化学［M］．北京：人民卫生出版社，2017．

［64］中华医学会男科学分会．中国男科疾病诊断治疗指南与专家共识（2016版）［M］．北京：人民卫生出版社，2017．

［65］白文俊，王晓峰．现代男科临床聚焦［M］．北京：科学出版社，2017．

［66］李曰庆，何清湖．中医外科学（第九版）［M］．北京：中国中医药出版社，2018．

［67］丁文龙，刘学政．系统解剖学（第九版）［M］．北京：人民卫生出版社，2018．

［68］谢幸，孔北华，段涛．妇产科学（第九版）［M］．北京：人民卫生出版社，2018．

［69］步宏，李一雷．病理学（第九版）［M］．北京：人民卫生出版社，2018．

［70］李曰庆，李海松．新编实用中医男科学［M］．北京：人民卫生出版社，2019．

［71］金保方．阳痿论评注［M］．北京：中国中医药出版社，2019．

［72］孙颖浩．吴阶平泌尿外科学［M］．北京：人民卫生出版社，2019．

［73］陈孝平，汪建平，赵继宗．外科学（第九版）［M］．北京：人民卫生出版社，2019．

［74］王彬．李曰庆学术和临床经验集［M］．北京：中国医药科技出版，2020．

［75］黄健．中国泌尿外科和男科疾病诊断治疗指南（2019版）［M］．北京：科学出版社，2020．

［76］冯晓玲，张婷婷．中医妇科学［M］．11版．北京：中国中医药出版社，2021．

［77］钟赣生，杨柏灿．中药学［M］．11版．北京：中国中医药出版社，2021．

［78］李冀，左铮云．方剂学［M］．11版．北京：人民卫生出版社，2021．

［79］姚咏明，邱海波，马晓春．急危重症微循环学［M］．北京：科学出版社，2021．

二、期刊

［1］徐福松. 男性生殖系统炎症的中医治疗［J］. 江苏医药（中医分册），1979（2）：20-22.

［2］徐福松. 中医治疗血精的初步体会［J］. 辽宁中医杂志，1980（9）：39-40.

［3］徐福松. 谈谈"血精"的辨证论治［J］. 江苏中医杂志，1982（5）：17-18.

［4］徐福松. 中医治疗80例慢性前列腺炎的初步体会［J］. 南京中医学院学报，1982（1）：38-40.

［5］夏桂成. 经间期出血的证治［J］. 南京中医学院学报，1982（2）：33-34.

［6］夏桂成. 三种不同痛经的辨证施治［J］. 江苏中医杂志，1982（2）：26-27.

［7］田牛. 微循环概述［J］. 临床医学，1985，6（1）：4-6.

［8］徐福松，颜开明，王处民，等. 中医泌尿、生殖系疾病源流略述［J］. 江苏中医杂志，1985（2）：35-37.

［9］夏桂成. 清热八法在妇科临床的应用［J］. 南京中医学院学报，1986（2）：25-26+24.

［10］徐福松. 泌尿生殖病病源举要［J］. 江苏中医杂志，1986（8）：39-40.

［11］徐福松. 加味四妙汤治验举隅［J］. 山西中医，1986（4）：15-17.

［12］徐福松，朱永康. 中医治疗慢性前列腺炎近况［J］. 中医杂志，1986（4）：60-63.

［13］徐福松. 80例慢性前列腺炎的辨证论治［J］. 上海中医药杂志，1987（1）：12-13.

［14］徐福松. 韩善徵的《阳痿论》（未刻本）［J］. 江苏中医杂志，1987（1）：40-42.

［15］徐福松. 男子性机能障碍的中医治疗［J］. 南京中医学院学报，1988（2）：12-14.

［16］秦国政. 论男科瘀证［J］. 新中医，1989（7）：3-6.

［17］徐福松．性腺炎症所致男子不育症113例临床小结［J］．山东中医杂志，1989（3）：16-18.

［18］徐福松．辨证论治前列腺增生所致急性尿潴留［J］．山东中医杂志，1989（2）：16-17.

［19］夏桂成．月经周期中分期调治的临床意义［J］．陕西中医，1989（8）：357-358+363.

［20］徐福松．从脾胃论治男子性功能障碍［J］．上海中医药杂志，1991（10）：14-15.

［21］徐福松．中医治疗男性不育症的进展［J］．贵阳中医学院学报，1991（3）：40-43+25.

［22］徐福松．我国古今男性学概述［J］．南京中医学院学报，1991（2）：105-107.

［23］夏桂成．补肾调周法治疗不孕症［J］．南京中医学院学报，1991（1）：1-2.

［24］夏桂成．治疗经间期出血的几点经验［J］．南京中医学院学报，1993（3）：15-17.

［25］徐福松，黄馥华．试论男科四大主症［J］．贵阳中医学院学报，1994（3）：4-7.

［26］徐福松．阳痿治疗须全面辨证［J］．湖北中医杂志，1994（4）：9-10.

［27］田牛．微循环概念的探讨［J］．微循环学杂志，1994，4（1）：4-6.

［28］夏桂成．辨治子宫内膜异位证的体会［J］．天津中医学院学报，1995（4）：1.

［29］徐福松．从中医观点探讨男科疾病的发病规律［J］．实用男科杂志，1995（1）：61-64.

［30］吕春英，夏桂成．补肾调周法治疗不孕症78例［J］．新中医，1995（11）：34-35.

［31］徐福松．慢性前列腺炎与男子不育症［J］．实用男科杂志，1996（2）：125-134.

［32］徐福松，时永华，何映，等．保精片治疗慢性前列腺炎218例［J］．南京中医药大学学报，1996（3）：17-18+64.

［33］徐福松，时永华，何映，等．聚精丸治疗精液异常所致男性不育症246例［J］．江苏中医，1996（2）：21-22.

［34］秦国政．论精室生理病理与证治［J］．湖南中医药导报，1996，2（5）：6-8.

［35］徐福松，王劲松．试论睾丸（卵巢）藏精主生殖［J］．男科学报，1998（3）：196-197.

［36］徐福松．中医治疗前列腺增生所致急性尿潴留28例［J］．男科学报，1998（1）：57-60.

［37］徐福松，徐咏健．略谈中医男科四大主症［J］．江苏中医，1998（2）：3-5.

［38］夏桂成．月经周期与调周法［J］．南京中医药大学学报，1998（3）：14-16.

［39］徐福松．辨证与辨病论治慢性前列腺炎［J］．男科学报，1999（1）：9-14.

［40］秦国政．历代医家阳痿论治思路探讨［J］．山东中医药大学学报，1999，23（5）：303-305+307.

［41］秦国政．古代中医辨治阳痿的文献研究［J］．南京中医药大学学报，1999，15（5）：58-61.

［42］徐福松．中医男科学术经验述略［J］．中医药研究，2000，16（1）：38.

［43］徐福松．从中医观点探讨男科疾病的发病规律［J］．中医药研究，2001，17（6）：1-2.

［44］徐福松．不育症的中医辨证观［J］．中医药研究，2001，17（2）：7-9.

［45］田牛，李玉珍，刘育英．血瘀证的微循环研究［J］．中国中西医结合杂志，2001，21（4）：248-251.

［46］秦国政．郁是阳痿发病学的重要环节［J］．云南中医学院学报，2001，24（4）：30-31.

［47］周翔，徐福松．徐福松教授诊治血精经验精萃［J］．中医药学刊，2003，21（6）：861-868.

［48］卞廷松，金保方，徐福松．肾司二便与男性性功能异常［J］．辽宁中医学院学报，2003，5（4）：313-314.

［49］金保方．介入结合中药治疗精索静脉曲张所致不育症的临床研究［J］．中国中西医结合影像学杂志，2003，1（2）：107-109.

［50］秦国政.勃起功能障碍（阳痿）中医发病学规律研究［J］.云南中医学院学报，2003，26（4）：5-9.

［51］钱菁，夏桂成.助孕汤治疗黄体功能不全性不孕、流产的临床观察［J］.湖北中医杂志，2004，26（4）：42-43.

［52］卞廷松，金保方，徐福松，等.徐福松教授内肾外肾论［J］.山西中医学院学报，2004，5（1）：6-9.

［53］金保方，卞廷松.徐福松教授治疗男性病药对举隅［J］.江苏中医药，2004，25（9）：16-18.

［54］徐福松.内肾外肾论［J］.南京中医药大学学报，2005，21（6）：7-11.

［55］徐福松.慢性前列腺炎诊治误区［J］.中国社区医师（综合版），2005，7（18）：48.

［56］应荐，徐福松.滋阴法为主治疗肾虚型勃起功能障碍临床观察［J］.上海中医药杂志，2005，39（5）：37-39.

［57］金保方，杨晓玉，商学军，等.淋必清汤治疗性病后慢性前列腺炎的临床研究［J］.中华男科学杂志，2005，11（3）：235-237.

［58］金保方，黄宇烽，邵常安，等.包皮环切术致阴茎异常勃起的综合治疗（附1例报告）［J］.中华男科学杂志，2005，11（7）：544-547.

［59］金保方，黄宇烽，杨晓玉，等.1186例男性不育患者实验室检查结果及病因分析［J］.南京中医药大学学报，2005，21（5）：318-320.

［60］徐福松.慢性前列腺炎治疗以补肾导浊为主法［J］.江苏中医药，2006，27（5）：1-2.

［61］夏桂成.用动静观指导滋阴补肾调治多囊卵巢综合征［J］.江苏中医药，2006，27（3）：12-13.

［62］应荐，徐福松.勃起功能障碍的整体认识论［J］.上海中医药大学学报，2006，20（4）：103-105.

［63］金保方，黄宇烽.腰椎间盘突出症与男性性功能异常［J］.中国男科学杂志，

2006, 20（11）: 56-58.

［64］金保方，黄宇烽，杨晓玉，等．养精胶囊治疗弱精子症的临床观察［J］．南京中医药大学学报，2006，22（5）: 286-289.

［65］金保方，黄宇烽，陆晓和．养精胶囊治疗男性性功能障碍的临床观察［J］．中华男科学杂志，2006，12（3）: 272-276.

［66］金保方，黄宇烽，夏欣一，等．养精胶囊联合锌硒宝对不育患者精子DNA完整性的影响［J］．中国男科学杂志，2006，20（12）: 45-49.

［67］金保方，黄宇烽，朱照平，等．精囊腺摘除对大鼠性功能影响的观察［J］．南京医科大学学报，2006，26（4）: 268-270.

［68］金保方，黄宇烽，杨晓玉，等．MR成像下精囊分泌功能与性功能关系的初步研究［J］．中国中西医结合影像学杂志，2006，4（6）: 413-417.

［69］金保方，杨晓玉，刘嘉茵，等．精原细胞瘤术后放疗致无精子症经综合治疗致孕1例［J］．中华男科学杂志，2006，12（9）: 836-838.

［70］钱菁，夏桂成．滋肾调周法治疗妇科疾病撷菁［J］．江苏中医药，2007，39（2）: 39-41.

［71］张新东，金保方．精囊在男性生殖和性功能中的作用［J］．中华男科学杂志，2007，13（12）: 1113-1116.

［72］金保方，黄宇烽，夏欣一，等．红白皂龙汤治疗男科疾病举隅［J］．中医研究，2007，20（1）: 38-41.

［73］金保方，黄宇烽，夏欣一，等．加味红白皂龙汤合养精胶囊治疗功能性不射精［J］．浙江中医药大学学报，2007，31（6）: 731-732.

［74］金保方，黄宇烽，夏欣一，等．红白皂龙汤在男科疾病治疗中的应用举隅［J］．中医研究，2007，20（1）: 38-41.

［75］徐福松．论中医男科之诊治思路［J］．南京中医药大学学报，2008，24（5）: 289-291.

［76］卞廷松，徐福松，杨光，等．中药治疗顶体酶异常男性不育症41例疗效观察

［J］.辽宁中医杂志，2008，35（1）：78-79.

［77］金保方，李相如，周翔.徐福松教授辨治阳痿经验［J］.南京中医药大学学报，2008，24（5）：292-295.

［78］堵吉，金保方.中西医结合保胎研究进展［J］.中外医疗，2008（20）：130-131+133.

［79］陈剑飞，金保方，李相如，等.徐福松教授辨治早泄经验［J］.南京中医药大学学报，2008，24（6）：366-369.

［80］徐福松.马培之男科医案赏析［J］.江苏中医药，2009，41（8）：61-62.

［81］金保方，张新东，黄宇烽，等.早泄与中央型腰椎间盘突出相关性的初步研究［J］.中华男科学杂志，2009，15（3）：244-247.

［82］金保方，杨晓玉，张新东，等.中医治疗反复不明原因IVF失败后成功妊娠52例［J］.南京中医药大学学报，2009，25（1）：56-58.

［83］卞廷松，徐福松.徐福松诊治慢性前列腺炎经验［J］.辽宁中医杂志，2009，36（5）：729-730.

［84］刘建国，金保方，李相如，等.徐福松教授辨治阴茎异常勃起经验［J］.南京中医药大学学报，2009，25（3）：219-222.

［85］周玉春，张新东，金保方，等.徐福松教授辨治慢性前列腺炎经验［J］.南京中医药大学学报，2009，25（4）：297-300.

［86］许新，管凤刚，金保方，等.徐福松治疗精索静脉曲张经验［J］.山东中医药大学学报，2009，33（6）：509-510.

［87］李相如，刘建国，金保方，等.徐福松教授辨治不射精经验［J］.南京中医药大学学报，2009，25（1）：6-9.

［88］张春亭，刘建国，金保方，等.徐福松教授辨治性欲低下证治经验［J］.南京中医药大学学报，2009，25（2）：143-144.

［89］张新东，金保方.精囊功能评价及调控研究概况［J］.现代泌尿外科杂志，2009，14（2）：155-157.

［90］张新东，金保方，周玉春，等．前列倍喜胶囊治疗精液不液化180例临床研究［J］．南京中医药大学学报，2009，15（7）：665-668.

［91］刘建国，金保方，李相如，等．徐福松教授辨治阴茎异常勃起经验［J］．2009，25（3）：219-222.

［92］夏桂成．经间排卵期是妇科未病论治的最佳时期［J］．南京中医药大学学报，2010，26（3）：161-163.

［93］夏桂成．调节心肾子宫轴促排卵重在癸水［J］．南京中医药大学学报，2010，26（5）：321-323.

［94］周翔，徐福松．徐福松教授辨治前列腺增生经验简介［J］．新中医，2010，42（4）：93-94.

［95］周玉春，薛宇阳，张新东，等．独活寄生汤治疗慢性附睾炎临床研究［J］．新中医，2010，42（11）：45-46.

［96］周玉春，夏国守，薛宇阳，等．补肾祛湿中药联合多沙唑嗪治疗慢性附睾炎的临床研究［J］．中华男科学杂志，2010，16（12）：1143-1146.

［97］薛宇阳，叶佳，孙大林，等．金保方男科医案举隅及禁欲观念浅析［J］．吉林中医药，2010，30（12）：1081-1082，1112.

［98］张华俊，刘建国，李相如，等．金保方运用公英葫芦茶治疗泌尿生殖系疾病拾萃［J］．辽宁中医杂志，2010，37（6）：1137-1138.

［99］薛宇阳，金保方，叶佳，等．养精胶囊对大鼠精囊分泌功能的影响研究［J］．吉林中医药，2011，31（4）：375-376.

［100］孙大林，高永金，薛宇阳，等．金保方教授运用萆薢汤治疗泌尿生殖系疾病验案5则［J］．新中医，2011，43（6）：172-174.

［101］金保方，张华俊，张新东，等．养精胶囊联合小剂量他达拉非治疗功能性不射精临床观察［J］．中华男科学杂志，2012，18（12）：1140-1142.

［102］金保方，孙大林，张新东，等．对慢性前列腺炎诊治的再认识与中医药的选择［J］．环球中医药，2012，5（7）：494-498.

［103］黄健，徐福松．二地鳖甲煎治疗勃起功能障碍肾阴虚证临床观察［J］．中华男科学杂志，2012，18（12）：1143-1146．

［104］高永金，金保方．徐福松教授辨治特发性少精液症的经验［J］．国际中医中药杂志，2012，35（2）：183-185．

［105］高永金，孙大林，金保方，等．徐福松教授辨治血精症经验［J］．中华中医药杂志，2012，27（3）：636-638．

［106］高永金，金保方．迟发型性腺功能减退合并勃起功能障碍研究现状［J］．中国性科学，2012，21（5）：18-20+31．

［107］刘建国，金保方，杨晓玉，等．补肾调周法对IVF-ET的干预及其结局的影响［J］．南京中医药大学学报，2012，28（6）：513-516．

［108］魏馨林，陈茂宝，金保方．桃红四物汤在泌尿生殖系统疾病中的应用［J］．山东中医药大学学报，2012，36（6）：508-511．

［109］高永金，金保方，张新东，等．养精胶囊对老年SD大鼠性功能的影响［J］．中国男科学杂志，2012，26（6）：11-17．

［110］Sun D，Cui Y，Jin B，et al．Effects of the Yangjing Capsule Extract on Steroidogenesis and Apoptosis in Mouse Leydig Cells［J］．Evid Based Complement Alternat Med，2012，2012：985457．

［111］金保方．中医药在现代生殖医学中的地位［J］．生殖医学杂志，2013，22（12）：899-904．

［112］陈赟，钱菁，夏桂成．夏桂成教授辨治卵巢功能低下性不孕症经验探析［J］．北京中医药大学学报，2013，36（2）：129-131．

［113］薛敏，孙大林，金保方．中医药改善子宫内膜容受性研究进展［J］．南京中医药大学学报，2013，29（1）：97-100．

［114］周华，孙大林，金保方，等．聚精丸治疗少弱精子症80例［J］．南京中医药大学学报，2013，29（1）：92-93．

［115］王志强，林树栋，张新东，等．补肾填精法治疗少弱精症的研究进展［J］．世

界中西医结合杂志，2013，8（5）：521-524.

[116] 唐志安，徐福松，金保方.畸形精子症的中西医研究进展[J].江苏医药，2013，39（18）：2179-2181.

[117] 唐志安，景涛，欧桌荣，等.徐福松教授治疗精子形态异常不育的临床经验[J].南京中医药大学学报，2013，29（6）：588-590.

[118] 唐志安，景涛，孙志兴，等.徐福松教授男科临证的脾胃观[J].时珍国医国药，2013，24（11）：2780-2781.

[119] 高永金，金保方，孙大林，等.养精胶囊对老年大鼠阴茎海绵体 P-Erk1 和 P-Akt1 表达的影响[J].中华男科学杂志，2013，19（3）：251-256.

[120] 刘建国，魏文娟，金保方.金保方教授射精功能障碍辨治验案举隅[J].中华中医药学刊，2013，31（9）：1850-1852.

[121] 金保方，薛宇阳，张新东，等.养精胶囊对老年大鼠精囊超微结构的影响[J].中华男科学杂志，2014，20（1）：68-72.

[122] 白刚，佟宪，李宏军.胰激肽原酶在男科疾病中的应用[J].生殖医学杂志，2014，23（2）：165-168.

[123] 王志强，林树栋，孙大林，等.中医药抗氧化作用在不育症治疗中的应用研究进展[J].北京中医药，2014，33（1）：68-71.

[124] 张华俊，金保方，徐强.清肾散瘀方治疗慢性前列腺炎合并精液不化 35 例疗效观察[J].国际中医中药杂志，2014，36（2）：166-167.

[125] 张华俊，徐强，金保方，等.清肾散瘀方治疗慢性无菌性前列腺炎／慢性骨盆疼痛综合征疗效观察[J].山东中医杂志，2014，33（4）：275-276.

[126] 王志强，金保方，崔毓桂，等.养精胶囊对 GC-1 细胞增殖、凋亡及 caspase-3 表达的影响[J].北京中医药大学学报，2014，37（7）：500-504+508.

[127] 张新东，金保方.尿频辨治八法[J].中华中医药杂志，2014，29（10）：3149-3151.

[128] 王勇，孙大林，金保方，等.补肾导浊颗粒治疗良性前列腺增生[J].吉林中

医药, 2014, 34（11）: 1140-1143.

［129］王勇, 孙大林, 金保方, 等. 补肾导浊颗粒治疗良性前列腺增生［J］. 吉林中医药, 2014, 34（11）: 1140-1143.

［130］孙大林, 金保方. 中医药在男性生殖内分泌疾病中的应用［J］. 国际生殖健康/计划生育杂志, 2014, 33（6）: 458-461.

［131］林树栋, 王志强, 孙大林, 等. 金保方运用二至地黄汤治疗泌尿生殖系统血证验案5则［J］. 江苏中医药, 2014, 46（4）: 50-52.

［132］李廷付, 金保方. 八珍汤化裁治疗生殖系统疾病拾萃［J］. 中华中医药杂志, 2014, 29（12）: 3823-3825.

［133］顾磊, 金保方, 张新东. 睾丸微循环结构及功能调控的研究进展［J］. 微循环学杂志, 2014, 24（3）: 65-67.

［134］刘栋赟, 孙大林, 金保方, 等. 慢性盆腔疼痛综合征与中央型腰椎间盘突出症相关性的初步研究［J］. 中国性科学, 2014, 23（8）: 60-62.

［135］王志强, 林树栋, 金保方. 金保方治疗男性阴痛验案三则［J］. 中国中医药信息杂志, 2014, 41（2）: 115-117.

［136］孙大林, 金保方. 中医药在男性生殖内分泌疾病中的应用［J］. 国际生殖健康/计划生育杂志, 2014, 33（6）: 458-461.

［137］Wang Z, Jin B, Zhang X, et al. Yangjing Capsule Extract Promotes Proliferation of GC-1 Spg Cells［J］. Evid Based Complement Alternat Med, 2014, 2014: 640857.

［138］金保方. 腰椎间盘突出症与男科疾病［J］. 中华男科学杂志, 2015, 21（10）: 867-870.

［139］张岩, 谈勇, 夏桂成. 夏桂成调心补肾治疗卵巢早衰经验［J］. 广州中医药大学学报, 2015, 32（5）: 934-936.

［140］刘承勇, 徐福松. 徐福松教授男科医案研究［J］. 中华男科学杂志, 2015, 21（4）: 342-344.

［141］欧卓荣, 唐志安, 何映, 等. 徐福松聚精丸治疗脾肾两虚型少弱精子症76例

的临床研究［J］．浙江中医药大学学报，2015，39（8）：609-612.

［142］欧卓荣，杨颖辉，徐福松．中医药诊治男性少弱精子症的 Meta 分析［J］．中华中医药学刊，2015，33（9）：2268-2273.

［143］王勇，孙大林，金保方，等．补肾导浊颗粒治疗良性前列腺增生症65例的临床研究［J］．中华中医药杂志，2015，30（10）：3775-3777.

［144］陈兵，孙大林，陈广辉，等．滋阴凉血法在血精治疗中的地位［J］．中医药导报，2015，21（24）：89-91.

［145］林树栋，王志强，金保方，等．金保方教授治疗阴茎痛验案4则［J］．中华中医药杂志，2015，30（1）：118-120.

［146］陈广辉，陈兵，孙大林，等．良性前列腺增生症中医研究进展［J］．世界中西医结合杂志，2015，10（7）：1033-1036.

［147］刘建国，金保方，杨晓玉，等．补肾调周法对自然周期冻融胚胎移植的影响［J］．中国医刊，2015，50（11）：69-72.

［148］蔡滨，孙大林，赵红乐，等．金保方教授运用金铃子散合四逆散加减治疗男科疾病举隅［J］．时珍国医国药，2015，26（6）：1492-1493.

［149］谷亚龙，张新东，金保方．腰椎病变与男科疾病医案6则［J］．中国性科学，2015，29（5）：85-88.

［150］谷亚龙．睾丸微循环概述［J］．中国男科学杂志，2015，29（2）：61-65.

［151］刘建国，孙大林，金保方，等．补肾活血方治疗少弱精子症的临床研究［J］．中国性科学，2015，24（11）：85-88.

［152］Zhao H, Jin B, Zhang X, et al. Yangjing Capsule Ameliorates Spermatogenesis in Male Mice Exposed to Cyclophosphamide［J］. Evid Based Complement Alternat Med, 2015, 2015: 980583.

［153］Gu Y, Zhang X, Sun D, et al. The Stimulative Effect of Yangjing Capsule on Testosterone Synthesis through Nur77 Pathway in Leydig Cells［J］. Evid Based Complement Alternat Med, 2015, 2015: 408686.

［154］徐福松，朱永康，章茂森，等．孟河传人许履和中医外科疾病诊治经验述略［J］．江苏中医药，2016，48（7）：1-5.

［155］秦国政．精索静脉曲张性不育论治对策［J］．北京中医药大学学报，2016，39（4）：341-343.

［156］陈兵，陈广辉，孙大林，等．遗精验案四则［J］．山东中医杂志，2016，35（1）：68-69.

［157］尤传静，吴强，孙大林，等．补肾填精法改善糖尿病勃起功能障碍大鼠性功能的机制研究［J］．中国男科学杂志，2016，30（4）：7-12.

［158］刘建国，赵红乐，金保方．氧化应激与男性不育研究进展［J］．中华中医药学刊，2016，34（9）：2104-2106.

［159］管凤刚，孙大林，金保方．金匮肾气丸联合胰激肽原酶治疗弱精子症［J］．中国中西医结合外科杂志，2016，22（5）：424-427.

［160］孙大林，金保方．从血管内皮生长因子在生精中的作用浅析中医"精血同源"理论［J］．中国中西医结合杂志，2016，36（10）：1261-1264.

［161］陈广辉，孙大林，金保方，等．补肾活血法治疗男性精子异常型不育症研究进展［J］．中国性科学，2016，25（1）：103-106.

［162］陈广辉，孙大林，金保方，等．金保方治疗勃起功能障碍验案解析［J］．辽宁中医杂志，2016，43（1）：141-143.

［163］蔡滨，孙大林，赵红乐，等．金保方辨治血精症经验［J］．山东中医杂志，2016，35（5）：443-445.

［164］管凤刚，孙大林，金保方．金匮肾气丸联合胰激肽原酶治疗弱精子症［J］．中国中西医结合外科杂志，2016，22（5）：424-427.

［165］陈广辉，孙大林，金保方，等．金保方治疗性欲低下验案分析［J］．辽宁中医杂志，2016，43（11）：2388-2389.

［166］孙大林，陈广辉，金保方，等．养精胶囊通过调控StAR启动子促进睾酮合成的研究［J］．中国男科学杂志，2016，30（11）：16-19.

[167] 徐福松，赵伟，章茂森.男科疾病临证思辨[J].江苏中医药，2017，49（10）：1-6.

[168] 夏桂成，谈勇.试论心肾观对妇科理论与临床的指导作用[J].南京中医药大学学报，2017，33（6）：541-544.

[169] 金保方.复发性流产的男方因素与对策[J].中华男科学杂志，2017，23（10）：867-872.

[170] Jin B，Cai B，Sun D，et al. Yangjing Capsule extract promotes proliferation of GC-1 spg cells via up-regulated POU3F1 pathway[J]. Biosci Trends，2017，11（1）：95-104.

[171] 邓伟民，孙大林，张新东，等.独活寄生汤治疗腰源性男科疾病举隅[J].辽宁中医杂志，2017，44（1）：153-156.

[172] 董伟航，孙大林，金保方，等.睾丸间质细胞内调控 StAR 影响睾酮合成因素的研究进展[J].中国男科学杂志，2017，31（2）：65-69.

[173] 孙大林，金保方.柴胡加龙骨牡蛎汤在男科疾病中的应用[J].中华中医药杂志，2017，32（11）：4960-4963.

[174] 夏国守，孙大林，金保方.加减橘核丸联合迈之灵治疗慢性附睾炎[J].中国中西医结合外科杂志，2017，23（5）：471-474.

[175] 邓伟民，孙大林，蔡滨，金保方.二地鳖甲煎治疗男科疾病验案举隅[J].环球中医药，2017，10（11）：1377-1379.

[176] 孙大林，蔡滨，金保方，等.补肾导浊颗粒治疗Ⅲ型前列腺炎的随机对照多中心临床研究[J].中华男科学杂志，2017，23（2）：164-168.

[177] 徐福松，赵伟，章茂森.从痰论治男科疾病钩玄[J].江苏中医药，2018，50（2）：1-4.

[178] 徐福松，赵伟，章茂森.论养阴法在男科疾病中的运用[J].江苏中医药，2018，50（8）：1-4.

[179] 王静，夏桂成.夏桂成从"心-肾-子宫轴"学说论治早发性卵巢功能不全

经验 [J] . 中医杂志, 2018, 59 (7): 554-557+576.

[180] 章茂森, 赵伟, 徐福松. 徐福松辨治畸形精子症经验 [J] . 中医杂志, 2018, 59 (12): 1011-1013.

[181] 邓伟民, 孙大林, 金保方, 等. 男性房事后疾病验案四则 [J] . 山东中医杂志, 2018, 37 (1): 73-74.

[182] 刘广景, 孙大林, 金保方. 补肾活血法对精索静脉曲张不育患者精子质量和氧化应激的影响 [J] . 西部中医药, 2018, 31 (11): 1-3.

[183] 邓伟民, 孙大林, 金保方. 糖尿病性勃起功能障碍发病机制研究进展 [J] . 中华泌尿外科杂志, 2018, 39 (1): 73-75.

[184] 陈广辉, 孙大林, 陈兵, 等. 金保方运用养精汤治疗精子异常不育症经验 [J] . 中国中医药信息杂志, 2018, 25 (9): 107-108.

[185] 董伟航, 金保方, 孙大林, 等. 补肾活血方通过 VEGF/VEGFR2 相关通路促进生精障碍模型小鼠睾丸微循环的研究 [J] . 中国男科学杂志, 2018, 2 (32): 30-35.

[186] 金亦涵, 金保方. 养精胶囊在男性生殖领域的临床应用 [J] . 中国男科学杂志, 2018, 32 (6): 67-68.

[187] 孙大林, 金保方, 蔡滨, 等. 补肾法促进睾酮合成的作用机制 [J] . 中华中医药学刊, 2018, 36 (10): 2471-2474.

[188] Sun D, Dong W, Jin B, et al. Mechanisms of Yangjing capsule in Leydig cell apoptosis and testosterone synthesis via promoting StAR expression [J] . Biol Pharm Bull, 2018, 41 (9): 1401-1405.

[189] 徐福松, 章茂森, 赵伟. 中医药防治勃起功能障碍研究进展述评 [J] . 江苏中医药, 2019, 51 (5): 1-5.

[190] 夏桂成, 谈勇. 中医药治疗排卵障碍性不孕症临床研究进展述评 [J] . 江苏中医药, 2019, 51 (9): 1-7.

[191] 张华俊, 金保方, 李月兵, 等. 清肾散瘀方联合如意金黄散治疗急性附睾睾丸炎疗效分析 [J] . 中国中医急症, 2019, 28 (2): 290-292.

［192］张华俊，金保方，邢家龙，等 . 清肾散瘀方联合莫西沙星治疗白细胞精子症40 例［J］. 陕西中医药大学学报，2019，42（3）：121-123.

［193］张新东，金保方，李晓琴，等 . 二仙膏联合胰激肽原酶对重度少精子症患者精子质量及 ICSI 结局的影响［J］. 中国男科学杂志，2019，33（5）：44-47+51.

［194］Jin B，Sun D，Dong W，et al. Yangjing Capsule Can Improve the Function of the Testicular Angiogenesis through Activating VEGFA/eNOS Signaling Pathway［J］. Evid Based Complement Alternat Med，2020，2020：195267.

［195］Jin B，Dong W，Sun D，et al. Yangjing capsule attenuates cyclophosphamide-induced deficiency of testicular microcirculation in mice［J］. Trop J Pharm Res，2020，19（3）：608.

［196］夏桂成，谈勇 . 基于月周律中精阴精阳的盛衰规律调治妇科疾病思路探赜［J］. 南京中医药大学学报，2021，37（3）：321-324.

［197］夏桂成，谈勇 . 血瘀痛经之成因与调治［J］. 江苏中医药，2021，53（5）：1-4.

［198］丁旭锋，史卿菁，孙大林，等 . 补肾活血健脾法对特发性男性不育症的疗效观察［J］. 中国性科学，2021，30（7）：93-96.

［199］王丹丹，孙大林，金保方 . 胰激肽原酶在男性生殖领域的研究进展［J］. 中华男科学杂志，2021，27（5）：445-449.

［200］孙大林，许维娜，刘建国，等 . 论男性尿道炎后综合征治法［J］. 中国中医基础医学杂志，2021，27（3）：518-519.

甲襞微循环反射图

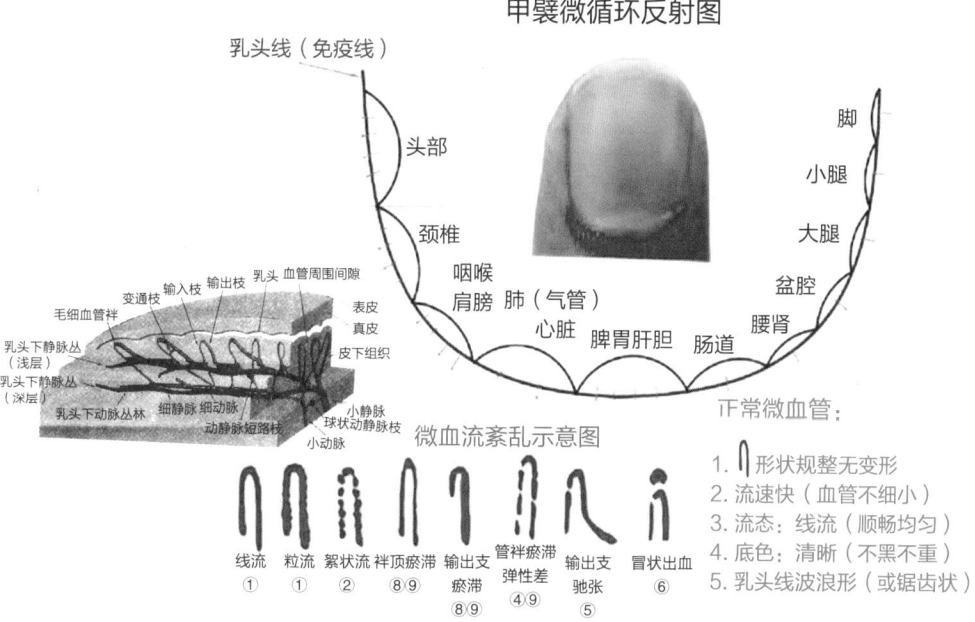

附彩图 5-1　甲皱（襞）微循环反射图

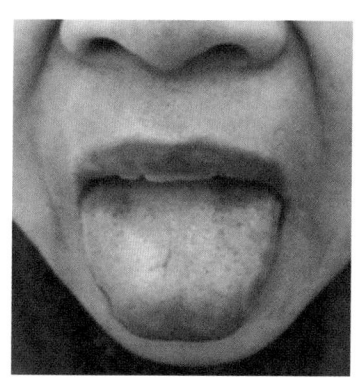
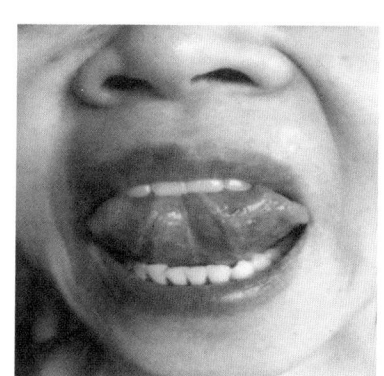

附彩图 5-2　舌诊图

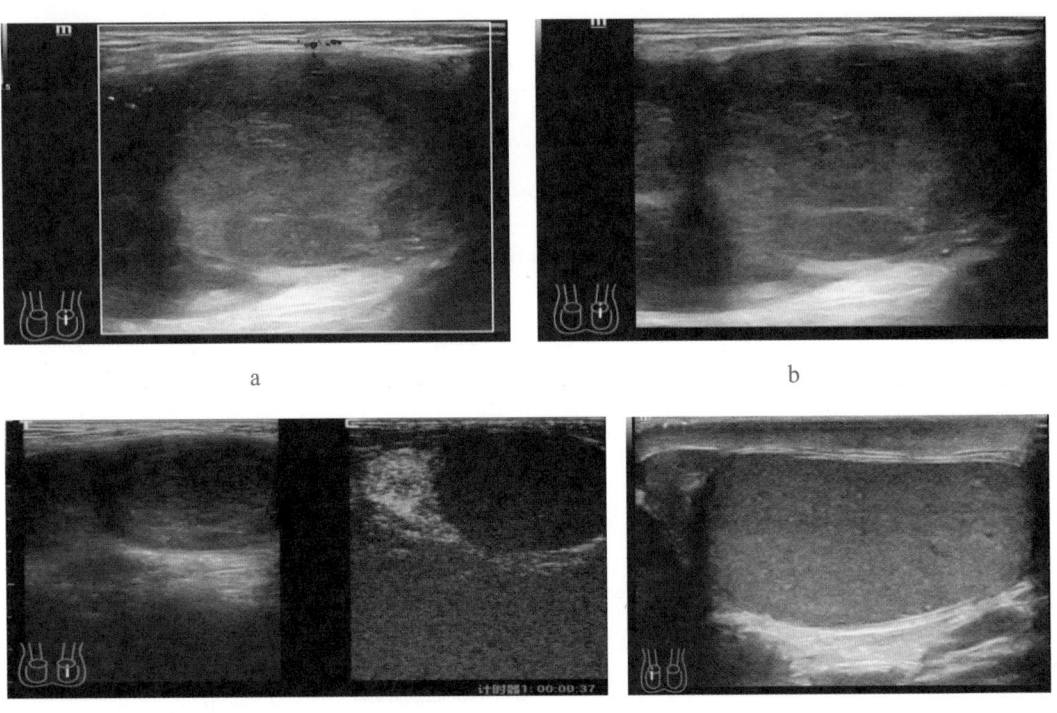

附彩图 5-3　27 岁男性左侧睾丸扭转声像图

a. 左侧睾丸形态饱满，回声不均匀；b. 超声多普勒超声睾丸内未见血流信号；

c. 超声造影左侧睾丸内，未见造影剂灌注，提示睾丸微循环灌注缺乏；d. 正常睾丸

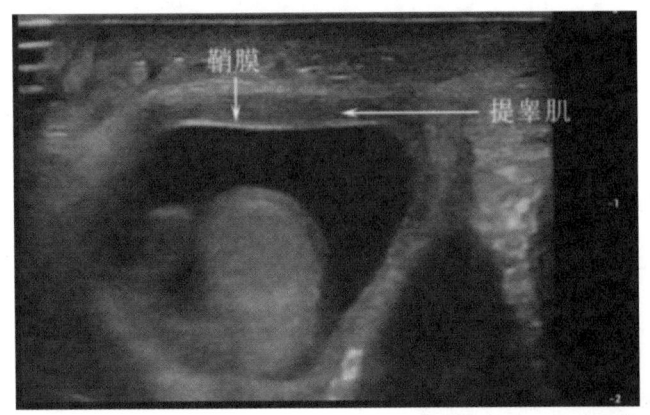

图 5-4　阴囊声像图

壁内提睾肌呈低回声，睾丸周围的无回声为睾丸鞘膜积液

生殖微循环学

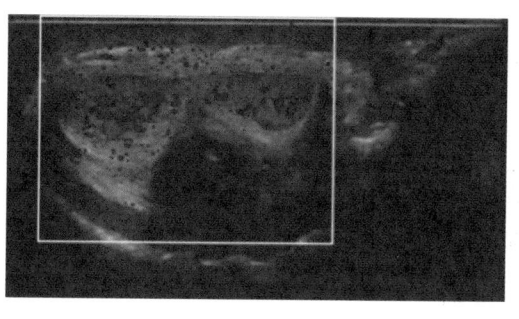
a

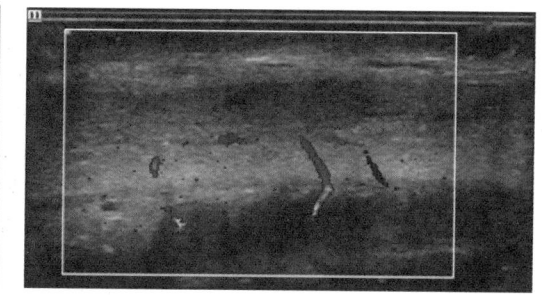
b

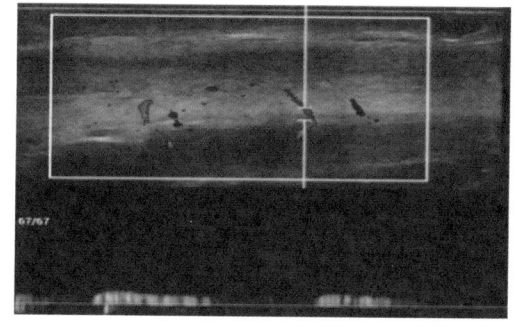
c

附彩图 5-5 阴茎超声检查

a.松弛的阴茎腹侧超声横断面，检查可显示 1 对高回声的阴茎海绵体；

b、c.内均可见海绵体动脉，阴茎海绵体和尿道海绵体之间有交通动脉

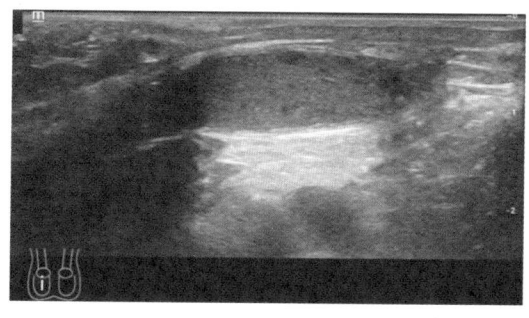

a   b

附彩图 5-6 26 岁男性睾丸体积声像图

双侧睾丸体积偏小，血流稀疏

a.二维灰阶图像显示右侧睾丸偏小；b.偏小的睾丸内血流稀疏

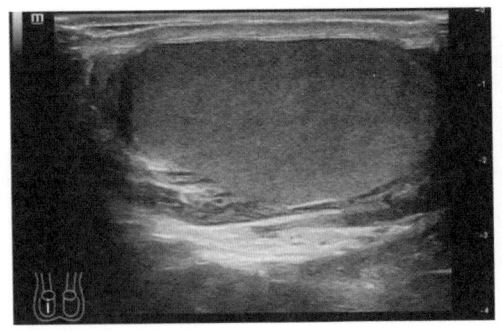
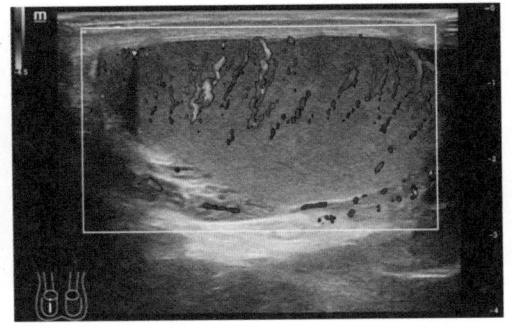

a   b

附彩图 5-7　27 岁正常男性睾丸声像图

a.睾丸呈椭圆形，回声均匀；b.白膜下睾丸动脉及静脉血流丰富

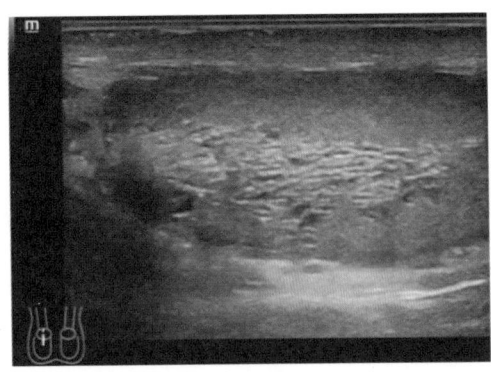

a   b

附彩图 5-8　睾丸网扩张声像图

37 岁男性，睾丸网扩张，进一步检查发现输精管梗阻

a.睾丸网扩张呈细小网格状；b.扩张的睾丸网可见血流信号

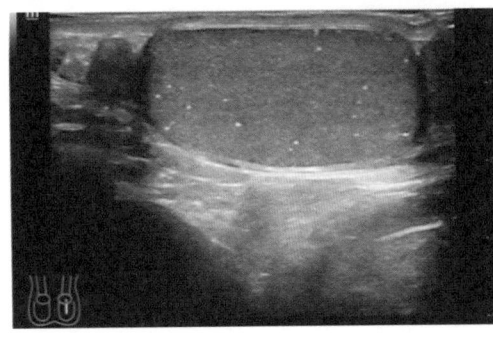

a   b

附彩图 5-9　睾丸微石症声像图

24 岁男性，睾丸内多发散在点状钙化

a.左侧睾丸内散在的点状强回声；b.左侧睾丸内血流信号未见增多

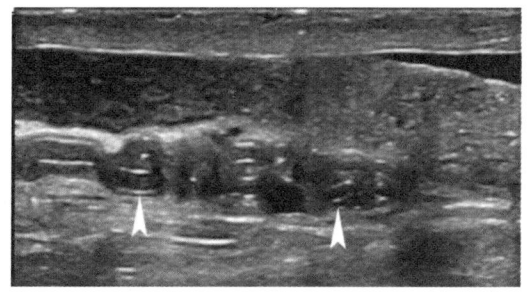
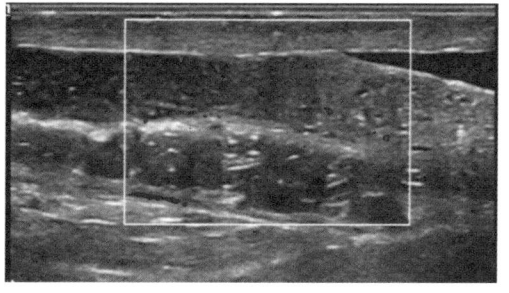

a   b

附彩图 5-10　29 岁无精症患者附睾声像图

附睾呈细小网状扩张，深部输精管阴囊部扩张（箭头）

a. 附睾体部扩张，内见密集的点状回声，提示附睾淤精；附睾深部为扩张的输精管阴囊部（箭头），正常条件下该段输精管不扩张，扩张则提示输精管梗阻；b. 附睾内少量血流信号

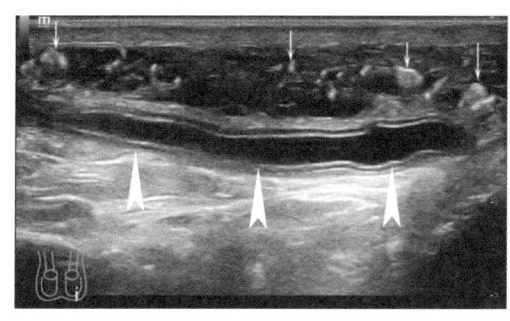
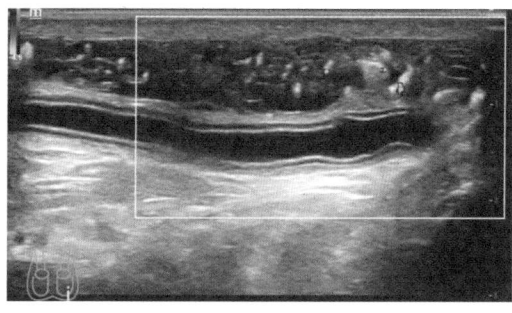

a   b

附彩图 5-11　27 岁无精症患者附睾声像图

附睾内多发微结石形成（箭头），输精管明显扩张（三角形箭头）

a. 附睾体内多发微结石形成（箭头），深部为扩张的输精管阴囊部；

b. 扩张的输精管阴囊部管腔内未见血流信号，提示扩张的管腔不是血管

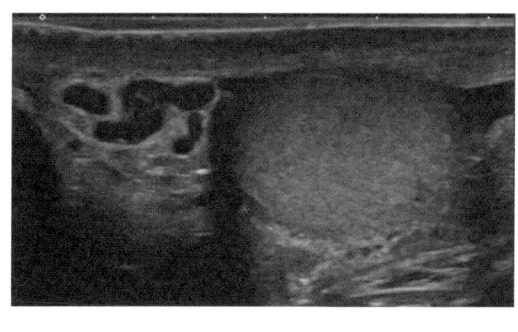
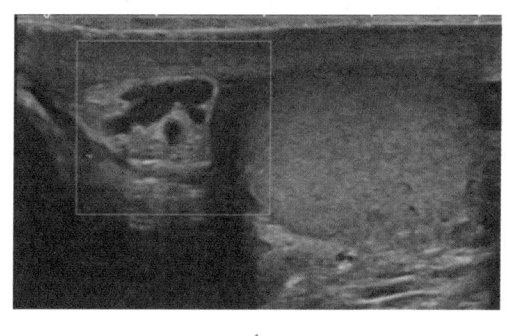

a   b

附彩图 5-12　附睾头纤维囊性发育不良

27 岁无精症患者，附睾头管状扩张，附睾体尾部缺如

a. 睾丸上方的附睾头呈管状扩张，不能显示附睾体尾部；b. 附睾头内未见明显血流信号

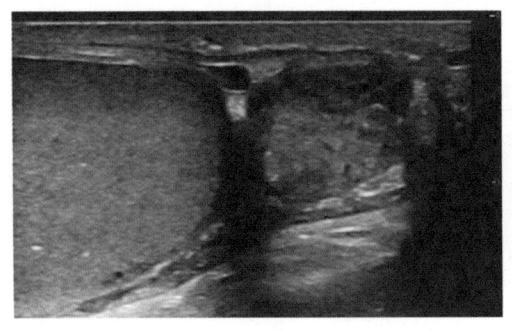
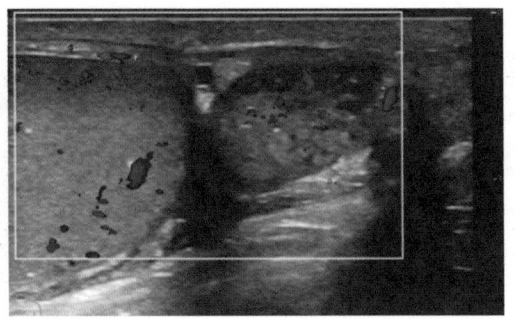

a   b

附彩图 5-13　24 岁男性附睾声像图

附睾尾部慢性炎性结节形成

a. 附睾尾部呈结节状增大，回声模糊；b. 附睾尾部血流信号增多，提示炎症改变

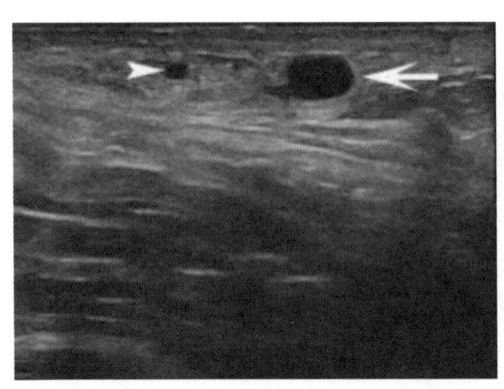
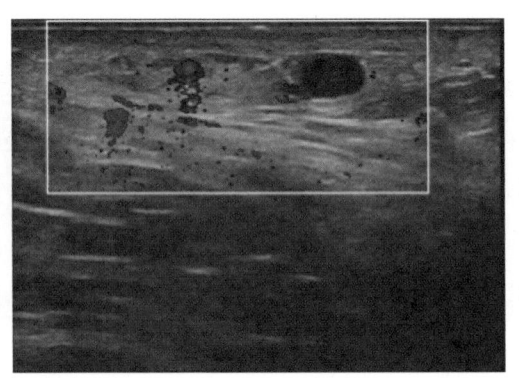

a   b

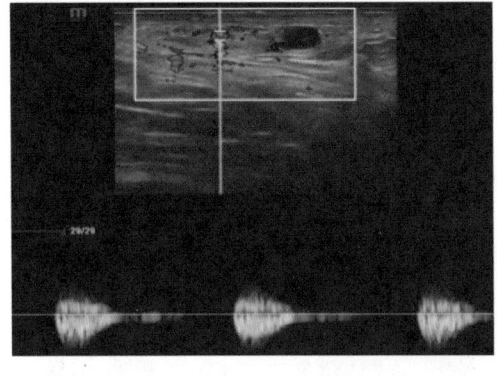

c

附彩图 5-14　正常输精管腹股沟段横截面声像图

a. 输精管（箭头）与睾丸动脉（三角形箭头）均呈低回声；

b、c. 输精管外径大于睾丸动脉，睾丸动脉内有血流显示，而输精管中央无血流显示

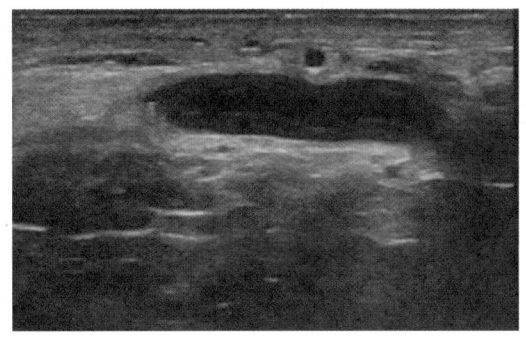
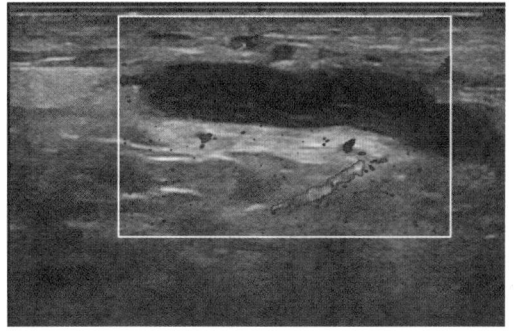

a   b

附彩图 5-15　扩张的腹股沟段输精管长轴声像图

a. 输精管管壁回声较低，管壁厚；b. 内部无血流显示

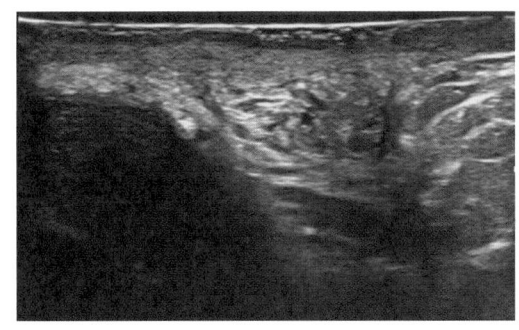

附彩图 5-16　输精管缺如超声声像图

无法显示厚壁低回声的输精管，仅显示睾丸动脉

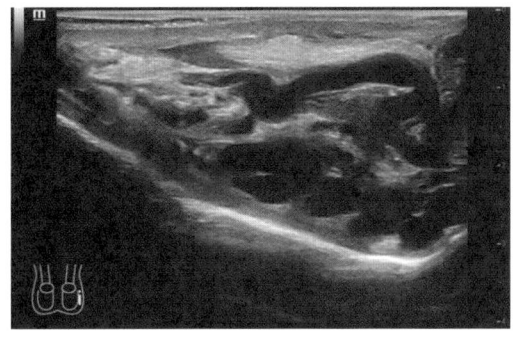

a   b

附彩图 5-17　乏氏试验声像图

a. 左侧 VC 阴囊壁蔓状静脉丛呈管状扩张；b. 乏氏试验后可见明显反流

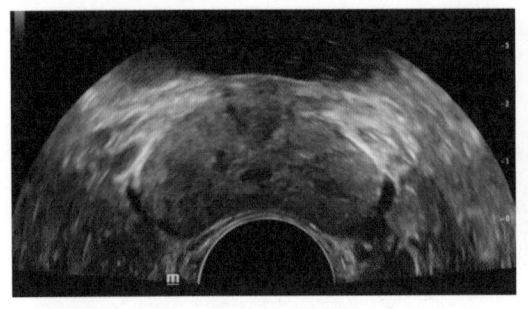
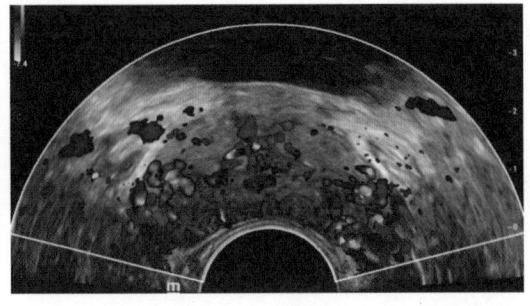

a   b

附彩图 5-18   32 岁男性正常前列腺声像图

a. 前列腺周围可见包膜组血管；b. 中央可见尿道组血管

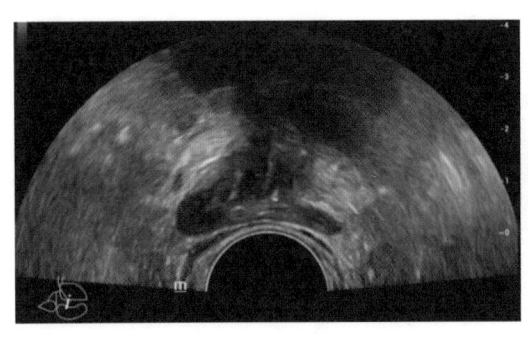
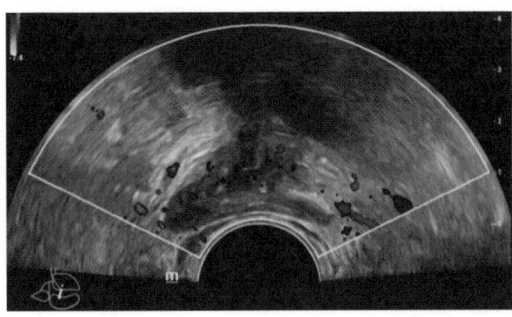

a   b

附彩图 5-19   前列腺发育不良声像图

a. 前列腺体积偏小，形态不规则；b. 血流不丰富

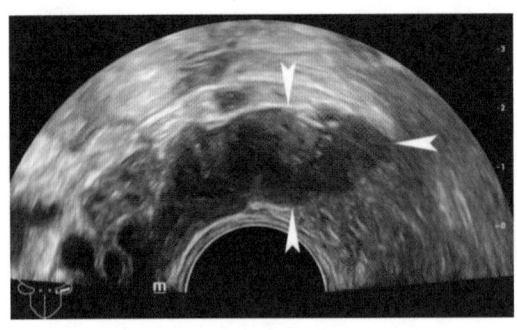

附彩图 5-20   22 岁男性精囊声像图

精囊呈丝瓜形，内可见多个皱褶（三角箭头）

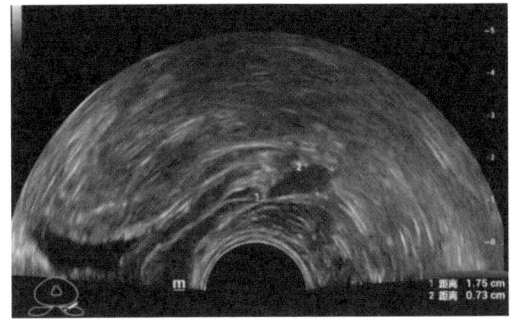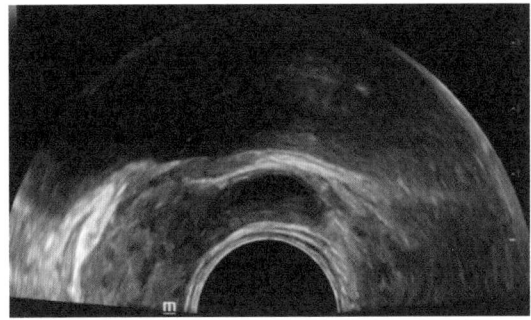

|a|b|

图 5-21 精囊发育声像图

a. 精囊发育不良；b. 及精囊偏小呈囊状扩张

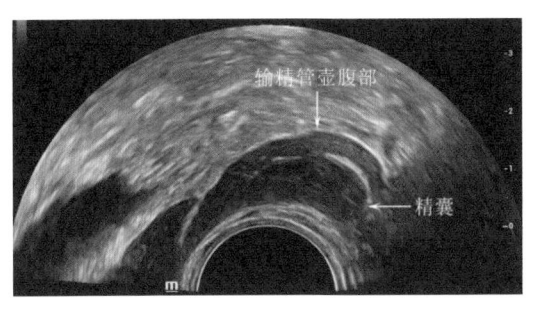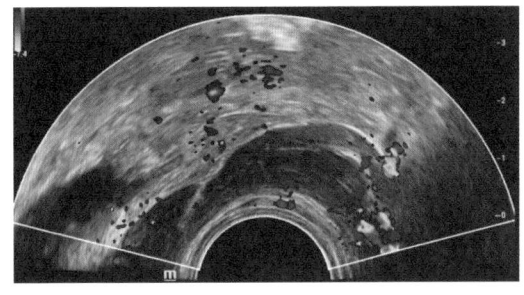

|a|b|

附彩图 5-22　正常输精管与精囊汇合声像图

a. 输精管壶腹部与精囊腺汇合处，两者汇合处呈锐角；

b. 输精管壶腹部及精囊腺内未见明显血流信号

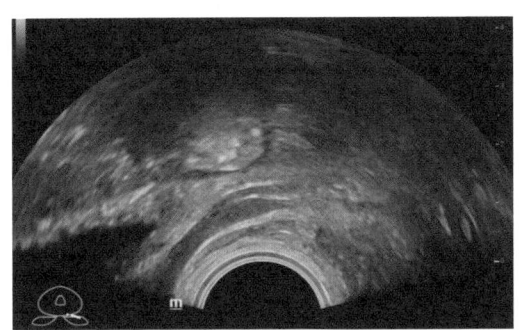

附彩图 5-23　30 岁无精症患者输精管壶腹部及精囊均发育不良声像图

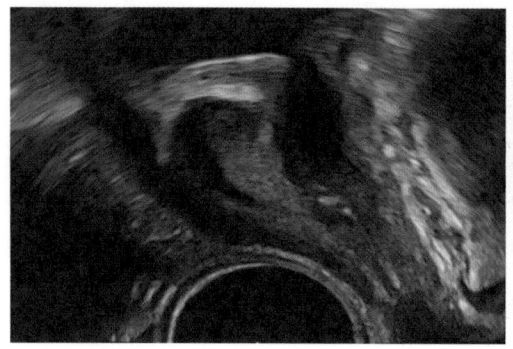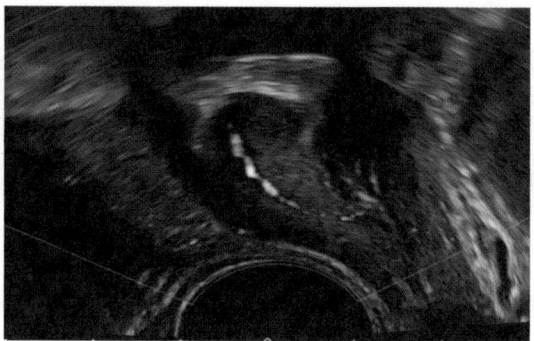

附彩图 5-24　前列腺矢状面可显示射精管动脉声像图

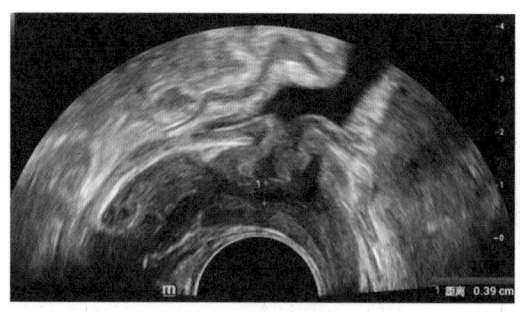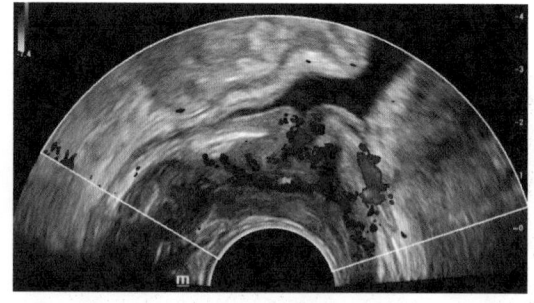

附彩图 5-25　射精管轻度扩张声像图

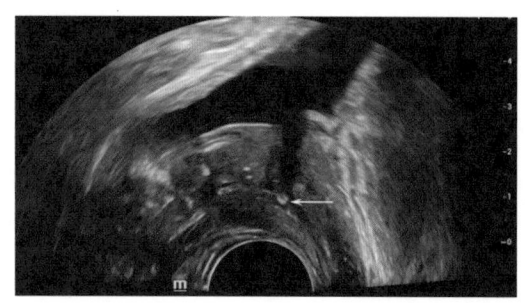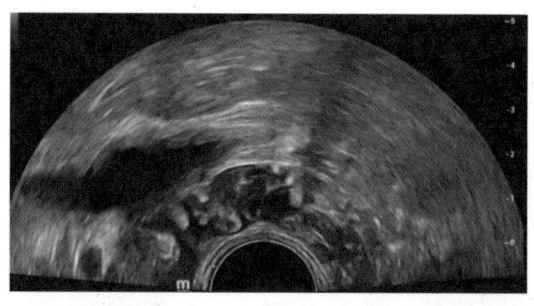

a　　　　　　　　　　　　　　　　　　b

附彩图 5-26　47 岁无精症患者射精管和精囊声像图
a. 射精管开口精阜部位结石形成；b. 精囊内多发结石形成

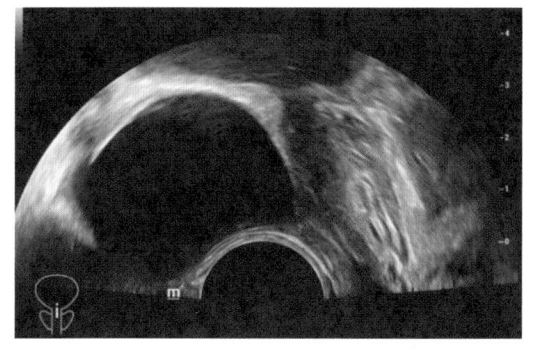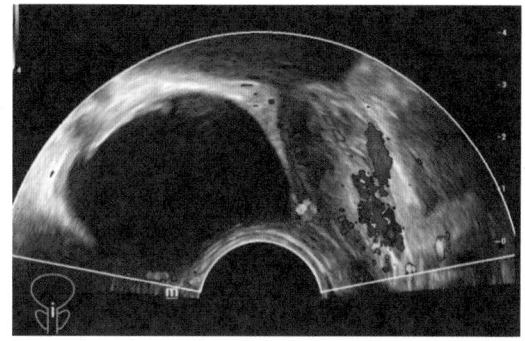

附彩图 5-27　31 岁无精症患者射精管声像图

巨大射精管囊肿导致射精管受压，精子难以排出

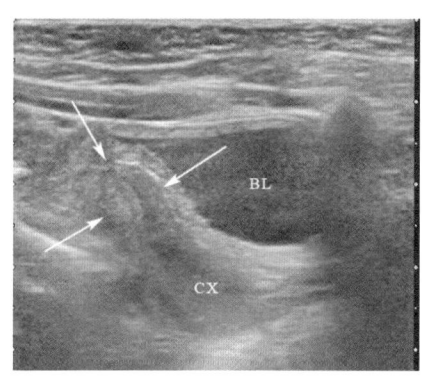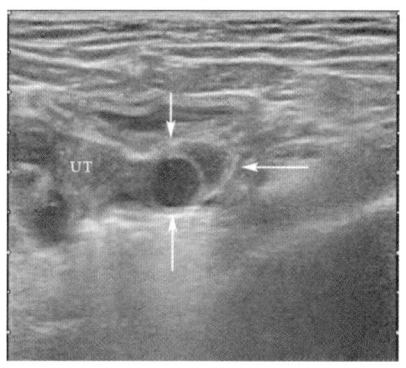

a

b

附彩图 5-28　5 个月女婴盆腔超声声像图

a.子宫（图箭头示），CX 示宫颈，BL 示膀胱；b.卵巢（图箭头示），UT 示子宫

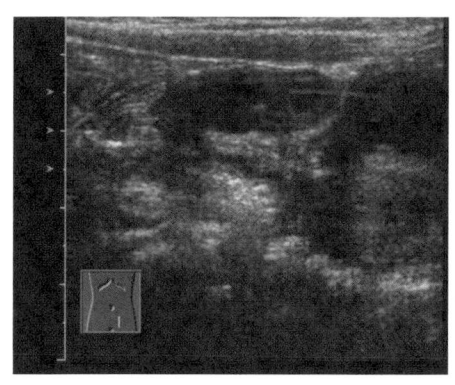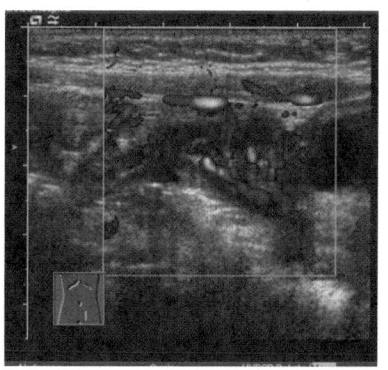

附彩图 5-29　2 岁患儿左侧卵巢声像图

卵巢呈椭圆形，内可见少量血流，周边血流较丰富

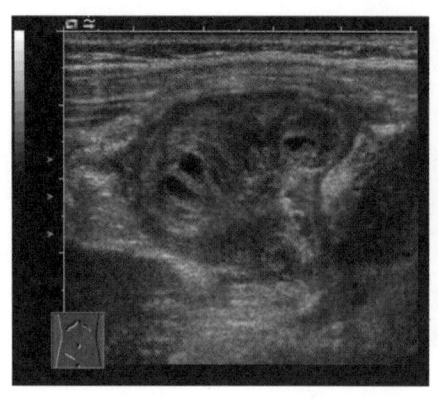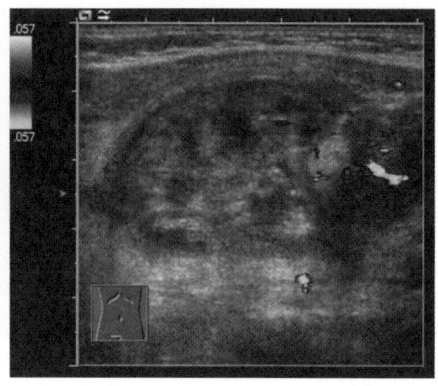

附彩图 5-30　同一患儿右侧卵巢声像图

卵巢形态饱满，内未见血流信号，术后证实为卵巢扭转

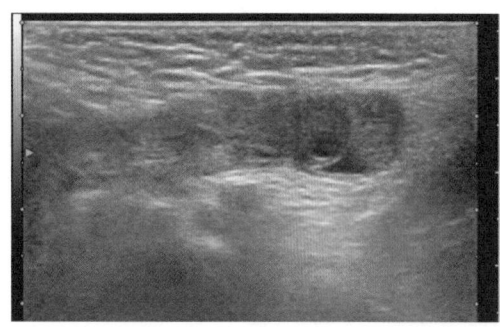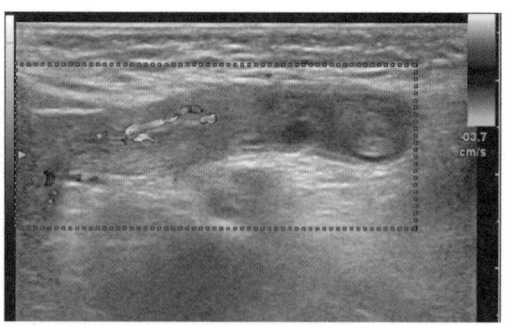

附彩图 5-31　2 岁患儿右侧腹股沟疝卵巢及输卵管声像图

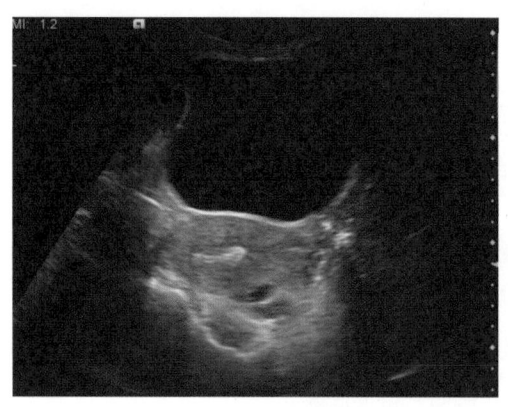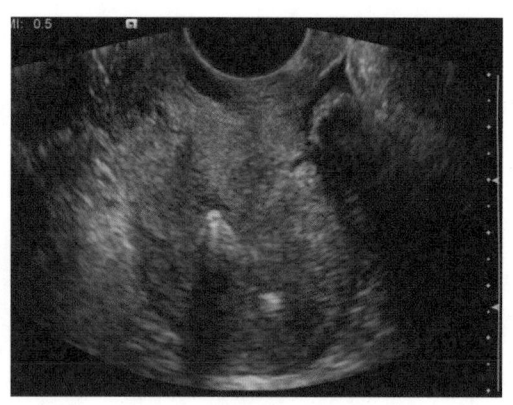

a　　　　　　　　　　　　　　　　　　b

附彩图 5-32　45 岁患者超声声像图

a. 采用盆腔超声检查；b. 经阴道超声检查

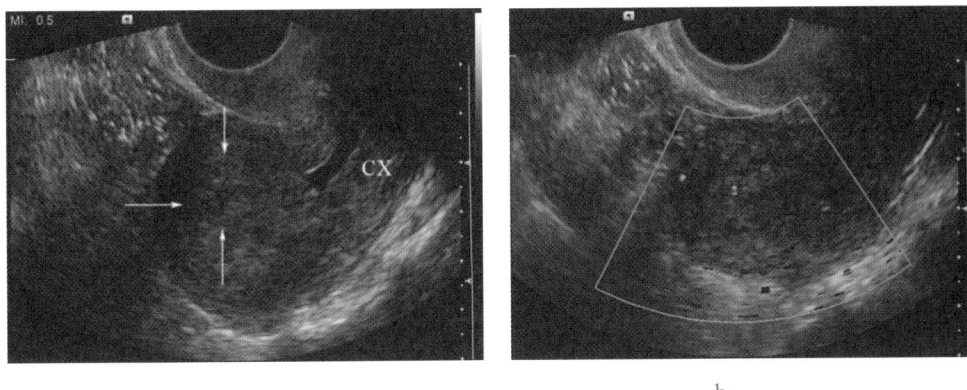

a   b

附彩图 5-33 55 岁患者经阴道超声检查声像图

a. 子宫内膜明显增厚; b. 内膜内血流信号增多术后证实为子宫内膜癌, CX 示宫颈

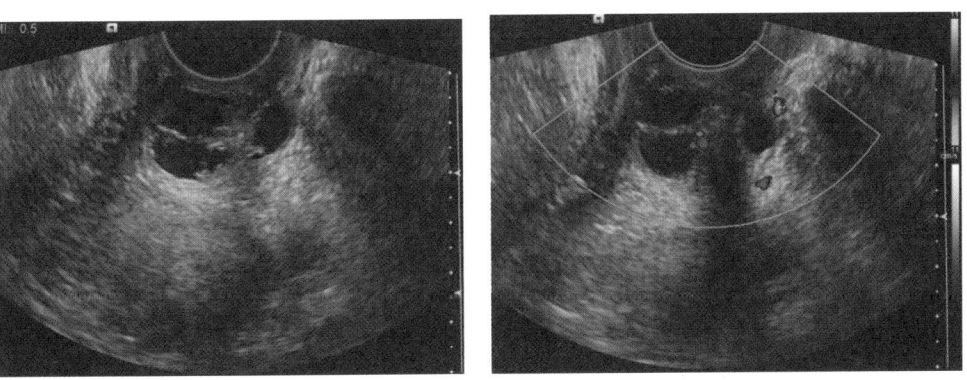

附彩图 5-34 32 岁患者经阴道超声检查卵巢内血流声像图

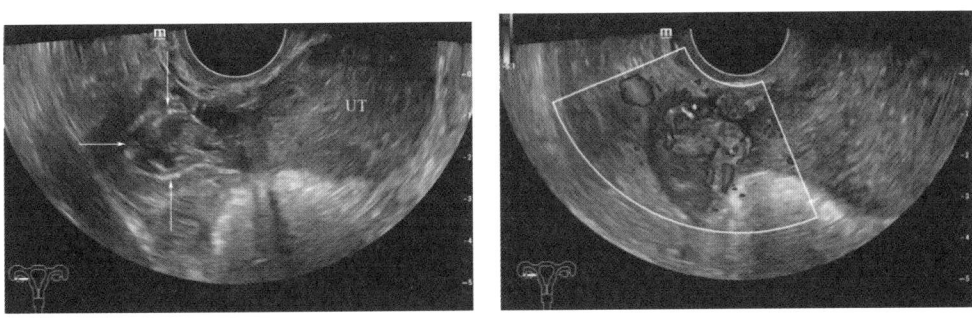

附彩图 5-35 51 岁患者经阴道超声检查声像图

右侧卵巢结构不清晰 (图箭头示), 卵巢内血流信号增多, 术后证实为右侧卵巢癌;

UT 示子宫

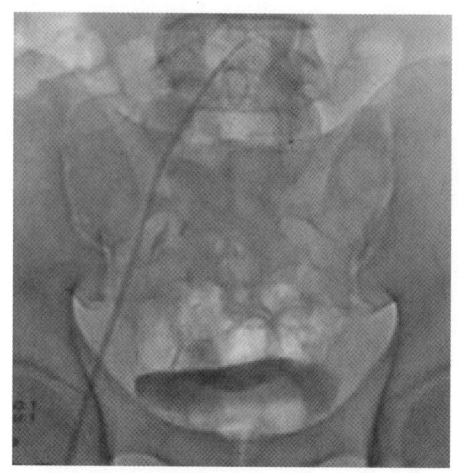

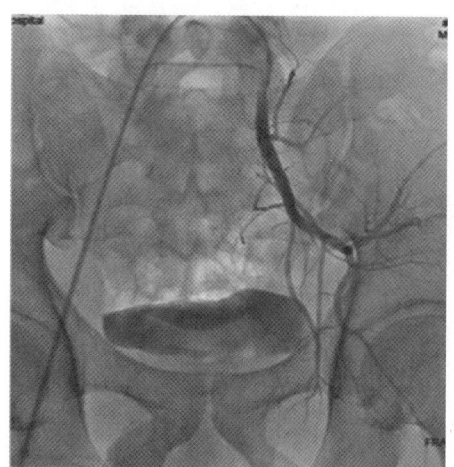

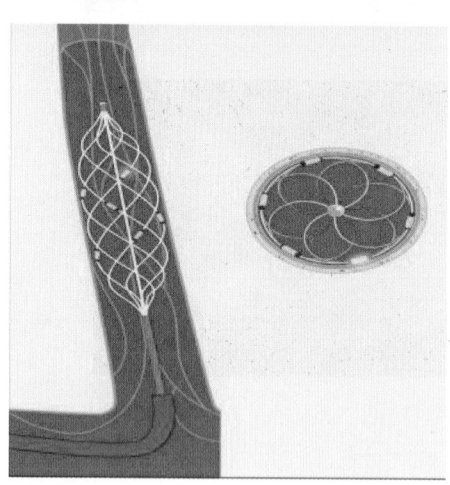

附彩图 6-36　DSA 引导下股动脉穿刺髂内动脉造影血管腔内放置消融装置

生殖微循环学

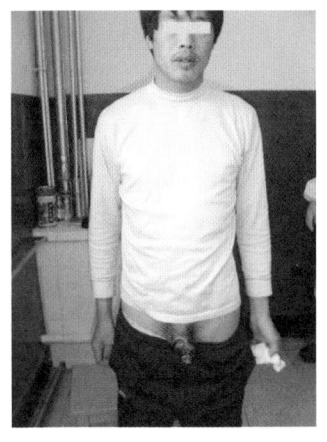 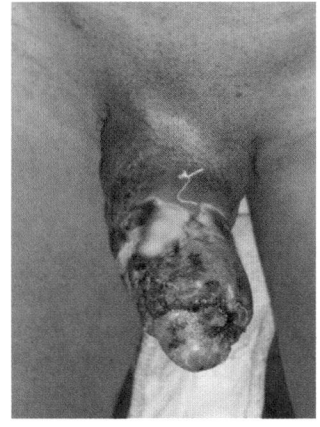 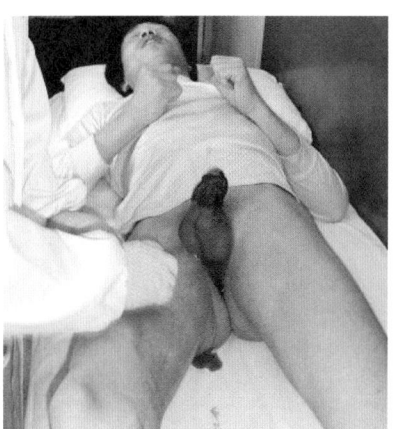

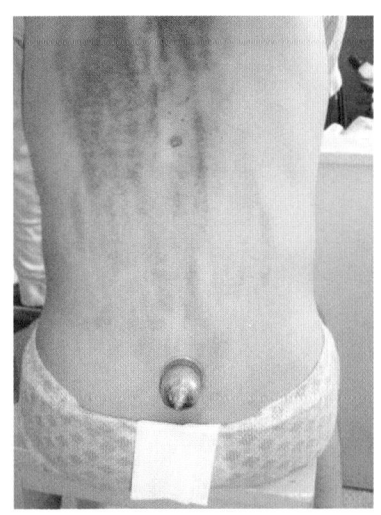 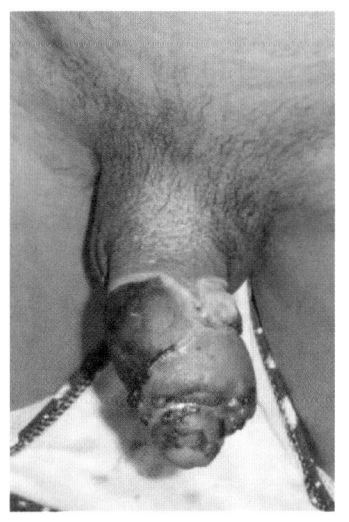 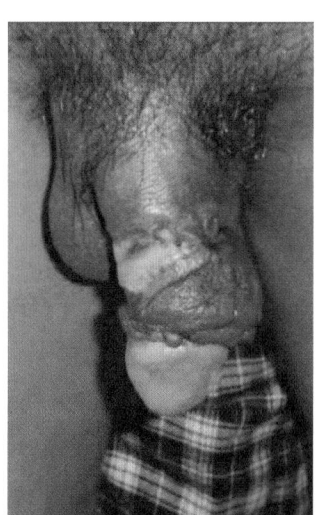

附彩图 12-1　包皮环切致静脉性阴茎异常勃起治疗效果图